Die Welt der Gifte

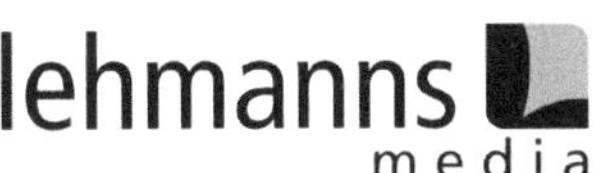

Die Welt der Gifte

3. erweiterte überarbeitete Auflage

von

Karsten Strey

Impressum

Bibliografische Information der Deutschen Nationalbibliothek
Die Deutsche Nationalbibliothek verzeichnet diese Publikation in der Deutschen Nationalbibliografie; detaillierte bibliografische Angaben sind im Internet unter `http://www.dnb.de` abrufbar.

3., überarbeitete und erweiterte Auflage
Helmholtzstr. 2-9
10587 Berlin
Druck und Bindung: Totem • Inowrocław • Polen

ISBN 978-3-96543-210-9 www.lehmanns.de

方向を決めるのは、風でなく帆である。

Hōkō o kimeru no wa, fūdenaku hodearu.

Nicht der Wind, sondern das Segel bestimmt die Richtung.

(japanisch)

Vorwort zur 3. Auflage

Die ebenso simple wie geniale Erkenntnis von **Paracelsus,** dass jeder Stoff, abhängig von der Dosis, ein Gift sein könne, führt dazu, dass ein Buch über die Welt der Gifte die gesamte Stoffchemie behandeln muss.

Letztendlich ist ein Buch über Gifte aber ein Beziehungsratgeber, nämlich über die Beziehung zwischen Mensch und Chemie. In einer idealen Beziehung wird der Mensch dabei maximal von der Chemie profitieren und mögliche Gefahren und Nachteile minimieren können.

Die dritte Auflage des vorliegenden Buches trägt nun vor allem den Neuerungen der letzten Jahre Rechnung, beschäftigt sich z. B. mit dem umstrittenen Pflanzenschutzmittel Glyphosat und den Neonikotinoiden, enthält ein Verzeichnis der über 220 wichtigsten Menschen in der Geschichte der Toxikologie/Pharmazie, erläutert Aspekte der Astrotoxikologie und endet mit einer Liste von über 1.300 Substanzen mit LD_{50}-Werten und pLD-Werten.

Ursprünglich wurden im März 2020 die letzten Änderungen an dieser Auflage vorgenommen. In den darauffolgenden Tagen im März 2020 wurde immer offensichtlicher, dass die Corona-Pandemie das bestimmende Ereignis des Jahres 2020 werden würde und ein Kapitel über die Virustatika hinzugefügt. Auch in diesem Augenblick, wo diese Zeilen verfasst werden, ist die volle historische Tragweite dieser Pandemie nicht klar und völlig ungewiss, wie lange noch unser aller Leben davon betroffen sein wird.

Mein Dank gilt meinen Freunden Dipl.-Mineralogin **Patricia Pesel** und Dr. **Thomas Pesel**. Bei einem traditionellen Donnerstagstreffen am 24. Januar 2008 tranken wir einen ebenso süßen wie niedrigprozentigen Eiswein, und beide rieten mir halb im Scherz, ein Buch über Gifte zu schreiben. Nach dem Erscheinen jeder Auflage rieten sie mir zu einer weiteren Neuauflage dieses Buches und machten interessante Verbesserungsvorschläge. Erstmals kamen auch von **Jan Lucas Pesel** interessante Anregungen.

Für viele Ideen bedanke ich mich bei meinem ehemaligen Doktorvater Prof. Dr. **Jürgen Voss**.

Auch meinen ehemaligen Mitdoktoranden Dr. **Thomas Behrens**, Dr. **Volker Dannat**, Dr. **Oliver Schulze** sowie den Mitgliedern des Departments Chemie Hamburg Dipl.-Chemiker **Dietrich Helling**, Dr. **Hauke Reddmann** und Prof. Dr. **Dieter Rehder**, sowie meinem langjährigen Freund **Leif Boysen** (Harrislee) gilt mein Dank.

Mein Dank gilt **Morimichi Hasegawa** (Hirakata, Japan), der so freundlich war, einige japanische Übersetzungsarbeiten für mich zu machen.

Mein Dank gilt besonders auch **Torsten Schmiermund** (Frankfurt), der mir freundlicherweise eine lange Liste mit Korrekturen und Verbesserungsvorschlägen zuschickte.

Der Kontakt und gedankliche Austausch mit folgenden Damen und Herren half mir ebenfalls bei dem Verfassen dieses Buches:

Prof. Dr. **Kai Bester** (Århus, Dänemark), Dr. **Alfonso Davila** (Moffet Field, USA), Prof. Dr. **Marcel Egli** (Luzern, Schweiz), **Heike Herrmann** (Weinheim), Dr. **Hansjürg Geiger** (Feldbrunnen, Schweiz), Dr. **Michael Groß** (Oxford, UK), Prof. Dr. **Fathi Karouia** (San Francisco, USA), Prof. Dr. **Andreas Kirschning** (Hannover), Prof. Dr. **Thisbe Lindhorst** (Kiel), Prof. Dr. **Hans Marquardt** (Hamburg), Prof. Dr. **Bernd Mayer** (Graz, Österreich), Prof. Dr. **Klaus Müllen** (Mainz), Prof. Dr. **Rudhard Klaus Müller** (Leipzig), Dr. **Ulrike Muus** (Reykjavik, Island), Dr. **Gabriela Strey** (Brisbane, Australien) Prof. Dr. **Thies Thiemann** (Al-Ain, Vereinigte Arabische Emirate) und **Marie-Claire Waille** (Besançon, Frankreich).

Ein ganz besonderer Dank geht an Dr. **Doris Fischer-Henningsen** (Weinheim), Prof. Dr. **François Diederich** (Zürich, Schweiz) und Prof. Dr. **Jobst Thürauf** (Tinnum).

Den Mitarbeitern von **Lehmanns Media** danke ich für die gute Zusammenarbeit seit nunmehr 14 Jahren.

Mein Dank gilt meinem Vater **Klaus Strey** für die Durchsicht des großen Kapitels 32 über Arzneistoffe und nicht zuletzt für sein wegweisendes Buchgeschenk „Chemische Zaubertränke“ von **Hermann Römpp**.

Last but not least danke ich meiner Freundin **Astrid Menzel** für ein weiteres Korrekturlesen, weitere chemische Anregungen und die menschliche Unterstützung bei diesem Buchprojekt.

Hamburg, am 28. März 2021 Karsten Strey

Inhaltsverzeichnis

Abkürzungen

ADI: acceptable daily intake, die gerade noch duldbare tägliche Menge pro Kilogramm Körpergewicht, die ein Mensch aufnehmen darf, und die für die Gesundheit als unbedenklich gilt.

Bn: Benzyl
Bu: Butyl
CIA: Central Intelligence Agency
EDTA: Ethylendiamintetraacetat
Et: Ethyl
FDA: Food and Drug Administration
$HgCl_2$: Quecksilber(II)-chlorid
HWZ: Halbwertszeit
g: Gramm
GABA : γ-Aminobuttersäure
GBL: Butyro-1,4-lacton
g/cm^3: Gramm pro Kubikzentimeter
h: Stunde
i.m.: intramuskulär, in den Muskel
inha.: inhalativ
i.p.: intraperitoneal, durch Injektion in die Bauchhöhle
iPr: Isopropyl
IUPAC: International Union of Pure and Applied Chemistry
i.v. intravenös, durch Injektion in eine Vene
l: Liter
kg: Kilogramm
LD_{50}: letale Dosis pro Kilogramm Körpergewicht, bei der 50 % der Versuchstiere sterben
Mg: Milligramm (= Tausendstelgramm)
μg: Mikrogramm (= Millionstelgramm)
MAK: maximale Arbeitsplatzkonzentration
Me: Methyl
MHK-Wert: minimale Hemmkonzentration für Bakterien
ng: Nanogramm (= Milliardenstelgramm)
pg: Picogramm (= Billionstelgramm)
Ph: Phenyl
pLD: Giftstärke
ppm: parts per million (= Teilchen pro Million)
s.c.: subkutan, durch Injektion unter die Haut
Sdp.: Siedepunkt
Smp.: Schmelzpunkt
t: Tonne (= 1000 kg)
WHO: Weltgesundheitsorganisation
Zers.: Zersetzung
ZNS: zentrales Nervensystem

1 Einleitung

1.1 Einleitende Worte über Gifte

Dosis sola facit venenum – allein die Menge macht das Gift.

Philippus Aureolus Theophrast Bombast von Hohenheim, besser bekannt als Paracelsus, stellte mit diesem lateinischen Satz schon vor fast 500 Jahren einen der Grundsätze der Giftkunde auf. Grundsätzlich können alle dem Organismus zugeführten Stoffe, auch Vitamine, Salze, Zucker oder Wasser ab einer bestimmten Dosis Schaden anrichten.

Als Gift werden im allgemeinen Stoffe bezeichnet, die Lebewesen über deren Stoffwechselvorgänge Schaden zufügen. Der Schaden kann hierbei vorübergehender, dauerhafter oder gar tödlicher Natur sein. Tritt durch die Gifteinwirkung eine sofortige Schädigung auf, spricht man von einer akuten Vergiftung. Hält die Gifteinwirkung langfristig an, spricht man von einer chronischen Vergiftung. Die Wissenschaft, die sich mit der Erforschung der Gifte befasst, wird Toxikologie genannt.

Während es 1990 10 Millionen chemische Verbindungen gab, waren es im März 2021 bereits 180 Millionen und täglich kommen etwa 40.000 dazu. 95 % der Vergiftungsfälle werden aber von nur etwa 3.000 verschiedenen Stoffen verursacht [172]. In Deutschland gab es 2015 offiziell 3.677 durch Vergiftung ausgelöste Todesfälle bei etwa 200.000 gemeldeten akuten Vergiftungsfällen. Pilze spielen übrigens eine völlig untergeordnete Rolle - sie verursachten nur zwei Todesfälle.

Tab. 1-1 Todesfälle in Deutschland 2015 durch Gifte, laut statistischem Bundesamt [250]

Vergiftungen	Anzahl der Opfer
Arzneimittel und biologische Substanzen	1.873
Betäubungsmittel und Halluzinogen	450
nichtmedizinische Substanzen	1.354
Kohlenmonoxid	648
Gesamt	**3.677**

Auch berühmte Personen sind immer wieder Opfer von Giften geworden. Dabei sind Gifte wie Vergiftungsgrund denkbar vielfältig: Es gibt Todesurteile wie beim griechischen Philosophen Sokrates, Giftanschläge (mit Knollenblätterpilzen) wie bei dem römischen Kaiser Claudius, Selbstmorde wie beim Schriftsteller Stefan Zweig, Unfälle wie durch Heroinüberdosierung bei der US-Sängerin Janis Joplin oder extremer Alkoholkonsum wie bei der englischen Sängerin Amy Winehouse, in deren Blut nach ihrem Tod ein Alkoholgehalt von unfassbaren 4,17 Promille gefunden wurde. Die Sängerin Whitney Houston scheint zwar ertrunken zu sein, doch ohne ihre jahrelange Einnahme von Drogen wäre sie dem tödlichen Wannenbad, sie wurde 48, sicherlich entronnen. Tragischerweise erlitt ihre einzige Tochter Bobbi Kristina Brown drei Jahre später praktisch das gleiche Schicksal. Mit hohen Dosen von Alkohol, Kokain und Opiaten fiel sie in einer Badewanne ins Koma und starb etwa sechs Monate später. Kurz vorher hatte sie zu einer Freundin gesagt "I´ll end up like mom" (Ich werde enden wie meine Mutter).

In historischen Zeiten wurde mit Gift gern Geschichte geschrieben und es wurden Gifte als kaum nachweisbare Waffe im Machtkampf gegen Adlige, Fürsten und gar Päpste eingesetzt. Der römische Historiker Sueton berichtete genüsslich, dass Kaiser Claudius den Giftschrank seines Vorgängers Caligula bei Ostia im Meer entsorgte, worauf etliche tote Fische bäuchlings oben schwammen.
Es ist sehr wahrscheinlich, dass in der heutigen Zeit Geheimdienste Gifte als Waffe gegen Gegner einsetzen. Nachweise solcher Aktivitäten sind natürlich denkbar schwer. In den 1970er Jahren untersuchte eine Sonderkommission des US-Senats Aktivitäten des amerikanischen Geheimdienstes CIA, so dass u. a. misslungene Giftanschläge gegen politisch so unterschiedliche Politiker wie den kubanischen Revolutionsführer Fidel Castro, den ersten frei gewählten kongolesischen Ministerpräsidenten Patrice Lumumba oder den rechtsgerichteten Militärdiktator Rafael Trujilo (Dominikanische Republik) aufgedeckt wurden.
Fast schon wie Realsatire wirkt der Plan des amerikanischen Geheimdienstes, die Schuhe Castros mit Thalliumsalzen zu bestäuben. Man rechnete damit, dass er während einer Auslandsreise seine Schuhe in den Hotelkorridor stellen würde. Die Thalliumverbindung hätte dann nach kurzer Zeit zum Haarausfall und auch zu Verlust seines imageprägenden Barts geführt.
Für Lumumba war vergiftete Zahnpasta präpariert worden, doch der mit dem Mordanschlag beauftragte CIA-Agent bekam Zweifel und zögerte so lange, bis Lumumba schließlich bei einem Militärputsch ums Leben kam.

In der Gegenwart hingegen werden Künstler auffällig häufig Opfer von Alkohol und Drogen. Der so genannte Club der 27er, Stars, die mit erst 27 Jahren gestorben sind (Hendrix, Winehouse, Morrison, Joplin), fasziniert auf morbide Weise eine breitere Öffentlichkeit und es stellt sich die Frage, warum Stars, die täglich Beifall erhalten und viel Geld verdienen, ihre Gesundheit anscheinend viel häufiger ruinieren als Normalmenschen, die in bescheideneren Verhältnissen leben und klaglos ihre weitaus unglamourösere Arbeit als Versicherungsvertreter, Buchhalterin, Steuerfachangestellter, Krankenschwester, Maurer oder Eisenbahnschaffnerin erledigen.

Der Psychotherapeut Borwin Bandelow erklärte 2007 in seinem Buch „Celebrities: Vom schwierigen Glück, berühmt zu sein" dieses Paradoxon damit, dass Künstler bereits vor ihrem Erfolg überdurchschnittlich häufig verhaltensauffällig waren und damit nicht der Ruhm gefährlich ist, sondern Gefährdete eher künstlerisch erfolgreich sind [11].
Tatsächlich sind unter den Stars fast nie ehemalige Musterschüler anzutreffen.
Die deutsche Nachwuchsschauspielerin Maria Kwiatkowsky zündete aus Frustration heraus eine Kindertagesstätte an und wurde zu einer Bewährungsstrafe verurteilt. Ihre Schauspielkarriere aber kam voran, sie gewann mehrere Preise, u. a. die „Goldene Kamera" und schien kurz vor dem großen Durchbruch zu stehen. Inmitten von Dreharbeiten wurde die 26-Jährige tot in ihrer Wohnung gefunden, gestorben an einer Überdosis Kokain. Bei der Obduktion fand man etwa 300 Nadelstiche.
Der erfolgreiche Schauspieler Frank Giering sagte in einem Interview „Ich habe nie an die Qualitäten geglaubt, die ich habe, sondern nur an die, die mir fehlen." Nachdem zwei seiner Kinofilme auf heftige Ablehnung der Filmkritik gestoßen waren, nahm er nur noch TV-Rollen an, da er sich auf dem kleinen Bildschirm weniger angreifbar fühlte. Er spielte Hauptrollen wie in der ZDF-Serie „Der Kriminalist". Trotzdem trank er angeblich bis zu vier Flaschen Wodka täglich und starb 2010 im Alter von nur 38 Jahren.
Der junge Philip Seymour Hoffman nahm als Schauspielschüler Heroin, um Jahrzehnte später 2014 trotz seines Erfolges als Oscar-Gewinner an einer Überdosis zu sterben. Bezeichnenderweise hatte er den Oscar für die Titelrolle im Film „Truman Capote" bekommen. Der berühmte Schriftsteller Capote selber hatte zu Lebzeiten in einem Interview mal geprahlt: „Ich bin Alkoholiker. Ich bin drogensüchtig. Ich bin ein Genie." Capote starb mit 59, sicher auch wegen seines Drogenkonsums.
Drogenerfahrungen, auffällige psychische Probleme und unstete Ausbildungskarrieren in jungen Jahren scheinen demnach fast ein probates Rüstzeug für den künstlerischen Erfolg zu sein.
Eine Atmosphäre, in der Drogenkonsum zur Selbstverständlichkeit gehört, scheint auch beim Nachwuchs Drogenprobleme zu fördern.
Carrie Fisher wurde weltberühmt durch ihre Rolle als Prinzessin Leia in der Star Wars-Saga. Bereits mit 13 wurde ihr von ihrer ebenfalls berühmten Mutter Debbie Reynolds ihr erster Joint angeboten. Ihr Vater Eddie Fisher (1928-2010) sagte 2009 über das Showbusiness: „Wer nicht auf irgendeinem Trip war, galt nicht als hip. Ich habe mir vor meinen Shows Drogen spritzen lassen. Am Ende musste ich den Fußboden in der Betty-Ford-Klinik schrubben." Carrie Fisher selbst starb 2016 im Alter von 60. Bei der Obduktion fand man Kokain, Heroin und Amphetamine im Blut. Um die Tragödie perfekt zu machen, starb Debbie Reynolds einen Tag nach ihrer Tochter an einem Schlaganfall.

Die englische TV-Moderatorin Paula Yates und ihre Tochter Peaches Geldof ist ein weiteres tragisches Mutter/Tochter-Schicksal. Beide starben an einer Überdosis Heroin. Unwillkürlich fragt man sich, wie es den Kindern von Peaches Geldof im Leben ergehen wird.

Der US-amerikanische Emo-Rapper Lil Peep, der eigentlich Gustav Ahr hieß, fiel durch seinen Kleidungstil und seine vielen Tattoos auf und sang über Einsamkeit, Drogen und Selbstmord. Die Musikvideos lud er auf Youtube hoch, wo sie millionenfach angeklickt wurden. Er starb 2017 21-jährig an einer Überdosis Fentanyl. Sein Manager erklärte daraufhin über Twitter, dass er seit einem Jahr mit einer Todesnachricht seines Schützlings gerechnet hatte.

Der schwedische DJ Avicii verkaufte Millionen von Tonträgern, aber sein Leben von Auftritt zu Auftritt und von Party zu Party forderte seinen Tribut. Sein hoher Alkoholkonsum zwang ihn zum Verzicht auf Life-Auftritte. Inzwischen litt er an einer Bauchspeicheldrüsenentzündung. 28-jährig starb er April 2018 in einem Hotelzimmer im Oman.

Die Sängerin Liza Minnelli hingegen scheint dem Drogenvorbild ihrer Mutter Judy Garland entkommen zu sein und konnte trotz längerer Alkoholprobleme dem Schicksal ihrer Mutter entgehen.

Möglicherweise bewundern wir Normalsterbliche insgeheim die Showgrößen für die Verrücktheiten, die wir uns nie zutrauen würden und sind schlussendlich insgeheim doch froh, dieselben zu überleben.

Tab. 1-2 Bekannte Giftopfer

Name	Bedeutung	Gift	Todesjahr
Sokrates	griech. Philosoph	Coniin	399 v. Chr.
Hannibal	karthagischer Feldherr	?	183 v. Chr.
Mithridates	König von Pontos	?	63 v. Chr.
Kleopatra	ägyptische Königin	Schlangengift?	30 v. Chr.
Claudius	römischer Kaiser	Amatoxine	54
Clemens VII.	Papst	Amatoxine	1534
Paracelsus	Arzt	Blei ?	1541
Emile Zola	franz. Schriftsteller	Kohlenmonoxid	1902
Kurt Tucholsky	dt. Schriftsteller	Barbiturate	1935
Joachim Gottschalk	dt. Schauspieler	Kohlenmonoxid	1941
Stefan Zweig	österr. Schriftsteller	Barbital	1942
Alan Turing	engl. Mathematiker	Cyanide	1954
Sibylle Schmitz	dt. Schauspielerin	Phenobarbital	1955
Marilyn Monroe	US-Schauspielerin	Pentobarbital	1962
Sylvia Plath	US-Schriftstellerin	Kohlenmonoxid	1963
Judy Garland	US-Sängerin	Barbiturate	1969
Janis Joplin	US-Sängerin	Heroin	1970
Anne Sexton	US-Schriftstellerin	Autoabgase	1974
Keith Moon	engl. Musiker	Clomethiazol	1978
Sid Vicious	engl. Musiker	Heroin	1979
R. M. Fassbinder	dt. Regisseur	Kokain, Alkohol	1982
John Belushi	US-Schauspieler	Kokain, Heroin	1982
Dalida	franz. Sängerin	Barbiturate	1987
Uwe Barschel	dt. Politiker	Cyclobarbital	1987
River Phoenix	US-Schauspieler	Heroin, Kokain	1993
Vitas Gerulaitis	argent. Tennisspieler	Kohlenmonoxid	1994
Paula Yates	engl. TV-Moderatorin	Heroin	2000
Anna Nicole Smith	US-Model	div. Schlafmittel	2007
Heath Ledger	US-Schauspieler	div. Schlafmittel	2008
Michael Jackson	US-Sänger	Propofol	2009
Amy Winehouse	engl. Sängerin	Alkohol	2011
Whitney Houston	US-Schauspielerin	Kokain, Alkohol	2012
Silvia Seidel	dt. Schauspielerin	div. Schlafmittel	2012
Philip S. Hoffman	US-Schauspieler	Heroin	2014
Peaches Geldof	engl. It-Girl	Heroin	2014
Bobbi Kristina Brown	US-It-Girl	Alkohol, Kokain, Opiate	2015
Prince	US-Sänger	Fentanyl	2016
Lil Peep	US-Youtuber	Fentanyl	2017
Tom Petty	US-Musiker	Fentanyl	2017
Kim Jong-hyun	korean. Pop-Sänger	Kohlenmonoxid	2017
Lexii Alijai	US-Rapperin	Fentanyl, Ethanol	2020

1.2 Letale Dosis, ADI und weitere Werte

Da die Dosis das Gift macht, wurde eine Bezugsgröße gefunden, um die Giftigkeit einer Substanz darzustellen. Der Begriff der letalen Dosis LD wurde eingeführt. Eine sehr häufig genutzte Größe ist LD_{50}. LD_{50} bezeichnet die mittlere tödliche Menge, die bei einmaliger Gabe innerhalb von 14 Tagen bei 50 % der Versuchstiere, meistens Ratten, zum Tode führt. Um Vergleichbarkeit mit dem Menschen zu schaffen, wird der Wert in Giftmenge pro kg Körpergewicht angegeben. Die letale Dosis LD wurde 1927 vom Pharmakologen J. W. Trevan [276] eingeführt. Der LD_{50}-Wert für Nikotin liegt bei 50 mg/kg für Ratten, d. h. nach oraler Aufnahme von 7,5 mg bei etwa 150 g schweren Ratten sterben 50 % der Tiere.

Der LD_{50}-Wert für Arsenik liegt für die Ratte bei 14,6 mg/kg Körpergewicht, beim Menschen liegt der Wert bei 1,4 mg. Bei Menschen muss zudem beachtet werden, dass Arsenik früher als Stärkungsmittel genutzt wurde und Arsenikesser sich so an Dosen von bis zu 500 mg gewöhnen konnten, also eine mehrfach tödliche Dosis für „Arsenik-Anfänger". Botulinumtoxin ist etwa eine Milliarde mal giftiger als Heroin. Man sieht also: Die Dosis macht es! Selbst Wasser könnte bei genügend großer Menge, beim Menschen etwa sieben Liter, in kürzester Zeit getrunken, lebensgefährlich werden. Des Weiteren ist zu bedenken, dass Ratten und Mäuse als Nagetiere z. T. anders auf Gifte reagieren als Menschen. Häufig gilt: Je entwickelter das Gehirn, desto stärker die Wirkung. Ein Mensch ist keine 70 kg schwere Ratte!

Inzwischen gibt es vielversprechende Versuche, durch große Datenbanken und Software toxikologische Daten vorherzusagen und damit Tierversuche zu vermeiden [94].

Tab. 1-3 Auswahl von LD_{50}-Werten für Ratten (orale Aufnahme)

Stoff	Herkunft	LD_{50} mg/kg
Botulinumtoxin	Botulinum	0,00000003 i.v. 0,000004 s.c.
Tetanustoxin	Tetanus	0,0000001
Maitotoxin-1	Algen	0,00005
Diphtherietoxin	Diphtherie	0,0003
Rizin	Wunderbaum	0,0022 i.v.
Dioxin	Chemieabfall	0,02
Amanitin	Knollenblätterpilz	0,1 i.p.
Tetrodotoxin	Kugelfisch	0,334
Quecksilber(II)-chlorid	Holzschutz	1
Parathion (E 605)	Pflanzenschutz	2
Strychnin	Brechnuss	2,4
weißer Phosphor	Grundstoff	3
Tabun	Giftaerosol	3,7
Aflatoxin B1	Schimmelpilz	4,8
Kaliumcyanid	Cyanidlaugerei	5
Arsenik	Mäusebutter	14,6
LSD	Halluzinogen	16 i.v.
Thalliumsulfat	Rattengift	16
Senfgas	Giftaerosol	17
Digoxin	roter Fingerhut	17,8 (Maus)
Heroin	Opiat	23 i.v.
Nikotin	Tabak	50
DDT	Insektizid	87
Kokain	Kokablätter	99
Phenobarbital	Schlafmittel	162
Coffein	Kaffee	192
Quecksilber(I)-chlorid	Elektroden	210
Morphin	Schmerzmittel	335
Kaliumpermanganat	Oxidationsmittel	750
Silbernitrat	Höllenstein	1.100
Schwefelkohlenstoff	Lösungsmittel	1.200
1-Propanol	Lösungsmittel	1.870
Kaliumchlorid	Salz	2.600
Natriumchlorid	Kochsalz	3.000
Methanol	Lösungsmittel	5.630
Ethanol	Alkohol	7.060
Ascorbinsäure	Vitamin C	11.900
Saccharose	Zucker	32.500
Wasser	Leitungswasser	100.000

Werte wie LD_{99} oder LD_1 beziehen sich auf 99 % oder 1 % verstorbene Tiere und sind weniger aussagekräftig. Diese Werte sagen nur etwas über die empfindlichsten und stärksten Tiere aus.
Beim LD_{lo}-Wert wird die geringste Menge, die jemals für eine tödliche Vergiftung ausreichte, angezeigt.
Der LD-Wert unterscheidet sich also abhängig von Tierart, Aufnahmeart und wie viel Prozent der Spezies gestorben sind. In den folgenden Tabellen werden verschiedene LD-Werte für das Barbiturat Cyclobarbital, Ethanol und Digitoxin dargestellt.

Tab. 1-4 Verschiedene LD-Werte von Cyclobarbital

LD-Wert	Tier	Aufnahme	Menge mg/kg
LD_{lo}	Hund	oral	200
LD_{lo}	Mensch	oral	71
LD_{lo}	Maus	s.c.	300
LD_{50}	Maus	oral	840
LD_{50}	Ratte	oral	300

Tab. 1-5 Verschiedene LD-Werte von Ethanol

LD-Wert	Tier	Aufnahme	Menge mg/kg
LD_{50}	Maus	oral	3.450
LD_{50}	Maus	i.v.	1.973
LD_{50}	Maus	i.p.	528
LD_{50}	Ratte	oral	7.060
LD_{50}	Ratte	i.p.	3.600
LD_{50}	Ratte	i.v.	1.400

Tab. 1-6 Verschiedene LD-Werte von Digitoxin

LD-Wert	Tier	Aufnahme	Menge mg/kg
LD_{50}	Ratte	oral	23,75
LD_{50}	Maus	oral	4,95
LD_{50}	Katze	oral	0,18

Eine wichtige Information kann auch die Aufnahmeart der Substanz sein. Intravenös verabreichte Gifte sind meistens viel gefährlicher als unter die Haut gespritzte (subkutan) oder oral aufgenommene Stoffe. Auch transdermal, also über die Haut können Stoffe eine giftige Wirkung entfalten. Die angegebenen Werte beziehen sich in der Regel auf orale Einnahme bei Ratten.

Tab. 1-7 LD_{50}-Werte für die Ratte, bei verschiedenen Aufnahmearten In mg/kg Körpergewicht

	Dimethylsulfoxid	**Nikotin**	**Tabun**
transdermal	40.000	140	18
oral	14.500	50	3,7
s.c.	12.000	25	0,16
i.p.	8.200	14,5	0,49
i.v.	360	2,8	0,066

Bei ökotoxikolgischen Beurteilungen einer Verbindung wird in der Regel die letale Konzentration LC angegeben. LC_{50} wird als die letale Konzentration bezeichnet, die die in einer Umgebung befindliche Konzentration bezeichnet, die innerhalb eines definierten Zeitraums für 50 % einer bestimmten Art von Lebewesen tödlich ist.
Bei der inhalativen Toxizität werden meistens Ratten als Versuchstiere gewählt und die Einwirkdauer beträgt vier Stunden [231].
Bei der aquatischen Toxizität werden Zebrabärlinge genommen und die Versuchsdauer beträgt 4 Tage.

Tab. 1-8 Akute Toxizität beim Einatmen von Aerosolen und Stäube

LC_{50}-Wert inhalativ	**Bezeichnung**
Kleiner oder gleich 250 $mg/m^3/4h$	sehr giftig beim Einatmen
250-1.000 $mg/m^3/4h$	giftig beim Einatmen
1.000-5.000 $mg/m^3/4h$	gesundheitsschädlich beim Einatmen

Tab. 1-9 Akute Toxizität beim Einatmen von Gasen und Dämpfe

LC_{50}-Wert inhalativ	**Bezeichnung**
Kleiner oder gleich 500 $mg/m^3/4h$	sehr giftig beim Einatmen
500-2.000 $mg/m^3/4h$	giftig beim Einatmen
2.000-20.000 $mg/m^3/4h$	gesundheitsschädlich beim Einatmen

Tab. 1-10 einige LC_{50}-Werte (4 Stunden) für die inhalative Aufnahme bei Ratten

Stoff	**LC_{50} (mg/m^3)**
Stickstoffoxid	1,1
Phosgen	10
Monophosphan	12
Schwefelwasserstoff	530
Kohlenmonoxid	1.300
Ammoniak	1400
Wolframhexafluorid	1.430
Schwefeldioxid	2.900
Benzol	44.000
n-Hexan	178.000
n-Butan	644.000 (Maus)

Weitere Werte sind:

LOAEL: Lowest Observed Adverse Effect Level: Niedrigste Dosis eines verabreichten Stoffes, der noch eine Schädigung hinterlässt.

LOEL: Lowest Observed Effect Level: Niedrigste Dosis eines verabreichten chemischen Stoffes, bei der noch Wirkung beobachtet wurde.

NOAEL: No Observed Adverse Effect Level: Höchste Dosis eines Stoffes, die auch bei andauernder Aufnahme keine erkennbaren und messbaren Schädigungen hinterlässt.

NOEL: No Observed Effect Level: Höchste Dosis eines Stoffes, die auch bei andauernder Aufnahme keine erkennbaren und messbaren Wirkungen hinterlässt.

Der ADI-Wert (acceptable daily intake – erlaubte Tagesdosis, auch ETD genannt) bezeichnet die gerade noch duldbare tägliche Menge pro Kilogramm Körpergewicht, die ein Mensch aufnehmen darf und die für die Gesundheit als unbedenklich gilt. Dieser Wert spielt eine große Rolle bei den Zusatzstoffen in den Lebensmitteln, die eine E-Nummer tragen. Der ADI-Wert wurde 1959 vom französischen Toxikologen René Truhaut eingeführt.

Tab. 1-11 Beispiele für ADI-Werte

Stoff	Bedeutung	ADI-Wert in mg/kg
Deltamethrin	Insektizid	0,01
Nitrite	Konservierungsstoff	0,06
Glyphosat	Herbizid	0,3
Kaliumsulfit (E 228)	Konservierungsstoff	0,7
Cochenillerot A (E 124)	Farbstoff	0,7
Eisen-2-lactat (E 585)	Farbstoff	0,8
Eisengluconat (E 579)	Farbstoff	0,8
Gelborange S (E 110)	Farbstoff	1
Azorubin (E 122)	Farbstoff	4
Saccharin (E 954)	Süßstoff	5
Nitrate	Konservierungsstoff	5
Benzoesäure (E 210)	Konservierungsstoff	5
Fumarsäure (E 297)	Säuerungsmittel	6
Allurarot AC (E 129)	Farbstoff	7
Cyclamat (E 952)	Süßstoff	7
Tartrazin (E 102)	Farbstoff	7,5
Acesulfam-K (E 950)	Süßstoff	9
Vanillin	Aromastoff	10
Sucralose (E 955)	Süßstoff	15
Kupferphthalocyanin (E 141)	Farbstoff	15
Sorbinsäure (E 200)	Süßstoff	25
1,2-Propandiol (E 1520)	Lösungsmittel	30
Calciumtartrat (E 354)	Säureregulator	30
Aspartam (E 951)	Süßstoff	40
Phosphate, Phosphorsäure	Säureregulatoren	70
Zuckercouleur (E 150)	Farbstoff	300

1.3 MAK-Werte, AGW und EU-Grenzwerte

Ein weiterer Wert, der für die Abschätzung des Gefahrenpotenzials relevant ist, ist der MAK-Wert (Maximale Arbeitsplatz-Konzentration). Der MAK-Wert ist laut der Deutschen Forschungsgemeinschaft (DFG) die höchstzulässige Konzentration eines Arbeitsstoffes als Gas, Dampf oder Schwebstoff in der Luft am Arbeitsplatz, die nach dem gegenwärtigen Stand der Kenntnis auch bei wiederholter und langfristiger, in der Regel täglich achtstündiger Exposition die Gesundheit der Beschäftigten nicht beeinträchtigt und nicht unangemessen belästigt. Eine Kommission der DFG schlägt Grenzwerte aufgrund von Tierexperimenten und Erfahrungswerten mit Menschen vor. Die MAK-Werte liegen meistens um den Faktor 2 unterhalb des tierexperimentell

bestimmten oben bereits genannten NOAEL. Erfahrungen am Menschen haben bei der Beurteilung immer Vorrang vor Tierversuchen. Die von der DFG jährlich herausgegebene Liste mit MAK-Werten wird vom Ausschuss für Gefahrstoffe des Bundesministeriums für Arbeit und Soziales als Technische Regel übernommen und bekommt somit gesetzliche Verbindlichkeit. Seit 1972 wurden über 1.000 Stoffe von der DFG bewertet. Für potentiell krebserregende Stoffe werden keine MAK-Werte festgelegt.
Vom MAK-Wert zu unterscheiden ist der MIK-Wert, der die maximale Immissions-Konzentration angibt. Der MIK-Wert ist eine Grenzwertempfehlung für die Luftverunreinigung außerhalb der Emmissionsquelle, die für Menschen bei dauernder Einwirkung unbedenklich sein sollte. Der MIK-Wert beträgt meistens 5 % des MAK-Wertes.

Tab. 1-12 Auswahl an MAK-Werten (Stand 2019)

Stoff	MAK in mg/m^3
Dioxin	10^{-8}
Pentaboran	0,013
Selenwasserstoff	0,02
E 605	0,1
Chlordioxid	0,28
Phosgen	0,41
Fluorwasserstoff	0,83
Stickstoffdioxid	0,95
Chlor	1,5
Blausäure	2,1
Chloroform	2,5
Schwefeldioxid	2,7
Chlorwasserstoff	3
1-Butanthiol	3,7
Methylamin	6,4
Schwefelwasserstoff	7,1
1-Nitropropan	7,4
Anilin	7,7
Ameisensäure	9,5
Ammoniak	14
Schwefelkohlenstoff	16
Acetonitril	17

Stoff	MAK in mg/m^3
Essigsäure	25
D-Limonen	28
Kohlenmonoxid	35
1,4-Dioxan	73
1-Pentanol	73
Styrol	86
Methanol	130
Dichlormethan	180
n-Hexan	180
Toluol	190
1-Butanol	310
Ethanol	380
2-Propanol	500
Ethylacetat	750
Aceton	1.200
Diethylether	1.200
Propan	1.800
n-Heptan	2.100
n-Butan	2.400
n-Pentan	3.000
Dichlordifluormethan	5.000
Kohlendioxid	9.100

Am 1. Januar 2005 wurde in der Neufassung der Gefahrstoffverordnung (GefStoffV) in Deutschland der AGW (Arbeitsplatzgrenzwert) eingeführt. Die Arbeitsplatzgrenzwerte werden im Bundesministerium für Arbeit und Soziales festgelegt. Die MAK-Werte gelten als Orientierungswert. Die Werte werden in den Technischen Regeln für Gefahrstoffe 900 (TRGS 900) im Gemeinsamen Ministerialblatt veröffentlicht.
Bis der AGW in die technischen Regeln eingearbeitet ist, können die bisherigen MAK-Werte weiter verwendet werden.

Tab. 1-13 Auswahl an Arbeitsplatzgrenzwerten, für die kein MAK-Wert festgelegt wurde (Stand 2019)

Stoff	**AGW in mg/m^3**
Lithiumhydrid	0,025
Phenylphosphin	0,05
Phenylisocanat	0,05
Phenylphosphin	0,05
Pikrinsäure	0,1
Nikotin	0,5
Brom	0,7

Stoff	**AGW in mg/m^3**
Bortrifluorid	1
Diphosphorpentasulfid	1
Fluor	1,6
Naphthalin	2
Phenol	8
Butanal	64
1-Hexanol	105

Für Arbeitsstoffe ohne Arbeitsplatzgrenzwerte oder MAK-Werte kann der Arbeitsplatz-Richtgrenzwert der EU genutzt werden. Dieser Wert wird von der EU-Kommission festgelegt und basiert auf der Empfehlung des Ausschusses für Risikobeurteilung (RAC).

Tab. 1-14 Auswahl an EU-Arbeitsplatzgrenzwerten (Stand 2019)

Stoff	**EU-Wert in mg/m^3**
Beryllium	0,0002
Cadmium	0,001
Hydrazin	0,013
Acrylamid	0,1
Blei	0,15
Formaldehyd	0,37
o-Toluidin	0,5
Ethylendibromid	0,8

Stoff	**EU-Wert in mg/m^3**
Ethylenoxid	1,8
Epichlorhydrin	1,9
1,3-Butadien	2,2
Propylenoxid	2,4
Vinylchlorid	2,6
Benzol	3,25
Ethylendichlorid	8,2
Trichlorethylen	54,7

Als umweltgefährlich gelten alle giftigen Schadstoffe. Entsprechend der Wirkung auf Menschen gibt es Gefahrensymbole:

Tab. 1-15 Gefahrensymbole

Symbol	Bezeichnung	Kennbuchstabe	LD_{50}-Wert
☠	sehr giftig	T++	unter 25 mg/kg
☠	giftig	T+	25-200 mg/kg
X	gesundheitsschädlich	Xn	200-2.000 mg/kg

Nach GHS (Global harmonisiertes System zur Einstufung und Kennzeichnung von Chemikalien) gibt es vier Kategorien akut toxischer Stoffe.

Tab. 1-16 Einstufung nach GHS

Piktogramm	Bezeichnung	Kategorie	LD_{50}-Wert
☠	akut toxisch	1	bis 5 mg/kg
☠	akut toxisch	2	5-50 mg/kg
☠	akut toxisch	3	50-300 mg/kg
!	akut toxisch	4	300-2.000 mg/kg

Seit dem 1. Dezember 2012 müssen Stoffe nach dem GHS-Standard gekennzeichnet werden.

Die internationale statistische Klassifikation der Krankheiten und verwandter Gesundheitsprobleme ICD gibt eine gute Übersicht über mögliche Vergiftungen beim Menschen.

Tab. 1-17 Klassifikation nach ICD-10

Nr.	Bedeutung
T56	Toxische Wirkung von Metallen
T57	Toxische Wirkung von sonstigen anorganischen Substanzen
T58	Toxische Wirkung von Kohlenmonoxid
T59	Toxische Wirkung sonstiger Gase, Dämpfe oder sonstigen Rauches
T60	Toxische Wirkung von Schädlingsbekämpfungsmitteln
T61	Toxische Wirkung schädlicher Substanzen, die mit essbaren Meerestieren aufgenommen wurden
T62	Toxische Wirkung sonstiger schädlicher Substanzen, die mit der Nahrung aufgenommen wurden
T63	Toxische Wirkung durch Kontakt mit giftigen Tieren
T64	Toxische Wirkung von Aflatoxin und sonstigen Mykotoxin in kontaminierten Lebensmitteln
T65	Toxische Wirkung sonstiger und nicht näher bezeichneter Substanzen

Tab. 1-18 Die wichtigsten durch Chemie angezeigten und tatsächlich anerkannten Berufskrankheiten (2018)

Durch chemische Einwirkung verursachte Krankheit	**Listennr. BKV**	**Anzeigen auf Verdacht einer Berufskrankheit**	**Anerkannte Berufskrankheiten**
Benzol, Blut und lymphatisches System	1318	1.654	349
Harnblasenkrebs durch aromatische Amine	1301	1.484	174
Harnblasenkrebs durch PAK	1321	402	32
Halogenkohlenwasserstoffe	1302	297	8
Chrom	1103	161	27
Organische Lösungsmittel	1317	139	7
Isocyanate	1315	108	35
Benzol	1303	67	1
Kohlenmonoxid	1201	54	4

1.4 pLD, die Giftstärke

Neben der relativ groben Klassifizierung von Stoffen mit den Gefahrenbezeichnungen T+ = sehr giftig, T = giftig und Xn = gesundheitsschädlich und den vier Kategorien der akut toxischen Stoffe nach GHS (Global harmonisiertes System zur Einstufung und Kennzeichnung von Chemikalien) gibt es den quantitativen LD_{50}-Wert. Der LD_{50}-Wert ist die letale Dosis pro Kilogramm Körpergewicht, bei der 50 % der untersuchten Organismen sterben.

Um die Giftigkeit einer Substanz und den Vergleich mit anderen Substanzen zu vereinfachen, bietet sich eine logarithmische Betrachtung von LD_{50}-Werten an. Entsprechend der offiziellen SI-Einheit wird dabei der LD_{50}-Wert in kg/kg Körpergewicht angegeben und der dekadische Logarithmus des Wertes berechnet. Nach einem Vorzeichenwechsel erhält man einen neuen Wert. Alle nun folgenden Beispiele beziehen sich auf die orale Einnahme von Stoffen. Wie die logarithmische Bearbeitung der H^+-Ionenkonzentration zum pH-Wert führt und das Potential der Säure darstellt, führt der Logarithmus des LD_{50}-Wertes zu dem pLD-Wert. p bedeutet beim pH-Wert das lateinische Wort pondus. Das bedeutet Gewicht, Last oder Kraft. Es bietet sich für diesen neuen pLD-Wert daher der Begriff Giftstärke an.

$$-\log LD_{50} \text{ (in kg/kg Körpergewicht)} = pLD$$

Der denkbar ungiftigste Stoff ist normales Wasser. Der LD_{50}-Wert liegt für Wasser bei 100 g/kg, also 0,1 kg/kg. Der dekadische Logarithmus von 0,1 ist -1. Nach einem Vorzeichenwechsel erhält man 1. Wasser hat also einen pLD-Wert von 1.

Im Normalfall bezieht sich der pLD-Wert auf die orale Gabe eines Stoffes bei einer Ratte. Die allermeisten LD_{50}-Werte wurden für die orale Gabe bei Ratten bestimmt.

-log 0,1 = 1 pLD Wasser = 1

Das Coffein hat einen LD_{50}-Wert von 192 mg/kg. Das sind 0,000192 kg/kg. Der negative Wert des dekadischen Logarithmus ist 3,716699. Auf eine Stelle hinter dem Komma abgerundet ist der pLD-Wert also 3,7.

-log 0,000192 = 3,716699 pLD Coffein = 3,7

Das viel giftigere Arsenik hat einen LD_{50}-Wert von 14,6 mg/kg oder 0,0000146 kg/kg. Arsenik ist etwa 10.000 oder 10^4 mal giftiger als Wasser. Der pLD-Wert liegt bei 4,8, also um 4 höher als Wasser.

-log 0,0000146 = 4,836 pLD Arsenik = 4,8

Je höher der pLD-Wert liegt, desto größer ist die Giftstärke. Eine Steigerung des pLD-Wertes um 1 bedeutet eine Verzehnfachung der Giftigkeit. Der pLD-Wert ist eine Vereinfachung gegenüber dem LD_{50}-Wert, ohne die quantitative Präzision einzubüßen. Jede Verbindung hat einen pLD-Wert genauso wie jeder Stoff, nach Paracelsus abhängig von der Menge, giftig sein kann.
Quecksilber(II)-chlorid hat einen LD_{50}-Wert von 1 mg/kg und ist daher rechnerisch 192 mal giftiger als das Coffein mit einem LD_{50}-Wert von 192 mg/kg. Der Unterschied dieser beiden LD_{50}-Werte ist grafisch nicht mehr darstellbar. Die pLD-Werte von 6 (Quecksilber(II)-chlorid) und 3,7 (Coffein) hingegen sind leicht zu vergleichen.

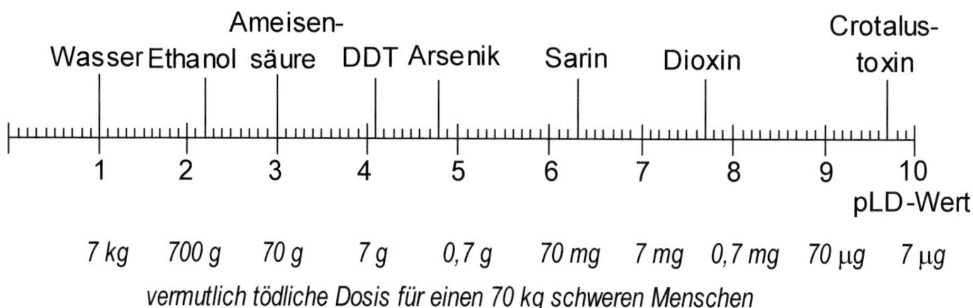

Abb. 1-1 Giftstärke und tödliche Dosen

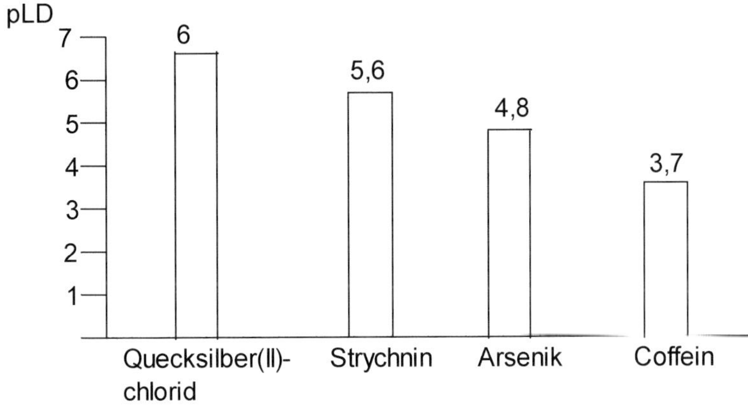

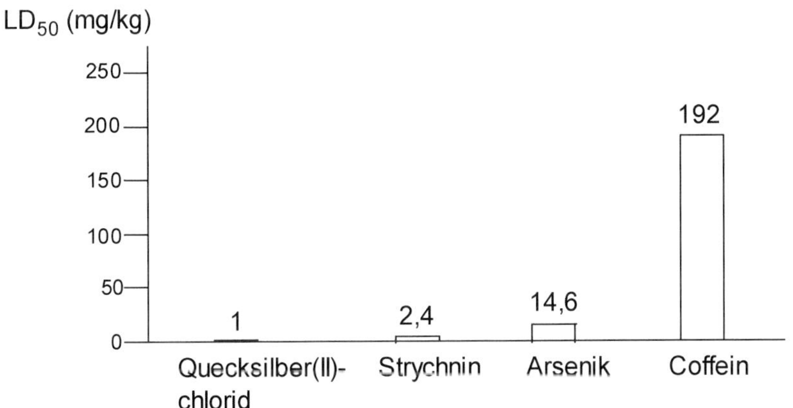

Abb. 1-2 pLD-Werte und LD_{50}-Werte von Quecksilber(II)-chlorid, Strychnin, Arsenik und Coffein im Vergleich

Der pLD-Wert lässt erkennen, welcher Anteil eines Giftstoffes am Körpergewicht mit 50 % Wahrscheinlichkeit zum Tode führt.

Eine Verbindung mit einem pLD-Wert von 6 wie Quecksilber(II)-chlorid muss also mit einem Gewichtsanteil von eins zu einer Million im Körper enthalten sein, da der negative Logarithmus von einem Millionstel 6 ist.

Ein Stoff, der mit einem Gewichtsanteil im Körper von einem Promille zu 50 % tödlich wirkt, muss einen pLD-Wert von 3 haben, denn der negative Logarithmus von einem Tausendstel ist 3.

$$-\log \frac{1}{1000.000} = 6 \qquad -\log \frac{1}{1.000} = 3$$

Die entsprechende Gifte-Skala [263], die man aus den pLD-Werten gewinnen kann, ist nach oben offen. Der Rekordhalter ist das Botulinumtoxin. Die tödliche Dosis für einen Erwachsenen liegt hier bei 0,000003 mg. Das sind 3 Nanogramm oder etwa

4,3 x 10^{-14} kg/kg Körpergewicht. Botulinumtoxin ist damit etwa 100 Millionen mal giftiger als Kaliumcyanid.

Tab. 1-19 LD_{50}-Werte und pLD-Werte diverser Stoffe für Ratten bei oraler Aufnahme

Stoff	**Herkunft**	**LD_{50} mg/kg**	**pLD**
Botulinumtoxin	Botulismus	0,00000003 (i.v.)	13,5
Maitotoxin-1	Algen	0,00005	10,3
Diphtherietoxin	Diphtherie	0,0003	9,5
Rizin	Wunderbaum	0,0022 (Maus, i.v.)	8,7
Dioxin	Chemieabfall	0,02	7,7
Adrenalin	Hormon	0,1	7
Tetrodotoxin	Kugelfisch	0,334 (Maus)	6,5
Sarin	Giftaerosol	0,55	6,3
Quecksilber(II)-chlorid	Knollenblätterpilz	1	6
Parathion (E 605)	Pflanzenschutz	2	5,7
Strychnin	Brechnuss	2,4	5,6
Phosphor (weiß)	Element	3	5,5
Aflatoxin B1	Schimmelpilz	4,7	5,3
Kaliumcyanid	Cyanidlaugerei	5	5,3
Arsenik	Mäusebutter	14,6	4,8
Thalliumsulfat	Rattengift	16	4,8
Nikotin	Tabak	50	4,3
DDT	Insektizid	87	4,1
Kokain	Kokablätter	99 (Maus)	4
Phenobarbital	Schlafmittel	162	3,8
Natriumnitrit	E 250	180	3,7
Coffein	Kaffee	192	3,7
Codein	Hustenstiller	427	3,4
Chloroform	Lösungsmittel	695	3,2
Diethylether	Lösungsmittel	1.250	2,9
Natriumnitrat	E 251	1.267	2,9
Paracetamol	Schmerzmittel	1.944	2,7
Kaliumchlorid	Salz	2.600	2,6
Natriumchlorid	Kochsalz	3.000	2,5
m-Xylol	Lösungsmittel	5.000	2,3
Ethanol	Alkohol	7.060	2,2
Lactose	Milchzucker	21.600	1,7
Saccharose	Zucker	32.500	1,5
Wasser	Leitungswasser	100.000	1

Es ist erstaunlich, dass ausgerechnet Wasser als vielleicht wichtigste und zugleich ungiftigste Verbindung einen so eingängigen pLD-Wert von 1 hat, der zugleich ausgezeichnet als Referenzwert für eine neue Skala geeignet ist.

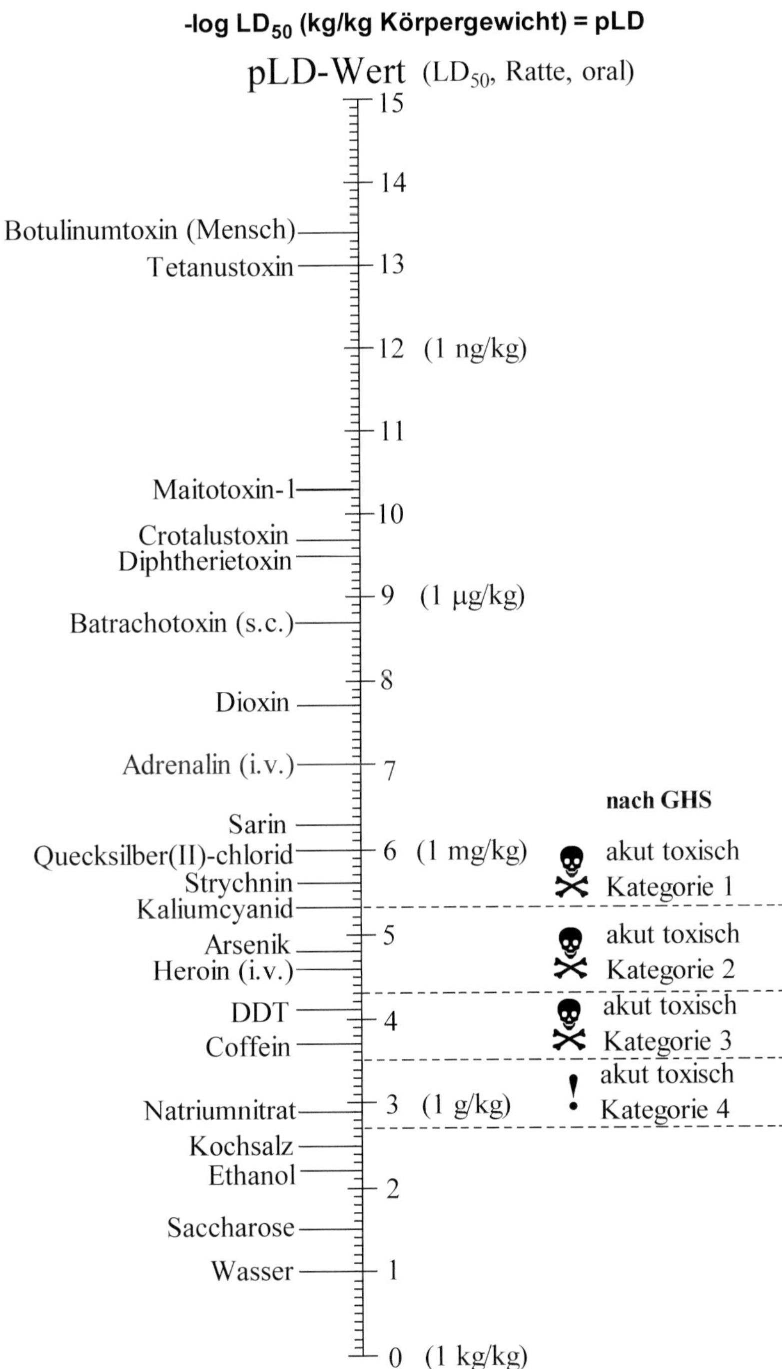

Abb. 1-3 Die Gifte-Skala

1.5 Behandlungsmöglichkeiten bei Vergiftungen

Es gibt viele verschiedene Gifte, aber prinzipiell nur vier Möglichkeiten zur Soforttherapie bei einer Vergiftung.

1) Aufrechterhaltung der Vitalfunktionen:

- Freihalten der Atemwege, eventuell Beatmung
- Erhaltung der Blutzirkulation
- Sauerstoffzufuhr (bei Vergiftung mit Reizgasen)
- Korrektur des Elektrolytgleichgewichts
- Wärmeschutz

2) Verhütung weiterer Giftaufnahme:

- brecherregender Ipecacuanha-Sirup (Kinder ab 10 ml, Erwachsene 30 ml)
- in Ausnahmen Apomorphin (bei Kindern kontraindiziert)
- Magenspülung (bei bewusstseinsgetrübten Patienten kontraindiziert)
- Abspülen der Haut mit großen Mengen Wasser, Seife oder Polyethylenglycol
- Bei Einwirkung auf das Auge lange mit fließendem Wasser spülen
- Einnahme von Aktivkohle

60 Minuten nach der Gifteinnahme wird durch Erbrechen oder Aktivkohle allerdings keine bedeutsame Toxinmenge mehr aus dem Magen entfernt.

Die Gabe von Kochsalzlösungen, um Erbrechen zu induzieren, wurde früher viel praktiziert, ist aber inzwischen bei Kindern kontraindiziert und wird auch bei Erwachsenen nicht mehr empfohlen.

3) Beschleunigung der Giftausscheidung:

- Hyperventilation
- Forcierte Urinausscheidung durch Aufnahme großer Mengen von Elektrolytlösungen. Dies geht nicht bei Nierenschädigung.
- Hämoperfusion: Das Blut des Patienten wird durch absorbierendes Material wie Aktivkohle geleitet.

4) Antidot-Therapie:

Antidote inaktivieren Gifte durch chemische oder physikalische Reaktionen oder die Wirkung an speziellen Rezeptoren und verringern so die Wirkung der Gifte. Beispiele hierfür sind Chelatbildner bei Schwermetallen oder Atropin bei Vergiftung von Organophosphaten.

Tab. 1-20 Antidote in der Übersicht nach Karow [118]

Gift	Antidot
Alkyphosphate	Atropin, Obidoxim
Antihistaminika	Physostigmin
Arsenik	Dimercaprol (BAL)
Atropin	Physostigmin
Benzodiazepine	Flumazenil
Betablocker	Glucagon
Cyanide	Hydroxocobalamin 4-DMAP, Natriumthiosulfat
Botulismus	Botulinus-Antitoxin
Brandgase	Beclomethason-Spray
Cumarine	Vitamin K
Digoxin	Digitalis-Antitoxin
Eisen	Deferoxamin
Ethylenglycol	Ethanol, Fomepizol
Flusssäure (lokal)	Calciumgluconat
Heparin	Protamin
Insulin	Glucose
Knollenblätterpilz	Silibinin
Kohlenmonoxid	Sauerstoff
Kupfer	Penicillamin
Methanol	Ethanol, Fomepizol
Methotrexat	Folinsäure
Natrium-Kanal-Blocker	Natriumhydrogencarbonat
Opioide	Naloxon
Paracetamol	Acetylcystein
Paraquat	Kohle
Reizgase	Beclomethason-Spray
Schwermetalle	DMPS
Tenside	Simeticon
Tricyclische Antidepressiva	Natriumhydrogencarbonat

Struktur des Opioid-Antagonisten Naloxon

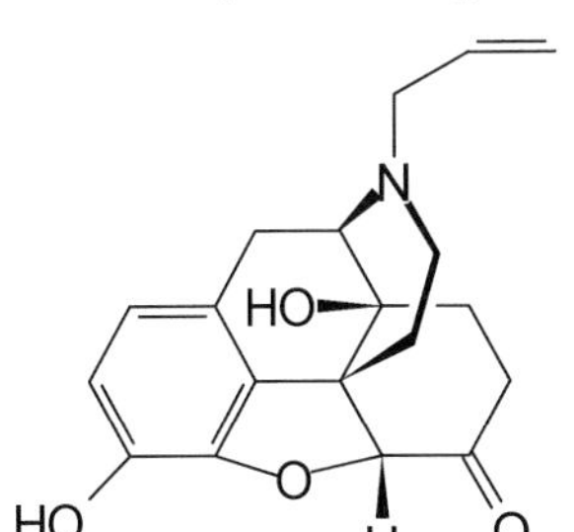

Naloxon
Smp.: 184 °C
Smp.: 203 °C(Hydochlorid)
Löslichkeit: 1,4 g/l (H_2O)
LD_{50}: 90 mg/kg (Maus, i.v.)
pLD: 4

Strukturen weiterer Antidote

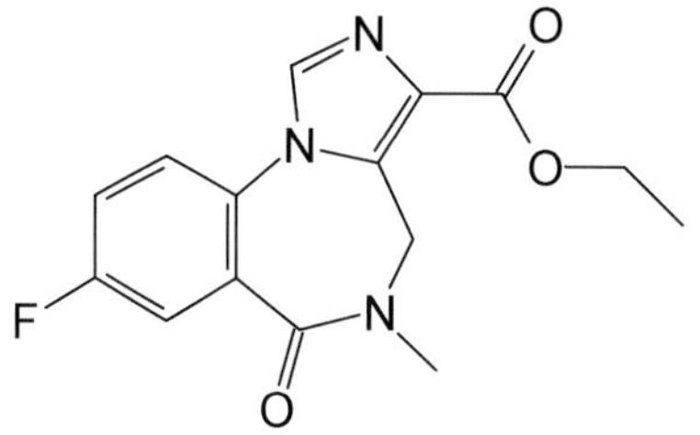

Flumazenil
(Benzodiazepinantagonist)
Smp.: 201-203 °C
Lsl.: 128 mg/l (H_2O)
LD_{50}: 143 mg/kg (Maus, i.v.)
pLD: 3,8

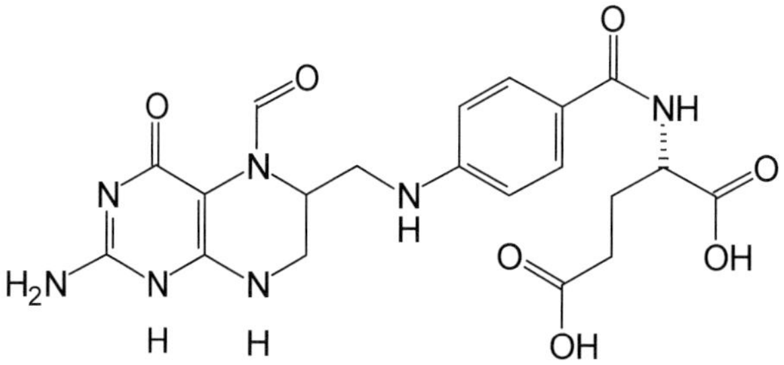

Folinsäure
(Methotrexatantagonist)
Smp.: 248-250 °C
LD_{50}: 1,063 g/kg (Ratte, i.p)
pLD: 3

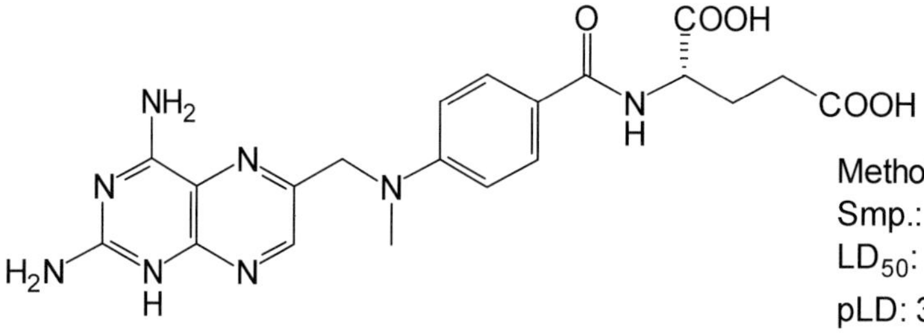

Methotrexat
Smp.: 182-189 °C
LD_{50}: 135 mg/kg (Ratte, oral)
pLD: 3,9

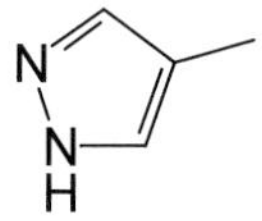

Fomepizol
(Ethylenglycolantagonist)
Smp.: 16-19 °C
Sdp.: 204-206 °C
LD_{50}: 534 mg/kg (Ratte, oral)
pLD: 3,3

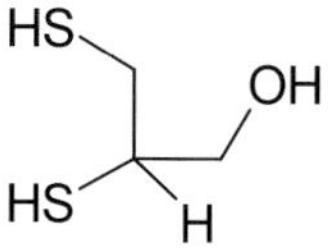

Dimercaprol
(Arsenantagonist)
Sdp.: 140 °C (bei 54 hPa)
LD_{50}: 217 mg/kg (Maus, oral)
pLD: 3,6

Welche Elemente potentiell giftig sind und welche im Gegenteil sogar überlebenswichtig sind, kann man an der Elementhäufigkeit im menschlichen Körper gut ablesen.

Tab. 1-21 Lebenswichtige Elemente im menschlichen Körper, Mengen bezogen auf einen etwa 70 kg schweren Erwachsenen [62]

Element	im Körper vorhanden	Gesamtmenge
Sauerstoff	überall und Wasser	45 kg
Kohlenstoff	alles außer Wasser	13 kg
Wasserstoff	überall und Wasser	7 kg
Stickstoff	Proteine, DNA	2,3 kg
Calcium	Knochen, Zähne	1,2 kg
Phosphor	Knochen, DNA, ATP	800 g
Kalium	Elektrolyt	240 g
Schwefel	Aminosäuren	160 g
Chlor	Elektrolyt	100 g
Natrium	Elektrolyt	90 g
Magnesium	Elektrolyt	35 g
Silicium	Bindegewebe	30 g
Eisen	Hämoglobin	4,2 g
Fluor	Zähne	2,6 g
Zink	Enzymbestandteil	2,4 g
Kupfer	Enzym-Cofaktor	90 mg
Iod	Thyroxin	14 mg
Zinn	?	14 mg
Selen	Antioxidanz	14 mg
Mangan	Enzymbestandteil	14 mg
Nickel	Enzymbestandteil	7 mg
Molybdän	Enzym-Cofaktor	7 mg
Vanadium	Fettstoffwechsel	7 mg
Chrom	Glucosetoleranzfaktor	2 mg
Cobalt	Vitamin B_{12}	1,5 mg

Etwa 60 % des Körpers bestehen aus Wasser, 13 % aus Knochen.

1.6 Gift – der Weg zum perfekten Verbrechen?

Zu Zeiten Kaiser Augustus war „Gift schwerer aufzufinden als ein Feind“. Für giftkundige Menschen, die skrupellos genug waren, war es ein Leichtes, unliebsame Zeitgenossen, egal ob aus politischen oder finanziellen Gründen, mit Arsenik oder Ähnlichem zu beseitigen. Inzwischen haben die modernen physikalischen Analysemethoden den potentiellen Giftmördern das Leben schwer gemacht. Tatsächlich sind die Giftmorde mit Arsenik, Thallium, Quecksilbersalzen oder selbst das in den 1950er Jahren bei Giftmischern sehr beliebte E 605 selten geworden.

2009 untersuchte M. Lanzerath die Sektionsberichte am Bonner Institut für Rechtsmedizin von 1946 bis 2005 [139]. Bei 10.739 untersuchten Fällen wurden 15 Giftmorde festgestellt, dabei in den ersten 30 Jahren viermal häufiger als in der zweiten Hälfte des Untersuchungszeitraums. Seit 1975 wurden laut Untersuchung nur noch Medikamente für Giftmorde eingesetzt.

Die Kernaussage der Arbeit von Lanzerath ist, dass die größte Gefahr Opfer eines Giftmordes zu werden für ältere, meist pflegebedürftige Menschen besteht. Hier sind die Täter häufig die Pflegenden, meist kundig auf dem Gebiet der Pharmazie und mit optimalem Zugang zum späteren Opfer. Der Täter nutzt den Ort seines Berufes, seine Tatwaffe ist sein alltägliches Werkzeug und der Tod des alten oder kranken Opfers fällt naturgemäß kaum auf. Eine genauere Untersuchung entfällt meist, die Giftstoffe sind schwer nachzuweisen, das Opfer verschwindet schnell unter der Erde oder im Krematorium und der Täter erfreut sich damit unerkannt seines mörderischen Erfolges.

Da ein Mord de facto als perfekt gelten kann, solange er nicht aufgedeckt wurde, und Giftmörder dazu neigen, Wiederholungstäter zu sein, geht von diesen Mördern eine besonders große Gefahr für die Allgemeinheit aus.

Der Krankenpfleger Niels Högel spritzte im Juni 2005 in einer Delmenhorster Klinik einem lungenkrebskranken Mann 40 ml (200 mg Wirkstoff) einer Ajmalin-Lösung in die Venen, normal wäre eine Dosis von 10 ml. Daraufhin setzte ein lebensbedrohliches Herzflattern ein.

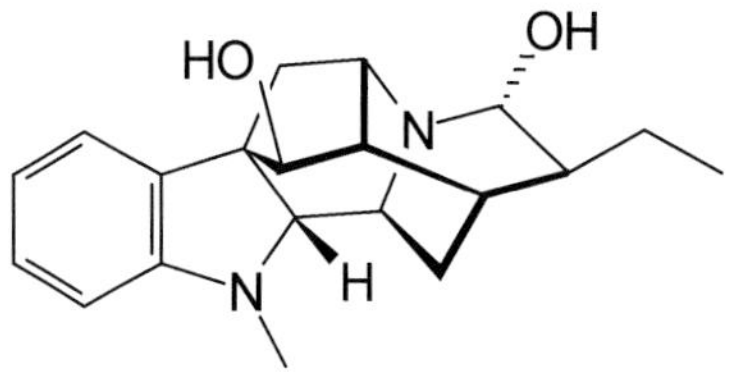

Ajmalin
Smp.: 264-266 °C
LD_{50}: 360 mg/kg (Ratte, oral)
pLD: 3,4
LD_{50}: 21 mg/kg (Maus, i.v)

Zwar hatte der Krankenpfleger den Alarm des Überwachungsmonitors ausgeschaltet, aber zufälligerweise kam eine Krankenschwester ins Zimmer, so dass der Patient vorerst wiederbelebt werden konnte. Dass auch die Infusionspumpe mit dem Blutdruckmittel abgeschaltet war, machte das medizinische Personal misstrauisch. Im Mülleimer fanden sich die leeren Ajmalin-Ampullen, eine Blutprobe ergab eine Überdosis.

Daraufhin wurde die Polizei informiert und eine der möglicherweise längsten Giftmordserien der deutschen Kriminalgeschichte wurde beendet. Der Patient starb, er sollte das letzte Opfer sein. Die Polizei vermutet, dass der Krankenpfleger allein in Delmenhorst mindestens 33 Menschen getötet haben könnte. Die Zahl seiner Opfer könnte sogar dreistellig sein, doch die ganze Wahrheit wird wohl nie ans Tageslicht kommen, denn viele mögliche Opfer wurden feuerbestattet. Es wird vermutet, dass Högel seine Opfer in Todesgefahr brachte, um dann mit seinen Reanimierungskünsten seine Umgebung beeindrucken zu können. Am 26. Februar 2015 wurde Högel wegen fünffachen Mordes zu lebenslanger Haft verurteilt. Während der Dienstzeit Högels hatte sich die Zahl der Sterbefälle im Klinikum fast verdoppelt – und der Verbrauch von Ajmalin versiebenfacht! [133]. Ein weiterer Prozess im Herbst 2018 musste sogar in den Weser-Ems-Hallen stattfinden, damit die vielen Angehörigen der Opfer Platz finden konnten. DER SPIEGEL titelte über Niels Högel mit den Worten „Der Jahrhundertmörder". Am 6. Juni 2019 wurde Högel wegen weiterer 85 Morde zu lebenslanger Haft verurteilt.

L. Fanton fragte im Jahr 1998 [67]: „Das perfekte Verbrechen: Mythos oder Realität?" Die eindeutige Antwort lautete: Realität.

In Anbetracht der Tatsache, dass anscheinend der perfekte Giftmord möglich ist, mag die folgende Tabelle mit bekannt gewordenen Giftmördern den geneigten Leser noch mehr beunruhigen. Die folgende Liste zeigt enttarnte Mörder, für immer im Schatten hingegen bleiben die nie aufgeklärten Giftmorde.

Tab. 1-22 Auswahl von enttarnten Giftmörder

Name	**Bedeutung**
Elfriede Blauensteiner (1931-2003)	ermordete drei Ehepartner, um mit dem Erbe ihre Spielsucht zu finanzieren
Hippolyte Visart de Bocarme (1818-1851)	extrahierte Nikotin aus Tabak, um damit den Bruder seiner Frau zu vergiften, wurde enthauptet
Marquise de Brinvilliers (1630-1676)	mindestens 3 Morde, wurde literarisch häufig verarbeitet, wurde enthauptet
George Chapman (1865-1903)	mindestens 3 Morde mit Antimon, stand auch im Verdacht "Jack the Ripper" zu sein und wurde enthauptet
Mary Frances Creighton (1899-1936)	trotz vermutlich dreier Giftmorde mit Arsenik zwei Freisprüche erzielt, beim 3. Mordprozess schuldig gesprochen und auf dem elektrischen Stuhl hingerichtet worden
Gesche Gottfried (1785-1831)	mindestens 15 Morde mit Arsenik in Bremen. Ihr Tod war die letzte öffentliche Hinrichtung einer Frau in Bremen.
Niels Högel (*1976)	beging als Krankenpfleger 2000 bis 2005 mindestens 90 Morde, u. a. mit Ajmalin, Ermittler halten eine viel höhere Zahl von Opfern für möglich
Marie Lafarge (1816-1852)	Ihr Mord am Ehemann mit Arsen konnte erstmals mit Marsh´scher Probe bewiesen werden.
Christa Lehmann (1922-?)	mindestens 3 Morde mit E 605, fand viele Nachahmer
Lucustas (+68)	Giftmischerin im Auftrag von Kaiser Nero, bereits 54 verurteilt aber wieder freigelassen, kurz nach Neros Tod hingerichtet
Martha Marek (1904-1938)	mindestens 4 Morde mit Thallium
Catherine Monvoisin (1640-1680)	Giftmischerin, belieferte den franz. Hochadel mit Giften, ihre Entlarvung führte zur Giftaffäre mit über 100 Verhaftungen bei ihren Kunden, sie selber wurde als Hexe verbrannt
William Palmer (1824-1856)	ein nachgewiesener Giftmord mit Strychnin, möglicherweise sechs weitere Morde an Familienmitgliedern, wurde gehenkt
Harold Shipman (1946-2004)	ermordete als Arzt in England mindestens 218 Patienten, wurde zu 19 mal lebenslänglicher Haft verurteilt
Graham Young (1947-1990)	fing bereits als Jugendlicher an, mit Thallium zu vergiften: 3 Tote, starb nach 19-jähriger Haft
Anna Zwanziger (1760-1811)	vergiftete einen Dienstherren und zwei Dienstherrinnen mit Arsenik, wurde enthauptet

1.7 Ein neues Teilgebiet der Giftekunde: die Astrotoxikologie

2003 wurde erstmals überhaupt der Begriff Astrotoxikologie von Aller et al. in einem astrobiologischen Artikel kurz erwähnt [69].

Im Gegensatz zur Toxikologie auf der Erde muss die Astrotoxikologie [263] den Besonderheiten der extremen Bedingungen bezüglich Schwerkraft, Strahlung, Temperatur und Druck im Weltraum und auf anderen Himmelskörpern Rechnung tragen. Die Astrotoxikologie betrachtet demnach:

- den Einfluss der geringen Schwerkraft auf die toxikologischen Eigenschaften im menschlichen Körper
- die Gefahren durch die erhöhte Strahlung im Weltraum auf Mensch und Materie
- die toxikologischen Veränderungen durch die extremen Weltraumbedingungen

Die Astrotoxokologie ist eine interdiziplinäre Wissenschaft, die Elemente der Medizin, Chemie, Astronomie, Physik, Biologie und Toxikologie verbindet.

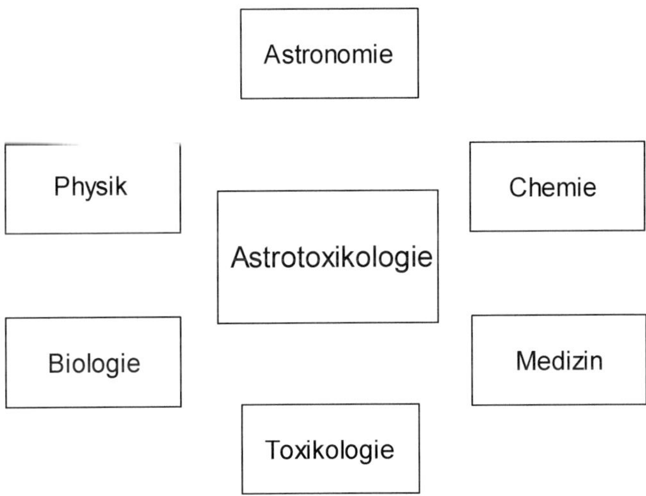

Bis zum 12. Februar 2021 gab es erst 567 Menschen, die je im Weltraum waren und dabei mindestens einmal die Erde umrundet haben, 24 haben das Schwerefeld der Erde Richtung Mond verlassen und 12 Menschen haben dann tatsächlich den Mond betreten. Zu keinem Zeitpunkt der Menschheitsgeschichte sind mehr als 13 Personen gleichzeitig im Weltraum gewesen. Zusammengenommen haben alle Raumfahrer aller Zeiten bisher nur insgesamt 142 Jahre Raumfahrterfahrung gesammelt. Es gibt in der Geschichte mehr Olympiasieger, Dollar-Milliardäre, Staatenlenker oder Nobelpreisträger als Menschen mit Weltraumerfahrung. Die Erfahrung längerer Auswirkung geringer Schwerkraft (1/6 der Erdanziehungskraft wie auf dem Mond) oder die Schwerelosigkeit (präziser Mikrogravitation, auf der ISS herrscht etwa 1/1000 der Erdanziehung) im Orbit ist also eine bisher extrem seltene Erfahrung für Menschen gewesen.

Tab. 1-23 Weltraumerfahrung der Menschheit bis Februar 2021

Personen	Ereignis
567	Orbitalflug
213	Weltraumspaziergang in der Erdumlaufbahn
24	Flug zum Mond
12	Spaziergang auf dem Mond
3	Weltraumspaziergang in der Mondumlaufbahn

Die Auswirkungen der Schwerelosigkeit auf den menschlichen Körper sind vielfältig. Es kommt zu Knochen- und Muskelabbau, der Geruchssinn wird beeinträchtigt und wegen der fehlenden Schwerkraft pressen die Beinvenen Volumen in die obere Körperhälfte. Die Wirbelsäule dehnt sich aus und der Astronaut erscheint bis zu 8 cm größer zu sein [196]. In der Anfangsphase wird etwa der Hälfte der Raumfahrer übel.

Die Menge des Cytochrom P-450 und die Aktivität verschiedener davon abhängiger Enzyme sinkt, was Auswirkungen auf die pharmakokinetischen und pharmakodynamischen Eigenschaften von Arzneimitteln hat [85].

Schlafmangel und Müdigkeit gehören während eines Raumfluges zu den häufigsten Beschwerden. Der ständige Tag-Nacht-Wechsel bei der ISS und die vielen Geräusche von Ventilatoren und der Bordelektronik vermindern die Schlafqualität, so dass die meisten Astronauten Schlafmittel einnehmen. Bei etwa der Hälfte der Raumfahrer tritt die so genannte Weltraumkrankheit ein. Sie zeigt sich vor allem in Form von Übelkeit, Erbrechen, Kopfschmerzen und Appetitlosigkeit. Ursache ist die Irritation des Gleichgewichtssinnes in der Schwerelosigkeit. Außerdem treten auffällig häufig behandlungsbedürftige Hautausschläge auf. Möglicherweise liegt das an der durch geringe Wasservorräte limitierten Körperhygiene, einem verminderten Immunsystem und häufigen Gebrauch von Desinfektionstüchern [114].

Tab. 1-24 Arzneimittel, die häufig im Weltraum eingesetzt werden [114]

Arzneimittel	Indikation	Wirksamkeit
Zaleplon, Zolpidem, Melatonin	Ein- und Durchschlafstörungen	mäßig bis sehr effektiv
Ibuprofen, Paracetamol	Schmerzen	mäßig bis sehr effektiv
Glucocorticoide, Fungizide, Antihistaminika	Hautausschlag	mäßig bis sehr effektiv
Promethazin	Weltraum-Adaptions-Syndrom	sehr effektiv (Prophylaxe)

Toxikologische Untersuchungen unter Mikrogravitation gibt es aber praktisch nicht. Die Pharmakodynamik im Weltraum, d. h. der Einfluss von Wirkstoffen auf den Organismus unter Schwerelosigkeitsbedingungen, ist weitgehend unerforscht.

Bis 2017 gab es nur drei Studien, die die Pharmakokinetik bei Weltraumflügen untersuchten. Eine davon untersuchte die Aufnahme von Paracetamol. Dabei wurden zwei Tabletten mit je 325 mg Wirkstoff von fünf Astronauten bei drei verschiedenen Missionen mit dem Space Shuttle untersucht. Der Wirkstoff wurde in den ersten beiden Tagen verstärkt aufgenommen, während sich die Aufnahme nach vier Tagen verringerte [37].

Die Schwierigkeit, Daten unter Weltraumbedingungen zu erhalten, erfordert leichter verfügbare Methoden, Schwerelosigkeitsbedingungen zu simulieren. Als preiswerte Alternative bieten sich bodenbasierte Studien mit simulierter Mikrogravitation an. Dabei befinden sich die Versuchspersonen in Bettruhe und die Beine liegen in einem Winkel von 6° nach oben. Dadurch strömt das Blut stärker Richtung Kopf, was die Verhältnisse unter den Bedingungen der Mikrogravitation gut nachbildet. Bei den Versuchen müssen alle Tätigkeiten wie essen, trinken und waschen liegend verrichtet werden und immer mindestens eine Schulter mit dem Bett in Berührung bleiben. Wie beschwerlich dieser Versuchsaufbau für die Probanden ist, erkennt man auch daran, dass für eine dreimonatige Testteilnahme eine Aufwandsentschädigung von 16.000 Euro angeboten wird.

Bei Versuchen mit simulierter Schwerelosigkeit wurde eine Erhöhung der Absorption von Paracetamol festgestellt [78].

Eine reale Gefahr ist die deutlich höhere kosmische Strahlung. Während sie am Erdboden jährlich bei etwa 0,3 mSv liegt, beträgt sie auf der Raumstation ISS 100 bis 200 mSv. Für das hypothetische Leben auf einer Marsstation läge sie bei etwa 250 mSv.

Entsprechend der größeren Entfernung von der Sonne dürfte dem Mars im Vergleich zur Erde nur etwa 43 % der Sonnenenergie pro Fläche erreichen. Da es aber keine schützende Ozonschicht in der Marsatmosphäre gibt, ist die Intensität der UV-

Strahlung vor allem im energiereicheren Bereich von unterhalb von 290 nm erheblich größer als auf der Erdoberfläche. Die maximale Schädigung der DNA liegt bei 260 nm. Zusätzlich bestünde bei sporadisch auftretenden Sonnenerruptionen ein zusätzliches Krebsrisiko.

Tab. 1-25 Zusätzliche jährliche kosmische Strahlung

	In mSv
0 m	0,3
2 km Höhe	0,6
10 km Höhe (Airbus 380)	40
18 km Höhe (Concorde)	90
Spaceshuttle (300 km Höhe)	100 bis 200
Leben auf dem Mars	250

Trotz jahrelanger Forschung sind die gesundheitlichen Folgen und Risiken für Astronauten durch die Strahlung bei Langzeitaufenthalten bisher kaum bekannt [34].

Die höhere Strahlenbelastung im Orbit beeinträchtigt auch die Qualität der Medikamente an Bord einer Raumstation. Die Anzahl der Medikamente, die ihren aktiven pharmazeutischen Gehalt (API) einbüßten, stieg in Abhängigkeit von der Zeit im Weltraum [52]. Bisher ist das Problem nicht akut, da die ISS in der Erdumlaufbahn schnell mit neuen Medikamenten versorgt werden kann. Bei Langzeitmissionen z. B. zum Mars ist das nicht möglich. Bisher ist auch kaum bekannt, welche Produkte beim Zerfall entstehen und welche Maßnahmen notwendig sind, um die Stabilität der Medikamente zu garantieren.

Außerhalb der gemäßigten und lebensfreundlichen Verhältnisse auf der Erde finden sich auf den anderen Planeten unseres Sonnensystems und dem Weltall extreme Bedingungen. Große Temperaturunterschiede, unterschiedliche Schwerkraft, Vakuum, aber auch große Drücke, Strahlung und extreme Trockenheit könnten die Entstehung ungewöhnlicher chemischer Verbindungen ermöglichen. Selbstredend sind die toxikologischen Eigenschaften dieser Stoffe bisher unbekannt.

Das Wet Chemisty Labor des Phoenix Mars Landers stellte eine bemerkenswerte hohe Konzentration von 0,5 bis 1 % Perchlorat-Salze auf der Marsoberfläche fest. Auf der Erdoberfläche ist die Konzentration drei bis vier Größenordnungen niedriger. Vermutlich ist das Perchlorat durch die hohe UV-Strahlung auf dem Mars entstanden und könnte eines Tages eine Gefahrenquelle für künftige Astronauten sein [45]. Die Aufnahme von Perchloraten führt zu einer reversiblen Hemmung der Iodaufnahme der Schilddrüse. Iodmangel kann bei Menschen zu Mangel am Schilddrüsenhormon Thyroxin führen. Es könnte also möglich sein, dass der Mars-Kropf eine mögliche marsspezifische Erkrankung auf dem Mars werden könnte.

Eine spezifische durch einen Himmelskörper ausgelöste Erkrankung gab es in der Raumfahrtgeschichte bereits: Der Astronaut Harrisson Schmitt, der als Zwölfter und bisher letzter Mensch den Mond betreten hat, berichtete im Dezember 1972 von an Heuschnupfen erinnernden Symptomen durch den Mondstaub. Das war quasi die erste außerirdische Vergiftung der Medizingeschichte.

Der ehemalige ESA-Astronaut Ulrich Walter wagte die Prognose für ein exaktes Datum der allerersten Landung von Menschen auf dem Mars.

Wenn man am 11. April 2048 von der Erde aus startet, liegen Erde und Mars in einer so günstigen Konstellation, dass der Flug nur 114 Tage dauern würde. Am Sonntag, den 2. August 2048 würden dann erstmals Astronauten die Marsoberfläche betreten [289].

Vielleicht gibt es eines Tages in einer fernen Zukunft im 22. Jahrhundert auf einer dauerhaft bewohnten Marstation (bei 1/3 der Erdanziehungskraft) ein Barbecue mit alkoholischen Getränken.

Bis dahin sollte das heute noch fast unbekannte Gebiet der Astrotoxikologie soweit erforscht sein, dass vorhersehbar ist, ob weniger oder mehr Alkohol erforderlich ist, um die erwünschte Heiterkeit zu erzielen. Zur Zeit ist diese Frage noch nicht zu beantworten [82].

2 Der Wasserstoff

Tab. 2-1 Element und Atommasse

H
Wasserstoff
1,0079

Das Elementzeichen ist abgeleitet von hydrogenium = Wasserbildner und wurde 1766 als Element von H. Cavendish erkannt [165]. Interessanterweise hatte Boyle bereits fast 100 Jahre vorher Wasserstoff in den Händen, als er „leicht brennbaren Dampf" durch Eisenpulver in Schwefelsäure erhielt [101]. Wasserstoff ist in vielerlei Hinsicht ein Rekordhalter. Mit 90 % ist es das häufigste Element im Weltall, das leichteste Atom, das leichteste Gas und bei der Entstehung des Universums war es das erste Element. Erst die Kernfusion von Wasserstoffatomen in den ersten Sonnen ließ alle weiteren Elemente entstehen. Auch chemisch ist die Bedeutung des Wasserstoffs überragend. Mit Sauerstoff bildet es Wasser, die für das Leben wichtigste Substanz. Kein Molekül kommt im lebenden Organismus so häufig vor wie Wasser. Schließlich sättigt Wasserstoff in der organischen Chemie das Gerüstatom Kohlenstoff ab. Am Anfang war der Wasserstoff, daher wird er auch in diesem Buch als erstes Element vorgestellt.

H—H

Wasserstoff
Smp.: -259,2 °C
Sdp.: -252,8 °C
Dichte (0 °C): 0,089 g/l

Luft ist mit 1,29 g/l 14 mal schwerer. Auch flüssiger Wasserstoff hat mit 0,07g/cm^3 eine extrem geringe Dichte. Der Abstand der Wasserstoffatome im H_2-Molekül beträgt nur 74 pm. Etwa 1 Gew.% in den obersten Erdschichten bestehen aus Wasserstoff. In Bodennähe sind nur 0,00005 Vol.% Wasserstoff vorhanden, in 100 km Höhe überwiegt der Wasserstoff.

Neben dem einfachen Wasserstoffatom ^1H, bestehend nur aus einem Proton im Kern und einem einsamen Elektron in der Hülle, gibt es noch in einer Menge von 0,015 % den schweren Wasserstoff Deuterium (^2H oder D) mit einem Neutron im Atomkern und in winzigsten Mengen das radioaktive Tritium (^3H oder T, Halbwertszeit 12,4 Jahre, β^--Strahler).

2.1 Wasser

Wasser (H_2O) ist die wahrscheinlich wichtigste Verbindung des Lebens. Der menschliche Körper besteht zu 60-70 % aus Wasser, Pflanzen bis zu 90 %. Täglich sollte man etwa 1,5 Liter Wasser zu sich nehmen. Keine Substanz ist in reiner Form weniger toxisch als Wasser.

H_2O	Wasser Smp.: 0 °C Sdp.: 100 °C Dichte (22 °C): 0,99777 g/cm³	LD_{50}: 25 g/kg (Maus, i.v.) 100 g/kg (Ratte, oral) pLD: 1

Quell- und Flusswasser enthält 0,01 bis 0,2 % feste Stoffe, meist Calcium- und Magnesiumverbindungen. Je mehr Calcium- und Magnesiumionen vorhanden sind, desto härter ist das Wasser. Meerwasser enthält um 3 % gelöste Stoffe, meist Alkalichlorid wie Kochsalz. Das berühmte Tote Meer enthält gar über 20 % Salze. So genanntes destilliertes, in der Praxis mit Ionentauscher deionisiertes Wasser, enthält fast keine Salzionen (aber bei einem neutralen pH-Wert von 7 jeweils 10^{-7} mol/l Hydronium- und Hydroxid-Ionen H_3O^+ und OH^-). Dieses hochreine Wasser schmeckt fade und führt bei Genuss (wenn man hier noch von Genuss reden kann) größerer Mengen zur Entsalzung des Körpers und damit zum Kollaps.
Kann man sich überhaupt mit Wasser vergiften? [216]
J. G. Priestley trank 1916 innerhalb kurzer Zeit drei Liter Wasser ohne Beeinträchtigung. Die Dermatologen Amberg und Austin nahmen 1926 die gleiche Menge zu sich, um den Einfluss der Wasserzufuhr auf die Hautelastizität zu untersuchen und erlebten heftige Muskelzuckungen. Die geplante Untersuchung der Haut war nicht mehr möglich.
1956 wurde dann versucht an Nagetieren den LD_{50}-Wert für Wasser zu bestimmen. Die Ratten waren bei einem Wert von 90 g/kg Körpergewicht in einem erbärmlichen Zustand, überlebten aber [55].
Ist es also unmöglich, sich mit Wasser zu vergiften? Es ist möglich!
2007 starb eine 28-jährige Frau in Sacramento, USA, nach einem Wett-Trinken, welches ein Radiosender veranstaltete. Die Teilnehmer sollten alle 15 Minuten 200 ml Wasser trinken und Sieger sollte sein, wer am meisten trinkt, ohne die Toilette aufsuchen zu müssen. Einige Stunden nach diesem Wettkampf starb die Mutter dreier Kinder. Sie hatte sechs Liter Wasser getrunken und schon während der Radiosendung über Kopfschmerzen geklagt. Die Obduktion ergab, dass ihr Elektrolythaushalt durch Absenkung des Natriumgehalts außer Kontrolle geraten war.
1995 feierte eine junge Britin ihren 18. Geburtstag in einem Club. Nach der Einnahme von Ecstasy fühlte sie sich nicht wohl und trank Unmengen von Wasser, weil sie aus den Medien erfahren hatte, dass Wassertrinken nach Ecstasy-Einnahme gut sei. Sie brach schließlich zusammen. Im Krankenhaus wurde ein Natriumplasma-Wert von 126 mmol/l festgestellt, was auf die Aufnahme von mehreren Litern

Wasser hindeutet. Der normale Wert liegt bei etwa 144 mmol/l. Die Hirnschwellung führte schließlich zum Koma und Tod nach fünf Tagen.

Immer wieder kommt es zu Todesfällen bei Freizeitsportlern, die an Marathon- oder Ironman-Veranstaltungen teilnehmen. Tatsächlich dürfte der gutgemeinte Ratschlag, möglichst viel zu trinken, häufig zu fatalen Folgen führen. Beim Boston-Marathon wogen 35 % der Teilnehmer einer Studie am Ziel mehr als am Start. Offensichtlich hatten diese Teilnehmer viel zu viel Flüssigkeit zu sich genommen. Nicht der Überschuss an Wasser, sondern die geringe Natrium-Ionen-Konzentration ist gefährlich. Nach diesen Schilderungen kann ein LD_{50}-Wert von etwa 100 g/l Körpergewicht als halbwegs realistisch angesehen werden. Das entspricht einem pLD-Wert von 1.
Es kommt aber selten zu Todesfällen nach extremer Flüssigkeitsaufnahme.
Wasser ist als absolut lebenswichtiger Stoff nicht zu ersetzen. Eine Aufnahme von etwa 1,5 Liter sollte im Normalfall ausreichend sein. Durch Nahrungsaufnahme wird etwa 1 Liter und durch die inneren Verbrennungsreaktionen im Körper etwa ¼ Liter Wasser aufgenommen.
Man kann länger ohne Nahrung als ohne Wasserzufuhr überleben. Um so erschreckender ist es, dass 2017 etwa 2,1 Milliarden Menschen keinen Zugang zu sauberem Trinkwasser hatten. Jährlich sterben etwa 2 Millionen Menschen an den Folgen verschmutzten Wassers, davon allein 1,5 Millionen Kinder. So ist der wichtigste Stoff des Lebens in der Realität zugleich verantwortlich für die meisten tödlichen Vergiftungen überhaupt. Bekanntermaßen ist das Leitungswasser in Millionenmetropolen wie Mexiko-City, Kairo oder Shanghai nicht als Trinkwasser geeignet. SODIS (Solar Water Disinfection) ist eine verblüffend einfache Methode der Entkeimung von Wasser. Aftim Acra von der amerikanischen Universität Beirut entwickelte dieses verblüffend einfache Verfahren. Dabei wird Wasser in PET-Flaschen gefüllt, verschlossen und waagerecht dem Sonnenlicht ausgesetzt. Die starke UV-Strahlung im Tropenbereich bewirkt bei bis zu 50 % sonnigem Wetter innerhalb von 6 Stunden eine ausreichende Entkeimung. Bei dauerhaft bedecktem Himmel sind allerdings zwei Tage Lagerung erforderlich und bei tropischem Dauerregen liegt es nahe, lieber das Regenwasser aufzufangen und zu verwenden. PET-Flaschen lassen im Gegensatz zu Glasflaschen UV-Strahlung durch. Inzwischen empfiehlt die Weltgesundheitsorganisation WHO SODIS als leicht zugängliche Methode zur Wasseraufbereitung.
In Mitteleuropa unterliegt das Leitungswasser strengen Bestimmungen und ist uneingeschränkt trinkbar. Eine unterschätzte Gefahr allerdings ist die mögliche Verkeimung mit Legionellen, die sich in unbewegtem Wasser anreichern können. Es wird daher empfohlen, wenn ein Wasserhahn mehr als drei Tage nicht genutzt wurde, zuerst das stehende Wasser aus der Leitung abfließen zu lassen. Allein in

Deutschland gab es 2011 639 gesicherte Fälle der Legionärskrankheit. Man rechnet aber mit einer hohen Dunkelziffer von 15 bis 30 Tausend Fällen, die zu bis zu 3 Tausend Todesfällen führen.

Tab. 2-2 Grenzwerte nach der dt. Trinkwasserverordnung

Stoff	mg/l
Aldrin	0,00003
PAK	0,0001
Benzol	0,001
Quecksilber	0,001
Cadmium	0,003
Antimon	0,005
Selen	0,01
Uran	0,01
Arsen	0,01
Blei	0,01
Nickel	0,02

Stoff	mg/l
Chrom	0,05
Mangan	0,05
Aluminium	0,2
Eisen	0,2
Nitrit	0,5
Fluorid	1,5
Kupfer	2
Nitrat	50
Natrium	200
Chlorid	250
Sulfat	250

Bei schwerem Wasser ist der Wasserstoff ^{1}H durch den schweren Wasserstoff ^{2}H ausgetauscht worden. Das verändert die physikalischen wie auch chemischen Eigenschaften.

Tab. 2-3 Unterschiede von Wasser und schwerem Wasser

	Wasser	Deuteriumoxid
Molmasse	18,015	20,028
Schmelzpunkt	0 °C	3,82 °C
Siedepunkt	100 °C	101,4 °C
Dichte bei 4 °C	0,999	1,106
Dichte bei 20 °C	0,998	1,105
pK_W- Wert (25 °C)	14	14,87
Lösl. NaCl in 1 l	352 g	337 g

Werden Mäuse mit deuterierter Nahrung ernährt, so sterben sie, wenn ca. 30 % ihres Körperwasserstoffs durch Deuterium ersetzt wurde. Das schwere Wasser reagiert langsamer und die Löslichkeiten von Stoffen sind verändert. MAK-Werte oder LD_{50}-Werte von Deuteriumoxid gibt es allerdings nicht.

3 Die Alkalimetalle

Tab. 3-1 Element und Atommasse

Li	Na	K	Rb	Cs	Fr
Lithium	Natrium	Kalium	Rubidium	Cäsium	Francium
6,94	22,99	39,1	85,47	132,91	223

Die Alkalimetalle sind silbrig-weiße, niedrig schmelzende Metalle geringer Dichte und Härte. Sie sind starke Reduktionsmittel und reagieren leicht mit Wasser und Sauerstoff. Die Reaktionsfähigkeit steigt mit wachsender Massenzahl. Lithium reagiert mit Wasser, ohne zu schmelzen, Natrium reagiert schon stärker, Kalium verbrennt und Rubidium sowie Cäsium reagieren explosionsartig. Francium ist radioaktiv und chemisch bedeutungslos. Die dabei entstehenden Hydroxid-Lösungen sind stark basisch. Alkalimetalle müssen in Petroleum aufbewahrt werden, selbst dort oxidieren sie langsam. Sie bilden 4,8 % der Erdkruste.
Lithiumcarbonat (Li_2CO_3) ist mit 46 % Marktanteil die wichtigste Lithiumverbindung. 2015 wurden etwa 35 % der Weltproduktion von Lithium zur Herstellung von Batterien und Akkumulatoren verwendet. Lithiumsalze werden auch gegen manisch-depressive Erkrankungen eingesetzt. Eine übliche Tagesdosis ist 500 mg. Der LD_{50}-Wert liegt für Ratten bei 525 mg/kg. Unerwünschte Wirkungen können Magen-Darm-Störungen, Durst und Muskelschwäche sein.
Im menschlichen Organismus findet man vor allem Natrium und Kalium in kationischer Form. Da Natriumionen im Körper reichlich vorhanden sind, bleibt ihre Zuführung praktisch ohne Wirkung. Daher werden Pharmazeutika vor allem als Natriumsalz eingesetzt, entscheidend ist die Wirkung des Anions. Natürliches Kalium besteht zu 0,012 % aus dem radioaktiven Isotop ^{40}K, was eine Halbwertszeit von 1,28 Milliarden Jahren hat. Der menschliche Körper enthält daher etwa 20 mg dieser radioaktiven Quelle, die etwa 10 % der natürlichen Strahlenbelastung für den Menschen ausmacht.
Cäsium und Rubidium sind exotisch, nur die Chloride haben eine gewisse Bedeutung. Der LD_{50}-Wert von RbCl beträgt 4,4 g/kg Körpergewicht, der Wert von CsCl 2 g/kg. Toxikologisch sind vor allem Natriumchlorid und Kaliumchlorid interessant.

Tab. 3-2 Daten der Alkalimetalle

	Lithium	Natrium	Kalium	Rubidium	Cäsium	Francium
Smp.	181 °C	97,8 °C	63,6 °C	38,9 °C	28,5 °C	30 °C
Sdp.	1347 °C	881 °C	754 °C	688 °C	705 °C	680 °C
Dichte	0,53 g/cm^3	0,97 g/cm^3	0,86 g/cm^3	1,5 g/cm^3	1,9 g/cm^3	

3.1 Natriumchlorid

Sprechen wir von Salz, dann meinen wir fast immer das Natriumchlorid NaCl, Kochsalz. In einem Liter Wasser lösen sich etwa 380 g Kochsalz. Allein in Deutschland werden 7 Millionen t Kochsalz gefördert. Im Körper wird die Natriumchlorid-Menge durch Hormone kontrolliert und konstant gehalten. Trinkt man Meerwasser, wird die erhöhte Salzkonzentration außerhalb der Körperzellen ausgeglichen, indem Wasser aus den Zellen strömt. Durch Flüssigkeitsausstoß wird überschüssiges Salz ausgeschieden und der Durst steigt, ein Teufelskreis, der so manchen Schiffbrüchigen das Leben kostete. Auch eine spontan hohe Dosis Kochsalz kann lebensgefährlich werden. So starb 2005 ein vierjähriges Mädchen, das von seiner Stiefmutter aus erzieherischen Gründen stark gesalzenen Pudding zu essen bekam. Für das 15 kg leichte Mädchen wurden 30 g Natriumchlorid zu einer tödlichen Dosis. Trotz einer Notfallbehandlung im Krankenhaus überlebte das Kind den versalzenen Pudding keine 35 Stunden. Die Stiefmutter kam mit einer Bewährungsstrafe von 14 Monaten davon, weil keine Tötungsabsicht erkennbar war.

Die letale Dosis für einen Erwachsenen schwankt zwischen 0,5 bis 5 g pro kg Körpergewicht. Für Babys liegt der Wert deutlich darunter: nur 12 mg/kg!

Tab. 3-3 Natriumchloridgehalt an verschiedenen Orten

	Natriumchlorid in %
Steinsalz	98
Meersalz	90
Totes Meer	25
Aralsee (2003)	7,5
Mittelmeer	3,8
Nordsee	3
Ostsee	1,2
Aralsee (1960)	0,9
Blut	0,9
Süßwasser	weniger als 0,1
Mineralwasser (viel NaCl)	0,018
Mineralwasser (wenig NaCl)	0,00085

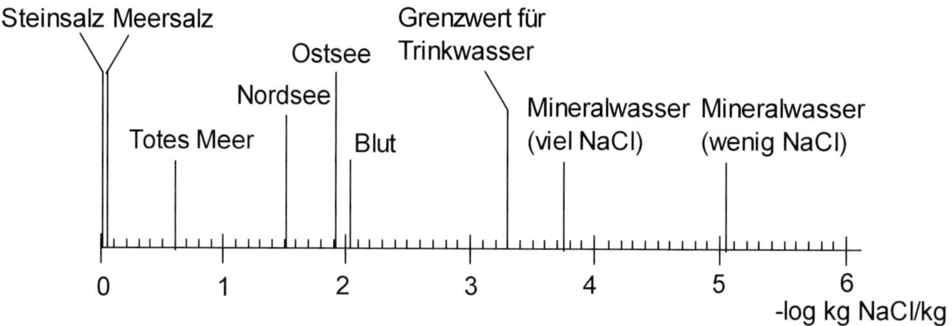

Abb. 3-1 Anteil von Natriumchlorid, logarithmisch betrachtet

Die Giftigkeit von Natriumsalzen hängt vor allem vom Gegenanion ab. Natriumsulfat ist weniger giftig als Kochsalz, Natriumfluoracetat mit einem pLD-Wert von 7 ist sogar giftiger als Quecksilber(II)-chlorid.

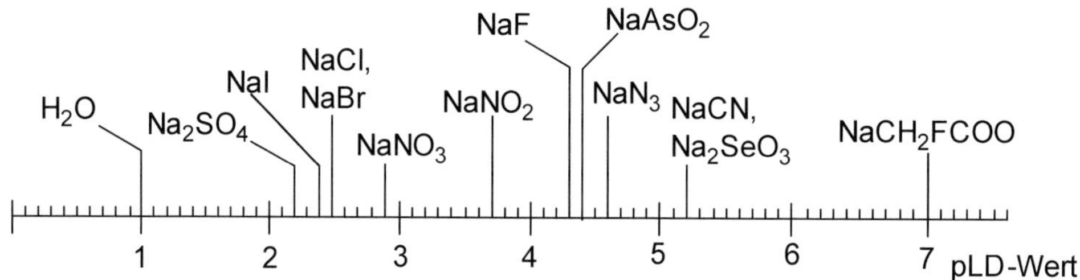

Abb. 3-2 pLD-Werte verschiedener Natriumsalze

3.2 Natriumhydroxid

Natriumhydroxid, auch Ätznatron genannt, entsteht, wenn man Natriummetall in Wasser löst. Bei dieser Reaktion entsteht so viel Wärme, dass sich das reagierende Metall entzünden kann, wenn man es auf ein Löschpapier legt.

	Natriumhydroxid	Dichte: 2,13 g/cm^3
NaOH	Smp.: 322 °C	Löslichkeit: 1.260 g/l (Wasser)
	Sdp.: 1388 °C	LD_{50}: 325 mg/kg (Ratte, oral)
		pLD: 3,5

Großtechnisch wird Natriumhydroxid durch Elektrolyse von Natriumchlorid zu Natronlauge (wässrige Natriumhydroxidlösung), Wasserstoff und Chlorgas hergestellt.
Auch beim Lösen von Natriumhydroxid in Wasser entsteht viel Wärme. Die Natronlauge ist stark alkalisch. Relevanz als Gift hat Natronlauge, weil die meisten Abflussreiniger zu etwa 50 % aus Natriumhydroxid bestehen und nicht selten

Kleinkinder dieses ätzende weiße Pulver kosten wollen. Ätznatron verursacht Verätzungen mit Schmerzen, Erbrechen, Magenschmerzen und Nierenschäden.
Bei Kontakt mit Ätznatron sollten Haut und Augen 15 Minuten mit Wasser gespült werden, bei Verschlucken ist Verdünnung durch Trinken von Wasser eine Sofortmaßnahme. Milch hat den Vorteil, die Schleimhaut zu überziehen und zu schonen. Man sollte keine verdünnten Säuren zur Neutralisation einnehmen, da dies zu einer lokalen Wärmeentwicklung führt. Es sollte ein Arzt konsultiert werden. Oft ist eine Einweisung ins Krankenhaus notwendig. Bei Verletzung der Speiseröhre ist eine entzündungshemmende Therapie mit Kortikosteroid angesagt. Ein Breitbandantibiotikum sollte gegeben werden, wenn Fieber und Perforation aufgetreten sind.

3.3 Kaliumchlorid

In einem Liter Wasser lösen sich etwa 350 g Kaliumchlorid, KCl, Sylvin. Eingesetzt wird dieses Salz für die Synthese von Kaliumhydroxid, Streusalz und für fast alle anderen Kaliumverbindungen. Die Injektion von hohen Kaliumchlorid-Lösungen kann zum Herzstillstand führen, was beim Einschläfern von Tieren, bei Hinrichtungen in den USA und bei Schwangerschaftsabbrüchen genutzt wird. Die hohe Kalium-Menge stört die Weiterleitung von Nervensignalen, was zu Muskellähmungen führt. Beim Herzmuskel bedeutet das Herzstillstand und Tod. Tückisch am Kaliumchlorid ist dabei die schwere Nachweisbarkeit einer Vergiftung, da sie meist nur indirekt sichtbar wird. Der natürliche Kaliumspiegel steigt nach Todeseintritt allgemein an. Bei Todesursache wie Herzrhythmusstörung sollte die Unversehrtheit des Herzens misstrauisch machen.

4 Die Erdalkalimetalle

Tab. 4-1 Elemente und Atommassen

Be	Mg	Ca	Sr	Ba	Ra
Beryllium	Magnesium	Calcium	Strontium	Barium	Radium
9,01	24,31	40,08	87,62	137,34	226

Die Erdalkalimetalle bilden die II. Hauptgruppe des Periodensystems. Sie sind graue bis silberglänzende und rasch oxidierende Leichtmetalle. So hat Magnesium mit 1,7 g/cm^3 kaum ein Fünftel der Dichte von Eisen. Magnesium ist zugleich ein wichtiges Spurenelement in Lebewesen. Die Muskulatur enthält etwa 0,023 % Magnesium. Als Zentralatom des für die Photosynthese entscheidenden Chlorophylls spielt Magnesium tatsächlich eine zentrale Rolle für das Leben auf unserem Planeten. Calcium ist wichtiger Bestandteil von Knochen, Zähnen, Schalen und Gehäusen in der Tierwelt und beim Menschen. Als Ion spielt es eine Rolle bei der

Muskelkontraktion und Blutgerinnung. Toxikologisch spielt das Strontium-Isotop ^{90}Sr eine Rolle. Es entsteht bei Atombombenexplosionen, wird von Pflanzen aufgenommen, wird als Futter aufgenommen und gelangt so in die Kuhmilch. Wegen der Ähnlichkeit zu Calcium wird es dann vom Menschen in die Knochen eingebaut und kann dann als β^--Strahler Knochensarkome auslösen.

Tab. 4-2 Daten der Erdalkalimetalle

	Beryllium	Magnesium	Calcium	Strontium	Barium	Radium
Smp.	1285 °C	650 °C	845 °C	771 °C	726 °C	700 °C
Sdp.	2477 °C	1105 °C	1483 °C	1385 °C	1696 °C	1140 °C
Dichte	1,8 g/cm^3	1,7 g/cm^3	1,5 g/cm^3	2,6 g/cm^3	3,6 g/cm^3	5,5 g/cm^3

Toxikologisch interessant sind die Elemente Beryllium und Barium.

4.1 Beryllium

1798 wurde die erste Berylliumverbindung von L. Vauquelin entdeckt. Der Name leitet sich vom Edelstein Beryll, $Be_3Al_2[Si_6O_{18}]$, ab. Ein Abkömmling des Berylls ist der grüne Smaragd, der seine Farbe vom Chrom bekommt. 1828 wurde Beryllium erstmals rein dargestellt. F. Wöhler gewann es durch Reduktion von Berylliumchlorid mit dem gerade erst 21 Jahre vorher entdecktem Kalium. Dieses Element ist ein graues, hartes und sprödes Leichtmetall, welches immerhin etwa 1/12 der elektrischen Leitfähigkeit von Kupfer hat. Beryllium hat eine Dichte von 1,84 g/cm^3, schmilzt bei 1285 °C und siedet bei 2477 °C. Es bleibt bis zu 600 °C an der Luft stabil und wird von Wasser nicht angegriffen. Beryllium ist ein eher seltenes Element, welches nur in Verbindungen auftritt.

Kupfer-Beryllium-Legierungen mit 2 bis 3 % Beryllium-Anteil steigern die Härte des Kupfers um 300 %, ohne dass die Leitfähigkeit beeinträchtigt wird. Da der Einfangquerschnitt für thermische und schnelle Neutronen gering ist, wird Beryllium-Metall im Kernreaktorbau eingesetzt. Ein hermetisch eingeschlossenes Gemisch aus Beryllium-Pulver und einem radioaktiven α-Strahler wie ^{226}Ra stellt eine leicht zugängliche Quelle für schnelle Neutronen da.

Beryllium und seine Verbindungen haben beim Menschen und in Tierversuchen eine ausgeprägte toxische Wirkung gezeigt. Das reine Element wird als Staub in die Lunge aufgenommen. Bei einer akuten Vergiftung mit hohen Dosen zeigt sich eine Pneumonitis, bei chronischen Aufnahmen von Beryllium kommt es zur Berylliose und zu einer quasi allergischen Reaktion durch den Körper mit Abnahme der Lungenkapazität. Wasserlösliche Beryllium-Verbindungen können schlecht heilende Hautreaktionen und Nekrosen zur Folge haben. Erhöhte Lungenkrebsraten bei Arbeitern in Berylliumproduktionsstätten sind in Studien nachgewiesen [159]. Auch bei Tieren konnte eine erhöhte Lungenkrebsrate nachgewiesen werden. Beryllium, $BeCl_2$, BeF_2, $Be(OH)_2$ und $BeSO_4$ führten bei Ratten und Affen nach inhalativer Exposition zu Lungentumoren. Bei Kaninchen wurden Osteosarkome nachgewiesen. Lösliche Be-Verbindungen erzeugen auch in geringen Konzentrationen gentoxische Effekte. Wahrscheinlich werden DNA-Protein-Komplexe und DNA-Polymerasen negativ beeinflusst.

Organische Beryllium-Komplexe haben z. T. einen phantastischen, an Parfum erinnernden Geruch [180].

Eine bekannte Beryllium-Verbindung ist das Berylliumoxid (BeO), auch Beryllerde genannt. BeO ist ein giftiger Stoff, der bei 2575 °C schmilzt, bei über 3900 °C siedet, eine Dichte von 3 g/cm^3 hat, unlöslich in Wasser ist und als keramischer Stoff eingesetzt wird. Wegen seiner Giftigkeit müssen Bauteile, die BeO enthalten, speziell gekennzeichnet werden.

Berylliumchlorid ($BeCl_2$) besteht aus farblosen, süßlichen Kristallen, die bei 405 °C schmelzen, eine Dichte von 1,9 g/cm^3 haben und leicht löslich in Wasser und organischen Lösungsmitteln sind. Der LD_{50}-Wert liegt bei 86 mg/kg. Berylliumchlorid wird aus Beryllium und Salzsäure hergestellt.

$$Be + 2\,HCl \longrightarrow BeCl_2 + H_2$$

Berylliumchlorid ($BeCl_2$) hat starke kovalente Anteile und besitzt im Gegensatz zu Magnesiumchlorid kein Ionengitter.

Berylliumfluorid (BeF_2) bildet eine hygroskopische, glasartige Masse mit einem Schmelzpunkt von 555 °C, die leicht löslich in Wasser, aber schlecht löslich in Alkoholen ist. Der LD_{50}-Wert liegt bei 98 mg/kg. Jedes Be-Atom ist tetraedrisch von vier F-Atomen umgeben.

Salicylsäure und Aurintricarbonsäure kommen bei akuten Vergiftungen mit Beryllium als Chelatbildner zum Einsatz.

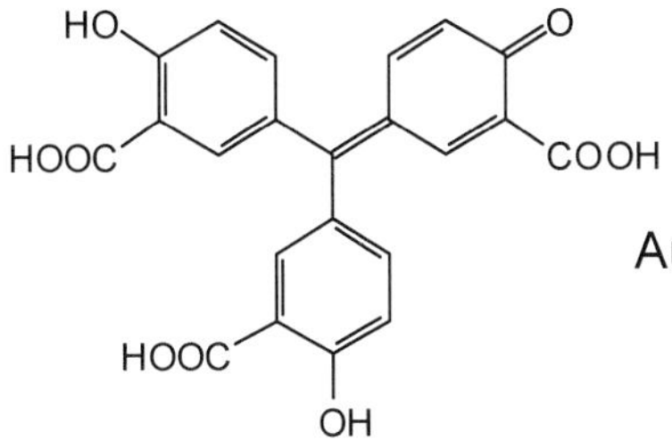

HO, HOOC, O, COOH, HOOC, OH

Aurintricarbonsäure

4.2 Barium und seine Verbindungen

H. Davy ist auch Entdecker des Bariums, welches er 1808 als Barium-Amalgam herstellte. Barium kommt wegen seiner Reaktivität nur in Verbindungen wie Baryt, auch Schwerspat ($BaSO_4$), oder Witherit ($BaCO_3$) vor. Reines Barium wird aluminothermisch im Vakuum bei 1200 °C aus Bariumoxid dargestellt. Das Bariumoxid gewinnt man durch Glühen von Bariumcarbonat mit Kohle.

$$4\,BaO + 2\,Al \longrightarrow BaAl_2O_4 + 3\,Ba$$

Bariummetall wird allerdings nur in geringen Mengen in Höchstvakuum-Anlagen und Fernsehröhren benötigt. Die löslichen Bariumverbindungen sind sehr giftig. Sie werden vom Körper mit Calciumverbindungen verwechselt und aufgenommen, haben dann im Körper aber andere Eigenschaften. Bariumnitrat ($Ba(NO_3)_2$) erzeugt bei Feuerwerkskörpern die grüne Farbe.

Toxikologisch ist die wichtigste Bariumverbindung das Bariumchlorid ($BaCl_2$). Sie hat eine Dichte von 3,9 g/cm^3, einen Schmelzpunkt von 963 °C und es lösen sich immerhin 375 g in 1.000 ml Wasser. Der LD_{50}-Wert beträgt bei Ratten 118 mg/kg. Allgemein sind Dosen von mehr als 1 g für einen Erwachsenen tödlich. Werden Bariumverbindungen aufgenommen, lagert sich Barium in Muskulatur, Lungen und Knochen ab. Es könnte sein, dass sich die Zellmembranen mit schwer löslichem Bariumsulfat überziehen. Die Halbwertszeit in Knochen wird auf 50 Tage geschätzt. Wenn Calcium auch an der Zellmembran der Muskulatur durch Barium ersetzt wurde, wird die Durchlässigkeit erhöht und die Muskelkontraktion gesteigert. Der Blutdruck steigt, die Herzfrequenz sinkt, es kommt zu Muskelkrämpfen, schließlich zu Muskellähmungen und einer Beeinträchtigung des zentralen Nervensystems. Herzrhythmusstörungen, Tremor und Atemprobleme treten auf. Bei akuten Vergiftungen treten Leibschmerzen und Erbrechen auf. Erste Hilfe erfolgt durch Natriumsulfat- oder Kaliumsulfatlösung, da durch sie die Barium-Kationen in schwerlösliches und damit ungefährliches Bariumsulfat überführt werden.

4.3 Radium

Radium ist das massenreichste Element der II. Hauptgruppe. Es wurde 1898 von dem Ehepaar Curie entdeckt. Radium ist als radioaktives Element instabil und kommt in der Erdkruste sehr selten vor. 7.000 kg Pechblende, ein Uranerz, enthalten etwa 7 g Radium. Das stabilste Isotop ^{226}Ra hat eine Halbwertszeit von 1600 Jahren, verliert also innerhalb eines Jahres nur 0,04 % seiner Aktivität. Von 1g ^{226}Ra zerfallen 37 Milliarden Kerne pro Sekunde. Nach SI-Einheiten ist das eine Aktivität von $3{,}7 \times 10^{10}$ Becquerel. Die Gefährlichkeit der Radioaktivität überwiegt bei Weitem die chemische Giftigkeit von Radium. Anfang des 20. Jahrhunderts wurde sehr sorglos mit Radium umgegangen, dem Radium wurde sogar eine heilende Wirkung

nachgesagt. In Flaschen abgefülltes und mit Radium versetztes Wasser, so genanntes Radiathor, wurde von Ärzten gegen allerlei Wehwechen empfohlen. Zu trauriger Berühmtheit gelangte der Industrielle und Partylöwe Eben Byers, der nach einer Armverletzung 1927 innerhalb von drei Jahren angeblich 1400 Flaschen dieses vermeintlichen Wundermittels zu sich nahm und nach kurzfristiger Besserung seiner Beschwerden seinen Unterkiefer einbüßte, schwerste Gehirnschäden davon trug und schließlich 1932 verstarb. Dieser prominente Fall, der großes Aufsehen in der Presse verursachte, führte dazu, Radium seit dieser Zeit mit größter Vorsicht zu verwenden. Der Hersteller von Radiathor hingegen wurde nicht zur Rechenschaft gezogen.
Radium wird vom Körper mit Calcium verwechselt und lagert sich in die Knochen ein. Man nimmt an, dass 20 μg Radium ausreichen, um Knochenkrebs auszulösen.
Radium leuchtet im Dunkeln. Unvergessen ist hier der Auftritt von Heinz Rühmann im Film „Die Feuerzangenbowle", der sich in der Schlussszene als Lehrer ausgibt und den Schülern Radium zeigen will, sich aber glücklicherweise mit Wunderkerzen zufriedengibt.

5 Die Borgruppe

Tab. 5-1 Elemente und Atommassen

B	**Al**	**Ga**	**In**	**Tl**	**Nh**
Bor	Aluminium	Gallium	Indium	Thallium	Nihonium
10,81	26,98	69,72	114,82	204,37	284

Bor ist das einzige Nichtmetall der III. Hauptgruppe. Es hat als Kristall eine Härte von 9,5 auf der Mohsschen Härteskala. Bei 0 °C leitet es den Strom kaum, bei höheren Temperaturen deutlich besser. In der Natur kommt Bor nie gediegen vor, das reine Bor, was in vier verschiedenen Modifikationen auftritt, ist chemisch bei Raumtemperatur erstaunlich träge. Es wird nicht von Salzsäure oder Flusssäure angegriffen, heiße Salpetersäure oxidiert feinverteiltes Bor allerdings zu Borsäure (H_3BO_3). Die Borsäure ist mit einem pK_S-Wert von 9,2 eine sehr schwache Säure und hat als Antiseptikum in Augentropfen eine pharmazeutische Bedeutung. Die tödliche Dosis liegt für Erwachsene bei 10 bis 20 g, bei Säuglingen bei 1 bis 3 g.
Aluminium kommt am dritthäufigsten von allen Elementen in der Erdkruste vor (7,3 %). Es ist daher sicher kein Zufall, dass es kaum toxisches Potential hat. Durch Trinkwasser und Nahrung nimmt der Mensch zwischen 10 und 100 mg Aluminium täglich auf. Interessanterweise hat es aber auch anscheinend keine vorteilhafte Funktion für den Organismus. Ein geringer Prozentsatz aller Menschen reagiert sogar allergisch auf Aluminium, manifestiert durch Ausschläge, Verdauungsstö-

rungen und Unverträglichkeit von Lebensmitteln, die in Aluminiumtöpfen zubereitet wurden. Bei Ratten wurde ein LD_{50}-Wert für Aluminiumchlorid von 420 mg/kg festgestellt. Die Vermutung, Aluminiumverbindungen könnten die Alzheimer-Erkrankung verursachen, ist bis heute nicht belegt worden.
Gallium ist ungiftig und konnte bisher auch nicht als Spurenelement im Körper entdeckt werden. Bemerkenswert bleibt der ungewöhnlich große Temperaturbereich, in dem Gallium flüssig ist: Es schmilzt bereits bei tropischen Temperaturen (29,8 °C) und siedet 38 K oberhalb des Edelmetalls Silber (2250 °C).
Indium, mit 0,00001 % Vorkommen erst an 69. Stelle der Elementhäufigkeit, hat als Metall keine Giftigkeit. Indium-Kationen hingegen zeigten bei Ratten und Kaninchen embryonentoxische und teratogene Effekte [182]. Vor allem um den 10. Schwangerschaftstag herum erzeugten 0,4 mg/kg Indiumchlorid ($InCl_3$) bei trächtigen Ratten Missbildungen wie Gaumenspalten [181]. Indiumnitrat ($In(NO_3)_3$) zeigte eine toxische Wirkung auf Wasserorganismen [308]. Thallium ist ein bekanntes Gift. Nihonium gibt es nur als radioaktives Nuklid mit Halbwertszeiten von weniger als einer Sekunde.

5.1 Diboran

Diboran (B_2H_6) ist die bedeutendste Verbindung in der Familie der Borane. Diboran ist farblos, brennbar und riecht stechend süßlich. Das Diboran wurde erstmals im 19. Jahrhundert durch Hydrolyse von Metallboriden hergestellt. Die ungewöhnliche Struktur wurde erstmals 1943 vom erst 20-jährigen H. Longuet-Higgins erkannt [153].

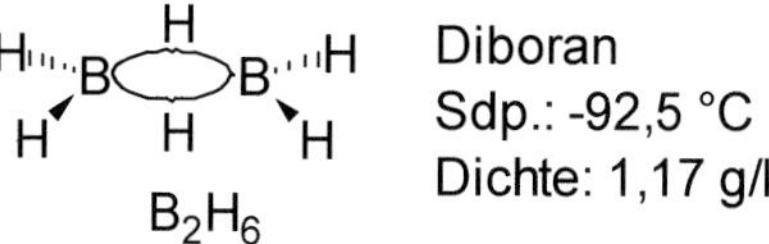

Neben dem Diboran gibt es eine Vielzahl von anderen giftigen Borwasserstoff-Verbindungen, z. B. B_5H_{11}, B_8H_{12}, B_6H_{10}, $B_{10}H_{14}$ oder $B_{20}H_{16}$ und viele mehr, um deren Erforschung sich vor allem A. Stock [256] und W. N. Lipscomb [149] verdient gemacht haben.
Die Borkerne sind tetraedrisch von vier Wasserstoffatomen umgeben und die beiden verbrückenden Wasserstoffe bilden eine 2-Elektronen-3-Zentren-Bindung aus, die den Elektronenmangel der Borkerne kompensieren. Zwei Elektronen befinden sich dabei in einem über drei Atome verteilten Orbital. Bortrihydrid BH_3 existiert nicht.
Technisch wird Diboran aus Dibortrioxid, Aluminium und Aluminiumtrichlorid bei über 150 °C und 750 bar Wasserstoffdruck synthetisiert.

$$B_2O_3 + 2\,Al + 3\,H_2 + AlCl_3 \longrightarrow B_2H_6 + 3\,AlOCl$$

Oberhalb von 50 °C beginnt die Zersetzung von Diboran zu Wasserstoff und höheren Boranen. Mit Luftanteilen von 1 bis 90 % bildet Diboran explosive Mischungen.

$$B_2H_6 + 3\ O_2 \longrightarrow B_2O_3 + 3\ H_2O\ + 2066\ kJ$$

Die Verbrennung mit Sauerstoff erfolgt unter sehr großer Wärmeentwicklung. Wegen der sehr hohen spezifischen Verbrennungsenthalpie von 77 kJ/g, die größer ist als die von Kohlenwasserstoffen, sind Borane mögliche Raketentreibstoffe.
Um Diboran zu stabilisieren, wird es in tertiäre Amine gegeben. Dabei bildet sich ein Aminoboran-Komplex, der gut transportiert werden kann und aus dem sich durch Zugabe von Salzsäure das Diboran leicht wieder austreiben lässt.

$$2\ R_3N + B_2H_6 \rightleftharpoons 2\ R_3N\text{-}BH_3$$

$$2\ R_3N\text{-}BH_3 + 2\ HCl \rightleftharpoons 2\ R_3NH^+ + 2\ Cl^- + B_2H_6$$

Die Geruchsschwelle von Diboran liegt bei 2 bis 4 mg/m^3. Die Inhalation von Diboran führt zu Husten, Halsschmerzen, Schwindel, Übelkeit und Mattigkeit. Das Geruchsvermögen fällt aus, es besteht die Gefahr schwerer Lungenschäden; innerhalb von 48 Stunden kann sich nach Aufnahme ein Lungenödem bilden. Neurotoxische Wirkungen sind möglich, aber nicht so ausgeprägt wie bei höheren Boranen. Gegenmaßnahmen sind frische Luft, Dexamethasonspray, Ruhe, Wärme, ggf. Atemspende und Sauerstoffzufuhr bei Atemnot.

5.2 Thallium

Der Name Thallium ist abgeleitet vom griechischen thallos (= grüner Zweig) und erinnert an die grüne Flammenfärbung beim Verbrennen von Thallium. Thallium ist metallglänzend und mit einer Dichte von 11,9 g/cm^3 ein Schwermetall, schmilzt bei 304 °C und siedet bei 1453 °C. Bis 232 °C liegt α-Thallium mit hexagonaler Kristallstruktur vor, die bei höheren Temperaturen in β-Thallium mit kubischer Struktur übergeht. An der Luft oxidiert Thallium und bildet mit Wasser allmählich das Hydroxid. Die Weltproduktion schwankt zwischen 50 und 700 t pro Jahr. Thallium dient der Herstellung von niedrig schmelzenden Gläsern und das Thalliumsulfat wurde früher häufig als Rattengift eingesetzt.

5.2.1 Toxizität von Thallium und Thalliumverbindungen

Thallium und seine Verbindungen sind sehr giftig. 0,8 g wirken bei Erwachsenen tödlich. Thallium tritt ein- und dreiwertig auf, im Organismus entsteht aber immer die einwertige Form. In grauer Vorzeit versuchte man erfolglos die Syphilis mit Thallium zu bekämpfen. Seit den 1920er Jahren wurde Thalliumsulfat (Tl_2SO_4) als Rattengift genutzt. Der LD_{50}-Wert liegt bei 16 mg/kg, der pLD-Wert bei 4,8. Man verwendete blaugefärbte Paste mit 2,5 % Tl-Gehalt und rotgefärbte Körner mit 2 %. Die akute Vergiftung verläuft dabei in vier Phasen. In der ersten Phase überwiegen leichtes Unwohlsein mit Durchfällen oder Verstopfung. In der zweiten Phase machen sich neurologische sowie psychische Veränderungen bemerkbar. Ein übermäßiges Schmerzempfinden zeigt sich nun. In der dritten Phase stellen sich schwere Sehstörungen ein und charakteristischerweise fallen meistens am 13. Tag die Haare aus. Die Latenzzeit erklärt sich aus der Tatsache, dass die Epithelschädigungen in der Tiefe der Haarbälge, also der jüngsten Zellschicht stattfinden. Die Nachschubphase bis zur Lockerung, also dem Ausfall des Haares, benötigt eben diese 13 Tage. Die Augenbrauen bleiben stehen, während die Sekundärbehaarung an Scham und Achseln meist mitbetroffen ist. Die erhöhte Herzaktivität erklärt sich durch das Einwirken von Thallium auf die Erregungsbildung des Sinusknotens und die Erregungsweiterleitung. Die Herzrhythmusstörungen führen dann zum Exitus. Nach drei Wochen steigen die Chancen des Vergiftungsopfers zu überleben. Es kommt allerdings häufig zu Spätschäden an den Nerven, zu gestörten Reflexen und zu Muskelschwund. Es kann mitunter auch eine dauerhaft erniedrigte Leistungsfähigkeit gegeben sein.

Da mag es ein schwacher Trost sein, dass der Haarwuchs nach einigen Monaten wieder einsetzt - manchmal sogar stärker als zuvor.

Durch die lange Halbwertszeit von zwei Wochen kann Thallium noch wochen- bis monatelang nach der Vergiftung im Harn nachgewiesen werden. Die grasgrüne Verfärbung der Flamme mit einem Absorptionsmaximum bei 535 nm und die Restmengen in Haaren und Nägeln erleichtern dem Toxikologen den Nachweis erheblich. Chelatbildner, die sonst bei Schwermetallvergiftungen sehr hilfreich sind, bleiben gegen das einwertige Thallium wirkungslos. Früher blieben nur symptomatische Maßnahmen, inzwischen setzt man Eisen(III)-hexacyanoferrat(II), das als Thallii-Heyl® erhältlich ist ein, um das Thallium durch Kationentausch im Darm zu binden.

Tückischerweise ist Thalliumsulfat geruchs- und geschmacklos, so dass es auch für Morde und Selbstmorde verwendet wurde.

In den 1930er Jahren erregte der Fall der Giftmörderin Martha Marek in Österreich Aufsehen: Zuerst überredete sie ihren jüngeren Mann, sich mit einer Axt ein Bein abzuhacken, um die Versicherung zu betrügen. Es folgte ein Prozess wegen Versicherungsbetrugs, der das weitere Leben der Martha Marek bestimmen sollte, denn sie teilte ihre Zelle mit einer verurteilten Giftmörderin. Unter öffentlicher Anteilnahme, die in ihr nur ein Opfer der geldgierigen Versicherungsgesellschaft sah, wurde sie schließlich freigesprochen und bekam das gewünschte Geld ausbezahlt, um dann

nachdem das so ergaunerte Geld verbraucht war ihren behinderten Mann mit Thalliumsulfat zu vergiften.
Giftmord scheint süchtig zu machen, denn immer wieder zeigt sich, dass Giftmörder wiederholt morden, bis sie dann endlich entdeckt werden.
Martha Marek heuerte bei einer Großtante als Hausangestellte an, um durch Thalliumsulfat den Weg zur Erbschaft zu verkürzen. Finanziell saniert leistete sie sich nach dieser Tat nun ihrerseits eine eigene Hausangestellte, für die sie eine großzügige Versicherung abschloss. Doch nachdem ihre Haushaltshilfe unerwartet starb, wurden die Behörden nun endlich misstrauisch. In der exhumierten Leiche der Großtante entdeckte man in 1.800 g Organsubstanz 80 mg Thallium.
Martha Marek entkam nun nicht mehr den Fängen der Justiz - sie wurde zum Tode verurteilt. Normalerweise erfolgte bei zum Tode verurteilten Frauen eine Begnadigung zu lebenslanger Haft durch den österreichischen Präsidenten, doch die politische Lage hatte sich geändert. Österreich war inzwischen unter allgemeinem Jubel an das Deutsche Reich angeschlossen worden und der nun für Gnadengesuche zuständige Mensch war nicht bekannt für Nachsicht und Milde: Hitler.
Marek wurde im Dezember 1938 hingerichtet.

1983 starb ein 24-jähriger Medizinstudent, nachdem er mit Thallium vergifteten Orangensaft getrunken hatte, der als „Spende“ vor einem Hörsaal in Würzburg abgestellt worden war. Elf weitere Studenten mussten im Krankenhaus behandelt werden. Der Täter blieb bis heute unbekannt.
Der bekannteste Giftmörder, der Thallium nutzte, ist sicherlich Graham Young, der im Alter von 14 Jahren davon träumte, ein berühmter Toxikologe zu werden. Er probierte seine selbstgemischten Gifte in seiner Familie und bei Freunden aus und führte akribisch Buch über die Wirkung. Seine Stiefmutter starb 1962 nach längerem Martyrium. Young wurde durch seine Aufzeichnungen überführt und kam für neun Jahre in eine Anstalt für geisteskranke Verbrecher. Wieder in Freiheit traktierte er an seinem neuen Arbeitsplatz die Kollegen mit Rattengift. Zwei weitere Menschen starben, 70 Mitarbeiter der Firma erkrankten und Young kam erneut, diesmal bis zu seinem Tode 1990 ins Gefängnis. 1995 wurde dieser gruselige Kriminalfall mit Hugh O`Conor als Hauptdarsteller mit typisch britischem Humor verfilmt.

6 Die Kohlenstoffgruppe

Tab. 6-1 Elemente und Atommassen

C	**Si**	**Ge**	**Sn**	**Pb**	**Fl**
Kohlenstoff	Silicium	Germanium	Zinn	Blei	Flerovium
12,01	28,09	72,59	118,69	207,2	285

6.1 Kohlenstoff

Kohlenstoff gehört zu den ältesten dem Menschen bekannten Elementen.

Gebunden kommt es teils im Mineralreich, teils im Pflanzen- und Tierreich, in der Luft als inzwischen gefürchtetes Treibhausgas CO_2 und in den Meeren vor. In der Biosphäre ist der Kohlenstoff ein unverzichtbarer Bestandteil aller Organismen. Auf die Pflanzenwelt entfallen etwa 2,7 x 10^{11} t, etwa 3 x 10^{9} t Kohlenstoff auf die Tierwelt. Obwohl Kohlenstoff für alle Lebewesen unverzichtbar ist, kommt er in der Erdkruste nur zu etwa 0,087 % vor und steht an 13. Stelle der Elementhäufigkeit.

Die Anzahl der bekannten natürlichen wie auch künstlich synthetisierten Kohlenstoffverbindungen liegt entsprechend der Anzahl der bisher in publizierten chemischen Artikel erwähnten Stoffe bei inzwischen 100 Millionen und täglich werden es mehr. Die Zahl der Verbindungen der restlichen 109 bekannten Elemente ist dagegen mit etwa 100.000 deutlich geringer. Dementsprechend ist die Zahl der organischen Gifte viel größer als die der anorganisch aufgebauten. Bis 1985 glaubte man, dass Kohlenstoff nur in zwei kristallinen monotropen Modifikationen vorkommt: Kubisch, farblos und extrem hart als Diamant mit einer Dichte von 3,514 g/cm^3, und hexagonal, grau und sehr weich als Graphit mit der Dichte von 2,26 g/cm^3. Graphit schmilzt bei 3750 °C und 127 bar. Diamant sublimiert bei 3370 °C. Schwarzer Kohlenstoff ist keine echte Modifikation, denn die Mikrostruktur weist neben ungeordneten C-Atomen auch Graphitkristalle auf. Hier unterscheidet man zwischen Aktivkohle mit kleinen Graphit-Kristallen und einer riesigen inneren Oberfläche (ca. 1.000 m^2/g) und Ruß, einem feinverteilten Kohlenstoff mit chemisch gebundenen Wasserstoff, Sauerstoff, Stickstoff und Schwefel. Die im Ruß enthaltenen polycyclischen Aromaten haben ein toxisches und kanzerogenes Potential [260].

1799 wiesen J. F. Clouet und H. Guillton die reine Kohlenstoffnatur des Diamanten nach. Kohlenstoff kommt zu 98,89 % als ^{12}C und zu 1,11 % als ^{13}C-Isotop in der Natur vor. Das radioaktive Isotop ^{14}C (β^--Strahler mit einer Halbwertszeit von 5736 Jahren) wird nach W. F. Libby mit der Radiocarbon-Methode zur Altersbestimmung organischer Substanzen genutzt [7].

1985 wurde dann als dritte Kohlenstoffmodifikation das C_{60}-Fulleren von H. Kroto, J. Heath, S. O´Brien, R. Curl und R. Smalley nachgewiesen [134]. Das C_{60} wurde durch Laserbestrahlung von Graphit synthetisiert.

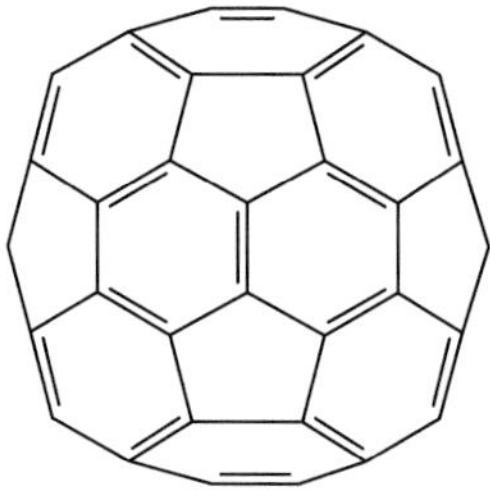

Buckminster-Fulleren C_{60}

Dieses bemerkenswerte Molekül bekam von seinen Entdeckern den Namen „Buckminsterfulleren“, da es von seiner Struktur her an die Bauten des Architekten Richard Buckminster Fuller (1895-1983) erinnerte. Als es 1990 W. Krätschmer und D. Huffman möglich war, größere Mengen des Fullerens zu synthetisieren [131], führte das zu einem großen Boom dieser Verbindung und seiner Derivate [261]. Größere Fullerene wie C_{70}, C_{76} und viele weitere sind seitdem hergestellt worden [48]. Das C_{60} selber hat in Studien einen leicht toxischen Effekt auf Wasserflöhe gezeigt [191].
Das Graphen besteht aus einer einzelnen Atomlage Graphitschicht, ist mit einer Schichtdicke von etwa 0,3 Nanometer das dünnste bekannteste Material, hat eine extreme Zugfestigkeit, eine hohe thermische Leitfähigkeit und ist zugleich für Gase undurchdringlich. Mit diesen Eigenschaften könnte Graphen in Zukunft bedeutende Anwendungen finden [173]. Toxikologisch ist dieser Stoff noch nicht untersucht worden.

6.1.1 Kohlenmonoxid

Kohlenmonoxid (CO) ist ein farb-, geruch- und geschmackloses giftiges Gas, welches mit bläulicher Flamme zu Kohlendioxid verbrennt. Es wurde erstmals von Arnaldus de Villa Nova im 12. Jahrhundert beschrieben. Bewusst hergestellt wurde es 1776 von de Lassone durch Erhitzen von Zinkoxid mit Kohle. J. de Lassone hielt das so entstandene Gas irrtümlich für Wasserstoff, da es mit blauer Flamme verbrannte. Als Verbindung, die aus Kohlenstoff und Sauerstoff besteht, wurde CO 1800 von W. Cumberland entdeckt. Der Bindungsabstand zwischen dem Kohlenstoff- und dem Sauerstoffatom beträgt im Festzustand 106 und in der Gasphase 112,8 pm. Zwischen dem C und dem O besteht eine Dreifachbindung.

$$|\overset{\ominus}{C}\equiv\overset{\oplus}{O}|$$

Kohlenmonoxid
Smp.: -205,06 °C
Sdp.: -191,5 °C
Dichte (0 °C): 1,251 g/l

Die kritische Temperatur des Kohlenmonoxids liegt bei -140,21 °C bei 34,98 bar und einer Dichte von 0,3010 g/cm^3. Im Gegensatz zum Kohlendioxid löst es sich kaum in Wasser (0,035 l pro Liter bei 20 °C).
Im Labor kann Kohlenmonoxid als Anhydrid der Ameisensäure durch Einwirken von konzentrierter Schwefelsäure auf Ameisensäure gewonnen werden. Da Kohlenmonoxid in der Natur nur sehr selten auftritt, haben höhere Organismen für dieses giftige Gas kein Geruchsempfinden entwickelt. Bei technischen Verbrennungsvorgängen hingegen kommt CO in großen Mengen vor. Kohlenmonoxid kann aus vielen Edukten wie Erdgas, Biogas, Leichtbenzin, Schwerölen, Kohle und Biomasse hergestellt werden. Als Abgasemission entsteht es zudem bei unvollständigen Verbrennungen.

Großtechnisch wird CO aus Koks synthetisiert. Dabei wird in großen Öfen heiße Luft von unten her durch eine 1 bis 3 Meter hohe Koksschicht geleitet. Im unteren Teil der Koksschicht verbrennt der Kohlenstoff zu Kohlendioxid. Durch die große Hitze von mehr als 1000 °C setzt sich das CO_2 mit Koks zu CO um.

$$C + O_2 \longrightarrow CO_2 + 393\ kJ$$

$$171\ kJ + CO_2 + C \longrightarrow 2\ CO$$

Das Gemisch des so gebildeten Gases wird Generatorgas genannt. Reines Kohlenmonoxid wird chemisch vor allem verwendet zur

- Herstellung von Ameisensäure über Methylformiat
- Synthese von Essigäure aus Methanol
- Synthese von Phosgen mit Chlor
- Carbonylierung in der organischen Synthese
- Reduktionsmittel von Eisenerz

Die Toxizität von CO wurde erstmals 1846 vom Mediziner C. Bernard untersucht. Er vergiftete Hunde mit dem Gas. Zwar ist Kohlenmonoxid chemisch relativ träge, doch es hat eine 300 mal höhere Affinität zum Hämoglobin als Sauerstoff. Daher unterbindet Kohlenmonoxid den normalen Atmungsprozess.
Auch schon im Normalfall beträgt der prozentuale Anteil des im Blut mit CO belegten Hämoglobins zwischen 0,7 und 1,1 %, wovon etwa 0,5 % endogen erzeugt worden sind. In der Lunge bindet das rote Hämoglobin im Normalfall den eingeatmeten Sauerstoff unter Bildung des hellroten Disauerstoff-Hämoglobins und gibt ihn an Stellen geringeren Sauerstoffpartialdrucks in die Muskeln wieder ab.

$$\text{Hämoglobin} + O_2 \rightleftharpoons O_2\text{-Hämoglobin}$$

Schüttelt man etwas Blut mit Luft, die 0,1 % CO enthält, so werden 50 % des Blutfarbstoffs in CO-Hämoglobin umgewandelt, bei einem Gehalt von 0,3 % sind es bereits 75 %.

$$O_2\text{-Hämoglobin} + CO \rightleftharpoons \text{CO-Hämoglobin} + O_2$$

Diese Reaktion gehorcht dem Massenwirkungsgesetz. Da die Affinität des CO am Hämoglobin 300 mal größer ist als beim Sauerstoff, reicht also der 300. Teil CO einer gegebenen Sauerstoffkonzentration aus, um gleich viel HbO_2 und HbCO entstehen zu lassen. In der Luft sind etwa 20 % Sauerstoff vorhanden.

$$\frac{[Hb]\cdot[CO]}{[Hb]\cdot[O_2]} = \frac{300\cdot p_{CO}}{p_{O_2}}$$

Bei der Annahme von gleichen Anteilen von HbO_2 und HbCO ergibt sich

$$p_{CO} = \frac{20}{300} = 0{,}066\ \%$$

D. h. nur 0,066 Vol.-% CO reichen aus, um die Hälfte des Hämoglobinbestands für den Sauerstoff auszuschalten. Nun bindet ein Hämoglobin nicht ein CO, sondern entsprechend dem Aufbau aus vier gleichen Untereinheiten vier Teile CO. Die Belegung der vier Zentralatome Fe^{2+} mit Sauerstoff oder Kohlenmonoxid erfolgt nicht unabhängig voneinander, sondern je mehr Fe^{2+} mit CO belegt sind, desto stärker bindet nach dem Haldane-Effekt der Rest O_2. Bei Teilbelegung mit CO kann also die Restkapazität nicht mehr genutzt werden. Bei starken Zigarettenrauchern können zeitweise 15 % HbCO erreicht werden. Verkehrspolizisten in Ballungszentren erreichen maximal 10 %, ein Wert, der mit Symptomen wie Kopfschmerzen, Mattigkeit, Kurzatmigkeit und Herzklopfen einher gehen kann. Liegt der HbCO-Anteil bei 60 bis 70 %, erfolgt der Tod innerhalb von 10 bis 60 Minuten. Die Toxizität ist vor allem eine Funktion des HbCO-Spiegels.

Fünf Punkte bestimmen daher dessen Höhe und die Toxizität:

- Konzentration des CO in der Atemluft
- Atem-Zeit-Volumen: Je öfter und je tiefer geatmet wird, um so schneller erfolgt die Vergiftung
- Zeitdauer der CO-Einwirkung: Im Ruhezustand dauert es 10 Stunden, bis das Gleichgewicht HbCO/HbO_2 erreicht wird
- Sauerstoffbedarf des Körpers: Bei harter Arbeit können schon 30-40 % HbCO kritisch sein, im Ruhezustand erst 60-70 %
- Hämoglobinmenge: Bei Anämien reicht schon weniger HbCO, denn entscheidend ist die absolute Menge HbO_2

Tab. 6-2 Typische Werte für Kohlenmonoxidkonzentrationen

CO-Konz. in ppm	
0,1	Menge in der Luft
0,5 - 5	Wohnraum
100 - 200	Innenstadt von Mexiko-City
7.000	Autoabgase
30.000	Zigarettenrauch

Tab. 6-3 LC_{50}-Werte für Kohlenmonoxid
für verschiedene Konzentrationen (Mensch)

Konzentration in ppm	**LC_{50}-Wert in Minuten**
1.500	60
3.000	30
8.000	10
16.000	5
40.000	2

Das HbCO hat eine kirschrote Farbe, sein Absorptionsspektrum unterscheidet sich allerdings kaum von dem des HbO_2. Zum spektroskopischen Nachweis versetzt man ein Bluthämolysat mit dem Reduktionsmittel Natriumdithionit, welches das HbO_2 zum Hb reduziert, während das HbCO stabil bleibt und dann vermessen werden kann.
Im Handel gibt es inzwischen elektronische Sensoren, z. B. als CO-Wächter in Tiefgaragen, die den Nachweis von CO in Konzentrationen von 50 bis 1.000 ppm in der Raumluft leisten können. Nasschemisch ist mit Diiodpentoxid eine quantitative Bestimmung des CO seit 1870 nach A. Ditte möglich. Dabei wird das I_2O_5 bei ca. 100 °C durch das CO quantitativ zu Iod reduziert, welches dann durch Rücktitration mit Thiosulfat $S_2O_3^{2-}$ idodometrisch bestimmt wird [108].
Fehlerhafte Gasheizungen können immer wieder zu Todesfallen werden.
In Belgien, wo keine Schornsteinfeger CO-Messungen machen, gibt es wegen schadhafter Gasheizungen und verstopfter Schornsteine 200-300 Todesfälle, in Deutschland mit achtmal mehr Einwohner sind es nur 10 Fälle. Insofern ist der deutsche Schornsteinfeger ein Glücksbringer, da Lebensretter.

Struktur des Häms mit gebundenem CO

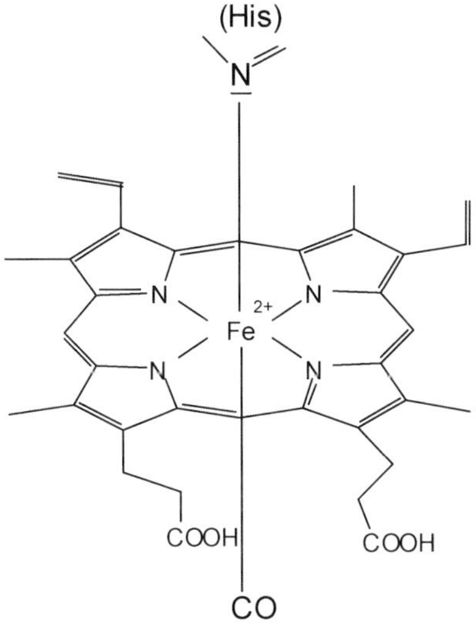

Das Hämoglobin hat eine relative Molmasse von 64.500 aus je zwei α–Ketten und zwei β-Ketten. Der Häm-Teil besteht aus einem Porphyrin-Ring mit Eisen als Zentralatom. Nur vier Koordinationsstellen des Metallatoms sind von freien Elektronenpaaren des Porphyrins gebunden. Die fünfte Stelle wird von einem Histidin-Rest eingenommen und die letzte Stelle von einem Kohlenmonoxid-Molekül.
Da die Reaktion des CO mit Hämoglobin umkehrbar ist, kann durch großen Sauerstoffüberschuss entsprechend dem Massenwirkungsgesetz eine Entgiftung erfolgen. Auch das Carbogen (95 % O_2 und 5 % CO_2) oder der Aufenthalt in einer Druckkammer wird zur Entgiftung eingesetzt.
Früher führten undichte Öfen manchmal zu tödlichen Kohlenmonoxid-Vergiftungen. 1902 starb so der Schriftsteller Emile Zola.
Den bemerkenswerten Fall eines verlorenen Kuzzeitgedächtnisses berichtete Gustav Störring 1936. Bei einem Unfall hatte ein Schlosser durch eine Kohlenmonoxidvergiftung am Hochofen sein Langzeitgedächtnis verloren und konnte sich neue Erlebnisse nur noch für Sekunden merken. Er konnte mit Mühe einen Walzer vom Marsch unterscheiden und im Kino gerade noch Situationskomik von Micky-Maus-Filmen wahrnehmen. Sein Gedächtnis blieb somit am Tage seines Unfalls für den Rest seines Lebens stehen [257].
Während des II. Weltkriegs wurden bei der Stadt Chelmo speziell umgebaute Autos zur Ermordung von KZ-Häftlingen verwendet. Auch im Rahmen des so genannten T4-Euthanasie-Programms missbrauchte die SS Kohlenmonoxid als Mordwaffe.
Früher nutzte man Stadtgas mit einem Gehalt von bis zu 20 % CO als Selbstmordwaffe. So starben die Schriftstellerinnen Sylvia Plath 1963 und Inge Müller 1966. Autoabgase, die bekanntermaßen viel CO enthalten, beendeten 1974 auch

das Leben der Pulitzerpreis-Trägerin Anne Sexton. Der Tennisspieler und Australian-Open-Sieger Vitas Gerulaitis starb 1994 an CO, weil eine Klimaanlage defekt war. Aber auch glühende Grillkohlen in geschlossenen Räumen führten bereits zu Todesfällen, so wie bei einer WDR-Moderatorin im Jahr 2008.

Am 28. Januar 2016 starben bei einer Geburtstagsfeier einer 18-jährigen in einer Gartenlaube im unterfränkischen Arnstein alle sechs jugendlichen Teilnehmer an einer Kohlenmonoxid-Vergiftung. Der Vater des Geburtstagskindes hatte einen Stromgenerator, der nicht für Innenräume zugelassen war, in dem Gartenhaus installiert und eine von ihm selbstgebastelte Abgasleitung versagte. Der 52-Jährige wurde wegen vierfacher fahrlässiger Tötung zu einer Bewährungsstrafe von 18 Monaten verurteilt. Der Fall seiner beiden Kinder wurde laut Gericht aus der Strafzumessung genommen, da der Familienvater durch deren Tod bereits genug bestraft worden war.

Der umjubelte aber anscheinend depressive Leadsänger der südkoreanischen K-Pop-Band SHINee Kim Jong-hyun wurde im Dezember 2017 tot aufgefunden. Man fand verbrannte Kohlebriketts, die Kohlenmonoxid produzieren, in einer Bratpfanne in seinem Hotelzimmer. Der 27-jährige Kim wurde so ein weiteres posthumes Mitglied des Clubs 27, wo schon Hendrix, Joplin, Winehouse und Morrison weilen.

Symptome einer CO-Vergiftung sind Kopfschmerzen, Müdigkeit, Übelkeit, Benommenheit, Krämpfe und schließlich Atemlähmung.

Kohlenmonoxid hat aber auch positive Wirkung: Bei chronischer Darmentzündung wirkt es entzündungshemmend, was auch erklärt, warum Raucher seltener an Colitis Ulcerosa erkranken als Nichtraucher. Nach Lungentransplantationen verhindert die geringe Gabe von CO Schäden durch Ischämie (Verminderung oder Unterbrechung der Durchblutung eines Organs) [80]. Werden Nieren, die zur Transplantation vorgesehen sind, in einer Lösung mit geringer CO-Konzentration aufbewahrt, wird der sonst zu beobachtende Anstieg an freiem Häm und der Abfall an Cytochrom P-450 gehemmt und somit eine zellschädigende Lipidperoxidation vermindert [184]. In Tiermodellen konnte eine positive Wirkung bei septischem Schock, Darmverschluss und Arteriosklerose festgestellt werden [183].

6.1.2 Kohlendioxid

Kohlendioxid (CO_2) ist ein farbloses, nicht brennbares, die Atmung und Verbrennung nicht unterhaltendes Gas von leicht säuerlichem Geruch und Geschmack. Bei 0 °C hat es bei einer Molmasse von 44,0098 mit 1,977 g/l eine etwa 50 % größere Dichte als Luft. Luft besteht dem Volumen nach zu etwa 0,04 % und der Masse nach zu etwa 0,06% aus Kohlendioxid.

$\overline{\underline{O}}=C=\overline{\underline{O}}$ Kohlendioxid
Sublimation bei -78,5 °C

Unter Normaldruck kann Kohlendioxid bei keiner Temperatur flüssig werden – möglich ist das erst bei einem Druck von 5,3 bar, und -56,7 °C.

Arrhenius vermutete schon 1895 eine Zunahme des atmosphärischen Kohlendioxids durch Verbrennung fossiler Brennstoffe und eine globale Erwärmung. Es war damals aber unmöglich, den atmosphärischen CO_2-Gehalt zu bestimmen. Selbst Anfang der 1950er Jahre scheiterte eine Versuchsreihe mit 16 Messstationen, weil die Werte zu sehr differierten. Charles Keeling errichtete 1958, weit entfernt von industriellem CO_2-Ausstoß, eine Messstation auf dem Vulkan Mauna Loa (Hawaii). Dadurch gelangten dann in den 1960er Jahren genauere Messungen und der Nachweis, dass der CO_2-Anteil in der Luft kontinuierlich steigt.

Vor der Industrialisierung lag der CO_2-Wert in der Atmosphäre bei 0,028 % (280 ppm), 2015 bereits bei 0,040 % (400 ppm). Er steigert sich jährlich um 0,0002 % (2 ppm). Die übergroße Mehrheit der Klimaforscher ist sich sicher, dass die globale Erderwärmung der letzten Jahre durch den erhöhten Treibhauseffekt, der ansteigenden Menge Kohlendioxids in der Luft zurückzuführen ist. Einzelmeinungen weisen darauf hin, dass es in der Erdgeschichte immer schon erhebliche Schwankungen beim Klima gab, die aber nicht durch menschlich verursachtes Kohlendioxid ausgelöst werden konnten [281].

Tab. 6-4 Vol.-Anteil des CO_2 in der Atmosphäre

Jahr	ppm (Vol)
1750	280
1960	315
1970	325
2000	370
2015	400
2020	416

Die globale Erwärmung ist offensichtlich. Als Beispiel sei hier die Entwicklung über Jahrzehnte in Hamburg angeführt.

Tab. 6-5 Durchschnittliche Tageshöchsttemperatur in Hamburg

Jahrzehnt	Temperatur in °C
1960-1969	12,1
1970-1979	12,4
1980-1989	12,39
1990-1999	12,95
2000-2009	13,48
2010-2019	13,63

Tab. 6-6 CO_2-Emittenten in Mio. t

Land	2015	1970
China	10.354	737
USA	5.414	4.683
Indien	2.274	210
Russland	1.617	1.403
Japan	1.237	857
Deutschland	798	1.058
Iran	648	73
Saudi-Arabien	601	66
Südkorea	592	48
Kanada	557	364
Indonesien	537	24
Brasilien	515	87
Mexiko	472	86
Südafrika	462	135
UK	417	722
Australien	400	150
Türkei	386	42
Italien	361	336
Frankreich	340	461

Kohlendioxid gibt es in Druckstahlflaschen mit 57,5 bar. Die Dichte beträgt dann bei 20 °C 0,77 g/cm^3. Öffnet man so einen Druckbehälter, fließt das flüssige CO_2 aus und verdunstet bei starker Abkühlung sofort. Im Gegensatz zu CO ist CO_2 mit 0,9 l in einem Liter gut in Wasser löslich. Bei 0 °C sind sogar 1,7 l CO_2 löslich und mit steigendem Druck nimmt die Löslichkeit noch zu. Unter 25 bar Druck gehen 16,3 l CO_2 in 1 l Wasser. Wässrige Lösung von CO_2 reagiert schwach sauer.

$$CO_2 + H_2O \rightleftharpoons H_2CO_3 \rightleftharpoons H^+ + HCO_3^-$$

Nur etwa 2 % des CO_2 werden in die Kohlensäure H_2CO_3 umgesetzt. Sie ist nicht isolierbar, theoretisch aber sogar eine mittelstarke Säure mit einem pK_{S1} von 3,88. Damit wäre sie fast so stark wie die Ameisensäure mit einem pK_S von 3,77. Berücksichtigt man die Bildung der Kohlensäure liegt der reale pK_S-Wert nur noch bei 6,35.

Kohlendioxid ist sehr beständig. Nur starke Reduktionsmittel wie Wasserstoff, Kohle, Phosphor, Magnesium, Natrium oder Kalium können bei Hitze Kohlendioxid zu Kohlenmonoxid oder Kohlenstoff reduzieren.

$$K_1 = \frac{[H^+] \cdot [HCO_3^-]}{[H_2CO_3]} = 0{,}00013$$

Die schädigende Wirkung des CO_2 besteht keineswegs allein in der Verdrängung des Sauerstoffs in der Luft. Geringe Dosen des Kohlendioxids führen zur Steigerung des Atmens, so wirkt z. B. das Carbogen (95 % Sauerstoff und 5 % Kohlendioxid) bei einer Kohlenmonoxidvergiftung stärker entgiftend als reiner Sauerstoff. Ab 5 % CO_2 in der Luft treten Kopfschmerzen und Schwindel auf. Zusätzlich wird das Blut durch hohe Kohlendioxidkonzentrationen sauer und die Fähigkeit des Hämoglobins, Sauerstoff zu binden, verringert sich. Unzählige Fälle von tödlichen Vergiftungen mit Kohlendioxid in Weinkellern, Futtersilos und Jauchegruben gab es bereits. Das CO_2 bildet sich dabei durch Gärprozesse. Zu bedenken ist, dass 1 Liter Most etwa 50 Liter Gärgas produziert. Der CO_2-Tod erfolgt ohne Reizerscheinungen oder Krämpfe. Es tritt Atemstillstand ein während das Herz noch eine Weile weiter schlägt. Ganze Familien sind diesem tückischen Phänomen bereits zum Opfer gefallen, da es nicht möglich ist, mit angehaltenem Atem Bewusstlose aus der Gefahrenzone zu transportieren. Belüftung der betreffenden Räumlichkeiten und das Einschalten der Feuerwehr ist hier die erforderliche Maßnahme.

Tab. 6-7 Typische Werte für Kohlendioxidkonzentrationen

CO_2-Konz. in %	**Bewertung**
0,042	Menge in der Luft
0,15	Hygienischer Innenraumluftrichtwert
0,3	MIK-Wert
0,5	MAK-Grenzwert
1,5	Atemzeitvolumen um 50 % erhöht
4	Atemluft beim Ausatmen
5	Kopfschmerzen, Schwindel
8	tödlich innerhalb einer Stunde

Das Kohlendioxid sammelt sich, weil es schwerer als Luft ist am Boden. Ein berühmtes Beispiel ist die so genannte Hundsgrotte von Neapel, wo die Bodenluft aus 70 % CO_2 und nur 6 % O_2 besteht. Kleine Hunde werden unter solchen Bedingungen sofort bewusstlos, während der zweibeinige Hundehalter noch genügend Atemsauerstoff aufnehmen kann.

6.1.3 Phosgen

Bereits 1812 entdeckte J. Davy das Phosgen ($COCl_2$), was auf griechisch so viel wie „aus Licht erzeugt" bedeutet. Man kann es auch als Carbonylchlorid oder Kohlensäuredichlorid bezeichnen. Phosgen ist ein farbloses Gas. In Wasser zersetzt es sich langsam zu CO_2 und Salzsäure, in organischen Lösungsmitteln ist es gut löslich [20].

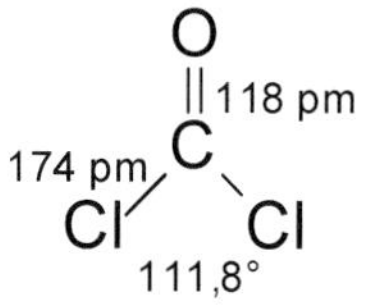

O
‖ 118 pm
174 pm C
Cl Cl
111,8°

Phosgen
Smp.: -127,8 °C
Sdp.: 7,6 °C
Dichte: 1,4 g/cm^3 (0 °C), 4,2 g/l (15 °C)
MAK: 0,41 mg/m^3
LC_{50}: 500 ppm/min (Mensch, inh.)

Die Synthese von Phosgen erfolgt mit Katalysator (Aktivkohle) aus Kohlenmonoxid und Chlor. Diese Reaktion ist so exotherm, dass sie gekühlt werden muss. Das CO wird im Überschuss eingesetzt, um die vollständige Umsetzung des Chlors zu ermöglichen.

$$CO + Cl_2 \longrightarrow COCl_2$$

Sauerstoff und halogenierte Kohlenwasserstoffe können immer eine Quelle für Phosgen sein, so entstehen auch relevante Mengen $COCl_2$ beim Verbrennen von PVC. Chloroform wird in Braunglasflaschen aufbewahrt, weil durch Einwirkung von UV-Licht und Sauerstoff Phosgen entstehen könnte.

Phosgen ist ein Synthesebaustein zur Darstellung von Polyurethanen und Polycarbonat-Kunststoffen [10]. Wegen seiner Toxizität wird Phosgen in der Industrie innerhalb der Anlage erzeugt, in der es auch verbraucht wird. So lassen sich Gefahrguttransporte vermeiden.

Phosgen ist schlecht wasserlöslich und kann daher beim Eindringen in die Lunge bis zur Blut-Luft-Schranke in die Lungenbläschen gelangen. Dort zersetzt es sich z. T. zu CO_2 und Salzsäure. Dadurch werden das Lungengewebe und die Alveolen zersetzt, was innerhalb von wenigen Stunden zu Husten, Zyanose, Lungenödemen und häufig zum Tode führt. Tückischerweise kann nach der Phosgenaufnahme das Allgemeinbefinden gut sein und doch später der Tod eintreten. Auch auf die Augen wirkt Phosgen ätzend. Hohe Dosen können auch innerhalb kürzester Zeit tödlich wirken. Über die Haut wird Phosgen nicht aufgenommen. Der MAK-Wert von Phosgen liegt bei 0,41 mg/m^3, der LC_{50}-Wert für eine Minute bei 2 g/m^3. Phosgenopfer sollten mit umluftunabhängigem Atemschutz aus der Gefahrenzone entfernt werden. Ein toxisches Lungenödem kann inhalativ mit Kortison behandelt werden.

Im I. Weltkrieg arbeitete der deutsche Chemiker Fritz Haber im Kriegsministerium an der Entwicklung von Gaskampfstoffen. Er sorgte durch das Haber-Bosch-Verfahren zur Synthese von Ammoniak dafür, dass das Deutsche Militär genug Sprengstoff hatte, und er ließ 1915 Phosgen als Giftgas entwickeln. Stolz bemerkte Haber, dass Phosgen gegenüber dem bisher als Giftgas verwendeten Chlorgas den großen

Vorzug höherer Giftigkeit und unangenehmerer Reizwirkung auf die Atemorgane habe. Kein Gas hat an den Fronten des I. Weltkrieges so viele Soldaten getötet wie Phosgen. Haber wurde zum Hauptmann befördert, aber seine Frau, die ebenfalls Chemikerin war, erschoss sich aus Verzweiflung mit seiner Dienstwaffe. Nach 1918 wollten die siegreichen Alliierten Fritz Haber sogar als Kriegsverbrecher vor Gericht stellen, was dem deutsch-nationalen Haber aber erspart blieb. Stattdessen bekam er für seine Ammoniak-Synthese 1918 den Chemienobelpreis. Wegen seiner jüdischen Abstammung wurde er von den Nationalsozialisten 1933 aus Deutschland vertrieben. Tief verbittert verstarb er bereits 1934.

Im Mai 1929 kam es durch einen Röntgenfilmbrand in einem Krankenhaus in Cleveland zu einer Katastrophe. Die Brandgase enthielten große Mengen Phosgen und verteilten sich in dem gut ventilierten Krankenhaus in alle Richtungen. Nach zwei Stunden wurden bereits 85 Tote gezählt. In den nächsten zwei Tagen setzte ein Sterben in den Reihen der Ärzte, Krankenschwestern, Patienten und Feuerwehrleute ein. Letztendlich forderte das beim Brand entstandene Phosgen 126 Opfer, darunter einen Mitinhaber der Klinik, der am Tag des Brands noch Rettungsversuche an Verunglückten unternommen hatte.

6.1.4 Blausäure

Einer der bekanntesten Gifte ist das Nitril der Ameisensäure, die Blausäure (HCN), die ihren Namen wegen der historischen Synthese aus Berliner Blau $Fe_4[Fe(CN)_6]_3$, (Eisenhexacyanoferrat) trägt. HCN ist eine nach Bittermandeln riechende Flüssigkeit.

$$H-C\equiv N$$

Blausäure
Smp.: -13 °C
Sdp.: 26 °C
Dichte: 0,69 g/cm^3 (20 °C)

LD_{50}: 3,7 mg/kg (Maus, oral)
pLD: 5,4
LC_{50}: 3030 ppm/min (Mensch, inh.)

Blausäure kommt in Kernen von Mandeln, Bittermandeln, Aprikosen und anderen Steinobstfrüchten in verschiedenen Mengen vor und dient als Fraßschutz der Samen. Unreife Bambussprossen enthalten höhere cyanogene Glykoside, die durch Kochen ausgegast werden und dann verzehrbar sind. Das Amygdalin der Aprikosenkerne ist ein prominentes Beispiel für ein Cyanglycosid.

Die erste Herstellung der Blausäure gelang durch Pyrolyse des Berliner Blaus. Heute wird die Blausäure aus Methan und Ammoniak bei 1200 °C am Platinnetz oder Pyrolyse von Formamid gewonnen.

Blausäure wird zur Synthese von Aminosäuren oder im Bergbau bei der Gewinnung von Gold eingesetzt. Aus einem Gesteinsgemenge kann in der Cyanid-Laugerei bei Anwesenheit von Sauerstoff ein Goldkomplex gebildet werden.

$$4\,Au + 8\,HCN + O_2 + 4\,OH^- \longrightarrow 4\left[Au(CN)_2\right]^- + 6\,H_2O$$

Dieser Dicyanogoldkomplex wird dann mit Zinkpulver reduziert und das Gold dabei wieder freigesetzt. Die Blausäure ist eine schwache Säure mit einem pK_S-Wert von 9,21. Bekannte Derivate der Blausäure sind Kaliumcyanid („Zyankali“) und Natriumcyanid, die schwache Basen sind und bei Zugabe von Säuren wiederum die Blausäure freisetzen. Auch die in der Luft vorhandene Kohlensäure reicht für die Reaktion bereits aus.

$$KCN + H_3O^+ \longrightarrow K^+ + HCN + H_2O$$

Da das Cyanid-Anion zu bestimmten Schwermetallen eine hohe Komplexaffinität hat, wird das dreiwertige Eisen im Warmblüter blockiert. So wird die Atemkette auf der Stufe der Cytochromoxydase-$Fe3^+$ blockiert, der Sauerstoff kann damit nicht aktiviert und für Oxidationsprozesse nutzbar gemacht werden. Die Folge ist eine innere Erstickung auf zellulärer Ebene. Für Menschen gelten etwa 3 mg/kg Körpergewicht als tödlich bei einmaliger Aufnahme.

Die Blockade von Cytochromoxidase durch Cyanid-Anionen erfolgt sehr schnell. Wird der Blausäuredampf inhaliert, so können erste resorptive Symptome in wenigen Sekunden eintreten. Bei Aufnahme von Cyanid-Salzen wird die Säure erst durch die Magensäure freigesetzt und bei Einnahme von Nitrilen, also organischen Cyanid-Verbindungen, kann die Latenzzeit Stunden betragen.

Die akute Vergiftung zeigt sich in einer vertieften Atmung, ausgelöst durch Angriff an den Chemorezeptoren des Carotis-Sinus, dessen Zellen durch den hohen Sauerstoffbedarf besonders empfindlich sind. Es folgen Unwohlsein, Erbrechen, Krämpfe und Atemlähmung. Bei Inhalation hoher Konzentrationen tritt der Tod innerhalb weniger Sekunden ein.

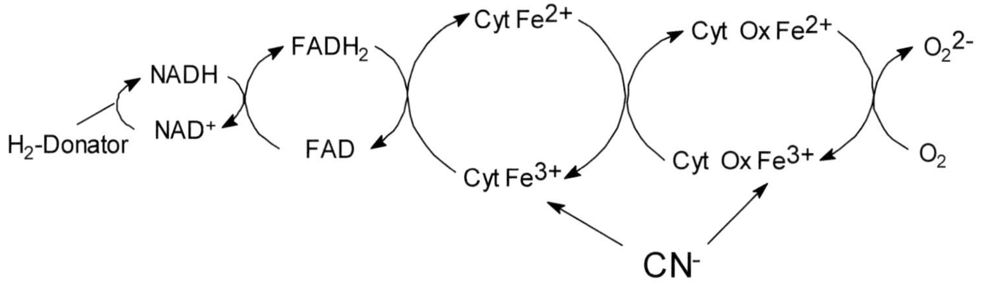

NADH
FADH$_2$
Cyt Fe^{2+}
Cyt Ox Fe^{2+}
O_2^{2-}
H$_2$-Donator
NAD$^+$
FAD
Cyt Fe^{3+}
Cyt Ox Fe^{3+}
O_2
CN^-

Abb. 6-1 Angriff von Cyanid in der Atmungskette, Blockade der Cytochromoxidase in der dreiwertigen Stufe

Hellrot-Färbung der Haut ist ein typisches Zeichen für eine Cyanid-Vergiftung. Das venöse Blut ist noch mit Sauerstoff angereichert, konnte von den Zellen aber nicht verwertet werden. Auch der Bittermandelgeruch ist ein wichtiges Indiz. Der MAK-Wert von Blausäure liegt bei 2,1 mg/m^3. Die LC_{50}-Werte für inhalativ aufgenommenes HCN liegen bei 2,8 g/m^3 in einer Minute und bei 125 mg/m^3 in 30 Minuten. Wird die Exposition aber überlebt, so erfolgt wegen der raschen körpereigenen Entgiftung die Erholung ohne Therapie. In der Leber wird Blausäure durch das Enzym Rhodanase an Schwefel gekoppelt. Dabei entsteht das Rhodanid. Die minimale tödliche Dosis kann innerhalb einer Stunde vom Körper entgiftet werden.

Die Therapie einer Blausäurevergiftung zielt auf die Beschleunigung der körpereigenen Entgiftung und auf Komplexbindung des Cyanid-Anions. So kann Natriumthiosulfat ($Na_2S_2O_3$) eingesetzt werden, um den Schwefel zur enzymatischen Rhodanidbildung zu liefern, oder es kann Dimethylaminophenol (4-DMAP, nicht zu verwechseln mit *N*,*N*-Dimethylaminopyridin, welches das Kürzel DMAP trägt) gegeben werden. Dabei wird Fe^{2+} in Fe^{3+} umgewandelt. Kobalt bildet sehr stabile Komplexe mit dem Cyanid. Ein auf dem Hydroxocobalamin basierender Stoff ist in der EU seit 2007 zugelassen. Es basiert auf dem Vitamin B_{12} und war früher aus Kostengründen nicht verfügbar.

6.1.5 Historische Bedeutung der Blausäure

Im zweiten Weltkrieg setzten die Nationalsozialisten Zyklon B in den deutschen Vernichtungslagern von Auschwitz, Majdanek, Sobibor und Treblinka ein. Zyklon B setzte Blausäure frei. In den Gaskammern gab es Konzentrationen von mindestens 280 mg/m^3.

Führende NS-Politiker wie Himmler, Göring und auch Hitler selbst entzogen sich der Verantwortung für ihr Handeln im 3. Reich und dem singulären Menschheitsverbrechen des Holocaust durch Kapseln mit Blausäure.

Im 1. Weltkrieg wurde Blausäure 1916 eingesetzt. Das HCN erwies sich wegen der großen Flüchtigkeit und geeigneter Gasmasken als militärisch ineffektiv.

Durch unsachgemäßen Umgang mit Blausäure bei Begasungen ist es schon zu Todesfällen gekommen. 1920 starb so der Schriftsteller Dan Andersson in einem Hotelzimmer, wo kurz vorher Blausäurebegasung zur Insektenbekämpfung eingesetzt worden war.

Im November 1978 verübten über 900 Mitglieder der Sekte „Tempel des Volkes" auf Befehl ihres Anführers Jim Jones im Dschungel von Guyana einen Massenselbstmord mit Kaliumcyanid in Limonade. Kurz vorher hatte Jim Jones den US-Kongress-Abgeordneten Leo Ryan und vier seiner Begleiter erschießen lassen. Ryan hatte das Sektencamp besucht, um Vorwürfen gegen der Sekte nachzugehen.

Neben Arsen (Arsenik) dürfte Zyankali (Kaliumcyanid) das immer noch allgemein bekannteste Gift sein. So erregte im November 2017 Kaliumcyanid mal wieder globales Aufsehen, als der gerade als Kriegsverbrecher zu 20 Jahren Haft verurteilte kroatische General Slobodan Praljak filmreif vor laufenden TV-Kameras mit Kaliumcyanid Selbstmord verübte. Praljak war vor seiner militärischen Laufbahn Regisseur und Theaterintendant gewesen.

6.1.6 Methylisocyanat

Methylisocyanat ist eine stark tränenreizende, leicht entflammbare und flüchtige Flüssigkeit. Technisch wird sie aus Methylamin und Phosgen hergestellt. Der erste Schritt erfolgt bei -20 bis 60 °C, der zweite Schritt bei 100 bis 200 °C.

$$H_3CNH_2 + Cl_2CO \xrightarrow[-HCl]{} H_3C{-}NH{-}C(=O){-}Cl \xrightarrow[-HCl]{} H_3C{-}N{=}C{=}O$$

Methylisocyanat
Smp.: -45 °C
Sdp.: 39 °C
LD_{50}: 51,5 mg/kg
(Ratte, oral)
pLD: 4,3

Methylisocyanat ist eine wichtige Ausgangssubstanz zur Herstellung von Pestiziden wie Carbamate. Es kann viele stoffwechselaktive Biomoleküle angreifen, daher die akute Giftigkeit.

Am 3. Dezember 1984 entwich in Bhopal, Indien, aus einem defekten Tank des Chemiekonzerns Union Carbide die gewaltige Menge von 25 bis 40 Tonnen Methylisocyanat. Die Menge hätte für mehrere Millionen tödliche Dosen gereicht. Man schätzt, dass es zwischen 4.000 bis 25.000 Todesopfer gegeben hat. Es war einer der schlimmsten Industrieunfälle der Geschichte. Viele Überlebende leiden noch heute an den Spätfolgen der Vergiftung und jedes vierte Kind in Bhopal wird tot geboren.

6.1.7 Schwefelkohlenstoff

Schwefelkohlenstoff (CS_2), eigentlich Kohlenstoffdisulfid, ist eine farblose, nach faulem Rettich riechende (bei Hochreinheit ätherische) Flüssigkeit. Schwefelkohlenstoff wurde bereits 1796 von W. Lampadius erstmals hergestellt [287]. Die Verbindung ist löslich in organischen Lösungsmitteln, aber fast unlöslich in Wasser. Schwefelkohlenstoff selbst löst Iod, Schwefel und weißen Phosphor.

$$S{=}C{=}S$$

Schwefelkohlenstoff

Smp.: -112 °C
Sdp.: 46 °C
Dichte: 1,26 g/cm^3
LD_{50}: 1,2 g/kg (Ratte, oral)
pLD: 2,9

Früher wurde CS_2 durch Überleiten von Schwefel über glühender Holzkohle hergestellt. Wichtiger ist heute ein Verfahren mit elektrischem Lichtbogen, Methan und Schwefel.

$$CH_4 + 2\,S_2 \longrightarrow CS_2 + 2\,H_2S$$

Schwefelkohlenstoff wird in großen Mengen zur Synthese von Cellulosefasern aus Zellstoff eingesetzt, wobei der Zellstoff zuerst mit Natriumhydroxid zu Alkalicellulose umgesetzt und diese nach oxidativem Abbau mit Schwefelkohlenstoff zu dem in Natronlauge löslichen Xanthogenat verarbeitet wird.
Der MAK-Wert des CS_2 liegt bei 16 mg/m^3. Fortgesetzte Einatmung von kleineren CS_2-Mengen von etwa 100 mg/m^3 reichen schon, um langfristig Nervenschäden zu verursachen und 1.900 mg/m^3 erzeugen nach ein bis drei Stunden starke Kopfschmerzen. Eine Schwefelkohlenstoffvergiftung beginnt mit Mattigkeit, Schwindel, Appetitlosigkeit und Erbrechen.
Weitergehende Symptome wie Gefühllosigkeit, Lähmungen und Muskelschwund sind nervlich bedingt. Schwefelkohlenstoff wird auch über die Haut aufgenommen. Auch die Feuergefährlichkeit von CS_2 sollte man nicht unterschätzen. So brannte 1961 eine Schwefelkohlenstoffdestillation in Gelsenkirchen ab, weil in einem Verbindungsstück ein Leck entstanden war und sich das Lösungsmittel entzündete.

6.2 Silicium

Der Name dieses 1822 von J. Berzelius erstmals rein hergestellten Elements leitet sich von silex (= Kiesel) ab. Silicium ist bräunlich, schmilzt bei 1410 °C und siedet bei 2355 °C. Es hat eine Dichte von 2,3 g/cm^3. Silicium spielt als Halbleiter eine sehr große Rolle, ist nach Sauerstoff mit 27,5 % das zweithäufigste Element in der Erdkruste und bildet zusammen mit Sauerstoff Siliciumdioxid (SiO_2) die Grundlage für Sand und Granit. Immerhin werden 10 bis 100 mg Silicium auf 100 g Trockensubstanz im menschlichen Körper gefunden.
Silicium ist praktisch ungiftig und die allermeisten Siliciumverbindungen sind toxikologisch wie pharmakologisch unwirksam. Silicone werden als innerte Trägersubstanz in der Medizin benutzt. Silicon ist als lineares Methylpolysiloxan zu verstehen.

$$HO\text{-}Si(CH_3)_2\text{-}\left[O\text{-}Si(CH_3)_2\right]_n\text{-}O\text{-}Si(CH_3)_2\text{-}OH$$

Silicon

Bekannt ist die nicht selten durch Siliconkissen vergrößerte weibliche Brust bei Stars der Glamourwelt.
Eine der wenigen giftigen Siliciumverbindungen ist das Siliciumtetrafluorid (SiF_4), ein farbloses, stechend riechendes Gas, welches bei -95 °C siedet und sich unter Zer-

setzung in Wasser löst. Es entsteht unter anderem, wenn man Glas, was stark vereinfacht aus Siliciumdioxid besteht, mit Flusssäure anätzt.

$$4\ HF + SiO_2 \longrightarrow SiF_4 + 2\ H_2O$$

6.3 Germanium

α-Germanium ist ein sehr sprödes Metall und wurde von Cl. Winkler im September 1885 aus dem Silbererz Argyrodit (Ag_8GeS_6) isoliert und nach dem Entdeckungsland Deutschland benannt. Der Schmelzpunkt liegt bei 947 °C, der Siedepunkt bei 2830 °C und die Dichte bei 5,3 g/cm^3. Bei hohen Drücken gibt es noch andere Germanium-Modifikationen. Germanium bildet Ge(II)- und beständigere Ge(IV)-Verbindungen. Germanium ist einer der wichtigsten Elemente in der Halbleiterindustrie. Eine Niob-Germanium-Legierung ist bei 20,7 K supraleitend und kann somit zur Herstellung von Magneten mit sehr hohen Feldstärken genutzt werden. Germanium hat nur geringes toxisches Potential. In Tierversuchen wurden bei hohen Dosen von Germaniumverbindungen Gewichtsverlust, Neuropathie, Zyanose, Tremor und Nierenschäden beobachtet. Pathologische Effekte an Mitochondrien von Nieren- und Nervenzellen konnten nachgewiesen werden. Die Wirkung von Medikamenten zur Entwässerung (Diuretika) wird herabgesetzt. Anscheinend wird auch das bekannte Leberenzym Cytochrom P-450 in seiner Aktivität gestört.

Germanium wurde in geringen Mengen in Bohnen, Tomatensaft und Thunfisch gefunden. Eine Germaniummangelkrankheit ist nicht bekannt.

Anfang der 80er Jahre gab es die Hoffnung, so genanntes Spirogermanium (Carboxyethylgermanium-Sesquoxid, *Ge-132*) könne positive Wirkung bei Bluthochdruck, Arthritis, Malaria, AIDS und Krebs haben.

Es gab diverse Studien zur Wirksamkeit als Cytostatikum [225], [170]. Keine Studie konnte aber je zeigen, dass Spirogermanium positive Wirkung hat. Von offizieller Seite wird vor der Anwendung von Ge-132 gewarnt, da besonders bei Überdosierung Gesundheitsschäden und im Extremfall sogar tödliche Vergiftungen möglich sein könnten. Nicht zuletzt weil sich vom Tode bedrohte Krebspatienten an jedem Strohhalm klammern, ist es weiterhin möglich, Ge-132 über ausländische Quellen zu beziehen.

6.4 Zinn

Das Symbol für Zinn Sn kommt vom lateinischen stannum. Als β-Modifikation ist Zinn metallisch (Dichte 7,2 g/cm^3), unterhalb von 13 °C geht es beschleunigt in das graue, eher pulverförmige α-Zinn (Dichte 5,7 g/cm^3) über. Bereits bei 232 °C schmilzt Zinn. Der Siedepunkt liegt erst bei 2038 °C. Zinn kommt zu 0,0035 % in der Erdkruste vor. Bereits im alten Mesopotamien wurden Waffen aus Zinn hergestellt. Nur β-Zinn

spielt eine wirtschaftliche Rolle. Reines Zinn wird nur in kleinen Mengen für Anoden, Kondensatoren oder Flaschenverschlüsse genutzt. Sehr viel Zinn wird als Überzug für Eisenblech verwendet. Ein Gemisch von 36 % Blei und 64 % Zinn ergibt Lötzinn, welches bei 181 °C schmilzt.
Metallisches Zinn ist auch in großen Mengen ungiftig. Auch die anorganischen Salze haben nur geringe toxische Wirkung. Zinnwasserstoff (SnH_4), auch Monostannan genannt, ist hingegen ein Giftgas. Es wird durch Zersetzen von Magnesiumstannid (Mg_2Sn) mit Salzsäure dargestellt. Oberhalb von 150 °C zerfällt es rasch und bildet auf Gefäßwänden einen Zinnspiegel.

$$SnH_4 \longrightarrow Sn + 2\ H_2$$

Zinn kommt vierwertig und zweiwertig vor. Die zweiwertige Stufe wirkt reduzierend. So oxidiert das zweiwertige Zinnchlorid ($SnCl_2$) an der Luft langsam zum vierwertigen Zinnchlorid ($SnCl_4$). Zinnorganyle können sehr giftig sein.

6.4.1 Zinnorganyle

Das Tributylzinnhydrid (TBT) ist die bekannteste metallorganische Verbindung des Zinns. Sie wird auch als Tributylstannan oder Tributylzinn bezeichnet. Tributylzinnhydrid ist eine farblose Flüssigkeit, die sich in Wasser zersetzt.

```
     Bu
     |
Bu—Sn—H
     |
     Bu
```

Tributylzinnhydrid

Smp.: 0 °C
Sdp.: 112 °C (11 mbar)
Dichte: 1,1 g/cm^3
LD_{50}: 127 mg/kg (Ratte, oral)
pLD: 3,9

TBT wurde lange Zeit als Zusatz für Schiffanstriche genutzt, um Muscheln und Algen vom Schiffsrumpf fernzuhalten. Seit 2003 ist TBT in Schiffsfarben verboten. Als Stabilisator in Kunststoffen und in der Druckerei wird TBT noch eingesetzt. Im 10 €-Schein sind etwa 0,5 μg TBT enthalten. Durch die Nahrungskette konnte TBT in Mensch und Tier gelangen. In Gebieten mit besonders hohem Schifffahrtsaufkommen fanden sich z. T. weibliche Tiere mit äußeren Geschlechtsmerkmalen von Männchen. Anscheinend denaturiert das TBT Proteine durch die Wechselwirkung mit dem Schwefel aus Aminosäuren wie Cystein.
Das Cyhexatin ist ein Akarizid, ein Mittel gegen Milben und Zecken. Tetraethylzinn ($SnEt_4$) wurde früher als Pestizid verwendet.

Cyhexatin	Fentinhydroxid
Smp.: 160 °C (Zers.)	Smp.: 119 °C
LD_{50}: 180 mg/kg (Ratte, oral)	LD_{50}: 46 mg/kg (Ratte, oral)
pLD: 3,7	pLD: 4,3

Anfang der 1950er Jahre löste ein Dioddiethylzinn-Präparat, welches gegen Hautkrankheiten wirken sollte und oral eingenommen wurde, einen schweren Pharmaskandal in Frankreich aus. Es starben 110 Patienten. Nach Einnahme des Präparates klagten die Patienten über Erbrechen und Kopfschmerzen und starben in wenigen Tagen. Eigenartigerweise war die Körpertemperatur erniedrigt. Zuerst glaubten die Ärzte an eine Hirnhautentzündung. Als das Zinnpräparat Stalinon als Ursache erkannt wurde, brach eine wahre Panik in Frankreich aus. U. a. wurden Hunderte von Leichen exhumiert, um angebliche tödliche Hirnhautentzündungen und sogar mutmaßliche Giftmorde aufzuklären.

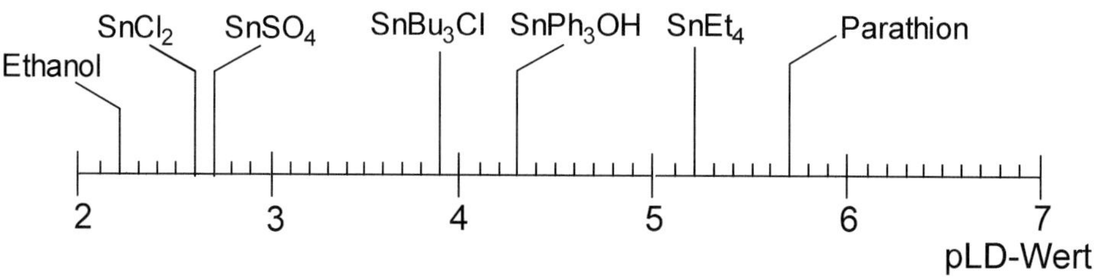

Abb. 6-2 pLD-Werte verschiedener Zinnverbindungen im Vergleich zu Ethanol und Parathion (E 605)

Anorganische Zinnverbindungen, wie Zinnsulfat ($SnSO_4$) oder Zinn(II)-chlorid ($SnCl_2$) sind viel weniger giftig als Zinnorganyle, wie Tributylzinnchlorid ($SnBu_3Cl$), Fentinhydroxid ($SnPh_3OH$) oder gar Tetraethylzinn ($SnEt_4$).

6.5 Blei

Abgeleitet vom lateinischen plumbum (= Blei) kannten schon die Ägypter 3400 v. Chr. das Blei. Bleiglanz (PbS) ist das wichtigste Bleierz, das zwar einen Schmelzpunkt von 1112 °C hat, aber schon früher sublimiert, so dass es schon in frühester Zeit leicht zugänglich war. Die Römer nutzten Blei für ihre Wasserleitungen.

Blei ist ein bläulich weißes Schwermetall, welches bei 328 °C schmilzt und bei 1740 °C siedet. Es hat eine Dichte von 11,3 g/cm^3 und besitzt damit von allen festen Metallen, die alltäglich und in größeren Mengen Verwendung finden, die größte Dichte. Die Bleiweltproduktion (2000: 3,4 Mio. t) [72] ist nach Eisen, Aluminium, Kupfer und Zink die fünfthäufigste eines Metalls. Schon der griechische Arzt Dioskurides bemerkte im 1. Jahrhundert: „Blei lässt den Geist verschwinden." Weil Blei als Schießblei verwendet wurde, nahmen Bleivergiftungen seit dem ausgehenden Mittelalter deutlich zu. Im 19. Jahrhundert wurden bleihaltige Farben modern, so als leuchtend rotes Mennige (Pb_3O_4 oder Blei(II)-orthoplumbat(IV) $Pb_2[PbO_4]$), Chromgelb (Blei(II)-chromat $PbCrO_4$) und Bleiweiß ($PbCO_3Pb(OH)_2$).

6.5.1 Toxizität des Bleis

Chronische Vergiftungen mit Blei spielen eine größere Rolle als akute Vergiftungen. Die tägliche Aufnahme von 1 bis 2 mg Blei führt schon zu chronischen Vergiftungen. In 5.000 Jahre alten Knochen wurden 600 µg/kg Blei gefunden. In den 1980er Jahren stieg der Wert auf über 6.000 µg/kg Blei. Die Bleibelastung ist also heute mehr als zehnmal größer als in Urzeiten. Die Halbwertszeit in Knochen wird für Blei auf 30 Jahre geschätzt. Ein Bleigehalt von 400 µg/l Blut ist bei Männern gerade noch zulässig, für Frauen im gebärfähigen Alter liegt die Grenze bei 300 µg/l.

Tab. 6-8 Auswirkungen von Bleikonzentrationen im Blut

Symptome	**mg/l Kinder**	**mg/l Erwachsene**
geringerer IQ	0,1-0,2	
Enzymhemmung Blutbildung	0,15	0,15
Blutarmut	0,2	0,5
chronische Enzephalopathie	0,5-0,6	0,8
Lähmungen	0,6-0,8	0,6-0,8
akute Enzephalopathie	0,8-1	1,2

Schon bei Werten von 150 µg/l soll bei Kindern die Lernfähigkeit beeinträchtigt sein. Laut WHO soll bei 98 % der Bevölkerung der Wert nicht über 100 µg/l liegen.

Blei hemmt mit δ-Aminolävulinsäure-Dehydratase ALAD, Koprogenase und Ferrochelatase drei an der Blutbildung beteiligte Enzyme. Auch ein Bleisaum aus PbS im Zahnfleisch ist ein Anhaltspunkt für eine chronische Vergiftung. Die Haut ist gelb und blass (Bleikolorit), die Muskeln der Hände und Füße sind geschwächt und das Blutbild verändert.

Eine akute Vergiftung manifestiert sich durch periodische Darmkrämpfe und Porphyrinurie.

Nach oraler Aufname von Blei versucht man zuerst durch Magenspülung und Erbrechen die Resorption zu verhindern. Gabe von Aktivkohle und Natriumsulfat sollen Blei u. a. als Bleisulfat binden. Zur Bindung von ins Blut gelangtem Blei kommen Chelatbildner wie EDTA oder D-Penicillamin in Frage.

Der ehemalige Tour-de-France-Sieger Greg Lemond musste 1994 seinen Rücktritt vom Radsport erklären, weil er bei einem Jagdunfall durch Schrotkugeln eine chronische Bleivergiftung erlitten hatte.

Seit Dezember 2013 liegt der Grenzwert für Trinkwasser in Deutschland bei 10 μg/l.

2015 kam es zu einem riesigen Skandal in der einstmals blühenden Autostadt Flint nahe Detroit. Aus Kostengründen wurde seit 2014 das Leitungswasser nicht mehr aus dem Wassernetz von Detroit genommen, sondern aus dem sehr schmutzigen und ätzenden Flint River. Dieses belastete Wasser wurde nicht korrekt aufbereitet, und griff die Bleirohre an. Innerhalb kurzer Zeit klagten die Bewohner von Flint über Hautausschläge, Übelkeit und Haarausfall.

Der Bürgermeister Dayne Walling trank zur Beruhigung der Bewohner vor laufenden TV-Kameras demonstrativ ein Glas Leitungswasser: Er wurde trotzdem abgewählt. Die Grenzwerte für Blei im Trinkwasser waren im Schnitt um das 20-fache überschritten. Messungen ergaben z. T. den 1.000-fachen Grenzwert! Im Herbst 2015 wurde Flint wieder an das System von Detroit angeschlossen und die Nationalgarde versorgte die Bevölkerung mit Wasser. Die Rohre sind so stark angegriffen, dass sie wohl alle ausgetauscht werden müssen. Die chronischen Bleivergiftungen können zu lebenslangen Schäden wie Gedächtnisverlust, Nierenschäden und Verhaltensstörungen führen. Die Sammelklage der Opfer gegen den Staat, Schadensersatzleistungen sind in den USA z. T. sehr hoch, dürfte Rechtsgeschichte schreiben.

6.5.2 Bleiacetat

Blei(II)-acetat ($Pb(OOCCH_3)_2$), wegen seines süßen Geschmacks auch Bleizucker genannt, ist gut in Wasser löslich und wurde früher sogar zum Süßen von Wein genutzt. Das führte schon bei den Römern zu Bleivergiftungen [162]. Der Schmelzpunkt liegt bei 280 °C, aber schon bei Raumtemperatur kommt es schnell zu einer problematischen Verunreinigung der Luft. Beim Erhitzen entstehen ätzende und toxische Dämpfe aus Bleioxid und Essigsäure. 2 bis 3 g führen zu schweren Vergiftungen, Übelkeit, Erbrechen, Verstopfung und Krämpfen, bei inhalativer Aufnahme gibt es zusätzlich Halsschmerzen und Husten. Bei wiederholter Aufnahme sind Schädigungen der Nieren, Lähmungen, Bluthochdruck, Verhaltensstörungen und Krebs möglich. Auch die Fortpflanzungsmöglichkeit wird stark reduziert. 5 bis 30 g wirken tödlich.

2015 stand ein Mann wegen versuchten Mordes mit Bleiacetat vor Gericht. Als seine Ehefrau ihn verlassen wollte, kochte er Blei in Essigsäure und Wasserstoffperoxid und tat den entstandenen Rückstand, Bleiacetat, in Messerspitzenmengen in den Wein seiner Ehefrau. Die Ehefrau verlor ein Viertel ihres Körpergewichts, hatte massive Unterleibsschmerzen, fühlte sich schlapp und war nicht mehr arbeitsfähig. Trotz ihres schlechten Gesundheitszustandes bestand die Frau auf Trennung, daraufhin verschärfte der Mann seine Vergiftungsanstrengungen und verseuchte das Haus und das Auto seines Opfers mit flüssigem Quecksilber, welches er aus alten Schaltern gewonnen hatte. Erst durch Blutuntersuchungen kam man der Vergiftung auf die Spur. Der Mann wurde zu 11 Jahren und 6 Monaten Haft verurteilt. Das inzwischen geschiedene Opfer muss mit Spätschäden rechnen.

6.5.3 Tetraethylblei

Das TEL, vom englischen Tetraethyllead, auch Bleitetraethylen genannt, eine farblose Flüssigkeit, die sich in organischen Lösungsmitteln gut löst, war lange Zeit die bedeutendste organische Bleiverbindung, da sie als Antiklopfmittel im Otto-Motor eingesetzt wurde.

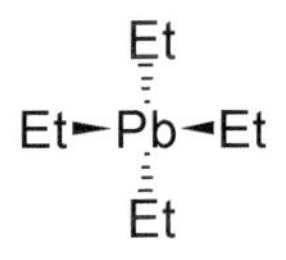

Et
Et–Pb–Et
Et

Tetraethylblei

Smp.: -136 °C
Sdp.: 180 °C
Dichte: 1,7 g/cm^3
LD_{50}: 12,3 mg/kg (Ratte, oral)
pLD: 4,9

Tetraethylblei wurde 1854 erstmals hergestellt. 1921 wurde die antiklopfende Wirkung von T. Midgley bei General Motors entdeckt. Da TEL auch durch die Haut aufgenommen und im Körper angereichert wird, starben einige Mitglieder des Forschungsteams. 1924 wurde TEL großtechnisch synthetisiert. Die Schwäche der C-Pb-Bindung führt zur Bildung von Ethylradikalen, die bei der thermischen Zersetzung des Benzins im Motor die entstehenden Radikale abfangen und somit eine vorzeitige Explosion (das Klopfen) des Brennstoffs verhindern. Das TEL verbrennt zu Kohlendioxid, Wasser und Blei, welches weiter zu Blei(II)-oxid oxidiert und sich im Motor ablagern würde, wenn dem Benzin nicht noch zusätzlich 1,2-Dichlorethan zugesetzt würde.

$$Pb(CH_2CH_3)_4 + 13\ O_2 \longrightarrow 8\ CO_2 + 10\ H_2O + Pb$$

1935 stellte die I.G. Farben für hochoktaniges Flugbenzin TEL her [116]. Als ungiftigere Alternative wurde auch der reine Kohlenwasserstoff Isooctan eingesetzt. Seit 1972 wurde TEL in den USA immer mehr aus dem Verkehr gezogen, worauf die allgemeine Bleikonzentration im Blut der Menschen von 1978 bis 1991 um 78 % sank.
Man brauchte 8,5 g/l TEL-Zusatz, um eine Oktanzahl von 94 zu erreichen. Seit 2000 ist in der EU TEL endgültig aus dem Verkehr gezogen worden. Der MAK-Wert von TEL liegt bei 0,05 mg/m^3.

7 Die Stickstoffgruppe

Tab. 7-1 Elemente und Atommassen

N	**P**	**As**	**Sb**	**Bi**	**Mc**
Stickstoff	Phosphor	Arsen	Antimon	Bismut	Moscovium
14,01	30,97	74,92	121,75	208,98	289

7.1 Stickstoff

Abgeleitet vom lateinischen nitrogenium (= Salpeterbildner) wurde Stickstoff (N) von A. Lavoisier auch Azote (= ohne Leben) genannt, daher die Begriffe Azid und Azotierung.

$|N{\equiv}N|$

Stickstoff
Smp.: -210 °C
Sdp.: -196 °C
Dichte: 1,25 g/l

Obwohl die Luft, die wir täglich einatmen zu 78,1 Vol.-% aus N_2 besteht, wurde Stickstoff erst 1772 von Scheele als eigenständiges Element erkannt. Stickstoff steht an 11. Stelle der Elementhäufigkeit (0,25%). Es kommt vor allem in der Atmosphäre, dann in Nitraten und in Organismen in Form der Eiweiße und DNA-Basen vor.
Stickstoff an sich ist sehr reaktionsträge. Wenn die uns umgebende Luft über 85 % Stickstoff enthält, der Sauerstoffgehalt also unter 15 % liegt, nimmt die menschliche Leistungsfähigkeit ab, ohne dass es dem Betroffenen auffällt. Bei über 90 % Stickstoffgehalt in der Luft tritt Bewusstlosigkeit ein und bei über 95 % Stickstoffanteil folgt nach wenigen Minuten der Tod.
Von einer Stickstoffvergiftung kann auch beim Tiefenrausch des Tauchers gesprochen werden. In größeren Wassertiefen steigert sich der Partialdruck des Stickstoffs und es tritt eine narkotische Wirkung ein, die bedingt ist durch die gute Löslichkeit von N_2 in den fetthaltigen Bestandteilen der Zellmembran. Stickstoff sammelt sich im Gehirn an, die Synapsen werden beeinträchtigt und Nervenimpulse schlechter wei-

tergeleitet. Bei einem Partialdruck von 3,2 Bar, den man bei Pressluft in einer Wassertiefe von 31 m erreicht, ist dieser einem Alkoholrausch vergleichbare Zustand bereits möglich. Beim ersten Anzeichen eines Tiefenrausches sollte man sofort mit dem Aufstieg beginnen [30].

7.1.1 Stickstoffdioxid

Die Vereinigung von Stickstoff und Sauerstoff in einem elektrischen Flammbogen führt zu Stickstoffoxid. Es ist eine stark endotherme Reaktion.

$$180\ kJ + N_2 + O_2 \longrightarrow 2\ NO$$

Erst bei Temperaturen über 3.000 °C gibt es eine größere Ausbeute für die Reaktion. Stickstoffoxid ist ein farbloses Gas mit einem Schmelzpunkt von -163,6 °C und einem Siedepunkt von -151,7 °C.

Das NO hat daher die Tendenz, in einer exothermen Reaktion mit Sauerstoff zu braunem NO_2 zu reagieren.

$$2\ NO + O_2 \longrightarrow 2\ NO_2$$

Ab 150 °C neigt das NO_2 dazu, wieder zu NO zu zerfallen. Stickstoffdioxid hat einen Siedepunkt von 21,1 °C und erstarrt bei –11,2 °C zu farblosen Kristallen. Unterhalb von 0 °C liegt das Stickstoffdioxid vor allem als farbloses Distickstofftetroxid vor.

$$2\ NO_2 \rightleftharpoons N_2O_4$$

Beim Siedepunkt ist das Gleichgewicht zu 99 % auf der linken Seite, beim Schmelzpunkt zu 99,9 % auf der rechten Seite. Stickstoffdioxid ist ein starkes Oxidationsmittel, etwa vergleichbar mit Brom und reagiert daher mit Kohle, Phosphor und Schwefel. Mit Wasser reagiert es zu Salpetersäure.

$$3\ NO_2 + H_2O \longrightarrow 2\ HNO_3 + NO$$

NO_2 und NO sind giftige Gase, die Reizerscheinungen an Augen und Schleimhäuten auslösen. Auch geringe Mengen können nach Tagen noch durch Lungenödem tödlich sein. Körperruhe, Sauerstoffbeatmung und ärztliche Beobachtung für mindestens zwei Tage sind angezeigte Gegenmaßnahmen. Der MAK-Wert liegt bei 0,95mg/m^3.

7.1.2 Distickstoffmonoxid

Dickstickstoffmonoxid (N_2O), auch Stickoxydul oder Lachgas genannt, ist ein farbloses, schwach süßlich riechendes Gas, welches einen Schmelzpunkt von -91 °C und einen Siedepunkt von -88 °C hat. Die Dichte beträgt 1,85 g/l. Es wurde 1772 von J. Priestley entdeckt.

$$|N\equiv\overset{\oplus}{N}-\overline{\underline{O}}|^{\ominus} \longleftrightarrow {}^{\ominus}\overline{\underline{N}}=\overset{\oplus}{N}=\overline{\underline{O}} \qquad \text{MAK: } 180\ \text{mg/m}^3$$

Distickstoffoxid unterhält nicht die Atmung, so dass es bei Narkosen nur bei gleichzeitiger Sauerstoffzufuhr eingeatmet werden darf. Bei Temperaturen über 450 °C gibt es Sauerstoff ab, daher sind Mischungen mit Diethylether explosionsfähig.
N_2O wird durch thermische Zersetzung von Ammoniumnitrat unterhalb von 300 °C hergestellt [25].

$$NH_4NO_3 \longrightarrow N_2O + 2\ H_2O$$

Bei intensiver Landwirtschaft bildet sich bei Sauerstoffmangel Lachgas aus Stickstoffdünger. N_2O ist ein Treibhausgas, dessen Wirkung 300-mal stärker als die von CO_2 ist. Der Volumenanteil in der Atmosphäre beträgt inzwischen etwa 330 ppb (1850 waren es noch 270 ppb).
Der MAK-Wert von Stickoxydul liegt bei 180 mg/m^3. Die narkotischen Eigenschaften von N_2O wurden 1799 bemerkt. In Bristol atmete der junge Chemiker H. Davy wiederholt Gemische von Sauerstoff und N_2O ein und empfand Wohlbehagen, viele seiner Sinneseindrücke wurden schärfer, er fühlte sich froh und heiter wie nach Sektgenuss und gab dem Gas den Namen Lachgas. Die Publikation dieser Phänomene im Jahr 1800 machte Humphrey Davy bekannt. In der Folgezeit wurde Stickoxydul häufig zur allgemeinen Belustigung auf Jahrmärkten eingesetzt. Der deutsche Chemiker C. Schönbein, der das Prinzip der Brennstoffzelle entdeckte, merkte an, dass es vielleicht eines Tages Sitte sei, statt nach einem Festmahl Champagner zu trinken Stickoxydul einzuatmen.
1820 wurden erste Versuche gemacht, Lachgas als Narkotikum einzusetzen, aber erst seit 1863 wurde Lachgas erfolgreich bei Zahnextraktionen verwendet. Seit dem 20. Jahrhundert gibt es verbesserte Lachgasapparate, so dass auch größere Operationen durchgeführt werden können. N_2O wirkt vor allem analgetisch. Da es sich schlecht im Blut löst, flutet es sehr rasch an und wird nach Beendigung der Zufuhr schnell wieder ausgeschieden. Eine klassische Narkosemischung besteht aus 30 Vol.-% Sauerstoff und 70 Vol.-% Stickoxydul. Muskelrelaxierend wirkt dieses Gemisch nicht.
Als Treibgas wird Stickoxydul in Spraysahne verwendet. Durch die leichte und legale Verfügbarkeit einerseits und die ungewöhnlichen physiologischen Wirkungen auf den menschlichen Körper andererseits hat das Stickoxydul in der Drogenszene Karriere gemacht. Kundige, vor allem jugendliche Konsumenten besorgen sich Sahnespenderkapseln für ca. 30 € pro 100 Exemplare und füllen damit Luftballons. So können Räusche von 30 Sekunden oder länger erlebt werden. Berühmt berüchtigt sind die akustischen Halluzinationen. Gefahren bestehen durch Sturzverletzungen beim

ohnmächtig werden durch Sauerstoffmangel und Atemlähmung. Der Dauermissbrauch von N_2O führt wahrscheinlich zu nervlichen Schädigungen infolge von Vitamin B_{12}-Mangel.

7.1.3 Ammoniak

Ammoniak (NH_3) ist ein farbloses Gas mit charakteristisch stechendem Geruch, welches deutlich leichter als Luft (1,29 g/l) ist. Die kritische Temperatur liegt bei 132 °C, 113 bar und einer Dichte von nur 0,24 g/cm^3.

Ammoniak
Smp.: -77.8 °C
Sdp.: -33,4 °C
Dichte: 0,77 g/l
MAK: 14 mg/m^3

Schon die alten Ägypter konnten durch Fäulnisprozesse von stickstoffhaltigen organischen Resten Salmiak erzeugen. C. Scheele und H. Davy konnten die chemische Zusammensetzung aufklären. Bei der Kohlevergasung fiel Ammoniak als industrielles Nebenprodukt an, und Rothe stellte Calciumcyanamid aus Calciumcarbid und anschließend mit Wasser gezielt Ammoniak her.

$$CaC_2 + N_2 \longrightarrow CaCN_2 + C$$

$$CaCN_2 + 3\ H_2O \longrightarrow CaCO_3 + 2\ NH_3$$

W. Ostwald ließ sich 1900 ein Verfahren zur Herstellung von Ammoniak und Ammoniakverbindungen aus freiem Stickstoff und Wasserstoff patentieren. Mit geeigneten Kontaktsubstanzen, sprich Katalysatoren, gelang es so, bei 250 bis 300 °C NH_3 darzustellen. F. Haber und C. Bosch entwickelten schließlich 1913 das Haber-Bosch-Verfahren, was noch heute das bedeutendste Verfahren zur Ammoniak-Herstellung ist. Die Synthese erfolgt bei 500 °C und 200 bar Druck mit Eisen-Katalysatoren [171].

$$3\ H_2 + N_2 \longrightarrow 2\ NH_3 + 92{,}3\ kJ$$

Ammoniak ist ein bedeutender Grundstoff zur Synthese von Harnstoff, Chemiefasern, Blausäure, Soda und Salpetersäure. In Gegenwart von Katalysatoren verbrennt Ammoniak zu Stickoxid, welches dann weiter zu Salpetersäure verarbeitet werden kann.

$$4\ NH_3 + 5\ O_2 \longrightarrow 4\ NO + 6\ H_2O + 906\ kJ$$

Ohne das Haber-Bosch-Verfahren wäre der I. Weltkrieg viel schneller beendet worden, da Deutschland durch die englische Blockade keinen Zugang mehr zum Chile-Salpeter hatte, der aber unverzichtbar zur Herstellung von Sprengstoffen war.
In Wasser ist Ammoniak sehr gut löslich. 1 Liter Wasser löst bei 0 °C 1.176 Liter NH_3, bei 20 °C sind es immer noch 702 Liter Ammoniak entsprechend einer 35%igen Lösung, die man Salmiakgeist nennt und die basisch reagiert, da Ammoniak in reversibler Form Protonen aufnimmt und das Ammonium-Ion NH_4^+ bildet.

$$NH_3 + H_2O \rightleftharpoons NH_4^+ + OH^-$$

Das Gleichgewicht liegt vor allem auf der linken Seite. Bei 25 °C liegt die Gleichgewichtskonstante bei 1,78 x 10^{-5}. Der pK_B-Wert liegt daher bei 4,75. Eine 0,1 molare wässrige Ammoniaklösung ist daher zu kaum mehr als 1 Promille in Ionen dissoziiert.
Ammoniak reizt und verätzt Augen und Schleimhäute. Bekannt sind Ammoniumsalze, die als Riechsalz Verwendung finden. Der MAK-Wert von NH_3 liegt bei 14 mg/m^3. 2.600 mg/m^3 Ammoniak sind innerhalb von 30 bis 60 Minuten tödlich. Einatmen von Essigdämpfen und Ruhigstellung der Vergifteten werden als Gegenmaßnahme empfohlen.
Der LD_{50}-Wert für Ratten von konzentriertem Salmiak-Geist liegt bei 350 mg/kg bei oraler Aufnahme.
Hydrazin ist eine ölige Flüssigkeit, die leicht nach Ammoniak riecht. Sie ist meist als wässrige Lösung erhältlich und wird als Raketentreibstoff verwendet. Ein bekannter Raketentreibstoff ist das Aerozin 50, welches zu 50 % aus Hydrazin und 50 % aus dem lagerfähigen 1,1-Dimethylhydrazin besteht. Als Oxidationsmittel wird das Distickstofftetroxid verwendet.

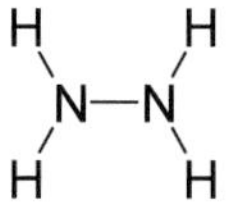

$H_2N{-}NH_2$

Hydrazin
Smp.: 1,5 °C
Sdp.: 113,5 °C
Dichte: 1,008 g/cm^3
LD_{50}: 60 mg/kg (Ratte, oral)
pLD: 4,2

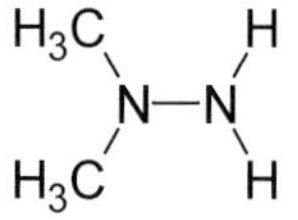

$(H_3C)_2N{-}NH_2$

1,1-Dimethylhydrazin
Sdp.: 63 °C
Dichte: 0,78 g/cm^3
LD_{50}: 122 mg/kg (Ratte, oral)
pLD: 3,9

7.1.4 Natriumnitrit und Natriumnitrat

Natriumnitrit ($NaNO_2$) ist das Natriumsalz der Salpetrigen Säure (HNO_2). Es bildet leicht gelbliche Kristalle und reagiert in wässriger Lösung leicht alkalisch.
Es wird hergestellt durch Einwirken von Stickoxiden auf Natronlauge. 4 g sind für den Menschen eine tödliche Dosis. Als E 250 ist Natriumnitrit ein Lebensmittelzusatzstoff und verleiht zusammen mit Natriumchlorid Fleisch als Nitropökelsalz (etwa 0,5 %

$NaNO_2$) eine langanhaltende rote Farbe und mindert das Mikrobenwachstum. Seit den 1920er Jahren ist bekannt, dass zu hohe Konzentrationen von Pökelsalzen mit zu hohen Mengen an Nitriten zu Vergiftungen führen. Die Schwellendosis liegt bei 0,5 g Natriumnitrit. Nitrite haben eine blutdrucksenkende Wirkung und können im Körper zusammen mit Proteinen krebserregende Nitrosamine erzeugen.

Natriumnitrit (E 250)
Smp.: 271 °C
Sdp.: 320 °C (zers.)
Dichte: 2,17 g/cm³
Löslichkeit: 820 g/l (Wasser)
ADI: 0,06 mg/kg
LD_{50}: 180 mg/kg (Ratte, oral)
pLD: 3,7

Natriumnitrat (E 251)
Smp.: 306 °C
Sdp.: 380 °C (zers.)
Dichte: 2,26 g/cm³
Löslichkeit: 874 g/l (Wasser)
ADI: 5 mg/kg
LD_{50}: 1.267 mg/kg (Ratte, oral)
pLD: 2,9

Natriumnitrat ist das bedeutendste natürlich vorkommende Nitrat. Der wichtigste Förderort Chile gibt diesem Stoff den Namen Chilesalpeter. Neben der Förderung natürlicher Vorkommen kann Natriumnitrat auch durch Reaktion von Natriumcarbonat mit Salpetersäure gewonnen werden. Nitrate werden als Düngemittel und Konservierungsstoff E 251 verwendet. Die Kaliumsalze Kaliumnitrit (E 249) und Kaliumnitrat (E 252) sind ebenfalls bedeutend. Nitrate selber sind ungefährlich, erst die mikrobiologische Umwandlung durch Darmbakterien in Nitrite macht sie problematisch.

7.2 Phosphor

Abgeleitet vom griechischen phosphoros (= Lichtträger) wurde Phosphor 1669 von dem Alchimisten H. Brand in Hamburg entdeckt [283]. Er hatte auf der Suche nach dem Stein der Weisen, der Silber in Gold verwandeln sollte, Harn eingedampft, verglüht und in der Dunkelheit ein leuchtendes Produkt entdeckt. Im Harn enthaltenes Natriumamoniumhydrogenphosphat ($NaNH_4HPO_4$) war durch Verkohlung mit organischer Substanz zu weißem Phosphor reduziert worden.

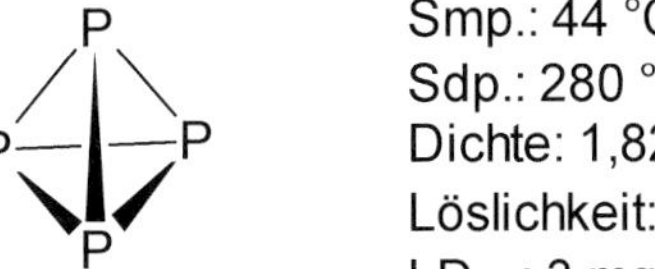

weißer Phosphor

Smp.: 44 °C
Sdp.: 280 °C
Dichte: 1,82 g/cm³
Löslichkeit: 3,3 mg/l (Wasser)
LD_{50}: 3 mg/kg (Ratte, oral)
pLD: 5,5

Daneben gibt es noch den amorphen roten Phosphor, der allgemein von der Reibfläche von Streichholzköpfen bekannt ist, violetten und schwarzen Phosphor, der eine graphitähnliche Struktur hat, metallisch glänzt, Strom leitet und die höchste

Dichte des Phosphors mit 2,69 g/cm^3 erreicht. Toxikologisch interessant ist nur der weiße Phosphor. Es lösen sich 1.000 g weißer Phosphor in 100 g Schwefelkohlenstoff. Tunkt man ein Filterpapier in eine solche Phosphor-Lösung, entzündet sich nach Verdunsten des Schwefelkohlenstoffs der feinverteilte Phosphor an der Luft von selbst. Weißer Phosphor wird unter Wasser aufbewahrt. Gewonnen wird Phosphor vor allem elektrothermisch mit Koks, Sand und Rohphosphat bei 1400 °C.

$$2\ Ca_3(PO_4)_2 + 6\ SiO_2 + 10\ C \longrightarrow 6\ CaSiO_3 + 10\ CO + 4\ P$$

2013 wurden etwa 223 Millionen Tonnen Phosphat weltweit gefördert und zu 90 % als Düngemittel verwendet. Phosphor gehört als Bestandteil in Knochen, Zähnen, in Nukleinsäuren der DNA und im biochemischen Brennstoff ATP zu den unverzichtbaren Elementen in der belebten Natur.

Weißer Phosphor ist sehr giftig. Schon 50 mg sind für Menschen tödlich. Durch das hohe Reduktionsvermögen werden intrazelluläre oxidative Stoffwechselabläufe, wie beispielsweise die Eiweiß- und Kohlenhydrat-Synthese gestört. Akute Vergiftungen manifestieren sich in gastrointestinalen Störungen und Leberschäden. Der Tod kann auch nach mehreren Tagen eintreten. Im Organismus entstehende Phosphane greifen zudem das Zentralnervensystem an. Chronische Vergiftungen führen zu Schädigungen der Knochen und des Blutes. Der MAK-Wert liegt bei 0,01 mg/m^3 und der LD_{50}-Wert beim Menschen bei 1,4 mg/kg.

Im II. Weltkrieg wurden große Mengen an weißem Phosphor bei Bombenangriffen auf Städte eingesetzt und danach die Reste in der Ostsee entsorgt. Angespülte Phosphorklumpen, die mit Bernstein verwechselt werden können, führen immer wieder zu Vergiftungen bei Fischern oder Touristen. Seit 1945 wurden bisher 168 Menschen durch Munitionsreste aus der Ostsee getötet [61]. Auf die Giftigkeit organischer Phosphorverbindungen wird später eingegangen.

7.2.1 Toxizität von anorganischen Phosphorverbindungen

Die wahrscheinlich wichtigste Phosphorverbindung ist die Phosphorsäure. Sie wird zur Herstellung von phosphathaltigem Dünger, als Konservierungsmittel und als Säuerungsmittel (E 338) in der Lebensmittelindustrie (Cola!) oder für Pufferlösungen verwendet.

```
     OH
     |
O═P—OH
     |
     OH
```

Phosphorsäure (E 338)
Smp.: 42 °C
Dichte: 1,83 g/cm^3
pKs: 2,16 + 7,21 + 12,2
LD_{50}: 1,5 g/kg (Ratte, oral)
pLD: 2,8

Monophosphan (PH_3), auch Phosphorwasserstoff genannt, ist ein brennbares, geruchloses, giftiges Gas.

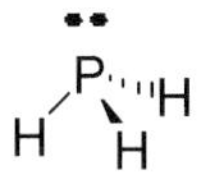

PH_3 Monophosphan
Sdp.: -88 °C
MAK: 0,14 mg/m³

Synthetisiert wird das Monophosphan bei 250 °C in Autoklaven aus weißem Phosphor und Wasser und es entsteht dabei Phosphorsäure.

$$2\ P_4 + 12\ H_2O \longrightarrow 5\ PH_3 + 3\ H_3PO_4$$

Monophosphan oxidiert beim Verbrennen zu Phosphorsäure. Es wird zur Schädlingsbekämpfung in Getreidesilos eingesetzt. Auch festes Calciumphosphid, welches mit Feuchtigkeit Monophosphan bildet, wird benutzt.
Monophosphan ist ein starkes Nerven- und Stoffwechselgift, welches auch bei Insekten tödlich wirkt. Bei Menschen manifestieren sich akute Vergiftungen in Blutdruckabfall, Erbrechen, Lungenödemen und Koma. Durch Verunreinigungen mit dem stark knoblauchartig riechenden Diphosphan P_2H_4 ist Monophosphan bei einer Konzentration von 2,5 mg/m^3 wahrnehmbar. Der MAK-Wert liegt bei 0,14 mg/m^3 und damit unterhalb der Geruchsschwelle.
Phosphortrichlorid (PCl_3) ist eine farblose, stark ätzende Flüssigkeit, Phosphorpentachlorid (PCl_5) eine leicht gelbliche, kristalline Masse. Beide Verbindungen werden auch häufiger in der industriellen Synthese eingesetzt.

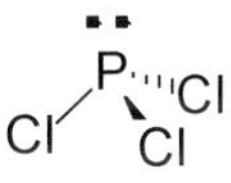

PCl_3 Phosphortrichlorid
Sdp.: 76 °C
Dichte: 1,57 g/cm³
MAK: 0,57 mg/m³

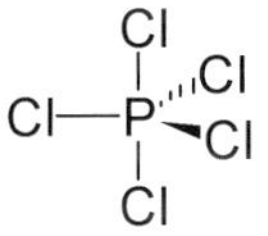

PCl_5 Phosphorpentachlorid
Smp.: 100 °C (Subl.)
Dichte: 2,1 g/cm³
LD_{50}: 660 mg/kg (Ratte, oral)
pLD: 3,2

Da sie mit Feuchtigkeit die stark ätzende Salzsäure freisetzen, sind sie dementsprechend vorsichtig zu handhaben. Dasselbe gilt für das Phosphoroxychlorid $POCl_3$ [285].

7.3 Arsen

Abgeleitet vom griechischen arsenikos (= kühn) war dieses Element schon Aristoteles bekannt. Albert Magnus stellte es vermutlich 1250 rein dar und Paracelsus (1493-1541) führte es in die Heilkunde ein. Arsen sublimiert bei 616 °C. Ebenso wie Phosphor tritt es in mehreren Modifikationen auf. Das graue Arsen hat die höchste Dichte mit 5,72 g/cm^3 und eine graphitähnliche, allerdings gewellte Struktur mit sechseckigen Arsen-Ringen. Es hat metallischen Charakter und ist die stabilste Modifikation. Daneben gibt es noch gelbes Arsen (As_4) mit einer Dichte von 1,97 g/cm^3, welches eine Tetraederkonfiguration hat: Amorphes, schwarzes Arsen existiert in den Modifikationen β, γ und δ, (Dichte 4,7-5,1 g/cm^3), die nichtmetallisch sind und oberhalb von 270 °C in graues Arsen übergehen. Reines Arsen ist nicht giftig, geht aber leicht in giftiges Arsenik (As_2O_3) über. Arsen steht an 47. Stelle der Elementhäufigkeit, ist aber in Spuren weit verbreitet. Man schätzt die natürliche Aufnahme von Arsen auf 0,05 bis 0,1 mg täglich! Im Trinkwasser sollten nicht mehr als 50 µg/l enthalten sein. Wichtige Arsenmineralien sind Arsenkies (FeAsS) und Auripigment (As_2S_3). Der berüchtigte römische Kaiser Caligula wollte aus dieser goldgelben Verbindung Gold gewinnen, was natürlich misslang. Das Arsenik fällt meist als Nebenprodukt der Verhüttung sulfidischer Erze an. Dabei entsteht Arsenik, welches dann mit Kohle bei 500 bis 800 °C reduziert wird.

$$2\ As_2O_3 + 3\ C \longrightarrow As_4 + 3\ CO_2$$

Arsen findet Verwendung in Legierungen, z. B. mit Blei für Flintenschrot oder in Spiegeln. Früher wurde das giftige Kupferarsenit ($Cu_3(AsO_3)_2$ = Scheeles Grün) als grüner Farbstoff verwendet. Arsen hat fünf Valenzelektronen und kann mit Gallium, welches nur drei Valenz-Elektronen hat, als Halbleiter verwendet werden.

7.3.1 Arsenik

Wenn man umgangssprachlich von Arsen als Gift spricht, ist chemisch eigentlich das Arsenik (As_2O_3) gemeint. Arsenik, auch Arsentrioxid oder Diarsentrioxid genannt, ist ein weißes, geruchloses, geschmackloses Pulver, das bei 312 °C schmilzt, eine Dichte von 3,74 g/cm^3 hat und sich immerhin mit 37 g/l in Wasser löst. Um 700 wurde es durch die arabischen Forscher Sadik und Tarsufi erstmals rein hergestellt. Technisch wird es durch Rösten von Arsenerzen gewonnen.

$$2\ FeAsS + 5\ O_2 \longrightarrow Fe_2O_3 + 2\ SO_2 + As_2O_3$$

Das Arsenik entsteht als Hüttenrauch und wird in langen sog. Giftfängen verdichtet. Arsenik ist der Klassiker der Gifte. Es wurde schon in der Antike dazu verwendet, Fürsten, reiche Verwandte oder Feinde ohne Spuren zu beseitigen. Die meisten berühmten Giftmorde der Geschichte, egal ob bei den Renaissancefürsten Italiens oder am Hof von Byzanz, wurden mit Arsenik verübt. Diverse Fürsten, sogar Päpste starben durch Arsenik. Die Giftmorde der Borgia und der Marquise de Brinvilliers erfolgten mit Arsenik. Auch in der Literatur hinterließ das Arsenik eine Spur des

Todes. So vergiftet ein Mönch in Umberto Ecos weltberühmten Roman „Im Namen der Rose“ seine Ordensbrüder mit Arsenik getränkten Buchseiten.
Die bekannteste Giftmörderin des 19. Jahrhunderts war Gesche Gottfried. Sie wurde in Bremen in einfachen Verhältnissen geboren und nutzte so genannte Mäusebutter (Fett mit Arsenik), um eine beispiellose Mordserie in ihrer persönlichen Umgebung zu begehen. Sie vergiftete innerhalb von 14 Jahren Mutter, Vater, Zwillingsbruder, ihre drei Kinder, zwei Ehemänner und sieben weitere Personen, die ihr und ihren Wünschen im Wege standen. Während ihre Opfer litten, galt Gottfried als „Engel von Bremen“ und wurde wegen der vielen augenscheinlichen Schicksalsschläge bemitleidet. Ihrem Vermieter, der inzwischen auch schon unter Vergiftungssymptome litt, kamen die vielen Todesfälle in ihrer Umgebung aber verdächtig vor. Als er kleine weiße Körner in einem Schinken fand, ließ er sie vom Arzt Luce (er hatte einige der Opfer von Gottfried schon früher untersucht) analysieren und es stellte sich heraus, dass es sich um Arsenik handelte. An ihrem 43. Geburtstag, 1828, wurde Gesche Gottfried verhaftet und nach einem Prozess gemäß dem Todesurteil 1831 geköpft. Es war die letzte öffentliche Hinrichtung in Bremen, ein Spektakel mit 35.000 Zuschauern, Bremen hatte damals überhaupt nur 44.000 Einwohner. Ihr realer Tod verhinderte nicht ein erhebliches Nachleben: Ihr Kopf wurde in Formaldehyd eingelegt, ging aber im II. Weltkrieg verloren. Ein Basaltstein mit eingekerbtem Kreuz, ein so genannter Spuckstein 20 m entfernt vom Brautportal an der Nordseite des Bremer Doms, erinnert noch heute an Gesche Gottfried. Wenn man möchte, kann man mit Bespucken dieses Steins seine Abscheu gegenüber den über 190 Jahre zurückliegenden Morden zum Ausdruck bringen. Angeblich soll dort ihr abgeschlagener Kopf heruntergefallen und liegengeblieben sein. Gesche Gottfrieds Geschichte wurde mehrmals verfilmt, in Theaterstücken verarbeitet und sogar als Comic verarbeitet [168]. Der Gipfel der morbiden Faszination: Es gibt inzwischen in Bremen einen Gesche-Gottfried-Weg im Stadtteil Gröpelingen.
Erst die Marshsche Probe, benannt nach James Marsh, machte ab 1836 den Giftmischern das Leben schwer. Mit Zink und Säure wird aus einer zu untersuchenden Menge Arsenwasserstoff gebildet, der dann durch ein Glasrohr geleitet und erhitzt wird. Dabei entsteht ein Arsenspiegel. Auch mit Antimon funktioniert diese Reaktion, der dabei gebildete Antimon-Spiegel löst sich im Gegensatz zu Arsen allerdings nicht in Hypochlorit-Lösung. 1840 konnte so der Begründer der Toxikologie Mathieu Orfila mit Marie Lafarge erstmals eine Giftmörderin überführen. Larfage wurde zum Tode verurteilt, saß später aber nur 10 Jahre in Kerkerhaft. Der LD_{50}-Wert für Ratten liegt bei 14,6 mg/kg, der pLD-Wert bei 4,8. Für Menschen gelten aber schon 100 mg als tödlich, das entspricht einem Human-LD_{50}-Wert von etwa 1,4 mg/kg (für elementares Arsen liegt der LD_{50}-Wert für Ratten bei 763 mg/kg). Arsen tritt mit Phosphor, welches ebenfalls in der 5. Hauptgruppe im Periodensystem

ist in Konkurrenz. Arsen greift in die Glykolyse, den Abbau von Glucose ein und unterbindet so die Gewinnung des wichtigsten organischen Energieträgers ATP. Außerdem kann Arsen eine Vielzahl von Enzymen und Proteinen, welche Thiolgruppen enthalten, blockieren. Akute Vergiftungen manifestieren sich innerhalb von 2 bis 3 Stunden in massiven Magen-Darm-Störungen und starken Schmerzen. Nach einer scheinbaren Erholung verlagern sich die Schmerzen in die Extremitäten und die körperliche Schwäche nimmt ständig zu. Der Tod tritt innerhalb von 1 bis 3 Tagen ein. Als Therapie ist 2,3-Dimercaptopropanol (BAL = British Anti Lewisite) angesagt. Es kann die 20-fache tödliche Dosis entgiften. Es war 1940 als Gegengift/Antidot gegen den arsenhaltigen Kampfstoff Lewisite von britischen Chemikern entwickelt worden. Die Dosis beträgt 3 mg/kg. Moderner und besser verträglich ist das Sulfonat DMPS.

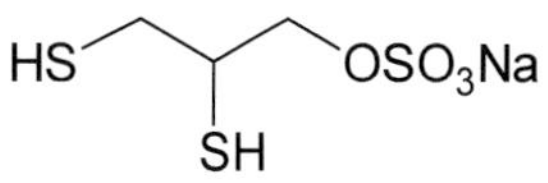

HS–CH₂–CH(SH)–CH₂–OSO_3Na Cl–CH=CH–$AsCl_2$ HS–CH₂–CH(SH)–CH₂–SO_2–OH

Natrium-2,3-Dimercapto-propan-1-sulfonat
BAL
LD_{50}: 217 mg/kg (Maus, oral)
pLD: 3,7

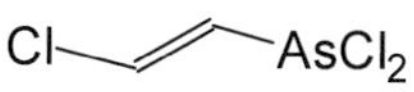

Lewisit

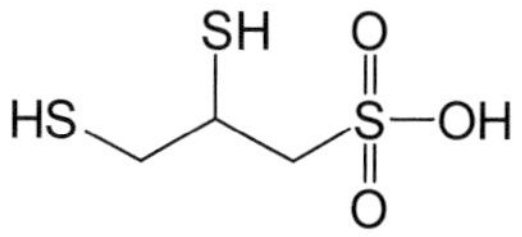

DMPS
Dimercaptopropansulfonsäure
LD_{50}: 4 g/kg (Ratte, oral)
pLD: 2,4

Des Weiteren erfolgt eine Magenspülung, die Gabe von Aktivkohle und der Ausgleich des Wasser- und Elektrolytverlusts, der durch eine akute Arsenik-Vergiftung entsteht.

Neben der giftigen Wirkung wurde Arsenik in früheren Zeiten als Stärkungsmittel benutzt. Vor allem in den Alpen gab es im 19. Jahrhundert unter den Waldhütern, Fremdenführern und Holzknechten häufiger Arsenikesser, die daran gewöhnt waren, geringe Dosen von 2 mg auf ihr Brot oder Speck zu streuen. Interessanterweise wurde die Dosis mit der Zeit auf bis zu 500 mg, also das Mehrfache der normalerweise tödlichen Dosis gesteigert. Ein Absetzen des Arseniks führte sogar zu Entzugserscheinungen wie Müdigkeit. Es gibt auch Stimmen, die eine Arsenikimmunisierung für eine Legende halten [288].

Die Dürkheimer Maxquelle war eine beliebte arsenhaltige Wasserquelle mit bis zu 20 mg/l. Noch in den 1940er Jahren waren Arsen-Stärkungsmittel wie Arsen-Feometten in der Apotheke erhältlich. Sie enthielten 1 mg Arsenik pro Tablette. Pferdehändler setzten Arsenik auch ein, um den mageren Tieren einen gesunden, lebhaften Auftritt zu verschaffen [226]. Inzwischen gilt Arsen als krebserregend. Vermutete Mechanismen sind Hemmung der DNA-Reparatur [95], Chromosomenmutation, Bildung von freien Radikalen bei der Arsenaufnahme und Promotion der Kanzerogenese.

Arsen ist in Spuren fast überall vorhanden. Gerade die Reispflanze hat die unerwünschte Fähigkeit, Arsen aus dem Boden zu konzentrieren. Seit dem 1.1. 2016 darf in der EU in Reis nicht mehr als 0,25 mg/kg Arsen enthalten sein.

7.3.2 Weitere Arsenverbindungen

Das Salvarsan war das erste wirksame Chemotherapeutikum gegen die Syphilis. Sie wurde von P. Ehrlich und S. Hata 1909 entwickelt und bis etwa 1950 eingesetzt. Der LD_{50}-Wert bei Ratten beträgt 500 mg/kg. Es liegt als Pentaphenylarsan und Triphenylarsan vor, wie erst 2005 geklärt werden konnte [151].

Eine leichte Arsenvergiftung mit Übelkeit, Leberschädigung, Dermatitis und Schäden am ZNS wurde bei der Therapie billigend in Kauf genommen.

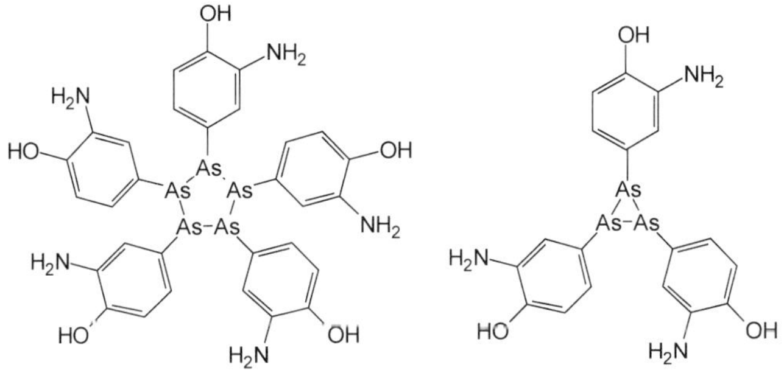

Arsenwasserstoff (AsH_3) ist die giftigste Arsenverbindung. Innerhalb von 50 Minuten wirken 20 mg/m^3 tödlich.

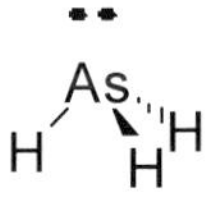

Arsenwasserstoff
Sdp.: -62 °C

Arsenwasserstoff riecht durch Verunreinigungen nach Knoblauch, die Geruchsschwelle liegt bei 50 ppb. AsH_3 wurde als Giftgas verwendet. Noch heute ist AsH_3 Dotiergas in der Halbleiterindustrie.

Arsenhaltige Verbindungen wie Diphenylarsinchlorid und Phenylarsindichlorid wurden auch als chemische Kampfstoffe verwendet. Der (militärische) Vorteil dieser Stoffe war, dass Gasmasken diesen Stoff nicht filterten und somit Maskenbrecher sind.

Diphenylarsinchlorid (Clark 1)
Smp.: 44 °C
Dichte: 1,42 g/cm^3

Phenylarsindichlorid (Clark II oder Pfiffikus)
Sdp.: 254 °C
Dichte: 1,66 g/cm^3
LD_{50}: 0,5 mg (Maus, i.v.)
LD_{50}: 16 mg (Ratte, dermal)
pLD: 4,8

Interessant ist ein Vergleich der Giftigkeit verschiedener Arsenverbindungen.

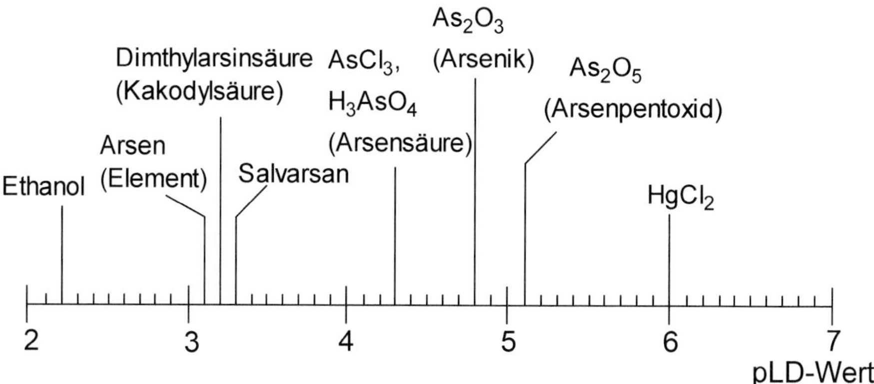

Abb. 7.1 pLD-Werte verschiedener Arsenverbindungen im Vergleich zu Ethanol und Quecksilber(II)-chlorid.

Man erkennt deutlich, dass elementares Arsen um fast zwei Größenordnungen weniger giftig als Arsenik (As_2O_3) ist.

7.4. Antimon

Antimontrisulfid war bereits im alten Ägypten als Salbe und Schminke bekannt. 1604 wurde Antimon erstmals rein dargestellt. Gelbes und schwarzes Antimon gehen bei Erhitzen in die stabilste, die graue metallische Modifikation über. Die Dichte von Antimon beträgt 6,69 g/cm^3, der Schmelzpunkt liegt bei 630 °C und der Siedepunkt bei 1635 °C. Antimon steht an 63. Stelle der Elementhäufigkeit. Manchmal kommt es gediegen vor, am häufigsten allerdings als Antimonglanz (Stibnit = Sb_2S_3). Zur Gewinnung wird das Sulfid geröstet und das entstehende Oxid mit Kohlenstoff reduziert.

$$2\ Sb_2S_3 + 9\ O_2 \longrightarrow 2\ Sb_2O_3 + 6\ SO_2$$

$$2\ Sb_2O_3 + 3\ C \longrightarrow 4\ Sb + 3\ CO_2$$

Antimon wird als Legierungsbestandteil und bei der Halbleiterproduktion verwendet. Die Antimonverbindungen sind ungiftiger als die Arsenverbindungen. Früher wurden mit der organischen Antimonverbindung Stibophen Protozoeninfektionen erfolgreich bekämpft [8].

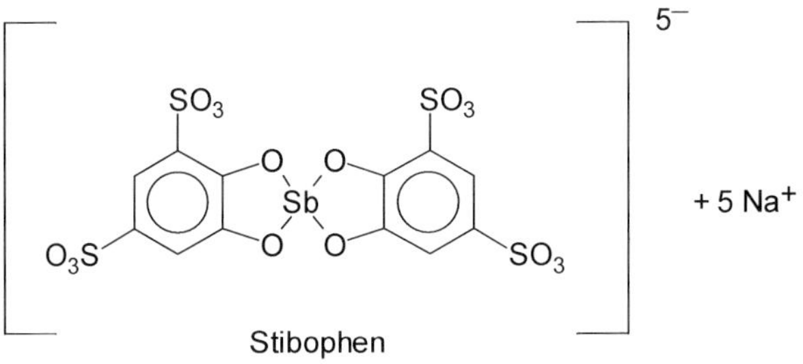

$+ 5\ Na^+$

Stibophen

7.4.1 Stiban

Antimonwasserstoff (SbH_3) ist ein farbloses, übelriechendes, giftiges Gas.

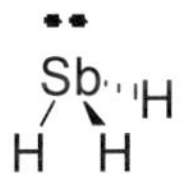

Stiban
Sdp.: -17 °C

Eine Synthesemöglichkeit ist die Hydrierung von Antimonchlorid durch Natriumborhydrid

$$SbCl_3 + 3\ NaBH_4 \longrightarrow SbH_3 + 3\ NaCl + 3\ BH_3$$

Stiban ist dem Arsenwasserstoff ähnlich. Es zerfällt langsam bei Raumtemperatur. Bei 200 °C erfolgt die Zersetzung zu Antimon und Wasserstoff explosionsartig. Stiban wird in der Halbleiterindustrie zur Dotierung von Silicium verwendet. Vergiftungen mit Stiban führen zu Husten, Übelkeit, Hals- und Kopfschmerzen, blutigen Urin und später der Schädigung des Bluts und der Leber. Nachweisbar ist Stiban ebenso wie Arsen mit der Marshschen Probe.

7.5 Bismut

Bereits Paracelsus bezeichnete Bismut (Bi) als Metall, aber erst C. F. Geoffroy erkannte es 1753 als eigenständiges Element. Bismut schmilzt bei 271 °C, siedet bei 1564 °C und hat eine Dichte von 9,8 g/cm^3. In der Natur tritt Bismut nur als ^{209}Bi auf. Lange Zeit galt ^{209}Bi als schwerstes noch stabiles Isotop. 2003 wurde allerdings entdeckt, dass ^{209}Bi ein α-Strahler mit der Halbwertszeit von 19 Trillionen Jahren ($1{,}9x10^{19}$) ist [161]. Um eine Aktivität von 1 Bq zu erreichen, also ein Zerfall pro Sekunde, sind 300 kg Bismut erforderlich. Unter Strahlenschutzaspekten gilt Bismut daher als ungefährlich. Bismut ist rötlich-weiß-glänzend. Es hat von allen Metallen die geringste elektrische Leitfähigkeit. Bismutlegierungen ergeben niedrig schmelzende Eutektika. Das Woodsche Metall (50 % Bi, 25 % Pb, 12,5 % Cd, 12,5 % Sn) schmilzt bereits bei 70 °C in heißem Wasser. Für ein Schwermetall ungewöhnlich ist Bismut wegen der schlechten Löslichkeit seiner Salze ungiftig. Der LD_{50}-Wert für Bismut(III)-chlorid liegt bei 3,3 g/kg für Ratten, der pLD-Wert bei 2,5. Das Element Bismut selber löst bei Aufnahme nur leichte unspezifische Mund- und Dickdarmschleimhautreizungen aus. In Wundstreupulver findet Bismutgallat Anwendung.

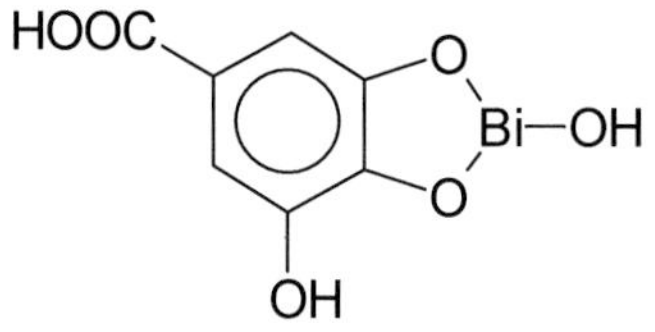

Bismutgallat

8 Die Chalkogene

Tab. 8-1 Elemente und Atommassen

O	S	Se	Te	Po	Lv
Sauerstoff	Schwefel	Selen	Tellur	Polonium	Livermorium
16	32,06	78,96	127,6	209	293

8.1 Sauerstoff

Abgeleitet vom lateinischen oxygenium (= Säurebildner) hat Sauerstoff das Zeichen O. Bei der Untersuchung von Verbrennungsvorgängen entdeckten C. Scheele und J. Pristley 1772 Sauerstoff als Element. A. Lavoisier erkannte die Bedeutung für die Lebensprozesse. Sauerstoff ist ein farb-, geruch- und geschmackloses Gas

$\overline{O}=\overline{O}$

Sauerstoff
Smp.: -218 °C
Sdp.: -183 °C
Dichte: 1,43 g/l

Flüssiger Sauerstoff ist bläulich. Die Wasserlöslichkeit nimmt mit steigender Temperatur ab, was z. B. in heißen Sommern erhebliche Konsequenzen für die Fische im Fluss haben kann. Sauerstoff ist mit 49,4 % in der Erdkruste, in Meeren und in der Atmosphäre das am weitesten verbreitete Element.

Tab. 8-2 Gewichtsprozente von Sauerstoff

Luft	Meere	Erdkruste
23,2	88,8	49,8

Wir alle brauchen Sauerstoff wie die sprichwörtliche Luft zum Atmen. Dabei sind wir an eine Konzentration von 21 Volumenprozent gewöhnt. Bei unter 15 % wird die körperliche und geistige Leistungsfähigkeit vermindert, unter 10 % erfolgt Bewusstlosigkeit und unterhalb von 7 % tritt der Erstickungstod innerhalb von Minuten ein.
In Bodennähe sinkt der Luftdruck je 8 m Höhe um 1 mbar. Ab 5.000 m Höhe ist eine Anpassung des geringeren Partialdrucks durch vermehrte Bildung von roten Blutkörperchen nicht mehr möglich. Trotzdem war es den Extrembergsteigern P. Habeler und R. Messner 1978 möglich, durch schnellen Aufstieg den 8849 m hohen Mount Everest ohne zusätzliche Sauerstoffzufuhr zu bezwingen [89].
Auch eine Erhöhung des Partialdrucks hat nachteilige Folgen. Setzt man Versuchstiere in einer Druckkammer 3 bar O_2 aus, so stellen sich schon innerhalb von einer Stunde Krämpfe ein, die meist tödlich enden. Unter diesen Umständen verliert das Hämoglobin die Fähigkeit, im venösen Blut Kohlendioxid aufzunehmen, und die Abdiffusion des Kohlendioxids in der Lunge wird behindert. Es kommt zu einem toxischen Lungenödem.
Bei Menschen treten prinzipiell zwei Schäden durch zu hohe Sauerstoffkonzentrationen auf. Beim Lorraine-Smith-Effekt werden die Lungenbläschen durch Anschwellen in ihrer normalen Funktion behindert. Dieser Effekt tritt bei Sauerstoff-Partialdrücken von mehr als 1,7 bar ein. Symptome sind hier Übelkeit, Müdigkeit, niedrige Atemfrequenz und Lungenschmerzen.
Der Paul-Bert-Effekt ist die Vergiftung des Zentralen Nervensystems. Folge sind Zuckungen, schneller Puls und Krämpfe. Taucher sind von diesen Sauerstoffüberdosierungen am ehesten bedroht. Bei einem Unterdruck von 0,5 bar wird eine reine Sauerstoffatmosphäre auch langfristig toleriert, eine Dauerbeatmung mit mehr als 60 Vol.-% erzeugt allerdings bei Säuglingen eine Schädigung der Augenhornhaut.

8.1.1 Ozon

1839 wurde das Ozon, der so genannte Trisauerstoff (O_3) von C. Schönbein entdeckt. J. L. Soret bewies 1863 die Strukturformel, und W. Siemens stellte seit 1857 größere Mengen Ozon her. Der Name ist vom griechischen ozein (= riechen) abgeleitet. Ozon ist ein bläuliches, charakteristisch (chlorähnlich) riechendes giftiges Gas, welches im flüssigen Zustand eine tiefblaue und in fester Form eine violette Farbe hat [234]. Das Molekül ist mit 116,8° gewinkelt und der Bindungsabstand beträgt 128 pm [101].

Struktur des Ozons

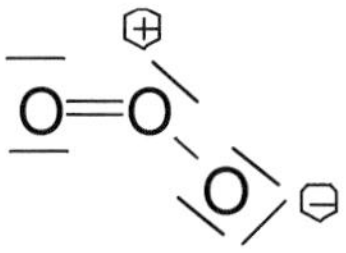

Ozon
Smp.: -192,5 °C
Sdp.: -112 °C
Dichte: 2,1 g/l

Ozon ist metastabil. Es entsteht aus Sauerstoffatomen, die mit Sauerstoffmolekülen reagieren.

$$O + O_2 \longrightarrow O_3 \qquad \Delta H = 142{,}8 \text{ kJ}$$

Die Sauerstoffatome erhält man, indem O_2 thermisch, elektrisch, photochemisch oder chemisch gespalten wird. Beim Siemens´schen Ozonisator wird elektrische Energie verwendet. Bei der Elektrolyse von 20%iger Schwefelsäure an einer Platinanode entsteht bei hohen Stromdichten Ozon, welches sich bei guter Kühlung auf 4-5 % anreichern lässt. Für Labormaßstäbe kann man Kaliumpermanganat mit konzentrierter Schwefelsäure umsetzen. Das sich bildende Dimanganheptoxid (Mn_2O_7) zerfällt dann zu Mangandioxid (MnO_2) und Sauerstoff, der mit Ozon angereichert ist. Bei -183 °C lässt sich flüssiges Ozon in bis zu 75%iger Lösung in Sauerstoff mit Stabilisatoren wie Schwefelhexafluorid lagern.
Die Ozonbildung durch kurzwellige UV-Strahlung bei unter 242 nm spielt eine prominente Rolle in der Stratosphäre. Die entstehende Ozonschicht absorbiert dann langwelligeres UV-Licht (unter 310 nm) und schützt das Leben auf der Erde vor energiereicher Strahlung aus dem All. Die maximale Ozonkonzentration befindet sich in einer Höhe von 20 bis 25 km. Nitrose Gase (NO_x), wie sie z. B. beim Betrieb des Überschallflugzeugs Concorde in 18 km Höhe entstanden sind oder bei der Photolyse von FCKWs, katalysierten die Ozonzersetzung und führten zum sprichwörtlichen Ozonloch. In Städten lassen sich in Bodennähe im Sommer z. T. erhöhte Ozonkonzentrationen messen. Durch viele Autoabgase ist die Konzentration von

Stickoxiden erhöht, die aufgrund der UV-Strahlung zur Bildung von Sauerstoffradikalen und in der Folge zu Ozonbildung führt:

$$NO_2 \xrightarrow{UV} NO + O$$
$$O + O_2 \longrightarrow O_3$$

Der Ozongehalt in normaler Luft beträgt etwa 50 $\mu g/m^3$. Ab einem Wert von 180 $\mu g/m^3$ erfolgen Warnungen an die Bevölkerung, ab 200 $\mu g/m^3$ können Symptome wie Tränenreiz, Schleimhautentzündung und Kopfschmerzen auftreten. Ozon ist ein starkes Oxidationsmittel und daher ein typisches Reizgas. Papier wird chlorfrei mit Ozon gebleicht, bei der Fahrzeugreinigung können Geruchsstoffe und Bakterien bequem mit Ozon beseitigt werden. Ozon ist praktisch Träger eines atomaren Sauerstoffs. Bei älteren Fotokopierern kennt man den so genannten Ozongeruch Durch die hohe Spannung von 5 bis 15 kV erfolgt eine Ionisierung der Luft, das entstehende Ozon reagiert dann mit Luftstickstoff zu nitrosen Gasen, die man wahrnimmt.

8.2 Schwefel

Abgeleitet vom lateinischen sulphur ist Schwefel (S) seit der Antike bekannt. Seit dem 12. Jahrhundert wurde Schwefel für Schwarzpulver benutzt. Erst 1772 erkannte A. Lavoisier, dass Schwefel ein Element ist. Die wichtigste und thermodynamisch stabilste Modifikation ist der α-Schwefel mit einer Dichte von 2,06 g/cm^3, der bei 113 °C schmilzt und bei 445 °C siedet. Er bildet gelbe, rhombische Kristalle, deren Grundstruktur aus 16 Achterringen besteht.

$S_8 =$

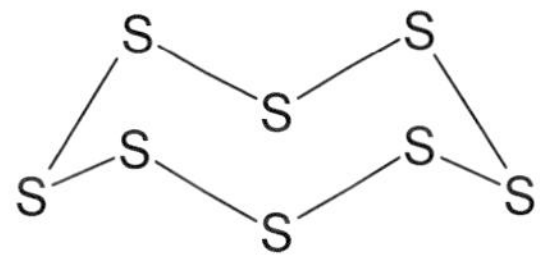

Daneben gibt es noch den β-Schwefel, den monoklinen Schwefel, mit einer Grundstruktur aus sechs Achterringen und einer Dichte von 1,96 g/cm^3 und weitere Modifikationen. Toxikologisch sind die Modifikationen nicht relevant. Schwefel kommt neben den vielen Sulfiden wie Pyrit (FeS_2) oder Zinkblende (ZnS) auch gediegen vor und steht an 13. Stelle der Elementhäufigkeit. Es ist neben Salz, Kalk, Kohle und Erdöl einer der fünf Basisrohstoffe der chemischen Industrie. Mehr als die Hälfte des Schwefels wird für die Schwefelsäureherstellung verwendet. Elementarer Schwefel, der durch Verunreinigungen schwach nach faulen Eiern riecht, ist nicht giftig. Ganz anders verhält es sich mit seinen Verbindungen.

8.2.1 Schwefeldioxid

Das Schwefeldioxid (SO_2) ist ein farbloses, reizendes, säuerlich schmeckendes Gas. Die kritische Temperatur ist 157 °C bei 78,7 bar.

Schwefeldioxid
Smp.: -75 °C
Sdp.: -10 °C
Löslichkeit: 108 g/l (Wasser)
Dichte: 2,7 g/l
MAK: 2,7 mg/m^3

Schwefeldioxid entsteht bei der Verbrennung schwefelhaltiger fossiler Brennstoffe oder sulfidischer Erze.

$$S_8 + 8\,O_2 \longrightarrow 8\,SO_2$$

Dabei entsteht mit Feuchtigkeit schweflige Säure, die Grundlage für den waldschädigenden sauren Regen ist. Großtechnisch wird Schwefeldioxid beim Rösten von Pyrit gewonnen.

$$SO_2 + H_2O \rightleftharpoons H_2SO_3 \xrightarrow{H_2O} HSO_3^- + H_3O^+$$

$$4\,FeS_2 + 11\,O_2 \longrightarrow 2\,Fe_2O_3 + 8\,SO_2$$

Schwefeldioxid wird mit Hilfe eines Katalysators zu Schwefeltrioxid oxidiert und dann zu Schwefelsäure weiter verarbeitet. In der Lebensmittelindustrie wird Schwefeldioxid als Konservierungsmittel E 220 und Desinfektionsmittel verwendet. Wein wird so z. B. mit SO_2 geschwefelt.

Bei einer Konzentration von 1.000 mg/m^3 kann Schwefeldioxid Husten, Atemnot und Lungenentzündung auslösen. Bei Vergiftungsfällen sollte viel frische Luft eingeatmet oder auch künstlich beatmet werden. Mensch, Tier und Natur werden durch Schwefeldioxid geschädigt. Saurer Regen schädigt Wälder, Seen und Gebäude. Durch geeignete Filter und Reduzierung von Schwefel in Brennstoffen wurde die Emission von SO_2 in den letzten Jahren deutlich reduziert. Bemerkenswerterweise liefert der internationale Schifffahrtsverkehr inzwischen den höchsten Emissionsbeitrag.

8.2.2 Sulfite

Sulfite sind die Salze der schwefligen Säure (H_2SO_3). Das bekannteste Sulfit ist das Natriumsulfit (Na_2SO_3). Natriumsulfit entsteht durch Einleitung von Schwefeldioxid in Natronlauge.

$Na^{\oplus}$ $^{\ominus}O-S(=O)-O^{\ominus}$ $Na^{\oplus}$

Natriumsulfit (E 221)

Zers.: über 500 °C
Dichte: 2,6 g/cm^3
Löslichkeit: 220 g/l (H_2O)
ADI: 0,7 mg/kg
LD_{50}: 820 mg/kg (Ratte, oral)
pLD: 3,1

Natriumsulfit ist schwach gelblich und wirkt reduzierend, da das Sulfit-Ion die Tendenz hat, zum Sulfat (SO_4^{2-}) oxidiert zu werden.
Natriumsulfit wird als Konservierungsmittel (E 221) eingesetzt. Es verhindert die Braunfärbung von Kartoffelpulver und wirkt gegen Bakterien- und Algenbildung im Aquariumsbereich.
Vor dem Siegeszug der digitalen Photographie war es als Oxidationsschutzmittel von Entwicklerlösungen wichtig. Es ist Hilfsmittel bei der Wasseraufbereitung, bindet freies Chlor und ist in so genannten Tintenkillern enthalten. Als Konservierungsmittel kommen u. a. auch noch Natriumhydrogensulfit (E 222), Calciumsulfit (E 226) und weitere Sulfite vor.

8.2.3 Schwefelwasserstoff

Schwefelwasserstoff (H_2S) ist ein übel riechendes, farbloses, brennbares Gas. Der charakteristische Geruch nach faulen Eiern kommt nicht von ungefähr: Schwefelwasserstoff entsteht bei Fäulnisprozessen durch die Zersetzung von Eiweißen, ist Bestandteil von Erdöl und Erdgas und entsteht auch im Darm. Es bildet sich auch in vulkanischen Gebieten. So hat das heiße Leitungswasser von Reykjavik, welches von Geothermalgebieten kommt einen H_2S-Geruch. Das Kaltwasser hingegen kommt vom Gletscher und ist absolut geruchsfrei.

H–S–H

Schwefelwasserstoff
Smp.: -85,7 °C
Sdp.: -60,2 °C
Dichte (0 °C): 1,64 g/l
Löslichkeit: 7,5 g/l (Wasser)
MAK: 7,1 mg/m^3

Großtechnisch fällt H_2S in Raffinerien bei der Hydrodesulfurierung von Erdöl an. Jeder Chemiker kennt und fast jeder Chemiestudent fürchtet ihn: den H_2S-Trennungsgang am Anfang des Studiums. Im sauren, wässrigen Medium sind die Sulfide der Kationen von Arsen (gelb), Antimon (orangerot), Zinn (braun), Quecksilber (schwarz), Blei (schwarz), Bismut (dunkelbraun), Kupfer (schwarz) und Cadmium (gelb) schwer löslich. In basischem Medium fallen die Sulfide mit größeren Dissoziationskonstanten wie Nickelsulfid (schwarz), Cobaltsulfid (schwarz), Eisensulfid (schwarz), Mangansulfid (rosa), Zinksulfid (weiß) aus [107]. Aus Schwefelwasserstoff

wird vor allem Schwefel und nachfolgend Schwefelsäure gewonnen. Die Weltproduktion von Schwefelsäure beträgt jährlich 100 Millionen Tonnen.
Schwefelwasserstoff ist sehr giftig. Ab 200 ppm (280 mg/m^3) betäubt H_2S mit der Zeit die Geruchsrezeptoren, wodurch eine Erhöhung der Konzentration nicht mehr bemerkt wird. In den Schleimhäuten bilden sich Alkalisulfide, die eine starke Reizwirkung verursachen. Richtig gefährlich aber ist die Komplexierung des roten Blutfarbstoffs Hämoglobin. Wahrscheinlich werden Zentralatome von sauerstoffübertragenden Enzymen durch Sulfid-Ionen blockiert. Bei langfristiger Belastung geringerer Konzentrationen ist auch mit Nervenschäden zu rechnen. Der Autor kann sich noch gut an einen langjährigen Mitarbeiter im Schwefelwasserstoff-Labor der Universität Hamburg erinnern, der durch seine jahrzehntelange Tätigkeit einen Sprachfehler erworben hatte.

Tab. 8-3 H_2S-Konzentrationen und die Folgen

H_2S-Konz. In ppm	**Folgen**
100	Reizung der Schleimhäute
200	Kopfschmerzen, Schwindel
300	Brechreiz
500	Krämpfe
1.000	tödlich innerhalb von Minuten
5.000	tödlich innerhalb von Sekunden

Der MAK-Wert liegt bei 5 ppm (7,1 mg/m^3). Wo viel Schatten ist, gibt es meist auch ein bisschen Licht, denn anscheinend wirken winzige Mengen des H_2S im Knoblauch positiv bei Bluthochdruck und hohen Cholesterinwerten [16].

8.3 Selen

Das vom griechischen selene (= Mond) abgeleitete Selen (Se) wurde von J. Berzelius 1817 im Bleikammerschlamm entdeckt. Die intensive Beschäftigung mit Selen führte zu einer milden Selenvergiftung bei Berzelius, die sich in einem intensiven Knoblauchgeruch seiner Haut und der Atemluft zeigte (Dimethylselenid). Dieser verräterische Geruch hat wahrscheinlich dazu geführt, dass die Kriminalgeschichte keinen einzigen Giftanschlag mit Selen kennt. Wie auch Schwefel kommt Selen in verschiedenen Modifikationen vor. Das graue, hexagonale, metallische Selen ist die stabilste Form. Sie hat eine Dichte von 4,79 g/cm^3, schmilzt bei 221 °C und siedet bei 685 °C. Selen steht an 69. Stelle der Elementhäufigkeit und kommt auch gediegen vor. Es wird aus dem Anodenschlamm der Kupfer-Raffinationselektrolyse gewonnen.

Selen wird in der Halbleiterindustrie, in der Glasindustrie und als Legierungsbestandteil genutzt.

Selenverbindungen sind giftig, trotzdem hat sich herausgestellt, dass Selen zu den essentiellen Elementen für alle Lebensformen gehört. In den 1950er Jahren entdeckte eine Gruppe um K. Schwarz, dass Selen einer nekrotischen Leberdegeneration vorbeugt [236]. Das Selenocystein, in dem der Schwefel der Aminosäure Cystein durch Selen ausgetauscht worden ist, befindet sich im aktiven Zentrum des Enzyms Glutathionperoxidase. Das Glutathionperoxidase-System zerstört die beim normalen Fettstoffwechsel gebildeten Peroxide. So werden die Zellmembranen geschützt.

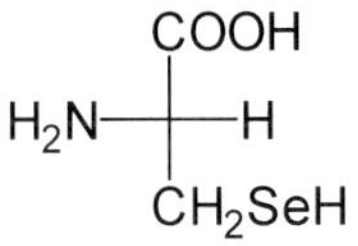

COOH
H_2N—|—H
CH_2SeH

Selenocystein

$Se(CH_3)_2$

Dimetyhlselenid
Sdp.: 53 °C
Dichte: 1,41 g/cm^3
LD_{50}: 2.100 mg/kg (Ratte, oral)
pLD: 2,7

Neben den Glutathionperoxidasen 1 bis 4 gibt es z. B. auch noch das Selenoprotein P oder die Selenphosphatsynthetase und einige mehr. Sie alle sind wichtig für den Selenstoffwechsel im menschlichen Körper. Die Funktion der meisten Selenoproteine ist noch ungeklärt [267]. Zu bedenken ist die nur geringe Spanne zwischen der toxischen Selenkonzentration und der Konzentration, bei der es Selenmangelerscheinungen gibt. Dic Gabc von Selen als Nahrungsergänzungsmittel zeigte bisher keinen evidenten Beweis für den Nutzen. Hohe Selendosen im Körper scheinen das Risiko einer Diabeteserkrankung zu erhöhen [22]. Selen-Aufnahmen von mehr als 3 mg/Tag führen zu Leberzirrhose, Haarausfall und Herzinsuffizienz [227].

Natriumselenit wird durch Reaktion von Selendioxid mit Natriumhydroxid hergestellt.

$$SeO_2 + 2\ NaOH \longrightarrow Na_2SeO_3 + H_2O$$

Es wird bei der Rotfärbung von Glas und Porzellan und bei Selenmangelerkrankungen (Keshan-Krankheit, eine seltene Herzmuskelerkrankung, benannt nach einer selenarmen Gegend in Nordostchina) in Mengen von 0,05 bis 1 mg eingesetzt.

8.3.1 Selenwasserstoff

Selenwasserstoff, Monoselan (SeH_2) ist ein farbloses, unangenehm faulig riechendes Gas. In Wasser lösen sich 9,8 g/l.

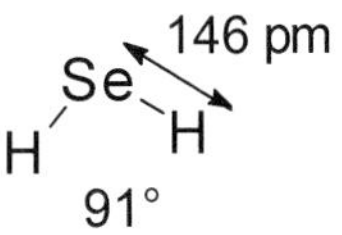

Se, H, H; 146 pm; 91°

Selenwasserstoff
Smp.: -65,7 °C
Sdp.: -41,3 °C
Dichte: 3,7 g/l
MAK: 0,02 mg/m^3

Es entsteht beim Auflösen von Aluminumselenid in Wasser und wird in der Halbleiterindustrie zur Dotierung von Computerchips benutzt.

$$Al_2Se_3 + 6\ H_2O \longrightarrow 3\ H_2Se + 2\ Al(OH)_3$$

Selenwasserstoff gilt als noch giftiger als Schwefelwasserstoff. Bereits Einatmen von geringen Mengen führt zum sog. Selenschnupfen. Der MAK-Wert liegt bei 0,02 mg/m^3 und beträgt damit 0,3 % des Wertes für Schwefelwasserstoff.

Selensulfid (SeS_2) ist ein helloranges, in Wasser unlösliches Pulver, welches bei über 100 °C schmilzt. Es wird auch als Selendisulfid bezeichnet. Synthetisiert wird es direkt aus den Elementen Selen und Schwefel. Selensulfid hat fungizide und schuppenlösende Wirkung. In Antischuppen-Shampoos sind 1 % SeS_2, in apothekenpflichtigen Pasten gegen seborrhoische Ekzeme sind sogar 2,5 % enthalten. Da Selensulfid nicht über die Haut resorbiert wird, besteht keine Vergiftungsgefahr.
Selendioxid (SeO_2) ist ein weißer Feststoff, der bei 315 °C sublimiert. Selendioxid löst sich gut in Wasser (384 g/l) unter Zersetzung zur selenigen Säure (H_2SeO_3). Auch in Ethanol ist es gut löslich. Es wird direkt aus Selen und Sauerstoff hergestellt. Selendioxid wird als Oxidationsmittel in der organischen Chemie eingesetzt. SeO_2 ist giftig, der LD_{50}-Wert liegt bei 68 mg/kg für Ratten und der MAK-Wert liegt bei 0,02 mg/m^3. Beim Arbeiten mit dieser Substanz wird neben dem Abzug auch das Benutzen von Staubschutzmaske und Schutzhandschuhen empfohlen.

8.4. Tellur

Abgeleitet vom lateinischen tellus (= Erde) wurde Tellur (Te) 1782 von Müller von Reichenstein 35 Jahre vor dem deutlich häufigeren Selen entdeckt. Tellur steht an 75. Stelle der Elementhäufigkeit. Silber kommt zehnmal häufiger als Tellur vor. Die stabilste Modifikation ist metallisches Tellur, welches eine Dichte von 6,24 g/cm^3 hat, bei 450 °C schmilzt und bei 1390 °C siedet. Tellur wird neben Selen aus Anodenschlämmen gewonnen. Trotz der Seltenheit hat es mit 100 € /kg einen geringeren Preis als Silber, da seine Verwendung als Legierungsbestandteil in Halbleitern und Photozellen begrenzt ist.
Tellur ist weniger toxisch als Selen. Dieses steht in Analogie zu den benachbarten Elementen in der 5. Hauptgruppe (Stickstoffgruppe), wo das Antimon ebenfalls weniger giftig ist als das Arsen.
Wenn elementares Tellur oder leichtlösliche Tellurverbindungen wie das Tellurat (Na_2TeO_3) verschluckt werden, bildet sich toxisches Dimethyltellurid, welches zur Schädigung von Blut, Leber, Herz und Nieren führt.

Tab. 8-4 LD_{50}-Werte des Tellurs

Tier	LD_{50}-Wert in mg/kg
Kaninchen	67
Maus	20
Ratte	83

Charakteristisch ist der intensive Knoblauchgeruch der Atemluft, in der Dimethyltellurid ($Te(CH_3)_2$) enthalten ist, welches auch über die Haut ausgeschieden wird. Die biologische Halbwertszeit ist mit 50 Tagen sehr lang.

8.5 Polonium

1898 entdeckten Marie und Pierre Curie in der Uranpechblende das nach dem Heimatland von Marie Curie benannte Polonium. 1.000 Tonnen Uranpechblende enthalten nur 30 mg Polonium, welches ein radioaktives Zerfallsprodukt der Uranreihe ist. Polonium ist ein silberweißes, glänzendes Metall mit dem sehr seltenen kubisch-primitiven Gitter, wo nur die Würfelecken mit Atomen besetzt sind. Chemisch ist Polonium edler als Silber. Das α-Polonium hat einen Schmelzpunkt von 254 °C, siedet bei 962 °C und hat eine Dichte von 9,3 g/cm^3. Ab 100 °C bildet sich das β-Polonium. Heutzutage wird das Polonium in Kernreaktoren durch Elementumwandlung mit Neutroneneinfang bei Bismut gewonnen.

$$^{209}Bi + n \longrightarrow {}^{210}Bi \xrightarrow{\beta^-} {}^{210}Po \xrightarrow{\alpha} {}^{206}Pb$$

Das ^{210}Po, ein α-Strahler, hat von allen Isotopen die größte Bedeutung. Es dient als Wärmequelle, wird in Satellitenbatterien verwendet und hat eine Halbwertszeit von 138 Tagen.

Als α-Strahler hat ^{210}Po eine große radiologische Wirkung innerhalb des Körpers. Bei äußerer Einwirkung würde selbst ein Blatt Papier diese Form der Strahlung abhalten. Über das Blut wird das Polonium gut verteilt und macht sich zuerst in den Zellen bemerkbar, die sich häufig teilen (Darm und Knochenmark). Zu den klassischen Symptomen der akuten Strahlenkrankheit gehört neben allgemeiner Schwäche, Durchfall, Anämie und Blutungen aus Nase, Mund, Zahnfleisch und Rektum. Da die Halbwertszeit der Ausscheidung 50 Tage beträgt, hat das Polonium ausreichend Zeit, sein zerstörerisches Werk zu vollenden. Die Diagnose ist erschwert durch die Tatsache, dass keine γ-Strahlen emittiert werden. Erst im Kot und im Urin befinden sich Polonium-Reste und Zerfallsprodukte. Eigenartigerweise sind Raucher einer erhöhten Polonium-Menge ausgesetzt. Wahrscheinlich haben Tabakpflanzen die besondere Eigenart, atmosphärisches Polonium aufnehmen zu können. Ob das Polonium neben den Teeranteilen einen Anteil am Lungenkrebsrisiko hat, ist unklar. Prominent als Gift wurde das Polonium durch den Tod des ehemaligen russischen Geheimagenten Litwinenko. Als er sich am 1. November 2006 ins Krankenhaus einweisen ließ, verschlechterte sich Litwinenkos Gesundheitszustand zusehends und die Ärzte dachten zuerst an eine Thalliumvergiftung. Erst wenige Stunden vor seinem Tod fand man eine große Menge des radioaktiven ^{210}Po im Urin. Kurz bevor Litwinenko starb, erklärte er der *Times*, dass er wohl vom Kreml zum Schweigen gebracht werden sollte. Inzwischen wurden Spuren von Polonium auch in den exhumierten sterblichen Überresten des früheren türkischen Staatspräsidenten Özal und dem Palästinenserführer Arafat gefunden. Bei Arafat hat sich der Vergiftungsverdacht nicht bestätigt.

9. Die Halogene

Tab. 9-1 Elemente und Atommassen

F	**Cl**	**Br**	**I**	**At**	**Ts**
Fluor	Chlor	Brom	Iod	Astat	Tenness
19	35,45	79,9	126,9	210	294

9.1 Fluor

Das Halogen Fluor (F_2) ist in großen Mengen blass grünlich, bei -219,6 °C schmilzt es, siedet bei -188,1 °C und hat eine Dichte von 1,70 g/l. Auch bei einer Konzentration von 1,6 mg/m^3 erkennt man Fluor noch am Geruch. Nicht zuletzt durch die geringe Dissoziationsenergie von 158 kJ/mol (bei dem trägen Stickstoff sind es 473 kJ/mol) und die hohe Affinität zu den anderen Elementen ist Fluor das reaktionsfähigste aller Elemente. Außer mit Helium, Neon und Argon reagiert es mit allen anderen Elementen und mit allen chemischen Verbindungen, außer den nicht mehr weiter oxidierbaren Fluoriden wie NaF oder WF_6. Selbst die Edelgase Krypton und Xenon bilden mit Fluor Verbindungen.

Es gibt mündlich überlieferte Berichte von Fluorchemikern, die flüssiges Fluor in Schnee gossen, um sich am orangefarbenen Feuer zu erfreuen. Trotzdem können unter entsprechend vorsichtigen Bedingungen ausgerechnet Cäsium und Fluor kontrolliert zur Reaktion gebracht werden [132].

Weil einige Metalle wie Kupfer oder Nickel bei Raumtemperatur nur oberflächlich angegriffen werden, eignen sie sich als Behältermaterial für Fluorgas. Mit Wasser reagiert Fluor bei 0 °C zu Flusssäure (HF), der Hypofluorigen Säure (HOF) und schließlich zu Sauerstoff. 1886 konnte H. Moissau erstmals reines Fluor elektrochemisch aus Fluorwasserstoff in Kaliumfluorid gewinnen.

$$2\ H_2O + 2\ F_2 \longrightarrow 2\ HF + 2\ HOF \longrightarrow O_2 + 4\ HF$$

Chemisch kann Fluor seit dem 100. Geburtstag seiner ersten Reindarstellung 1986 [38] durch Reaktion von Dikaliummanganhexafluorid (K_2MnF_6) mit Antimonpentafluorid (SbF_5) bei 150 °C synthetisiert werden.

$$2\ K_2MnF_6 + 4\ SbF_5 \longrightarrow 4\ KSbF_6 + 2\ MnF_3 + F_2$$

Das dabei intermediär entstehende Mangantetrafluorid (MnF_4) disproportioniert zu Mangantrifluorid und Fluorgas.
Der LC_{50}-Wert für Fluor liegt bei 300 mg/m^3 innerhalb einer Stunde bei Ratten. Einen MAK-Wert für Fluorgas gibt es nicht. Bereits fünf Minuten Einwirkung von 40 mg/m^3 F_2 führen zu deutlichen Reizungen der Augen. Durch Feuchtigkeit entsteht aus Fluorgas Flusssäure, welches zu schweren Verätzungen führt, die sehr schlecht abheilen. Tückischerweise dringt die Flusssäure tief ins Gewebe ein, und die Schmerzen treten erst Stunden später auf [130]. Wasserfreier Fluorwasserstoff siedet bei 19,5 °C und ist giftig. Bemerkenswert ist die Eigenschaft der Flusssäure, Glas anzugreifen. Dabei wird das Siliciumdioxid zu gasförmigen Siliciumtetrafluorid. Fluoracetate werden nach Aufnahme zu Fluorcitrat metabolisiert. So wird der Citronensäurezyklus blockiert, wodurch die Körperzellen von der Energiezufuhr getrennt werden. Das Chlortrifluorid ist ein giftiges Gas, welches als Fluorierungsmittel eingesetzt wird und bei 11,8 °C siedet.
Fluor ist für den Menschen essentiell. Im Körper eines Menschen sind etwa 5 g Fluorid enthalten. Fluorid erhöht die Widerstandsfähigkeit der Zähne. Eine Überdosierung führt allerdings zu weißen Flecken.

9.2 Chlor

Das Halogen Chlor (Cl) erhielt seinen Namen vom Griechischen chloros (= hellgrün). Es siedet bei -34 °C und schmilzt bei -101,5 °C. Chlor hat bei 0 °C eine Dichte von 3,2 g/l und hat einen charakteristischen, reizenden Geruch. Der kritische Punkt liegt bei 144 °C, 77 bar und einer Dichte von 0,67g/cm^3. Unwissentlich wurde Chlorgas erstmals 1774 von C. Scheele aus Salzsäure und Braunstein hergestellt. Erst Humphry Davy erkannte 1808, dass Chlor ein neues Element ist. Heutzutage wird Chlor elektrochemisch aus Kochsalzlösung nach dem so genannten Diaphragmaverfahren, Membranverfahren oder dem ökologisch völlig veralteten Quecksilberverfahren hergestellt. Im Jahr 2012 wurden weltweit 77 Millionen Tonnen Chlorgas hergestellt.

$$2\,H_2O + 2\,NaCl + E \longrightarrow H_2 + 2\,NaOH + Cl_2$$

Chlor ist ein häufiges Element mit 0,19 % Gewichtsanteil in der Erdkruste. Im Meerwasser kommt es in Gestalt von Kochsalz (Natriumchlorid) mit 19,4 g/l als dritthäufigstes Element nach Sauerstoff und Wasserstoff vor. In 1.000 ml Wasser lösen sich 2,3 l Chlorgas. Dabei entstehen geringe Mengen Salzsäure und hypochlorige Säure.

$$Cl_2 + H_2O \rightleftharpoons HCl + HOCl$$

Chlorgas wirkt stark reizend auf Atemwege, Augen und Haut. Flüssiges Chlor wirkt wegen der etwa 1.000 mal größeren Dichte gegenüber dem Chlorgas stark ätzend auf der Haut, und Chlorwasser führt zu Ekzemen und Chlorakne. 15 g/m^3 Chlor in der Luft sind tödlich, 30 mg/m^3 führen bereits zu gesundheitlicher Beeinträchtigung, der MAK-Wert liegt bei 1,5 mg/m^3. Mit einem Chlorgasangriff der Deutschen fing am 22. April 1915 in Ypern die Verwendung von Giftgas als Waffe im I. Weltkrieg an.

Das Chlorid dient als Anion zu den meisten Metallen.
Das bekannteste Chlorid ist das Natriumchlorid, das Salz schlechthin. Es hat einen pLD-Wert von 2,5 und ist nur etwa zweimal giftiger als Ethanol.
Die meisten Metallchloride haben einen pLD-Wert von drei bis vier.
Das Quecksilber(II)-chlorid hingegen ist über 100-mal giftiger als das Bariumchlorid, welches schon ab 1 g für Erwachsene tödlich sein kann.

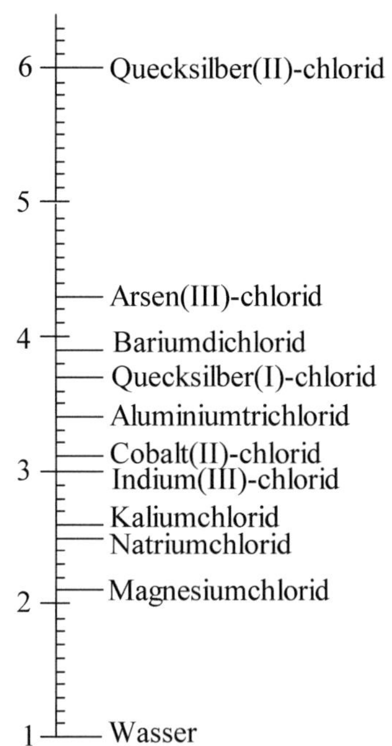

Abb. 9-1 Vergleich einiger pLD-Werte von Chloriden

Auch im normalen Haushalt lauert eine Chlorgasquelle. Die nicht sachgemäße Mischung von Abflussreinigern und Rohrreinigern auf Hypochlorit-Basis kann zur unfreiwilligen Chlorsynthese im Otto-Normal-Verbraucher-WC führen und in Einzelfällen ist es auch immer wieder zu Chlorgasunfällen in Schwimmbädern gekommen. Groß ist auch die toxische Bedeutung von chlorierten organischen Verbindungen, die in einem späteren Kapitel erläutert wird.

9.3 Brom

Das Halogen Brom (Br), der Name wird durch das griechische bromos (= Gestank) abgeleitet, ist neben Quecksilber das einzige Element, welches bei Raumtemperatur und Normaldruck flüssig ist. Brom gefriert bei -7 °C und siedet bei 59 °C. Es hat eine tiefbraune Farbe und sondert unter Normalbedingungen rot-bräunliche Dämpfe ab, die extrem stechend riechen. Bei -253 °C ist Brom nur noch leicht orangefarben. Die Dichte von Brom beträgt 3,1 g/cm^3. In Wasser löst sich Brom mit 17 g/l, dabei reagiert es langsam zu hypobromiger Säure und Bromwasserstoffsäure. In Tetrachlorkohlenstoff und Schwefelkohlenstoff ist es gut löslich. Als neues Element wurde Brom 1826 von A. Balard in Meeresalgen entdeckt. 1824 hat Liebig unerkannt bereits Brom aus Salzsolen in Salzhausen hergestellt, es jedoch für Iodchlorid gehalten, welches aber erst bei 27 °C schmilzt. Justus von Liebig, einer der größten Chemiker des 19. Jahrhunderts, der als wissenschaftlicher Urvater von 40 % der Chemienobelpreisträger der Jahre 1901 bis 1940 und der meisten Chemiker Deutschlands gilt, hat somit kein einziges chemisches Element entdeckt [29]. Brom kommt vor allem als Bromid im Meerwasser vor (ca. 70 g Bromid je m^3), aber auch in Bromidmineralien, die häufig mit Silbererzen vergesellschaftet sind, wie Bromargyrit (AgBr). Brom wird vor allem aus Laugen der Kaliindustrie, aus Meerwasser oder Salzseen gewonnen. Der Chlorid-Anteil ist dabei stets sehr groß, da Chlor etwa 300 mal häufiger vertreten ist als Brom mit seinem Anteil von 0,000 6 %. Industriell wird Brom durch Oxidation von Bromidlösungen durch Chlorgas hergestellt.

$$MgBr_2 + Cl_2 \longrightarrow MgCl_2 + Br_2$$

Die jährliche Weltproduktion von Brom beträgt ca. 500.000 Tonnen. Im Jahr 2000 wurden 38 % des Broms für mehrfach bromierte Biphenyle als Flammschutzmittel in Leiterplatten verwendet [21], des Weiteren als Methylbromid in der Schädlingsbekämpfung und als Alternative zu Chlor als Desinfektionsmittel oder Tränengas. Noch 1980 wurde Brom vor allem zur Darstellung von 1,2-Dibromethan, einem Kraftstoffzusatz verwendet, um Bleioxidablagerungen an den Ventilen zu verhindern [27].

Als Halogen hat Brom ähnliche Eigenschaften wie das Chlor. Seine spezifische Reaktivität ist zwar geringer, aber da es als Flüssigkeit und damit ca. 1.000-fach konzentrierter auftritt, kann es durchaus gefährlicher werden. Wirft man Arsenpulver in Brom, erfolgt wie bei Chlor die Reaktion unter Feuererscheinung. Hautkontakt zu elementarem Brom führt zu schwer heilenden Verätzungen, inhalierte Dämpfe nach einer Latenzzeit zu Atemnot, Lungenentzündung und Lungenödem. Zur Sicherheit bei Arbeiten im Labor mit Brom sollte man immer eine Natriumthiosulfatlösung bereit halten, die mit Brom Natriumbromid, Schwefel und verdünnte Schwefelsäure bildet.

Eine durch Ungeschicklichkeit fallen gelassene Braunglasflasche mit flüssigem Brom kann man fast als klassischen Schullaborunfall mit anschließendem Feuerwehreinsatz und einer Meldung in der Lokalpresse bezeichnen:

1995 wurden 33 Schüler und Lehrer einer Berliner Oberschule in Marzahn leicht verletzt und die Schule wurde geräumt. Ein Polizeisprecher bemerkte lakonisch: „Eine Flasche mit ätzendem Brom fiel herunter“.

2001 gab es in einer Realschule in Friedland (Mecklenburg) einen Unfall mit 16 Verletzten. 13 Schüler einer achten Klasse, eine Lehrerin und sogar zwei Feuerwehrleute hatten Bromdämpfe eingeatmet. Die Lehrerin, naturgemäß dem Unfallort am nächsten, wurde gar mit einem Rettungshubschrauber zum Krankenhaus geflogen. Ihr war während des Chemieunterrichts eine Flasche mit Brom aus der Hand gefallen.

2003 mussten 30 Kinder und ein Chemielehrer mit Atembeschwerden zu einer mindestens achtstündigen Beobachtung ins Krankenhaus, weil etwa 125 ml Brom ausgelaufen waren. Die 15- bis 17-jährigen Schüler klagten über Atembeschwerden, Kopfschmerzen und Schwindel, obwohl sie sofort den Raum verlassen hatten. Das Brom, welches schwerer als Luft ist, sammelte sich am Boden und wurde durch das Lüftungssystem in den darunter liegenden Physikraum geleitet, wo die Schüler einer achten Klasse die Bromdämpfe einatmeten. Die Feuerwehr, mit einem Großaufgebot von 600 Einsatzkräften vor Ort, musste die ganze Schule räumen.

Tückischerweise ist Brom dreimal schwerer als Wasser, so dass auch erfahrene Chemielehrer nicht davor gefeit sind, dass ihnen ein Fläschchen mit Brom aus der Hand gleiten kann. Da Bromdämpfe schwerer als Luft sind helfen Abzüge wenig, wenn die Flüssigkeit erstmal auf dem Boden gefallen und der Großeinsatz von 100 Rettungskräften mit Atemvollschutz und Großventilatoren unvermeidlich ist.

Angenommen ein Chemieraum hat ein Volumen von 200 m^3 und es werden 32 ml Brom, also etwa 100 g, in diesem Raum fein verteilt, stehen etwa 8.180 Mol Luft 0,625 Mol Brom gegenüber. Das ergibt etwa 76 ppm (500 mg/m^3) Brom in der Luft. Die Geruchsschwelle liegt bei 0,003 ppm, der MAK-Wert in der Schweiz bei 0,1 ppm (0,7 mg/m^3) und schwere Reizungen treten ab 1 ppm (7 mg/m^3) auf. Schon 35 ppm (250 mg/m^3) sind innerhalb von einer Stunde tödlich. Das Kosten-Nutzenverhältnis spricht daher eher gegen den Einsatz von Brom in der Schule [217].

Als letztes noch ein Erlebnis vom Chemielehrer des Autors: Ihm lief während der Vorbereitung eines Experiments, glücklicherweise unter dem Abzug und außerhalb des Chemieunterrichts, flüssiges Brom über die Hand, weil der Schliff der Braunglasflasche, in der das Brom gelagert war, verrottet war. So blieb es nur bei einer schlecht heilenden Wunde.
Die Aufzählung dieser unerfreulichen Unfälle sollte die Tücke und Gefährlichkeit von flüssigem Brom ausreichend verdeutlicht haben.

9.4 Iod

Abgeleitet vom lateinischen ioeides (= veilchenfarben) entdeckte B. Courtois das Iod (I) 1812 beim Verarbeiten von Seetang. Die elementare Natur des Iods erkannte dann J. L. Gay-Lussac 1813. Iod bildet violett-schwarze, metallisch glänzende Kristalle, die bei 112 °C schmelzen, bei 184 °C sieden und eine Dichte von 4,9 g/cm^3 haben. Iod ist chemisch viel weniger reaktiv als seine Halogen-Kollegen Fluor, Chlor und Brom und ein mildes Oxidationsmittel, welches durch die Haut resorbiert wird und desinfiziert. Iod ist in Ethanol und anderen sauerstoffhaltigen Lösungsmitteln bräunlich, weil sich Iod-Komplexe bilden. In sauerstofffreien Lösungsmitteln wie in Chloroform ist Iod violett.
Iod ist ein essentielles Element, der Mensch benötigt 100 bis 200 µg täglich. Iod wird in der Schilddrüse als L-Thyroxin gespeichert, ein Hormon, welches bereits 1915 von E. C. Kendall isoliert werden konnte.
Ein Mangel an Iod führt zur Kropfbildung [117] und Antriebslosigkeit. Die Überfunktion der Schilddrüse zeigt gegenteilige Symptome wie Ruhelosigkeit, Pulsbeschleunigung und gar hervortretende Augäpfel.

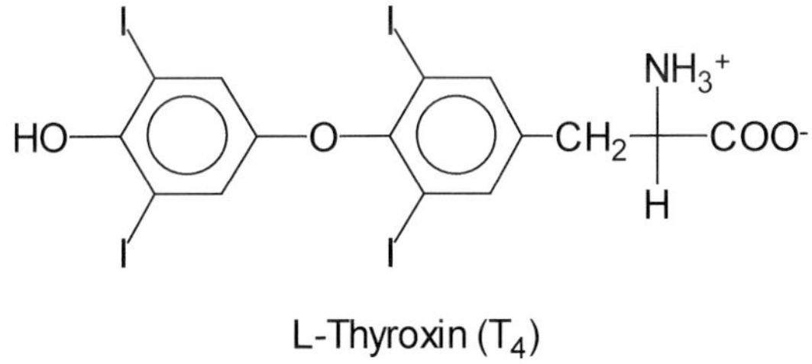

L-Thyroxin (T_4)

9.5 Astat

Bezeichnenderweise ist der Elementname des radioaktiven Astats vom griechischen astatos (= unbeständig) abgeleitet. Das langlebigste Isotop ist das ^{210}At, welches nach einem durchschnittlichen Arbeitstag von acht Stunden bereits zur Hälfte wieder zerfallen ist. Astat hat keine relevante Bedeutung. Das radioaktive Tenness zerfällt sogar innerhalb von Millisekunden.

10 Die Edelgase

Tab. 10-1 Elemente und Atommassen

He	Ne	Ar	Kr	Xe	Rn	Og
Helium	Neon	Argon	Krypton	Xenon	Radon	Oganesson
4	20,18	39,95	83,8	131,3	222	294

Die Edelgase sind farb-, geschmack- und geruchlos. Sie haben eine mit acht Elektronen vollbesetzte Elektronenschale. Argon, Krypton, Xenon und Radon gehen Verbindungen ein, wenn auch nur unter extremen Bedingungen wie direkte Fluorierung mit Fluor [104]. Neon und Helium verweigern sich jeglicher Bindung und bleiben sozusagen chemische Junggesellen. Knapp 1 Vol.% der Luft besteht aus Edelgasen. Helium hat mit -269,9 °C (3,19 K) den niedrigsten Siedepunkt aller Elemente. Während es im Weltall nach Wasserstoff das zweithäufigste Element ist, kommt Helium auf der Erde seltener als Gold oder Platin vor.

Als Helium/Sauerstoff-Gemisch Heliox (79 % He und 21 % O_2) wird es zum Tiefseetauchen verwendet. Helium ist leichter als Luft, löst sich im Blut schlechter als Stickstoff und entweicht auch rascher aus der Lösung, so dass die Taucherkrankheit vermieden werden kann. Es könnten beim Tauchen so theoretisch Tiefen bis 600 m erreicht werden.

Neon ist nach Wasserstoff und Helium das drittleichteste Gas.

Argon, schwerer als Luft, ist der dritthäufigste Bestandteil der Atmosphäre und wird als Schutzgas genutzt. Mit HArF [122] gibt es bisher erst eine einzige chemische Verbindung des Argons.

Tab. 10-2 Vorkommen der Edelgase in der Luft

	Vol.%
Helium	0,00046
Neon	0,00181
Argon	0,9327
Krypton	0,000108
Xenon	$8{,}7 \times 10^{-6}$
Radon	6×10^{-18}

Radon ist radioaktiv und phosphoresziert daher in flüssigem und festen Zustand. Es entsteht im Uranbergbau als Zerfallsprodukt. Es ist ein Problem in den Wasserwerken, so dass die Mitarbeiter sogar Dosimeter tragen müssen. Andererseits werben Kurorte mit radonhaltigen Quellen. Auch die beim Zerfall entstehenden Nuklide sind radioaktiv und stellen daher eine erhebliche Gesundheitsgefahr dar. Oganesson ist ein künstlich hergestelltes Element. Pharmakologisch und chemisch am interessantesten ist aber das Xenon.

10.1 Xenon

Xenon, abgeleitet vom griechischen xenos (= fremd), wurde von W. Ramsay und M. W. Travers 1898 entdeckt. Von keinem Edelgas gibt es mehr chemische Verbindungen. Mit dem Xenonhexafluoroplatinat ($XePtF_6$) wurde im Juni 1962 von N. Bartlett erstmals eine Edelgasverbindung synthetisiert [13]. Im Juli 1962 wurde aus den Elementen mit Katalysator und unter UV-Licht das starke Oxidations- und Fluorierungsmittel Xenondifluorid von R. Hoppe hergestellt [103].
XeF_2 ist ein weißes, kristallines Pulver mit einer Dichte von 4,3 g/cm^3, welches bei 129 °C schmilzt und sich bei weiterem Erhitzen explosionsartig wieder zu den Elementen zersetzt.

$$Xe + F_2 \xrightarrow{h\nu} XeF_2$$

Es gilt entsprechend der Gefahrenkennzeichnung als brandfördernd und giftig. Der LD_{50}-Wert liegt bei 90 mg/kg für die orale Aufnahme. Auch Oxide, Chloride und sogar Bromide sind von dem Xenon synthetisiert worden. Sie sind alle nicht sehr stabil und setzen bei der Zersetzung ätzende und damit gefährliche Stoffe frei. Xenon-Gas ist wasser- und lipidlöslich. Ein Gemisch von 80 % Xenon und 20 % Sauerstoff führt innerhalb von 10 Minuten zur Narkose. Ab 50 % Xenon wird eine Narkosewirkung erzielt. 1951 wurde erstmals eine Xenon-Narkose durchgeführt. Inzwischen eilt Xenon der Ruf voraus, ein Wundermittel der Anästhesie zu sein, da es sehr schonend für den Stoffwechsel ist und die letzte Möglichkeit darstellt, bei sehr schwachen Patienten eine Narkose zu ermöglichen. Der narkotische Effekt von Xenon ist 1,5 mal stärker als der von Lachgas. Xenon wird aber sehr schnell vom Körper wieder ausgeschieden. Nach 5 bis 10 Minuten sind die Patienten wieder voll orientiert. Für zwei Narkosestunden werden zehn Liter Gas benötigt, die etwa 180 € kosten, während eine normale Narkose für nur 20 € zu haben ist. Xenon kann auch in einer lipophilen Flüssigkeit gelöst und intravenös injiziert werden, um die notwendige Menge dieses teuren Edelgases bei der Narkose zu verringern.

11 Die Scandiumgruppe

Tab. 11-1 Elemente und Atommasssen

Sc	**Y**	**La**	**Ac**
Scandium	Yttrium	Lanthan	Actinium
44,96	88,91	138,91	227

Diese vier Metalle haben alle in der äußeren Elektronenhülle je ein Elektron in einem d-Orbital. Sie sind weniger edel als Aluminium, aber edler als die Erdalkalimetalle. Die Oxidationszahl ist vorwiegend +3. Scandium wurde 1871 von L. Nilson im Mineral Gadolinit entdeckt. Scandium ist wenig bedeutend, weder in der Anwendung noch toxikologisch.

Yttrium wurde 1794 von J. Gadolin entdeckt. Mit einem Anteil von 0,003 % in der Erdrinde kommt es häufiger vor als Blei. Es spielte früher eine Rolle in Röhrenfarbfernsehern.

Das radioaktive Yttrium-88 wird in der Tumortherapie eingesetzt. Yttriumgranat ($Y_3Al_5O_{12}$) ist mit der Mohsschen Härte von 8,5 sehr hart und wird bei Festkörperlasern und als Edelstein verwendet.

Lanthan wurde 1839 von C. Mosander entdeckt. Lanthansalze verzögern die Blutgerinnung.

Tab. 11-2 Daten der Scandiumgruppe

	Scandium	Yttrium	Lanthan	Actinium
Smp.	1539 °C	1523 °C	920 °C	1050 °C
Sdp.	2832 °C	3337 °C	3454 °C	3300 °C
Dichte	3 g/cm^3	4,47 g/cm^3	6,16 g/cm^3	10,1 g/cm^3

Das radioaktive Actinium wurde 1899 von A. Debierne in der Pechblende entdeckt. Es ist nur ein Zwischenprodukt der radioaktiven Zerfallsreihen. Das ^{227}Ac hat mit 21,8 Jahren die längste Halbwertszeit. Im Periodensystem sind die folgenden ebenfalls radioaktiven Elemente die Actinoide.

12 Die Titangruppe

Tab. 12-1 Elemente und Atommassen

Ti	**Zr**	**Hf**	**Rf**
Titan	Zirconium	Hafnium	Rutherfordium
47,9	91,22	178,49	267

Tab. 12-2 Daten der Titangruppe

	Titan	Zirconium	Hafnium	Rutherfordium
Smp.	1677 °C	2128 °C	2150 °C	2100 °C
Sdp.	3262 °C	3578 °C	5400 °C	5500 °C
Dichte	4,5 g/cm^3	6,5 g/cm^3	13,3 g/cm^3	18 g/cm^3

Diese vier Metalle haben alle in der äußeren Elektronenhülle je zwei Elektronen in einem d-Orbital.
Hafnium und Zirconium sind extrem schwer zu trennen. An der Luft bilden sie eine schützende Oxidschicht. Titan wurde 1825 von J. Berzelius erstmals rein dargestellt. Titan kann nicht durch Reduktion des Oxids mit Kohlenstoff hergestellt werden, weil dabei Titancarbid entsteht. Erst 1938 konnte Titan im industriellen Maßstab durch Reduktion von Titanchlorid mit Magnesium hergestellt werden. Es ist mit 0,4 % Gewichtsanteil in der Erdkruste das zehnthäufigste Element und damit häufiger als Schwefel, Chlor oder Kohlenstoff, allerdings ist es fein verteilt und tritt nur in geringen Konzentrationen auf.
Titandioxid spielt als beständige Farbe Titanweiß eine größere Rolle. Es ist chemisch sehr stabil und der LD_{50}-Wert liegt bei über 10 g/kg (Ratte, oral). Als Lebensmittelzusatzstoff E 171 kommt es in Zahnpasta und Kaugummis vor. 80 % der weltweiten Produktion von etwa 4 Mio. Tonnen werden als Farbpigmente verwendet. Inzwischen wird Titandioxid gesundheitlich kritisch betrachtet. Titandioxid wurde in Frankreich im Juni 2017 von dem Risikobewertungskomitee (RCA) der ECH als wahrscheinlich krebserregend bei inhalativer Aufnahme eingeschätzt. Seit 2020 wird es in Frankreich daher nicht mehr in Lebensmitteln verwendet. Die Ergebnisse bisheriger Studien sind allerdings nicht eindeutig und widersprechen sich sogar.
Titancarbid leitet elektrischen Strom und Titanzusätze veredeln stark beanspruchbaren Stahl. Titan hat pharmakologisch wie toxikologisch bisher nur eine geringe Bedeutung. Das gleiche gilt für Zirconium (1824 von Berzelius entdeckt).
Hafnium kommt nicht in eigenständigen Mineralien vor, sondern ist steter Begleiter des Zirconiums. Obwohl es häufiger als Quecksilber, Bismut oder Cadmium ist, wurde es erst 1923 von D. Coster und G. Hevesy nach Hinweisen von N. Bohr und C. Bury entdeckt. Hafnium ist nach der lateinischen Bezeichnung für Kopenhagen Hafnia benannt. Es ist nur von theoretischem Interesse.
Das Rutherfordium ist radioaktiv, alle Isotope haben nur sehr kurze Halbwertszeiten, die längstens in Minuten zählen.

13 Die Vanadiumgruppe

Tab. 13-1 Elemente und Atommassen

V	**Nb**	**Ta**	**Db**
Vanadium	Niob	Tantal	Dubnium
50,94	92,91	180,95	268

Tab. 13-2 Daten der Vanadiumgruppe

	Vanadium	Niob	Tantal	Dubnium
Smp.	1919 °C	2468 °C	2996 °C	?
Sdp.	3400 °C	4930 °C	5425 °C	?
Dichte	6,1 g/cm^3	8,6 g/cm^3	16,7 g/cm^3	?

Die Vanadiumgruppe ist die fünfte Nebengruppe. Diese vier Metalle haben alle in der äußeren Elektronenhülle je drei Elektronen in den d-Orbitalen. Da die Pentoxide dieser Elemente Säurecharakter haben, galten Vanadium, Niob und Tantal früher als Erdsäure-Elemente. Nur die schnell bildende Oxidschicht verhindert ein rasches Auflösen dieser sehr unedlen Metalle. Niob wurde 1801 von C. Hatchett entdeckt. Er nannte es Columbium, ein Name, den es auch heute noch im englischen Sprachraum hat. H. Rose entdeckte Niob 1844 erneut. Selbst in Königswasser ist massives Niob unlöslich, aber in Flusssäure wird es in lösliche Komplexe überführt.

Tantal wurde 1802 von A. Ekeberg in Schweden entdeckt. Benannt wurde es nach dem leidenden Tantalus, weil das Tantalpentoxid (Ta_2O_5) extrem schwer löslich ist (nur in Flusssäure).

Dubnium wurde als radioaktives Element durch Kernreaktionen im russischen Dubna in winzigsten Mengen hergestellt.

Nur Vanadium ist vom pharmakologischen und toxikologischen Aspekt her interessant.

13.1 Vanadium

Abgeleitet von der nordischen Göttin Vanadis wurde Vanadium 1830 von N. Sefström in Eisenerz endgültig entdeckt (A. M. del Rio hielt Vanadium 1801 irrtümlich für Chrom). Es kommt zu 0,01 % in der Erdkruste vor, meist in Eisen-, Kupfer- und Zinkerzen. Gewonnen wird es aus Vanadiumpentoxid, welches durch Rösten und Reduzieren mit Calcium und Aluminium zum reinen Metall reduziert wird.

$$V_2O_5 + 5\,Ca \xrightarrow{950\ °C} 2\,V + 5\,CaO$$

Vanadium ist überwiegend ein Legierungsbestandteil von Stahl und Katalysatoren (Schwefelsäureherstellung).

Vanadium hat biologische Bedeutung. Interessanterweise kann Vanadium anionisch als Vanadat (VO_4^{3-}), Divanadat ($V_2O_7^{4-}$) oder Metavanadat ($V_4O_{12}^{4-}$), aber eben auch kationisch als Dioxovanadium (VO_2^+) oder V_3^+ vorkommen. Vanadiumionen haben unterschiedliche Farben. Reduziert man Vanadium(V)-Verbindungen mit Zink und Säure, bilden sich zuerst blaue (IV), grüne (III) und schließlich violette (II)-Verbindungen des Vanadiums:

$$VO_2^+ \longrightarrow VO^{2+} \longrightarrow V^{3+} \longrightarrow V^{2+}$$

farblos blau grün violett

Vanadate ähneln den Phosphaten (PO_4^{3-}) und haben daher auch eine ähnliche Wirkung. Vanadat bindet sich an bestimmten Enzyme, womit der Prozess der Phosphorylierung im Körper blockiert und gesteuert werden kann, wie z. B. bei der Natrium-Kalium-ATPase, die den Transport von Natrium und Kalium in den Zellen bestimmt [203]. Vanadium beeinflusst die Glucoseaufnahme. In der Leber wird die Glykolyse stimuliert und die Gluconeogenese gehemmt, was zur Absenkung des Glucosespiegels im Blut führt. Vanadium unterdrückt die Synthese von Cholesterin durch Hemmung der Squalen-Synthase. Vanadium hat Potential gegen Diabetes Typ 2, bösartige Tumore und verschiedene Infektionskrankheiten. Bisher wurden Vanadium-Verbindungen allerdings nicht pharmazeutisch genutzt [204]. Es gibt im menschlichen Körper auch kein Enzym, welches Vanadium als aktives Zentrum enthält. In der Pflanzenwelt katalysiert Vanadium die Synthese von 5-Aminolävulinsäure, eine Vorstufe des Chlorophylls. Vanadiumhaltige Enzyme finden sich auch bei Braunalgen und Flechten.

Dauernde Einwirkung von Vanadium hat sich im Tierversuch als karzinogen erwiesen. Wird Vanadiumstaub in der Metallverhüttung über ein langes Arbeitsleben eingeatmet, kommt es zum sog. Vanadismus, der sich in Schleimhautreizung, grünschwarzer Zunge sowie Lungen- und Darmerkrankung zeigt [210].

14 Die Chromgruppe

Die Chromgruppe ist die sechste Nebengruppe. Diese vier Metalle haben alle in der äußeren Elektronenhülle je vier Elektronen in d-Orbitalen. Die Stabilität der höchsten Oxidationszahl +6 wächst mit steigender Ordnungszahl, während die Stabilität der Oxidationszahl +3 von Chrom Richtung Wolfram sinkt.

Tab. 14-1 Elemente und Atommassen

Cr	**Mo**	**W**	**Sg**
Chrom	Molybdän	Wolfram	Seaborgium
52	95,94	183,85	271

Tab. 14-2 Daten der Chromgruppe

	Chrom	Molybdän	Wolfram	Seaborgium
Smp.	1903 °C	2620 °C	3410 °C	?
Sdp.	2640 °C	4825 °C	5660 °C	?
Dichte	7,1 g/cm³	10,3 g/cm³	19,26 g/cm³	?

Molybdän wurde 1778 von C. Scheele entdeckt. Es ist ein wichtiges Spurenelement in Pflanzen. Durch Düngung mit Ammoniummolybdat kann der Ernteertrag in der Landwirtschaft gesteigert werden. Molybdän wird zur Fixierung von molekularem Stickstoff und der Nitratreduktion benötigt. Auch für Menschen ist Molybdän essentiell. 50–100 µg Molybdän wird als Tagesdosis vermutet. Molybdänhaltige Enzyme spielen eine Rolle bei der Purinzersetzung und Harnsäurebildung. Bei Aufnahme von über 10 mg täglich treten gichtähnliche Symptome, Gelenkschmerzen und Lebervergrößerung auf.
Wolfram wurde 1783 von den Brüdern D´Elhujar aus Wolframit gewonnen. Es ist weißglänzend, hat den höchsten Schmelzpunkt aller Metalle und hat fast die Dichte von Gold. Wolframhexafluorid siedet bei 17 °C und ist bei Raumtemperatur mit einer Dichte von 12,4 g/l das schwerste bekannte Gas. Mit Kohlenstoff und Silicium bildet Wolfram sehr harte und hochschmelzende Verbindungen. Prominenteste Verwendung ist das Wolfram in Glühdrähten. Man kann aus Wolfram 0,01 mm dünne Drähte herstellen. Das giftige Blei wird durch das schwere und harmlosere Wolfram im Strahlenschutz ersetzt. Wolfram und seine Verbindungen sind nicht toxisch und spielen physiologisch keine Rolle. Im englischen und französischen Sprachraum hält sich noch der alte Name Tungsten.

14.1 Chrom

Abgeleitet vom griechischen chromos (= Farbe) wurde Chrom 1797 von L. Vauquelin entdeckt. Es wird aus Chromit ($FeOCr_2O_3$) durch das Thermitverfahren hergestellt. Das Eisen wird als Eisen(III)-oxid abgetrennt und das Chrom(III)-dioxid bei hohen Temperaturen mit Aluminium umgesetzt.

$$Cr_2O_3 + 2\,Al \longrightarrow Al_2O_3 + 2\,Cr$$

Hauptverwendung des Chroms ist das Ferrochrom. Verchromte Metalle sind viel stabiler an der Luft und haben einen leicht bläulichen Glanz. Die Chromschicht ist nur 0,3 µm dick.
Metallisches Chrom und Chrom(III)-Verbindungen sind kaum gesundheitsschädigend. Das lässt sich durch die geringe Löslichkeit und Resorptionsrate erklären. Eine Menge von 48 g Chromsulfat waren aber z. B. innerhalb von 36 Stunden tödlich. Es kam dabei u. a. zu einer schweren Gastroenteritis. Ganz anders die Chrom(VI)-Verbindungen: Sie gelten als krebserregend und bereits 0,5 g können tödlich sein. In der Literatur lag die tödliche Dosis bei 2,5 bis 195 mg je kg Körpergewicht.
Akute Vergiftungen von Chromat- oder Dichromatlösungen führen zu starken Verätzungen, nachfolgend Schock, Anurie und schwere Leberschäden und Nierenversagen [233].

Zum Entgiften kann BAL oder EDTA, wenn auch mit meist mäßigem Erfolg eingesetzt werden.

Chrom(VI)-oxid (CrO_3) ist ein dunkelroter Feststoff, der sich sehr gut in Wasser löst. Chromtrioxid ist ein starkes Oxidationsmittel, welches brandfördernd ist und mit organischen Lösungsmitteln explosionsartig reagieren kann. Bei 197 °C schmilzt es und zersetzt sich oberhalb von 230 °C zu Chrom(III)-oxid.

$$4\ CrO_3 \longrightarrow 2\ Cr_2O_3 + 3\ O_2$$

In wässriger Lösung entsteht Chromsäure (H_2CrO_4). Synthetisiert wird Chrom(VI)-oxid durch Fällung einer Chromatlösung mit konzentrierter Schwefelsäure. Der LD_{50}-Wert liegt bei 80 mg.

Kaliumdichromat ($K_2Cr_2O_7$) ist das vielleicht wichtigste Chromsalz. Es bildet leuchtend orangerote Kristalle, die bei 397 °C schmelzen und sich bei über 500 °C zu Kaliumchromat und Chrom(III)-oxid unter Sauerstoffabgabe zersetzen. Kaliumdichromat ist ein starkes Oxidationsmittel, welches in alkalischer Lösung als gelbes Chromat (CrO_4^-) vorliegt. Es wird in der Gerberei und zur Synthese von Chromschwefelsäure verwendet. Früher war Kaliumdichromat noch in allgemein erhältlichen Chemiebaukästen enthalten und wurde nur als reizend eingestuft. Inzwischen gilt es als sehr giftig, umweltgefährdend und brandfördernd. Es verändert das Erbgut, ist krebserzeugend und kann Allergien auslösen.

Blei(II)-chromat ($PbCrO_4$), auch Chromgelb genannt, wird seit 1818 als Pigment hergestellt und wurde rasch zu einer Modefarbe. Blei(II)-chromat ist ein in Wasser unlösliches Pulver, das man aus Bleiacetat-Lösung und Kaliumchromat erhält.

$$Pb^{2+} + K_2CrO_4 \longrightarrow PbCrO_4 + 2\ K^+$$

Blei(II)-chromat hat ein hohes Deckvermögen bei großer Wetterfestigkeit und ausgeprägter Buntheit. Es wurde auch als Künstlerfarbe eingesetzt, wird aber inzwischen wegen seiner Giftigkeit in Europa durch andere Stoffe wie Azo-Pigmente ersetzt.

15 Die Mangangruppe

Tab. 15-1 Elemente und Atommassen

Mn	Tc	Re	Bh
Mangan	Technetium	Rhenium	Bohrium
54,93	98	186,21	272

Die Mangangruppe ist die siebte Nebengruppe. Diese vier Metalle haben alle in der äußeren Elektronenhülle je fünf Elektronen in d-Orbitalen. Mangan (Mn) ist das bei weitem häufigste Element dieser Gruppe. Das natürliche Verhältnis zwischen Mangan (0,064 % in der Erdkruste) und Rhenium (Re), welches seltener als Gold und Platin ist, beträgt 1:100.000. Technetium und Bohrium (Bh) kommen in der Natur nicht vor und müssen durch Kernreaktionen erzeugt werden.

Tab. 15-2 Daten der Mangangruppe

	Mangan	Technetium	Rhenium	Bohrium
Smp.	1247 °C	2250 °C	3180 °C	?
Sdp.	2030 °C	4700 °C	5630 °C	?
Dichte	7,4 g/cm^3	11,5 g/cm^3	21 g/cm^3	?

Bohrium wurde bisher nur in winzigsten Mengen hergestellt, die Halbwertszeiten der Isotope bewegen sich im Millisekundenbereich.
Das radioaktive Technetium (Tc) wurde 1925 von W. Noddack und I. Tacke nachgewiesen und 1937 von C. Perrier durch Kernreaktion von Deuterium mit Molybdän erstmals hergestellt. Rhenium wurde 1925 von Noddack und Tacke röntgenspektroskopisch in Molybdän-Erzen nachgewiesen. Der Name ist vom lateinischen rhenus (= Rhein) abgeleitet. Rhenium kommt in geringem Maße in Molybdänerzen vor. Von allen Elementen hat es den dritthöchsten Schmelzpunkt sowie den zweithöchsten Siedepunkt.

15.1 Mangan

Mangan wurde 1774 von J. G. Gahn entdeckt. Es ist ein eisenähnliches Schwermetall, welches langsam an der Luft oxidiert. Mangan gibt es in den Oxidationszahlen von +2 bis +7 in unterschiedlichen Farben:

$MnCl_2$	MnF_3	MnO_4^{4-}	MnO_3^-	MnO_4^{2-}	MnO_4^-
II	III	IV	V	VI	VII
rosa	rot	braun	blau	grün	violett

Jährlich werden 30 Millionen Tonnen Manganerz, vor allem Braunstein (MnO_2) abgebaut.
Mangan ist essentiell für alle Lebensformen, es kommt in diversen Enzymen vor und spielt eine Rolle bei der Verwertung von Vitamin B_1 sowie der Insulinproduktion in der Bauchspeicheldrüse. Im Menschen findet man etwa 10 bis 20 mg Mangan, das meiste davon in den Knochen. Reich an Mangan sind vor allem Nüsse, Keimlinge, Erdbeeren und Kakao. 4 mg Mangan ist die täglich empfohlene Mangan-Dosis.

Toxikologisch ist Mangan im Gegensatz zu vielen anderen Schwermetallen relativ harmlos. Chronische Aufnahme von Manganstaub führt allerdings zu Nervenstörungen (Manganismus). Der MAK-Wert liegt bei 0,02 mg/m^3. Die neben Braunstein bekannteste Mangan-Verbindung ist Kaliumpermanganat $KMnO_4$. Es wird als Oxidationsmittel eingesetzt und kann auch als Desinfektionsmittel verwendet werden. Ab 240 °C zersetzt es sich unter Sauerstoffabspaltung. Schon in geringer Menge färbt es Wasser tief violett. Auf der Haut bildet es braune Flecken, die aus Braunstein bestehen. Oral eingenommen verätzt es die Magenschleimhaut, 5 bis 8 g gelten als tödliche Grenzdosis. Als Therapie einer Vergiftung gilt Lokalbehandlung und Einnahme von einem Chelatbildner.
Der LD_{50}-Wert für Ratten liegt bei 750 mg/kg, der pLD-Wert bei 3,1.

16 Die Eisengruppe

Tab. 16-1 Elemente und Atommassen

Fe	**Co**	**Ni**
Eisen	Cobalt	Nickel
55,85	58,93	58,7

Die Eisengruppe ist ein Teil der achten Nebengruppe. Hier sind die Elemente im Gegensatz zu den vorhergehenden nebeneinander angeordnet. Eisen, Cobalt und Nickel haben große chemische Ähnlichkeit.

Tab. 16-2 Daten der Eisengruppe

	Eisen	Cobalt	Nickel
Smp.	1539 °C	1495 °C	1452 °C
Sdp.	3070 °C	3100 °C	2730 °C
Dichte	7,9 g/cm^3	8,9 g/cm^3	8,9 g/cm^3

16.1 Eisen

Das Elementzeichen Fe ist abgeleitet vom lateinischen ferrum. Seit der Antike ist Eisen bekannt. Mit 3,4 % Anteil an der Erdkruste steht Eisen an vierter Stelle der Elementhäufigkeit. Der Erdkern besteht wahrscheinlich hauptsächlich aus flüssigem Eisen.
Vor 3.500 Jahren wurde Eisen bereits hergestellt. Es hatte wegen seiner Härte große Vorteile gegenüber Bronze und anderen Metallen, die seit der Antike bekannt waren. Der veredelte Stahl brachte es 2017 auf eine Produktionszahl von 1.691 Millionen Tonnen weltweit [72].
Eisen ist lebensnotwendig und das mit Abstand wichtigste Schwermetall. Im menschlichen Körper sind etwa 4 bis 5 g Eisen, davon 70 % in Hämoglobin gebunden, etwa

15 % im Muskelmyoglobin und in weiteren Enzymen. Etwa 20 % ist Depoteisen. Der tägliche Eisenbedarf variiert und die Resorption aus Nahrung und Medikamenten hängt von der Bindungsart ab. Es wird nur Eisen(II), also zweiwertiges Eisen aufgenommen. Metallisches Eisen muss vom Organismus erst in Eisen(II)-salze verwandelt werden. Komplexe Eisen(III)-verbindungen, wie z. B. Eisenammoniumcitrat sind therapeutisch sinnvoll, weil sie im Körper langsam zu Fe^{2+}-Kationen reduziert werden.

So unverzichtbar Eisen auch ist, Überdosierungen können tödlich enden. 2 g Eisen(II)-sulfat ($FeSO_4$) waren schon bei Kleinkindern letal. In den ersten Stunden nach einer akuten Vergiftung traten Erbrechen, Durchfall, Schock und Koma auf. Bis zu 24 Stunden nach der Vergiftung folgten Fieber, Blutgerinnungsstörungen sowie Leber- und Nierenschäden. Langfristig erfolgt Vernarbung im Verdauungstrakt. Als Therapie muss der Eisenschock symptomatisch behandelt werden und das Eisen mit 2-10 g Deferroxamin gebunden und mit dem Harn ausgeschieden werden. Eisen reichert sich in der Leber an und führt dort zur Ablagerung von Eisensalzen und Organschäden. Daher sind Eisenpräparate nur bei Eisenmangel zu empfehlen.

Eisenpentacarbonyl ($Fe(CO)_5$) ist eine giftige, ölige, brennbare, gelbe Flüssigkeit mit süßlichem Geruch, die wasserunlöslich ist und mit Luft explosionsfähige Gemische bildet. Synthetisiert wird Eisenpentacarbonyl aus feinverteiltem Eisenpulver und CO bei 200 °C und 200 bar. Oberhalb von 60 °C zerfällt diese Verbindung zu Eisen und Kohlenmonoxid und wird verwendet, um hochreines Eisen herzustellen.

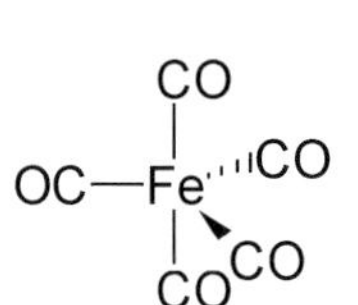

Eisenpentacarbonyl
Smp.: -20 °C
Sdp.: 103 °C
MAK: 0,81 mg/m^3
LD_{50}: 25 mg/kg (Ratte, oral)
pLD: 4,6

16.2 Cobalt

Abgeleitet vom Wort Kobold, der sich nach Ansicht der mittelalterlichen Bergleute einen Spaß mit ihnen machte und statt wertvoller Kupfererze eben nur wertloses Cobalterz anbot, wurde dieses Metall 1735 von G. Brandt erstmalig isoliert. Schon in der Antike wurden Cobaltverbindungen zum Blaufärben von Gläsern verwendet. Heute ist es in Legierungen oder Katalysatoren enthalten.

Inzwischen ist der Bedarf nach Cobalt stark angestiegen, da es in Akkumulatoren von E-Autos benötigt wird. 2016 wurden weltweit 123.000 Tonnen Cobalt gefördert, davon unter mittelalterlichen und wenig effizienten Methoden etwa die Hälfte allein im Kongo. Die bekannteste Cobalt-Verbindung, das Cobalt(II)-chlorid, war noch 1982 in handelsüblichen Chemiebaukästen enthalten, gilt inzwischen aber als krebserregend, fruchtschädigend und möglicherweise erbgutverändernd. Somit hat der Totenkopf auf den Cobalt(II)-chlorid-Gefäßen Platz gefunden. Der LD_{50}-Wert liegt bei 80 mg/kg.

0,5 g Cobaltsalz oral eingenommen führt zu Übelkeit und Blutdruckabfall und 100 mg Co^{2+}-Ionen intravenös verabreicht können schon tödlich sein.

Als Bestandteil von Vitamin B_{12} (Cobalamin) ist Cobalt ein essentielles Element. Das Vitamin B_{12} wird beim gesunden Menschen von den Darmbakterien direkt aus Cobalt-Ionen gebildet. Das Cobalamin ist chemisch dem Hämoglobin ähnlich, allerdings ist die Grundstruktur ein Corrin-Ring, der im Unterschied zum Porphyrin durch drei und nicht durch vier Methin-Gruppen verknüpft ist, und als Zentralatom fungiert hier Cobalt statt Eisen. Mangelerscheinungen manifestieren sich in Anämie. Es war eine der Glanzleistungen der synthetischen Chemie, als R. B. Woodward und A. Eschenmoser 1973 in einer 90-Stufensynthese dieses Vitamin erstmals künstlich darstellen konnten [297], [65]. Es werden 0,2 µg Cobalt pro täglicher Aufnahme empfohlen. Bei Anämie sollen 14 Tage lang täglich 100 µg Hydroxycobalamin genommen werden.

Cyanocobalamin wird nach oraler Einnahme im Organismus nur verwertet, wenn der im normalen Magensaft vorhandene Eiweißstoff Apoerythein zur Verfügung steht und als Vitamin-Protein-Komplex im Darm resorbiert werden kann.

Vergleich Häm vs. Cobalamin

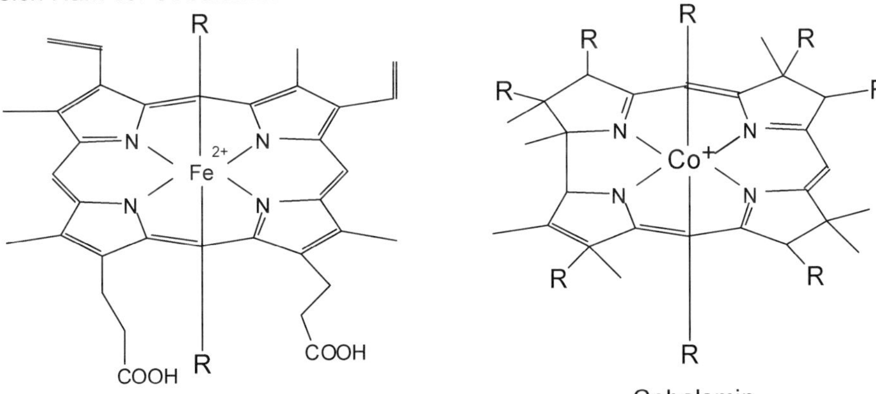

Häm

Cobalamin

Ist die Magenschleimhaut in ihrer Funktion gestört, muss dieser Eiweißstoff als so genannter Intrinsic-Faktor zugegeben werden. Große Dosen ab 20 mg Cobalt führen zu Haut-, Lungen- und Magenerkrankungen, Leber-, Herz-, Nierenschäden und Krebsgeschwüren.

Früher setzte man in Kanada 1 mg/l Cobaltsulfat ($CoSO_4$) zur Stabilisierung des Bierschaums ein (LD_{50}: 768 mg/kg, Ratte, oral). Daraufhin stieg die Krankheitsrate

bei starken Biertrinkern massiv an. Die resultierende Herzschwäche nannte man auch kanadisches Bierherz. Heute wird kein Cobalt mehr zugesetzt.
Bekannt ist auch die Cobaltcarbonylverbindung Dicobaltoctacarbonyl.

Dicobaltoctacarbonyl
Smp.: 52 °C (Zers.)
LD_{50}: 754 mg/kg (Ratte, oral)
pLD: 3,1

Die Gabe von geringen Mengen Cobalt-Salzen imitiert den Zustand der Sauerstoffarmut, so dass wie bei einem Höhentraining der Körper angeregt wird, rote Blutkörperchen zu bilden. Cobaltchlorid steht daher auf der Doping-Liste. Paradoxerweise ist bisher kein Grenzwert festgelegt worden, so dass die zugegebenermaßen nicht ungefährliche Anwendung von Cobaltsalzen bei Sportlern bisher praktisch keine sportrechtlichen Konsequenzen hat.

16.3 Nickel

Abgeleitet vom Erdkobold Nickel, der den Bergleuten wertloses Nickelerz als Kupfererz vorspielte, wurde Nickel 1751 von A. Cronstedt erstmals rein dargestellt. Es wird vor allem für harte und zähe Legierungen verwendet und kommt auch in Geldmünzen vor. Es ist bisher unklar, ob Nickel essentiell für Säugetiere ist. Bei Pflanzen und Mikroorganismen wurde Nickel in mehreren Enzymen isoliert. Nickelsalze sind relativ wenig toxisch. Zu bedenken ist jedoch, dass Nickel sehr häufig Kontaktallergien auslöst. Man schätzt, dass 2 bis 4 Millionen Menschen allein in Deutschland gegen Nickel sensibilisiert sind und jedes vierte Kind in den USA eine Kontaktallergie hat [110]. Das hat inzwischen dazu geführt Metalle, die mit der Haut in Kontakt kommen, seltener zu vernickeln.
Nickeltetracarbonyl ($Ni(CO)_4$) ist eine giftige Flüssigkeit, die in organischen Lösungsmitteln löslich ist. Die CO-Liganden sind tetraedrisch um das Nickelatom angeordnet.

Nickeltetracarbonyl
Smp.: -19 °C
Sdp.: 43 °C
LD_{50}: 63 mg/kg (Ratte, s.c.)
pLD: 4,2

Es wird durch Einwirken von Kohlenmonoxid auf Nickelpulver bei 50 bis 80 °C hergestellt und ist Ausgangssubstanz für Reinstnickel.

17 Die Platingruppe

Tab. 17-1 Elemente und Atommassen

Ru	Rh	Pd	Os	Ir	Pt
Ruthenium	Rhodium	Palladium	Osmium	Iridium	Platin
101,07	102,91	106,4	190,2	192,22	195,09

Die Platinmetalle sind Teil der achten Nebengruppe. Im Gegensatz zu Eisen, Cobalt und Nickel sind sie chemisch wenig reaktiv und gelten als Edelmetalle. Sie sind sehr selten. Ruthenium, Rhodium und Palladium sind etwas weniger edel und haben etwa 50 % der Dichte von Osmium, Iridium und Platin. Sie kommen meist als Beimengung von Eisen-, Kupfer-, Nickel- und Chromerzen vor.

Schon die alten Ägypter kannten Platin. Palladium, Osmium und Iridium wurden innerhalb weniger Monate in den Jahren 1803/1804 entdeckt. Mit Ruthenium als einer der seltensten natürlichen Elemente überhaupt (82. Stelle in der Elementhäufigkeit) wurde diese Elementgruppe 1844 durch Karl Claus vervollständigt.

Tab. 17-2 Daten der Platingruppe

	Ruthenium	Rhodium	Palladium	Osmium	Iridium	Platin
Smp.	2450 °C	1960 °C	1552 °C	3050 °C	2454 °C	1769 °C
Sdp.	4150 °C	3670 °C	2930 °C	5020 °C	4530 °C	3830 °C
Dichte	12,5 g/cm^3	12,4 g/cm^3	12 g/cm^3	22,59 g/cm^3	22,56 g/cm^3	21,5 g/cm^3

Ruthenium hat keine relevante toxische Bedeutung. Rhodium wird in beständigen Legierungen zusammen mit Palladium oder Platin verwendet. Palladium (Pd) ist das unedelste Platinmetall und löst sich sogar in Salpetersäure auf. Es nimmt das 900-fache seines Volumens an Wasserstoff auf und wird als Katalysator verwendet.

Osmium hat die höchste Dichte aller Stoffe und bleibt in kompakter Form an der Luft stabil, während es in Pulverform langsam zu giftigem Osmiumtetroxid oxidiert, welches eine Rolle in der Laborchemie spielt.

Iridium wird in kompakter Form nicht einmal in Königswasser aufgelöst. Königswasser, ein Gemisch aus einem Teil Salpetersäure und drei Teilen Salzsäure, löst aufgrund seines Gehalts an freiem Chlor und Nitrosylchlorid (NOCl) sogar den König der Metalle, Gold, auf. Von allen Metallen ist Iridium am korrosionsbeständigsten. Schmelzen von Kaliumhydroxid und Pottasche (K_2CO_3) lösen Iridium allerdings auf. Es findet Verwendung in harten Platinlegierungen und edlen Füllfederhalterspitzen.

Platin ist das häufigste (etwa doppelt so häufig wie Gold) und wichtigste Platinmetall. Es wird als Katalysator für edle Elektroden, korrosionsbeständige Tiegel, Heizdrähte und auch als Schmuck verwendet.

17.1 Verbindungen der Platinmetalle

Cisplatin (*cis*-Diamindichlorplatin(II)) ist ein bedeutendes Zytostatikum in der Krebstherapie. Die Wirkung beruht auf Hemmung der DNA-Replikation durch Querverknüpfung zwischen den beiden DNA-Strängen. Der Zellstoffwechsel wird dadurch unterbunden. Nachteil ist, dass eben nicht nur die schnellwachsenden Tumorzellen, sondern auch gesunde Körperzellen betroffen sind.

Cisplatin

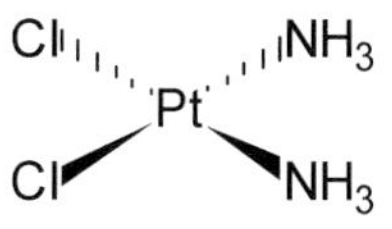

Smp.: 270 °C
Dichte: 3,7 g/cm³
LD_{50}: 26 mg/kg (Ratte, oral)
pLD: 4,6

Da es von der Magensäure hydrolysiert werden würde, wird es intravenös verabreicht. Es wird bei Hoden-, Bronchial-, Harnblasen- und Unterleibskrebs verwendet, fast immer in Kombination mit anderen Chemotherapeutika. Es führt fast immer zu Übelkeit, Erbrechen und Durchfall, was sich inzwischen mit anderen Medikamenten positiv beeinflussen lässt. Cisplatin ist giftig [284]. Es ist nicht ohne Ironie, dass Cisplatin bei gesunden Menschen durch seine Wirkungsweise als krebserregend gelten muss. Das neuere Carboplatin ist besser verträglich, jedoch knochenmarktoxischer.

Osmiumtetroxid OsO_4 entsteht durch Einwirken von Sauerstoff auf Osmiumpulver. Das Osmium hat dabei die Oxidationszahl von +8. Die Sauerstoffatome sind tetraedrisch um das Osmium angeordnet und die blassgelben Kristalle riechen ozonähnlich.

Osmiumtetroxid

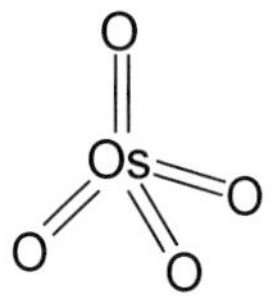

Smp.: 40 °C
Sdp.: 130 °C
Dichte: 4,9 g/cm³
LD_{50}: 15 mg/kg (Ratte, oral)
pLD: 4,8

Schon Konzentrationen von 0,1g/m³ verursachen bereits Schäden an Haut, Auge und Lunge. In Wasser lösen sich immerhin 65 g/l. In der organischen Chemie wird Osmiumtetroxid dazu verwendet, Alkene zu *cis*-ständigen Diolen zu oxidieren.

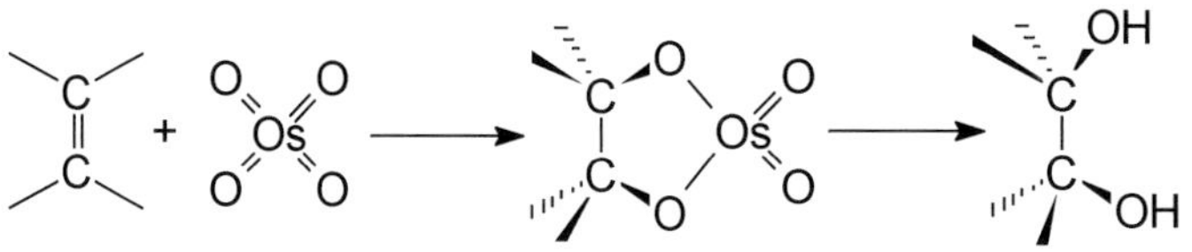

Um Kosten zu sparen, werden nur geringe Mengen OsO_4 zusammen mit billigem Wasserstoffperoxid verwendet [282]. Der LD_{50}-Wert von OsO_4 liegt bei 15mg/kg.

18 Die Kupfergruppe

Tab. 18-1 Elemente und Atommassen

Cu	Ag	Au	Rg
Kupfer	Silber	Gold	Röntgenium
63,55	107,87	196,97	280

Die Kupfergruppe ist die 1. Nebengruppe. Das Mengenverhältnis dieser Münzmetalle in der Erdkruste beträgt zwischen Kupfer/Silber/Gold 1000:20:1. Röntgenium ist ein radioaktives Element mit kurzer Halbwertszeit.

Tab. 18-2 Daten der Kupfergruppe

	Kupfer	Silber	Gold	Röntgenium
Smp.	1083 °C	961 °C	1064 °C	?
Sdp.	2595 °C	2212 °C	2660 °C	?
Dichte	9 g/cm^3	10,5 g/cm^3	19,32 g/cm^3	?

Tab. 18-3 Weltproduktion im Jahr in Tausend Tonnen

Kupfer	Silber	Gold
21.000 (2018)	26,9 (2018)	3,3 (2018)

Diese Metalle sind alle schon seit der Antike bekannt und kommen z. T. auch gediegen vor.

18.1 Kupfer

Kupfer (Cu) wurde erstmals in Zypern gewonnen und war schon vor 5.000 Jahren in Verwendung. Abgeleitet ist der Name vom lateinischen cuprum.

Cu ist hellrot, weich, dehnbar und leitet den elektrischen Strom hervorragend (nur Silber hat einen noch geringeren elektrischen Widerstand). Kupfer ist ein Halbedelmetall. Es löst sich nur in oxidierenden Säuren wie Salpetersäure und ist eines der wichtigsten Gebrauchsmetalle. Die Elektrotechnik benötigt viel Kupfer, des Weiteren gibt es Legierungen für Rohre, Munition und vor allem Münzen. Ab einem Gehalt von 0,4 % Cu ist der Abbau der Kupfererze wirtschaftlich. Kupfer ist ein wichtiges Spurenelement für Pflanzen und Tiere. Der menschliche Körper enthält etwa 90 mg Kupfer. Eine Aufnahme von 2 mg täglich wird empfohlen, 40 mg täglich wird noch toleriert. Für Mikroorganismen ist Kupfer toxisch, daher sind Wasserendleitungen oft

kupferhaltig. Blumen halten sich in Kupfergefäßen länger. 5%ige Kupersulfat-Lösungen können als Brechmittel verwendet werden.
Durch gezielte Ernährung, vor allem mit Entenfleisch, Krabben und Austern kann die natürliche Kupferaufnahme auf 6 mg pro Tag gesteigert werden. Kupfer als Gift spielt nur eine geringe Rolle, da das Kupfersulfat bläulich ist und einen metallischen Geschmack hat. Tatsächlich haben 2003 in Kanada drei weibliche Teenager Kupfersulfat aus dem Chemielabor gestohlen und es einer Mitschülerin in ein bläuliches Erfrischungsgetränk gemischt. Die Folgen waren Erbrechen, Schüttelfrost, starke Kopfschmerzen und brennende Mundschleimhaut. Das Opfer überlebte und die Giftmischerinnen kamen mit einer Jugendstrafe von nur zwei Monaten Haft davon [62].

18.2 Silber

Das Elementsymbol Ag ist abgeleitet vom lateinischen argentum. Silber ist seit über 5.000 Jahren bekannt. Es ist der beste elektrische Leiter und ist beständig gegen nicht oxidierende Säuren. Etwa 50 % der Weltproduktion finden sich in Legierungen für Schmuck und Gebrauchsgegenständen. Silber ist im Gegensatz zu Gold industriell unverzichtbar und Jahr für Jahr gibt es durch die Verwendung einen Silberschwund, da nicht alles Silber wiedergewonnen werden kann. Silberionen sind auch in geringen Mengen für Keime und Fische hochtoxisch, ein Grund für die Verwendung von Silberbesteck. Zwar ist Silber an sauberer Luft beständig, verbindet sich aber mit geringsten Mengen Sulfid-Ionen zu extrem schwer löslichem schwarzen Silbersulfid (eine gesättigte Silbersulfid-Lösung enthält nur 1/500 Billionstel Gramm Ag_2S), daher kommt also der schwarze Belag auf Silberbesteck.

$$4\,Ag + 2\,H_2S + O_2 \longrightarrow 2\,Ag_2S + 2\,H_2O$$

Bei Aufnahme größerer Silberionen-Mengen kommt es zu einer Argyrie, einer irreversiblen blaugrauen Verfärbung von Haut und Schleimhäuten. Der Nutzen der Einnahme von kolloidalem Silber als Antibiotikum ist umstritten.

18.3 Gold

Das Elementsymbol Au ist abgeleitet vom lateinischen aurum. Bereits als die Pyramiden im alten Ägypten vor 4700 Jahren gebaut wurden, gab es eine auf Gold basierende Währung. Gold ist neben Kupfer das einzige Metall, das eine Farbe hat. Es kommt vor allem gediegen vor. Der weltweite Goldbestand beträgt etwa 197.600 Tonnen, mithin nur ein Würfel von etwa 21,7 m Kantenlänge. Würde man alles Gold der Welt zu gleichen Teilen an alle 7,81 Milliarden Menschen (2020) verteilen, bekäme jeder Erdenbürger nur etwa 25,3 g, also weniger als eine Unze (31,103 g) in die Hand gedrückt.

Gold selber hat nur geringe toxikologische Bedeutung, seine Förderung hingegen sehr wohl. Um Gold aus Gestein herauszulösen wird hochgiftige Cyanid-Lösung eingesetzt. Dabei entsteht der lösliche Goldkomplex $K[Au(CN)_2]$. Durch Zugabe von Zinkpulver wird das Gold wieder ausgefällt. Dieser Goldabbau ist wirtschaftlich, wenn 1 bis 2 g Gold je Tonne Gestein vorhanden sind. Das Zyanid wird dann in der Natur zu Kohlendioxid und Stickoxiden abgebaut.

$$4\,Au + 2\,H_2O + O_2 + 8\,KCN \longrightarrow 4\,K[Au(CN)_2] + 4\,KOH$$

$$2\,K[Au(CN)_2] + Zn \longrightarrow K_2[Zn(CN)_4] + 2\,Au$$

Im Januar 2000 kam es nach starken Regenfällen zu einem Dammbruch bei einer Golderz-Aufbereitungsanlage im rumänischen Baia Mare. Dabei wurden 200.000 Kubikmeter Schwermetallschlamm und zyanidhaltige Abwässer freigesetzt, die in Nebenflüsse der Donau gelangten. Über 1.000 Tonnen Fisch wurden getötet und der Fluss Theiss war auf über 100 Kilometer Länge biologisch tot. Um keinen Schadenersatz bezahlen zu müssen, zog das Goldschürfunternehmen den Konkurs vor, um dann unter anderem Namen weiter Gold abzubauen. Tatsächlich verlor der Staat Ungarn 2008 einen Schadensersatzprozess. Experten halten den Dammbruch von Baia Mare für die Umwelt für so fatal wie Seveso (Dioxin) und Tschernobyl (AKW-Gau).

Eine Goldverbindung, die sogar als Medikament eingesetzt wird, ist das Auranofin. Es besteht zu 27 % aus Gold. Sie wird seit 1982 in der EU gegen chronische Arthritis eingesetzt. Eine typische Tagesdosis sind 6 mg und die unerwünschten Wirkungen sind Übelkeit und Durchfall.

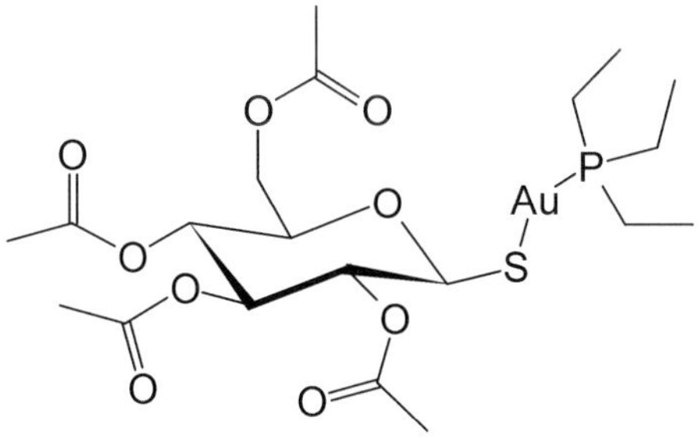

Auranofin
Smp.: 110 °C
LD_{50}: 265 mg/kg (Ratte, oral)
pLD: 3,6

Nach mehrmonatiger Therapie misst man bei den Patienten einen Gehalt von etwa 0,6 µg/ml Gold im Blut.

Hauptverwendung ist aber Schmuck, Münzmaterial und Währungsreserven. Die Tasse Kaffee mit Goldstaub auf dem Sahnehäubchen (für über 20 € in Dubai erhältlich) oder die Currywurst mit Blattgold zeigen symptomatisch die große Faszination, die Gold auf die Menschen ausübt. Trotzdem: Gold gehört zu den Elementen, ohne die die Menschheit durchaus gut auskommen könnte!

19 Die Zinkgruppe

Tab. 19-1 Elemente und Atommassen

Zn	**Cd**	**Hg**	**Cn**
Zink	Cadmium	Quecksilber	Copernicium
65,38	112,4	200,59	285

Die Zinkgruppe ist die 2. Nebengruppe. Toxikologisch und physiologisch stellt sie kurz vor dem Ende des anorganischen Teils dieses Buches ein letztes Highlight dar.

19.1 Zink

Abgeleitet vom Zinken, einem mittelalterlichen Ausdruck für die zackenartigen Ansätze von Bleierzen an Schmelzöfen, wurden Zinklegierungen schon von Homer erwähnt. Als Element erkannt wurde es von Marggraf 1746. Es kommt vor allem als Zinkblende (Zinksulfid, ZnS) vor. Nach Aluminium und Kupfer ist Zink mit 13,7 Millionen Tonnen Weltproduktion (2017) das dritthäufigste Nichteisenmetall. Es findet Verwendung in Legierungen und als Oberflächenschutz (verzinken) von Eisenblech. Zinkstaub wird auch als Reduktionsmittel in der chemischen Industrie benutzt. Zink ist ein essentielles Spurenelement im Körper. 1934 wurde entdeckt, dass Zinkmangel Wachstumsstörungen hervorruft. Zink kommt in der RNA-Polymerase, der Gluthathionperoxidase und einigen anderen wichtigen Enzymen vor. Auch das Immunsystem benötigt Zink. Seit den 1980er Jahren vermutet man einen antiviralen Effekt des Zinks und es wird als mögliches Erkältungsmittel angepriesen, wobei die Studien nicht eindeutig sind. Der Autor kann hier persönlich von der Abschwächung oder gar Vermeidung des üblichen Erkältungschnupfens durch Einnahme von vier mal 20 mg Zinksulftat-Brausetabletten berichten. Ob hier der Glaube hilft oder die realen Moleküle? Die Meinung sei dem geneigten Leser überlassen. Immerhin 2 g Zink sind im menschlichen Körper enthalten. Der tägliche Bedarf liegt bei 15 mg. Ab 200 mg Zink können leichte Vergiftungserscheinungen wie Übelkeit, Erbrechen u.ä. auftreten. 1-2 g Zinkchlorid $ZnCl_2$ oder 3-5 g Zinksulfat $ZnSO_4$ sind so starke Ätzmittel, dass sie tödlich wirken können.

19.2 Cadmium

Abgeleitet ist der Name von Cadmia, dem alten Namen für das Zinkerz Galmei. 1817 entdeckten F. Strohmeyer und S. Hermann unabhängig voneinander dieses Metall. Hauptsächlich kommt Cadmium in Cadmiumblende CdS vor und wird als Nebenprodukt bei der Zink-, Kupfer- und Blei-Verhüttung gewonnen. Durch die Industrialisierung nehmen Menschen vermehrt Cadmium auf. Selbst in Ungeborenen wurden

schon geringe Menge Cadmium festgestellt. In industriell erschlossenen Gebieten sind die Werte höher als in ländlichen Gebieten [273].
Verwendung findet es als galvanischer Überzug und Farbpigment. Geringe Beimengungen von Cadmium geben Gold einen besonderen Glanz. Cadmium und seine Verbindungen sind toxisch. Die Wirkung beruht auf der Blockade von Enzymen, besonders der Phosphatasen. Da Cadmium meist Begleiter des relativ untoxischen Zinks ist, muss bei Zinklegierungen, die mit Nahrungsmitteln in Berührung kommen, auf Cadmiumfreiheit geachtet werden. Chronische Vergiftungen treten vor allem im gewerblichen Bereich auf. Hier tritt der Cadmiumschnupfen auf, gelber Cadmiumsaum der Zähne (aus CdS), Nierenschäden und Knochendefekte (Cadmium ist Calcium-Konkurrent). Früher lag der MAK-Wert bei 0,05 mg/m^3. Weil bei Ratten durch Inhalation von geringen Mengen Cadmiumchlorid (12 bis 50 μg/m^3) krebserzeugende Wirkung nachgewiesen werden konnte, ist der MAK-Wert inzwischen abgeschafft worden. Inhalation von Cadmiumoxid als Rauch ist besonders gefährlich. Nach einer Latenzzeit von mehr als 24 Stunden entwickelt sich ein Lungenödem, was häufig tödlich endet. Das rote CdO entsteht beim Schmelzen des Metalls. Der LD_{50}-Wert liegt bei 72 mg/kg. Lange Zeit wurde Cadmiumgelb (CdS) [75] als Pigment eingesetzt. Im Normalfall nimmt Otto-Normal-Verbraucher Cadmium durch die Nahrung auf, hier vor allem mit Leber, Pilzen, Kakao und Leinsamen. Durch die Einführung von Kunstdünger kommt es zusätzlich zur Anreicherung des Cadmiums in der Nahrung. Durch Verknappung der Phosphatvorräte werden inzwischen auch cadmiumreichere Vorkommen ausgebeutet und die natürliche Menge der Cadmiumaufnahme damit gesteigert.

19.3 Quecksilber

Quecksilber ist eine silbrige, leicht bewegliche metallische Flüssigkeit, die neben dem Brom das einzige Element ist, welches bei Normalbedingungen eine Flüssigkeit ist und eine hohe Dichte von 13,5 g/cm^3 hat. Das Elementzeichen Hg kommt vom lateinischen Hydrargyrum (Wassersilber). Die im Englischen benutzte Bezeichnung mercury ist abgeleitet vom griechischen Gott Merkur. Schon vor 4500 Jahren war Quecksilber als Zinnober (HgS) bekannt. Seine elektrische Leitfähigkeit beträgt nur 2 % der von Kupfer. Quecksilber wird vor allem aus Zinnober in Hitze gewonnen.

$$HgS + O_2 \longrightarrow Hg + SO_2$$

Das freie Quecksilber, gasförmig tritt es atomar auf, kondensiert und wird gesammelt. Große Mengen wurden früher für die Chloralkali-Elektrolyse verwendet. Thermometer und Zahnfüllungen sind weitere bekannte Anwendungen. Eine Auswirkung von Dentalamalgam auf die Gesundheit konnte in mehreren epidemiologischen Studien nicht nachgewiesen werden, allerdings zeigte sich, dass der Quecksilbergehalt im Urin durch Amalgam-Füllungen steigt [268]. Während früher das Fieberthermometer die klassische Quecksilberquelle im Haushalt war, kommt die Giftquelle seit einiger Zeit vor allem in Form der Energiesparlampe vor. Die durchschnittliche Energiesparlampe enthält etwa 5 mg Quecksilber, beim Zerbrechen sollte man daher die Räume lüften. China stellt pro Jahr 5 Milliarden Energiesparlampen her. Wegen der miserablen Arbeitsbedingungen dort haben mindestens 30 % der Arbeiter der Lampenfabriken erhöhte Quecksilberwerte.

Quecksilber, dessen Siedepunkt bei 356,6 °C liegt, hat einen hohen Dampfdruck. Mit Hg gesättigte Luft enthält 15 mg/m^3 und liegt damit um ein Dreihundertfaches über dem MAK-Wert in der Schweiz von 0,05 mg/m^3. Diese Konzentration reicht aus, um chronische Vergiftungen auszulösen (Symptome: Kopfschmerzen, Zahnfleischbluten, Nervenstörungen). Gefährdungen bestehen in Zahnarztpraxen (Silberamalgam) und im Gewerbe. Zerbrochene Thermometer sind der Klassiker für feinstverteilte Tröpfchen, die sich in Fußbodenritzen oder Teppichen verfangen können. Entscheidend ist die große Oberfläche des Metalls. Das Verschlucken des Quecksilbers scheint nur eine geringe Toxizität zu haben. Als Dampf aufgenommenes Hg findet sich in recht hoher Konzentration in der Nervensubstanz. Hauptausscheidung erfolgt über die Nieren. Im Zuge einer chronischen Vergiftung tritt das Metall zunehmend über die Dickdarm-Schleimhaut aus.

Früher hatte Quecksilber eine pharmakologische Bedeutung. Schon Paracelsus verschrieb 1527 quecksilberhaltige Salben gegen die Syphilis. So wurde jahrhundertelang eine mäßige Vergiftung als Therapiefolge hingenommen, bis das arsenhaltige Salvarsan Anfang des 20. Jahrhunderts eine deutlich wirksamere Therapie ermöglichte, dann allerdings verbunden mit einer leichten Arsenvergiftung. Heute kaum noch vorstellbar wurde Quecksilber gegen Verstopfung einfach getrunken.

Die Giftigkeit von Quecksilber und seinen Verbindungen hat zwei Gründe:

Der edle Charakter des Quecksilbers lässt seine löslichen Verbindungen stark oxidierend und ätzend wirken, und das Quecksilber hat eine extreme Affinität zum Schwefel. Das schwarze Zinnober, Quecksilbersulfid, hat eine Löslichkeitskonstante von 1,6 x 10^{-54}, d. h. dass ein Kubikmeter einer gesättigten Quecksilbersulfid-Lösung nur ein einziges gelöstes Quecksilber-Kation enthält. Im Körper reagieren Quecksilber-Ionen sehr leicht mit freien Thiol-Bindungen von Proteinen und wirken als Enzymblockierer.

19.3.1 Quecksilber(I)-chlorid

Quecksilber(I)-chlorid, auch Kalomel (schönes Schwarz) genannt, ist ein weißes Pulver, welches eine Dichte von 7,2 g/cm^3 hat, bei 383 °C sublimiert und schwer löslich in Wasser ist (nur 2,3 mg/l). Am Licht wird Kalomel schwarz, da sich mit der Zeit Quecksilber abscheidet. Kalomel kann durch Sublimieren von Quecksilber(II)-

chlorid mit Quecksilber oder durch Versetzen einer Quecksilber(I)-Lösung mit Salzsäure hergestellt werden.

$$HgCl_2 + Hg \longrightarrow Hg_2Cl_2$$

$$Hg_2^{2+} + 2\,Cl^- \longrightarrow Hg_2Cl_2$$

Kalomel kommt in der Natur manchmal als Quecksilberhornerz vor. Es wurde früher in Kalomelelektroden zur Potentiometrie, als Katalysator Abführmittel (Dosis 100 mg), zur Behandlung von Entzündungen im Rachenbereich und zur äußeren Anwen-dung bei der Syphilis eingesetzt. Der LD_{50}-Wert liegt bei 210 mg/kg.

19.3.2 Quecksilber(II)-chlorid

Sublimiert man Quecksilbersulfat (das man aus Quecksilber mit einem Überschuss an Schwefelsäure erhält) mit Kochsalz, entsteht weißes, in Wasser leicht lösliches (74 g/l), Quecksilber(II)-chlorid.

$$HgSO_4 + 2\,NaCl \longrightarrow HgCl_2 + Na_2SO_4$$

Quecksilber(II)-chlorid schmilzt bei 280 °C und siedet bereits bei 302 °C. Es wird daher Sublimat genannt. Früher diente es als pilztötendes Mittel bei der Holzimprägnierung und als Antiseptikum bei der Behandlung von kleinen Wunden. Die Sublimat-Pastillen wurden, um Verwechslung vorzubeugen, mit Eosin rot eingefärbt. Sublimat ist hochgiftig, 200 mg gelten als tödliche Dosis für Erwachsene. Der Verlauf der akuten Vergiftung muss als dramatisch bezeichnet werden, da es eine sofortige Ätzwirkung im Mund- und Rachenbereich gibt. Es kommt zu einer sehr starken Gastroenteritis mit starken Koliken, die zu großen Eiweiß- und Elektrolytverlusten mit Austrocknungsgefahr und Kreislaufkollaps führen. Nach einigen Stunden erfolgt Nierenversagen, welches nach drei bis acht Tagen zum Tode führen kann. Das Quecksilber führt auch zu Verätzungen im Dickdarmbereich. Auch nach Monaten kann der Tod noch eintreten.

Nicht resorbiertes Sublimat kann durch Tierkohle aufgenommen werden, auch Magnesiumoxid inaktiviert zweiwertiges Quecksilber. Aufgenommenes Sublimat kann durch BAL (Dimercaptopropanol) gebunden werden. Der Einsatz ist aber nur möglich, solange die Nieren noch arbeiten. Wegen Nierenversagen kann Dialyse notwendig werden. Gegen die Ätzschmerzen können Opiate wirken und der Elektrolytverlust muss kompensiert werden. Letztendlich muss festgestellt werden, dass auch heutige Intensivmedizin nicht alle Sublimat-Opfer retten kann. Sublimat ist Teufelszeug! Der LD_{50}-Wert liegt bei nur 1 mg/kg, der pLD-Wert bei 6.

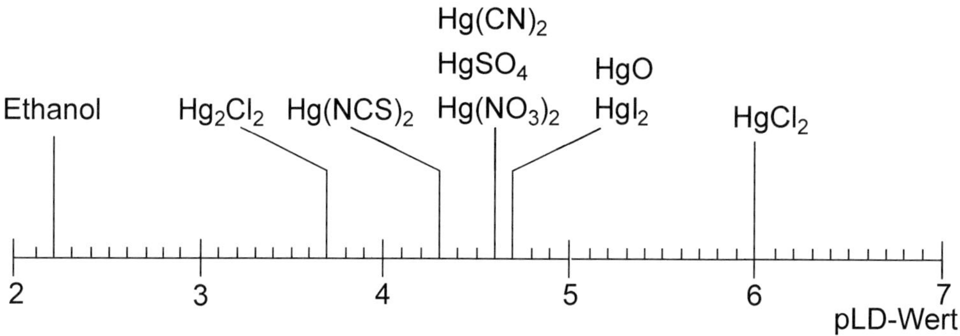

Abb. 19-1 Vergleich der pLD-Werte von Quecksilberverbindungen mit Ethanol

19.3.3 Weitere anorganische Quecksilberverbindungen

Quecksilber(II)-oxid HgO ist ein orange-rotes Salz, das sich bei über 400 °C zersetzt und relativ schlecht wasserlöslich (52 mg/l) ist. Es wurde früher als Kathodenmaterial für Batterien verwendet. Bei inhalativer Aufnahme kommt es zu Husten, bei oraler Aufnahme zu Magen-Darm-Störungen. Der LD_{50}-Wert liegt bei 18 mg/kg.

Quecksilber(II)-cyanid $Hg(CN)_2$ besteht aus farblosen Kristallen, die sich gut in Wasser und Ethanol lösen. Es entsteht beim Auflösen von Quecksilber(II)-oxid in Blausäure und ist sehr giftig. Der LD_{50}-Wert liegt bei 26 mg/kg.

19.3.4 Organische Quecksilberverbindungen

Organisch gebundenes Quecksilber hat durch seine hohe Lipidlöslichkeit andere pharmakologische Eigenschaften als anorganische Quecksilbersalze. Die Hauptgiftwirkung entfalten Quecksilberorganyle vor allem im zentralen Nervensystem. Die biologische Halbwertszeit ist lang und die Kumulationsgefahr dementsprechend groß. Unruhe, Tremor und Einschränkung der sinnlichen Wahrnehmung sind Symptome, während Probleme mit den Nieren und dem Magen-Darm-Trakt manchmal ganz ausbleiben. Organische Quecksilberverbindungen entstehen durch mikrobiologische Reduktion von löslichen Quecksilbersalzen. Das metallische Quecksilber wird dann zum Methylquecksilber methyliert, welches die Nahrungskette über Plankton, Fisch, Landtier und Mensch durchzieht.

Die japanische Stadt Minamata wurde zum Synonym für Umweltschäden durch unkontrollierte Einleitung von chemischen Abfällen. Ab Mitte der 1950er Jahren häuften sich Schädigungen am zentralen Nervensystem von Mensch und Tier in Minamata. Der Chemiekonzern Chisso betrieb eine Acetaldehyd-Anlage mit Quecksilber-Katalysatoren und leitete quecksilberhaltige Abfälle ins Abwasser. Es bildete sich Methylquecksilberiodid, welches die Fische zu sich nahmen, die die Hauptnahrungsquelle der Bewohner waren. Wahrscheinlich sind 17.000 Menschen durch Quecksilber geschädigt worden. Etwa 3.000 Menschen dürften daran gestorben sein. Der Minamata-Fall wurde nicht zuletzt durch den Dokumentarfilmer Noriaka Tsuchimoto weltbekannt. Seit dieser Zeit wird die Vergiftung mit Methylquecksilber Minamata-Krankheit genannt.

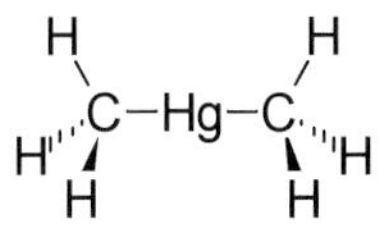

Dimethylquecksilber
Sdp.: 92 °C
Dichte: 3,1 g/cm^3

Dimethylquecksilber ($Hg(CH_3)_2$) ist eine weitere bekannte, sehr gefährliche Quecksilber-Verbindung.

Die Dämpfe dieser tückischen Verbindung riechen stark süßlich, und die Blut-Hirn-Schranke wird problemlos passiert. Kommt es zu Vergiftungserscheinungen wie Schwindelanfälle oder Kopfschmerzen, ist es meist schon zu spät für eine Therapie. Der tragische Fall der amerikanischen Chemieprofessorin Karen Wetterhahn (Dartmouth College in New Hampshire) illustriert beeindruckend die Gefährlichkeit von Dimethylquecksilber. Wetterhahn galt als Expertin für Toxizität von Metallen. Im August 1996 bekam sie durch eine Unaufmerksamkeit einen Tropfen Dimethylquecksilber auf ihre Arbeitshandschuhe. Der Stoff diffundierte in kürzester Zeit durch, und wurde von der Haut aufgenommen. Erst nach einigen Monaten stellten sich Schwindelanfälle und Kopfschmerzen ein. Die Quecksilber-Konzentration betrug das 80-fache des toxischen Schwellenwerts von 0,2 µg/ml. Eine Behandlung mit Chelat-Bildnern konnte ihr nicht mehr helfen und sie starb im Juni 1997. Seit 1998 wird zu ihrem Gedenken ein Preis an Nachwuchswissenschaftlerinnen verliehen.

20 Die Lanthanoide

Die Lanthanoide werden auch seltene Erden genannt, dabei haben sie zusammen in der Erdkruste immerhin einen Anteil von etwa 0,006 %. Auch für den durchschnittlichen Chemiestudenten bleiben diese Metalle meist Terra incognita. Cer, das häufigste Lanthanoid, ist häufiger als Arsen, Blei, Quecksilber oder Cadmium. Die Lanthanoide unterscheiden sich nur durch eine verschiedene Anzahl von f4-Elektronen und sind nur schwer zu trennen. Sie sind starke Reduktionsmittel und die Dichte liegt meist zwischen 6,5 und 9 g/cm^3. Mit Lutetium (lateinisch = Paris) wurde ein Seltenerdelement sogar erst 1907 (G. Urbain, C von Welsbach und C. James) entdeckt. Früher wurden sie durch fraktionierte Kristallisation der Oxalate getrennt, heute durch Ionentausch. Dysprosium (dysporos = schwierig) konnte erst 1953 erstmals rein hergestellt werden [44].

Selbst das seltenste Lanthanoid Europium ist in der Erdkruste etwa so häufig wie Silber. Inzwischen spielen die seltenen Erden industriell eine bedeutende Rolle bei Computern und Mobiltelefonen. Knapp 80 % der Weltproduktion (2017 etwa 130.000

Tonnen) kommt aus China. Der steigende Bedarf lässt inzwischen die Preise stetig steigen. Ein Kilogramm Neodym (schützt Magnete vor Entmagnetisierung) kostete 2003 noch etwa 8 $, im Januar 2010 schon 44 $ und erreichte im Juni 2011 mit 160 $ einen bisherigen Höchstpreis, um im Jahr 2020 nur noch 58 $ zu kosten. Der LD_{50}-Wert von Cer(III)-chlorid liegt bei 2,11 g/kg. Toxikologisch sind die Lanthanoide uninteressant. In der unteren Tabelle sind die LD_{50}-Werte von zwei bekannten Lanthanoidsalzen in Abhängigkeit zur Aufnahmeart aufgezeigt.

Tab. 20-1 Elemente und Atommassen

Ce	**Pr**	**Nd**	**Pm**	**Sm**
Cer	Praseodym	Neodym	Promethium	Samarium
140,12	140,91	144,24	145	150,4

Eu	**Gd**	**Tb**	**Dy**	**Ho**
Europium	Gadolinium	Terbium	Dysprosium	Holmium
151,96	157,25	158,93	162,5	164,93

Er	**Tm**	**Yb**	**Lu**
Erbium	Thulium	Ytterbium	Lutetium
167,26	168,93	173,04	174,97

Tab. 20-2 LD_{50}-Werte von $SmCl_3$ und $Tb(NO_3)_3$ Ratte.

Applikation	**Samarium(III)-chlorid**	**Terbium(III)-nitrat**
oral	3.073	5.000
i.p.	285	260
i.v.	9	30

Als Gadobutrol kommt das Gadolinium in Kontrastmitteln für die Kernspintomographie vor. Dieser Stoff hat eine Molmasse von 604,71 g/mol. Eine normale Dosis bei einem Erwachsenen sind 7 ml einer 1 molaren Lösung. Das entspricht einer Gadolinium-Menge von 1,1 g. Bei Nagetieren sind 23 mmol/kg Körpergewicht tödlich, das sind etwa 14 g Gadolinium pro kg Körpergewicht und entspricht der für Lanthanoide üblichen tödlichen Dosis.

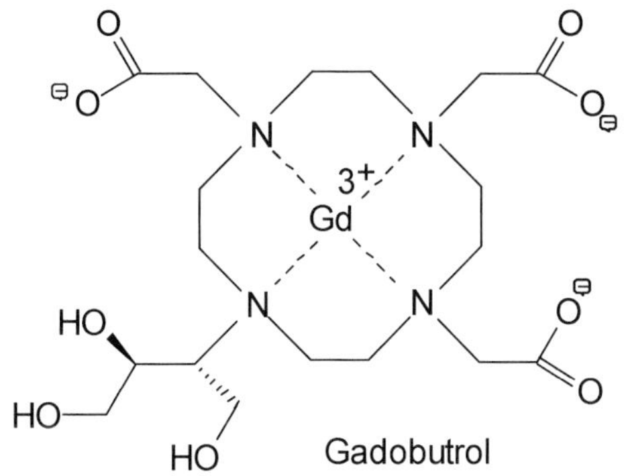

Gadobutrol

Gadolinium(III)-2,2´,2"-(10-((2*R*, 3*S*)-1,3,4-trihydroxybutan-2-yl)-1,4,7,10-tetraazacyclodocecan-1,4,7-triyl)triacetat

21 Die Actinoide

Tab. 21-1 Elemente und Atommassen

Th	**Pa**	**U**	**Np**	**Pu**
Thorium	Protactinium	Uran	Neptunium	Plutonium
232,04	231,04	238,03	237,05	244

Am	**Cm**	**Bk**	**Cf**	**Es**
Americium	Curium	Berkelium	Californium	Einsteinium
243	247	247	251	254

Fm	**Md**	**No**	**Lr**
Fermium	Mendelevium	Nobelium	Lawrencium
257	258	259	260

Die Actinoide sind eine Untergruppe der dritten Nebengruppe. Bis 1940 waren nur Thorium, Protactinium und Uran bekannt. Die Actinoide sind silberweiß und oxidieren sofort an der Luft. Weil die 5f-Elektronen weniger fest gebunden sind als die 4f-Elektronen bei den Lanthanoiden, gibt es bei den Actinoiden höhere Oxidationszahlen. Diese Elemente haben auch eine höhere Dichte als die Lanthanoide. Die Werte schwanken zwischen Thorium mit 11,7 g/cm^3 und Neptunium mit 20,5 g/cm^3. Thorium und Uran kommen recht häufig in der Erdkruste vor. Pa, Np, Pu und Am (Am ist das seltenste natürliche Element überhaupt) kommen als natürliche Zerfallsprodukte in winzigsten Mengen vor. Alle anderen Actinoide müssen durch Kernreaktionen hergestellt werden.

Alle Actinoide sind radioaktiv. Die biologische Gefährlichkeit resultiert aus der hochenergetischen Strahlung, die ionisierend wirkt. Die Energiemenge als solches ist

gering. Das Maß an aufgenommener Energie wird Äquivalenzdosis genannt. Früher gab es dafür die Einheit rem, inzwischen wird die Äquivalenzdosis in Sievert angegeben. 1 Sv entspricht 100 rem. Bei einer Dosis von 4 Sv (Sievert), das sind gerade mal 4 Joule pro kg Körpergewicht, sterben etwa 50 % der Betroffenen innerhalb von 30 Tagen ($LD_{50/30}$) [176].
Schon ab Dosen von 0,5 Sv verändern sich die Blutwerte, akute Symptome wie Übelkeit und Abgeschlagenheit, Haarausfall, punktuelle Blutungen der Haut und Sterilität zeigen sich ab 1 Sv. Ab 6 Sv gilt die Überlebenschance als minimal.

Tab. 21-2 50 %-Todesrate nach 30 Tagen

Spezies	**$LD_{50/30}$ in Sv**
Mensch	4
Ratte	6
Forelle	15
Fledermaus	150
Wespe	1.000
Tabakmosaikvirus	2.000

Je früher die Symptome auftreten und je länger sie anhalten desto höher ist die anzunehmende Strahlendosis. Die Erholung dauert Wochen oder Monate. Bei niedrigen Strahlenmengen droht vor allem eine langfristig höhere Krebsrate. Das Krebsrisiko bei langfristigen Dosen von 0,1 bis 0,2 Sv ist epidemiologisch abgesichert. Bei Dosen unterhalb von 0,1 Sv ist die Bewertung unklar. Die jährlich tolerierbare Dosis liegt bei Arbeitnehmern in Atomkraftwerken bei 20 mSv.

Tab. 21-3 Auswirkung von Radioaktivität beim Menschen

Auswirkung	**in Sv**
Blutbildveränderung	0,5
Grenzwert für Erbrechen	1
Grenzwert für Todesfälle	2
LD_{50} bei minimaler Versorgung	4
LD_{50} bei maximaler medizinischer Versorgung	10

Es ist unwahrscheinlich, dass es eine unschädliche Schwellendosis gibt. Auf einem besonders heißen Stuhl setzte sich 1993 ein russischer Manager. Sein Bürostuhl enthielt eine radioaktive Quelle, die innerhalb weniger Wochen zu einer unheilbaren Geschwulst am Gesäß, innere Blutungen und schließlich zum Tode führte [140].

Zwar nicht mit einem Actinoid, aber eben doch mit einem radioaktiven Phosphor-Isotop ^{32}P wurde in Taiwan 1996 ein Student angeblich 30 mal vergiftet. Die Urinproben ergaben jeweils eine Dosis von mindestens 9 mSv. Das Opfer hatte Durchfall, Haarausfall und verlor 10 kg Gewicht, aber überlebte [35].

Tab. 21-4 Zusätzliche kosmische Strahlung

	in mSv
0 m	0,3
2 km Höhe	0,6
10 km Höhe (Airbus 380)	40
18 km Höhe (Concorde)	90
Spaceshuttle (300 km Höhe)	100 bis 200
Leben auf dem Mars	250

21.1 Thorium

Nach dem nordischen Gott Thor benannt, wurde Thorium 1828 von Berzelius entdeckt. Es kommt meist in Gesellschaft der Lanthanoide vor, so z. B. als Thorit ($ThSiO_4$). Mit 0,001 % Vorkommen steht Th an 38. Stelle der Elementhäufigkeit. Es hat eine Dichte von 11,7 g/cm^3. Alle Thorium-Isotope sind radioaktiv. Das häufigste Isotop ^{232}Th ist ein α-Strahler und hat eine Halbwertszeit von 14 Milliarden Jahren. Seit der mutmaßlichen Entstehung des Universums sind also erst 50 % des anfangs vorhandenen Thoriums zerfallen. Thorium kommt als Oxid in Glühstrümpfen vor. Die akute Giftigkeit von Thorium gilt als gering. Gefährlich ist vor allem die Radioaktivität. Inhalation von Metall und Oxiden müssen als gefährlich angesehen werden, vor allem durch die kurzlebigen Zerfallsprodukte. So entsteht aus ^{232}Th das ^{228}Ra, ein β-Strahler mit der geringen Halbwertszeit von 5,7 Jahren. Thoriumoxid wurde in den 30er Jahren als Röntgenkontrastmittel eingesetzt, die biologische Halbwertszeit betrug mehrere Jahre. Nach 20 Jahren entwickelten sich Tumore.

Thorium könnte eines Tages ein Alternativkernbrennstoff für Uran werden. Eine durchschnittliche Tonne Gestein enthält nur 3 g Uran, von dem nur 21 mg spaltbares ^{235}U sind. In der gleichen Tonne Gestein sind 11 g Thorium, die wenn sie im Kernreaktor als Beigabe zum ^{235}U im Brennstab enthalten sind, durch Neutroneneinfang spaltbares ^{233}U bilden können [74].

$$^{232}Th + n \longrightarrow {}^{233}Th \xrightarrow{\beta^-} {}^{233}Pa \xrightarrow{\beta^-} {}^{233}U$$

	^{233}Th	^{233}Pa	^{233}U
	HWZ	HWZ	HWZ
	23 min	27 Tage	159.000 Jahre

21.2 Uran

Im Jahr 1789, als die Pariser Bastille von den Massen gestürmt wurde und die Französische Revolution ausbrach, entdeckte M. H. Klaproth in der Pechblende das radioaktive Uran. Abgeleitet ist der Name nach dem 1781 von F. W. Herschel entdeckten Planeten Uranus. Wenn man von den ebenfalls nach Planeten benannten Elementen Plutonium und Neptunium absieht, die nur in winzigsten Mengen natürlich vorkommen, ist Uran das schwerste natürlich auftretende Element. Seine Dichte von 19 g/cm^3 ist eine der höchsten. Es kommt in der Erdrinde häufiger vor als Blei, aber 2007 wurden weltweit nur 28.760 Tonnen Uran gefördert (Blei 8,4 Millionen Tonnen). Das Uran-Isotop ^{238}U hat eine Häufigkeit von 99,3 % und eine Halbwertszeit von 4,5 Milliarden Jahren.^{235}U kommt nur zu 0,7 % vor, ist aber spaltbar und wird daher in Atombomben und Kernreaktoren als atomarer Sprengstoff verwendet. Die kritische Masse zum Start einer Kettenreaktion beträgt 22,8 kg ^{235}U, eine Kugel von gerade mal 6,6 cm Radius. In Kernreaktoren braucht man eine Konzentration von 3 % bei Kernsprengsätzen von 95 % ^{235}U.

Uran ist ein α-Strahler, Inhalieren von Partikeln ist viel gefährlicher als das kompakte Metall, da α-Teilchen eine zwanzigmal höhere biologisch schädliche Wirkung haben als β- oder γ-Strahlung. Nach 14 Zerfallsschritten erst entsteht das stabile Blei-Isotop ^{206}Pb. Neben der Strahlengefahr sind die Uranverbindungen auch aus chemischer Sicht toxisch. Hautentzündungen und Nierenschäden treten auf. Lösliche Uranverbindungen sind wegen der schnellen Darmpassage weniger giftig, während inhalierte Partikel besonders langfristig gefährlich sind und das Risiko von Lungenkrebs erhöhen.

Als nicht unerhebliche Altlast wirkt Uranmunition. Uranoxidteilchen von 2,5 μm Größe sind nicht wahrnehmbar, können aber gut über die Lunge aufgenommen werden. Das Uran wird dann im Skelett eingelagert. Die biologische Halbwertszeit liegt bei über einem Jahr. Es konnten noch Jahre nach dem Golfkrieg bei amerikanischen Kriegsveteranen Uran-Vergiftungen festgestellt werden. Der Grenzwert der Strahlenschutzkommission von 20 mSv pro Jahr für Arbeitnehmer wird durch 25 μg/m^3 schwerlösliche Uran-Verbindungen und 250 μg/m^3 leichtlösliche Uran-Verbindungen erreicht. Man muss davon ausgehen, dass jede Uran-Konzentration schädlich ist, das Gesundheitsrisiko dieser Mengen wird, nicht zuletzt aus wirtschaftlich-politischen Erwägungen, akzeptiert. Die Aufnahme von täglich 140 mg Uran/kg Körpergewicht soll innerhalb eines Monats zum Tode führen, auch noch 3 mg/kg pro Tag soll zu nachweisbaren Nierenschäden führen. Seit November 2011 gilt für Trinkwasser in Deutschland ein Grenzwert von 10 μg/l. Gerade in Süddeutschland, wo es naturgemäß viel Granitgestein gibt, ist es schwer diesen Grenzwert einzuhalten während in der Küstenstadt Hamburg der Wert unter 2 μg/l liegt.

Die wichtigste Uranverbindung ist das farblose Uranhexafluorid. Diese Verbindung kann bei niedrigen Temperaturen sublimieren und wird beim Gasdiffusionsverfahren dazu genutzt, das Uranisotop ^{235}U für die Kernspaltung anzureichern.

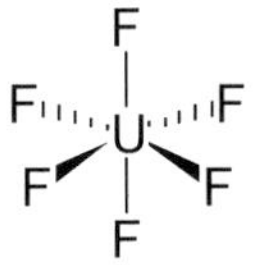

UF_6

Uranhexafluorid
Smp.: 64 °C (1140 Torr)
Sublimation: 56,5 °C
Dichte: 5,1 g/cm^3

Eine andere bekannte Uranverbindung ist das Uranylacetat ($UO_2(H_3CCOO)_2$). Uranylacetat zersetzt sich bei 275 °C und hat einen LD_{50}-Wert von 24 mg/kg und einen pLD-Wert von 4,6.

21.3 Plutonium

1940 wurde Plutonium von Seaborg, McMillan, Kennedy und Wahl als Transuran aus Uran durch Beschuss mit Deuteronen in einer Kernreaktion synthetisiert [238]. Das so erhaltene ^{238}Pu ist ein α-Strahler mit einer Halbwertszeit von etwa 88 Jahren und hat mit 19,7 g/cm^3 eine größere Dichte als Gold.

$$^{238}U \xrightarrow[-\,2n]{+\,d} {}^{238}Np \xrightarrow[2\ \text{Tage}]{-\,\beta^-} {}^{238}Pu$$

Das bei weitem wichtigste Plutonium-Isotop ist das ^{239}Pu. Es entsteht im Kilogramm-Maßstab in Kernreaktoren durch Einfang von Neutronen aus dem Uran-Isotop ^{238}U und hat eine Halbwertszeit von 24.110 Jahren.

$$^{238}U \xrightarrow{+\,n} {}^{239}U \xrightarrow[23\ \text{Min.}]{-\,\beta^-} {}^{239}Np \xrightarrow[56\ \text{Stunden}]{-\,\beta^-} {}^{239}Pu$$

Die kritische Masse, bei der eine Kettenreaktion einsetzt, beträgt 7,6 kg. Die Atombombe, die Nagasaki 1945 zerstörte, war eine Plutonium-Bombe. Plutonium ist nicht nur chemisch toxisch, sondern bindet Proteine im Blutplasma und lagert sich in Knochen und der Leber ab und hat eine sehr große Radiotoxizität. Man vermutet, dass die für Menschen tödliche Dosis bei 20 mg liegt. Die Inhalation von 40 Nanogramm ^{239}Pu reicht aus, um den Grenzwert der Jahresaktivitätszufuhr für Arbeitnehmer zu übertreffen. So ein Partikel hätte einen Durchmesser von 16 μm und ist nicht mit bloßem Auge sichtbar. 50 % der Versuchstiere, denen 200 bis 600 μg Plutonium gespritzt wurde, starben innerhalb von 150 Tagen. Der LD_{50}-Wert für Hunde lag bei 0,32 mg/kg. Plutonium wurde nicht umsonst im Guinness Buch der Rekorde als gefährlichste Substanz der Welt bezeichnet.

22 Nicht aromatische Kohlenwasserstoffe

22.1 Die Alkane

Alkane sind kettenförmig gebaute, gesättigte Kohlenwasserstoffe. Methan ist das kleinste, Ethan das nächst größere Alkan. Es sind farblose Substanzen. Die größeren Moleküle haben einen benzinartigen Geruch.

```
     H          H  H            H  H  H            H  H  H  H
     |          |  |            |  |  |            |  |  |  |
  H—C—H     H—C—C—H        H—C—C—C—H        H—C—C—C—C—H
     |          |  |            |  |  |            |  |  |  |
     H          H  H            H  H  H            H  H  H  H
  Methan       Ethan          Propan               Butan

      H  H  H  H  H                  H  H  H  H  H  H
      |  |  |  |  |                  |  |  |  |  |  |
   H—C—C—C—C—C—H               H—C—C—C—C—C—C—H
      |  |  |  |  |                  |  |  |  |  |  |
      H  H  H  H  H                  H  H  H  H  H  H
        Pentan                            Hexan

        H  H  H  H  H  H  H  H  H  H
        |  |  |  |  |  |  |  |  |  |
     H—C—C—C—C—C—C—C—C—C—C—H
        |  |  |  |  |  |  |  |  |  |
        H  H  H  H  H  H  H  H  H  H
                   Decan
```

diverse Alkane

Neben den *n*-Alkanen, die als Summenformel C_nH_{2n+2}, mit n = Anzahl der C-Atome haben, gibt es auch noch die verzweigten und cyclischen Alkane. Butan gibt es in zwei verschiedenen Strukturisomeren, Pentan mit *n*-Pentan, Isopentan und Neopentan hat drei Isomere. Für das Decan mit zehn C-Atomen zählt man bereits 75 Isomere.

Die Alkane sind unpolar und lösen sich kaum in Wasser, gut hingegen in organischen Lösungsmitteln wie Diethylether, Benzol oder Chloroform. Durch die van-der-Waals-Kräfte steigen die Siedepunkte und Schmelzpunkte mit der Größe. Als Beispiel für die akute Giftigkeit von Alkanen kann man Pentan ansehen. Es hat einen LD_{50}-Wert von 400 mg/kg bei Ratten, was einem pLD-Wert von 3,4 entspricht. Sie sind alle leicht entzündlich und bilden mit Sauerstoff z. T. sogar explosionsfähige Mischungen.

Das Methan (CH_4) wurde bereits 1667 von T. Shirley entdeckt. In der Luft kommt es zu etwa 0,0002 % vor und spielt als Treibhausgas (25-mal so wirksam wie CO_2) auch für die globale Erwärmung eine Rolle.

Ethan (C_2H_6) entsteht auch bei Crack-Prozessen in der Industrie und ist Ausgangssubstanz für die Herstellung von Polyethylen.

Tab. 22-1 Daten einiger Alkane

Stoff	Smp. (°C)	Sdp. (°C)	Dichte g/cm^3	MAK mg/m^3
Methan	-182,5	-161,7		
Ethan	-183,3	-88,6		
Propan	-187,7	-42,1		1.800
Butan	-138	-0,5		2.400
Pentan	-130	36,1	0,56	3.000
Hexan	-95,3	68,7	0,66	180
Heptan	-90,6	98,4	0,68	2.100
Octan	-56,8	125,7	0,7	2.400
Decan	-30	174	0,72	

Propan (C_3H_8) kennt man auch als Flaschengas zum Heizen und Kochen.
Butan (C_4H_{10}) wird ebenfalls als Campinggas oder in Gasfeuerzeugen verwendet. Da es leicht zugänglich ist, wird es auch als Schnüffelgas von Jugendlichen missbraucht, was immer wieder zu Unfällen führt. Man schätzt, dass es zwei Todesfälle pro Jahr in Deutschland mit Kohlenwasserstoffen als Schnüffelgas gibt.
Pentan (C_5H_{12}) ist eine farblose Flüssigkeit, die als Lösungsmittel für organische Stoffe verwendet wird.
Hexan (C_6H_{14}) kommt als Lösungsmittel in Lacken und Klebstoffen zum Einsatz.
In der homologen Reihe folgen Heptan, Octan, Nonan, Decan, Undecan, Dodecan, Tridecan, Tetradecan. Durch den aus dem Griechischen übernommenen Zahlenbegriff ist die Anzahl der C-Atome der Verbindung definiert. Als Einzelsubstanz spielen diese höheren Alkane, außer Octan als Antiklopfmittel im Benzin, keine große Rolle. Man gewinnt sie alle in der Erdölraffinerie.
Methan und Ethan haben nur geringe Toxizität, Propan und Butan zeigen schwach narkotische Wirkung, die flüssigen Alkane werden leicht vom Körper aufgenommen und im Fettgewebe gespeichert. Das *n*-Hexan löst eine degenerative Nervenerkrankung aus (man beachte den niedrigen MAK-Wert bei *n*-Hexan von 180 mg/m^3 gegenüber 3.000 mg/m^3 bei *n*-Pentan). Es wird im Organismus zu 2-Hexanol umgewandelt und durch Dehydrogenasen zum Keton weiter oxidiert. Das 2,5-Hexandion wirkt dann neurotoxisch. Hexan kommt im Leichtbenzin vor.

O_2

n-Hexan → OH 2-Hexanol → O 2-Hexanon

→ → O O 2,5-Hexadion

22.2 Alkene

Alkene sind Kohlenwasserstoffe mit einer C=C-Doppelbindung. Das einfachste Alken ist das Ethen (Ethylen, C_2H_4).

Die charakteristische Doppelbindung C=C ist stärker und chemisch reaktiver als die Einfachbindung C-C.

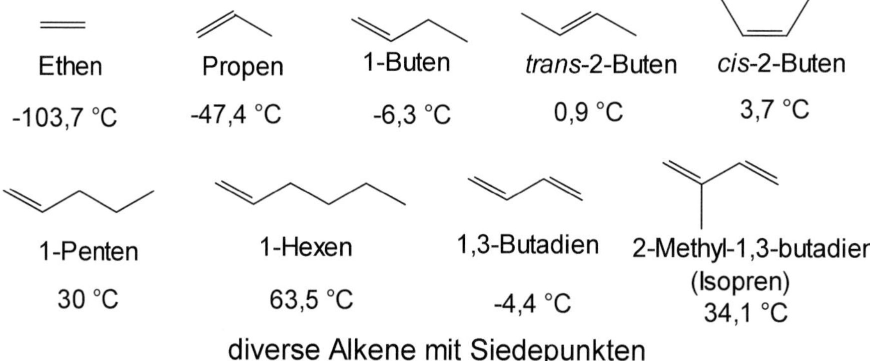

diverse Alkene mit Siedepunkten

Die Alkene unterscheiden sich in ihren physikalischen und toxikologischen Eigenschaften kaum von den Alkanen. Ethen und Propen wirken narkotisch. Ethen riecht leicht süßlich und bildet mit Luft explosionsfähige Gemische, die bei 425 °C zünden. In der Industrie ist Ethen einer der wichtigsten organischen Rohstoffe und wird zur Herstellung von Polyethylen, Styrol, Acetaldehyd und Industrieethanol benutzt. Es wird durch Crackreaktionen hergestellt.

Durch Einatmen von 80 bis 90 % Ethen und 10 bis 20 % Sauerstoff wird innerhalb weniger Minuten eine Narkose beim Menschen erzeugt. Nach der Narkose sind negative Auswirkungen auf Kreislauf oder Muskulatur sehr selten. Wegen der Explosionsgefahr wird dieses Gas inzwischen nicht mehr verwendet.

1,3-Butadien ist das einfachste konjugierte Diolefin. Es bildet explosionsfähige Gemische, wirkt narkotisierend und entsteht beim Cracken von Leichtbenzin. Es wird zur Synthese von Kautschuk verwendet. Im II. Weltkrieg hatte es große Bedeutung als Polymer BUNA (BUtadienNAtrium). Das 1,3-Butadien ist krebserregend.

Das Isopren, eines von sieben Isomeren des Pentadiens, ist formal die Grundstruktur vieler Naturstoffe wie Terpene und Steroide. Beim Cracken von Leichtbenzin entstehen ca. 2 bis 5 % Isopren. Industriell wird es vor allem zur Synthese von Kunstkautschuk genutzt.

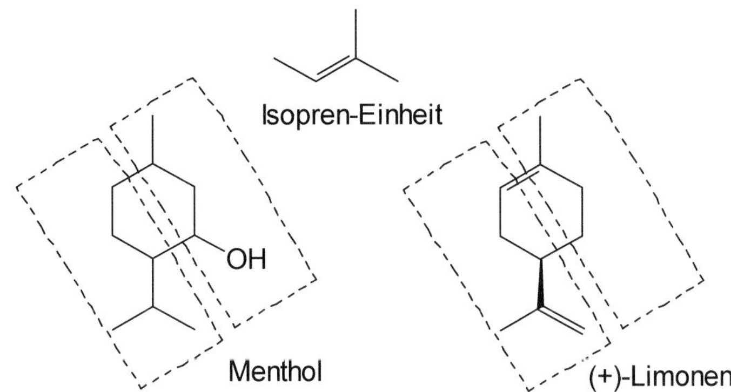

In der Biosynthese wird allerdings mit Dimethylallylpyrophosphat gestartet. Isopren hat nur geringe akute Giftigkeit. Der LD_{50}-Wert bei Ratten liegt bei 2 g/kg. Der Hautkontakt mit Isopren erzeugt Rötung, Inhalation führt zu Husten, Übelkeit und Brennen. Im Tierversuch zeigt sich Isopren als krebserregend.

22.3 Alkine

Alkine sind ungesättigte Kohlenwasserstoffe mit mindestens einer C-C-Dreifachbindung. Das einfachste Alkin ist das Ethin (Acetylen).

120 pm

H—C≡C—H

106 pm

Alkine unterscheiden sich in den physikalischen und toxikologischen Eigenschaften nur wenig von Alkanen und Alkenen.

Struktur und Siedepunkte einiger Alkine

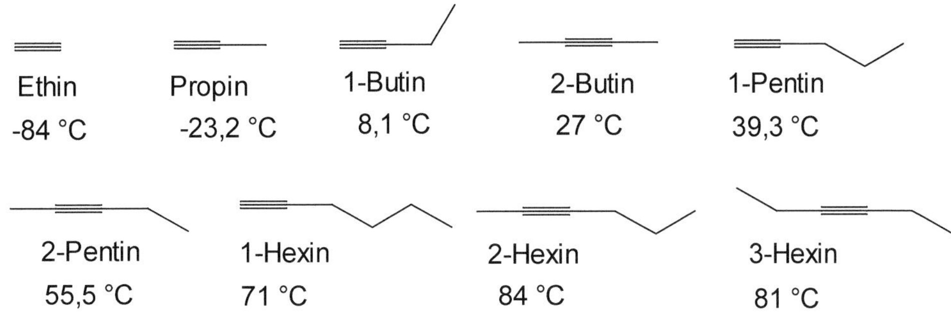

Im Erdgas kommen die Alkine kaum vor, sie sind Nebenprodukte großtechnischer Synthesen. Die Alkine zeigen in höherer Konzentration narkotisierende Wirkung.

Das Ethin (Acetylen) ist ein farbloses, leicht süßlich riechendes Gas. Es hat eine Dichte von 1,26 g/l. Technisches Ethin riecht knoblauchartig und enthält giftige Verunreinigungen von Phosphin (PH_3) und Arsin (AsH_3), die bei der Herstellung des Calciumcarbids anfallen. Ethin wird dann aus Wasser und Calciumcarbid hergestellt. Mit Luft bildet es explosionsfähige Gemische. Die Zündtemperatur liegt bei 305 °C. Es verbrennt mit hell leuchtender, rußender Flamme. Mit reinem Sauerstoff erreicht die Flammtemperatur 3200 °C.
Narcylen ist hochreines Acetylen und wurde in den 1950er Jahren als Gasnarkotikum eingesetzt, da es sehr gut verträglich war. Bei einer Konzentration von 60 % Narcylen bildeten sich hochbrisante Mischungen, die zu Explosionen in Operationssälen führten.

22.4 Cyclische Kohlenwasserstoffe

Der einfachste cyclische Kohlenwasserstoff ist das Cyclopropan. Die C-Atome stehen in einem Winkel von 60° zueinander. Trotz der hohen Ringspannung kann sich dieser Ring relativ leicht bilden, weil die beiden funktionellen Gruppen, die notwendigerweise bei der Ringbildung miteinander reagieren müssen, dicht beieinander liegen. So kann Cyclopropan aus 1,3-Dibrompropan mit Zink über eine Organo-Zink-Verbindung hergestellt werden.

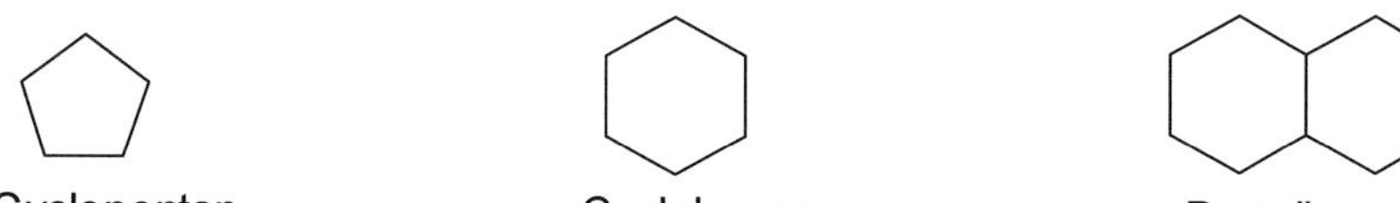

Cyclopropan wurde ab 1934 als Narkotikum genutzt. Vollnarkose wurde durch Gemische mit 12 bis 25 % Cyclopropan erreicht. Wirkungseintritt und Erwachen erfolgten langsamer als bei Ethen. Hohe Brennbarkeit und Explosibilität waren für das Cyclopropan der Todesstoß als Narkotikum in Deutschland.

Strukturen einiger Cycloalkane

Cyclopentan	Cyclohexan	Decalin
Sdp.: 49 °C	Sdp.: 81 °C	Sdp.: 190 °C
LD_{50}: 11,4 g/kg (Ratte, oral)	LD_{50}: 12,7 g/kg (Ratte, oral)	LD_{50}: 4,17 g/kg (Ratte, oral)
pLD: 1,9	pLD: 1,9	pLD: 2,4

Cyclopentan bildet explosionsfähige Gemische und kann in höheren Konzentrationen narkotisch wirken.

Cyclohexan ist leicht entzündlich und wassergefährdend. Inhalation und Verschlucken führen zu Kopfschmerzen, Übelkeit, Schwindel, Augen- und Hautrötung. Langzeitaufnahme von Cyclohexan kann zu Dermatitis führen.
Decalin hat einen campherartigen Geruch und wird als Lösungsmittel z. B. für Schuhcreme verwendet. Es liegt als Gemisch des *cis* und *trans*-Decalin vor.

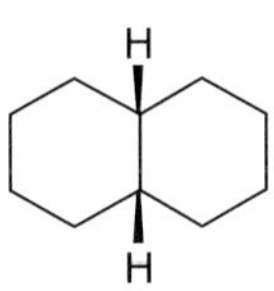

cis-Decalin 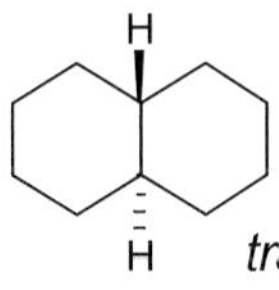 *trans*-Decalin

23 Halogenierte aliphatische Kohlenwasserstoffe

Hierbei handelt es sich um Kohlenwasserstoffe, bei denen mindestens ein Wasserstoff durch ein Halogen ersetzt worden ist. Diese Verbindungen sind stabiler, relativ dichter, riechen intensiver und sind z. T. deutlich giftiger und narkotisch wirksamer als reine Kohlenwasserstoffe. Iod-Verbindungen geben bereits in vitro Iod ab, Chlor- und Bromverbindungen können im Organismus oxidativ dehalogeniert werden, die Reaktivität der Metaboliten entscheidet dann über die Giftigkeit der Ausgangsverbindung. Die halogenierten Kohlenwasserstoffe sind keine einheitliche pharmakologisch-toxikologische Gruppe. Prinzipiell gibt es starke und schwache Lebergifte bei den Halogenkohlenwasserstoffen. Fluorkohlenwasserstoffe sind sehr stabil und ungiftig und wurden daher lange Zeit in großem Maßstab in Kühlschränken und Spraydosen eingesetzt, bis ihre fatale Wirkung bei dem Abbau der Ozonschicht in der Stratosphäre erkannt wurde. Vor allem früher riefen die halogenierten Kohlenwasserstoffe neben Blei die meisten Berufsvergiftungen hervor, da sie in großem Maße wegen ihrer geringen Feuergefährlichkeit häufig als Lösungs- und Reinigungsmittel Verwendung fanden. Des Weiteren wurden oder werden diese Stoffe als Insektizide, Treibgase und Ausgangsmaterial für Kunststoffe (PVC) verwendet.

23.1 Methanhalogenide

Strukturen einiger Methanhalogenide

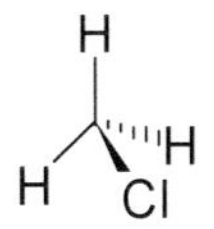

Methylchlorid 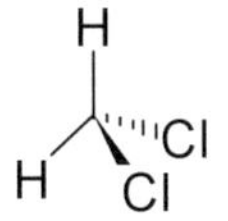 Methylenchlorid 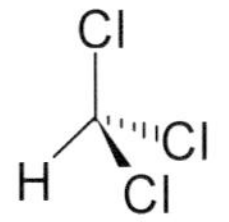 Chloroform 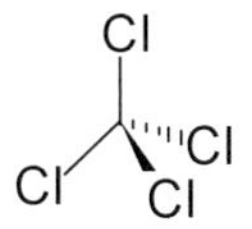 Tetrachlorkohlenstoff

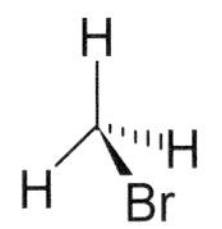

Brommethan 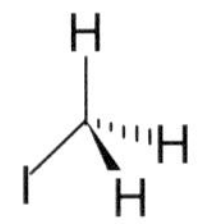 Methyliodid 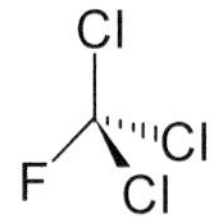 Trichlorfluormethan 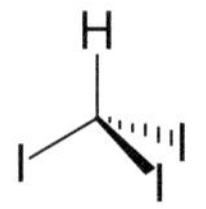 Iodoform

Tab. 23-1 Daten einiger Methanhalogenide

Stoff	Smp. (°C)	Sdp. (°C)	Dichte g/cm^3	LD_{50} mg/kg (Ratte, oral)	pLD
Methylchlorid	-97	-23,9			
Methylenchlorid	-97	39,8	1,33	1.600	2,8
Chloroform	-63	61,3	1,49	695	3,2
Tetrachlorkohlenstoff	-23	76,7	1,59	2.350	2,6
Brommethan	-94	3,6		104	4
Methyliodid	-66	42	2,27	76	4,1
Trichlorfluormethan	-111	23,7	0,92	352	3,5
Iodoform	121	218	4,3	355	3,4

Methylchlorid (Chlormethan) ist ein farbloses, süßlich riechendes, schwach brennbares Gas, welches sich gut in Benzol, Ethanol oder anderen organischen Lösungsmitteln, aber nur schwer in Wasser löst. In Wasser bildet es ein schneeartiges Hydrat $CH_3Cl \cdot 6H_2O$, das bei über 7,5 °C zerfällt. Technisch wird es durch katalytische Veresterung von Methanol mit Salzsäure bei 300 °C und 3 bis 6 bar Druck erzeugt.

$$CH_3OH + HCl \longrightarrow CH_3Cl + H_2O$$

Es wird als Lösungsmittel und Methylierungsmittel in der Siliconchemie verwendet. Es wirkt narkotisch und kann in größeren Konzentrationen inhaliert zu Sehstörungen und anderen Organschäden führen.

Methylenchlorid (Dichlormethan) ist eine farblose, leicht flüchtige, nicht entflammbare, süßlich riechende Flüssigkeit, die leicht in organischen Lösungsmitteln, aber relativ schlecht in Wasser löslich ist (20 g/l). Das Hydrat mit Wasser $CH_2Cl_2 \cdot 17H_2O$ zerfällt oberhalb von 1,6 °C. Methylenchlorid wird durch katalytische Chlorierung von Methan hergestellt. Es wird als Lösungsmittel für Kunststoffe oder Kleber verwendet. Bei Aufnahme (auch über die Haut) kommt es zu Kopfschmerzen, Schwindel, Appetitlosigkeit und narkotischen Zuständen. Bei großer Hitze und Luftzufuhr kann aus Methylenchlorid das sehr giftige Phosgen ($COCl_2$) entstehen.

Chloroform (Trichlormethan, $CHCl_3$) ist eine farblose, charakteristisch süßlich riechende, nicht brennbare Flüssigkeit, die narkotisierend wirkt. Kommen Chloroformdämpfe in eine Flamme, kann Phosgen entstehen.

$$2\ CHCl_3 + O_2 \xrightarrow[h\nu]{\Delta} 2\ COCl_2 + 2\ HCl$$

Zugabe von 0,5 bis 1 % Ethanol und Aufbewahrung in Braunglasflaschen stabilisiert das Chloroform. Chloroform ist in organischen Lösungsmitteln leicht, in Wasser schwer (6 g/l) löslich. Chloroform ist Nebenprodukt der Tetrachlorkohlenstoff-Synthese. Verwendet wird es als Lösungsmittel und Ausgangsprodukt zur Synthese anderer halogenierter Kohlenwasserstoffe.
1847 wurde Chloroform als Inhalationsnarkotikum von J. Y. Simpson eingeführt. Heute gibt es ungefährlichere Narkosemittel. Es wird seit Mitte des 20. Jahrhunderts nicht mehr verwendet. Chloroform ist schon in geringeren Mengen als Diethylether wirksam. Eine Konzentration von 2 % in der Luft reicht zur Narkose aus. Es gab bei den medizinischen Chloroformnarkosen einen Todesfall auf 3.000 bis 5.000 Operationen [8], bei Diethylether sind es nur ein Todesfall auf 15.000 Operationen. Die leberschädigende Wirkung ist schon lange bekannt, inzwischen steht es auch unter Verdacht, krebserregend zu sein.
Konzentrationen ab 1 Vol.% in der Luft führen zur Narkose, 2 Vol.% wirken langfristig bereits tödlich. Früher wurde Chloroform noch als Mittel zum Abtöten von Bandwürmern beim Menschen benutzt. Die therapeutische Dosis betrug fünf Gramm. Auch kriminalistisch ist Chloroform interessant. So wurde im März 1993 eine 26-Jährige zu zehn Jahren Haft verurteilt, weil sie ihren schlafenden Vater mit Chloroform vergiftet hatte. 1991 erhielt ein Arzt sechs Jahre Haft, weil er acht alleinstehende Frauen in ihren Wohnungen überfallen, gefesselt und mit Chloroform bewusstlos gemacht hatte, um sie schließlich zu missbrauchen. In Hannover erregte im März 1953 ein Fall Aufsehen, bei dem eine Krankenschwester einem 60-jährigen Patienten 50 Gramm, also die zehnfache Menge Chloroform verabreichte. Nach 20 Minuten bekam dieser Patient schwere Magenkrämpfe und starb drei Stunden später. Die Krankenschwester erhielt wegen fahrlässiger Tötung einen Monat Gefängnis. Nicht unerwähnt bleiben sollte das Phänomen der Chloroformriecher, welche die langsam eintretende Bewusstlosigkeit genießen. Einzelne Süchtige brachten es früher zu einem täglichen Konsum von bis zu 1.000 Gramm Chloroform. Langfristiger Chloroformmissbrauch führt zu ähnlichen geistigen Verfall wie Alkoholismus. Getrunken wurde dieses Suchtmittel hingegen nie. Mit dem Verschwinden des Chloroforms aus der Narkose scheinen auch die Chloroformriecher ausgestorben zu sein. Als Kuriosum muss gelten, dass es in Island Chloroformlakritzen mit einem auffällig scharfen Geschmack in jedem Geschäft zu kaufen gibt. Der MAK-Wert von Chloroform liegt bei 2,5 mg/m^3.

Tetrachlorkohlenstoff (Tetrachlormethan, CCl_4) ist eine farblose, nicht brennbare, süßlich riechende, relativ schwere (1,59 g/cm^3) Flüssigkeit, die bei -23 °C schmilzt und bei etwa 77 °C siedet. In organischen Lösungsmitteln ist sie gut, in Wasser sehr schwer löslich. Tetrachlormethan ist reaktionsträge, reagiert aber mit Alkalimetallen und Aluminium heftig. Unter Licht- und Hitzeeinwirkung entsteht das giftige Phosgen. Früher wurde es als Lösungsmittel verwendet, in der chemischen Reinigung als Fleckenwasser und als Feuerlöschmittel. Wegen seiner ozonschichtschädigenden Wirkung, der Giftigkeit und dem Krebsrisiko wird es kaum noch verwendet. Seit 1990 darf es auch nicht mehr an den normalen Verbraucher verkauft werden.

Tetrachlorkohlenstoff ist ein starkes Lebergift. Die Monooxygenasen des endoplasmatischen Retikulums der Leberzellen spalten Chlor ab. Das so entstandene freie Radikal spaltet in ungesättigten Fettsäuren aus Doppelbindungen ein Wasserstoffatom ab. Dadurch entsteht einerseits Chloroform, andererseits ein freies Radikal des Fettsäurerests. Durch Resonanz wandern die Doppelbindungen in der Fettsäurekette und es kommt zur Dien-Konjugation. An das radikalische C-Atom wird Sauerstoff angelagert und dabei entstehen Peroxide und Hydroperoxide, die leicht zerfallen. Es kommt zum Zerfall der Lipide in der Membran des endoplasmatischen Retikulums und zu Zellnekrose.

Mitte des 20. Jahrhunderts war Tetrachlorkohlenstoff noch ein bewährtes Wurmmittel. Man nahm als Dosis 2,5 cm^3 reines CCl_4 (4 g), die Sterblichkeitsrate dieser medizinischen Dosis CCl_4 lag bei etwa 1:10.000 [209]. Verunreinigtes Tetrachlorkohlenstoff gilt als viel giftiger. CCl_4 hat auch narkotische Wirkung, Mäuse werden bei 36 g/m^3 in der Luft bewusstlos. Von Versuchen, CCl_4 als Narkotikum zu nutzen, ließ man nach häufigen Krankheitserscheinungen wie Taubheit und anderen neurologischen Störungen schon in der Vergangenheit schnell ab. Vergiftungen durch Tetrachlorkohlenstoffdämpfe führen zu Kopfschmerzen, Übelkeit, Herabsetzung der Sehkraft und des Gehörsinns. Daueraufnahme dieses Stoffes führt zu Leber- und Nierenschäden.

Monooxyg.

freies Fettsäureradikal

O_2

Lipidzerfall

Hydroperoxid OOH

Es kam früher immer wieder zu tödlichen Vergiftungen, weil Fleckenwasser von Kleinkindern getrunken oder mit Schnaps verwechselt wurde. Die Geruchsgrenze liegt bei 3,2 mg/m^3, dem MAK-Wert. Der Autor hat in jugendlicher Unvernunft im organisch-chemischen Grundpraktikum einmal versucht, einen Farbstoff mit Tetrachlorkohlenstoff aus der Handoberfläche zu lösen. Das halbstündige, unangenehm brennende Gefühl auf der Hautoberfläche ist ihm gut in Erinnerung geblieben. Polyethylenglycol als Reinigungsmittel hätte ihm damals beim Entfernen des Tetrachlorkohlenstoffs geholfen.

Brommethan (CH_3Br) ist ein Gas, welches bei 3,5 °C siedet. Es ist mäßig löslich in Wasser (17,5 g/l), schlecht löslich in Diethylether und in flüssigem Zustand sehr gut löslich in Ethanol und Chloroform. Es wird vor allem als Schädlingsbekämpfungsmittel, zur Begasung von Containern, gegen Holzschädlinge und Entwesung von Böden eingesetzt. 2004 wurden allein in Kalifornien 3.500 Tonnen Brommethan auf landwirtschaftlichen Flächen eingesetzt. Begaste Container müssen eine spezielle Kennzeichnung tragen. In Deutschland ist Brommethan seit dem 1. September 2006 nicht mehr als Begasungsmittel erlaubt.

Methyliodid (Iodmethan, CH_3I) ist eine farblose, etherisch riechende, schwere (2,27 g/cm^3) Flüssigkeit. Hergestellt wird Methyliodid durch Zugabe von Iod in einer Mischung von Methanol und rotem Phosphor.

Methyliodid reagiert mit Alkali- und Erdalkalimetallen und wird zur Methylierung von organischen Substanzen benutzt. Die Methylierungsfähigkeit ist auch der Grund, warum Methyliodid unter Verdacht steht, krebserregend zu sein. Iodoform (CHI_3) ist gelb und Tetraiodmethan (CI_4) dunkelrot. Es sind die einzigen organischen Verbindungen, die ohne ungesättigte Funktionen farbig sind. Das stark reizende Iodoform wurde früher zur Desinfektion von Wunden verwendet.

23.2 Weitere Halogenkohlenwasserstoffe

Strukturen einiger Halogenkohlenwasserstoffe

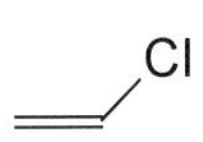

Vinylchlorid 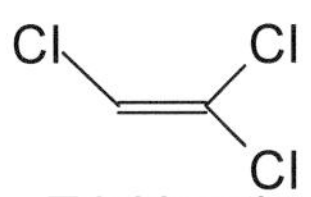 | Trichlorethen 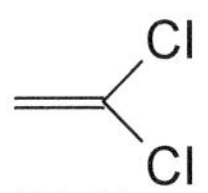 | 1,1-Dichlorethen 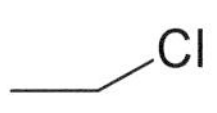 | Chlorethan

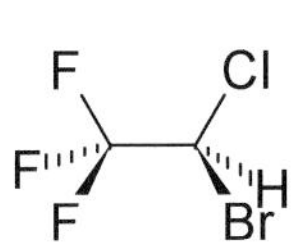

Halothan 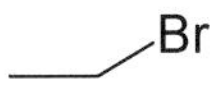 | Bromethan 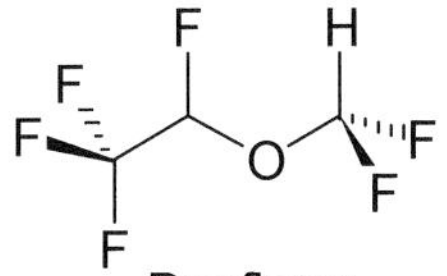 | Desfluran 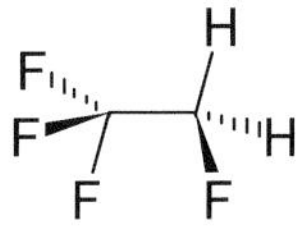 | 1,1,1,2-Tetrafluorethan

Tab. 23-2 Daten einiger Halogenkohlenwasserstoffe

Stoff	Sdp. (°C)	Dichte g/cm^3	LD_{50} mg/kg (Ratte, oral)	pLD
Vinylchlorid	-13,4		500	3,3
Trichlorethen	87	1,4	4.900	2,3
1,1-Dichlorethen	32	1,25	725	3,1
Chlorethan	12,5			
Halothan	50,2	1,87	5.680	2,2
Bromethan	39	1,46	1.350	2,9
Desfluran	22,8	1,48		
1,1,1,2-Tetrafluorethan	-26			

Vinylchlorid (Chlorethan, $H_2C{=}CHCl$) ist ein farbloses, brennbares, schwach süßlich riechendes, kanzerogenes Gas, welches bei Licht polymerisiert. Hergestellt wird es durch thermische Dehydrochlorierung von 1,2-Dichlorethan. Früher war es der Rohstoff zur Darstellung von PVC. Der MAK-Wert von Vinylchlorid wurde von 1.500 mg/m^3 (1966) auf schließlich 150 mg/m^3 (1974) heruntergesetzt. Wegen der kanzerogenen Wirkung gibt es inzwischen keinen MAK-Wert mehr. Im Körper wird die Doppelbindung angegriffen und es entstehen reaktive Epoxide und Chloracetaldehyd. Die Reaktion des Chloracetaldehyds mit der DNA wird als krebserregend angesehen.

Cl — Epoxid — Chloracetaldehyd

Cl O NH2 N N N N R Adenosin-Rest (DNA) -Cl O NH2 N N N N R - H_2O N N N N N R Ethenoadenosin

Trichlorethen (Trichlorethylen) war wegen seiner fettlösenden Eigenschaft, Flüchtigkeit und Nichtbrennbarkeit ein wichtiges Lösungsmittel. Jetzt wird es noch als Schwerflüssigkeit bei Mineralien und Zwischenprodukt bei chemischen Synthesen

eingesetzt. Trichlorethen wirkt narkotisierend, 500 mg/m^3 führen zu Müdigkeit. Akute Vergiftungen führen zu neurologischen Schäden, Erblindung, Verlust des Geruchs- und Geschmacksinns. Im Körper wird es durch Monooxigenasen zu Trichlorethenoxid und Trichloressigsäure umgewandelt. Die Trichloressigsäure weist eine starke Bindung an Eiweiße auf und wird im Blutplasma angereichert und wirkt neurotoxisch.
1,1-Dichlorethen ist eine scharf riechende, entzündliche, farblose Flüssigkeit, die als Lösungsmittel in der Kunststoffindustrie genutzt wird. Es wirkt neurotoxisch und ruft bei höheren Konzentrationen Müdigkeit, Rauschzustände, Krämpfe und Bewusstlosigkeit hervor. Der MAK-Wert liegt bei 8 mg/m^3. Anscheinend ist das 1,2-Dichlorethen deutlich weniger toxisch. Der MAK-Wert dieser Verbindung liegt bei 800 mg/m^3.
Halothan (1-Brom-1-chlor-2,2,2-trifluorethan) wird als Narkosegas eingesetzt. Bis zu 20 % des Stoffs werden verstoffwechselt, daher kann es manchmal zu Leberschäden kommen.
Beim Narkotikum Desfluran werden nur 0,02 % im Organismus abgebaut. Es ist aber weniger lipophil, und ein rasches Ein- und Ausleiten der Narkose ist so möglich.
1,1,1,2-Tetrafluorethan (R134a) wird häufig in Klimaanlagen eingesetzt. Es hat einen 1.440 Mal höheren Treibhauseffekt als Kohlendioxid.
In der Umwelt auftretende, von Menschen produzierte Fluorkohlenwasserstoffe sind auch die perfluorierte Alkyle wie Perfluoroctansulfonsäure (PFOS).

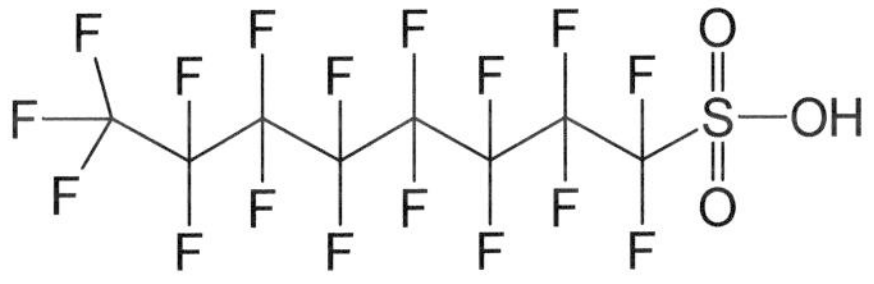

Perfluoroctansulfonsäure
LD_{50}: 251 mg/kg (Ratte, oral)
pLD: 3,6

24 Kohlenwasserstoffe mit Sauerstoff

24.1 Alkohole

Alkohole sind Kohlenwasserstoffe, die eine Hydroxy-Fuktion (–OH) an einem gesättigten C-Atom aufweisen. Sie haben einen charakteristischen Geruch und einen scharfen Geschmack. Sie werden u. a. durch katalytische Hydratisierung von Alkenen, Substitutionsreaktionen an organischen Halogenverbindungen, Grignard-Reaktionen oder biologisch durch die alkoholische Gärung gewonnen. Darüber hinaus werden Alkohole auch durch Reduktion von Carbonsäuren oder Aldehyden erhalten. Verwendung finden Alkohole als Rohstoff für Ester, Lösungsmittel, als Zusätze von Lacken und Farben, Frostschutzmittel und nicht zuletzt in Form des Ethanols als Genussmittel. Die Siedepunkte der Alkohole sind viel höher als die der vergleichbaren Alkane, da eine Dipol-Assoziation durch die Hydroxy-Funktion in der flüssigen Phase stattfindet. Die Dichte liegt bei 0,78 bis 0,81 g/cm[3].

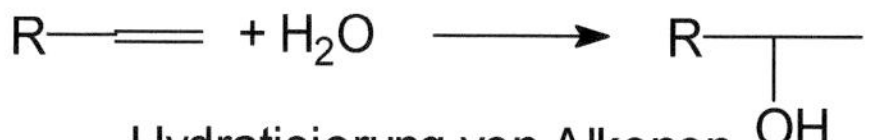

R— + H_2O ⟶ R–(OH)

Hydratisierung von Alkenen

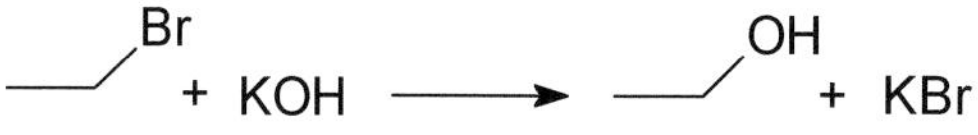

Br + KOH ⟶ OH + KBr

Substitutionsreaktion

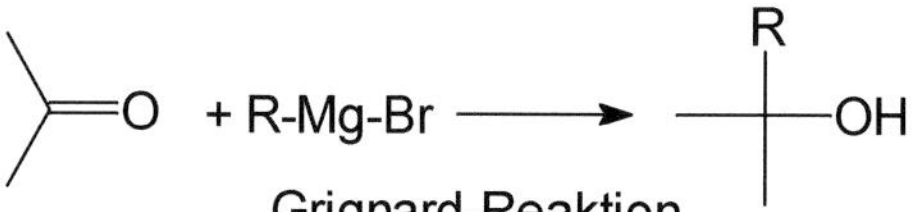

=O + R-Mg-Br ⟶ R–OH

Grignard-Reaktion

$$C_6H_{12}O_6 \xrightarrow{\text{Hefe}} 2\ CH_3CH_2OH + 2\ CO_2$$

alkoholische Gärung

Strukturen einiger Alkohole

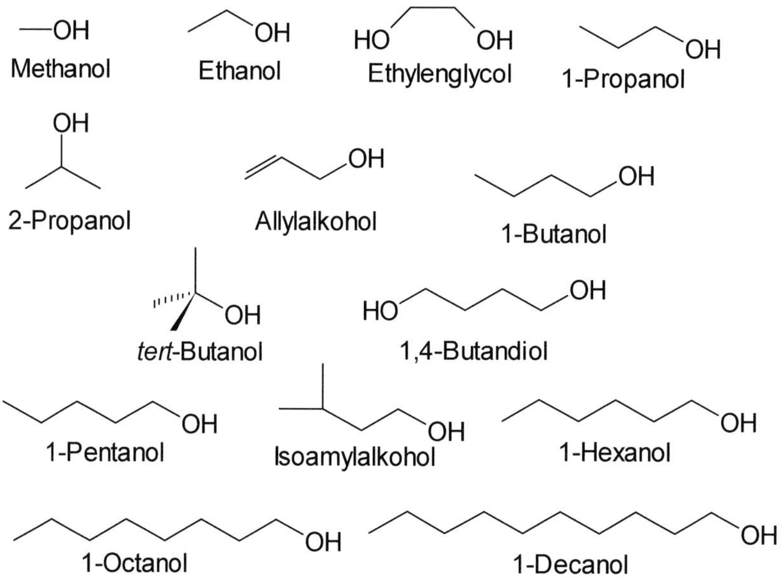

OH Methanol

OH Ethanol

HO OH Ethylenglycol

OH 1-Propanol

OH 2-Propanol

OH Allylalkohol

OH 1-Butanol

OH *tert*-Butanol

HO OH 1,4-Butandiol

OH 1-Pentanol

OH Isoamylalkohol

OH 1-Hexanol

OH 1-Octanol

OH 1-Decanol

Tab. 24-1 Daten einiger Alkohole

Stoff	Smp. (°C)	Sdp. (°C)	LD_{50} mg/kg (Ratte, oral)	pLD	MAK mg/m^3	Lösl. in H_2O g/l
Methanol	-97,8	65	5.630	2,2	130	beliebig
Ethanol	-115	78,3	7.060	2,2	380	beliebig
Ethylenglycol	-16	197	4.700	2,3	26	beliebig
1-Propanol	-127	97	1.870	2,7		beliebig
2-Propanol	-88	82	5.050	2,3	500	beliebig
Allylalkohol	-129	97	64	4,2		beliebig
1-Butanol	-88	118	790	3,1	310	80
tert-Butanol	25,5	83	3.500	2,5	62	beliebig
1,4-Butandiol	20	230	1.530	2,8		beliebig
1-Pentanol	-78	138	4.590	2,3	73	22
Isoamylalkohol	-117	131	1.300	2,9	73	30
1-Hexanol	-45	158	720	3,1		5,9
1,6-Hexandiol	45	250	3.730	2,4		beliebig
1-Heptanol	-34	175	500	3,3		1,7
1-Octanol	-16	195	1.790	2,7	54	0,3
1-Decanol	7	230	4.720	2,3	66	0,04

24.1.1 Methanol

Methanol (CH_3OH), Methylalkohol oder auch Holzgeist genannt, ist der industriell wichtigste Alkohol. Schon R. Boyle gewann Methanol 1661 aus Holzessig und J. Liebig klärte 1835 die Struktur. Seit den 1920er Jahren wird Methanol vor allem aus Kohlenmonoxid und Wasserstoff hergestellt. Während 1970 weltweit noch 5 Millionen Tonnen hergestellt wurden, waren es 2004 schon 32 Millionen Tonnen. Inzwischen wird Methanol vermehrt als Treibstoff eingesetzt. Der Nobelpreisträger G. Olah schlug die Synthese von Methanol mit Strom aus Kohlendioxid und Wasser als Lösung der Umweltprobleme vor [192]. Methanol ist eine farblose Flüssigkeit mit typisch alkoholischem Geruch. Physikochemisch steht Methanol dem Wasser näher als dem Ethanol. Methanol wird deutlich langsamer aufgenommen und dann durch die Alkoholdehydrogenase zu Formaldehyd oxidiert. Die Weiterreaktion mit Hilfe der Aldehyddehydrogenase zu Ameisensäure verläuft sehr schnell, die Oxidation zu Kohlendioxid und Wasser dann wieder sehr langsam.

$$\underset{\text{Methanol}}{CH_3OH} \xrightarrow{\text{ADH}} \underset{\text{Formaldehyd}}{H_2CO} \longrightarrow \underset{\text{Ameisensäure}}{HCOOH} \longrightarrow CO_2 + H_2O$$

Da über den Harn nicht so viel Ameisensäure ausgeschieden wie nachgebildet wird, kommt es zu einem Stau von Ameisensäure im Körper, der zu charakteristischen Vergiftungen und Erblinden führt. Die Sehstörung verläuft in zwei Stadien: In der ersten Phase ist die Sehfähigkeit nur getrübt und es kommt zu einem Ödem in der Retina. Diese Beeinträchtigung kann reversibel sein. In der zweiten Phase kommt es zu dauerhaften Degenerationserscheinungen am Sehnerv. Die narkotische Wirkung von Methanol ist deutlich geringer als die von Ethanol, doch dauert der Rausch länger an. 30 bis 100 ml Methanol können tödlich sein. Todesursache ist meist die allgemeine Stoffwechselstörung (Acidose), die nach 2 bis 4 Tagen eintritt und nicht die narkotische Lähmung.

Auch wenn es auf den ersten Blick widersinnig erscheint, ist eine Therapie der Methanol-Vergiftung die Gabe von Ethanol! Die Bindungskonstante von Ethanol an dem Enzym ADH (Alkoholdehydrogenase) ist viel höher als von Methanol, so dass schon geringe Ethanol-Mengen die Methanol-Oxidation blockieren und keine gefährliche Ameisensäure entstehen kann. Stattdessen wird Methanol ausgeatmet. Ein Blutalkoholspiegel von 1 Promille sollte zur Methanol-Entgiftung über mehrere Tage aufrechterhalten werden. Zur Kompensation der Acidose, und um die Ameisensäure zu neutralisieren wird $NaHCO_3$-Puffer per Infusion gegeben.

Gerade Anfang des 20. Jahrhunderts gab es wegen des niedrigen Preises viele Brennspiritusanhänger. Brennspiritus, der mit Methanol und dem unangenehm riechenden Pyridin vergällt ist, hatte neben dem unschlagbaren Vorteil des Preises auch die erwünschte Eigenschaft, einen stärker lähmenden Rausch, der über mehrere Tage anhalten konnte, auszulösen. Bezeichnenderweise soll der so genannte Trinkerhumor bei Brennspiritusfreunden völlig gefehlt haben. Auch nach dem II. Weltkrieg hat es immer wieder Vergiftungsfälle gegeben. So erhöhten 1986 italienische Winzer mit billigem Methanol den Alkoholanteil ihrer Weine. Es gab Dutzende Tote und der Ruf der italienischen Weine, die als „Vino Mortale“ verspottet wurden, erholte sich erst nach längerer Zeit. 2008 wurden Todesfälle von Schülern publik, die auf einer Klassenreise in die Türkei mit Methanol versetzte Drinks genossen hatten.

Im September 2012 wurde in Tschechien zeitweise der Verkauf von Spirituosen mit mehr als 20 % Ethanol-Gehalt verboten, als innerhalb von einer Woche mehr als 26 Personen an den Folgen von Alkoholvergiftungen gestorben waren. Hier war schwarz gebrannter Alkohol mit billigerem Methanol aus Scheibenwischflüssigkeit versetzt worden. Im Internet bestellter, billiger Pflaumenschnaps in nicht gekennzeichneten Plastikflaschen ließ so z. B. bei einer Familienfeier acht von siebzehn Teilnehmern erkranken. Wegen der hohen Besteuerung wird ein Viertel des konsumierten Alkohols in Tschechien illegal hergestellt.

Methanol bleibt also weiterhin der grimmige Bruder des viel erträglicheren Genussgiftes Ethanol.

24.1.2 Ethanol

Was alle Welt Alkohol zu nennen pflegt ist Ethanol (CH_3CH_2OH), Ethylalkohol oder Weingeist.

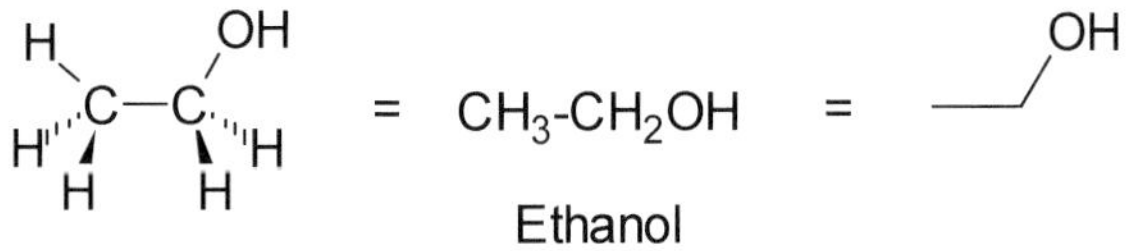

$= CH_3\text{-}CH_2OH =$

Ethanol

Ethanol ist eine farblose Flüssigkeit, die sich beliebig mit Wasser unter Volumenkontraktion mischen lässt. Sie löst sich auch in Chloroform, Diethylether, Benzol und anderen organischen Lösungsmitteln. Industriell wird Ethanol durch Hydratisierung von Ethen gewonnen. Der Synthese-Ethanol enthält kein natürliches, radioaktives ^{14}C-Isotop, da er seinen Ursprung im Erdöl hat, welches sich in Jahrmillionen bildete. So kann man ihn vom Gärungsethanol unterscheiden. Seit der Antike werden ethanolhaltige Getränke durch alkoholische Vergärung gewonnen. Während J. v. Liebig noch glaubte, es gäbe dabei einen reinen Zerfall des Zuckermoleküls, nahm L. Pasteur an, die Gärung sei eine Lebensäußerung der Hefezellen.

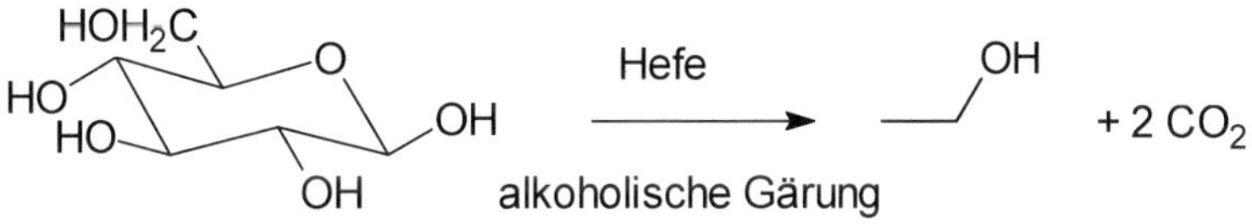

Hefe

$\longrightarrow \quad + 2\ CO_2$

alkoholische Gärung

β-D-Glucose

E. Buchner zeigte, dass auch zellfreier Hefepresssaft den Gärungsprozess ermöglichte. Er führte das auf ein Enzym zurück, das er Zymase nannte. In Wirklichkeit spielen mehrere Enzyme eine Rolle.

Wein aus Trauben, Bier aus Hopfen und Malz, Sake aus Reis (Japan) oder Soju aus Süßkartoffeln (Korea) haben eine jahrtausendalte Geschichte. Im alten Ägypten wurde bereits Bier gebraut und die Oberschicht berauschte sich am Wein. Die alkoholische Gärung stoppt bei spätestens 15 Vol.% Ethanolgehalt, weil Mikroorganismen ab diesem Gehalt absterben. Höher konzentrierte alkoholische Getränke können nur durch Destillation erhalten werden. Wahrscheinlich um das Jahr 1000 herum wurden so in Kleinasien erstmals Branntweine hergestellt. Da Ethanol wegen seiner polaren Eigenschaften wasserziehend ist, kann durch Destillation nur ein azeotropes Gemisch mit maximal 96 % Ethanol und 4 % Wasser bei 78,17 °C erhalten werden. Der Gärungsprozess wird durch Veresterung der Glucose mit Phosphorsäure eingeleitet. ATP (Adenosintriphosphat) überträgt die Phosphorsäure mit Hilfe von Hexokinasen auf das Zuckermolekül. Nach dem Glucose-6-phosphat entsteht Fructose-1,6-diphosphat, das durch Aldolase in zwei C3-Körper zerlegt wird.

24.1.3 Die Physiologie und Ökonomie von Ethanol

Ethanol wird bereits in geringem Umfang von der Mundschleimhaut aufgenommen, geht dort direkt ins Blut und damit auch ins Gehirn. Das im Darm aufgenommene Ethanol gelangt zuerst in die Leber, wo es teilweise abgebaut wird. Wärme (Grog), Zucker (Likör) oder Kohlensäure (Sekt) können die Ethanolaufnahme beschleunigen, auch wenn die Gesamtmenge nicht vergrößert wird. Fett verlangsamt die Aufnahme (so soll der erste deutsche Bundeskanzler Konrad Adenauer vor den Verhandlungen in Moskau zur Freilassung der letzten deutschen Kriegsgefangenen im September 1955 in Moskau Speiseöl geschluckt haben, um von seinen russischen Verhandlungspartnern nicht so schnell unter den Tisch getrunken zu werden).
Ethanol wird von der Alkoholdehydrogenase (ADH) in der Leber zu Acetaldehyd und dann mit der Aldehyddehydrogenase weiter zu Essigsäure oxidiert. Das Acetaldehyd (Ethanal) ist verantwortlich für die „Kater"-Symptome wie Übelkeit, Erbrechen, Kopfschmerzen. Das Enzym ADH trägt als katalytisches Zentrum Zink. 3 bis 8 % des Ethanols werden über das P-450-abhängige Enzymsystem der Monooxygenasen zu Essigsäure oxidiert. Die Essigsäure wird z. T. mit dem Koenzym A im Stoffwechsel verwertet, meistens aber im Tricarbonsäurezyklus in CO_2 und H_2O umgewandelt. 1 g Ethanol hat einen Brennwert von 7,1 kcal (30kJ).

$$H_3C{-}CH_2OH \xrightarrow{\text{ADH}} \underset{\text{Acetaldehyd}}{H_3C{-}C(=O){-}H} \xrightarrow{O_2} \underset{\text{Essigsäure}}{H_3C{-}C(=O){-}OH}$$

Der Abbau des Acetaldehyds wird durch Zucker gehemmt, daher kann der „Kater" bei süßen alkoholischen Getränken wie Likör, Bowlen oder Süßweinen auffällig verstärkt sein. Der Ethanolabbau durch das ADH ist halbwegs konstant und liegt zwischen 0,1 bis 0,3 Promille des Blutalkoholspiegels pro Stunde. Männer können Ethanol ein bisschen schneller abbauen. Bei hohen Konzentrationen und Alkoholikern wird Ethanol zusätzlich über das Enzymsystem MEOS (mikrosomales Ethanol oxidierendes System) abgebaut, so dass eine höhere Alkoholresistenz bei Gewohnheitstrinkern entsteht. Auch das vegetative Nervensystem wird durch chronischen Alkoholismus desensibilisiert, so dass auch ein hoher Blutalkoholgehalt nur zu geringen Verhaltensauffälligkeiten führt.
Die Muskelleistung scheint im leichten bis mittleren Rausch verstärkt zu sein, was aber nur durch die gestörte Bewegungskoordination vorgetäuscht ist. Tatsächlich sinkt die Muskelleistung messbar. Der Blutdruck steigt, es wird vermehrt Wärme

abgegeben, was rascher zum Erfrierungstod führen kann. Die Atmung ist gesteigert, ebenfalls der Harndrang. Die Steigerung der Libido wird durch die Minderung der Vollzugsfähigkeit mehr als aufgehoben. Ethanol kann die Wirkung von Medikamenten steigern. Entweder wird der Metabolismus von Ethanol und/oder Arzneistoff gehemmt, so dass länger eine hohe Konzentration im Körper vorliegt, oder Ethanol und Arzneistoff wirken am gleichen Rezeptor (Narkotika, Hypnotika).

Tab. 24-2 Blutalkohol und Wirkung

Blutalkohol in Promille	Symptome
0,3	erste Gangstörungen
0,5	Grenze d. Fahrtüchtigkeit
0,6	Sprachstörungen
1	Rauschzustand
1,4	Grenze für koordiniertes Verhalten
2	Erinnerungslücken
4	Tödlich

Darüber hinaus gibt es Substanzen, die eine Alkoholintoleranz auslösen. So zeigte sich schon vor langem, dass Landarbeiter, die nach dem Verteilen von Kalkstickstoffdünger (Calciumcyanamid) Bier tranken, charakteristische Krankheitsbilder mit Hautrötung, Hitzegefühl, starke Kopfschmerzen, Herzklopfen und Blutdruckabfall und Atemsteigerung entwickelten.

Schnelle Einnahme von 100 g Ethanol führen zu einer akuten Vergiftung mit Hyperventilation und psychomotorischer Erregung, die auch in eine Lähmung übergehen kann. Ab 2 Promille überwiegt die Narkose. Für ungeübte Trinker gelten 4 Promille als tödlich. Der LD_{50}-Wert bei der Ratte liegt bei etwa 7 g/kg. Eine Magenspülung wird empfohlen. Gegen Trunkenheit mit großer Erregung helfen 5 mg Apomorphin per Injektion.

Durch dauerhaften Ethanolkonsum werden alle Körperzellen geschädigt. Nervensystem, Gehirn und Leber sind besonders betroffen. Bis zu zwei Millionen Menschen in Deutschland gelten als alkoholkrank, etwa zehn Millionen sind von Abhängigkeit bedroht. 2002 sind etwa 40.000 Menschen durch Alkoholmissbrauch gestorben, davon über 9.000 allein an Leberzirrhose, Männer dabei dreimal häufiger als Frauen. Auch Magen- und Speiseröhrenkrebs treten bei regelmäßigem Alkoholkonsum vermehrt auf. Die kanzerogene Wirkung entsteht durch das Acetaldehyd, welches durch Polyamine zu Crotonaldehyd umgewandelt wird, das wiederum die DNA angreift.

Der langjährige Alkoholmissbrauch kann zum völligen körperlichen und sozialen Verfall führen. Man denke da an die Redewendung „er versoff Haus und Hof". Es kann das Krankheitsbild des Delirium tremens entstehen. Der Betroffene läuft tagelang hin und her, zittert in unruhigster Weise, sein Gedächtnis ist stark gestört und es können Halluzinationen auftreten.

Das Wernicke-Korsakow-Syndrom ist eine Ursache für Demenz. Harald Juhnke, einer der bedeutendsten Entertainer und jahrzehntelang Deutschlands bekanntester Alkoholiker, bekam dieses Syndrom nach einem letzten schweren Alkoholrückfall und beschloss sein Leben nach drei weiteren Jahren in einem Pflegeheim.

Vor Trinkwetten kann nur gewarnt werden. 2014 wollte ein Mann den Kneipenrekord von 55 Schnäpsen in einer Kneipe in Clermont-Ferrand (Frankreich) brechen. Die ersten 30 Gläser leerte er innerhalb von einer Minute! Nachdem er den alten Rekord mit 56 Gläsern gerade eben übertroffen hatte, fiel er in ein Koma, wurde ins Krankenhaus gebracht und starb an einem Herzinfarkt. Der Kneipenwirt wurde wegen Totschlags vor Gericht gestellt.

Im Kampf gegen den Alkoholismus ist der Wirkstoff Baclofen im Gespräch. Bisher wurde er als Muskelentspanner gegen spastische Symptome bei der multiplen Sklerose eingesetzt. Wahrscheinlich wirkt der Stoff im Belohnungssystem des Gehirns und dämpft so das Verlangen nach Alkohol. Eine Studie an der Charité mit der bisher geringen Anzahl von 22 Patienten zeigte eine Verdreifachung der Abstinenzrate gegenüber einem Placeboprodukt. Im Normalfall erleiden ca. 75 % der Patienten nach einem Entzug einen Rückfall.

Baclofen
LD_{50}: 145 mg/kg (Ratte, oral)
pLD: 3,8

In Frankreich wird die Substanz mit Sonderzulassung verordnet. Manche Experten halten es für möglich, dass Baclofen eine Ersatzdroge wie Methadon werden könnte. Man wird die Entwicklung abwarten müssen.

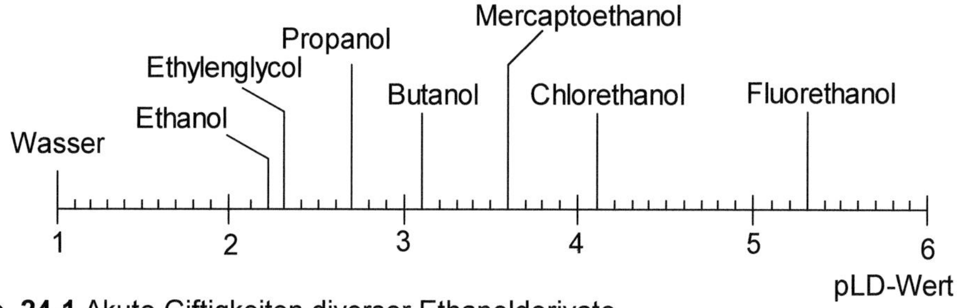

Abb. 24-1 Akute Giftigkeiten diverser Ethanolderivate

Weltweit wurden im Jahr 2019 rund 190 Millionen Tonnen Bier hergestellt, davon allein 9,2 Millionen Tonnen in Deutschland. Die Weltproduktion von Wein betrug 2015 rund 27,6 Millionen Tonnen, davon 0,9 Millionen Tonnen allein in Deutschland. Insgesamt werden etwa 27 Millionen Tonnen reines Ethanol hergestellt, davon 13 % in Europa. 65 % werden zur Herstellung von Kraftstoffethanol verwendet. Grundsätzlich unterliegt Trink-Ethanol der Branntweinsteuer, die bei etwa 13 €/l reinem Ethanol liegt.

Tab. 24-3 Ethanolgehalt in diversen Lebensmitteln und Getränken

	Ethanolgehalt in Vol.%
Brot	bis zu 0,3
Apfelsaft	bis zu 0,4
Sauerkraut	0,5
Traubensaft	bis 0,6
Banane	bis zu 1
Apfelmost	1 - 2
Leichtbier	2
Export (Bier)	4
Eiswein	6,5 - 11
Burgunder	10 - 12
Sherry	15 - 20
Liköre	20 - 30
Cognac	38
Whiskey	40 - 45
Wodka	40 - 60
Rum	40 - 60
Stroh-Rum	80

Die Verwendung von Ethanol ist für technische Zwecke in Druckereien, Kosmetika oder in Reinigungsmitteln als Brennspiritus steuerfrei, der Brennspiritus wird dann allerdings unter Zollaufsicht mit MEK (Methylethylketon), Petrolether oder Cyclohexan versetzt, um es für den menschlichen Genuss unbrauchbar zu machen. Es sind Stoffe, die einen dem Ethanol vergleichbaren Siedepunkt haben. Pyridin, welches dem Brennspiritus früher einen charakteristisch unangenehmen Geruch gab, wird seit Anfang der 1990er Jahre in Deutschland wegen gesundheitlicher Bedenken nicht mehr eingesetzt.

Europa liegt im Alkoholkonsum weltweit an der Spitze, Osteuropa übernimmt dabei die unangefochtene Führungsrolle. Südkorea ist außerhalb Europas Spitzenreiter und übertrifft sogar Deutschland. Bereits in den TV-Dramen der sogenannten koreanischen Welle fällt auf, wie die Protagonisten, egal ob Männer oder Frauen in Lebenskrisen, sich bis zur Besinnungslosigkeit betrinken [119]. Die islamisch geprägten Länder wie Pakistan oder Bangladesch haben erwartungsgemäß den geringsten Alkoholkonsum weltweit. Insofern zeigt sich die Türkei bei den Spirituosen als westlichstes Land der islamischen Welt.

Tab. 24-4 Alkoholkonsum pro Kopf laut WHO im Jahr 2014

Land	Alkoholkonsum pro Jahr (Liter)
Weißrussland	17,5
Moldawien	16,8
Russland	15,1
Rumänien	14,4
Portugal	12,9
Polen	12,5
Südkorea	12,3
Frankreich	12,2
Irland	11,9
Deutschland	11,8
UK	11,6

Land	Alkoholkonsum pro Jahr (Liter)
Dänemark	11,4
Spanien	11,2
USA	9,4
Japan	8
China	5,5
Türkei	2,9
Singapur	1,6
Myanmar	0,4
Ägypten	0,4
Pakistan	0,1
Bangladesch	0,1

2,4 Milliarden Erwachsene, also etwa 1/3 der Menschheit trinkt Alkohol. Selbst ein geringer Alkoholkonsum schadet nach Einschätzung einer bedeutenden vergleichenden Studie mit mehr als 500 Forschern aus 40 Ländern. Die günstigen Auswirkungen auf das Herz-Kreislauf-System und eine geringere Wahrscheinlichkeit für Typ 2 Diabetes werden durch ein erhöhtes Krebsrisiko mehr als aufgehoben. Der Alkoholkonsum soll für 2,2 % aller Todesfälle bei Frauen und 6,8 % bei Männern verantwortlich sein. Der Alkoholkonsum verursachte demnach allein 2016 2,8 Millionen Todesfälle [77]

24.1.4 Höhere Alkohole

Höhere Alkohole sind als so genannte Fuselalkohole manchmal in Spirituosen enthalten und erhöhen die Giftigkeit.

2-Propanol ist eine farblose, nach Haarspray riechende, leicht entzündliche Flüssigkeit, die sich mit Wasser, Alkoholen, einfachen Kohlenwasserstoffen, Ethern und sauerstoffhaltigen Lösungsmitteln mischen lässt. Wie für alle höheren Alkohole ist die Toxizität von 2-Propanol etwas höher als bei Ethanol. 2-Propanol wird, da es nicht der Alkoholsteuer unterliegt, gern als Desinfektionsmittel benutzt.

1-Butanol wird als Lösungsmittel bei der Herstellung von Lacken verwendet. Es ist bei Verschlucken und Einatmen gesundheitsschädlich. Nieren- und Leberschäden sowie Schwindel, Kopfschmerzen, Benommenheit und Reizung der Atemwege, Augen und Verdauungswege können eintreten.

tert-Butanol (2-Methyl-2-propanol) ist ebenfalls gesundheitsschädlich. Es hat den hohen Schmelzpunkt von 25,5 °C, so dass es im Winter fest ist, während es in warmen Sommern im Labor flüssig vorliegt. Bei Feuchtigkeitszusatz sinkt der Schmelzpunkt rasch.

Das 1,4-Butandiol (BDO) ist eine farblose, bei 20 °C schmelzende Verbindung. Sie siedet bei 230 °C und hat eine Dichte von 1,02 g/cm^3. BDO wird technisch durch Hydrierung von 2-Butin-1,4-diol hergestellt und ersetzt als Weichmacher Glycerin. Es ist Vorstufe von Tetrahydrofuran und γ-Butyrolacton. Physiologisch bedeutend ist der Umstand, dass BDO im Körper zu der dem Betäubungsmittelgesetz unterworfenen 4-Hydroxybuttersäure umgesetzt wird. 5 bis 20 Minuten nach Einnahme tritt die Wirkung ein, der Rausch hält 2 bis 3 Stunden an. 1 bis 1,5 ml BDO enthemmt, 4 ml schläfern ein und ab 6 ml kommt es zu schweren Vergiftungen. BDO ähnelt in der kurzfristigen Wirkung wie in den langfristigen Nachteilen dem Ethanol, nur sind die Dosen viel geringer.

Die Pentanole haben alle eine deutlich höhere Giftigkeit als die niederen Alkohole. Es wird ein LD_{50}-Wert von 0,5 g/kg beim Menschen angenommen, das ist ein pLD-Wert von 3,3. Schon 30 ml können also tödlich sein. Pentanole treten als so genannte Fuselöle bei der alkoholischen Gärung auf und können gerade bei schwarz gebranntem Alkohol das Produkt bei schlechter Destillation vergällen. Hauptbestandteil der Fuselöle ist der Isoamylalkohol [$(CH_3)_2CH\text{-}CH_2\text{-}CH_2OH$] mit einer Dichte von 0,81 g/cm^3 und einem Siedepunkt von 131 °C. In einem Liter Wasser lösen sich etwa 30 g dieses Alkohols. Des Weiteren kommt noch der potentiell optisch aktive Alkohol 2-Methyl-butan-1-ol vor, von dem es ein links- und rechtsdrehendes Enantiomer gibt. Die beiden verhalten sich wie Spiegelbilder zueinander [31].

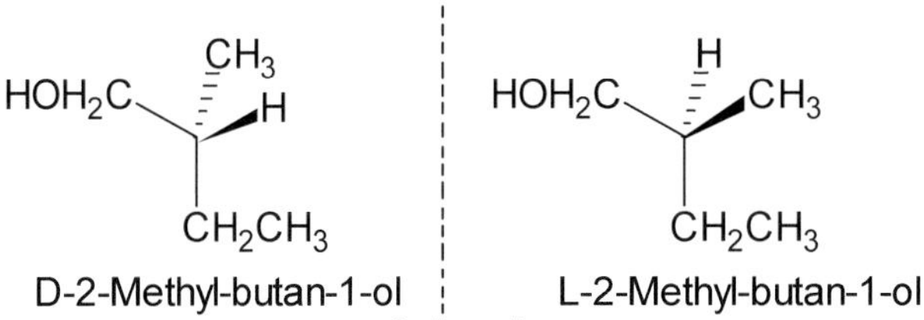

CH_3 / HOH_2C / H / CH_2CH_3
D-2-Methyl-butan-1-ol

Spiegel-
ebene

H / HOH_2C / CH_3 / CH_2CH_3
L-2-Methyl-butan-1-ol

Sdp.: 129 °C
LD_{50}: 4,17 g/kg (Ratte, oral)
pLD: 2,4

Das Ethylenglycol (Ethan-1,2-diol, Glycol oder MEG) ist der einfachste zweiwertige Alkohol. Technisch hergestellt wird er aus Ethen. Ethylenglycol wird bei der Herstellung von Polyestern und als Korrosionsschutzmittel in Kühlflüssigkeiten verwendet. Als minimal tödliche Dosis gelten 100 ml. Diethylenglycol ist deutlich giftiger als Ethylenglycol. Bereits 40 bis 50 g Diethylenglycol gelten als tödlich.

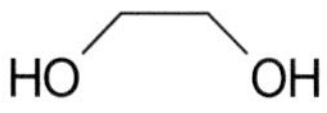

HO OH
Ethylenglycol

Smp.: -16 °C
Sdp.: 197 °C
Dichte: 1,1 g/cm^3
MAK: 26 mg/m^3
LD_{50}: 4,7 g/kg (Ratte, oral)
pLD: 2,3

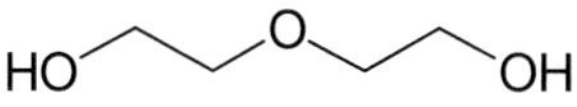

HO O OH
Diethylenglycol

Smp.: -6 °C
Sdp.: 244 °C
Dichte: 1,12 g/cm^3
MAK: 44 mg/m^3
LD_{50}: 12,5 g/kg (Ratte, oral)
1 g/kg (Mensch, oral)
pLD: 3

Die Substanz wird zum größten Teil unverändert wieder ausgeschieden, z. T. durch Alkoholdehydrogenase zu nierenschädigenden Verbindungen wie Glyoxylsäure und Oxalaten oxidiert. Bei einer Vergiftung kommt es nach 24-stündiger Latenzzeit zu Rauschzuständen, Übelkeit, Erbrechen, Durchfällen, Leibschmerzen und schließlich Nierenversagen. Mögliche Therapie ist die Gabe von Ethanol, um den Abbau des Diethylenglycols zu hemmen. Bei Nierenversagen ist eine Dialyse notwendig.

Beim Glycolwein-Skandal 1985 spielte Diethylenglycol eine unrühmliche Rolle. Österreichische Winzer gaben ihren Süßweinen Diethylenglycol als Süßungsmittel und Geschmacksverstärker hinzu. Der Wein schmeckte etherischer und aromatischer, aber die Zuckertests wurden nicht beeinflusst. Der Skandal kam raus, als Winzer auffällig große Mengen des sehr billigen Diethylenglycols steuerlich geltend machen wollten. Es wurden mehrjährige Haftstrafen ausgesprochen und Österreich bekam ein sehr strenges Weingesetz. Der Ruf des österreichischen Weins war schwer angeschlagen:

Während 1984 noch 315.255 Hektoliter von der Bundesrepublik Deutschland importiert wurden, waren es 1985 nur noch 17.377 Hektoliter und 1986 kam der Import aus Österreich praktisch ganz zum Erliegen. Das Wort „Glycol“ wurde das Wort des Jahres 1985.

Bereits 1937 kam es in den USA zu einem Diethylenglycolskandal, als Sulfanilamid-Sirup mit Diethylenglycol gesüßt wurde und mehrere Hundert Kinder starben. Als Konsequenz wurde der Federal Food, Drug and Cosmetic Act, ein Arzneimittelrecht für die USA eingeführt.

Eine besondere Rolle spielt der dreifache Alkohol Glycerin. Glycerin ist hochviskos und spielt als Fettbestandteil eine wichtige Rolle.

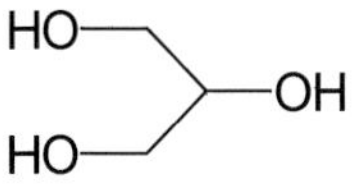

HO OH HO
Glycerin

Smp.: 18 °C
Sdp.: 290 °C
Dichte: 1,26 g/cm^3
LD_{50}: 12,6 g/kg (Ratte, oral)
pLD: 1,9

Die Giftigkeit der meisten Alkohole unterscheiden sich kaum um mehr als maximal eine Größenordnung. So ist der Fuselalkohol 1-Hexanol bei der Ratte nur zehnmal giftiger als der altbekannte Alkohol des Weinbrands. Ausnahme ist der Allylalkohol. Dieser reaktive Alkohol ist etwa elfmal giftiger als 1-Hexanol. Arsenik ist allerdings viermal giftiger als Allylalkohol.

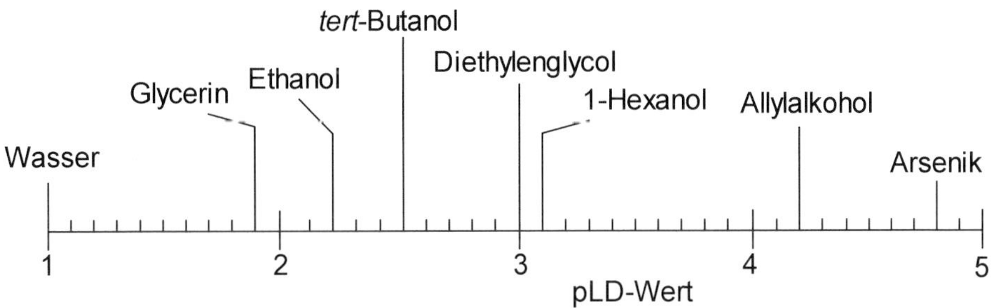

Abb. 24-2 pLD-Werte diverser Alkohole im Vergleich zu Wasser und Arsenik

24.1.5 Chloralhydrat

Chloralhydrat (Trichloraldehydhydrat) ist eine besondere Form eines Alkohols, an dem zwei Hydroxyfunktionen an einem Kohlenstoff-Atom gebunden sind, was der Erlenmeyer-Regel (wonach es nur eine Hydroxyfunktion pro C-Atom geben darf) widerspricht. Es ist ein bitter schmeckender Feststoff. 1832 wurde es von J. v. Liebig entdeckt und 1869 von O. Liebreich als erstes synthetisches Schlafmittel eingeführt. Er vermutete, dass Chloralhydrat im Körper Chloroform abspalten würde, welches dann zur Narkose führen würde. In Wirklichkeit wird es in 2,2,2-Trichlorethanol umgewandelt. Hergestellt wird es durch Hydrolyse von Chloral.

$$Cl_3C{-}CHO \xrightarrow{H_2O} Cl_3C{-}CH(OH)_2$$

Chloralhydrat

Smp.: 52 °C
Sdp.: 97 °C (Zers.)
Dichte: 1,91 g/cm^3
LD_{50}: 480 mg/kg (Ratte, oral)
pLD: 3,3

Auch heute noch wird Chloralhydrat manchmal bei älteren Patienten eingesetzt. Die Dosis liegt bei 0,5 bis 3 g, die einen tiefen Schlaf verursacht. Die tödliche Dosis kann beim Menschen bereits bei 6 g, also der doppelten ärztlichen Höchstdosis liegen, es können aber auch 30 g überlebt werden. Zur Betäubung von Eisbären benötigt man 100 g, bei Pferden 40 bis 50 g Chloralhydrat zur Narkose. Chloralhydrat hat Suchtpotential. Als Folge des Chloralhydratmissbrauchs kommt es zu Frösteln, Mattigkeit, Verdauungsstörungen, Herzklopfen, Atemstörungen, Händezittern, Krämpfen und Delirium. Man vermutet, dass der Philosoph Friedrich Nietzsche am Ende seines Lebens mit großen Mengen Chloralhydrats seinen geistigen Zusammenbruch beschleunigt hat. Extrem geistig tätig konnte er kaum noch schlafen und verbrauchte Unmengen an Chloralhydrat.

24.2 Ether

Strukturen einiger Ether

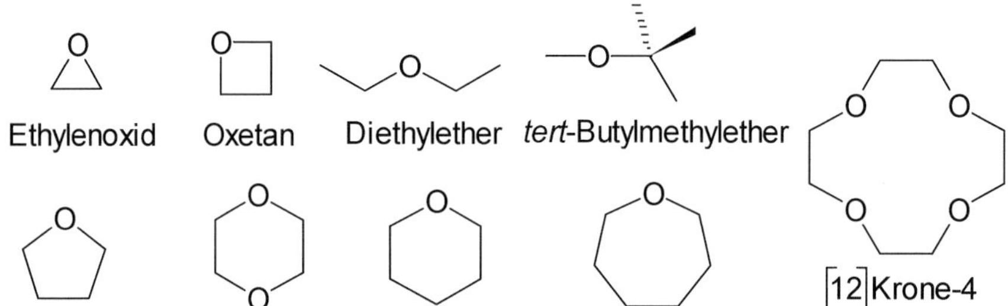

Tab. 24-5 Daten einiger Ether

Stoff	Sdp. (°C)	Dichte g/cm^3	LD_{50} mg/kg (Ratte, oral)	pLD
Dimethylether	-25			
Ethylenoxid	10,5			
Oxetan	48	0,89	500 (s.c.)	3,3
Diethylether	34,5	0,71	1.250	2,9
t-Butylmethylether	55	0,74	4.000	2,4
Tetrahydrofuran	66	0,89	1.650	2,8
Tetrahydropyran	88	0,88		
1,4-Dioxan	101	1,03	4.200	2,4
Oxepan	125	0,9		
[12]Krone-4	65 (0,5 mm Hg)	1,09	2.830	2,5

Bei Ethern sind zwei Alkylreste an ein Sauerstoffatom gebunden. Ether sind chemisch relativ stabil, wenn man die leichte Peroxidbildung einiger dieser Verbindungen außer Acht lässt. Der bekannteste Ether ist zweifelsohne der Diethylether.

24.2.1 Diethylether

Diethylether ist eine farblose, frisch riechende Flüssigkeit, die bereits bei Raumtemperatur einen Dampfdruck von fast 600 mbar hat (Siedepunkt 34,5 °C). Ein Liter Wasser löst 69 g Diethylether. In Ethanol, Chloroform, Benzol und anderen organischen Lösungsmitteln ist Diethylether beliebig mischbar. Auffällig ist die Verdunstungskälte von Diethylether. Die Dämpfe sind schwerer als Luft.

Paracelsus hat erstmals 1525 Diethylether hergestellt und in der Medizin verwandt. Die Synthese erfolgt aus Ethanol mit Schwefelsäure bei 140 °C, daher auch der veraltete Name „Schwefeläther“. Das Destillat ist dann Diethylether, der zurückbleibende Sumpf (Rückstand) enthält als Nebenprodukt giftiges Diethylsulfat

$$2\ CH_3CH_2OH \xrightarrow[140\ °C]{H_2SO_4} CH_3CH_2OCH_2CH_3 + H_2O$$

Diethylether wird über Calciumchlorid vorgetrocknet und dann mit Natrium absolutiert. Wenn die Atemluft mehr als 3 % Diethylether enthält, tritt nach einem vorangehenden Aufregungsstadium schließlich tiefe Narkose ein. Bei 7 % erfolgt Narkose innerhalb von 20 Minuten. Die Narkose wird daher mit Ethylchlorid eingeleitet und mit 4,5 % Diethylether aufrechterhalten. C. W. Long führte 1842 erste chirurgische Eingriffe unter Diethylether-Narkose durch und W. T. Morton machte diese Methode durch öffentliche Vorführungen 1846 erst bekannt. Der Diethylether wird innerhalb von Stunden fast vollständig unverändert wieder ausgeschieden. In Anwesenheit von Licht und Sauerstoff bilden sich leicht hochexplosive Peroxide. Daher wird Diethylether nicht mehr zur Narkose bei Menschen verwendet. Früher wurden Hoffmannstropfen (drei Teile Ethanol, ein Teil Diethylether) als Stärkungsmittel eingesetzt. In Irland diente Diethylether im 19. Jahrhundert als billiger Alkoholersatz. Dabei wurden 8 bis 15 ml Diethylether getrunken und, um den brennenden Geschmack und Verdunstungsverluste zu unterdrücken, ein Schluck kaltes Wasser hinterher getrunken. Früher trat auch die Ethersucht auf. Die Dosierung wird dabei so gewählt, dass eine angenehme Bewusstseinseintrübung stattfindet, ohne in tiefe Narkose zu fallen. Die langfristigen Folgen können mit dem Alkoholismus gleichgesetzt werden, nur dass der körperliche Verfall schneller eintritt. Bei häufigem Diethylethermissbrauch nimmt das Gedächtnis ab und nervliche Zerrüttung ist zu beobachten.

24.2.2 Ethylenoxid

Ethylenoxid (Oxiran) ist ein hochentzündliches Gas mit süßlichem Geruch. Formal ein cyclischer Ether verhält es sich aber chemisch und toxikologisch deutlich anders. Es wurde 1859 erstmals von C. Wurtz aus 2-Chlorethanol und einer Base hergestellt. Technisch wird es aus Ethen und Sauerstoff mit Silberkatalysator bei 300 °C dargestellt.

$$CH_2{=}CH_2 + O_2 \xrightarrow[300\ °C]{Ag} C_2H_4O$$

Ethylenoxid
Smp.: -112 °C
Sdp.: 10,5 °C

Der Oxiran-Ring steht unter großer Ringspannung und ist chemisch sehr reaktiv. Ethylenoxidgas tötet Bakterien und andere Mikroorganismen und kann daher zur Desinfektion von hitzeempfindlichen Substanzen verwendet werden. Behandlung von Wattestäbchen mit Oxiran kann DNA-Spuren so zersetzen, dass sie mit forensischen Methoden nicht mehr nachweisbar sind. Es kann daher nicht überraschen, dass Oxiran krebserregend und auch giftig ist. Symptome einer Vergiftung sind Kopfschmerzen, Schwindel, Übelkeit und Erbrechen. Bei hohen Konzentrationen kommt es zu neurologischen Ausfällen und Koma. Wegen der Kanzerogenität gibt es keinen MAK-Wert.

24.2.3 Weitere Ether

Divinylether ($H_2C{=}CH{-}O{-}CH{=}CH_2$) hat einen Siedepunkt von 29 °C und eine Dichte von 0,77 g/cm^3. Die Verbindung wurde früher als Narkosemittel eingesetzt, da sie schneller als Diethylether zur Vollnarkose führt (innerhalb von 2 Minuten). Die Narkose durfte wegen der Toxizität nicht länger als 30 Minuten dauern.
Der *tert*-Butylmethylether (MTBE oder Plusminusether) ist eine eigentümlich fruchtig riechende Flüssigkeit. Ein Liter Wasser lösen 48 g MTBE. Er wird als Antiklopfmittel in Treibstoffen verwendet und ersetzt als Lösungsmittel zunehmend Diethylether, weil er keine gefährlichen Peroxide bildet. Die Dämpfe können zu Benommenheit, Kopfschmerzen und Ohnmacht führen. Der MAK-Wert liegt bei 180 mg/m^3.
Tetrahydrofuran THF ist eine farblose, brennbare Flüssigkeit mit etherartigem Geruch. Mit Alkoholen und Ketonen ist THF beliebig mischbar, mit Wasser nur bis 71 °C. THF wird als Lösungsmittel für PVC, Polystyrol, Polyurethane und Lacke verwendet. Es wird häufig als Lösungsmittel in chemischen Reaktionen eingesetzt. Der MAK-Wert liegt bei 150 mg/m^3.
1,4-Dioxan ist ein Sechsring mit zwei Sauerstoffen als Brückenatome. Es ist mit Wasser beliebig mischbar und wird häufig als Lösungsmittel verwendet.

24.3 Aldehyde und Ketone

Aldehyde haben ihren Namen nach der möglichen Darstellung durch Dehydrierung von primären Alkoholen. Sie sieden höher als die Alkane, aber niedriger als die entsprechenden Alkohole. Die Darstellung erfolgt oxidativ aus den primären Alkoholen. Dabei muss das entstehende Aldehyd laufend entfernt werden, damit nicht Weiteroxidation zur Carbonsäure erfolgt. In wässriger Lösung liegen Aldehyde z. T. in hydratisierter Form vor. Die gesättigten Aldehyde wirken schleimhautreizend, z. T. narkotisch, die ungesättigten Aldehyde riechen stechend.

Strukturen einiger Aldehyde

Formaldehyd (Methanal)
Acetaldehyd (Ethanal)
Glyoxal (Ethandial)
Propionaldehyd (Propanal)
Acrylaldehyd (Propenal)
Butyraldehyd (Butanal)
Crotonaldehyd (2-Butenal)
Glutaraldehyd (Pentan-1,5-dial)
Valeraldehyd (*n*-Pentanal)
Capronaldehyd (*n*-Hexanal)
Heptanal

Tab. 24-6 Daten einiger Aldehyde

Stoff	**Sdp. (°C)**	**Dichte g/cm^3**	**LD_{50} mg/kg (Ratte, oral)**	**pLD**
Formaldehyd	-19			
Acetaldehyd	20	0,78	661	3,2
Glyoxal	50	1,14	200	3,7
Propionaldehyd	48	0,81	1.400	2,9
Acrylaldehyd	53	0,84	26	4,6
Butyraldehyd	76	0,8	2.490	2,6
Crotonaldehyd	102	0,8	240 (Maus)	3,6
Glutaraldehyd	188	1,06	134	3,9
Valeraldehyd	103	0,81	4.580	2,3
Capronaldehyd	129	0,81	4.890	2,3
Heptanal	153	0,82	3.200	2,5

Das mit Abstand wichtigste und zugleich kleinste Keton ist das Aceton. Es wurde bereits 1606 von A. Libavius beim Erhitzen von Bleiacetat hergestellt. Es ist ein gutes Lösungsmittel für polare wie unpolare Stoffe. Auf der Haut wirkt es stark entfettend.

Strukturen einiger Ketone

Aceton 2-Butanon (Methylethylketon) 2-Pentanon 2-Heptanon

Tab. 24-7 Daten einiger Ketone

Stoff	**Sdp. (°C)**	**Dichte g/cm^3**	**LD_{50} mg/kg** (Ratte, oral)	**pLD**
Aceton	56	0,79	5.800	2,2
2-Butanon	80	0,81	2.740	2,6
2-Pentanon	102	0,81	1.600	2,8
2-Hexanon	128	0,81	2.590	2,6
2-Heptanon	151	0,82	1.670	2,8

24.3.1 Formaldehyd

Formaldehyd (Methanal, HCHO) ist der einfachste Aldehyd, ein stechend riechendes, farbloses Gas, welches sich gut in Wasser löst. A. M. Butlerow stellte es 1859 erstmals her. Formaldehyd kommt in Säugetierzellen als Zwischenprodukt des Stoffwechsels vor. Im Menschen werden so 50 g pro Tag gebildet, aber auch wieder verstoffwechselt. Auch im Weltraum konnte Formaldehyd schon nachgewiesen werden. Technisch wird Formaldehyd durch katalytische Oxidation von Methanol hergestellt.

$$CH_3OH + O_2 \xrightarrow{Kat.} H_2C{=}O$$

Methanol

Formaldehyd ist ein wichtiger Grundstoff der chemischen Industrie, die Weltproduktion lag 2007 bei 21 Millionen Tonnen. Formaldehyd ist gut in Wasser löslich und bildet ein Aldehydhydrat, welches schwach sauer ist. Es bildet mit Luft explosionsfähige Gemische. Es verursacht Allergien und Reizungen der Haut, Augen und Atemwege. Formaldehyd ist noch in einer Konzentration von 1 ml/m^3 wahrnehmbar. Ab 30 ml/m^3 besteht Lebensgefahr (toxisches Lungenödem). Trinken von Formalin-Lösungen führt durch Verhärtung der betroffenen Schleimhäute zu schwersten Korrosionen des Verdauungstraktes. Die Therapie ist Gabe von Aktivkohle und

Milch. Zur Behandlung der Azidose (aus Formaldehyd bildet sich im Organismus Ameisensäure) ist eine Infusion von Natriumhydrogencarbonat sinnvoll.
2004 stufte die Internationale Agentur für Krebsforschung der WHO Formaldehyd als krebserregend ein. Neuere epidemiologische Studien zeigen eine erhöhte Sterblichkeit wegen Nasen-Rachenraum-Tumoren bei Arbeitnehmern, die in der Industrie Formaldehyd ausgesetzt waren.
In Textilien sollen nicht mehr als 20 mg/kg Formaldehyd enthalten sein, wenn sie ein Öko-Siegel bekommen wollen. Ab einem Wert von 1,5 g/kg müssen die Textilien einen Hinweis tragen, dass sie vor dem Erstgebrauch zu waschen sind. Formaldehyd ist wegen seiner stark reduktiven Kraft ein gutes Desinfektionsmittel, es wirkt auch gegen Viren und denaturiert Proteine durch Reaktion mit freien Amino-Gruppen der Aminosäuren.
Formaldehyd wird z. T. auch noch als Konservierungsmittel in Kosmetika eingesetzt. In Holzwerkstoffen, Möbeln und Bodenbelägen kann Formaldehyd enthalten sein und durch Ausgasung in geschlossenen Räumen zu auffälligen Formaldehyd-Konzentrationen führen. Eine besondere Rolle spielten hier Aminoplaste als Bindemittel in Spanplatten. Der LD_{50}-Wert für die 37%ige Formalinlösung liegt bei 100 mg/kg für die orale Einnahme bei Ratten.

24.3.2 Weitere Aldehyde

Acetaldehyd (Ethanal, CH_3CHO) ist eine farblose, stechend riechende, entzündliche, sehr flüchtige Flüssigkeit (Siedepunkt bei 20 °C). Sie mischt sich beliebig mit Wasser und den meisten organischen Lösungsmitteln. Technisch wird sie nach dem Wacker-Verfahren durch Wasser-Addition an Ethylen und Oxidation hergestellt. Die jährliche Weltproduktion liegt im Millionentonnenbereich. Acetaldehyd ist in Farben, Parfüms und Färbemitteln enthalten, dient als Konservierungsmittel und wird weiter zu Essigsäure oxidiert. Mit Wasser bildet es z. T. Aldehydhydrat.
Im Menschen entsteht es bei der Verstoffwechselung des Ethanols durch die Alkoholdehydrogenase und verursacht den „Kater". Es ist ein häufiges Zwischenprodukt in der Biochemie, so auch bei der alkoholischen Gärung. In größeren Mengen schädigt es die Leberzellen und führt zur Leberzirrhose. Außerdem bildet es Sauerstoffradikale, die membranschädigend sind.
Propionaldehyd (Propanal) ist eine farblose stechend, aber auch fruchtig riechende Flüssigkeit. Ein Liter Wasser lösen 200 g Propanal. Propanal wird durch Hydroformylierung von Ethen oder Dehydrierung von 1-Propanol hergestellt. Es ist Ausgangsstoff zur Synthese von Kunststoffen, Weichmachern und Duftstoffen. Wird Propanal länger eingeatmet, wirkt es narkotisch und kann Leber wie Niere schädigen.

Acrolein (Acrylaldehyd oder 2-Propenal) ist das einfachste ungesättigte Aldehyd. Es riecht sehr stechend, ist sehr reaktiv und wird daher mit 0,2 % Hydrochinon als Stabilisator aufbewahrt. Hergestellt wird es aus katalytischer Oxidation mit Propen.

24.4 Carbonsäuren und Derivate

Carbonsäuren enthalten eine COOH-Gruppe. Sie tragen häufig Trivialnamen, da sie schon sehr lange bekannt sind. Auch wenn sie viel schwächer als Mineralsäuren wie Salzsäure oder Schwefelsäure sind, können sie eine Gefahr durch ihre reizende und ätzende Wirkung haben. Kurzkettige und halogenierte Carbonsäuren sind saurer als langkettige Carbonsäuren. Nach dem Massenwirkungsgesetz kann man mit dem pK_S-Wert ausrechnen, wie viele Protonen in einer 1-molaren wässrigen Essigsäurelösung enthalten sind. Essigsäure hat einen pK_S-Wert von 4,74. Die Konzentration der Essigsäure liegt bei einem Mol/l, die Konzentrationen von Protonen (H^+) und Acetat-Anionen (CH_3COO^-) sind gleich. Wenn man diese Daten in die Massenwirkungsgesetzgleichung einsetzt folgt daraus, dass die Quadratwurzel von 0,00001897 die Konzentration der Protonen ergibt. Der negative dekadische Logarithmus ergibt dann den pH-Wert 2,37.

$$[CH_3COOH] = 1$$

$$K_S = \frac{[H^+] \cdot [CH_3COO^-]}{[1]} = 0{,}000018197$$

$$[H^+] = [CH_3COO^-]$$

$$[H^+] = \sqrt{0{,}000018197} = 0{,}004266$$

$$-\log 0{,}004266 = pH = 2{,}37$$

Strukturen einiger Carbonsäuren

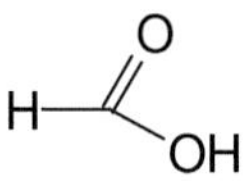

Ameisensäure 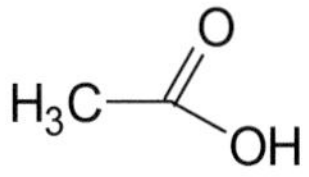 Essigsäure Chloressigsäure Propionsäure 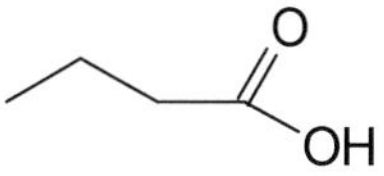 Buttersäure

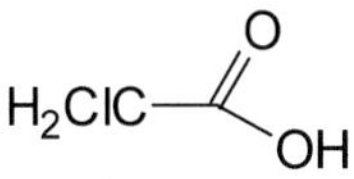

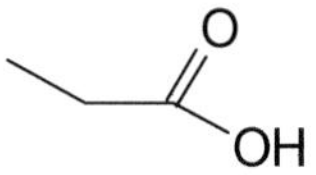

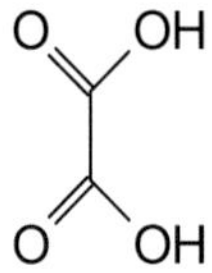

Oxalsäure 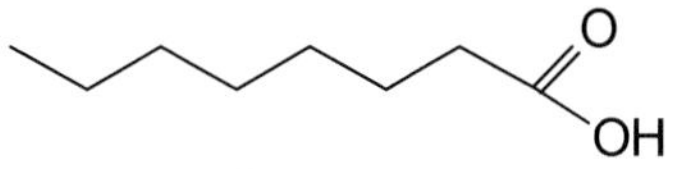 Octansäure (Caprylsäure) Decansäure (Caprinsäure)

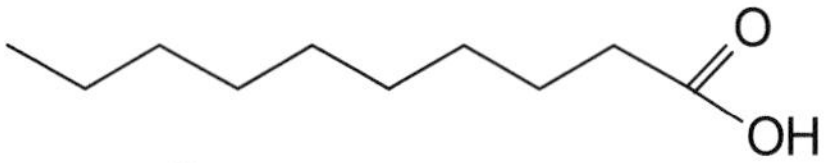

Tab. 24-8 Daten einiger Carbonsäure

Stoff	Smp. (°C)	Sdp. (°C)	Dichte g/cm^3	pK_{S1}	LD_{50} mg/kg (Ratte, oral)	pLD
Ameisensäure	8,4	101	1,22	3,77	1.100	3
Essigsäure	16,6	118	1,05	4,74	3.300	2,5
Hydroxyessigsäure	78	100	1,49	3,8	1.950	2,7
Chloressigsäure	61	189	1,58	2,9	55	4,3
Fluoressigsäure	35	165	1,36	2,59	4,68	5,3
Oxalsäure	101	157	1,9	1,27	7.500	2,1
Propionsäure	-21	141	1	4,88	2.600	2,6
Buttersäure	-5,5	164	0,96	4,82	2.900	2,5
Iso-Buttersäure	-46	155	0,95	4,86	266	3,6
Heptansäure	-8	223	0,92	4,89	7.000	2,2
Octansäure	16	237	0,91	4,89	10.100	2
Valproinsäure		222	0.904	4,6	670	3,2
Decansäure	31	269	0,89		10.000	2

Die Buttersäure ist bekannt für ihren sehr unangenehmen Geruch. Toxikologisch ist nur die Oxalsäure interessant. Sie ist seit dem 18. Jahrhundert als Kleesäure bekannt und von F. Wöhler bereits 1824 künstlich hergestellt worden. Die Salze der Oxalsäure nennt man Oxalate oder Ethandioate. Rhabarber enthält 180 bis 750 mg/kg, Spinat 120 bis 1.300 mg/kg Oxalat. Technisch wird das Natriumoxalat, das Natriumsalz der Oxalsäure, bei 360 °C aus dem Natriumsalz der Ameisensäure (Natriumformiat) hergestellt. Nierensteine bestehen aus Calciumoxalat.

Octansäure, sie hat acht C-Atome, ist ein natürliches Insektizid und Fungizid. Als 1,5 %ige Lösung ist sie in jedem Baumarkt erhältlich und löst den Chitinpanzer von Insekten auf. Sie kommt vor allem im Kokosfett als Triglycerid vor. Die Ester der Octansäure werden Caprylate genannt.

Die Decansäure, sie hat zehn C-Atome, erinnert an den Geruch von Ziegenmilch.

Die Valproinsäure wird als Medikament gegen Epilepsie eingesetzt. Schon lange ist bekannt, dass dieser Stoff eine teratogene Wirkung nach Einnahme im ersten Trimenon hat und zu Herzfehler und Extremitätenanomalien bei den ungeborenen Kindern führt.

Durch Veresterung von Carbonsäuren mit Alkoholen bekommt man unter Wasserabspaltung Ester. Durch den Entzug des Wassers wird die Rückreaktion, die Verseifung unterbunden.

$$R{-}C({=}O){-}OH + HO{-}R' \underset{\text{Verseifung}}{\overset{\text{Veresterung}}{\rightleftharpoons}} R{-}C({=}O){-}OR' + H_2O$$

Ester riechen angenehm und oft nach Fruchtaromen. Der einfachste Ester ist der Ameisensäuremethylester, der in Harzen als Lösungsmittel verwendet wird. Großtechnisch hergestellt wird er aus Methanol und Kohlenmonoxid. Der häufigste Ester ist Ethylacetat (Essigsäureethylester oder einfach EE genannt), der eine klare, nach Klebstoff riechende Flüssigkeit ist und sich gut in organischen Lösungsmitteln, aber relativ schlecht in Wasser (86 g/l) löst. Ethylacetat wird durch säurekatalysierte Veresterung gewonnen.
Es wird als Lösungsmittel und zur Aromatisierung von Limonaden, Bonbons und Arzneimitteln verwendet, es kommt in Klebstoffen vor und hat in den Nagellackentfernern das reizendere Aceton ersetzt. Etyhlacetat wird häufig von „Schnüfflern" als Suchtmittel missbraucht. Ethylacetat kann Augen und Atemwege reizen und austrocknen. Im schlimmsten Fall kann es zu einem Lungenödem kommen, welches mit Kortison behandelbar ist. Der MAK-Wert liegt bei 750 mg/m^3.

$HC(=O)-OCH_3$

Ameisensäuremethylester
Sdp.: 32 °C
Dichte 0,97 g/cm^3
LD_{50}: 475 mg/kg (Ratte, oral)
pLD: 3,3

$H_3C-C(=O)-OCH_2CH_3$

Ethylacetat
Sdp.: 77 °C
Dichte: 0,9 g/cm^3
LD_{50}: 5,6 g/kg (Ratte, oral)
pLD: 2,3

Der Dimethylester der Fumarsäure wird seit den 1990er Jahren bei der Behandlung der Schuppenflechte benutzt. Es gibt inzwischen Studien, dass dieser Stoff bei multipler Sklerose hilft [115].

MeO–C(=O)–CH=CH–C(=O)–OMe

Fumarsäuredimethylester
Smp.: 102 °C
Sdp.: 193 °C
Löslichkeit: 1,6 g/l (H_2O)
LD_{50}: 2,2 g/kg (Ratte, oral)
pLD: 2,7

Die Citronensäure kommt, wie es der Name andeutet, in Citrusfrüchten vor (zu 5 bis 7 % in Zitronensaft). Sie ist in vielen Lebensmitteln zu finden (als Lebensmittelzusatz hat es die Nr. E 330) und wird im Haushalt auch als geruchloses Entkalkungsmittel für Kaffeemaschinen und Wasserkocher verwendet. Dabei bildet die Citronensäure Calcium-Komplexe. Zusammen mit Natriumhydrogencarbonat bildet sie Brausepulver. Bei Youtube ist in einem Video zu bewundern, wie im November 2015 zwei Radiomoderatoren wegen einer Wette um 1.000 Euro versuchten, den Saft von 89 Zitronen, etwa 5 l, zu trinken [302]. Klugerweise gaben sie die Wette schnell verloren: Die Menge von etwa 250 g Citronensäure lag nahe der vermutlich tödlichen Dosis.

Citronensäure (E 330)
Smp.: 153 °C
Löslichkeit: 605 g/l (H_2O)
pKs: 3,12 + 4,76 + 6,4
LD_{50}: 3 g/kg (Ratte, oral)
pLD: 2,5

Die Weinsäure kommt in drei Formen vor. Die Enantiomere L-Weinsäure und D-Weinsäure sind optisch aktiv, während die Mesoweinsäure durch die höhere Symmetrie (es gibt eine Spiegelebene mitten im Molekül) nicht optisch aktiv ist.

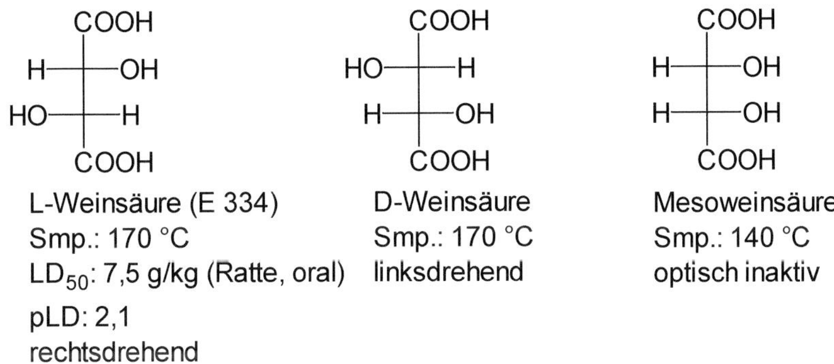

L-Weinsäure (E 334)
Smp.: 170 °C
LD_{50}: 7,5 g/kg (Ratte, oral)
pLD: 2,1
rechtsdrehend

D-Weinsäure
Smp.: 170 °C
linksdrehend

Mesoweinsäure
Smp.: 140 °C
optisch inaktiv

Das Racemat von L und D-Weinsäure ist die Traubensäure mit einem Schmelzpunkt von 204 °C. Es findet vor allem die L-Weinsäure Verwendung, u. a. als Säuerungsmittel (als Lebensmittelzusatz E 334) in Eis, Limonade oder Weingummi. Das Kaliumsalz der L-Weinsäure (Weinstein) ist in Wasser schwer löslich, das Kaliumsalz der Mesoweinsäure ist gut wasserlöslich.

In 80 °C heißer, konzentrierter Schwefelsäure färbt sich die Citronensäure nur gelblich, während sich Weinsäure schwarz färbt.

L. Pasteur trennte 1848 durch Pinzette Kristalle eines Salzes der Traubensäure, die spiegelverkehrt zueinander waren und konnte so erstmals Enantiomere trennen. Damit ebnete er den Weg zum Verständnis für die Stereochemie.

Die Carbonsäuren mit längeren Kohlenstoffketten spielen als so genannte Fettsäuren eine Rolle. Ihr Säurecharakter ist deutlich geringer als bei den kurzkettigen Carbonsäuren. Zusammen mit Glycerin ergeben drei Fettsäuren Fett.

$$\text{Glycerin} + \text{Fettsäuren} \longrightarrow \text{Fette} + \text{Wasser}$$

Tab. 24-9 Zusammensetzung wichtiger Nahrungsfette [28]

Fettsorte	**1.**	**2.**	**3.**
Butterfett	Ölsäure 37 %	Palmitinsäure 22 %	Sterarinsäure 10 %
Olivenöl	Ölsäure 78 %	Palmitinsäure 10 %	Linolsäure 9 %
Kokosfett	Laurinsäure 48 %	Myristinsäure 16 %	Palmitinsäure 9 %
Sonnenblumenöl	Linolsäure 57 %	Ölsäure 27 %	Stearinsäure 8 %
Palmöl	Palmitinsäure 48 %	Ölsäure 39 %	Linolsäure 11 %

Palmitinsäure bestimmt meist die Konsistenz des Fettes. Die Stearinsäure als gesättigte Fettsäure kommt häufiger in tierischem Fett vor, während das Ölivenöl zu 85 % aus der ungesättigten Ölsäure besteht.
Der für seine Lehrbücher bekannte organische Chemiker Louis Fieser beantragte 1942 ein Patent zur Herstellung von Napalm (die Abkürzung für Natrium und Palmitinsäure). Die erste Napalmmischung bestand aus Seife, Benzin und Aluminium-Pulver. Sie wurde im II. Weltkrieg von den USA gegen Japan eingesetzt. Fieser verzichtete als amerikanischer Patriot auf Einnahmen durch sein Patent.
Alle Fettsäuren sind sehr energiereich. Omega-3-reiche Pflanzenöle wie Leinöl, Walnussöl, Hanföl oder Olivenöl scheinen das Risiko für Herzerkrankung zu senken. Die Linolsäure gehört zu den Omega-6-Fettsäuren, die essentiell sind, also vom Körper nicht selbst aufgebaut werden können.
Fette sind überlebenswichtig. Es kann daher nicht erstaunen, dass die Ölsäure mit 25 g/kg einen der höchsten LD_{50}-Werte aller Stoffe überhaupt hat. Fette selbst sind geschmack- und geruchlos, aber schon geringe Mengen an Ketonen und Alkoholen erzeugen den typischen Fettgeruch oder Geschmack.

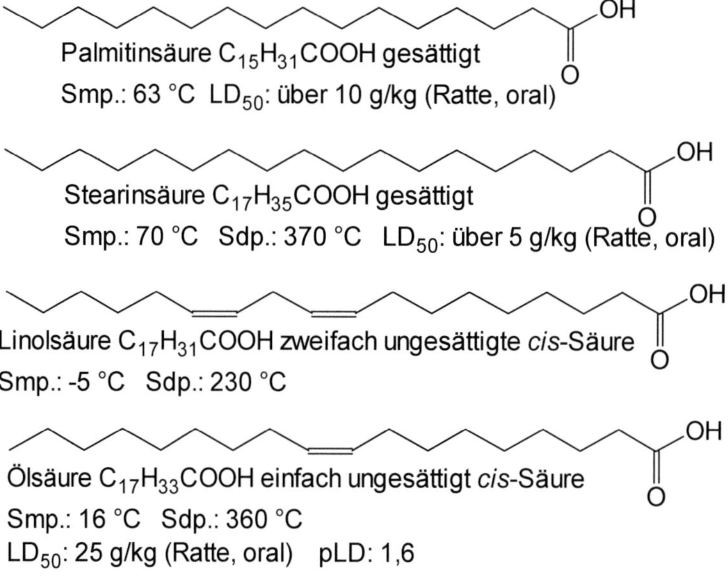

Ab 130 °C wird aus einer *cis*-Fettsäure wie Ölsäure die *trans*-Fettsäure Elaidinsäure, die zu einem erhöhten Herzinfarkt- und Schlaganfallrisiko führen kann. *Trans*-Fettsäureester kommen vor allem in frittierten Produkten wie Pommes Frites, Keksen und Kartoffelchips vor.

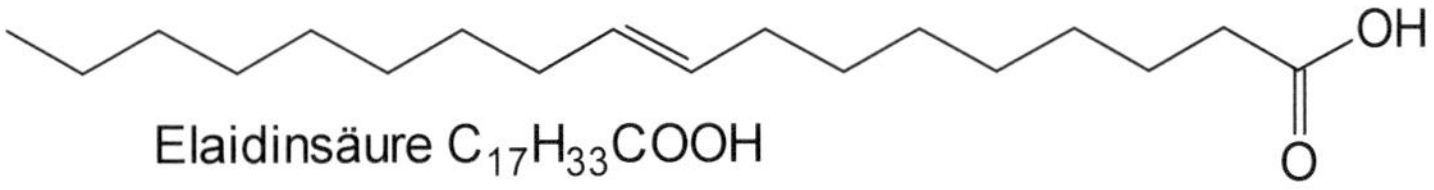

OH
O

Elaidinsäure $C_{17}H_{33}COOH$
einfach ungesättigte *trans*-Säure
Smp.: 46,5 °C
LD_{50}: 100 mg/kg (Maus, I.v.) pLD: 4

Beim Braten von Fett und gesalzenen Lebensmitteln entstehen kleine Mengen 3-MCPD-Fettsäureester. Statt Glycerin sind Fettsäuren dabei mit dem 3-Chlor-1,2-propandiol verestert. Eine Aufnahme von mehr als 2 µg/kg pro Tag sollte vermieden werden.

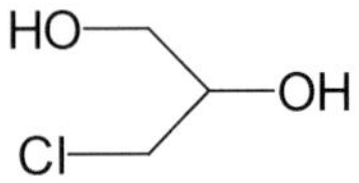

HO
OH
Cl

3-Chlor-1,2-propandiol

Smp.: -40 °C
Sdp.: 213 °C (Zers.)
LD_{50}: 26 mg/kg (Ratte, oral)
pLD: 4,6

Die Arachidonsäure spielt eine interessante Rolle. Sie ist vierfach ungesättigt und kommt in Pflanzen nicht vor, aber in geringen Mengen in tierischen Fetten, z. B. in Schweineschmalz (17 g/kg), Schweineleber (8,7 g/kg), Eigelb (3 g/kg) oder Thunfisch (2,8 g/kg). Bei Tieren (und damit auch bei Menschen) wird aus der Linolsäure die Arachidonsäure hergestellt, die Bestandteil von Lipiden ist und sich als Ester in Zellmembranen findet. Eine möglichst geringe Aufnahme von Arachidonsäure scheint bei Arthrose, Rheuma, multipler Sklerose und der Autoimmunerkrankung Colitis ulcerosa günstig zu sein.

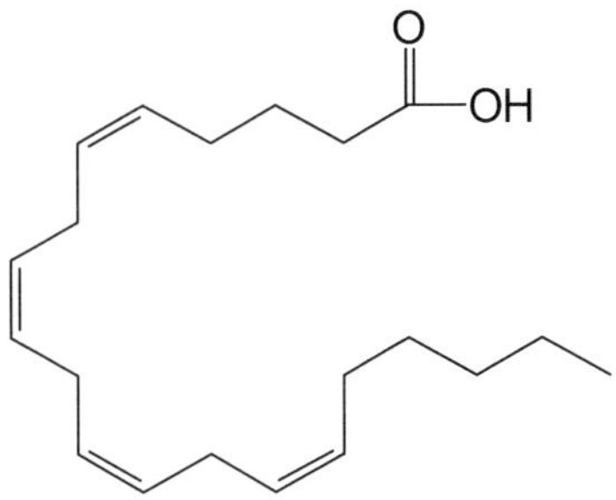

O
OH

Arachidonsäure
$C_{19}H_{31}COOH$
Sdp.: 170 °C (bei 0,2 mb)

Ein anionisches Tensid, welches in den meisten Shampoos und Flüssigseifen enthalten ist, ist das Natriumlaurylsulfat. Es ist zudem ein Emulgator in Salben und

Lotionen. Hergestellt wird es durch Veresterung von Dodecanol mit Schwefelsäure und anschließender Neutralisierung.

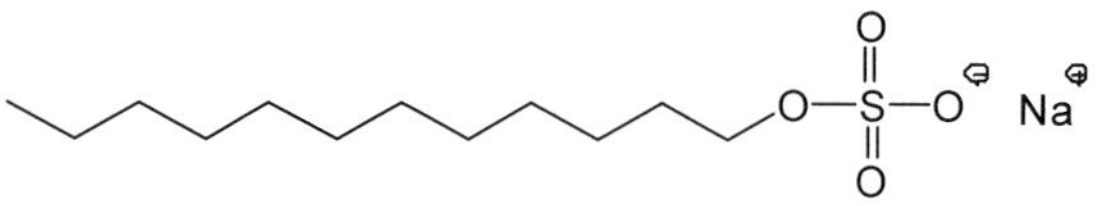

Natriumlaurylsulfat

Smp.: 204-207 °C
Sdp.: 380 °C (Zers.)
Dichte: 1,1 g/cm³
Löslichkeit: 150 g/l (H_2O)
LD_{50}: 1,29 g/kg (Ratte, oral)
pLD: 2,9

Natriumlaurylsulfat denaturiert Proteine, da nichtkovalente Bindungen aufgelöst werden, so dass die Quartär- und Tertiärstruktur von Proteinen zerstört wird. Kosmetika wie Seife, Shampoo, Sonnenschutzmittel und Make-up enthalten viele Gefahrstoffe, sind aber von der Verordnung zur Einstufung und Kennzeichnung von Chemikalien (Regulation on Classification, Labelling and Packaging, CLP) ausgenommen. Laut Kosmetikverordnung reicht es, wenn die Inhaltsstoffe nach Menge auf der Verpackung aufgeführt sind [124]. Dass der Begriff Aqua Wasser bedeutet und Sodium Chloride simples Kochsalz ist, wird viele Endverbraucher vermutlich eher verwirren als aufklären. Normalerweise müsste auch das Natriumlaurylsulfat in Körperreinigungsmitteln mit Gefahrstoffhinweisen gekennzeichnet sein. Es ist so weit verbreitet, dass der Kontakt kaum vermeidbar ist und es Hautreizungen sowie mitunter auch Allergien auslöst.

24.4.1 Butyro-1,4-lacton

Das Butyro-1,4-lacton (γ–Butyrolacton oder GBL) ist ein Lacton. Es ist eine farblose Flüssigkeit.

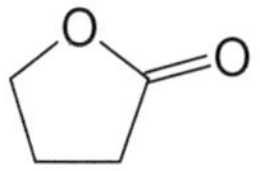

Butyro-1,4-lacton
GBL

Smp.: -44 °C
Sdp.: 205 °C
Dichte: 1,13 g/cm³
LD_{50}: 1,54 g/kg (Ratte, oral)
pLD: 2,8

GBL wird hauptsächlich als Lösungsmittel in der Industrie und als Ausgangstoff für weitere Chemikalien eingesetzt. Allein in Deutschland werden jährlich 1.000 Tonnen verbraucht. Hergestellt wird GBL aus Maleinsäure über Bernsteinsäure. Man kann GBL als inneren Ester der 4-Hydroxybuttersäure (γ-Hydroxybuttersäure) verstehen. Durch Verseifung des GBL mit Natronlauge kann das Natriumsalz der γ-Hydroxybuttersäure (Natriumoxybat) hergestellt werden, welches seit 2005 als Medikament zur symptomatischen Behandlung der Narkolepsie zugelassen ist. Dieser Stoff hat einen salzigen Geschmack.

NaOH

NaO OH

GHB

4-Hydroxybuttersäure
Smp.: -17 °C
Sdp.: 178 °C Zerfall
LD_{50}: 4,8 g/kg (Maus, oral)
pLD: 2,3

Die γ-Hydroxybuttersäure (GHB) wurde erstmals 1874 hergestellt [220]. Erst in den 1960er Jahren wurde die pharmakologische Wirkung dieses Stoffes entdeckt. GHB hat eine Ähnlichkeit mit dem Neurotransmitter GABA (γ-Aminobuttersäure), ist aber für die Blut-Hirnschranke passierbar. GHB kann als Muskelrelaxans oder Schlafmittel eingesetzt werden. In der Dosis von 0,5 bis 1,5 g dominieren stimulierende Effekte, Angstlösung und Euphorie wie beim Alkoholgenuss. Bei 2,5 g soll es zu einer aphrodisierenden Wirkung kommen, bei noch höheren Dosen wirkt GHB narkotisierend. Nach längerem Gebrauch von GHB kommt es beim Absetzen zu Entzugserscheinungen wie sie bei Benzodiazepinen auftreten. GHB ist in der Szene als Liquid Ecstasy bekannt, was chemisch falsch, unter Marketingaspekten aber sicherlich dem illegalen Verkauf dieser Substanz sehr förderlich ist. GHB wird als K.o.-Tropfen verwendet. Meist wird das Natriumsalz verwendet, dessen seifiger oder salziger Geschmack mit Bitter Lemon oder Grapefruitsaft gut überdeckt werden kann. Die Wirkung tritt innerhalb von 15 bis 30 Minuten ein. Innerhalb von 12 Stunden wird das GHB im Körper soweit in Bernsteinsäure abgebaut, dass kein Nachweis mehr möglich ist. Seit dem 1. März 2002 ist GHB in Deutschland als Betäubungsmittel klassifiziert. Außerhalb der medizinischen Anwendung ist Besitz und Handel strafbar und kann mit Geld- oder Gefängnisstrafe geahndet werden.

Daher wird das GBL, welches sich im Körper in GHB verwandelt, als Szenedroge verwendet. Als Lösungsmittel ist GBL anscheinend bisher unverzichtbar und unterliegt nicht dem Betäubungsmittelgesetz. Der Besitz von GBL ist nicht strafbar und im Internet wimmelt es nur so von scheinheiligen Angeboten an GBL als Reinigungsmittel in 99,96%iger Reinheit. In Europa wird die Abgabe von GBL durch das so genannte Monitoring, also der Registrierung von Käufern überwacht. Diese Maßnahme ist allerdings seitens der Händler freiwillig.

GBL ist beliebig mischbar mit Wasser, Ethanol, Aceton und Diethylether. Wegen teilweiser Hydrolyse im Wasser ist es schleimhautreizend, weshalb nach Hautkontakt mit Wasser gespült werden sollte.

GBL wird durch die 1,4-Lactonase im Körper zu GHB hydrolysiert. Da es sogar schneller resorbiert wird als GBL, steigt der Plasmaspiegel des GHB schneller als bei der Einnahme des GHB selbst. Bereits fünf Minuten nach der Einnahme von GBL sind bereits 97 % zu GHB umgesetzt. Auch bei der Einnahme von GBL gilt, dass nach 12 Stunden kaum noch ein Nachweis des GHB möglich ist. Tatsächlich sind die

Dosen von GBL noch niedriger als bei GHB, um einen Rausch zu erzeugen. Abhängigkeitspotential und gesundheitliche Risiken sind vergleichbar mit denen des GHB. Die Kombination mit Alkohol oder Beruhigungsmitteln verschärfen das toxikologische Potential noch.
Wie groß die Gefahr ist, Opfer durch K.o.-Tropfen zu werden, ist in der Fachwelt umstritten. Britische Wissenschaftler sprachen in einer Studie 2009 gar von einer modernen urbanen Legende, mit der vor allem junge Frauen vor sich selbst verschleiern wollen, dass sie einfach zu viel getrunken haben. Laut Münchner Institut für Rechtsmedizin gab es in den Jahren 1995 bis 1998 92 nachgewiesene Fälle von K.o.-Tropfengabe und anschließend 44 Raubüberfälle und 12 Vergewaltigungen. Es wird vermutet, dass die Wahrscheinlichkeit, von einem Bekannten betäubt zu werden, der diese Situation dann ausnutzt am größten ist. Die bedeutendsten K.o.-Tropfen allerdings scheinen schlicht und ergreifend alkoholische Getränke zu sein.

25 Kohlenwasserstoffe mit Stickstoff

25.1 Aliphatische Amine

Aliphatische Amine sind organische Derivate des Ammoniaks (NH_3).

Strukturen einiger Amine

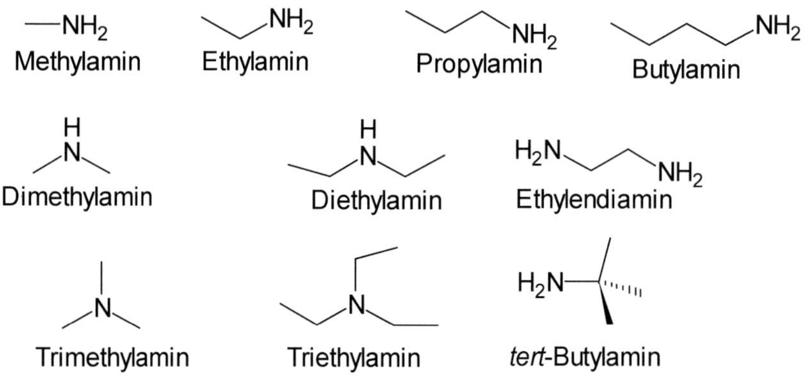

NH_2 Methylamin | NH_2 Ethylamin | NH_2 Propylamin | NH_2 Butylamin

Dimethylamin | Diethylamin | H_2N NH_2 Ethylendiamin

Trimethylamin | Triethylamin | H_2N *tert*-Butylamin

Methylamin ist das einfachste organische Amin. Es ist als 40%ige, wässrige Lösung oder als druckverflüssigtes Gas erhältlich und riecht nach Ammoniak. Methylamin ist brennbar, löst sich gut in Wasser und hat einen pK_B-Wert von 3,4. Methylamin ist ein Zwischenprodukt zur Herstellung vieler Folgeprodukte wie Lösungsmittel, Pflanzenschutzmittel oder Pharmazeutika.
Trimethylamin ist ein farbloses, brennbares, wasserlösliches Gas mit intensivem fischartigen, ammoniakartigen Geruch. Es wird technisch aus Methanol und Ammoniak bei etwa 400 °C und 25 bar Druck hergestellt.

Tab. 25-1 Daten einiger Amine

Stoff	Smp. (°C)	Sdp. (°C)	MAK mg/m^3	LD_{50} mg/kg (Ratte, oral)	pLD
Methylamin	-93,5	-6,3	6,4	100	4
Ethylamin	-81	16,6	9,4	400	3,4
Propylamin	-83	49		370	3,4
Butylamin	-50	78		366	3,4
Dimethylamin	-92,3	7	3,7	700	3,2
Diethylamin	-50	56	6,1	540	3,3
Ethylendiamin	8	116	15	1.200	2,9
Triethylamin	-115	89	4,2	460	3,3
Tributylamin	-70	214		114	3,9
tert-Butylamin	-67	45		44	4,4

$$3\,CH_3OH + NH_3 \xrightarrow[25\ \text{bar}]{\text{Kat, 400 °C}} (CH_3)_3N + 3\,H_2O$$

Bereits bei einer Konzentration von 1 $\mu g/m^3$ ist es wahrnehmbar, die 1.000-fache Menge des MAK-Wertes. Trimethylamin löst sich leicht in Wasser und reagiert als Base.

$$(CH_3)_3N + H_2O \rightleftharpoons (CH_3)_3NH^+ + OH^-$$

Der pK_B-Wert liegt bei 4,19. Eine einmolare Triethylaminlösung hat daher eine OH^--Konzentration von 0,00803. Da das Produkt von H_3O^+ und OH^- immer 10^{-14} beträgt, entspricht das einem pH-Wert von 11,905.

$$K_B = \frac{[OH^-] \cdot [(CH_3)_3NH^+]}{[(CH_3)_3N] \cdot [H_2O]} = 0{,}0000645 \qquad -\log K_B = pK_B \qquad -\log 0{,}0000645 = 4{,}19 = pK_B$$

$$[OH^-] = 0{,}00803 \qquad \log 0{,}00803 = -2{,}095 \qquad -2{,}095+14 = 11{,}905$$

Als Metabolit des Cholin-Stoffwechsels lässt sich Trimethylamin in Organismen nachweisen. Beim mikrobiellen Abbau von Fischeiweiß entstehen größere Mengen Trimethylamin, die damit einen Mangel an Frische zeigen. Nicht immer muss ein fischartiger Geruch von verdorbenem Fisch kommen [266].

Triethylamin ist unpolarer als die bisher genannten Amine und ist bis 89 °C flüssig. Es wird durch Reaktion von Ammoniak mit Ethanol in der Gasphase gewonnen und als basisches Lösungsmittel in der organischen Chemie verwendet. Eingesetzt wird es als organische Hilfsbase, z. B. bei der Bildung von Estern aus Carbonsäurechlorid. Die hier entstehende Salzsäure wird als Triethylammoniumsalz gebunden.

$$\text{R-COCl} + \text{CH}_3\text{OH} \xrightarrow[\text{NHEt}_3^+\ \text{Cl}^-]{\text{NEt}_3} \text{R-COOCH}_3$$

Triethylamin wird bei der Herstellung von Kunststoffen und Kunstharzen verwendet und kann beim Einatmen der Dämpfe wie alle Amine schwere Verätzungen der Atemwege verursachen. Erste Hilfe können Kortisonsprays sein. Bei Hautkontakt sollte mit Wasser abgespült und mit Polyethylenglycol abgetupft werden. Augen sollten zehn Minuten lang mit Wasser ausgespült werden. Bei Verschlucken sollte schnell viel Wasser zum Verdünnen getrunken werden, da die Verätzung des Magens innerhalb von 20 Sekunden eintritt. Über eine Magensonde können größere Mengen des Amins wieder abgesogen werden. Erbrechen sollte nicht ausgelöst werden, da sonst die Speiseröhre erneut verätzt würde.

Das Ethylendiamin, 1,2-Diaminoethan wird durch Ammonolyse von 1,2-Dichlorethan in Ammoniak-Lösung hergestellt.

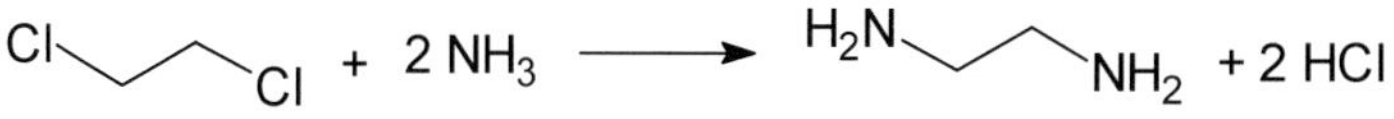

$$\text{Cl-CH}_2\text{-CH}_2\text{-Cl} + 2\ \text{NH}_3 \longrightarrow \text{H}_2\text{N-CH}_2\text{-CH}_2\text{-NH}_2 + 2\ \text{HCl}$$

Ethylendiamin hat zwei freie Elektronenpaare durch die Stickstoffatome und ist ein bedeutender Chelatligand in der Komplexchemie. Es ist wasserlöslich, lipidlöslich, basisch und riecht unangenehm.

Tributylamin ist kaum noch in Wasser löslich (50 mg/l) und wird als Lösungsmittel eingesetzt. Da Tributylamin zur Herstellung von Betäubungsmitteln eingesetzt werden kann, steht es auf der Überwachungsliste des Grundstoffüberwachungsgesetzes (GÜG).

25.2 Carbonsäureamide

Carbonsäureamide sind Derivate des Ammoniaks und der Carbonsäuren. Primäre Amide haben am Stickstoff eine, sekundäre zwei und tertiäre Amide sogar drei Carboxyl-Gruppen. Amide mit einer oder zwei Alkyl-Gruppen sind *N*-Alkylamide oder *N,N*-Dialkylamide. Cyclische Amide sind Lactame. Sekundäre Amide von Dicarbonsäuren sind Imide.

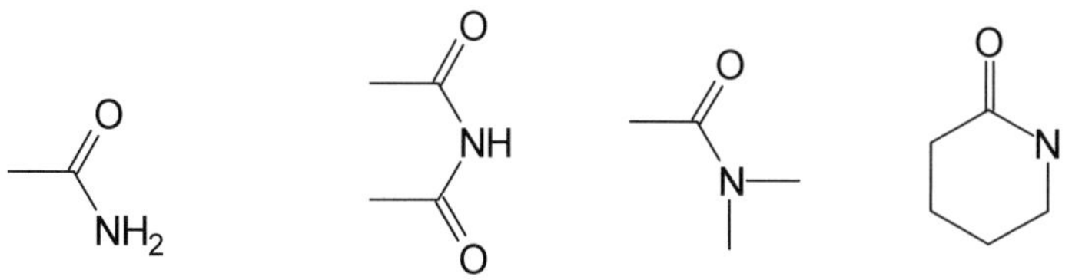

O, NH_2 — primäres Amid

O, NH, O — sekundäres Amid

O, N — *N,N*-Alkylamid

O, N — Lactam

hergestellt werden Amide vor allem aus Carbonsäurederivaten mit Ammoniak oder Amin. Die Aminolyse von Carbonsäurechloriden mit Aminen liefert Carbonsäureamid und Salzsäure.

$$\text{R-CO-Cl} + \text{H}_2\text{N-R}' \longrightarrow \text{R-CO-NH-R}' + \text{HCl}$$

Carbonsäuren reagieren mit Aminen zu Salzen, die bei großer Hitze unter Wasserabspaltung zu Amiden weiterreagieren:

$$\text{R-COOH} + \text{H}_2\text{N-R}' \longrightarrow \text{R-COO}^- + \text{R}'\text{-NH}_3^+ \xrightarrow{\Delta} \text{R-CO-NH-R}' + \text{H}_2\text{O}$$

Die drei Atome –CO-N liegen in einer Ebene. Die C-N-Bindung ist mit 132 pm viel kürzer als bei anderen C-N-Einfachbindungen, die 147 pm aufweisen. Daher muss dieser Amid-Bindung ein partieller Doppelbindungscharakter zugeschrieben werden.

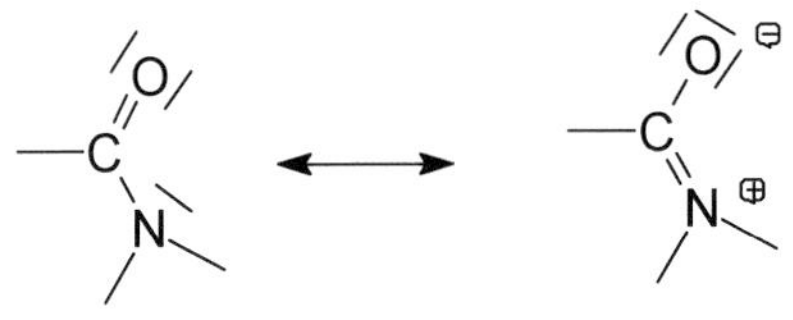

Das freie Elektronenpaar des Stickstoffs trägt daher auch nicht zur Basizität der Amide bei. Das einfachste Amid ist das Formamid. Trotz der geringen Molmasse von 45,04 g/mol hat es einen hohen Siedepunkt. Es ist hygroskopisch, farblos und hat eine glycerinartige Konsistenz. Jenseits des Siedepunktes zersetzt es sich zu Blausäure, Kohlenmonoxid und Wasser.

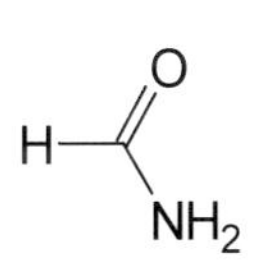

Formamid

Smp.: 2 °C
Sdp.: 210 °C
Dichte: 1,13 g/cm^3
LD_{50}: 5,6 g/kg (Ratte, oral)
pLD: 2,3

Formamid wird bei der Synthese von Ameisensäure, Blausäure und Vitaminen verwendet. Nukleinsäuren der DNA werden mit Formamid denaturiert. Es verursacht bei akuter oder chronischer Aufnahme Leberschäden. Das *N,N*-Dimethylformamid (DMF) ist ein polares Lösungsmittel.

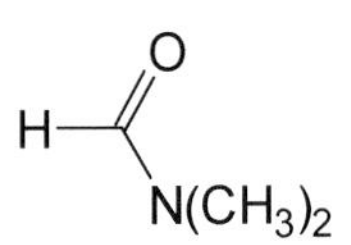

N,N-Dimethylformamid

Smp.: -61 °C
Sdp.: 153 °C
Dichte: 0,95 g/cm^3
MAK: 15 mg/m^3
LD_{50}: 2,8 g/kg (Ratte, oral)
pLD: 2,6

DMF wird im Labor gern als aprotisches, aber polares Lösungsmittel bei Reaktionen mit polaren Übergangszuständen genutzt (es ist gut löslich in Wasser, Ethanol und Diethylether). DMF löst Polymere wie Polyacrylnitril oder PVC und ist ein Zwischenprodukt bei Synthesen von Acetalen, Aldehyden oder Nitrilen. Technisch hergestellt wird es durch Dimethylamin mit Kohlenmonoxid bei hoher Temperatur und Katalysator oder aus Dimethylamin und Ameisensäuremethylester.

$$(CH_3)_2NH + CO \longrightarrow (CH_3)_2N\text{-}CHO$$
$$(CH_3)_2NH + HCOOCH_3 \longrightarrow (CH_3)_2N\text{-}CHO + CH_3OH$$

Auch bei DMF-Aufnahme kommt es zu Leberzellschäden, die sich langfristig als Fettleber und ausgeprägte Entzündung zeigen können.
DMF wird u. a. in Trockenpulvertütchen für Schuhe verwendet und um Schimmelbildung bei Leder zu verhindern. Das kann an Füßen zu Reizungen und allergischen Reaktionen führen.
Ein öffentlich bekannt gewordenes Amid ist das Acrylamid. Es ist ein weißes, geruchloses Pulver, das zur Herstellung von Polymeren und Farbstoffen verwendet wird und in stark erhitzten Lebensmitteln (z. B. Pommes frites) entdeckt wurde. Es entsteht bei der Maillard-Reaktion beim Erhitzen von Stärke, besonders bei über 180 °C. In Tierversuchen greift Acrylamid die DNA im Zellkern direkt an. Bisher ist nicht einzuschätzen, wie gefährlich die vermehrte Einnahme von Acrylamid durch häufige Besuche von Schnellimbissstuben wirklich ist.

O, NH_2

Acrylamid

Smp.: 85 °C
Sdp.: 241 °C
Dichte: 1,13 g/cm^3
Löslichkeit: 2 kg/l (H_2O)
LD_{50}: 124 mg/kg (Ratte, oral)
pLD: 3,9

O, H_2N, NH_2

Harnstoff

Smp.: 133 °C Zers.
Dichte: 1,32 g/cm^3
Löslichkeit in H_2O: 1000 g/l
in Ethanol: 50 g/l
LD_{50}: 8,47 g/kg (Maus, oral)
pLD: 2,1

Toxikologisch nicht so relevant, physiologisch aber das bedeutendste Carbonsäureamid ist der Harnstoff (lateinisch Urea). Man kann ihn als Kohlensäureamid verstehen und er ist das Endprodukt des Stickstoffstoffwechsels bei den Säugetieren.
F. Wöhler stellte Harnstoff 1828 aus Ammoniumcyanat durch Erhitzen her und führte damit die damalige Theorie ad absurdum, dass nur Lebewesen organische Stoffe herstellen könnten:

$$NH_4OCN \xrightarrow{\Delta} (NH_2)_2CO$$

Harnstoff wird beim Abbau von Proteinen gebildet. Im Harnstoffzyklus wird das gefährliche Ammoniak zum harmlosen Harnstoff abgebaut und über die Niere ausgeschieden. Vögel und Reptilien bilden statt Harnstoff Harnsäure.

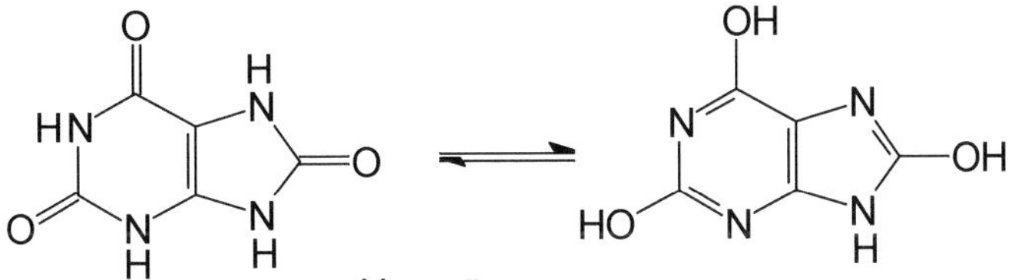

Harnsäure
Dichte: 1,89 g/cm^3
Smp.: über 300 °C

Harnstoff wird in riesigen Mengen hergestellt (weltweit 2009: 66,1 Millionen Tonnen), er wird häufig aus Erdgas gewonnen. Dabei wird zuerst Wasserstoff mit Stickstoff zu Ammoniak umgesetzt und dann mit Kohlendioxid zu Harnstoff weiter verarbeitet.

$$2\ NH_3 + CO_2 \longrightarrow [H_2N\text{-}COO]\ NH_4 \longrightarrow (H_2N)_2CO + H_2O$$

Ammoniumcarbamat

Harnstoff hat einen Stickstoffanteil von 47 % und wird als Stickstoffdünger verwendet sowie als Feuchtigkeitsfaktor in Kosmetika. Pharmazeutisch wird Harnstoff als Keratolytikum verwendet. In Antipilzmitteln wird es bis zu 40%ig eingesetzt. Nägel werden so weich, dass sich die infizierte Nagelsubstanz abtragen lässt. Harnstoff in Tabak beigemischt erhöht den pH-Wert in der Lunge, so dass Nikotin leichter aufgenommen wird. So kann auch aus einer Light-Zigarette ein physiologisch stark wirksamer Glimmstängel werden.
Eine bedeutende Verbindung bei Titrationsverfahren zur quantitativen Bestimmung von Metallionen spielen die Salze der Ethylendiamintetraessigsäure (EDTA) als Komlexbildner eine große Rolle.

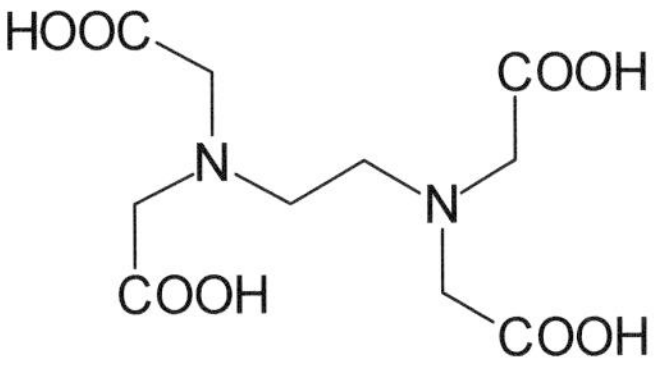

EDTA
Ethylendiamintetraessigsäure
Smp.: 245 °C
Lösl.: 0,5 g/l (H2O)
LD_{50}: 4,5 g/kg (Ratte, oral)
pLD: 2,3

25.3 Nitroalkane

Nitroalkane sind Alkane mit einer Nitro-Gruppe. Es sind farblose, meist ölige Flüssigkeiten mit großem Dipolmoment, hohen Siedepunkten und geringer Wasserlöslichkeit. Nitroalkane sind leicht sauer.

Strukturen einiger Nitroalkane

Nitromethan Nitroethan 1-Nitropropan 2-Nitropropan

Tab. 25-2 Daten einiger Nitroalkane

Stoff	**Sdp. (°C)**	**Dichte g/cm^3**	**Lösl. g/l H_2O**	**pKS**	**LD_{50} mg/kg** (Ratte, oral)	**pLD**
Nitromethan	101	1,1	105	10,2	940	3
Nitroethan	114	1,05	45	8,5	1.100	3
1-Nitropropan	132	1	14	7,8	455	3,3
2-Nitropropan	120	0,99	17		720	3,1

Der saure Charakter geht auf die Resonanzstabilisierung der konjugaten Base zurück.

$$H_3C-N^{\oplus}(=O)-O^{\ominus} \longrightarrow H^{\oplus} + \left[H_2C^{\ominus}-N^{\oplus}(=O)-O^{\ominus} \longleftrightarrow H_2C^{\ominus}-N^{\oplus}(-O^{\ominus})=O \longleftrightarrow H_2C=N^{\oplus}(-O^{\ominus})-O^{\ominus} \right]$$

Das Nitromethan (CH_3NO_2) ist die einfachste organische Nitroverbindung. Hergestellt wird sie aus Natriumchloracetat mit Natriumnitrit. Verwendet wird Nitromethan als Explosionsstoff oder Zusatz von Kraftstoffen, vor allem im Rennsport. Mit reinem Nitromethan kann ein Motor theoretisch die doppelte Leistung gegenüber Benzin erbringen. Da Nitromethan explosionsfähig ist, müssen Sicherheitsregeln beachtet werden. Die Dämpfe wirken auf das zentrale Nervensystem. Längere Einwirkung oder Verschlucken führen zu Leber- und Nierenschäden. 2-Nitropropan ist eine klare, ölige Flüssigkeit. Sie kann aus Salpetersäure und Propan hergestellt werden. Im Tierversuch wirkte 2-Nitropropan krebserregend, daher gibt es auch keinen MAK-Wert.

25.4 Carbamate

Carbamate sind Salze und Ester der Carbaminsäure. Die Ester werden auch als Urethane bezeichnet. Die Herstellung erfolgt aus Isocyanaten und Alkoholen

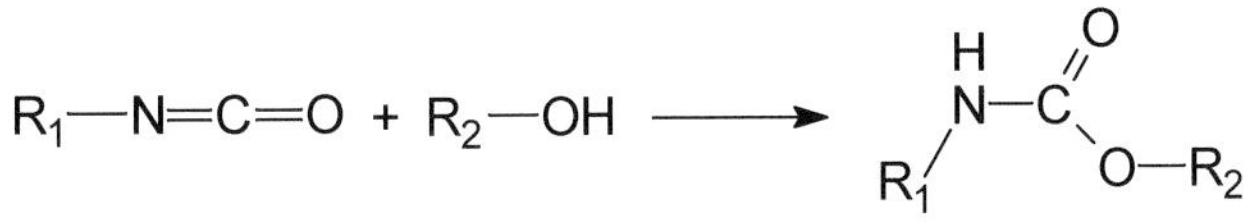

$$R_1{-}N{=}C{=}O + R_2{-}OH \longrightarrow R_1{-}NH{-}C({=}O){-}O{-}R_2$$

Strukturen einiger Carbamate

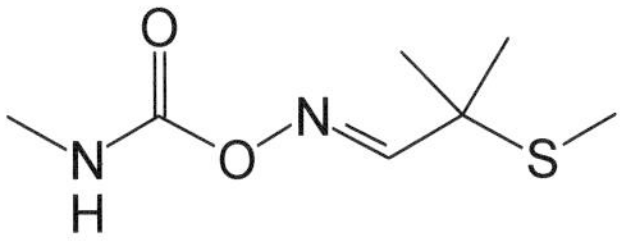

Aldicarb

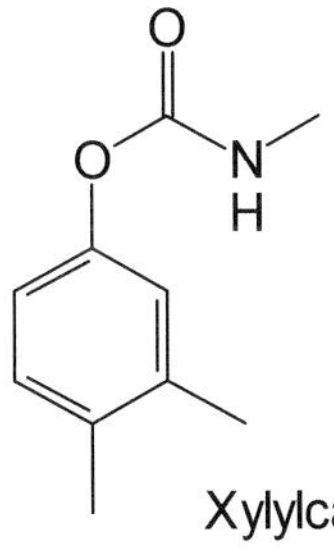

Xylylcarb

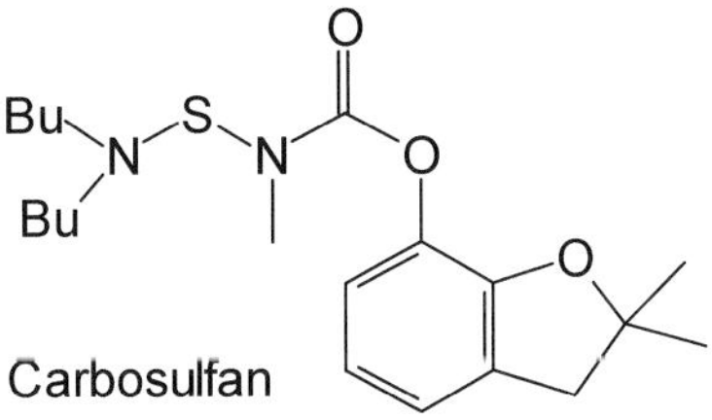

Carbosulfan

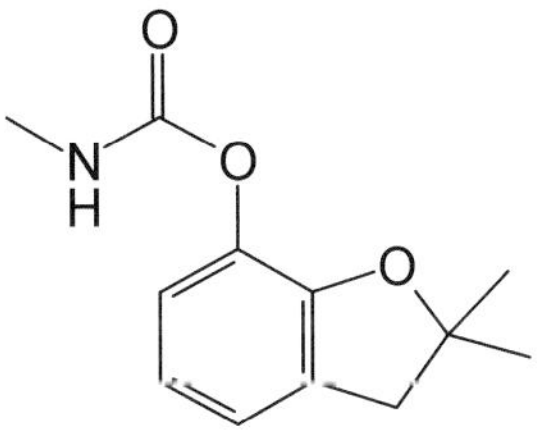

Carbofuran

Tab. 25-3 Daten einiger Carbamate

Stoff	Smp. (°C)	Sdp. (°C)	Löslichkeit mg/l (H_2O)	LD_{50} mg/kg (Ratte, oral)	pLD
Aldicarb	100		6.000	0,5	6,3
Xylylcarb	80		580	290	3,5
Carbosulfan		128	0,3	51	4,3
Carbofuran	153		320	5	5,3

Das Aldicarb wurde 1962 von der Fa. Union Carbide entwickelt und wird bei der Bodenentseuchung eingesetzt. Es findet Anwendung bei dem Anbau von Baumwolle, Soja und Erdnüssen. Es ist sehr giftig und auch bei Hautkontakt gefährlich. In Deutschland und Österreich wird es nicht verwendet. Carbamate hemmen die Acetylcholinesterase wie die Alkylphosphorsäurester. Sie werden daher seit den 1950er Jahren als Insektizid eingesetzt und können in größeren Mengen für Menschen tödlich sein. Im Unterschied zu den Phosphorsäureestern erfolgt die Entgiftung deutlich schneller, da die Carbamate die Enzymaktivität nur reversibel hemmen. Seit 1956 ist das Carbaryl, das 1-Naphthyl-*N*-methylcarbamat bekannt. Es tötet Insekten unselektiv und kann daher auch für ganze Bienenvölker gefährlich werden. Giftiger noch ist das 1-Isopropyl-3-methyl-5-pyrazolyl-*N*,*N*-dimethylcarbamat, das Isolan.

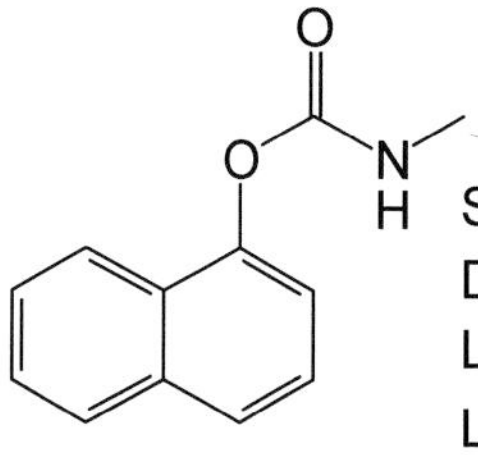

Carbaryl

Smp.: 142 °C (Zers.)
Dichte: 1,23 g/cm^3
Löslichkeit: 0,1 g/l (Wasser)
LD_{50}: 230 mg/kg (Ratte, oral)
pLD: 3,6

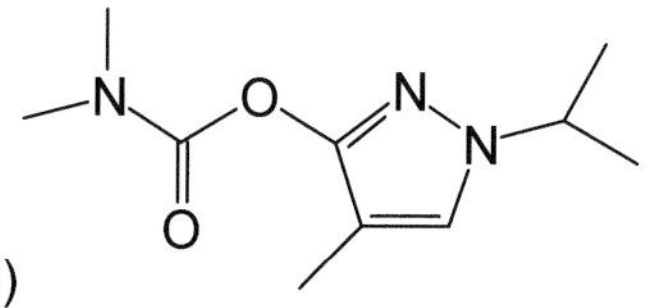

Isolan

LD_{50}: 10,8 mg/kg (Ratte, oral)
pLD: 5

25.5 Nitrosamine

N-Nitrosamine [127] sind krebserregende Stoffe mit der allgemeinen Formel R_2N-NO, die aus Nitriten und Aminen entstehen. Zur Entstehung wird saures Milieu, wie es im Magen gegeben ist, benötigt. Aus Nitrit entsteht zuerst salpetrige Säure, dann das Nitrosyl-Kation, welches mit Aminen zum Nitrosamin weiter reagiert.

$$HNO_2 + H^+ \rightleftharpoons H_2O + NO^+$$

$$R_2NH + NO^+ \longrightarrow R_2N\text{-}NO + H^+$$

Nitrosamine kommen in geringen Mengen in Bier, Fischen, gepökeltem Fleisch und Käse vor. Beim Erhitzen von gepökeltem Fleisch reagieren Nitrite mit den Aminogruppen der Proteine und beim Wiederaufwärmen von Spinat werden Nitrate in Nitrite umgewandelt, die weiter zu Nitrosaminen reagieren können. Man schätzt, dass der Durchschnittsmensch in Deutschland täglich 1 µg Nitrosamine aufnimmt. Raucher sind noch stärker belastet: Durch den Tabakrauch gibt es eine zusätzliche Dosis. In Latexprodukten wie Präservativen und Schnullern wurden 2004 auch geringe Mengen Nitrosamine entdeckt.

1956 wurde erstmals die krebserregende Wirkung von Dimethylnitrosamin bei Ratten erkannt. Tatsächlich gibt es kaum eine Tierart, bei der nicht Tumore durch Nitrosamine erzeugt werden konnten. Die Nitrosamine sind Präkanzerogene, die erst im Körper durch eine Reaktion mit dem Cytochrom P-450 aktiviert werden müssen. Dabei entsteht reaktives Formaldehyd und ein Carbeniumion, die dann stark gentoxische Wirkung haben.

Nitrosamine und Tumorlokalisation bei Ratten nach entsprechender Applikation:

H_3C–N(–NO)–CH_3

N,N-Dimethylnitrosamin
Leber (oral)

H_3C–N(–NO)–C_4H_9

Methyl-*N*-butylnitrosamin
Speiseröhre (oral)

H_3C–N(–NO)–C(=O)–NH_2

N-Nitroso-*N*-methylharnstoff
Magen (oral)
Gehirn (i.v.)

Symmetrische dialkylsubstituierte Nitrosamine wie Dimethylnitrosamin oder Dibutylnitrosamin führen vor allem zu Lebertumoren. Es scheint auch einen Zusammenhang zwischen Nitrosaminaufnahme, Fleisch- und Wurstverzehr und Magenkrebs zu geben. Das bekannteste Nitrosamin ist das gelbe, flüssige *N,N*-Dimethylnitrosamin DMNA. In den USA darf die Konzentration von DMNA nicht höher als 7 ng/l sein. In organischen Lösungsmitteln sind die Nitrosamine gut löslich.

H_3C–N(–NO)–CH_3

N,N-Dimethylnitrosamin

Sdp.: 152 °C
Dichte: 1,01 g/cm^3
Löslichkeit: 29 g/l (Wasser)
LD_{50}: 37 mg/kg (Ratte, oral)
pLD: 4,4

Der Luftgrenzwert am Arbeitsplatz beträgt für Dimethylnitrosamin nur 2,5 μg/m^3. Laut Gefahrstoffverordnung gelten Stoffe, Zubereitungen und Erzeugnisse ab 5 mg/kg als krebserzeugend.

Zum Schluss dieses Kapitels sei noch ein Vergiftungsfall erwähnt, der es 1978 auf die Titelblätter einschlägiger Boulevardblätter brachte: Ein Ulmer Chemielehrer bestellte für das Schullabor einen Stoff, der in der späteren Gerichtsverhandlung nur „N“ genannt wurde, um Nachahmungstäter wie bei den Morden mit E 605 in den 1950er Jahren zu vermeiden. Der Lehrer vergiftete die Brombeermarmelade, die seine Frau so gerne aß mit „N“. Der schwerkranken Gattin brachte er weitere vergiftete Marmelade ins Krankenhaus. Als ihr schlecht wurde und ihr mörderischer Mann nachfragte, ob sie die Marmelade aufgegessen hatte, schöpfte sie Verdacht und ließ die Reste der Marmelade von den Ärzten untersuchen. Versuchsmäuse starben innerhalb von zwei Tagen, der Lehrer wurde verhaftet und schließlich wegen Mordes, seine Frau lebte zu dem Zeitpunkt noch, zu lebenslanger Haft verurteilt. Die Frau erholte sich nicht mehr und starb bald darauf, aber auch der Krebsmörder starb wenige Jahre später in Haft – an Leberkrebs. Der geheimnisvolle Stoff „N“, der in kleinsten Dosierungen die Leber zerstörte, war ganz offensichtlich ein Nitrosamin.

25.6 Weitere Kohlenwasserstoffe mit Stickstoff

Das wohl bekannteste Alkylnitrit ist das Isoamylnitrit (3-Methylbutyl-1-nitrit), manchmal auch unpräzise einfach Amylnitrit genannt. Man kann es auch als Ester des Isoamylalkohols mit salpetriger Säure betrachten.

Isoamylnitrit

Sdp.: 97-99 °C
Dichte: 0,87 g/cm^3
LD_{50}: 505 mg/kg (Ratte, oral)
pLD: 3,3

Isoamylnitrit ist eine blassgelbe Flüssigkeit, die gut in organischen Lösungsmitteln, aber schlecht in Wasser löslich ist. Der Geruch ist süßlich und charakteristisch. Isoamylnitrit ist ein NO-Donator. In den Endothelzellen von Blutgefäßen wirkt das Stickstoffmonoxid NO durch Second-Messenger-Mechanismen muskelrelaxierend und somit gefäßerweiternd. Da die venösen Blutgefäße durch bessere enzymatische Ausstattung stärker auf NO-Donatoren reagieren, kommt es bei normaler Dosierung zunächst zu verstärkter Durchblutung und verbesserter Sauerstoffversorgung. Oft zeigt sich eine Rötung im Gesicht (Flush). Bei Überdosierung kann es zu einem gefährlichen Blutdruckabfall oder gar Schock kommen, wenn das Gehirn durch die Gefäßerweiterung im Körper nicht mehr mit Blut versorgt werden kann. Nitrite wurden jahrzehntelang bei der Behandlung von Angina pectoris verwendet. Da Isoamylnitrit aber nur einige Minuten lang wirkt, werden inzwischen länger wirkende organische Nitrate verwendet.

Bei andauerndem Missbrauch, z. B. als Partydroge und zur Steigerung des Sexualtriebs, soll es zu Konzentrationsschwächen, Herzrhythmusstörungen sowie Schäden an Nerven, Leber und Nieren kommen. Angeblich nutzen Prostituierte Isoamylnitrit, um ihre Freier schnell „auf Touren" zu bringen. Auch ist das Internet-Videoportal Youtube voll von selbstproduzierten Videos von übermütigen Poppers-Nutzern, die sich beim Einatmen von Isoamylnitrit-Dämpfen filmen ließen.

Bei einer akuten Überdosierung mit Isoamylnitrit soll der Kopf tief gelagert und die Extremitäten bewegt werden. Als Antidot kann Methylenblau injiziert werden, da so der Abbau des Methämoglobins, welches die Dyspnoe verursacht, beschleunigt wird.

Unter dem chemisch irreführenden Namen Nitroglycerin berühmt geworden handelt es sich hier um eine gelbliche Flüssigkeit mit süßlichem Geschmack, die schlecht in Wasser, aber gut in Aceton, Ethanol und Diethylether löslich ist. Glycerintrinitratkapseln werden bei akuter Angina pectoris (Herzanfall) verwendet. Der Wirkungseintritt erfolgt in 1 bis 2 Minuten und sie wirken ca. 30 Minuten. Durch Freisetzung von Stickstoffmonoxid hat Glycerintrinitrat bei einer Dosierung von 0,8 bis 1,5 mg eine gefäßerweiternde Wirkung bei Angina Pectoris. Nebenwirkungen sind Kopfschmerzen, Hitzegefühl und Flush.

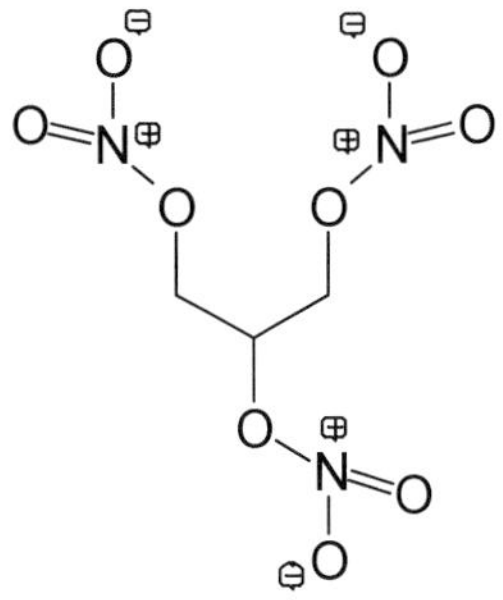

Glycerintrinitrat
Smp.: 13,5 °C rhombisch
2,8 °C triklin
Sdp.: 160 °C (20 mbar)
Dichte: 1,59 g/cm^3
Löslichkeit: 1,5 g/l H_2O
LD_{50}: 105 mg/kg (Ratte, oral)
pLD: 4

Man kann Glycerintrinitrat durch ein diskontinuierliches oder ein kontinuierliches Verfahren herstellen. Beim diskontinuierlichen Verfahren wird eine bestimmte Menge Nitriersäure (aus Salpetersäure und Schwefelsäure) vorgelegt und bei starker Kühlung geringe Mengen Glycerin hinzugegeben.

$$HNO_3 + H_2SO_4 \longrightarrow NO_2^+ + HSO_4^- + H_2O$$

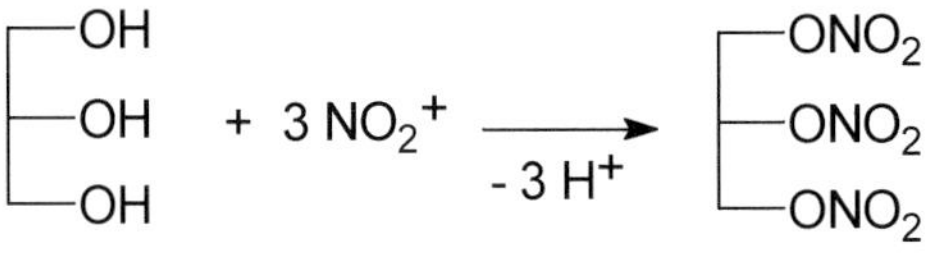

$$C_3H_5(OH)_3 + 3\,NO_2^+ \xrightarrow{-3\,H^+} C_3H_5(ONO_2)_3$$

Die Temperatur soll dabei unter 30 °C gehalten werden. Ein Problem ist auch mögliche Ohnmacht durch die blutdrucksenkende Wirkung von freigesetzten Glycerintrinitrat-Dämpfen.

Technisch wird Glycerintrinitrat im kontinuierlichen Verfahren in einem gekühlten Rohrsystem hergestellt. Glycerintrinitrat ist schlagempfindlich. Bei der Zersetzung entstehen nur gasförmige Produkte.

$$4\,C_3H_5(ONO_2)_3 \longrightarrow 12\,CO_2 + 10\,H_2O + 5\,N_2 + 2\,NO$$

Alfred Nobel gelang es, das Glycerintrinitrat mit Kieselgur zum relativ zahmen Dynamit zu machen.

Isosorbiddinitrat (ISDN) wird auch sublingual (unter der Zunge zergehend) verwendet (5 bis 10 mg) und vor allem zur Vorbeugung eingesetzt. Der Wirkeintritt ist verzögert (innerhalb von 30 Minuten), dafür wirkt es mit 12 Stunden deutlich länger.

Eine weitere interessante Gruppe sind die Nitramine. Zu ihnen gehören die Sprengstoffe Hexogen und Oktogen. Hexogen wurde 1898 erstmals hergestellt. Erst im II. Weltkrieg wurde Hexogen ein wichtiger Sprengstoff. Zusammen mit etwa 12 % Vaseline bildete Hexogen zu dieser Zeit auch den ersten Plastiksprengstoff. Zusammen mit unterschiedlichen Mengen TNT werden auch heute verschiedene Sprengstoffe auf Hexogen-Basis verwendet.

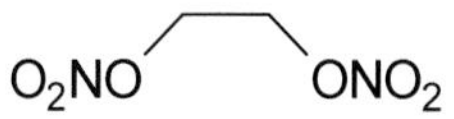

O_2NO — ONO_2

Glycoldinitrat
Sdp.: 197 °C
LD_{50}: 460 mg/kg (Ratte, oral)
pLD: 3,3

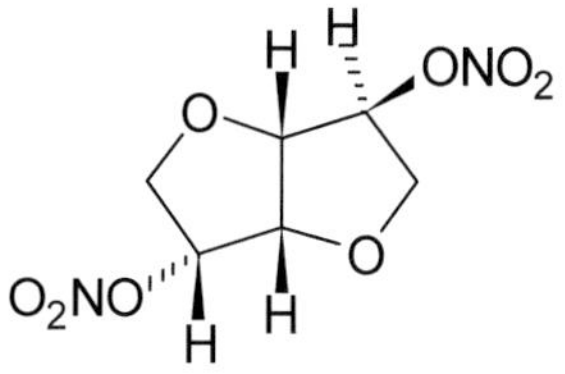

Isosorbiddinitrat
Smp.: 70 °C
LD_{50}: 750 mg/kg (Ratte, oral)
pLD: 3,1

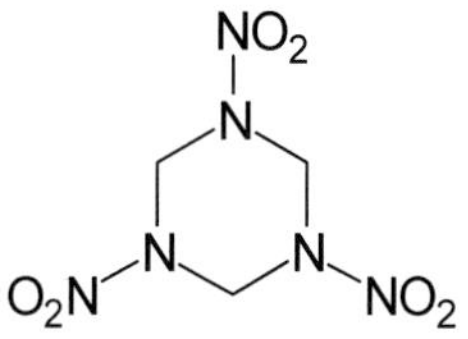

Hexogen (RDX)
Cyclotrimethylentrinitramin
Zers.: ab 205 °C
LD_{50}: 100 mg/kg (Ratte, oral)
pLD: 4

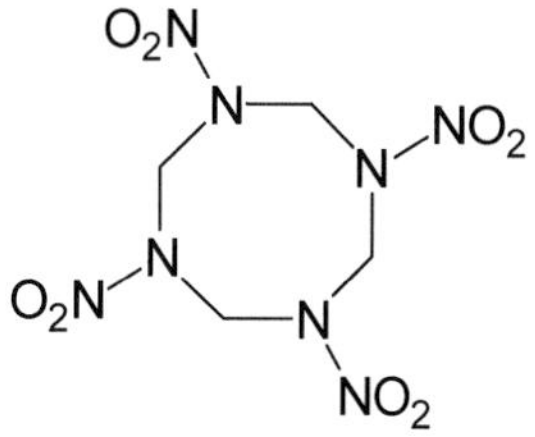

Oktogen (HMX)
Cyclotetramethylentetranitramin
Zers.: ab 273 °C
LD_{50}: 125 mg/kg (Ratte, i.v.)
pLD: 3,9

Grundsätzlich erfolgt die Herstellung von Hexogen durch Nitrolyse von Urotropin mit Salpetersäure. Die industrielle Herstellung hat immer wieder zu Umweltproblemen und Trinkwasservergiftungen geführt. Hexogen gilt als zugleich chemisch und thermisch sehr stabil, aber hochbrisant.
Als Nebenprodukt der Hexogenherstellung wurde 1942 das Oktogen dargestellt. Oktogen zeigt gegenüber Hexogen eine Leistungssteigerung bei Hochleistungsladungen.
1987 wurde das Nitramin Hexanitroisowurtzitan (CL-20) hergestellt. Prinzipiell erfolgt die Synthese durch Benzylamin mit Glyoxal. Das CL-20 ist der bisher stärkste bekannte chemische Sprengstoff, der sicher zu handhaben ist.
Die Nitramine haben keine den Nitriten vergleichbare Wirkung. Bei wiederholter Aufnahme von Hexogenstaub zeigten sich bei Menschen Krampfanfälle und Reizungen der Augen und Haut.
Acetonitril (Methylcyanid) ist das einfachste Alkylnitril. Charakteristisch ist die Cyanidgruppe CN am Alkylrest. Es ist eine farblose Flüssigkeit mit aromatischem Geruch, die leicht entzündlich und beliebig in Wasser lösbar ist. Sie wird gern als Lösungsmittel eingesetzt.

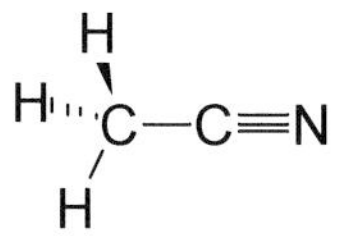

H
H···C—C≡N
H

Acetonitril
Smp.: -45 °C
Sdp.: 82 °C
Dichte 0,78 g/cm³
MAK: 17 mgl/m³
LD_{50}: 269 mg/kg (Maus, oral)
pLD: 3,6

Technisch entsteht Acetonitril bei der Produktion von Acrylnitril. Acetonitril wirkt reizend und verursacht, wenn auch abgeschwächt durch die Cyano-Gruppe ähnliche Vergiftungserscheinungen wie Blausäure. Es kann durch die Haut aufgenommen werden. Der LD_{50}-Wert für dermal aufgenommenes Acetonitril liegt beim Kaninchen bei etwa 1 g/kg.
Im Sommer 2011 wurden bei einem chemischen Versuch neun Liter Acetonitril in einer Hamburger Hochschule verschüttet. Zwar wurde der Unfall erst als unbedeutend eingestuft, aber auf Anraten eines Hochschullehrers gingen die beteiligten Studenten einige Stunden später ins Krankenhaus. Die Studenten kamen auf die Intensivstation und Polizei und Feuerwehr rückten zum Großeinsatz mit Schutzanzügen an. Über Nacht wurde die fast 800 Quadratmeter große Forschungshalle gelüftet. Die Betroffenen waren ohne Krankheitssymptome, aber die Meldekette für solche Vorfälle war nicht eingehalten worden und die Polizei ermittelte wegen Verstoßes beim Umgang mit gefährlichen Stoffen. Dieser Fall zeigt, dass die Probleme mit steigenden Stoffmengen ebenfalls zunehmen.

Acrylnitril wird als Lösungsmittel und Ausgangsstoff zur Kunststoffsynthese genutzt.

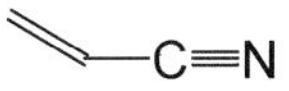

—C≡N

Acrylnitril
Sdp.: 77 °C
Löslichkeit: 73 g/l (H_2O)

LD_{50}: 78 mg/kg (Ratte, oral)
pLD: 4,1

Diazomethan ist die einfachste Diazoverbindung. Es ist ein gelbes Gas, gut löslich in Diethylether und reagiert in Wasser und Ethanol. Es gibt drei mesomere Grenzstrukturen

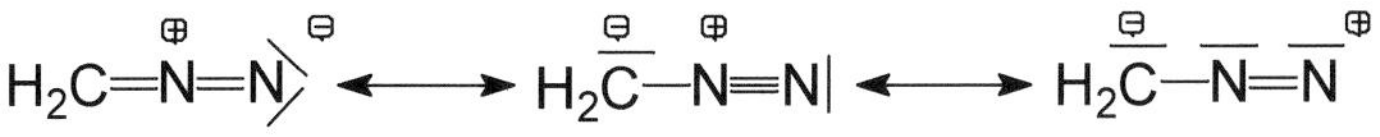

$$H_2C{=}\overset{\oplus}{N}{=}\overset{\ominus}{N} \longleftrightarrow H_2\overset{\ominus}{C}{-}\overset{\oplus}{N}{\equiv}N| \longleftrightarrow H_2\overset{\ominus}{C}{-}N{=}\overset{\oplus}{N}$$

Diazomethan
Smp: -145 °C
Sdp: -23 °C

Diazomethan wird im Labormaßstab gern als Methylierungsmittel eingesetzt. Es ist giftig, krebserregend und explosiv. Ähnlich wie Phosgen führt es zu Atemnot, Brustschmerzen und zum Lungenödem. Es ist ein starkes Nukleophil, hat mit Stickstoff N_2 eine sehr gute Abgangsgruppe und kann gut aus Carbonsäuren Methylester machen. Im Labormaßstab wird Diazomethan aus *N*-Methyl-*N*-nitrosoharnstoff mit Kalilauge in Diethylether bei 0 °C dargestellt. Das erwünschte Produkt löst sich in Diethylether. Ammoniak und Pottasche lösen sich in Wasser.

Tab. 25-4 Daten einiger Cyanide und Nitrile

Stoff	**Smp. (°C)**	**Sdp. (°C)**	**Lösl. g/l H_2O**	**LD_{50} mg/kg** (Ratte, oral)	**pLD**	**MAK mg/m^3**
Blausäure	-13	26	beliebig	3,7 (Maus)	5,4	2,1
Dicyan	-28	-21	beliebig			11
Kaliumcyanid	636	1625	716	5	5,3	5
Natriumcyanid	561	1500	580	6,4	5,2	3,8
Quecksilber(II)-cyanid	320		beliebig	26	4,6	
Calciumcyanid	300		beliebig	39	4,4	
Zinkcyanid	800		0,005	54	4,3	2
Cadmiumcyanid	200		17,1	16	4,8	
Acrylnitril	-82	77	73	78	4,1	
Allylcyanid	-87	119		115	3,9	
Phenylacetonitril	-24	234	1,7	270	3,6	
Amygdalin	213			405	3,4	
Acetonitril	-45	82	83	269	3,6	17

$$H_2N\text{–}C(=O)\text{–}N(CH_3)\text{–}N{=}O \xrightarrow{KOH,\ H_2O,\ Et_2O} H_2C{=}\overset{\oplus}{N}{=}\overset{\ominus}{N} + NH_3 + K_2CO_3 + H_2O$$

Entsorgt wird Diazomethan in Essig. Dabei entfärbt sich die Diazomethanlösung.

26 Kohlenwasserstoffe mit Schwefel

26.1 Alkylthiole

Die Alkylthiole sind Schwefelanaloga der Alkohole. Da sie bei Fäulnisprozessen entstehen, werden sie schon bei sehr geringer Konzentration als extrem unangenehm riechend wahrgenommen. Als Lieferant der Thiol-Gruppe kommen vor allem die Aminosäure Cystein oder das Methionin in Frage. In der Tertiärstruktur von globulären Proteinen liefern Cystein-Reste als Hauptvalenzbindung zwischen den Seitenketten Disulfidbrücken. Cystein und Methionin sind die einzigen Aminosäuren, die Schwefel enthalten.

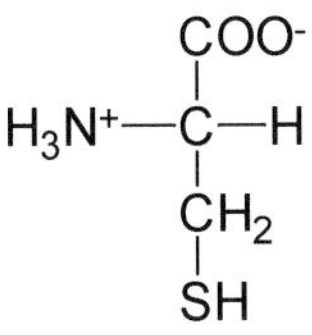

$$H_3N^+-\underset{\underset{SH}{|}}{\underset{CH_2}{|}}{\overset{COO^-}{\overset{|}{C}}}-H \qquad H_3N^+-\underset{\underset{H_3CS-CH_2}{|}}{\underset{CH_2}{|}}{\overset{COO^-}{\overset{|}{C}}}-H$$

Cystein 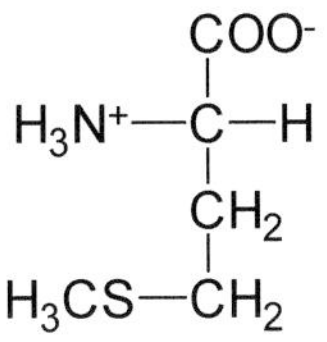 Methionin

Selbst das Octanthiol, das einen Siedepunkt von über 150 °C aufweist, riecht noch unangenehm.

Strukturen einiger Thiole (LD_{50}-Werte für Ratte, oral)

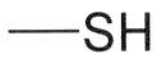

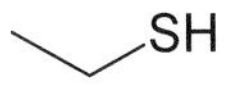

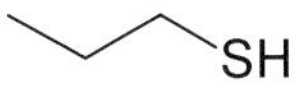

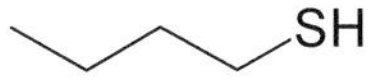

Methanthiol	Ethanthiol	Propanthiol	Butanthiol
Smp.: -123 °C	Smp.: -148 °C	Smp.: -113 °C	Smp.: -116 °C
Sdp.: 6 °C	Sdp.: 35 °C	Sdp.: 68 °C	Sdp.: 98 °C
	Dichte: 0,84 g/cm³	Dichte: 0,84 g/cm³	Dichte: 0,84 g/cm³
	LD_{50}: 0,68 g/kg	LD_{50}: 1,79 g/kg	LD_{50}: 1,5 g/kg
	pLD: 3,2	pLD: 2,7	pLD: 2,8

Das Methanthiol (Methylmercaptan) ist ein Gas, welches nach verfaultem Gemüse riecht. Es lösen sich nur 23 g/l in Wasser. Es kommt in Nüssen, Käse und in Organismen vor und entsteht beim bakteriellen Abbau von Proteinen. Durch den auch in geringsten Mengen auffällig unangenehmen Geruch wird es als Warnstoff dem Erdgas zugesetzt. Der MAK-Wert liegt bei 1 mg/m³.
Ethanthiol (Ethylmercaptan) ist eine extrem übelriechende Flüssigkeit (laut „Guinness-Buch der Rekorde" die Substanz mit dem übelsten Geruch überhaupt). Sie ist kaum in Wasser löslich und schwach sauer. Gewonnen wird Ethanthiol aus Erdöl und Steinkohlenteer. Das Ethanthiol wurde bereits 1834 von W. Zeise aus Bariumethylsulfat und Bariumhydrogensulfid als erstes Thiol hergestellt [306].

$$(EtO\text{-}SO_3)_2Ba + Ba(SH)_2 \longrightarrow 2\ Et\text{-}SH + 2\ BaSO_4$$

Noch 1 mg in 1.000 l Wasser sind wahrnehmbar. Der MAK-Wert liegt bei 1,3 mg/m³.

26.2 Alkylsulfate und Dimethylsulfoxid

Die Alkylsulfate sind quasi Dialkylester der Schwefelsäure. Dimethylsulfat ist das wichtigste Dialkylsulfat. Es ist eine ölige, farb- und geruchlose Flüssigkeit und ein organisches Derivat der Schwefelsäure. Man erhält Dimethylsulfat im Labor aus Methanol und Schwefelsäure oder technisch aus Dimethylether und Schwefeltrioxid.

Strukturformel	Eigenschaften	Toxizität
$H_3CO-S(=O)_2-OCH_3$	Dimethylsulfat Smp.: -31,8 °C Sdp.: 188,5 °C (Zers.) Löslichkeit: 28 g/l H_2O	LD_{50}: 205 mg/kg (Ratte, oral) pLD: 3,7

Dimethylsulfat ist karzinogen und mutagen. Es kann durch intakte Haut dringen und durch die alkylierende Wirkung ist es ein Schleimhaut- und Lungengift. Weil das Sulfation ein sehr schwaches Nukleophil ist, ist es eine sehr gute Abgangsgruppe bei nukleophilen Substitutionen. Daher ist Dimethylsulfat ein starkes Alkylierungsmittel. Als Beispiel sei hier die Herstellung eines Carbonsäuremethylesters beschrieben:

$$R\text{-}CO_2H + Me_2SO_2 + NaOH \longrightarrow R\text{-}CO_2Me + (MeO)(NaO)SO_2 + H_2O$$

Die alkylierende Fähigkeit des Dimetyhlsulfats verändert auch die DNA, wodurch es zum Zelltod kommt. Leber, Nieren, Herz und das Nervensystem werden ebenfalls angegriffen. Durch langsame Hydrolyse entsteht auch Schwefelsäure, die stark ätzend wirkt. Tückischerweise gibt es beim Arbeiten mit Dimethylsulfat keine Warnwirkung wie Geruch oder akute Reizwirkung. So können nach einer Latenzzeit von 12 Stunden nach Einatmen größerer Mengen schwere Verätzungen im Lungenbereich erfolgen. Das Tragen von Schutzhandschuhen ist beim Arbeiten mit Dimethylsulfat unerlässlich. Dimethylsulfat kann mit einem Überschuss von 10%igem Ammoniak vernichtet werden. Ein MAK-Wert für Dimethylsulfat ist wegen der Kanzerogenität nicht festgelegt.

Das Diethylsulfat ist eine ölige Flüssigkeit mit pfefferminzartigem Geruch.

Strukturformel	Eigenschaften	Toxizität
$EtO-S(=O)_2-OEt$	Diethylsulfat Smp.: -24 °C Sdp.: 208 °C Zers. Löslichkeit: 7g/l H_2O	LD_{50}: 0,88 g/kg (Ratte, oral) pLD: 3,1

Hergestellt wird es technisch aus Schwefelsäure und Ethen, und verwendet z. B. für den Einsatz bei Alkylierungen. Durch langsame Hydrolyse zu Schwefelsäure wirkt es korrosiv und kann beim Einatmen zu Lungenödemen führen.

Dimethylsulfoxid (DMSO) hat die besondere Fähigkeit, leicht in die Haut einzudringen. Daher ist es gut geeignet, um als Trägersubstanz pharmazeutische Wirkstoffe wie Heparin oder Schmerzmittel in den Körper zu transportieren. Natürlich können somit auch Giftstoffe, die sonst nicht durch die Haut eindringen würden, in den Organismus gelangen. DMSO allein wirkt bereits entzündungshemmend, abschwellend und gefäßerweiternd.

$$O{=}S(CH_3)_2$$

Dimethylsulfoxid (DMSO)

Smp.: 18 °C
Sdp.: 189 °C
Dichte:1,1 g/cm^3
LD_{50}: 14,5 g/kg (Ratte, oral)
pLD: 1,8

Konzentriertes DMSO wirkt als Zellgift und führt bei längerer Einwirkung auf der Haut zu Leber- und Nierenschäden.
In der Chemie wird DMSO als Lösungsmittel verwendet. Jeder organische Chemiker dürfte das deuterierte DMSO als polares Lösungsmittel bei der NMR-Spektroskopie kennen.

27 Aromaten

27.1 Benzol und seine Derivate

27.1.1 Benzol

Die wichtigste aromatische Verbindung, die zugleich Baustein der meisten polycyclischen Aromaten ist, ist Benzol. Nach IUPAC Benzen genannt, wurde es bereits im 18. Jahrhundert vom Apotheker Glauber bei der Destillation von Steinkohle als „scharfer Spiritus" entdeckt [197], [84]. Es war dem Physiker M. Faraday 1825 vorbehalten, im Pyrolysat des Walrats Benzol zu entdecken und zu bestimmen [286].
Benzol ist eine farblose Flüssigkeit von charakteristischem Geruch. Benzol ist giftig, gilt als karzinogen und kann bereits bei längerer Einwirkung von geringen Konzentrationen (ab 100 ppm) zu tödlichen Vergiftungen führen.
Zuerst bekam diese neue Verbindung den Namen Benzin. E. Mitscherlich synthetisierte diese Verbindung 1833 aus Benzoesäure und Calciumoxid und fand durch Gasdichtemessungen die Summenformel C_6H_6. Seit 1849 wird Benzol großtechnisch aus Steinkohlenteer hergestellt.
Die Struktur des Benzols führte zu einem jahrzehntelangen Streit unter den Chemikern, da es theoretisch 217 verschiedene Strukturen mit der Summenformel C_6H_6 geben könnte. Da das Benzol offensichtlich nicht wie ein normales Polyen reagierte, wurden einige interessante, wenn auch falsche Strukturvorschläge gemacht. J. Loschmidt kam 1861 der echten Benzolformel sehr nahe, die A. Kekulé 1865 zur so genannten Kekulé-Formel anregte [121].
Erst im 20. Jahrhundert konnte das Phänomen Benzol mit Hilfe der Röntgen-Strukturanalyse und der Wellenmechanik endgültig aufgeklärt werden.

Alle sechs C-Atome sind völlig gleichwertig. Der C-C-Bindungsabstand liegt mit 140 pm zwischen dem einer Einfachbindung mit 154 pm und einer Doppelbindung mit 133 pm. Die π-Elektronen bilden für das Benzol ein typisches π-Elektronensextett, welches für die besondere Stabilität und die besonderen Eigenschaften der Aro-maten verantwortlich ist. Präzise kann man dieses Sextett auch als Kreis im Ring symbolisieren.

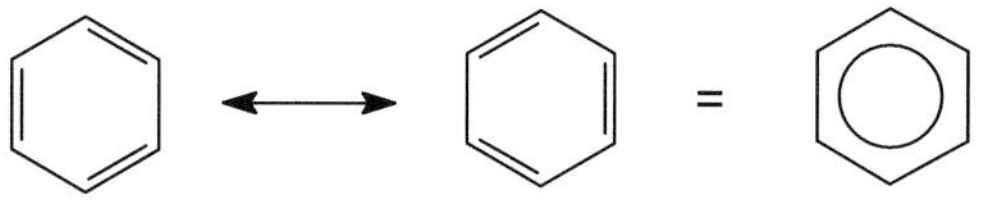

Benzol

Smp.: 5,5 °C
Sdp.: 80,1 °C
Dichte: 0,88 g/cm^3
Löslichkeit: 1,7 g/l H_2O
LD_{50}: 930 mg/kg (Ratte, oral)
pLD: 3

Während das Hexatrien bevorzugt elektrophile Additionsreaktionen eingeht, finden beim Benzol elektrophile Substitutionen statt.
Benzol war 2013 mit 40 Millionen Tonnen Weltjahresproduktion die mengenmäßig bedeutendste aromatische Verbindung in der Industrie. Es wird aus Erdöl gewonnen. Benzol dient als Ausgangsstoff zur Synthese von Phenol, Anilin, Maleinsäureanhydrid, Farbstoffen, Insektiziden und Pharmaprodukten.
Benzoldämpfe sind giftig, auch wenn die Symptome einer akuten Vergiftung erst bei hohen Konzentrationen eintreten. Leichte Vergiftungen äußern sich in Schwindel, Brechreiz und Benommenheit. Bei schweren Vergiftungen mit Konzentrationen von mehr als 3.000 mg/m^3 über einen Zeitraum von mehr als 30 Minuten kommt es zu Fieber, Sehstörungen und Bewusstlosigkeit. Ab 2 % (65 g/m^3) in der Atemluft kommt es innerhalb von 5 bis 10 Minuten zum Tod durch Atemlähmung. Wird die Vergiftung überstanden, erfolgt rasche Erholung, auch das Blutbild erscheint dabei unauffällig und im Gegensatz zu vielen anderen Lösungsmitteln bleiben Nieren und Leber unbeeinflusst. Bei chronischer Vergiftung erweist sich Benzol als Blutgift. Die Bildung von roten Blutkörperchen wird herabgesetzt und langfristig kann sich Leukämie entwickeln. Es kann keine unbedenkliche Grenzdosis festgestellt werden, weil sich in Tierversuchen keine Leukosen durch Benzol erzeugen ließen.

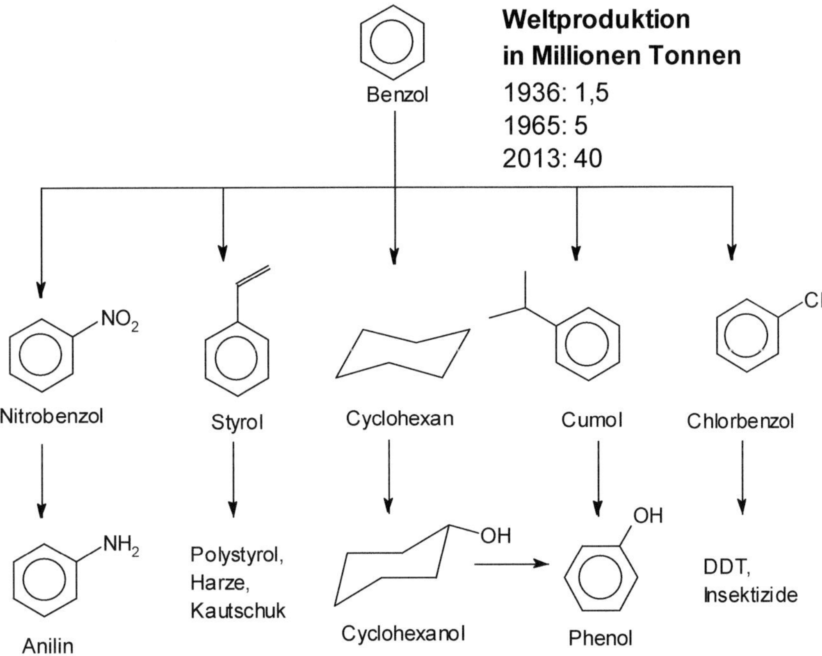

Abb. 27-1 Hauptwege des Benzols in der industriellen Produktion

Die Giftwirkung von Benzol sowie auch die karzinogene Wirkung wird durch die Metaboliten im Körper verursacht. Etwa 50 % des aufgenommenen Benzols werden metabolisiert. Dabei entsteht ein Epoxid, welches weiter zu Dihydrobrenzkatechin, Phenol oder Hydrochinon reagiert. Nach Weiterreaktionen wird dann hauptsächlich Phenylmercaptursäure über den Harn ausgeschieden.

S—G
Glutathion
Phenylmercaptursäure
OH
Oxidation
O
H_2O
OH
H_2SO_4
Sulfate
Benzol
Epoxid
OH
Dihydrobrenzkatechin
OH
Glucoronide
Phenol

Das Phenol kann in Hydrochinon überführt werden, aus denen Chinone entstehen, die mit dem Harn ausgeschieden werden und dem Urin eine schmutzig braune Farbe geben. Organisch gebundenes Sulfat kann ein Hinweis auf erhöhte beruflich bedingte Benzolaufnahme sein. Die krebserregenden Metaboliten des Benzols könnten Semichinone sein.

27.1.2 Derivate des Benzols

Die Kohlenwasserstoffderivate des Benzols sind ungefährlicher als Benzol, da die Alkylreste vom Körper leichter in wasserlösliche Metaboliten abbaubar sind.

Strukturen einiger Derivate des Benzols

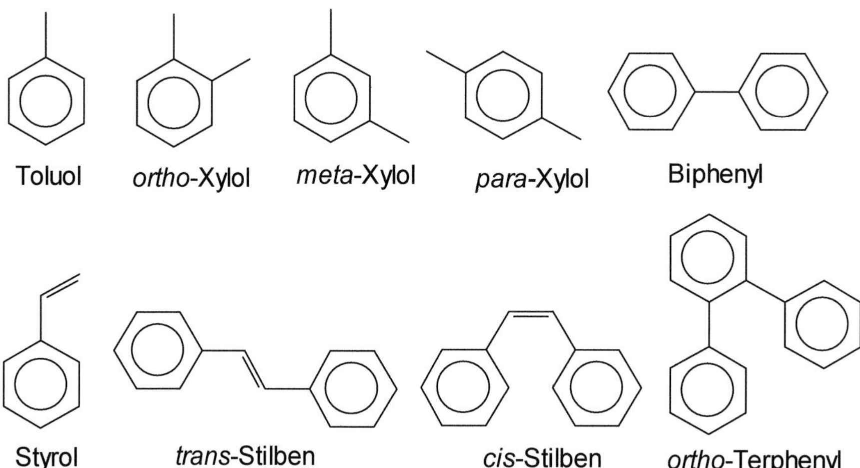

Tab. 27-1 Daten einiger Derivate des Benzols

Stoff	**Smp. (°C)**	**Sdp. (°C)**	**MAK mg/m^3**	**LD_{50} mg/kg** (Ratte, oral)	**pLD**
Toluol	-95	111	190	640	3,2
o-Xylol	-25	144	220		
m-Xylol	-48	139	220	5.000	2,3
p-Xylol	13	138	220		
Biphenyl	69	255		2.140	2,7
Styrol	-30	145	86	316 (Maus)	3,5
trans-Stilben	125	307		1.150 (i.p.)	2,9
cis-Stilben	6	141			
o-Terphenyl	58	338		1.900	2,7

Toluol (Toluen oder Methylbenzol) ist eine farblose, charakteristisch riechende Flüssigkeit, die in vielen Eigenschaften dem Benzol ähnelt und wegen ihrer geringeren Giftigkeit häufig als Ersatz genommen wird. 1.000 ml Wasser lösen nur 0,47 g Toluol. Toluol wurde 1844 erstmals von H. Deville hergestellt. Es wird heute vor allem aus Erdöl gewonnen (Jahresweltproduktion 5 bis 10 Millionen Tonnen). Es ist Treibstoffzusatz, Lösungsmittel und Ausgangsstoff für Synthesen von Benzaldehyd, Benzoesäure, Geruchstoffen oder Trinitrotoluol TNT.
Toluol wird im Körper über das Monooxygenasesystem P-450 zu 95 % in ungiftigen Benzylalkohol umgewandelt. Weitere Stufen sind Benzaldehyd und Benzoesäure. Epoxide wie beim Benzolabbau kommen nur zu 5 % vor.

Toluol —Cyp P_{450}→ Benzylalkohol —ADH→ Benzaldehyd —ADH→ Benzoesäure

ADH = Alkoholdehydrogenase

Toluol gilt als gesundheitsschädlich und leichtentzündlich. Dabei ist zu bedenken, dass Toluol häufig mit Benzol verunreinigt ist. Es verursacht unspezifische Symptome wie Müdigkeit, Unwohlsein und Bewusstseinstrübung. Ebenso wie beim Benzol gibt es, wenn auch in nur wenigen Fällen, eine Toluolsucht.

Xylol (Dimethylbenzol) gibt es in drei Konstitutionsisomeren: *ortho*-Xylol, *meta*-Xylol und *para*-Xylol. Es wird aus den Leichtölfraktionen des Erdöls gewonnen. Die jährliche Weltproduktion liegt in der Größenordnung des Toluols. Verwendet wird es als Treibstoffzusatz, Lösungsmittel und Ausgangsstoff für diverse Synthesen.
Styrol (Phenylethen) ist eine farblose, süßlich riechende Flüssigkeit, die gefördert durch Wärme oder Licht leicht zu einer klebrigen Flüssigkeit polymerisiert. Durch geringe Zugaben von Stabilisatoren (z. B. Hydrochinon) wird die Polymerisation zu Polystyrol verhindert.

$HC{=}CH_2$ → $--H_2C-CH_2-CH_2-CH_2-CH_2-CH_2--$

Styrol → Polystyrol

Seit dem II. Weltkrieg hat Styrol eine technische Bedeutung, vor allem für die Polystyrolsynthese. 2015 wurden weltweit 25 Millionen Tonnen Styrol produziert. Styrol steht im Verdacht krebserregend zu sein. Dass im Körper entstehende Styroloxid hat bei Tierversuchen Krebs erzeugt.
Das Stilben gibt es in zwei Varianten: Als *trans*- und in der *cis*-Variante. Stilbenderivate wurden in Pflanzen gefunden und einige synthetische Stilbenderivate haben auf den Körper eine hormonartige Wirkung. So war das Diethylstilbestrol (DES) das erste kommerzielle Östrogenpräparat. Es wurde 1938 von L. Goldberg hergestellt und zur Minderung der Wechseljahrsbeschwerden zugelassen. Man beachte die Ähnlichkeiten des DES mit dem Estradiol. 1971 wurde erkannt, dass DES ein Teratogen ist und bei Nachkommen häufiger zu Vaginalkarzinom oder Minipenis führen kann.

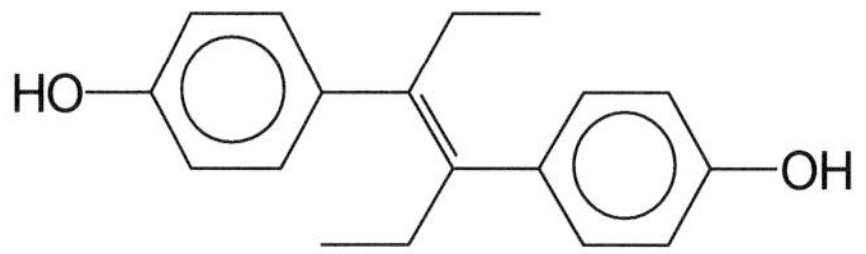

HO OH

Diethylstilbestrol
Smp.: 171 °C

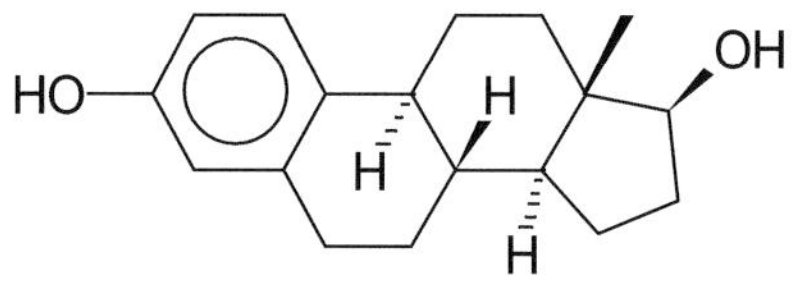

HO H H OH H

Estradiol
Smp.: 178,5 °C

Biphenyl ist ein farbloser, kristalliner Feststoff, der Schimmelpilzwachstum hemmt, aber wegen seiner Gesundheitsschädlichkeit dafür nicht eingesetzt wird. Gewonnen wird Biphenyl aus Steinkohlenteer. Es wirkt reizend auf Haut, Augen und Atemwege und steht im Verdacht, krebserregend zu sein.
Beim Terphenyl sind drei Benzolringe direkt miteinander verknüpft. Das Terphenyl gibt es in drei Isomeren. Die Benzolringe stehen dabei in *ortho*, *meta* oder *para*-Stellung am zentralen Ring.

27.2 Benzolderivate mit funktionellen Gruppen

27.2.1 Phenol und Derivate

Phenol wurde 1834 von F. Runge im Steinkohlenteer entdeckt. Es ist eine farblose, kristalline Masse mit charakteristischem Geruch, die sich erst bei über 68 °C vollständig mit Wasser mischt.

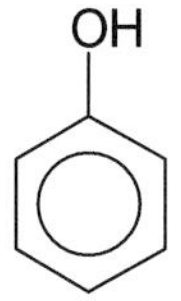

OH

Phenol

Smp.: 41 °C
Sdp.: 182 °C
Dichte: 1,07 g/cm^3
LD_{50}: 317 mg/kg (Ratte, oral)
pLD: 3,5

Mit 10 % Wasser ist Phenol bei Raumtemperatur flüssig. Phenol löst sich in den meisten organischen Lösungsmitteln und ist eine schwache Säure. Mit einem pK_s-Wert von 10,0 ist sie aber immerhin um fast sechs Größenordnungen saurer als Ethanol mit einem pK_S-Wert von 15,9. Phenol wird durch das Hock-Verfahren mittels Alkylierung von Benzol mit Propen zum Cumol und anschließender Oxidation zu Phenol und Aceton gewonnen. Die jährliche Weltproduktion lag 2015 bei 10 Millionen Tonnen. Phenol wird als Rohstoff für Harze, Leime, Detergentien, Insektizide und Farbstoffe eingesetzt. Phenol greift Haut und Schleimhäute an und wird über die Haut aufgenommen. Es wirkt als Zellgift und führt zu Lähmung im Zentralnervensystem.

Weitere Phenole sind in der Natur weit verbreitet und haben daher häufig Trivialnamen. Diese sind so gebräuchlich, dass sie wie der Streitwieser schreibt gelernt werden sollten [258]. Das bekannteste Dihydroxybenzol ist das 1844 von F. Wöhler entdeckte Hydrochinon, welches in Hautcremes als Bleichmittel vorkommt. Der Bombadierkäfer verteidigt sich mit einem Gemisch von 10 % Hydrochinon und 28 % Wasserstoffperoxid. Zusammen mit Katalase bekommt ein Angreifer so eine ca. 100 °C heiße Abwehrflüssigkeit entgegengespritzt [179]. In Tierversuchen konnte eine krebserregende Wirkung nachgewiesen werden. Die Auswirkungen für Menschen sind bisher unklar. Brenzkatechin ist in Giftefeu enthalten.

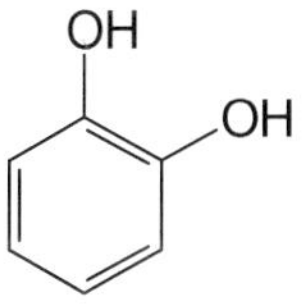

OH, OH	OH, OH	OH, OH
Brenzcatechin	Resorcin	Hydrochinon
1,2-Dihydroxybenzol	1,3-Dihydroxybenzol	1,4-Dihydrobenzol
Smp.: 105 °C	Smp.: 111 °C	Smp.: 170 °C
Lösl.: 450 g/l (H_2O)	Lösl.: 1400 g/l (H_2O)	Lösl.: 72 g/l (H_2O)
LD_{50}: 260 mg/kg (Ratte, oral)	LD_{50}: 301 mg/kg (Ratte, oral)	LD_{50}: 302 mg/kg
pLD: 3,6	pLD: 3,5	pLD: 3,5

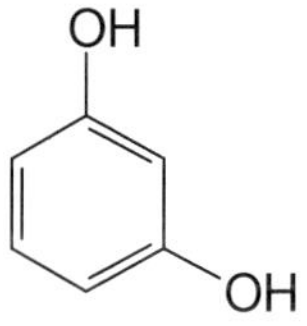

Hydrochinon ist ein Reduktionsmittel und lässt sich durch Oxidation in Benzochinon umwandeln.

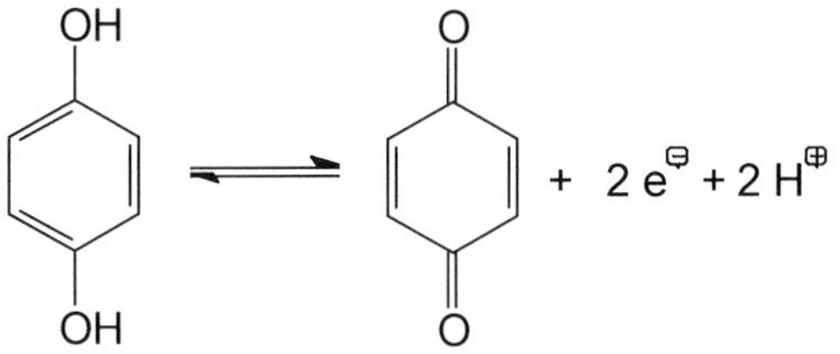

OH, OH (Hydrochinon) ⇌ O, O + 2 $e^{\ominus}$ + 2 $H^{\oplus}$

Hydrochinon

Benzochinon
Chinon
Smp.: 116 °C
LD_{50}: 130 mg/kg (Ratte, oral)
pLD: 3,9

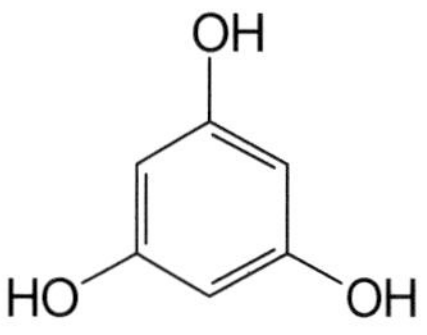

Phloroglucin
Smp.: 215-218 °C
Lösl.: 10 g/l (H_2O)
LD_{50}: 4,558 g/kg
pLD: 2,3

Phloroglucin mit drei Hydroxyfunktionen am aromatischen Ring wird bei der Papierherstellung genutzt.
Das Bisphenol A (BPA) ist eigentlich ein Diphenylmethanderivat. Es wird aus Phenol und Aceton mit Chlorwasserstoff hergestellt. Es wird als Ausgangsstoff zur Herstellung von Kunststoffen, z. B. Polycarbonat verwendet.

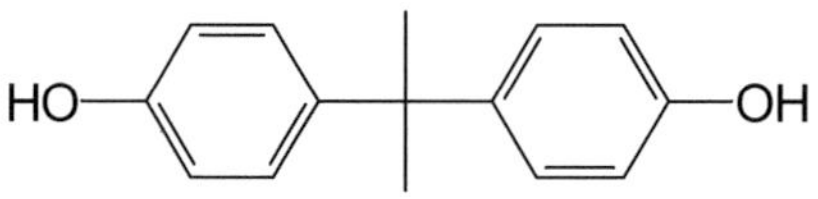

Bisphenol A (BPA)
Smp.: 155 °C
Löslichkeit: 0,3 g/l (H_2O)
LD_{50}: 3,25 g/kg (Ratte, oral)
pLD: 2,5

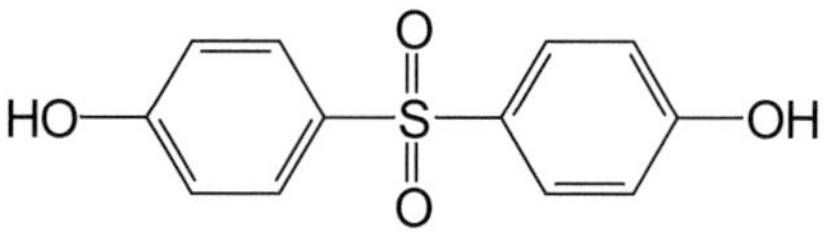

Bisphenol S (BPS)
Smp.: 248 °C
LD_{50}: 4,6 g/kg (Ratte, oral)
pLD: 2,3

Durch Hitze, Säuren und Basen wird Bisphenol A aus Polycarbonat in kleinen Mengen wieder freigesetzt. Da BPA unter Verdacht steht, gesundheits- und vor allem erbgutschädigend zu sein, sind seit 2011 Babyflaschen, die BPA enthalten in Deutschland verboten. Problematisch ist bei BPA nicht so sehr die akute Giftigkeit, sondern die mögliche für den Körper hormonartige Wirkung (siehe die strukturelle Ähnlichkeit mit dem künstlichen Östrogen Diethylstilbestrol). In den meisten Kassenbons, die aus Thermopapier sind, wurden Spuren von BPA gefunden. Ab 2020 ist die Verwendung von BPA für die Beschichtung von Thermopapier verboten.
Die tolerierbare tägliche Aufnahmemenge (TDI) wurde auf 4 µg/kg Körpergewicht pro Tag abgesenkt. In Mineralwässer werden mehr als 20 ng/l Xenohormone entdeckt. Bei In-vitro-Tests werden aber deutlich geringere hormonelle Wirkungen erzielt als bei natürlichen Hormonen. So benötigte man die 5.000-fache Konzentration von Bisphenol A, um die gleiche Wirkung wie bei 17-β-Östradiol zu erreichen [18].
Neben Bisphenol A spielt auch Bisphenol S (BPS) eine Rolle. Es wird aus Phenol und Schwefelsäure hergestellt und hat ähnliche Gefahrenpotentiale.

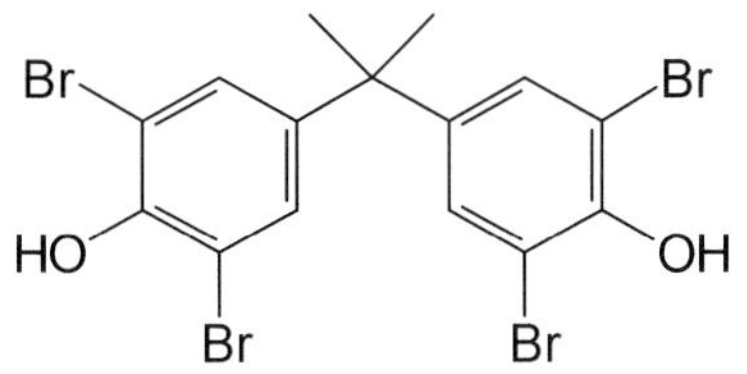

Br Br HO OH Br Br

Tetrabrombisphenol A (TBBPA)
Smp.: 178 °C
Sdp.: 250 °C
LD_{50}: über 5 g/kg (Ratte, oral)

TBBPA ist ein Flammschutzmittel und wird in Kunststoffen verwendet. 2001 wurden weltweit etwa 120.000 Tonnen eingesetzt. Im Elektroschrott ist etwa 1 Promille TBBPA enthalten. Ein Gesundheitsrisiko konnte bisher nicht festgestellt werden.

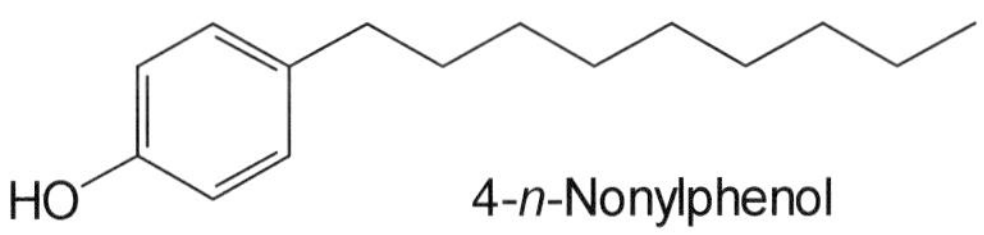

HO

4-*n*-Nonylphenol

Smp.: 43-44 °C
Sdp.: 293-297 °C
LD_{50}: 1,62 g/kg (Ratte, oral)
pLD: 2,8

Nonylphenole werden aus Phenol und Nonen-Isomeren hergestellt. Das Gemisch besteht zu 85 % aus *para*-Nonylphenolen. Nonylphenole werden zu Nonylphenolethoxylaten (NPEO) weiter verarbeitet. Sie werden als nichtionische Tenside in Waschlösungen eingesetzt, sind aber auch in Fungiziden und Weichmachern enthalten. Der Einsatz in der westlichen Welt ist rückläufig, nicht so hingegen in Indien oder China. Einige Nonylphenole haben eine ähnliche Struktur wie Steroide und wirken wie Hormone.

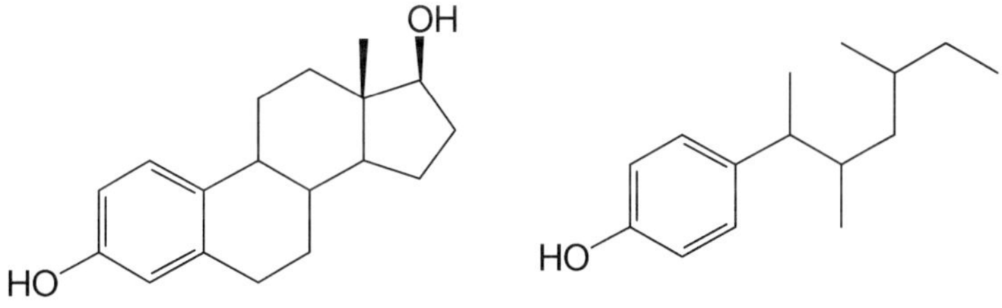

OH HO HO

Strukturähnlichkeiten von
Estradiol und einem verzweigten Nonylphenol

Auf verschiedene Fischarten wirken Nonylphenole toxisch. Die betreffenden LD_{50}-Werte liegen bei 1 mg/l. Langkettige Nonylphenole werden schneller abgebaut als verzweigte Verbindungen. Die aus den Nonylphenolen hergestellten Nonylphenolethoxylaten sind viel schwerer biologisch abbaubar. Ausgerechnet die verzweigten Verbindungen sind besonders schwer abbaubar und zugleich hormonell aktiv. Ein bekanntes Nonylphenolethoxylat ist das Nonoxinol 9, welches als samenabtötende Substanz in lokalen Verhütungsmitteln eingesetzt wird. Es wird aus 4-Nonylphenol und Ethylenoxid hergestellt.

Nonoxinol 9 LD_{50}: 1,41 g/kg (Ratte, oral)
pLD: 2,9

Schleimhäute werden durch Nonoxinol 9 gereizt. Frauen die regelmäßig Produkte mit Nonoxinol 9 benutzten, bekamen häufig Entzündungen und sogar Geschwüre. Das *N,N*-Dimethyl-*p*-hydroxyanilin 4-DMAP ist ein Gegengift bei Vergiftungen durch Cyanide und Blausäure. Es darf nicht verwechselt werden mit dem anderen 4-DMAP, dem *N,N*-Dimethylpyridin-4-amin, welches u. a. als Katalysator für Veresterungsreaktionen von tertiären Alkoholen mit Säureanhydriden verwendet wird.

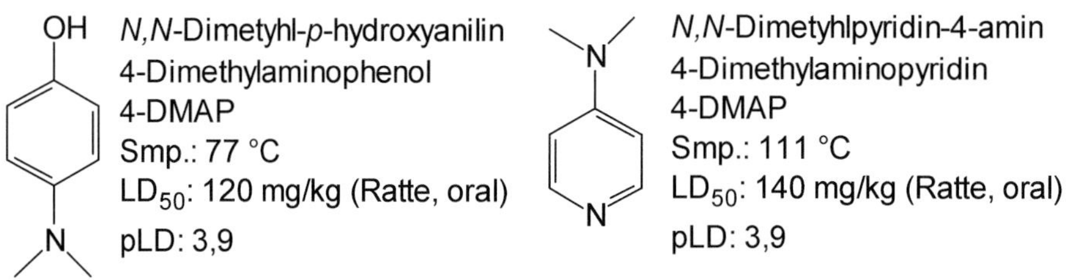

N,N-Dimetyhl-*p*-hydroxyanilin
4-Dimethylaminophenol
4-DMAP
Smp.: 77 °C
LD_{50}: 120 mg/kg (Ratte, oral)
pLD: 3,9

N,N-Dimetyhlpyridin-4-amin
4-Dimethylaminopyridin
4-DMAP
Smp.: 111 °C
LD_{50}: 140 mg/kg (Ratte, oral)
pLD: 3,9

27.2.2 Kresole

Die Kresole (Hydroxytoluole oder Methylphenole) gelten als Phenolderivate. Es gibt das Kresol in der *ortho-*, *meta-* oder *para*-Version. Kresole kommen als Metaboliten in Mikroorganismen und im Steinkohlenteer vor. Hergestellt werden sie durch die Verkochung des Diazoniumsalzes der Toluidine.

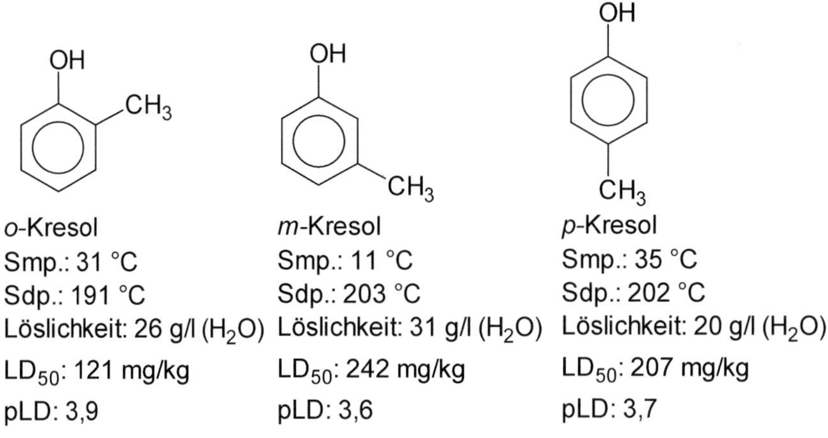

o-Kresol	*m*-Kresol	*p*-Kresol
Smp.: 31 °C	Smp.: 11 °C	Smp.: 35 °C
Sdp.: 191 °C	Sdp.: 203 °C	Sdp.: 202 °C
Löslichkeit: 26 g/l (H_2O)	Löslichkeit: 31 g/l (H_2O)	Löslichkeit: 20 g/l (H_2O)
LD_{50}: 121 mg/kg	LD_{50}: 242 mg/kg	LD_{50}: 207 mg/kg
pLD: 3,9	pLD: 3,6	pLD: 3,7

Kresole sind in Wasser schlecht löslich, haben aber einen pKs-Wert von etwa 10. Sie werden zur Herstellung von Farbstoffen, Kunstharzen und Kunststoffen verwendet.

Kresole haben bakterizide, insektizide und fungizide Wirkung. 8 µl/g *m*-Kresol reichen, um Getreide zwei Monate lang bei 30 °C vor Pilzbefall zu schützen.

Eine chronische Kresol-Vergiftung führt zu Kopfschmerzen, Appetitverlust, Mattheit und Schlaflosigkeit. Eine akute Vergiftung zeigt sich in Nierenschäden und Schädigung des Zentralnervensystems mit Krämpfen, Bewusstlosigkeit und Atemlähmung. Die weißlichen Verätzungen bei oraler Einnahme sind schmerzlos, weil Kresol betäubend wirkt. Ab einer Dosis von 10 g kann es zu einem tödlichen Schock kommen. Kresole gelten als kanzerogen.

Das 2-Methyl-4,6-dinitrophenol kann man auch als 4,6-Dinitro-*o*-kresol (DNOC) bezeichnen. Es wird als hochwirksames aber hochgiftiges Herbizid gegen Unkraut eingesetzt.

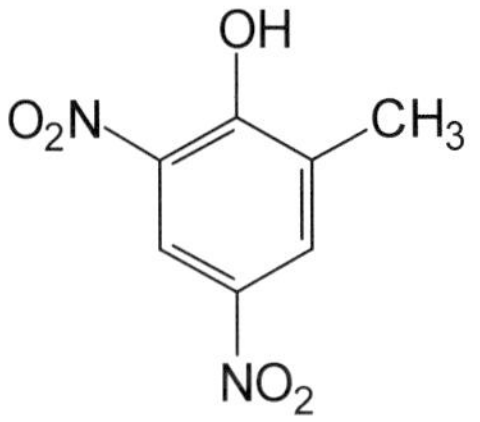

OH, O_2N, CH_3, NO_2

2-Methyl-4,6-dinitrophenol
4,6-Dinitro-*o*-kresol
DNOC
Smp.: 87 °C
LD_{50}: 7 mg/kg (Ratte, oral)
pLD: 5,2

27.2.3 Trikresylphosphate

Die Phosphorsäureester der Kresole sind die Trikresylphosphate. Sie werden durch Umsetzung von Kresolen mit Phosphoroxychlorid hergestellt. Wenn die Methylgruppe des Kresols am aromatischen Ring jeweils an der gleichen Stelle ist, z. B. in der *ortho*-Position, handelt es sich um ein *o,o,o*-Trikresylphosphat.

In der Praxis liegt aber ein Isomerengemisch vor. Trikresylphosphat wird als Zusatz zu Flugbenzin und Flugmotoröl (bis zu 5 %) eingesetzt. Über die Klimaanlage in Verkehrsflugzeugen kann dieser Stoff in die Kabine gelangen. Gerade bei Piloten, die sich lange Zeit in Flugzeugen aufhalten, kommt es manchmal zum „Aerotoxischen Syndrom“.

Kopfschmerzen, Übelkeit, Sehprobleme und Koordinationsstörungen könnten auf Trikresylphosphat zurückzuführen sein. Spuren von Trikresylphosphaten wurden inzwischen bei Flugpassagieren nachgewiesen [150].

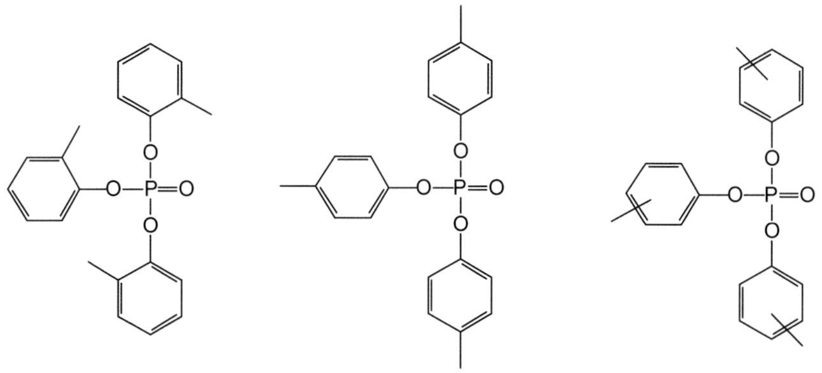

O
O—P=O
O

o,o,o-Trikresylphosphat
Smp.: 11 °C
Sdp.: 410 °C

p,p,p-Trikresylphosphat
Smp.: 77 °C
Sdp.: 410 °C

Isomerengemisch
Trikresylphosphat
Smp.: -33 °C

27.2.4 Anisol

Anisol (Methylphenylether) ist eine charakteristisch riechende, farblose, entzündliche Flüssigkeit, welche durch Umsetzung von Phenol mit Dimethylsulfat hergestellt werden kann.

OMe

Anisol
Smp.: -37 °C
Sdp.: 154 °C
Dichte: 0,99 g/cm^3
LD_{50}: 3,7 g/kg (Ratte, oral)
pLD: 2,4

OMe
OMe

Veratrol
Smp.: 22,5 °C
Sdp: 207 °C
Lösl.: 3,7 g/l (H_2O)
LD_{50}: 0,89 g/kg (Ratte, oral)
pLD: 3,1

Anisol wird als Lösungsmittel und Ausgangsstoff für Synthesen organischer Verbindungen genutzt. Veratrol ist ein Derivat des Anisols und wird als Zwischenstufe der Aromatenchemie genutzt.

27.2.5 Anilin und Derivate

Anilin wurde 1826 von O. Unverdorben beim thermischen Abbau von Indigo entdeckt. 1857 führte die von W. Perkin entwickelte Anilin-Synthese zum Aufbau der Teerfarbenindustrie. Anilin ist im reinen Zustand eine farblose, ölige, hygroskopische Flüssigkeit mit süßlichem, leicht an Ammoniak erinnernden Geruch. An der Luft verfärbt sich Anilin tiefdunkel.

NH_2

Anilin

Smp.: - 6 °C
Sdp.: 184 °C
Dichte: 1,02 g/cm^3
MAK: 7,7 mg/m^3
LD_{50}: 250 mg/kg (Ratte, oral)
pLD: 3,6

Anilin wird durch Reduktion von Nitrobenzol mit Eisenspänen gewonnen. Die jährliche Weltproduktion lag 2017 bei 5 Millionen Tonnen.
Noch heute gehen 15 % des Anilins in die Farbstoffindustrie. Des Weiteren wird es als Rohstoff der Polyurethan-Synthese für Sulfonamide, Pflanzenschutzmittel oder Isocyanate verwendet. Anilin ist ein Blut- und Nervengift.
1981 gab es in Spanien eine Massenvergiftung durch mit Anilin vergälltes Rapsöl. Es wurde als Speiseöl von Straßenhändlern verkauft und löste das so genannte „Spanische Ölsyndrom“ aus. Die Opfer, es waren etwa 20.000 Menschen, litten unter Muskelschmerzen, einer Ansammlung von Flüssigkeit in der Lunge und einer Bindegewebsverhärtung der Haut oder auch an den inneren Organen. Es gab 200 Tote.

Struktur von Anilin und einigen Derivaten

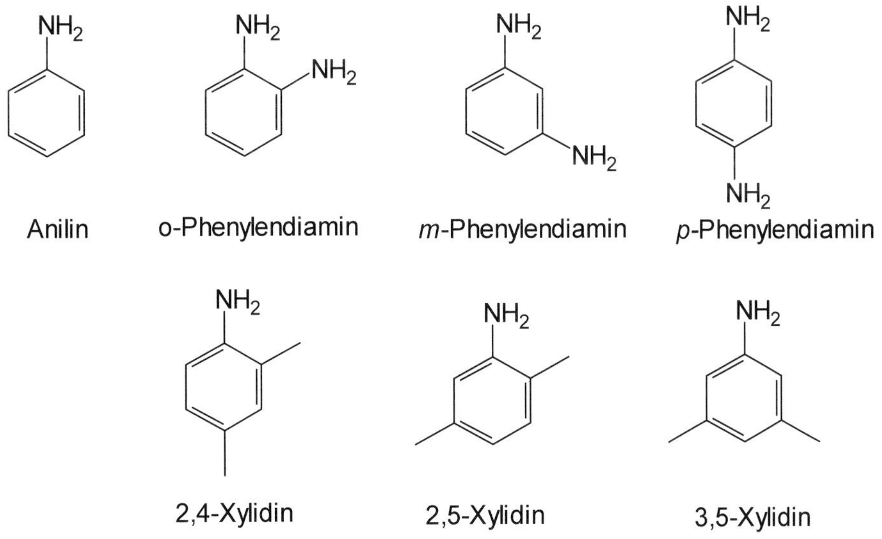

Tab. 27-2 Daten einiger Anilinderivate

Stoff	Smp. (°C)	Sdp. (°C)	Lösl. g/l H_2O	LD_{50} mg/kg (Ratte, oral)	pLD
Anilin	-6	184	36	250	3,6
o-Phenylendiamin	101	257	54	510	3,3
m-Phenylendiamin	63	284	350	280	3,6
p-Phenylendiamin	140	267	47	80	4,1
2,4-Xylidin	-16	214	5	467	3,3
2,5-Xylidin	15,5	218		1.300	2,9
3,5-Xylidin	9,8	220	4,8	707	3,2

27.2.6 Nitrobenzol und Derivate

Die Nitrobenzolderivate haben vor allem eine Bedeutung als Grundstoffe für Sprengstoffe. Je mehr Nitrogruppen am Benzol eingeführt sind, desto schwerer wird das Einbringen weiterer Nitrogruppen. Zugleich nimmt die Sprengkraft mit jeder Nitrogruppe zu.

Nitrobenzol ist eine farblose, nach Bittermandeln riechende Flüssigkeit. Sie wird durch Nitrierung von Benzol mit Nitriersäuren aus Salpetersäure/Schwefelsäure hergestellt. Nitrobenzol wird vor allem als Ausgangssubstanz zur Herstellung von Anilin verwendet. Gelangt es in den Körper, wird das Blut dunkelbraun und verliert die Fähigkeit, Sauerstoff zu binden, da sich Methämoglobin bildet. Als Gegengift bei leichten Vergiftungen kann man Ascorbinsäure geben, bei schwereren Fällen Toluidinblau, welches zu einer zeitweiligen Blaufärbung des Patienten führt.

Struktur einiger Nitrobenzolderivate

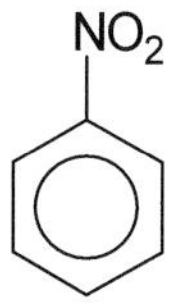

NO_2 NO_2 NO_2 NO_2

NO_2 O_2N NO_2

NO_2

Nitrobenzol 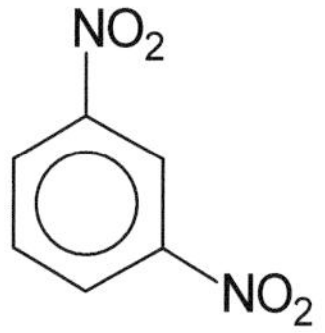 1,3-Dinitrobenzol 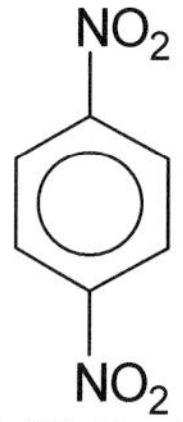 1,4-Dinitrobenzol 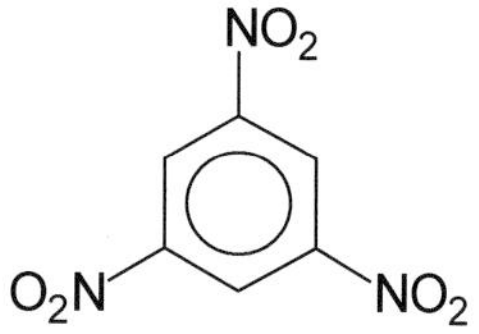 1,3,5-Trinitrobenzol

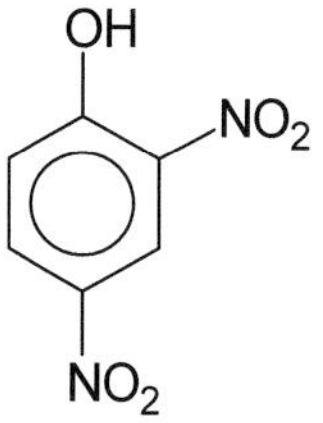

OH OH CH_3

NO_2 O_2N NO_2 O_2N NO_2

NO_2 NO_2 NO_2

2,4-Dinitrophenol 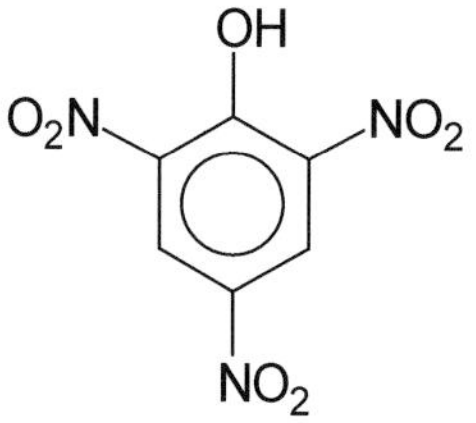 Pikrinsäure 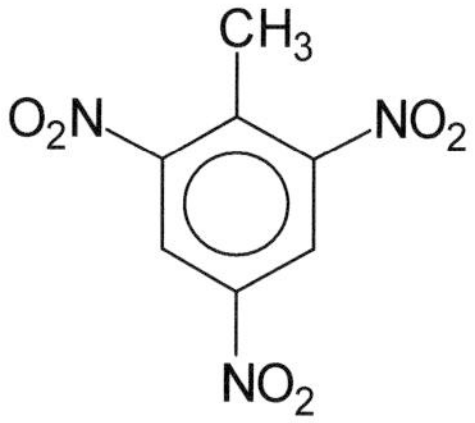 Trinitrotoluol (TNT)

Tab. 27-3 Daten einiger Nitrobenzolderivate

Stoff	Smp. (°C)	Sdp. (°C)	Lösl. g/l H_2O	LD_{50} mg/kg (Ratte, oral)	pLD
Nitrobenzol	6	211	2	640	3,2
1,3-Dinitrobenzol	90	297	0,5	60	4,2
1,4-Dinitrobenzol	174	299	0,07	56 (i.p.)	4,3
2,4-Dinitrophenol	111		6	30	4,5
1,3,5-Trinitrobenzol	127	315	0,33	275	3,6
Pikrinsäure	122		12,7	200	3,7
Trinitrotoluol (TNT)	80	160 Zers.	0,14	610	3,2

Dinitrobenzole haben zwei Nitrogruppen am Benzolring. Die Herstellung erfolgt aus Nitrobenzol mit der Nitriersäure. Der –M-Effekt der Nitrogruppe dirigiert die zweite NO_2-Gruppe bevorzugt in die *meta*-Position. Die Giftigkeit wird durch die zweite Nitrogruppe verzehnfacht.

NO_2 NO_2 NO_2 NO_2

HNO_3/H_2SO_4 + NO_2 +

NO_2

Nitrobenzol NO_2

meta: 93 % *ortho*: 6 % *para*: 1 %

1,3-Dinitrobenzol 1,2-Dinitrobenzol 1,4-Dinitrobenzol

2,4-Dinitrophenol (DNP) wird als Grundstoff für Sprengstoff eingesetzt. Arbeiter, die im 1. Weltkrieg mit dieser Verbindung zu tun hatten, klagten nicht nur über Schwindelanfällen und Kopfschmerzen, sondern auch über Gewichtsverlust. Tatsächlich erhöht DNP den Stoffwechsel in den Körperzellen. In den 1930er Jahren wurde DNP daher vor allem in den USA zu einem Mittel gegen Übergewicht angeboten. Es wurde in Dosen von 3 bis 5 mg pro kg Körpergewicht eingesetzt. Als Vorteil galt, dass es nicht zu einem Muskelabbau kam. Es zeigten sich aber unerwünschte Wirkungen wie Herzrasen, Luftnot, Kopfschmerzen, Überhitzung und vieles mehr. 1938 entzog die FDA die Zulassung für Medikamente mit DNP. Heutzutage wird DNP wieder unter Bodybildern und Athleten verwendet. Dabei kommt es immer wieder zu Todesfällen. In der Presse erregte 2015 der Fall der 21-jährigen Studentin Eloise Aimee Parry Aufsehen. Sie bestellte sich im Internet Diätpillen und statt den empfohlenen zwei Tabletten schluckte sie acht auf einmal. Obwohl sie nach starkem Unwohlsein in eine Notaufnahme kam, waren die dortigen Ärzte überfordert. Der Stoffwechsel war so beschleunigt, dass Organversagen, Herzstillstand und schließlich ihr Tod eintrat. Parrys Mutter sagte später der BBC "sie ist innerlich verbrannt." Für Menschen gelten ein bis drei Gramm DNP als tödliche Dosis. Zu beachten ist auch, dass DNP im Körper kumuliert.

Pikrinsäure (2,4,6-Trinitrophenol) wurde erstmals 1771 von P. Woulfe aus Indigo mit Salpetersäure synthetisiert. Pikrinsäure bildet gelbe, stark bitter schmeckende Kristalle. Der elektronenziehende Effekt der drei Nitro-Gruppen verstärkt den Säurecharakter der phenolischen Hydroxy-Gruppe, so dass der pK_{S}-Wert bei 0,29 liegt. Bei Phenol liegt der pK_S-Wert nur bei 10. Zuerst wurde es zur Gelbfärbung von Seide verwendet. Seit Ende des 19. Jahrhunderts wurde die Pikrinsäure als Sprengstoff verwendet.

Pikrinsäure bildet mit vielen Stoffen Salze, die Pikrate genannt werden. Wegen der eindeutigen Schmelzpunkte wurden sie früher häufig zur Identifizierung von Aromaten und Aminen verwendet. Metallpikrate sind z. T. extrem empfindlich gegenüber Schlag und Reibung. Daher wurde die Pikrinsäure durch TNT ersetzt.

Als am Nikolaustag 1917 der französische Munitionsfrachter Mont Blanc mit dem norwegischen Schiff Imo im Hafen der kanadischen Stadt Halifax zusammenstieß, kam es zur Explosion von 2.300 Tonnen Pikrinsäure. Dadurch wurden mindestens 1.946 Menschen getötet. Seit dem US-amerikanischen Bürgerkrieg und bis zum Terroranschlag auf das World Trade Center am 11. September 2001 sind an keinem anderen Tag auf dem nordamerikanischen Kontinent durch ein durch Menschenhand verschuldetes Ereignis so viele Menschen umgekommen.

Trinitrobenzol hat eine ähnliche Sprengkraft wie TNT, kommt aber aus wirtschaftlichen Gründen kaum zum Einsatz. Es wird aus Dinitrobenzol mit rauchender Salpetersäure mit konzentrierter Schwefelsäure hergestellt und ist etwas giftiger als TNT.

Trinitrotoluol (TNT oder 2-Methyl-1,3,5-trinitrobenzol) liegt in Form hellgelber Nadeln vor. Es wurde 1863 erstmals von J. Wilbrand hergestellt. TNT ist auch heute noch der bekannteste Sprengstoff und wird als Maßstab der Stärke von Bomben (auch nuklearer Bomben) genommen. Seit 1900 erfolgt die großtechnische Produktion von TNT. Dabei wird Toluol mit Nitriersäure schrittweise ein- bis dreimal nitriert. Als Zwischenprodukte treten Nitrotoluol und Dinitrotoluol auf.

In Wasser ist TNT schlecht löslich, in Ethanol lösen sich 30 g/l und in Aceton sogar 500 g/l. TNT brennt ohne Initialzündung einfach ab. Erst durch Initialsprengstoff wird TNT zur Detonation gebracht. Die Geschwindigkeit beträgt dabei 6,9 km/s und die Reaktionsprodukte sind Stickstoff, Kohlendioxid, Methan und Blausäure, alles Gase. 1 kg TNT hat einen Energiegehalt von 4,6 Megajoule.

TNT ist giftig, was früher bei der Herstellung während der Weltkriege nicht beachtet wurde und zu tödlichen Vergiftungen bei Rüstungsarbeitern führte.

Der Syntheseweg zum vollständig nitrierten Benzol führt über das 3,5-Dinitroanilin mit Nitriersäure zum Pentanitroanilin. Aus Pentanitroanilin mit Peroxodischwefelsäure wird dann das Endprodukt Hexanitrobenzol hergestellt.

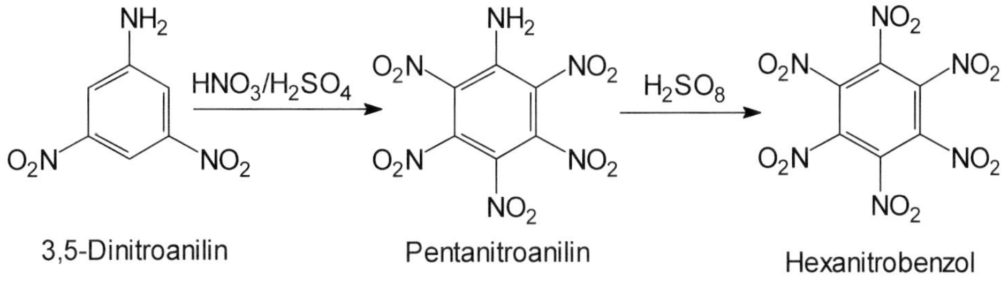

NH_2, O_2N, NO_2 — HNO_3/H_2SO_4 → NH_2, O_2N, NO_2, O_2N, NO_2, NO_2 — H_2SO_8 → NO_2, O_2N, NO_2, O_2N, NO_2, NO_2

3,5-Dinitroanilin Pentanitroanilin Hexanitrobenzol

Es gibt anscheinend keinen LD_{50}-Wert für diesen Stoff. Die Explosionskraft dieses Sprengstoffes steht naturgemäß im Vordergrund.

27.2.7 Chlorbenzol

Chlorbenzol ist die einfachste chlorierte aromatische Verbindung, eine farblose, entzündliche Flüssigkeit, die beim Chlorieren von Benzol mit Chlor in Gegenwart von Eisenchlorid als Katalysator entsprechend der Regel KKK (*K*älte, *K*atalysator, *K*ern) entsteht. Sie ist gut löslich in Ethanol, Diethylether und Benzol und schlecht löslich in Wasser (0,5 g/l).

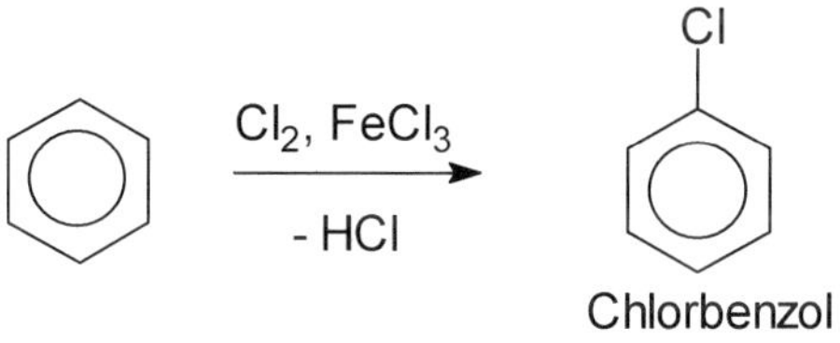

Cl_2, $FeCl_3$ → (- HCl) Cl

Chlorbenzol

Smp.: -45 °C
Sdp.: 132 °C
Dichte: 1,11 g/cm^3
LD_{50}: 1,1 g/kg (Ratte, oral)
pLD: 3

Chlorbenzol wird als Lösungsmittel für Öle, Fette, Harze, Kautschuk und Ethylcellulose verwendet und ist Ausgangstoff für Insektizide. Chlorbenzol ist auffällig hautreizend und wie die meisten halogenierten Aromaten biologisch schwer abbaubar. Es reichert sich in der Natur in Gewässersedimenten an und wird so über das Trinkwasser von Mensch und Tier aufgenommen und in Fett und Leber angereichert. Es wirkt lähmend und wird wegen seiner leichten Nachweisbarkeit als Indikatorsubstanz für die Anwesenheit deutlich gefährlicherer, aber schwerer nachweisbarer Dioxine verwendet.

27.3 Polycyclische Aromaten

Polycyclische aromatische Kohlenwasserstoffe [40], auch PAK (polycyclic aromatic hydrocarbons, PAH) genannt, sind Verbindungen, die aus zwei oder mehreren kondensierten Benzolringen oder anderen aromatischen Systemen bestehen. Die wichtigste Quelle für die polycyclischen Aromaten ist der Steinkohlenteer, welcher bei der Verkokung der Steinkohle in Kokereien oder Gaswerken entsteht. Durch die fraktionierte Destillation erfolgt eine erste Trennung der Verbindungen. Die Leichtöl-Fraktion enthält vor allem Benzol, Toluol, Xylole, Mesitylen, Styrol, Cyclopentadien, Dicyclopentadien und Inden.

Die Carbolöl-Fraktion besteht aus Naphthalin, Phenol, Kresolen und Toluidinen. Die Naphthalinöl-Fraktion enthält wie der Name es andeutet viel Naphthalin, Phenol, Acenaphthen, Fluoren und Dibenzofuran. Das Naphthalin kann leicht ausgefroren werden. Die Waschöl-Fraktion enthält neben weiterem Naphthalin vor allem Biphenyl und Biphenyloxid.

Das Anthracenöl gefriert in der Kälte zu einem Brei, aus dem man Anthracen, Phenanthren, Fluoren und weitere stickstoffhaltige Verbindungen wie Carbazol gewinnen kann.

Der zurückbleibende Teerpech, der 55 % ausmacht und einen Erweichungspunkt von 60 bis 70 °C hat, ist schwer zu definieren. Im Laborjargon kann man ihn am besten mit „SP“ beschreiben (Schwarze Pampe). Er besteht offensichtlich aus größeren polycyclischen Aromaten, die schwer löslich, nicht mehr destillierbar und nur schwer zu trennen sind. Immerhin fand man ein paar definierte Verbindungen wie Pyren und Chrysen. Der meiste Teer wird als Straßenbelag verwendet [138].

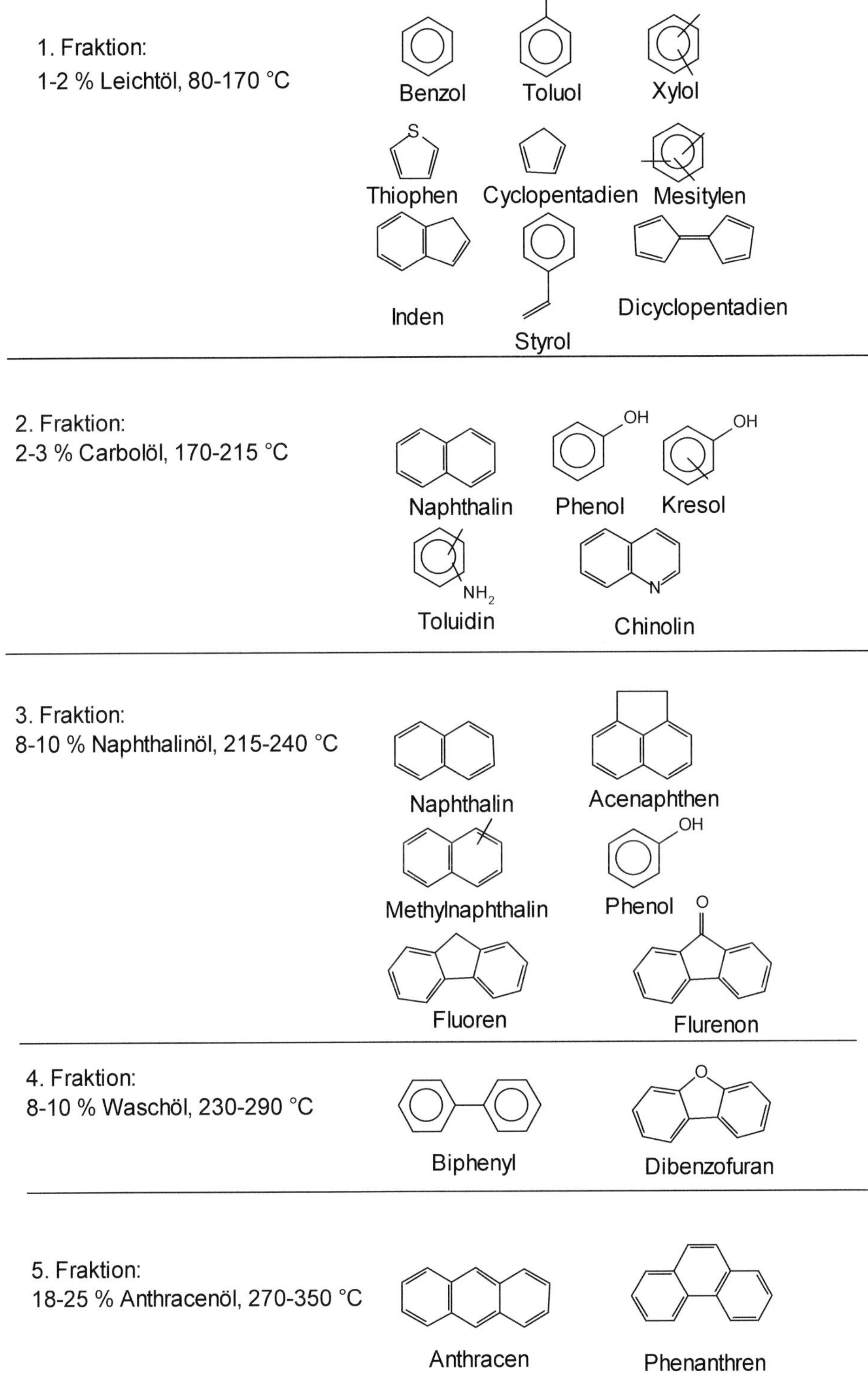

Abb. 27-2 Steinkohlenteer als Quelle für polycyclische Aromaten

Struktur, Schmelzpunkt und Farbe diverser polycyclischer Aromaten

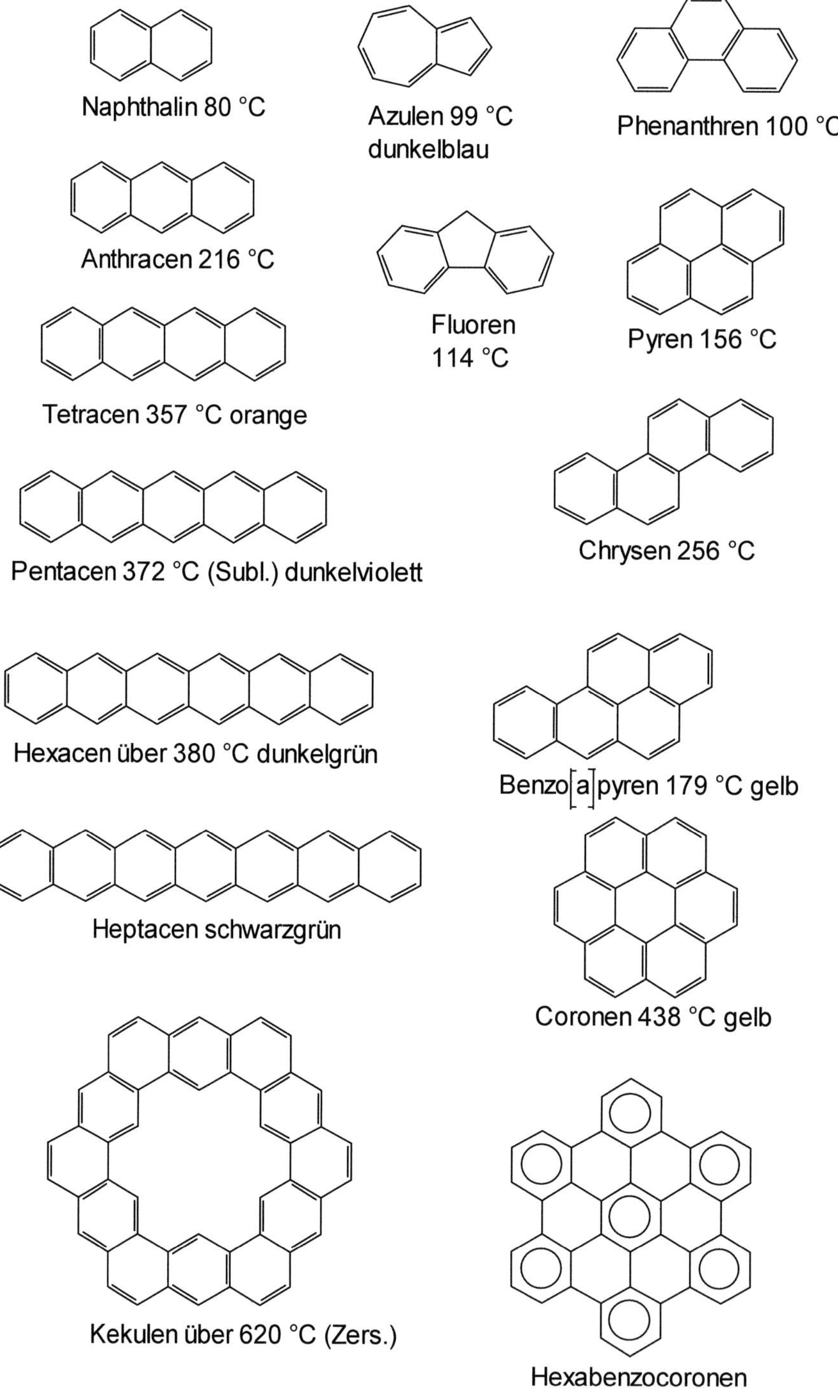

27.3.1 Cancerogenesis der PAK

Die allermeisten polycyclischen Aromaten sind menschlichen Ursprungs. Sie entstehen bei industriellen Prozessen wie Pyrolyse, Verkokung, Crackverfahren der Erdölindustrie, Wärmeerzeugung und in Kraftfahrzeugen. Daneben entstehen PAK auf natürlichem Wege durch Waldbrände und Vulkanausbrüche. Durch ihren hydrophoben Charakter werden die PAK nicht sofort über den Niederschlag aus der Atmosphäre entfernt, sondern binden sich an Schwebeteilchen und werden durch Luftzirkulation und langsame Auswaschung oder Ablagerung gleichmäßig in den Böden und Gewässern verteilt [113]. Die Teilchengröße der Aerosole liegt bei 0,01 µm bis 10 µm. 85 % der PAKs befinden sich allerdings in Partikeln der Größe kleiner 5 µm [2]. In der alten Bundesrepublik Deutschland wurden nach Schätzungen im Jahr 1989 insgesamt 500 bis 1.000 t PAK emittiert. Das bedeutet eine durchschnittliche Belastung des Bodens mit 20 bis 40 g/ha und Jahr [221]. Die PAK-Grundbelastung liegt bei stadtfernen Böden bei 0,6 mg Gesamt-PAK/kg Boden und in Stadtnähe 5 mg Gesamt-PAK/kg Boden. Bei viel befahrenen Straßen liegt der Wert sogar bei 10 mg/kg. Der Nachweis von Benzo[a]pyren hat sich als besonders geeignet zur Umweltanalyse herausgestellt. So fand man im Leitungswasser 1 bis 10 ng/l und in Grünkohlproben sogar 4.000 bis 16.000 ng/kg Benzopyren [74]. Beim Braten von Speisen entstehen zusätzliche PAK, die der Mensch aufnimmt. Beim Rauchen einer durchschnittlichen Zigarette gelangen 10 bis 50 ng Benzopyren in den Körper [99]. Der Kontakt des Menschen mit PAK kann über Atemwege, Verdauungsorgane oder Haut stattfinden. Neben der Kanzerogenität muss auch die akute Toxizität betrachtet werden. Letzteres ist neben den Wasserlöslichkeiten für einige PAK in Form von LD_{50}-Werten aufgeführt.

Tab. 27-4 Daten einiger PAK

Verbindung	**Löslichkeit (µg/l) H_2O**	**LD_{50} (mg/kg) (Ratte, oral)**	**pLD**
Azulen	50.000	4.000	2,4
Benzo[a]pyren	1,6	250	3,6
Chrysen	2	320	3,5
Fluoranthen	260	2.000	2,7
Naphthalin	30.000	490	3,3
Pyren	140	800	3,1

Die krebsauslösende und gesundheitsschädigende Wirkung von polykondensierten Aromaten ist seit langem bekannt. Bereits Percival Pott hatte 1775 bei Schornsteinfegern vermehrt Hodenkrebs festgestellt und einen Zusammenhang mit der großen Rußbelastung bei dieser Tätigkeit vermutet [200]. 1915 beobachteten K. Yamagiwa und K. Ichikawa, dass Kaninchen durch die Einwirkung von Steinkohlenteer Tumore auf der Haut entwickeln [300]. 1930 wurde gezeigt, dass reines Benzo[a]pyren Hautkrebs bei Mäusen verursacht [41]. Interessanterweise scheinen nicht die reinen PAK mutagen oder kanzerogen zu sein, sondern vielmehr erst die Stoffe, die nach metabolischer Umwandlung im Körper entstanden sind. Nach Aufnahme in die Zelle wird die aromatische Verbindung mit Hilfe einer Monooxygenase oxidiert. Dabei entstehen Arenepoxide, deren weitere Hydrierung die Bildung zweier verschiedener *trans*-Dihydro-Diole zur Folge hat. *Cis*-Dihydro-Diole entstehen anscheinend nur bei Bakterien. Erneute Oxidation liefert Diol-Epoxide. Es hat sich gezeigt, dass Oxirane, die sich nahe einer sogenannten „Bay-Region“ (erinnert der Form nach an eine Meeresbucht) befinden, besonders reaktiv gegenüber DNA-Basen sind. Diese Tatsache, die auch quantenmechanisch nachzuweisen ist, führte zur „Bay-Region-Theorie“ der Karzinogenese [111], [154].

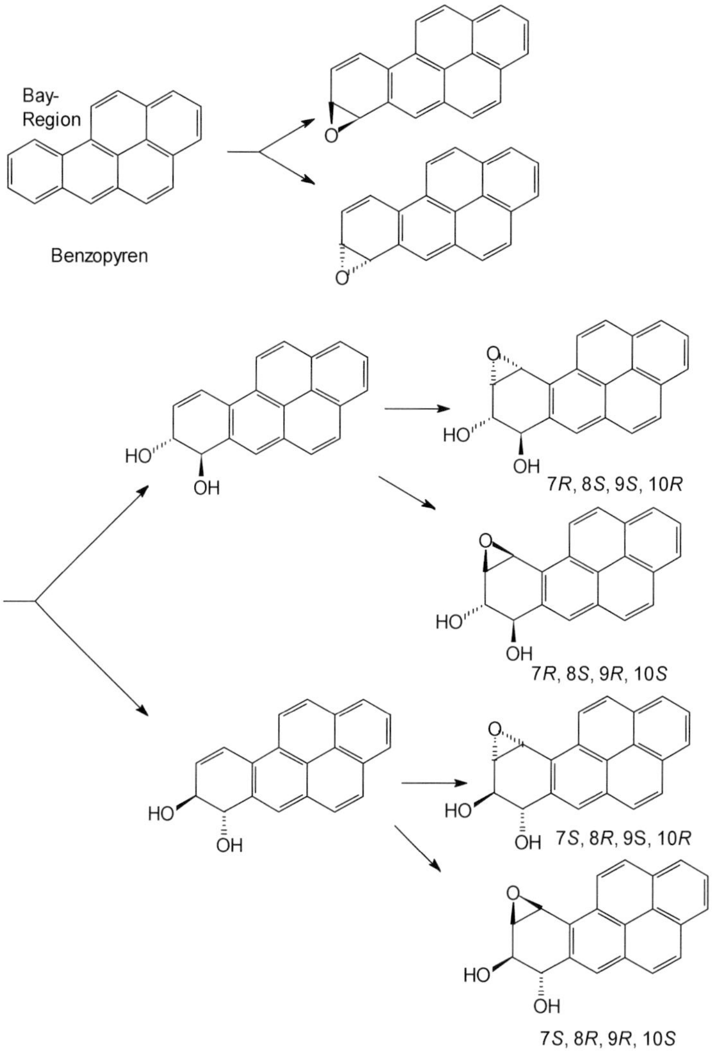

Bay-Region

Benzopyren

7R, *8S*, 9*S*, 10*R*

7R, 8*S*, 9*R*, 10*S*

7*S*, 8*R*, 9S, 10*R*

7*S*, 8*R*, 9*R*, 10*S*

Man nimmt an, dass 96 % aller entstehenden Metabolite Derivate sind, deren Diolgruppen sich von vornherein in ungefährlichen Positionen befinden, so dass die körpereigenen Oxygenasen Bis-Dihydrodiole und Chinone bilden, die sich problemlos über Glutathio- oder Sulfatkonjugate aus der Säugerzelle entfernen lassen [301]. Untersuchungen zeigten, dass sich schwach und stark cancerogene PAK in ihrer krebserregenden Wirkung addieren, egal ob sie aus Abgaskondensat, Dieselruß oder Zigarettenrauch stammen. Tatsächlich kommen über 75 % der krebserregenden Wirkung des Tabaks durch PAK der Ringgröße 4 bis 7, obwohl sie mengenmäßig nur maximal 20 % des Gesamtkondensats ausmachen. 92 % der Lungenkrebsmortalität wird durch Zigarettenrauch verursacht. Luftverunreinigungen spielen also für diese Krebsart nur eine untergeordnete Rolle [303].

Reaktion des 7,8-Dihydro-9,10-epoxy-7,8,9,10-tetrahydrobenzo[a]pyrens
mit der DNA-Base Guanin:

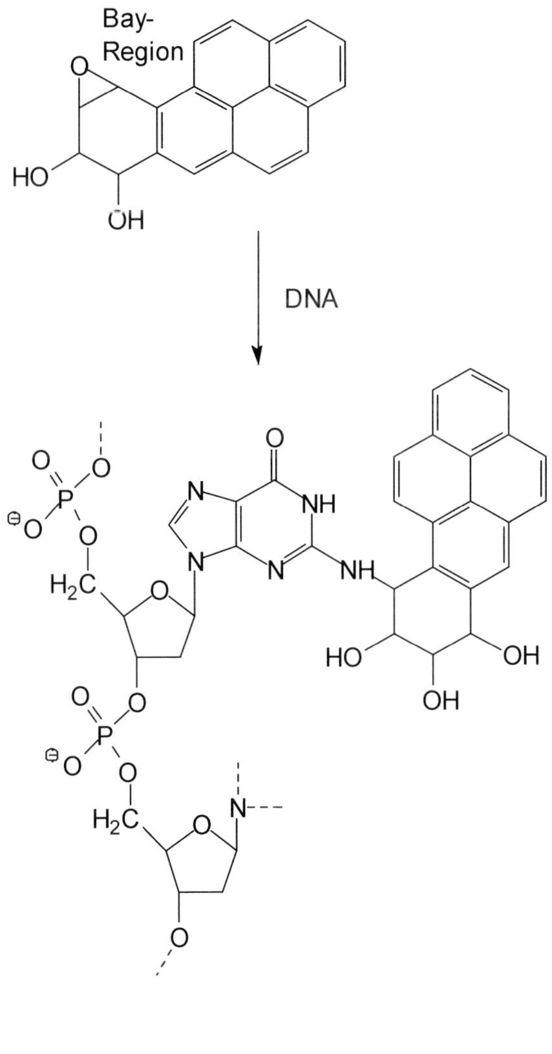

27.3.2 Biologischer Abbau von PAK in der Umwelt

Da PAKs hydrophob und schlecht wasserlöslich sind, was zu einer Absorption an im Boden befindlichen organischen Materialien führt, ist mit einer Beseitigung der polycyclischen Aromaten durch Auswaschung oder Ausgasung nicht zu rechnen. Vielmehr sind Bakterien und Mikroorganismen für den Abbau von PAK verantwortlich. Rund 200 Milliarden Tonnen Kohlenstoff werden jährlich oxidiert und als Kohlendioxid der Atmosphäre zugeführt. 70 % dieser Kohlendioxidproduktion entfallen auf die Aktivität von Mikroorganismen, die organisches Material zersetzen und mineralisieren. Dabei stehen alle natürlich vorkommenden Verbindungen auf dem Speiseplan der Mikroben, womit auch klar ist, dass sich organische Verbindungen langfristig nicht anhäufen. Die Anpassungsfähigkeit von Bakterien ist immens. Sie können z. T. noch in fünfmolarer Natriumchlorid-Lösung, bei einem pH-Wert von 1,5 oder in Toluol existieren.

Die Spezies Pseudomonas aeruginosa ist in der Lage, Naphthalin vollständig abzubauen und dabei u. a. Salicylsäure zu bilden. Im Gegensatz zu den Eukaryontenzellen im Säugetier, wo durch eine Monooxygenase ein Epoxid entsteht, wird hier die Oxidation durch eine Dioxygenase eingeleitet.

In folgender Abbildung wird der Abbau des Benzols erläutert.

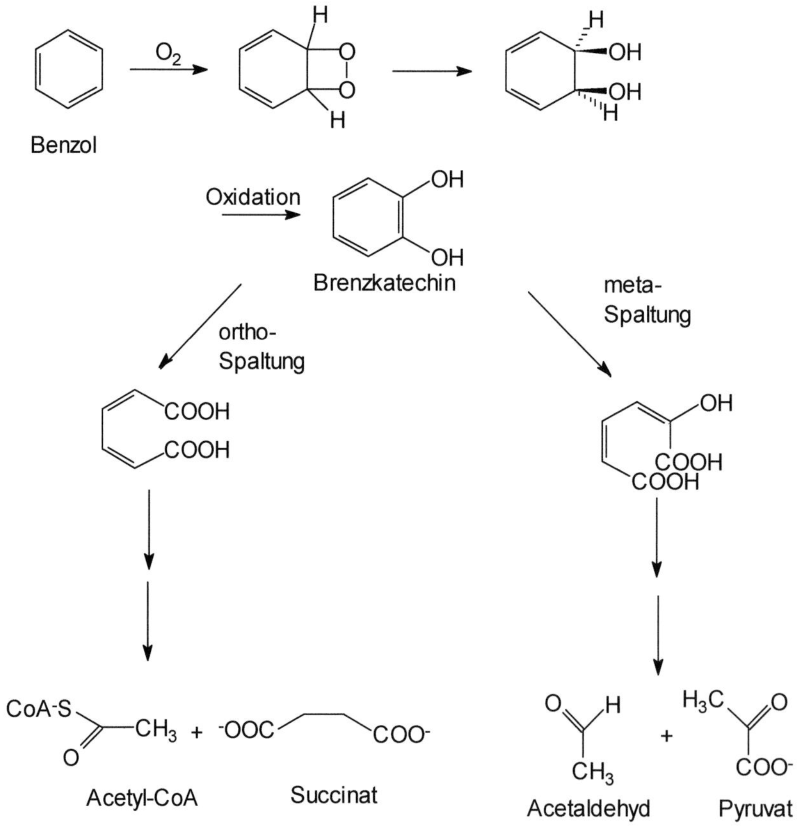

Benzol
O_2
Oxidation
Brenzkatechin
ortho-Spaltung
meta-Spaltung
COOH
COOH
OH
COOH
COOH
$CoA\text{-}S$ — CH_3 + ^{-}OOC — COO^{-}
Acetyl-CoA
Succinat
Acetaldehyd
Pyruvat

Zuerst entsteht ein Dioxetan, welches mit NADH zum *cis*-Dihydrodiol umgewandelt wird, danach erfolgt die Weiterreaktion zum Brenzkatechin, welches entweder durch *ortho*-Spaltung zu Produkten des Citratzyklus abgebaut wird oder es entstehen bei der *meta*-Spaltung Kohlendioxid, Acetaldehyd und Pyruvat.

Der Abbau von Phenanthren und Anthracen läuft im Wesentlichen nach dem gleichen Muster ab. So entsteht beim Anthracen zuerst ein Diol, nach der Ringöffnung wird die entsprechende Säure gebildet, danach erfolgt der Abbau zu 2-Hydroxy-3-naphthalincarbonsäure, welche dann weiterreagiert [33].

Neben dem vollständigen Abbau von PAK durch Mikroben gibt es auch den cometabolischen Abbau. In diesem Fall sind die Mikroorganismen nicht in der Lage, vom Abbau der eingesetzten Verbindungen alleine zu existieren. Erst bei Anwesenheit weiterer Verbindungen, die dann als Kohlenstoff- und Energielieferanten wirken, erfolgt ein metabolischer Abbau. Tatsächlich ähneln die ersten Schritte des Abbauwegs dem Abbau der vollständigen Mineralisierung. Dann allerdings werden die Intermediate nicht mehr weiter verarbeitet, sondern verharren in einer Art chemischen Sackgasse.

27.3.3 Naphthalin

Sechs Jahre bevor M. Faraday das Benzol isolierte, fand W. T. Brande 1819 [24] im Steinkohlenteer das Naphthalin. A. Garden und J. Kidd gaben der Substanz den Namen und Faraday [68] postulierte C_5H_4 als Summenformel [195].

Naphthalin ist ein dinuclearer, homocyclischer Aromat, der leicht sublimierende, farblose, rhombische Blättchen bildet, die charakteristisch nach Mottenpulver riechen. Naphthalin ist in Wasser fast unlöslich (32 mg/l), schlecht löslich in Ethanol und leicht löslich in Benzol und Toluol. Die Bindungen im Naphthalin haben nicht alle die gleiche Länge. 1866 hat E. Erlenmeyer erstmals die Naphthalinstruktur formuliert [64].

Ebenso wie das Benzol liegt Naphthalin als Resonanzhybrid vor. Die Resonanzenergie liegt bei etwa 250 kJ/mol und ist damit etwas größer als bei Benzol.

Mesomere Grenzstrukturen und Daten des Naphthalins:

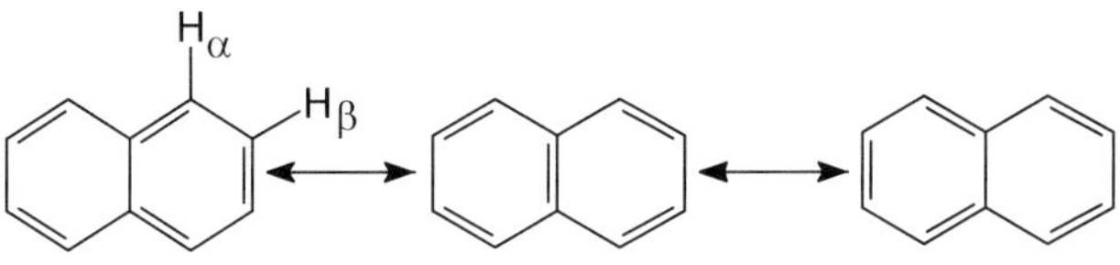

H_α H_β

Naphthalin
Smp.: 80 °C
Sdp.: 218 °C
Dichte: 1,14 g/cm^3
Löslichkeit: 30 mg/l (H_2O)
LD_{50}: 490 mg/kg (Ratte, oral)
pLD: 3,3

Einfach substituierte Naphthaline werden häufig nach der α- und β-Nomenklatur benannt. Wie schon beim Benzol erzeugt der Ringstrom des aromatischen Systems des Naphthalins ein lokales Magnetfeld. Beim Benzol liegt die Verschiebung im ^{1}H-NMR bei 7.26 ppm, beim Naphthalin liegt das α-Proton bei 7.66 ppm, das β-Proton bei 7.30 ppm.
Mengenmäßig ist das Naphthalin der industriell wichtigste mehrcyclische Aromat mit 950.000 Tonnen/Jahr Weltproduktion. Dabei werden 95 % des als reinen Stoff benötigten Naphthalins aus Steinkohlenteer gewonnen. Historisch interessant ist die von K. Heumann 1897 entwickelte industrielle Indigo-Synthese, die der Beginn der modernen Farbstoffchemie wurde.
Sehr lange war Naphthalin der wichtigste Ausgangsstoff zur Synthese von Phthalsäureanhydrid. Seit Anfang der 1960er Jahre wird immer mehr *o*-Xylol als Ausgangsstoff verwendet. 15 % des Weltbedarfs an Phthalsäureanhydrid wird noch auf Naphthalinbasis synthetisiert und dafür wird 30 % des weltweit produzierten Naphthalins verwendet. Das Phthalsäureanhydrid wird zur Synthese von Weichmachern, Polyesterharzen und Phthalocyaninfarbstoffen benötigt.

Einige großindustrielle Wege des Naphthalins

Lösungsmittel
Azofarbstoffe, Gerbstoffe
Tetralin
SO_3H
Hydrierung
Halogene
Holzschutzmittel
O
Oxidation
O
O
O
Alkohole
Insektizide
O
Glycerin
Küpenfarbstoffe
Phthalsäure-anhydrid
Lackharze

Weitere Verwendung findet Naphthalin als 2-Naphthol in der Farbstoff- und Gerbstoffindustrie. Eine sehr wichtige Reaktion ist hierbei die Carboxylierung des 2-Naphthols mit Kohlendioxid zur 2-Hydroxy-3-naphthoesäure und die weitere Umsetzung mit Anilin. Dabei erhält man den Grundkörper der Naphthalin-AS-Farbstoffe. Immerhin 25.000 Tonnen 2-Naphthol-AS-Farbstoffe werden jährlich weltweit hergestellt.
Die tödliche Dosis bei oraler Einnahme beträgt 5 g und auf der Haut führt Naphthalin zu Reizungen und Dermatitis. Bei längerem Einatmen führt Naphthalin zu Magen-Darm-Störungen, Atemlähmung und Tremor. Über das Cytochrom P-450-System erfolgt der Abbau über ein kurzlebiges Epoxid zu Dihydro-1,2-naphthalindiol und Naphthol. Es gibt keinen MAK-Wert für das Naphthalin und es steht inzwischen im Verdacht, krebserregend zu sein.

27.3.4 Azulen

Azulen (von span.: azul = blau) ist ein blauer, kristalliner Feststoff, der nach Naphthalin riecht. Es besteht aus einem Fünfring verbunden mit einem Siebenring und ist ein Isomer des Naphthalins.

Mesomere Grenzstrukturen und Daten des Azulens

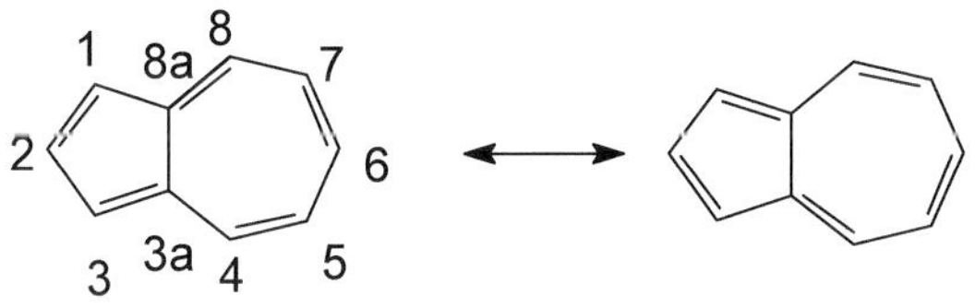

Azulen
Smp.: 99 °C
LD_{50}: 4 g/kg (Ratte, oral)
pLD: 2,4

Bei Ladungstrennung kann man das Azulen auch als anelliertes Cyclopentadienyl-Anion und Cycloheptatrienyl-Kation beschreiben.
In Wasser ist Azulen unlöslich. Azulen wird in vielen Kosmetikprodukten und als Färbemittel verwendet. Der Feststoff wirkt reizend. Man kann es auch als dehydriertes Sesquiterpen auffassen. In sehr geringer Menge kommt Azulen im Steinkohlenteer vor [23]. Azulen ist metastabil. Bei jahrelanger Lagerung neigt es zur Naphthalinbildung.
Schon im 15. Jahrhundert konnte man bei der Wasserdampfdestillation der Kamille ein tiefblaues ätherisches Öl gewinnen, welches entzündungshemmend wirkt. Erst 1915 wurde Azulen von A. Sherndal [239] durch Säureeinwirkung als Träger dieser blauen Farbe isoliert. Die blaue Farbe ist durch einen Charge-Transfer zwischen den beiden Ringen zu erklären. P. Plattner stellte dann 1941 empirische Regeln zur Vorhersage des Farbtons in Abhängigkeit zum Substitutionsmuster auf [198]. 1955 wurden Azulensysteme durch die von K. Hafner und K. Ziegler entwickelte Ziegler-Hafner-Synthese leichter zugänglich [307].

27.3.5 Anthracen

J.-B. A. Dumas und A. Laurent entdeckten 1832 das trinucleare, homocyclische Anthracen [280] im Steinkohlenteer, aus dem es auch heute noch hauptsächlich gewonnen wird. Anthracen kommt zu etwa 1,5 % im Steinkohlenteer vor. Es sublimiert leicht und fluoresziert. Beim Anthracen sind drei Benzolringe linear kondensiert. Die Stabilisierungsenergie beträgt 435 kJ/ Mol.

Bindungslängen und Daten des Anthracens

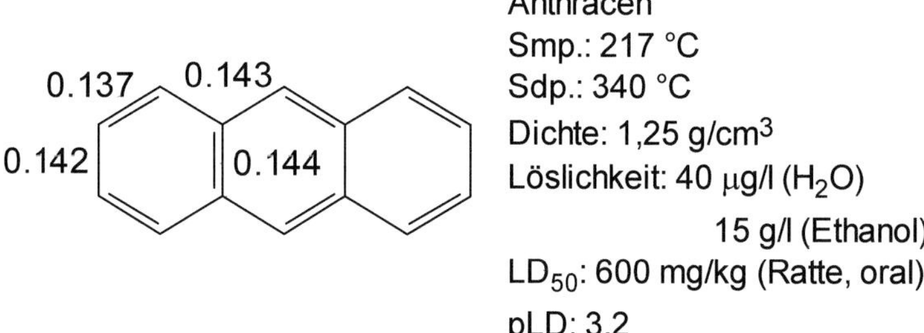

Anthracen
Smp.: 217 °C
Sdp.: 340 °C
Dichte: 1,25 g/cm^3
Löslichkeit: 40 µg/l (H_2O)
15 g/l (Ethanol)
LD_{50}: 600 mg/kg (Ratte, oral)
pLD: 3,2

Es wird vor allem zur Darstellung von 9,10-Anthrachinon als Grundkörper von Farbstoffen verwendet. Anthracen ist gesundheitsschädlich, aber MAK-Werte gibt es nicht.

27.3.6 Phenanthren

1872 entdeckten R. Fittig, E. Ostermayer [193] und C. Glaser [83] zeitgleich und unabhängig voneinander das trinucleare, homocyclische und angular kondensierte Phenanthren im Steinkohlenteer. Neben dem Naphthalin ist es mit durchschnittlich 5 % Vorkommen die zweithäufigste Verbindung im Steinkohlenteer. Phenanthren hat wie das Anthracen auch 14 π-Elektronen. Allerdings können sich beim Phenanthren zwei π-Elektronensextette ausbilden, womit zugleich die deutlich größere Stabilisierungsenergie mit 464 kJ/Mol erklärt ist. Der mittlere Ring enthält eine weitgehend lokalisierte C=C-Doppelbindung, welche auch zu einer erhöhten Reaktivität in der 9,10-Stellung führt.

Technisch wird Phenanthren vor allem aus Steinkohlenteer gewonnen und als Weichmacher für Kunststoffe und als Vorstufe für Schädlingsbekämpfungsmittel verwendet. Phenanthren reizt Augen und Haut und wird im Körper zu Naphthalin-1,2-diol oxidiert.

9 10
8 8a 10a 1
7 2
4b 4a
6 5 4 3

Phenanthren
Smp.: 100 °C
Sdp.: 340 °C
Dichte: 1,18 g/cm^3
LD_{50}: 700 mg/kg (Maus, oral)
pLD: 3,2

27.3.7 Größere Aromaten

Tetracen, auch Naphthacen oder 2,3-Benzanthracen genannt, (der von E. Clar 1939 vorgeschlagene systematische Name Triacen [39] konnte sich erwartungsgemäß nie durchsetzen), ist ein tetranuclearer, homocyclischer Kohlenwasserstoff. Er bildet orangefarbene Kristalle, die grün fluoreszieren, bei 357 °C schmelzen, bei 440 °C sieden und eine Dichte von 1,35 g/cm^3 haben. Tetracen ist in den meisten organischen Lösungsmitteln kaum löslich, in heißem Benzol etwas besser. Tetracen konnte aus Steinkohlenteer gewonnen werden [76].

Tetracen spielt eine Rolle bei organischen Halbleitern und in der Farbstoffsynthese. Tetracen gilt als gesundheitsschädlich. Ein MAK-Wert ist nicht bekannt. Das Tetracen-Gerüst kommt in der Natur vor. So konnte das Aureomycin aus Kulturen des Streptomyces aureofaciens gewonnen werden, ein sogenanntes Tetracyclin, welches gegen Bakterien und sogar manche Viren wirkt. Heute wird vor allem das Doxycyclin eingesetzt. Es hat eine gute Wirkung gegen Streptokokken, Pneumokokken, Gonokokken, Meningokokken und viele andere Bakterien [243]. Tetracycline wirken bakteriostatisch, d. h. sie hemmen das Wachstum der Bakterien. Das geschieht durch die Inhibition der Anlagerung der *t*-RNA-Aminosäure-Komplexe, womit die Proteinsynthese der Mikroben verhindert wird.

Tetracycline

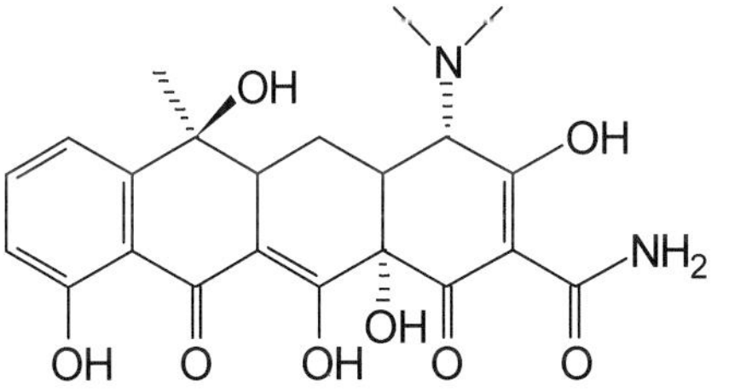

Tetracyclin

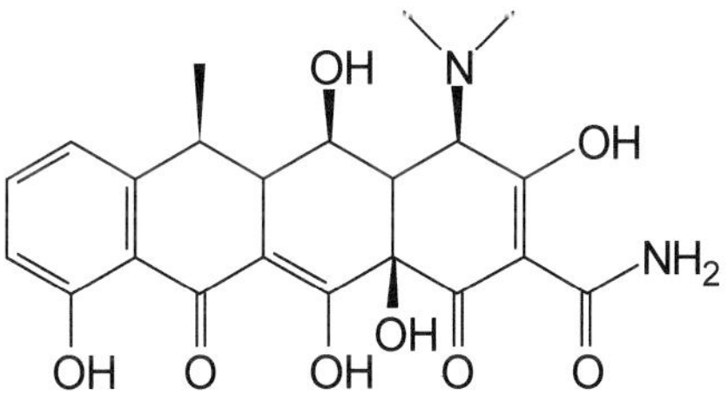

Doxycyclin

Chrysen wurde 1837 von A. Laurent erstmals aus Steinkohlenteer isoliert, hat einen Schmelzpunkt von 256 °C, einen Siedepunkt von 441 °C und eine Dichte von 1,27 g/cm^3. Es lösen sich nur 20 mg/l in Wasser, aber 2 g/l in Toluol. Es wird zur Herstellung von Farbstoffen verwendet und wirkt im Tierversuch karzinogen. Der LD_{50}-Wert für Mäuse liegt bei 1 g/kg.

1871 wurde Pyren von C. Graebe im Steinkohlenteer entdeckt. Es bildet farblose Kristalle mit blauer Fluoreszenz, die leicht löslich in Diethylether und Benzol, aber wenig löslich in Ethanol sind. Pyren schmilzt bei 150 °C, siedet bei 395 °C und hat eine Dichte von 1,27 g/cm^3. Pyren wird aus dem Steinkohlen-Hochtemperaturteer hergestellt, in dem es ca. zu 2 % enthalten ist. Es gibt zwar auch synthetische Wege

zum Pyren, sie sind aber durch die leichte Zugänglichkeit im Teer nicht rentabel. Der LD_{50}-Wert für die Maus liegt bei 0,8 g/kg.
Benzo[a]pyren kommt im Steinkohlenteer vor und entsteht häufig bei unvollständiger Verbrennung.

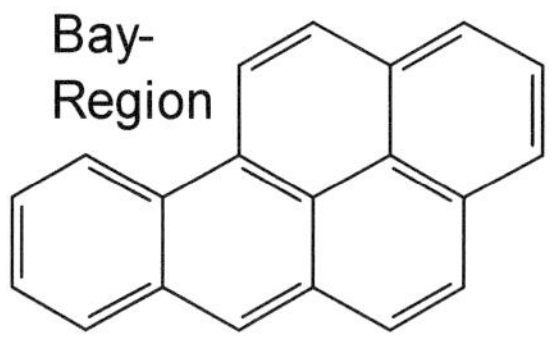

Bay-
Region

Benzo[a]pyren
Smp.: 179 °C
Sdp.: 500 °C
Dichte: 1,28 g/cm^3
LD_{50}: 250 mg/kg (Maus, oral)

pLD: 3,6

Auch in Autoabgasen, in der Industrie oder beim Grillen wird es häufig produziert. Es konnte aber auch schon in Bitterschokolade nachgewiesen werden. Benzo[a]pyren ist eine der am längsten bekannten und untersuchten krebserregenden Substanzen. Man vermutet, dass Benzo[a]pyren im Tabakrauch hauptverantwortlich für den Lungenkrebs ist. Es gilt als Prototyp der polycyclischen aromatischen Kohlenwasserstoffe und wird als Referenzsubstanz zur Bestimmung der Umweltbelastung durch PAKs verwendet.

28 Heterocyclen [58]

Die Heterocyclen zeichnen sich dadurch aus, dass im Ring noch ein Heteroatom vorkommt. In der Chemie sind Heterocyclen sehr weit verbreitet. Kohlenhydrate sind z. B. Heterocyclen mit Sauerstoff. Die Aminosäuren Prolin, Histidin und Tryptophan enthalten Heterocylen mit Stickstoff. Gleiches gilt für Coffein, Kokain, Coniin und Atropin. Die DNA-Basen Adenin, Thymin, Cytosin und Guanin sind Stickstoffheterocyclen. Auch bei Arzneistoffen kommen Heterocyclen häufig vor. Prominente Beispiele sind die Benzodiazepine (Stickstoff), Makrolide (Sauerstoff) oder die Herzglykoside (Sauerstoff). Komplexere Verbindungen enthalten häufig mehrere und unterschiedliche Heteroatome in Ringsystemen. Als Beispiele seien hier Morpin (Sauerstoff und Stickstoff) und Penicillin (Stickstoff und Schwefel) genannt.
Die genannten Beispiele zeigen nur einen winzigen Teil der Heterocyclen. Tatsächlich würde die Zahl und Vielseitigkeit der heterocyclischen Verbindungen genug Stoff für ein mehrbändiges Werk über die Welt der Heterocyclen ermöglichen.

Einige Heterocyclen

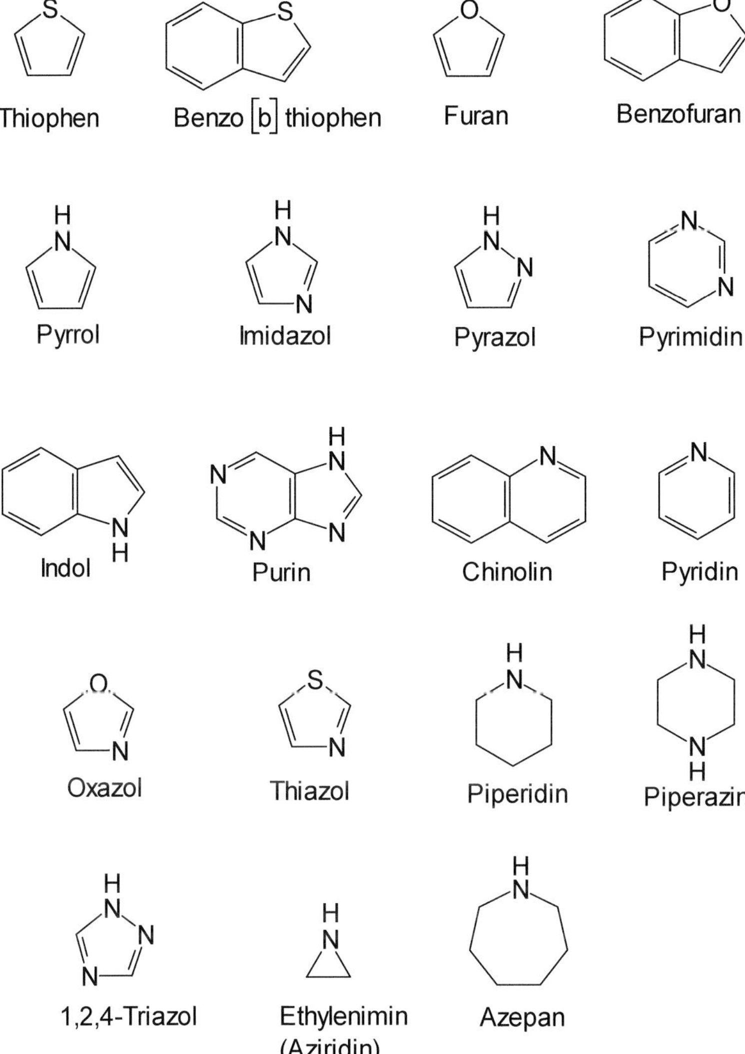

Tab. 28-1 Daten einiger Heterocyclen

Stoff	Smp. (°C)	Sdp. (°C)	Dichte g/cm^3	LD$_{50}$ mg/kg (Ratte, oral)	pLD
Thiophen	-38	84	1,06	1.400	2,9
Benzo[b]thiophen	30	222	1,15	1.700	2,8
Furan	-86	32	0,94	7 (i.p.)	5,2
Benzofuran	-18	174	1,09	500 (i.p.)	3,3
Pyrrol	-24	131	0,97	137	3,9
Imidazol	90	257	1,03	220	3,7
Pyrazol	66	186	1,11	410 (Maus)	3,4
Pyrimidin	21	123	1,02	1.390	2,9
Indol	52	254	1,22	1.000	3
Purin	217	424	1,22	800	3,1
Chinolin	-15	238	1,09	270	3,6
Pyridin	-42	115	0,98	890	3,1
Oxazol	-85	70	1,05		
Thiazol	-33	117	1,2	980	3
Piperidin	-10	106	0,86	400	3,4
Piperazin	111	146	1,1	3.700	2,4
Ethylenimin	-71	55	0,83	15	4,8
Azepan	-37	138	0,88	21	4,7
1,2,4-Triazol	120	260	1,15	1.750	2,8

28.1 Furan

Furan (Oxol) ist eine farblose Flüssigkeit mit chloroformähnlichem Geruch. Die Löslichkeit in Wasser liegt bei 10g/l. Es wurde 1780 erstmals von C. Scheele hergestellt. Furan wird technisch aus Furfural (Furan-2-aldehyd) durch Decarboxylierung mit Zinkoxid und Chrom(III)-oxid bei 400 °C gewonnen.

$$\text{Furfural} \xrightarrow[400\,°C]{ZnO,\ Cr_2O_3} \text{Furan}$$

Furfural — CHO

Furfural Furan

Das Furfural wiederum wird aus Kleie mit Schwefelsäure gewonnen. Furan ist ein Aromat. Durch sein freies Elektronenpaar am Sauerstoff liefert es zwei Elektronen für das aromatische System. Furanderivate treten in der Natur als Aromen oder Pheromone auf. Furan wird zur Herstellung von Pyrrol oder Tetrahydrofuran (THF) verwendet. Die Dämpfe wirken leicht narkotisch. Der bedeutende Fruchtzucker

(Fructose), die synthetisch hergestellte Sorbose (Zwischenprodukt der Ascorbinsäure-Herstellung) und nicht zuletzt die Ribose und die Desoxyribose (Gerüstmoleküle der RNA und DNA) haben ein Tetrahydrofurangerüst, allerdings ohne Doppelbindungen.

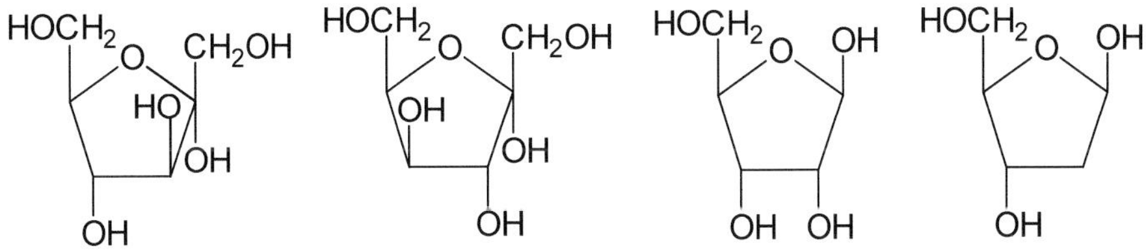

α-D-Fructose α-D-Sorbose β-D-Ribose β-D-Desoxyribose

Die WHO hat das Furan als möglicherweise krebserregend eingestuft.
In letzter Zeit wurde das Furan im Kaffee thematisiert. Es könnte auf lange Sicht leberschädigend sein. In geröstetem Kaffee sind etwa 4,6 mg/kg Furan enthalten. In dem durch Kaffeeautomaten gebrühten Kaffee finden sich 50 bis 80 µg/l, der durch konventionelle Kaffeemaschinen hergestellte Kaffee enthält nur etwa 10 µg/l Furan [135]. US-Wissenschaftler empfahlen 1993, täglich nicht mehr als 2 µg/kg Körpergewicht zu sich zu nehmen, das wären also 2 Liter Kaffee aus einem modernen Kaffeeautomaten. Vorsichtige Wissenschaftler halten aber auch ein Zehntel dieser Menge schon für grenzwertig. Zum jetzigen Zeitpunkt kann keine endgültige Aussage darüber getroffen werden.

28.2 Pyridin

Pyridin, Azin oder Azobenzol ist quasi das Stickstoff-Äquivalent des Benzols. Pyridin ist eine farblose Flüssigkeit mit unangenehmen Geruch. Früher wurde Alkohol mit Pyridin vergällt. 1849 wurde Pyridin von D. Anderson erstmals bewusst aus Knochenöl durch trockene Destillation erhalten. Es ist in Wasser, Ethanol und Benzol löslich und kommt im Steinkohlenteer und als Baustein in wichtigen Naturstoffen wie Nikotin, NAD und den Pyridoxin-Derivaten des Vitamin B_6-Komplexes vor.

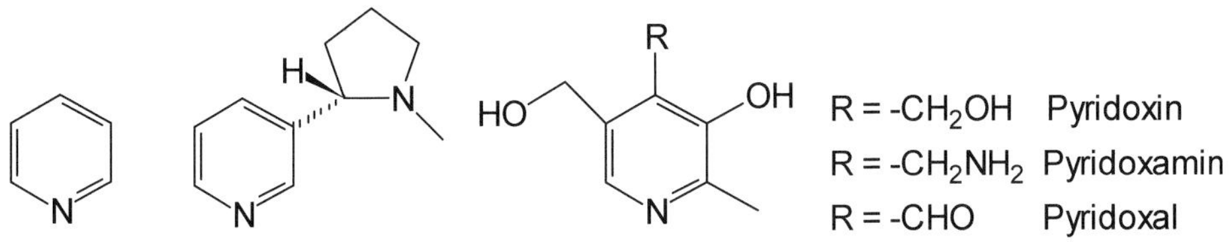

R = $-CH_2OH$ Pyridoxin
R = $-CH_2NH_2$ Pyridoxamin
R = -CHO Pyridoxal

Pyridin Nikotin Pyridoxin-Gruppe

Pyridin wird in Synthesen als Lösungsmittel und Base (pK_B-Wert von 5) eingesetzt und ist Baustein für Herbizide und Arzneien. Es ist entzündlich und führt bei Aufnahme zur Reizung von Schleimhäuten und Magen. Bei chronischer Aufnahme führt es zu Leber- und Nierenschäden.

28.3 Pyrimidin und Purin

Pyrimidin (1,3-Diazin) bildet farblose bis orangefarbene, betäubend riechende Kristalle. Es ist löslich in Wasser, Ethanol und Diethylether. Pyrimidin ist Grundgerüst für die Nukleinsäuren Cytosin und Thymin in der DNA und Uracil in der RNA. Es ist des Weiteren Grundgerüst für die Barbiturate und Vitamin B_1.

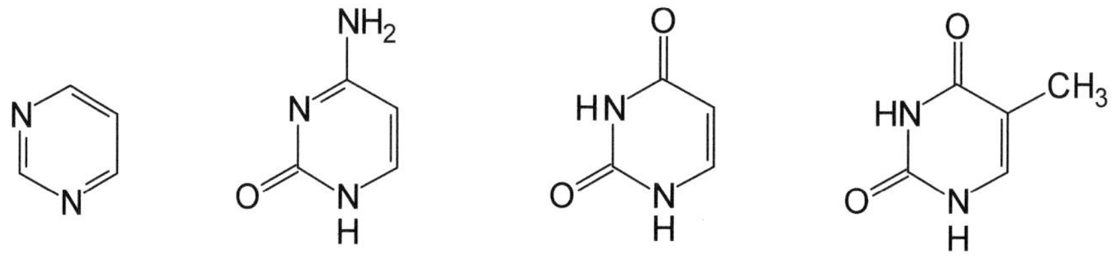

Pyrimidin Cytosin Uracil Thymin

Purin (3,5,7-Triazaindol) liegt in einem Gemisch von 7H-Purin und 9H-Purin vor. Es ist das Gerüst für die Nukleinsäuren Adenin und Guanin.

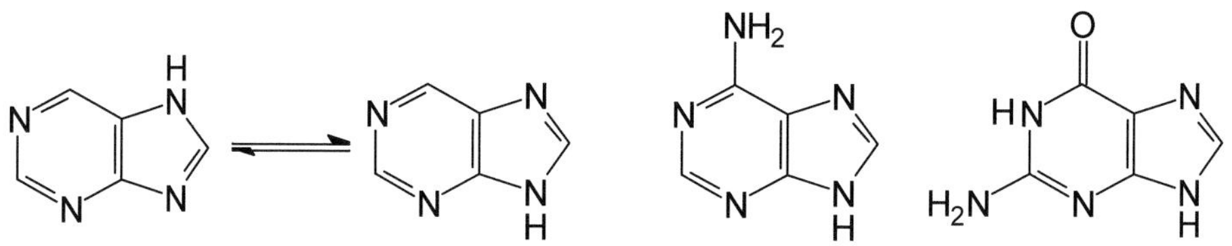

7H-Purin 9H-Purin Adenin Guanin

In der DNA ist Adenin durch Wasserstoffbrückenbindungen mit Thymin und Guanin mit Cytosin verbunden.

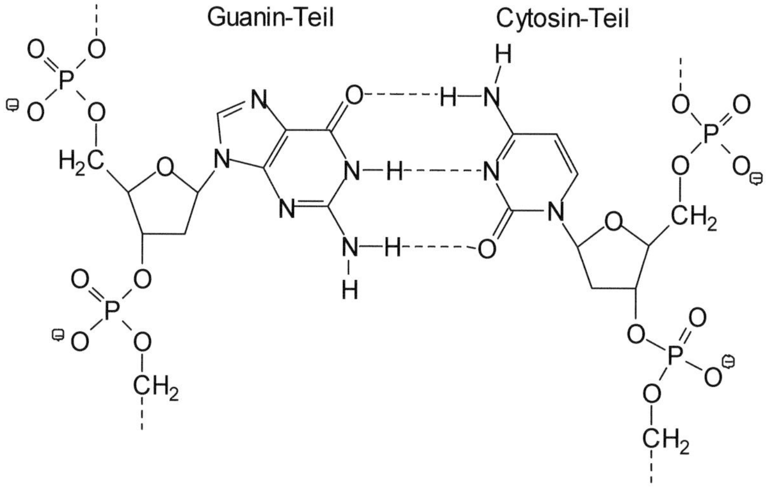

Guanin-Teil Cytosin-Teil

28.4 Chinolin und Derivate

Chinolin (Benzopyridin) ist eine farblose Flüssigkeit mit einem unangenehmen Geruch. In Wasser lösen sich 6 g/l. Es ist im Steinkohlenteer zu finden. Chinolin ist ein Alkaloid, von dem sich Hunderte andere Alkaloide ableiten, u. a. das Chinin, welches in der Rinde von Rautengewächsen in Südamerika enthalten ist und bis in die 1950er Jahre zur Bekämpfung der Malaria eingesetzt wurde. Bei den Malaria-Erregern wird die Nukleinsäuresynthese durch Komplex-Bildung mit der DNA gehemmt. Die therapeutische Dosis liegt bei 1 g, die tödliche Menge bei 5 bis 10 g.
Der Tod erfolgt durch zentrale Atemlähmung. Chinin hat neurotoxische Wirkung, welche die Seh- und Hörfähigkeit behindern kann. In Erfrischungsgetränken wie Tonic Water oder Bitter Lemon können bis zu 85 mg/l Chinin enthalten sein.
Durch die Resistenzen gegen Chloroquin, einem synthetischen Derivat des Chinolins, hat das Chinin inzwischen eine Renaissance erlebt.
Daneben wird das synthetische Chininderivat Mefloquin zur Malariavorbeugung und Bekämpfung eingesetzt. Zur Vorbeugung werden etwa 250 mg pro Woche eingenommen, zur Bekämpfung werden über 1.000 mg täglich eingesetzt. Es kommt anscheinend bei Mefloquin manchmal zu unerwünschten neuropsychiatrischen Wirkungen. In der Presse wurde über eine Häufung von Selbstmorden und paranoiden und aggressiven Erscheinungen bei US-Soldaten während internationaler Einsätze berichtet, die zur Malariaprophylaxe Mefloquin bekommen hatten.

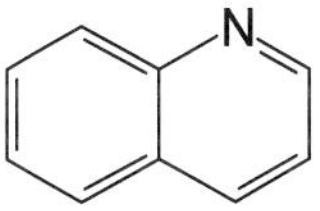

N

Chinolin

N
O
HO
N

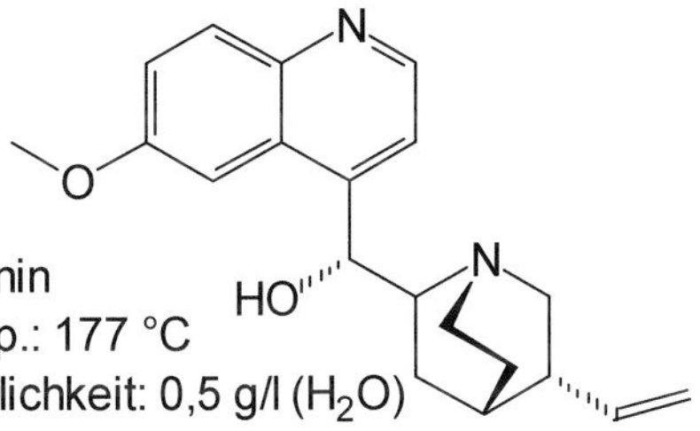

Chinin
Smp.: 177 °C
Löslichkeit: 0,5 g/l (H_2O)
LD_{50}: 68 mg/kg (Maus, i.v.)
pLD: 4,2

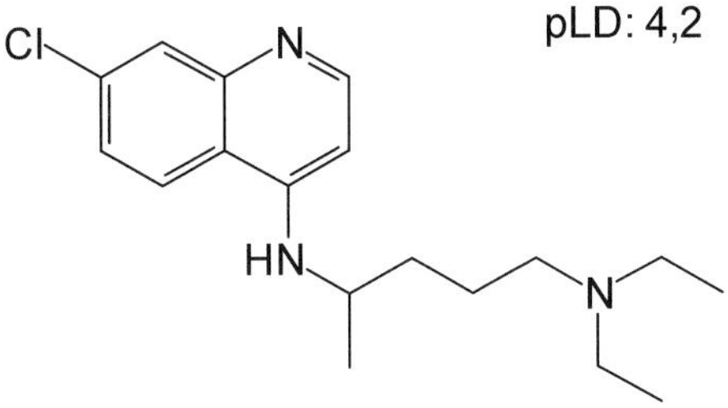

Cl
N
HN
N

Chloroquin
Smp.: 90 °C
LD_{50}: 330 mg/kg (Ratte, oral)
pLD: 3,5

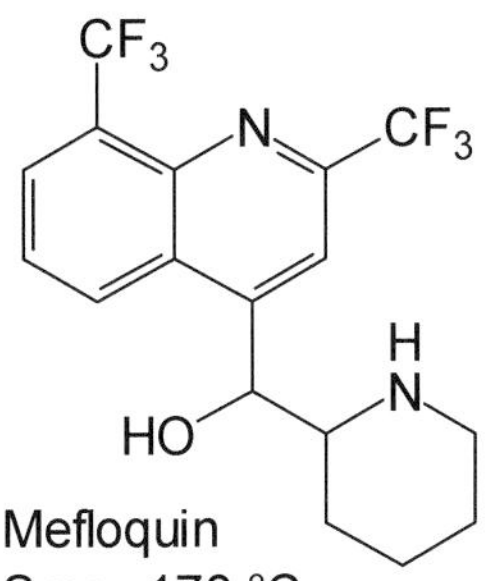

CF_3
N
CF_3
HO
H
N

Mefloquin
Smp.: 178 °C
Hydrochlorid : 259 °C
LD_{50}: 880 mg/kg (Ratte, oral)
pLD: 3,1

Laut WHO soll es 2016 etwa 216 Millionen Malariafälle in 91 Ländern gegeben haben. 90 % der Malaria-Fälle gab es allein in Afrika. Insgesamt starben etwa 445.000 Menschen an dieser Krankheit. Erfolge gegen diese Erkrankung werden vor allem auf Anwendung von Moskitonetzen zurückgeführt. Man hofft auf Impfstoffe, die vor allem Kinder helfen könnten.
Anfang der 1970er Jahre wurde der Naturstoff Artemisinin von Youyou Tu aus den Blättern und Blüten des Einjährigen Beifuß extrahiert [278].
In Afrika ist Artemisinin inzwischen das Malariamittel der ersten Wahl. Tu wurde 2015 als erste Chinesin überhaupt mit dem Medizinnobelpreis ausgezeichnet.

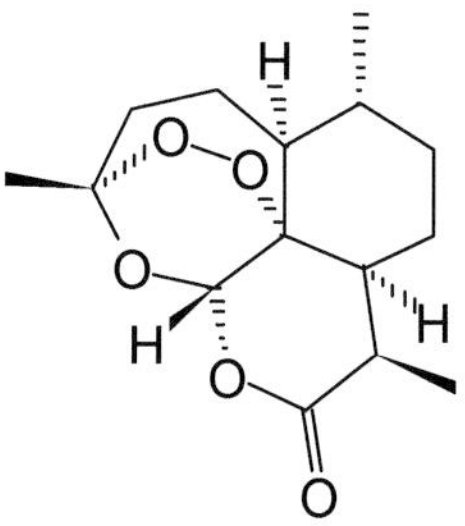

Artemisinin
Smp.: 151 °C
Löslichkeit: 0,5 g/l (H_2O)
LD_{50}: 5,5 g/kg (oral, Ratte)
pLD: 2,3

Bei einer höheren Eisenionen-Konzentration (durch das Hämoglobin im Blut) wird die Peroxid-Struktur des Artemisinin instabil und die entstehenden Radikale zerstören Parasiten und Protozoen. Die Herstellung des Artemisinin aus dem Biopool ist kostenintensiv. Aus einem Hektar Anbau der betreffenden Beifußart werden etwa zwei Tonnen Blattmaterial gewonnen, die nur etwa zwei Kilogramm Extrakt liefern. Biosynthese durch genetisch veränderte Mikroben oder halbsynthetische Verfahren könnten die Kosten senken. So könnte aus der im Beifuß viel häufiger vorkommenden Artemisininsäure das gewünschte Artemisinin gewonnen werden [129].

28.5 Indol

Das schwach basische Indol (Benzopyrrol) ist ein Feststoff, der in diversen Naturprodukten etwa in Jasminblütenöl oder in der falschen Akazie enthalten ist und in geringen Konzentrationen duftet, während es in großen Konzentrationen unangenehm riecht, wie auch das Skatol (Methylindol), welches für den Geruch von Exkrementen verantwortlich ist. Indol ist in Steinkohlenteer enthalten und Baustein für Farbstoffe wie Indigo oder Purpur und in Hormonen wie Melatonin und Serotonin.
Serotonin ist ein Gewebshormon und Neurotransmitter aus dem Tier- und Pflanzenreich. Bereits einzellige Amöben stellen Serotonin her. Man vermutet, dass das Serotoninsystem bereits vor 700 Millionen Jahren bei ersten primitiven Lebensformen existierte. Es wirkt auf Blutgefäße kontrahierend und spielt im zentralen Nervensystem eine große Rolle. Bei der Behandlung von Depressionen werden selektive Serotonin-Wiederaufnahmehemmer eingesetzt. Bei der Migräne werden

niedrige Serotoninspiegel in Gehirnarealen gefunden. 95 % des Serotonins im Körper sind im Magen-Darm-Trakt. Den höchsten Serotoningehalt mit etwa 0,3 mg/kg haben Walnüsse.

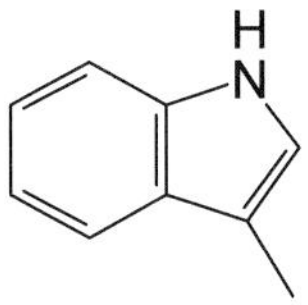

Skatol
Smp.: 95 °C
LD_{50}: 3,45 g/kg (Ratte, oral)
pLD: 2,5

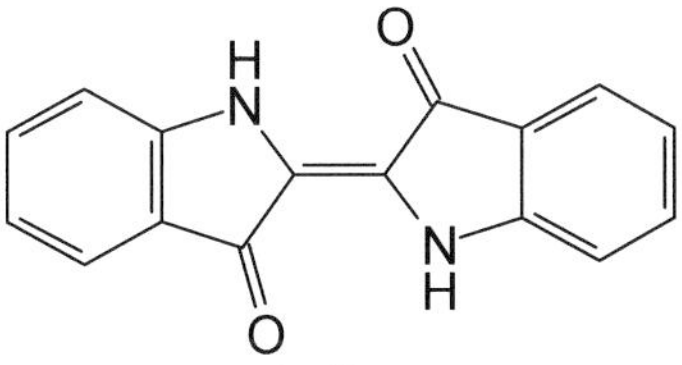

Indigo
Smp.: 390 °C

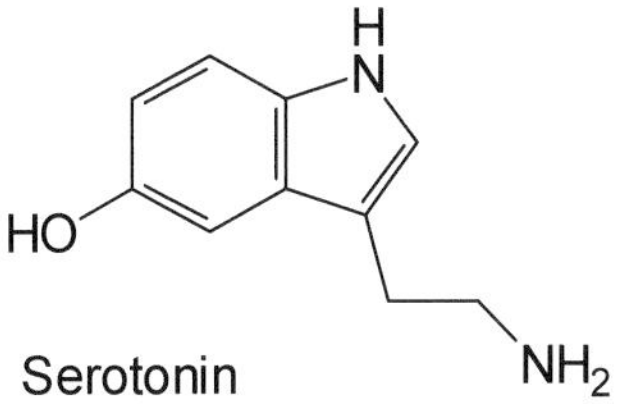

Serotonin
Smp.: 167-168 °C
LD_{50}: 60 mg/kg (Maus, oral)
pLD: 4,2

28.6 Thiazol-Derivat Clomethiazol

Ein pharmakologisch interessantes Thiazol-Derivat ist das Clomethiazol. Es wird bei schweren Alkoholikern zur Bekämpfung von Entzugserscheinungen eingesetzt und wirkt stark beruhigend. Es bekämpft dabei die starken Erregungszustände und sollte nicht längere Zeit angewendet werden, da es selbst ein hohes Abhängigkeitspotential hat. Gleichzeitiger Alkoholkonsum kann tödlich sein. Eine typische Dosis sind täglich 350 mg oral.

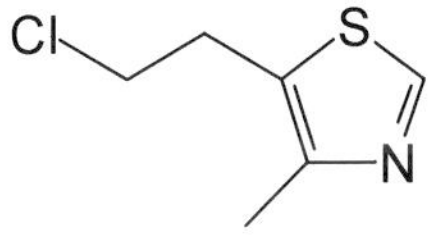

Clomethiazol
Sdp.: 92 °C
LD_{50}: 2,1 g/kg (Maus, oral)
pLD: 2,7

Bei Keith Moon, dem Schlagzeuger der Rock-Band „The Who", klappte der Alkoholentzug nicht. Statt zwei schluckte Moon 32 Tabletten auf einmal: Es war eine tödliche Dosis.

28.7 Triazol

Das 1,2,4-Triazol ist ein Zwischenprodukt zur Herstellung von Fungiziden.
Diverse Fungizide sind Derivate des Triazols. Einer der ersten Triazolderivate war das Amitrol. Es hemmt die Carotinoid-Biosynthese. Der Schutz vor Photooxidation entfällt und das Chlorophyll der Pflanzen bleicht aus.
Amitrol wurde ab 1957 in den USA für den Einsatz auf Cranberry-Feldern zugelassen und sollte nur nach der Ernte angewendet werden. Anscheinend missachten einige Farmer diese Maßgabe. Als die FDA einige wenige amitrolbelastete Cranberries nachwies, empfahl der damalige Gesundheitsminister, keine Cranberries mehr zu kaufen. In Studien war Amitrol als Auslöser für Schilddrüsenkrebs bei

Ratten festgestellt worden. Der Preis brach heftig ein, Supermarktketten stellten den Verkauf ein und Restaurants nahmen Cranberries von der Speisekarte. Man sprach von „Cranberry Scare“ (Cranberry-Angst). Als PR-Aktion aß der Landwirtschaftsminister bei seiner familiären Thanksgiving-Feier demonstrativ Cranberries und die Sache war schnell wieder vergessen.

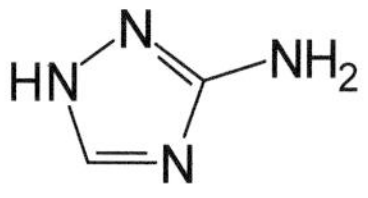

Amitrol
Smp.: 159 °C
LD_{50}: 1,1 g/kg (Ratte, oral)
pLD: 3

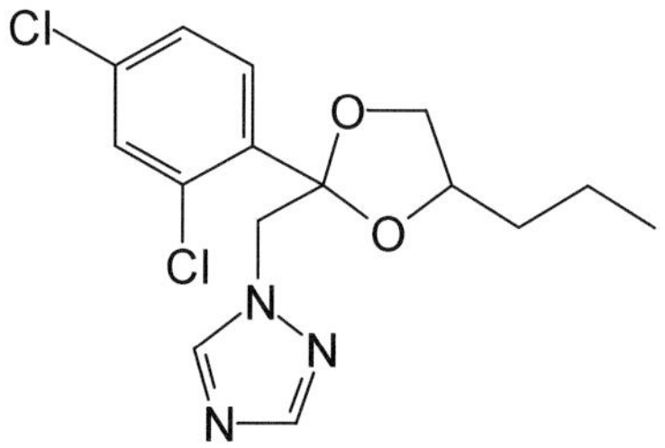

Propiconazol
Smp.: -23 °C
LD_{50}: 1,52 g/kg (Ratte, oral)
pLD: 2,8

Zur Bekämpfung einiger Pflanzenkrankheiten sind ausschließlich Triazole zugelassen. Einige moderne Sprengstoffe sind Derivate des Triazols, wie z. B. das Nitroazolon oder das Aminonitroazol. Bei hohen Temperaturen zersetzen sich Triazole, dabei entstehen Stickoxide.

28.8 Imidazol

Imidazol ist ein Ampholyt, d. h. es hat sowohl saure wie basische Eigenschaften. Bei niederen Tieren hat es als Antimetabolit des Histidins und der Nicotinsäure eine höhere Giftigkeit als bei Säugetieren. Es dient als Ausgangsstoff zur Synthese von verschiedenen Arzneistoffen und Fungiziden. Histidin ist in der L-Form eine wichtige Aminosäure. Es ist Bestandteil des Blutpuffers.

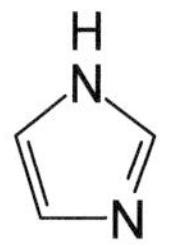

Imidazol
Smp.: 90 °C
LD_{50}: 220 mg/kg
(Ratte, oral)
pLD: 3,7

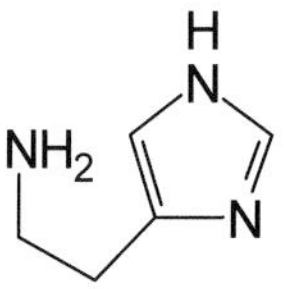

Histamin
Smp.: 83-84 °C
Sdp.: 167 °C
LD_{50}: 220 mg/kg (Maus, oral)
pLD: 3,7

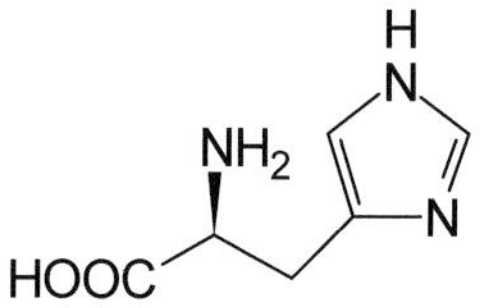

L-Histidin
Smp.: 287 °C
LD_{50}: 5,1 g/kg
(Ratte, oral)
pLD: 2,9

Das 1907 entdeckte Imidazol-Derivat Histamin ist ein Neurotransmitter, welcher weit verbreitet bei Pflanzen und Tieren ist. Es wird biochemisch durch Decarboxylierung der Aminosäure Histidin hergestellt und durch eine Diaminoxidase inaktiviert. Es wird in den Gewebsmastzellen und in den basophilen Leukozyten gespeichert. Bei allergischen Reaktionen ist die Mitwirkung des Histamins von großer Bedeutung. Für das Histamin gibt es die Rezeptoren H_1 bis H_4. Antihistaminika wurden 1937 entdeckt.
Die Aufnahme von 10 mg Histamin bleibt ohne Folgen. 100 mg Histamin führen hingegen zu Vergiftungserscheinungen wie Atemnot, Blutdruckabfall, Rötung der Haut, Übelkeit, Erbrechen und Durchfall. Histamin wird in der Krebsimmuntherapie zusammen mit Interleukin-2 als Wirkstoff zur Behandlung der seltenen akuten myeloischen Leukämie eingesetzt. Histamin wird in der Natur als Abwehrsubstanz hergestellt. Die Große Brennessel hat in ihren Brennhaaren viel Histamin, welches bei Berührung abgegeben wird.

29 Chlorierte Kohlenwasserstoffe als Insektizide

29.1 Das dreckige Dutzend

Das dreckige Dutzend sind zwölf organische Giftstoffe, die als Insektizide [254], Industriechemikalien und Nebenprodukte von Verbrennungsprozessen auftreten und seit der Stockholmer Konvention vom 22. Mai 2001 weltweit verboten sind. Diese zwölf Stoffe stehen im Verdacht, krebserzeugend, erbgutverändernd und teratogen zu sein. Sie reichern sich im Gewebe an, haben eine hohe Stabilität und Giftigkeit. Alle Stoffe enthalten Chlor.
Allgemein gilt, dass die Einführung von Chlor in organische Moleküle regelhaft mit einer Verstärkung des toxischen Potentials verbunden ist. Die Stabilität und Persistenz der Insektizide steigert sich mit zunehmender Zahl der C-Cl-Bindungen. Die Halbwertzeit in Böden liegt bei 2 bis 5 Jahren. Beim hochchlorierten Mirex wurden je nach Umweltbedingungen sogar 5 bis 12 Jahre gemessen [79]. Charakteristisch ist, dass nach dieser langen Zeit keine Mineralisation eintritt ist, sondern oft nur die im folgenden angegebenen Metaboliten gebildet werden.

Das dreckige Dutzend

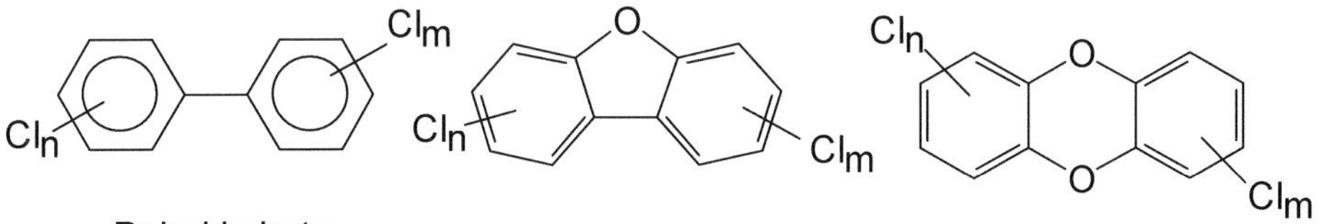

Polychlorierte Biphenyle (PCB)

Polychlorierte Dibenzofurane (PCDF)

Polychlorierte Dibenzodioxine (PCDD)

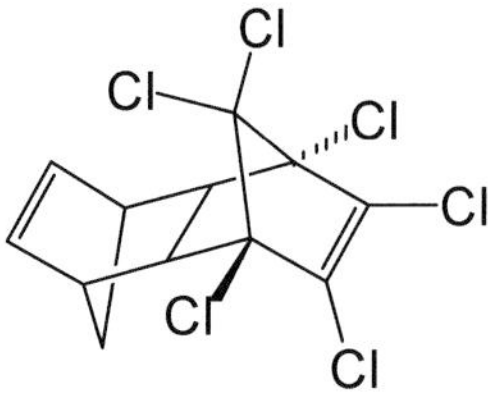

Aldrin

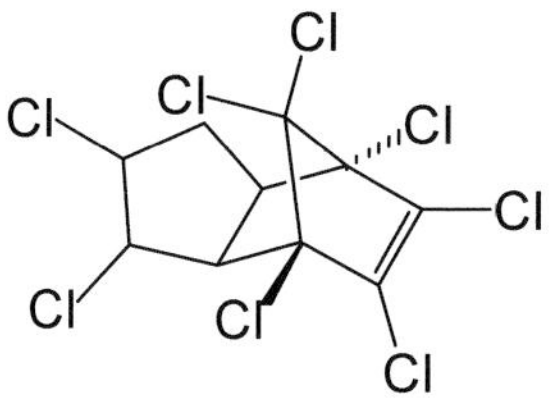

Chlordan

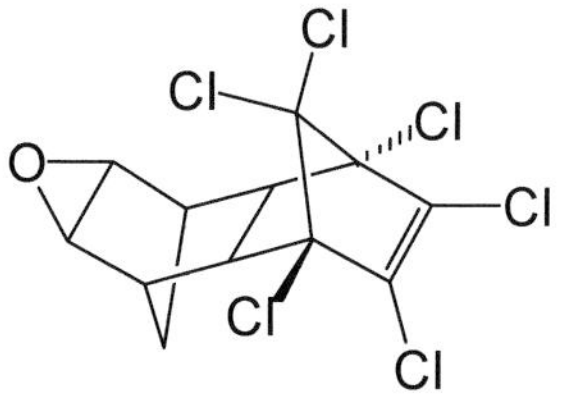

Dieldrin

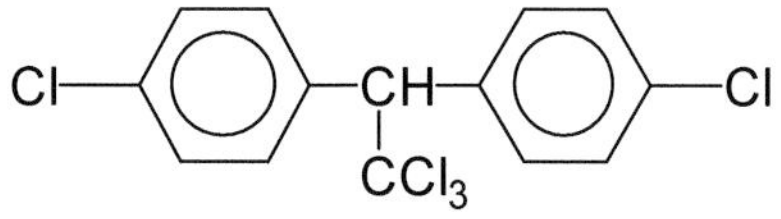

DDT

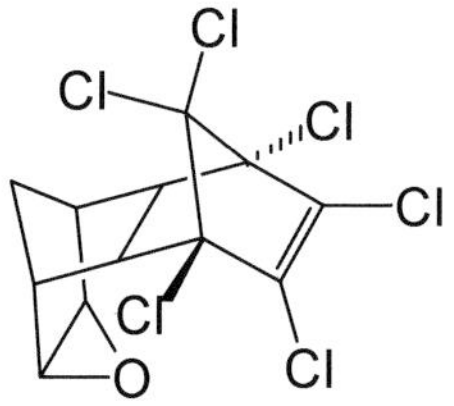

Endrin

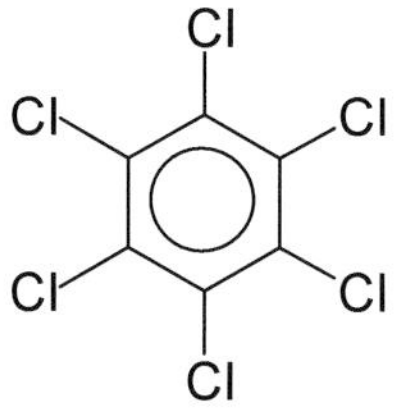

Hexachlorbenzol (HCB)

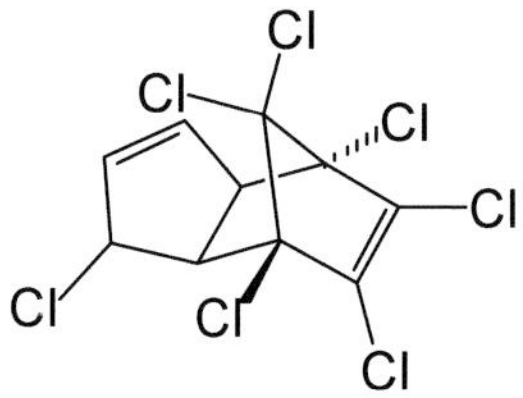

Heptachlor

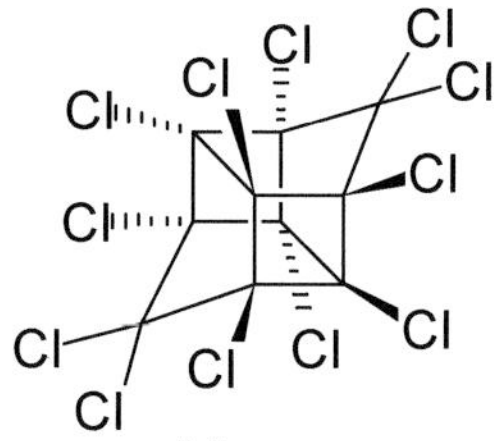

Mirex

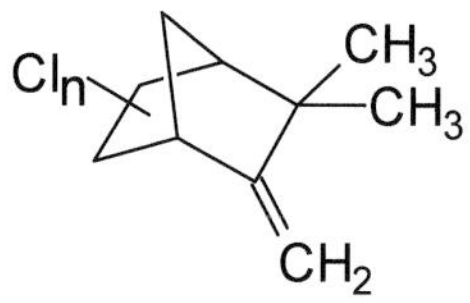

Toxaphen

Tab. 29-1 Daten des dreckigen Dutzends

Stoff	**Smp. (°C)**	**Dichte g/cm³**	**LD_{50} mg/kg** (Ratte, oral)	**pLD**
Aldrin	105	1,54	39	4,4
Chlordan	106	1,61	283	3,5
Dieldrin	176	1,75	38	4,4
DDT	109	1,55	87	4,1
Endrin	245	1,77	3	5,5
Hexachlorbenzol	231	2,05	4.000	2,4
Heptachlor	96	1,58	40	4,4
Mirex	485	1,9	235	3,6
Toxaphen	65-90	1,65	50	4,3

Die Gifte-Skala zeigt verschiedene Insektizide. Das Permethrin ist akut etwa so wenig giftig wie Kochsalz, andere Insektizide sind um Größenordnungen giftiger. So ist das bekannte Parathion (E 605) noch giftiger als Kaliumcyanid.

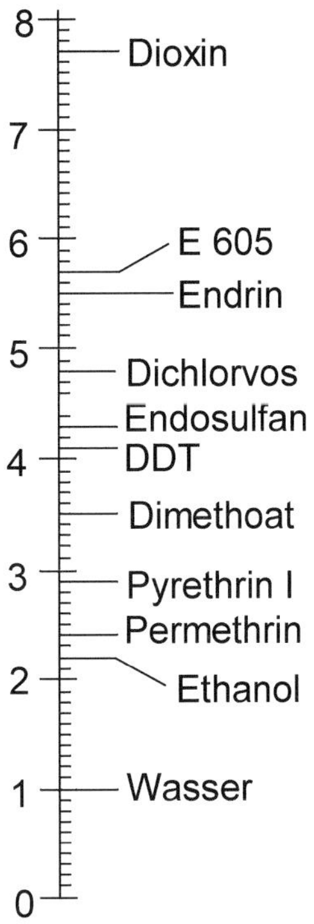

Abb. 29-1 pLD-Werte verschiedener Insektizide

29.1.1 DDT

Der wohl bekannteste Vertreter der Diphenylmethane und einer der prominentesten Vertreter aus dem Club des „dreckigen Dutzends“ ist das DDT. Der korrekte Name lautet 1,1-Di(4-chlorphenyl)-2,2,2-trichlorethan. Es wurde 1874 von O. Zeidler erstmals synthetisiert [305]. Chloralhydrat und Chlorbenzol reagieren dabei mit Schwefelsäure. Neben dem Hauptisomer entstehen etwa 20 % andere Isomere, die das technische DDT verunreinigen, aber mitverwendet werden. O. Zeidler arbeitete nach seiner Promotion bei A. von Baeyer bis zu seinem Tod 1911 in seiner Wiener Apotheke und hat nie erfahren, welche besonderen Eigenschaften das DDT hat.
Seine insektizide Wirkung wurde erst 1939 von P. Müller bei der Firma Geigy in Basel entdeckt. Seit 1942 gab es das DDT als Gesarol® auf dem Markt. In Warmblütern ist DDT relativ ungiftig (20 g orale Aufnahme beim Menschen wurden schon überlebt), für Insekten ist es aber stark toxisch.

Synthese des DDT

Cl–C₆H₄–H + HO–CH(OH)–CCl_3 + H–C₆H₄–Cl

Chlorbenzol Chloralhydrat

$\xrightarrow[-2\,H_2O]{H_2SO_4}$ Cl–C₆H₄–CH(CCl_3)–C₆H₄–Cl

DDT

LD_{50}: 87 mg/kg (Ratte, oral) pLD: 4,1

LD_{50}: 0,75 mg/kg (Fliege) pLD: 6,1

Der pLD-Wert für Ratten liegt bei 4,1, für Fliegen aber bei 6,1. Für Fliegen ist DDT also etwa so tödlich wie Quecksilber(II)-chlorid für Menschen. Das Reichsministerium für Ernährung und Landwirtschaft wollte daraufhin 10.000 Tonnen Gesarol (etwa 500 Tonnen reines DDT) bestellen, um den Kartoffelkäfer zu bekämpfen. Die US-Army verbrauchte am Ende des II. Weltkriegs pro Monat 1.350 Tonnen Gesarol®. U. a. wurde so Typhus durch Bekämpfung der Läuse eingedämmt. Im Südpazifik wurde damit Malariaprophylaxe betrieben. Es reichten 250 g DDT je ha Fläche. Nach dem Krieg wurde DDT großflächig in der Landwirtschaft eingesetzt. Allein in den USA wurden 1960 74.600 Tonnen DDT produziert. DDT wirkt als Nervengift, hat zu einem erheblichen Rückgang der Malariafälle geführt und bis Ende der 1960er Jahre in Europa die Malaria ausgerottet. P. Müller bekam 1948 für seine Entdeckung als erster Chemiker überhaupt den Nobelpreis für Medizin.

In Sri Lanka (Ceylon) gab es 1946 2,8 Millionen bekannte Malaria-Fälle, 1961 nur noch 110. Nachdem man vier Jahre kein DDT eingesetzt hatte, stieg die Zahl wieder auf 2,5 Millionen an.

Die großflächige Anwendung des DDT zeigte ab Mitte der 1950er Jahre auch Nachteile. 1962 erregte das Buch „Silent Spring“ (Der stumme Frühling) von R. Carson Aufsehen [32], indem gezeigt wurde, welche Beeinträchtigung die Vogelwelt durch DDT erfuhr. Seit Anfang der 1970er Jahre gab es in den USA nur noch Ausnahmegenehmigungen für den Einsatz von DDT.

Seit 1977 ist die Herstellung und Anwendung von DDT in der Bundesrepublik Deutschland verboten. In der ehemaligen DDR wurde es noch bis zur Wiedervereinigung verwendet. Die Stockholmer Konvention beschränkt den Einsatz von DDT seit Mai 2004 auf die Bekämpfung von krankheitsübertragenden Insekten. Weltweit wurden 2005 noch 6.300 Tonnen DDT hergestellt.

Tab. 29-2 Malariafälle vor und nach dem DDT-Einsatz

	1946	**1969**
Bulgarien	144.631	10
Italien	411.602	37
Rumänien	338.198	4
Türkei	1.188.969	2.173
Indien	2.800.000	286.962

DDT wirkt vor allem auf das Nervensystem. Bei niedrigen Dosierungen kommt es zu Erregungszuständen, bei höheren Mengen zu Lähmungen. Entscheidend aber ist die geringere Toxizität des DDT beim Menschen gegenüber den Insekten. Es wurden schon 285 mg/kg Körpergewicht überlebt. Der LD_{50}-Wert für Fliegen liegt hingegen bei nur 1 mg/kg. Problematisch ist die große Halbwertzeit von DDT im menschlichen Körper von einem Jahr. Es reichert sich im Fettgewebe an. Seine hohe Lipidlöslichkeit führte sogar zu einem Konzentrationsanstieg in der Nahrungskette über Plankton, Fischen bis zum Menschen. Selbst bei Inuit in der Arktis, wo nie DDT verwendet wurde, ist DDT im Fettgewebe festgestellt worden. Die globale Halbwertzeit liegt wahrscheinlich höher als zehn Jahre.
Während sich bei Mäusen in Langzeitstudien Tumore bildeten, gibt es für Menschen noch keine Beweise für die krebserregende Wirkung von DDT. DDT wirkt auf dem Östrogen-Rezeptor.

Tab. 29-3 Gehalt an DDT im Fettgewebe 1969 [54]

	DDT in mg/kg
Australier	1,8
Westdeutsche	2,3
Tschechen	9,6
US-Amerikaner	19,9
Inuit	3
Anwender	35
Verpacker	1.131

Das *o,p*-DDT, welches im technischen DDT zu rund 20 % als Verunreinigung auftritt, hat eine besonders starke Östrogenwirkung, die bei Lebewesen zu unterschiedlichen Reproduktionsfehlern führt. Die Eischalenverdünnung von Vögeln ist die häufigste unerwünschte Wirkung.

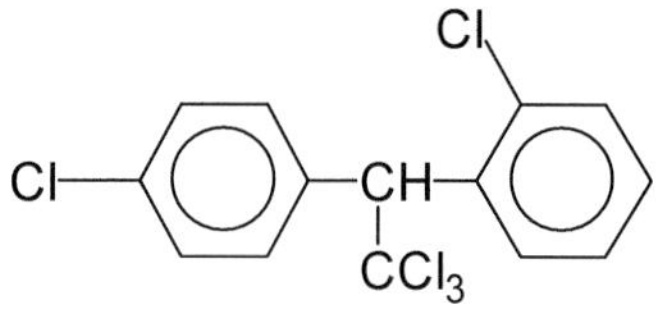

Cl–C₆H₄–CH(CCl₃)–C₆H₄–Cl *o,p*-DDT

Eine weitere wichtige Verunreinigung des DDT ist das DDE (1,1-Dichlor-2,2-bis(4-chlorphenyl)ethen). Es ist zugleich das wichtigstes Abbauprodukt des DDT durch Dehydrochlorierung in biologischen Systemen.

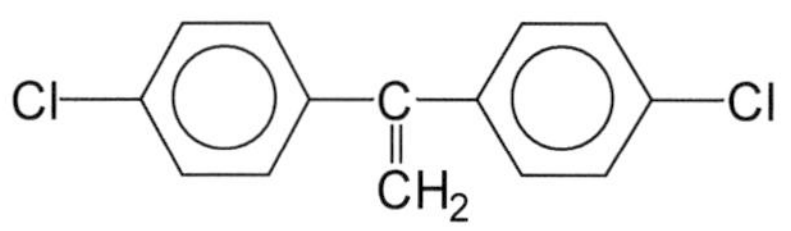

DDE

Smp.: 89 °C
Lösl.: 40 µg/l (H_2O)
LD_{50}: 880 mg/kg (Ratte, oral)
pLD: 3,1

29.1.2 Weitere einfache chlorierte Insektizide

Neben Dieldrin ist Aldrin der bekannteste Vertreter der Cyclodieninsektizide. Die Namen sind den Entdeckern der Diels-Alder-Reaktion, K. Alder und O. Diels, nachempfunden. Das Aldrin wird durch eine Diels-Alder-Reaktion aus Hexachlorcyclopentadien und Norbornadien hergestellt. Seit 1971 wurde Aldrin nur noch eingeschränkt, seit 1981 gar nicht mehr verwendet. Bis dahin setzte man es vor allem gegen Termiten und Heuschrecken ein. 5 g wirken beim Menschen tödlich.

Dieldrin ist ein weißer Feststoff mit naphthalinähnlichem Geruch. In 100 ml Wasser lösen sich nur 0,1 mg Dieldrin. Dieldrin wirkt hochtoxisch auf Fische. Ende der 1950er Jahre sollte mit Dieldrin versucht werden, die Feuerameise im Süden der USA auszurotten. Schon vor Beginn des Programms kam es zu Protesten, da die Notwendigkeit dieser Maßnahmen bezweifelt wurde. In den Gebieten des Dieldrin-Einsatzes kam es dann zu auffällig großem Fisch- und Vogelsterben. Krabben im Golf von Mexiko starben und einzelne Arten von Schlangen, Eidechsen und Fröschen wurden ausgerottet, so dass Alabama und Florida die Dieldrin-Programme stoppten. In den anderen Bundesstaaten wurde gar nicht erst mit dem Dieldrin-Einsatz begonnen, statt dessen wurden erstmals die Umweltfolgen von großflächigem Insektizideinsatz untersucht. Als einer aus dem „dreckigen Dutzend" ist Dieldrin seit 2004 aus dem Verkehr gezogen worden.

Mirex ist ein weißer, geruchloser Feststoff, der vor allem gegen Feuerameisen und Termiten eingesetzt wurde. Es wurde 1954 patentiert. Hergestellt wird es durch Dimerisierung von Hexachlorcyclopentadien. Entsprechend der Summenformel $C_{10}Cl_{12}$ liegt der Chloranteil im Mirex bei etwa 78 % der Masse. Mirex steht im Verdacht, krebserregend zu sein. Die Halbwertzeit für den Abbau im Boden liegt bei zehn Jahren. Mit 485 °C hat es einen auffällig hohen Schmelzpunkt und verliert beim biologischen oder photochemischen Abbau nur ein oder zwei Chloratome [81]. Durch elektrochemische Enthalogenierung konnten dem Mirex im Labor bei -2,2 V bis zu acht Chloratome entzogen werden [79].

Toxaphen ist eine Mischung von chlorierten C_{10}-Kohlenwasserstoffen, die durch Chlorierung von Camphen in Tetrachlorkohlenstoff erhalten wird. Das Produktgemisch enthält über 60 % Chlor. Die Zahl der Komponenten liegt bei weit über 100 Stoffen. Die meisten sind bis heute nicht exakt identifiziert. Toxaphen wurde 1945 in den USA entwickelt und seit 1948 vor allem beim Baumwollanbau als Insektizid angewendet. Es ist seit 2004 nicht mehr im Einsatz.

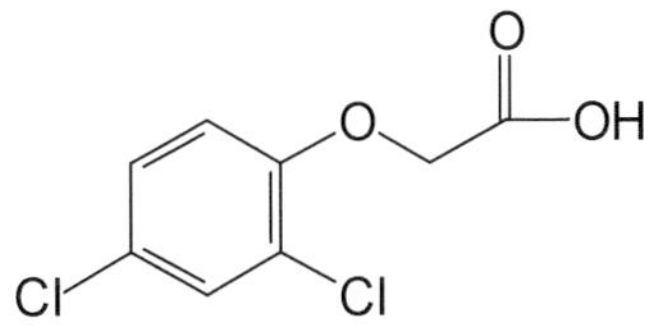

O OH O Cl Cl

2,4-Dichlorphenoxyessigäure
Smp.: 160 °C
Lösl.: 23,2 g/l (H_2O)
LD_{50}: 375 mg/kg
pLD: 3,4

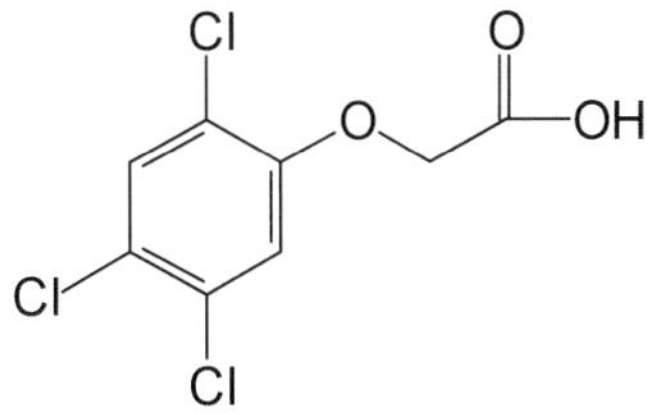

Cl O O OH Cl Cl

2,4,5-Trichlorphenoxyessigäure
Smp.: 155 °C
Lösl.: 0,3 g/l (H_2O)
LD_{50}: 300 mg/kg
pLD: 3,5

Chlorierte Phenoxyessigsäure werden auch als Insektizide eingesetzt.

29.1.3 Polychlorierte Dibenzodioxine

Das Dibenzo-*p*-dioxin ist eine aromatische Verbindung, bei der zwei Benzolringe mit einem Dioxan-Ring miteinander verknüpft sind. Die Giftigkeit ist sehr gering.

Bei der Herstellung oder Verbrennung von chlororganischen Verbindungen entstehen polychlorierte Dibenzodioxine. Es sind langlebige Schadstoffe, die kaum abgebaut werden und in Spuren fast überall vorkommen und die zigtausende Male giftiger sind als das Dibenzo-*p*-dioxin.

Man nennt Dibenzodioxine vereinfacht Dioxine. Es sind farblose, kristalline Stoffe mit geringem Dampfdruck. Das bekannteste Dioxin, sozusagen der „König“ dieser Substanzklasse, ist das 2,3,7,8-Tetrachlordibenzodioxin, auch TCDD genannt. Es wurde als Seveso-Gift weltberühmt.

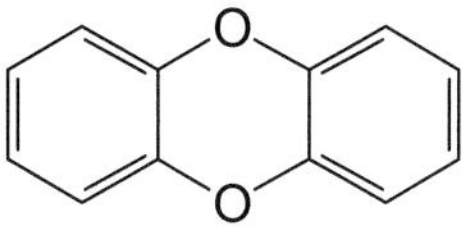

Dibenzo-*p*-dioxin
Smp.: 123 °C
LD_{50}: 1,22 g/kg (Ratte, oral)
pLD: 2,9

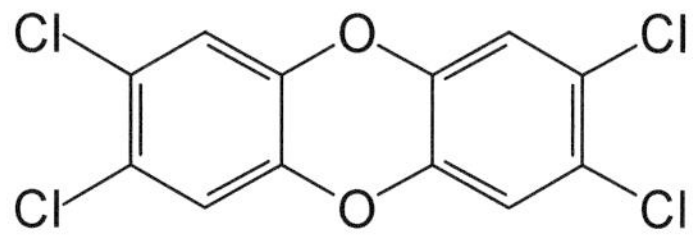

TCDD "Dioxin"
Smp.: 295 °C
Dichte: 1,83 g/cm^3
MAK: 0,01 ng/m^3
LD_{50}: 20 µg/kg (Ratte, oral) pLD: 7,7
LD_{50}: 0,5 µg/kg (Meerschweinchen, oral)

Bewusst hergestellt wurde TCDD erstmals 1957 in Hamburg [63] von W. Sandermann [218]. Sandermann bekam im Laufe der Synthesearbeiten starkes Hautkribbeln am Kinn und Pusteln. Schlaflosigkeit und Gedächtnisverlust führten dazu, dass er sogar Vorlesungen ausfallen lassen musste. Weitere Mitarbeiter und eine Reinigungskraft bekamen Chlorakne. In Zusammenarbeit mit dem Dermatologen K.-H. Schulz erkannte Sandermann die schwere Giftigkeit der neuen Substanz. Der oberste Dienstherr von Sandermann, das Landwirtschaftsministerium, drängte darauf, dass die Synthese und die Strukturformel des TCDD in einer Arbeit über Pentachlorphenol versteckt und die hohe Giftigkeit verschwiegen wurde. Es sollte niemand auf die Idee gebracht werden, mit relativ einfachen Mitteln einen neuen Kampfstoff herzustellen [219]. Tatsächlich war es in der Vergangenheit bereits mehrmals zu Unfällen mit TCDD gekommen, ohne dass man wusste, welche Substanz hier der Übeltäter war.
Als Verunreinigung im „Agent Orange", welches von den US-Amerikanern zur Entlaubung des Dschungels im Vietnam-Krieg eingesetzt wurde, führte TCDD zu chronischen Schädigungen bei der Bevölkerung und den US-Soldaten. Noch im Herbst 1968 behauptete die Armeeführung auf Presseanfragen, diese Herbizide würden weltweit eingesetzt und nicht giftiger als Aspirin sein. Etwa zehn Jahre später sollten 200.000 US-Veteranen Entschädigungsansprüche anmelden.
Als am 10. Juli 1976 aus dem Schornstein einer Chemiefabrik bei Mailand feiner Staub mit größeren Mengen TCDD austrat, war das für die Anwohner zunächst kein besonderes Ereignis. Sie waren Umweltverschmutzung an diesem Ort gewohnt. Erst als mehrere Tage später die Haustiere starben und die Pflanzen verdorrten, schöpften sie Verdacht. Bei der Herstellung von Trichlorphenol hatte es eine Überhitzung gegeben und ein Negativstar der chemischen Industrie, das „Dioxin", hatte die Bühne der Weltöffentlichkeit betreten.
Ein Gebiet von 115 Hektar wurde evakuiert, viele Häuser mussten später abgerissen werden und 190 Personen litten unter Chlorakne. Vermehrt traten bei den Seveso-

Opfern spätere Krebserkrankungen auf. Ihre Lebenserwartung liegt 15 Jahre unter dem Durchschnitt.

Die Seveso-Reaktion:

Immer wieder geraten die Dioxine negativ in die Schlagzeilen. So wurde 1991 entdeckt, dass bei der Kupferverhüttung als Schlacke anfallendes Kieselrot auf Sportplätzen mit Dibenzodioxinen belastet war. Der ukrainische Präsident Juschtschenko wurde 2004 anscheinend mit TCDD vergiftet und litt, für alle an seinem Gesicht feststellbar, an Chlorakne. In seinem Gewebe wurde eine 50.000-fach erhöhte Dosis von Dioxinen gefunden. Man vermutet, dass TCDD eine der giftigsten von Menschenhand erzeugte Substanz ist. Dioxine werden nur zur Forschung gezielt hergestellt. Eine praktische, positive wirtschaftliche Bedeutung haben sie nicht. Es gilt: Je mehr Chlor im Dioxin enthalten ist, desto höher ist der Schmelzpunkt und desto geringer die Wasserlöslichkeit.

In organischen Lösungsmitteln lösen sich die Dioxine besser und reichern sich im Fettgewebe an. Sie sind sehr stabil. Im sogenannten Dioxin-Fenster von 300 bis 600 °C bilden sich bei der Verbrennung von Chlorkohlenwasserstoffen leicht Dioxine. Bis ca. 1990 enthielten die Autoabgase noch Dioxine, weil in den verbleiten Kraftstoffen geringe Mengen 1,2-Dichlorethan enthalten waren. Dioxine entstehen u. a. bei Bleichprozessen in der Papierherstellung, der Herstellung von Insektiziden und Chlorphenolen und der unsachgemäßen Verwertung von Elektroschrott.

Tab. 29-4 Daten verschiedener chlorierter Dibenzo-*p*-dioxine

Verbindung	**Smp. (°C)**	**Lösl. pro l H_2O**	**LD_{50} mg/kg**	**pLD**
1-Chlordibenzo-*p*-dioxin	105	0,42 mg		
2,3-Dichlordibenzo-*p*-dioxin	163	0,015 mg		
2,3,7-Trichlordibenzo-*p*-dioxin	162	4,9 µg	3	5,2
1,2,3,6,7,8-Hexachlordibenzo-*p*-dioxin	285	27 ng	1,25	5,9
Octachlordibenzo-*p*-dioxin	330	0,3 ng	1	6

Eine Aufnahme von Dioxinen ist nicht vermeidbar, da es nahezu überall, wenn auch nur in sehr geringen Mengen vorkommt. In Schweden nimmt man vor allem durch den Verzehr von Fisch durchschnittlich 0,1 ng täglich auf. Dioxine werden in der Leber durch reduktive Enthalogenierung durch das Cytochrom P-450 metabolisiert. Über epoxidhaltige Zwischenstufen werden Chloratome abgespalten und Hydroxyfunktionen eingeführt. Das Seveso-Gift 2,3,7,8-Tetrachlordibenzodioxin ist dabei besonders stabil, so dass die biologische Halbwertzeit beim Menschen 6 bis 10 Jahre beträgt. Bei Konzentrationen von mehr als 800 ng/kg im Blutserum zeigen sich Symptome der Chlorakne. Beim ukrainischen Präsident Juschtschenko wurde eine Kon-zentration von 100 ppb Dioxin festgestellt, das sind 100 μg/kg, also die über 100-fache Menge, die zum Auslösen von sichtbaren Symptomen notwendig ist! Um die Giftigkeit einzelner Dioxine besser vergleichen zu können, wurde das Toxizitätsäquivalent TEQ eingeführt. Für das giftigste Dioxin, das 2,3,7,8-Tetrachlordibenzodioxin wurde der Wert auf 1 festgesetzt. Für das vollständig chlorierte Oktachlordibenzodioxin wird nur ein TEQ von 0,001 erreicht.

Eine schnelle Möglichkeit der Entgiftung ist für die Dioxine nicht bekannt. Ein möglicher Ansatz ist die Aufnahme von Fettersatzstoffen wie Olestra. Olestra wird im Darm nicht aufgenommen, löst aber bei der Darmpassage Teile des im Körperfett enthaltenen Dioxins, welches dann ausgeschieden wird.

29.1.4 Polychlorierte Dibenzofurane

Statt eines Dioxin-Systems haben die Dibenzofurane ein Furansystem als Brücke für die beiden Benzolringe. Auch die halogenierten Dibenzofurane entstehen als unwillkommenes Nebenprodukt von Verbrennungsprozessen. Ihre Giftigkeit, gemessen als TEQ-Wert, kommt denen der Dioxine nahe.

TEQ von polychlorierten Dibenzofuranen

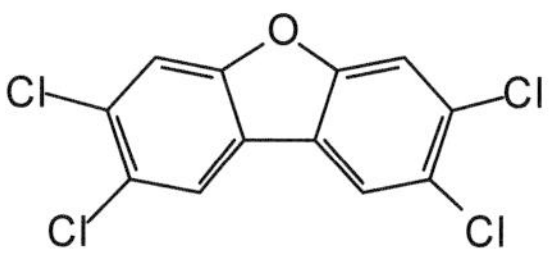

2,3,7,8-Tetrachlor-dibenzofuran
0,1

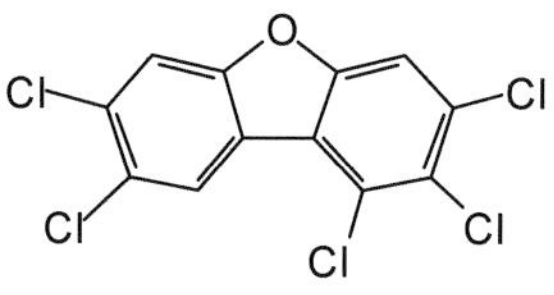

2,3,4,7,8-Pentachlor-dibenzofuran
0,01

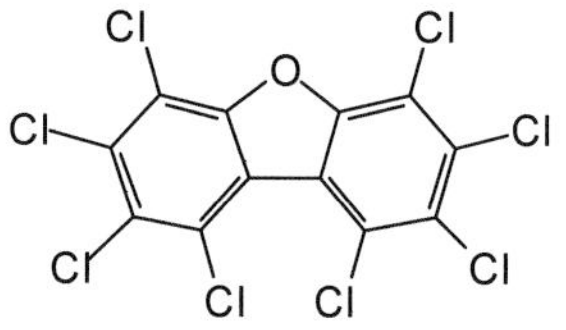

Oktachlor-dibenzofuran
0,001

29.1.5 Polychlorierte Biphenyle

Polychlorierte Biphenyle (PCB) wurden von 1930 an bis in die 80er Jahre in Transformatoren, elektrischen Kondensatoren, als Weichmacher in Lacken und Kunststoffen und als Hydraulikflüssigkeit verwendet. Insgesamt sollen etwa 1 Million Tonnen PCB hergestellt worden sein. Inzwischen sind die PCBs in den Klub des „dreckigen Dutzends“ aufgenommen worden und dürfen seit 2004 weltweit nicht mehr verwendet werden. Die PCBs haben ein Biphenylgerüst, an dem mindestens ein Wasserstoffatom durch ein Chloratom ersetzt wurde. Es gibt theoretisch 209 verschiedene PCBs, von denen aber nur etwa 50 eine wirtschaftliche Bedeutung hatten.

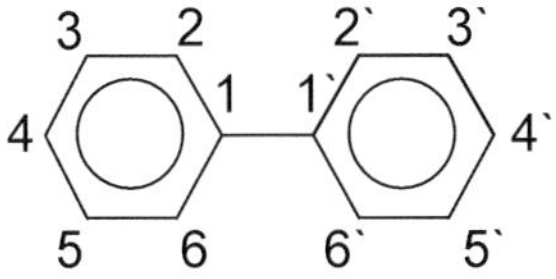

Nummerierung des Biphenyls

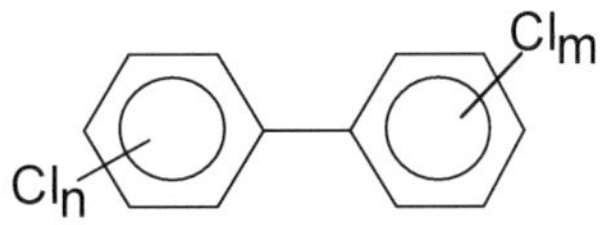

Polychlorierte Biphenyle (PCB)

Technische PCBs sind gelbliche, meist nahezu geruchlose Flüssigkeiten. Reine PCBs schmelzen bei 23 ° bis 200 °C. Sie sind chemisch stabil, schwer entflammbar und in Wasser fast unlöslich. Der biologische Abbau in der Natur läuft meist unter anaeroben Bedingungen ab.

Das 3,3´,4,4´,5-Pentachlorbiphenyl ist das giftigste PCB und hat einen TEQ von 0,1 (TEQ = 1 bei dem Seveso-Dioxin 2,3,7,8-Tetrachlordibenzodioxin). Andere Biphenyle sind deutlich ungiftiger.

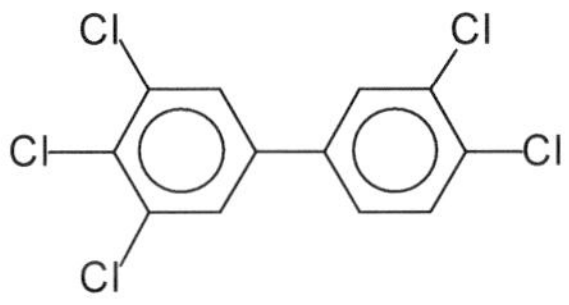

3,3´,4,4´,5-Pentachlorbiphenyl

TEQ: 0,1

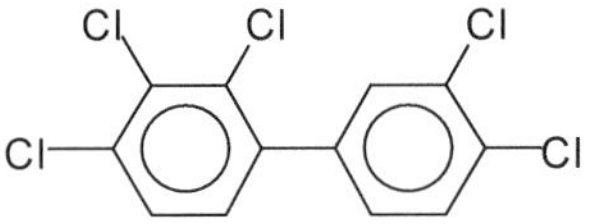

2,3,3´,4,4´-Pentachlorbiphenyl

TEQ: 0,001

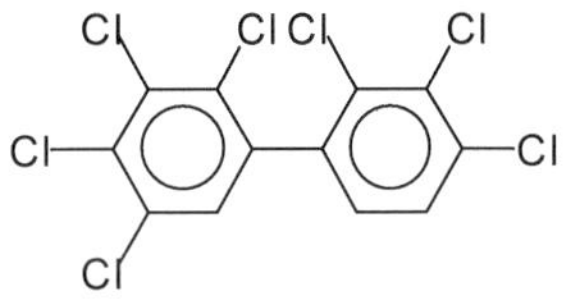

2,2´,3,3´,4,4´,5-Heptachlorbiphenyl

TEQ: 0,0001

Die nicht-*ortho*-substituierten PCBs sind am gefährlichsten, während die zweifach-*ortho*-substituierten PCBs anscheinend am harmlosesten sind. Da PCB-Mischungen viele verschiedene Stoffe enthalten, muss allgemein aber eine hohe Giftigkeit angenommen werden. Bei Meerschweinchen, die allgemein empfindlicher reagieren, liegt der LD_{50}-Wert für das 3,3´,4,4´,5,5´-Hexachlorbiphenyl bei 0,22 mg/kg.

Die akute Giftigkeit von PCBs bei Menschen ist gering, die chronische Giftigkeit aber schon bei geringen Mengen feststellbar. Es kommt zu Chlorakne, Haarausfall, Leberschäden, Teratogenität, Bioakkumulation in der Nahrungskette und Schädigung des Immunsystems. Die embryotoxische Wirkung wurde schon bei verschiedenen Tierarten festgestellt. Die PCBs stehen im Verdacht, wie Hormone zu wirken und zu Unfruchtbarkeit bei Männern führen zu können. Wie man es schon beim DDT erlebt hat, haben sich die PCBs über die ganze Welt verteilt und sind selbst schon in der Antarktis nachgewiesen worden. Nach der PCB-Richtlinie müssen Räume mit mehr als 3 μg/m^3 sofort saniert werden. Bei 0,3 μg/m^3 soll die Ursache der PCB-Belastung beseitigt und der Raum gut gelüftet werden.

29.1.6 Lindan

Lindan (γ-Hexachlorcyclohexan oder HCH) wurde 1825 von M. Faraday erstmals hergestellt. Die insektizide Wirkung wurde erst 1935 festgestellt. In Deutschland darf Lindan seit 1980 nur noch in der isomerenreinen γ-Hexachlorcyclohexan-Form eingesetzt werden. Die α– und β–Isomeren sind besonders schwer abbaubar. Die Herstellung erfolgt über die Chlorierung mit einem Überschuss Chlor am Benzol bei UV-Bestrahlung. Durch Umkristallisation in Methanol werden die Isomeren abgetrennt und das gewünschte γ-Hexachlorcyclohexan erhalten.

+ Cl_2 UV-Licht → + +

γ-Isomer	α-Isomer	β-Isomer
Smp.: 113 °C	Smp.: 160 °C	Smp.: 309 °C
LD_{50}: 100 mg/kg	LD_{50}: 177 mg/kg	LD_{50}: 6000 mg/kg
(Ratte, oral)	(Ratte, oral)	(Ratte, oral)

Das Isomerengemisch hat einen LD_{50}-Wert von 600 mg/kg. Lindan wurde als Insektizid in der Land- und Forstwirtschaft als Holzschutzmittel eingesetzt. Seit Ende 2007 darf Lindan in der EU nicht mehr als Insektizid eingesetzt werden.
Bei Hitzeeinwirkung zersetzt sich Lindan zu ätzendem Chlorwasserstoff und giftigem Phosgen. Es neigt zu starker Absorption an Algen und ist für Wasserorganismen giftig. Es reichert sich in der Nahrungskette über den Fisch bis zum Menschen an und steht im Verdacht, krebserregend zu sein. Es wird auch vermutet, dass Lindan das Blutbild verändert, Multiple Sklerose auslöst und die inneren Organe verändert. Landwirte, Handwerker, Chemiearbeiter und Hausbewohner waren dem Lindan in der Vergangenheit vor allem über Holzschutzmittel ausgesetzt. Im Frankfurter Holzschutzmittelprozess 1992 wurde festgestellt, dass es durch Lindan zu schweren Erkrankungen bei Menschen kam.

29.1.7 Polybromierte Dibenzodioxine und Dibenzofurane

Entsprechend den polychlorierten Dibenzodioxinen und Dibenzofuranen enthalten diese Verbindungen Brom statt Chlor. Sie entstehen bei der Verbrennung von bromhaltigen Kohlenwasserstoffen wie bromierten Flammschutzmitteln und bromhaltigen Kunststoffen. In verbleitem Benzin kam neben 1,2-Dichlorethan auch 1,2-Dibromethan vor. In der Flugasche von Müllverbrennungsanlagen liegt der Anteil der bromhaltigen PBDD und PBDF nur bei ein bis fünf %, da bromierte Verbindungen viel seltener als chlorierte vorkommen. PBDD sind etwa so giftig wie ihre chlorierten Analoga. Wie beim Seveso-Dioxin ist das Bromderivat 2,3,7,8-Tetrabromdibenzodioxin am giftigsten. Es hat einen TEQ-Wert von etwa 0,7.

TEQ für PBDD

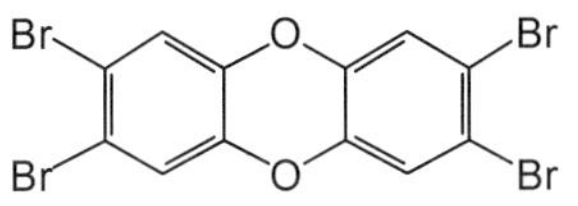

2,3,7,8-Tetrabrom-dibenzodioxin
0,7

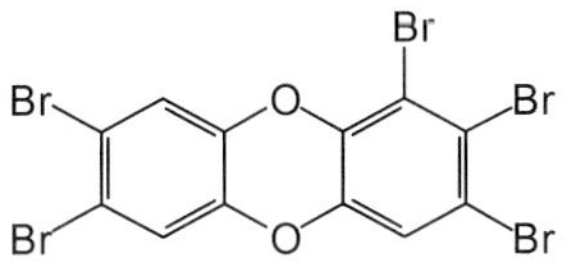

1,2,3,7,8-Pentabrom-dibenzodioxin
0,3

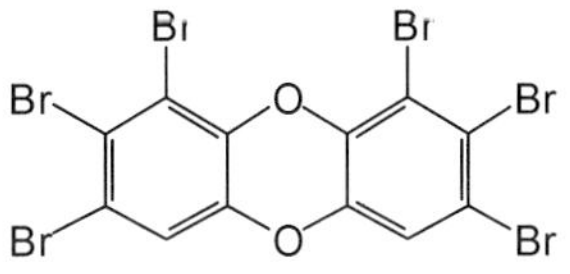

1,2,3,7,8,9-Hexabrom-dibenzodioxin
0,03

Anscheinend sind die bromierten Dibenzofurane noch giftiger als die Chloranaloga. Die bromierte Seveso-Dioxin-Variante wurde als erstes halogeniertes Dibenzodioxin bereits 1941 bei der Untersuchung von Biphenylenoxiden entdeckt. Im Gegensatz zu den chlorierten Dioxinen werden bei den PBDD und PBDF die Bromatome durch UV-Licht innerhalb von Minuten abgespalten, so dass Referenzsubstanzen für die Analytik lichtgeschützt aufbewahrt werden müssen. Für partikelgebundene PBDD und PBDF ist keine bequeme Zerstörung durch UV-Licht zu erwarten.
Bemerkenswert ist das natürliche, bromierte Dioxin Spongiadioxin A, welches der Meeresschwamm Dysidea dendyi als Abwehrstoff herstellt.

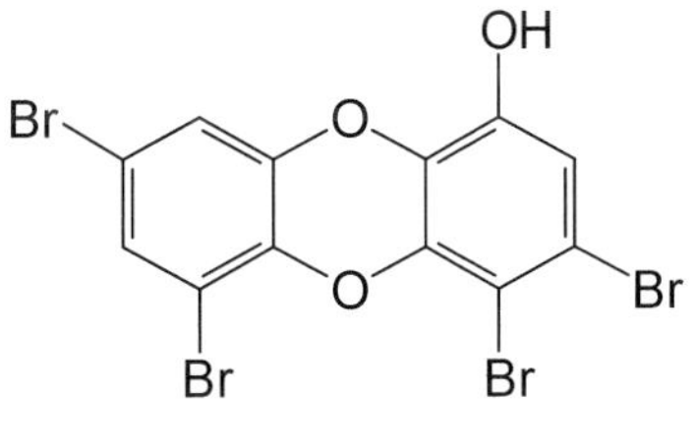

Spongiadioxin A

1-Hydroxy-3,4,6,8-tetrabromdibenzodioxin

29.2 Endosulfan und Methoxychlor

Endosulfan wurde 1950 als Insektizid eingeführt. Es wird aus Hexachlorcyclopentadien und *cis*-1,4-Diacetoxybut-2-en hergestellt. Endoständig enthält es einen inneren Sulfinsäureester. Es wird beim Anbau von Baumwolle, Kartoffeln, Äpfeln und Kaffee verwendet. Besonders Blattläuse, Kartoffelkäfer und die Mottenschildlaus werden durch Endosulfan bekämpft. 1980 lag die jährliche Weltproduktion bei 9.000 Tonnen.

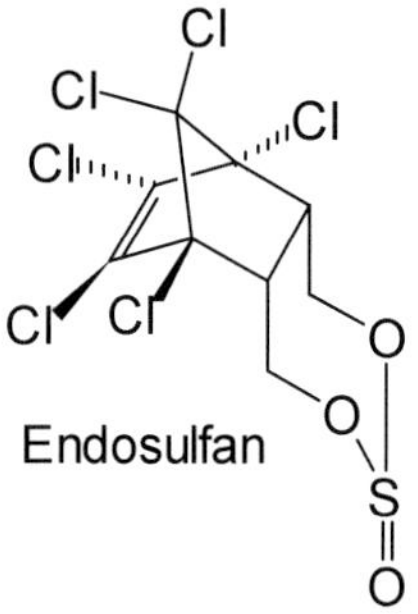

Endosulfan

Smp.: 109 °C
Sdp.: Zers.
Dichte: 1,75 g/cm^3
LD_{50}: 18 mg/kg (Ratte, oral)
pLD: 4,7

In der EU ist Endosulfan nicht mehr erlaubt, aber in Indien und in Brasilien wird es beim Kaffeeanbau eingesetzt. Für den deutschen Kaffeekonsumenten beruhigend: Im gerösteten Kaffee finden sich keine relevanten Mengen des Endosulfans. Beim Röstprozess ist das Insektizid zersetzt worden und seine Abbauprodukte verdampften. Beim Endosulfan wird ein Krebsrisiko angenommen. Endosulfan verhindert den Ca^{2+}- und Mg^{2+}-Transport, auch die ATPasen werden gehemmt. Das Endosulfan wirkt also als Nervengift, was zu Hyperaktivität, Zittern, Krämpfen, Atemnot und Brechreiz führt. Es gab schon tödliche Vergiftungen beim Menschen mit nur 35 mg/kg. Weil bei der Anwendung von DDT Resistenzen auftraten, suchte man nach Alternativen. Das wohl bekannteste DDT-Derivat ist das Methoxychlor.

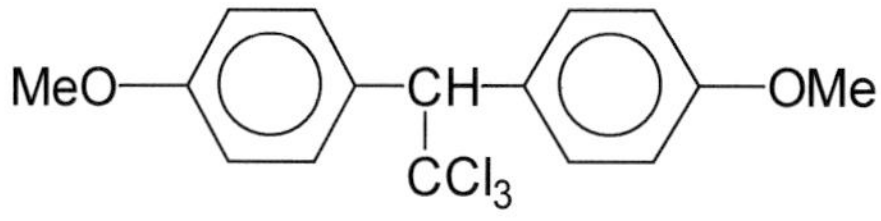

Methoxychlor
Smp.: 89 °C
Dichte: 1,75 g/cm^3
LD_{50}: 1,86 g/kg (Ratte, oral)
pLD: 2,7

Es wird immer noch verwendet. Methoxychlor hat eine viel geringere akute Giftigkeit als das DDT. Man vermutet die tödliche Dosis für Menschen für die orale Aufnahme bei 450 g. Kochsalz ist bei geringeren Mengen tödlich.

29.3 Polychlorierte Naphthaline

Die polychlorierten Naphthaline (PCN) wurden 1833 von A. Laurent erstmals erwähnt. Er fand heraus, dass bei Chlorierung von Naphthalin wachsartige Substanzen entstehen. Tatsächlich hat sich das Prinzip der Synthese seit damals nicht verändert. In einer geschmolzenen Mischung aus Naphthalin und 0,5 % eines Fe(III)- oder Sb(V)-Katalysators wird oberhalb der dem Stand der Reaktion entsprechenden Erweichungstemperatur so lange Chlor eingeleitet, bis der gewünschte Chlorierungsgrad erreicht ist. Seit Anfang des 20. Jahrhunderts wird PCN als Imprägnierungsmittel für die Kabelisolation eingesetzt. Unter verschiedenen Handelsnamen wie Nibrenwachs (Bayer) oder Halowax (Koppers Co.) fanden PCN entsprechend ihren physikalischen und chemischen Eigenschaften (hohe thermische und chemische Stabilität, nicht entflammbar, hoher elektrischer Widerstand, fungizid) verschiedenste Anwendungen.

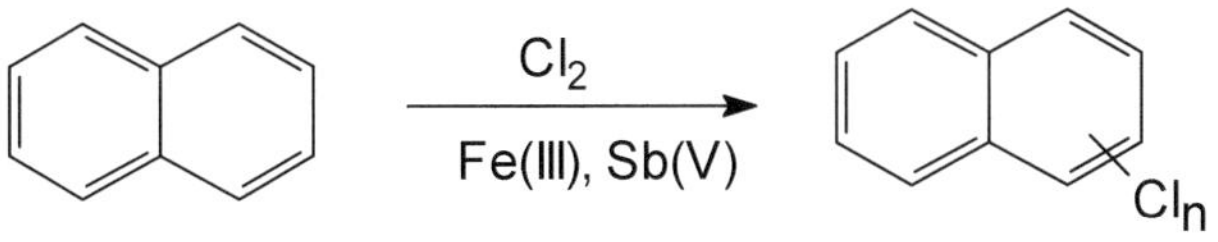

Cl_2
Fe(III), Sb(V)
Cl_n

PCN wurden als Isolator, Wärmeaustauscher oder als Zusätze in Schneideöl und Tauschmasse für wasser- und luftdichte Verriegelungen verwendet. Auch heute noch wird 1-Chlornaphthalin als Fungizid in der Holzwirtschaft benutzt. Bis zum Jahr 1998 wurden etwa 150.000 Tonnen PCN hergestellt, seit 1970 aber schon deutlich weniger. Es gibt insgesamt 75 verschiedene PCN, von denen 67 eingesetzt wurden. In der Technik werden die verschiedenen PCN mit dem Kürzel PCN-X bezeichnet, wobei X eine Zahl von 1 bis 75 sein kann. PCN sind toxikologisch bedeutend, da sie starke Gesundheitsschäden auch beim Einatmen verursachen.

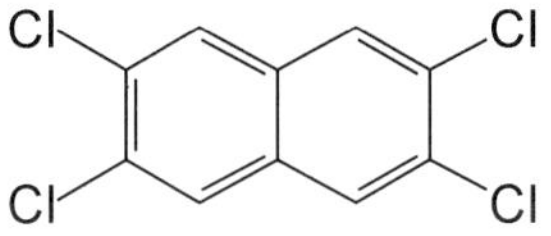

Cl Cl Cl Cl

2,3,6,7-Tetrachlornaphthalin
PCN-48

Subl.: 204 °C
Dichte 1,68 g/cm^3
LD_{50}: 3 mg/kg (Meerschweinchen, oral)
pLD: 5,5

Wie bei anderen chlorierten Kohlenwasserstoffen kann Chlorakne ausgelöst werden und eine steigende Anzahl von Chloratomen erhöht die Giftigkeit. Ab vier Chloratomen führen auch geringe Mengen zu schweren Schäden. Es ist wahrscheinlich, dass durch Luftoxidation am 2,3,6,7-Tetrachlornaphthalin das gefürchtete Seveso-Gift 2,3,7,8-Tetrachlordibenzodioxin gebildet wird.

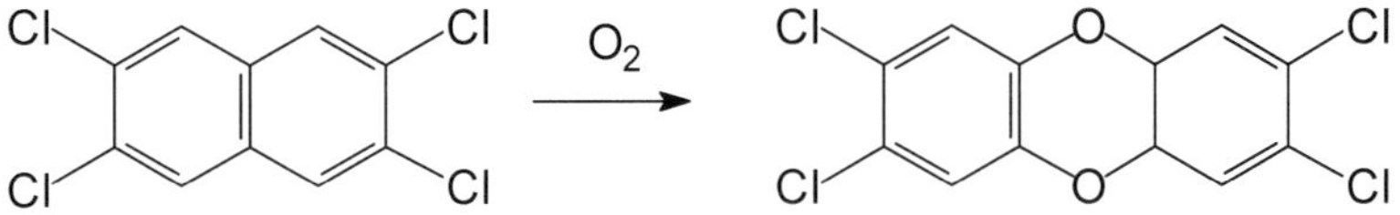

Cl Cl Cl Cl
O_2
Cl O Cl Cl O Cl

2,3,6,7-Tetrachlornaphthalin

2,3,7,8-Tetrachlordibenzodioxin
"Dioxin"

Der LD_{50}-Wert für das 2,3,6,7-Tetrachlornaphthalin liegt für Meerschweinchen bei nur 3 mg/kg und beim 1,2,3,5,6,7-Hexachlornaphthalin wurde immerhin noch ein TEQ von 0,002, also eine Giftigkeit von zwei Promille des Seveso-Dioxins festgestellt. Der industriellen Verbreitung entsprechend wurden die PCN im menschlichen

Fettgewebe und in der Muttermilch gefunden. Inzwischen wird angestrebt, die PCN als langlebige organische Schadstoffe zu verbieten.

29.4 Epichlorhydrin

Epichlorhydrin, 1-Chlor-2,3-epoxypropan, Chlormethyloxiran, ist eine farblose, nach Chloroform riechende Flüssigkeit.

Epichlorhydrin wird durch Umsetzung von Allylchlorid mit Hypochlorit und anschließender Behandlung mit Natriumhydroxid hergestellt.

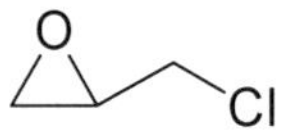

O Cl

Epichlorhydrin

Smp.: -48 °C
Sdp.: 116 °C
Dichte: 1,18 g/cm^3

Löslichkeit 60 g/l (Wasser):
LD_{50}: 90 mg/kg (Ratte, oral) pLD: 4

Verwendet wird Epichlorhydrin als Ausgangssubstanz zur Synthese von Zweikomponentenklebern und Epoxidharzen. Es ist giftig, krebserzeugend und wird auch durch die Haut aufgenommen.

Bekannt wurde Epichlorhydrin, als im Juli 1989 in der Deutschen Bucht mehrere 100 Fässer mit dieser Substanz auf einem niederländischen Frachter leck schlugen und das Schiff evakuiert werden musste. An der mehrere Wochen andauernden Bergung der Giftladung waren 150 Einsatzkräfte beteiligt, die z. T. ohne Schutzanzüge und mit falschen Atemfiltern ausgestattet waren. Viele klagten über Verätzungen und Atembeschwerden. 20 Jahre später sind laut Aussage der Gewerkschaft der Polizei neun der Männer an Krebs gestorben.

29.5 Polychlorierte Phenole

Das bedeutendste polychlorierte Phenol ist das Pentachlorphenol. Es entsteht aus der Hydrolyse von Hexachlorbenzol und wurde früher häufig als Fungizid eingesetzt. In Deutschland ist die Anwendung seit 1986 verboten.

Die anderen polychlorierten Phenole entstehen meist als Nebenprodukte der Pentachlorphenol-Synthese. Da sie tränenreizend sind, wurden sie auch bereits als Kampfstoff eingesetzt. Alle polychlorierten Phenole sind schlecht wasserlöslich und werden nur schwer in der Natur abgebaut. Eine Erhöhung des Chloranteils vergrößert tendenziell Schmelzpunkt, Dichte und Giftigkeit.

Tab. 29-5 Daten einiger polychlorierter Phenole

Stoff	Smp. (°C)	Dichte g/cm^3	LD_{50} mg/kg (Ratte, oral)	pLD
p-Chlorphenol	43	1,31	670	3,2
2,4-Dichlorphenol	45	1,38	47	4,3
3,4-Dichlorphenol	66		1.685	2,8
2,4,6-Trichlorphenol	69	1,68	820	3,1
2,3,5,6-Tetrachlorphenol	113	1,6	109 (Maus)	4
Pentachlorphenol	191	1,98	27	4,6

Strukturen einiger polychlorierter Phenole

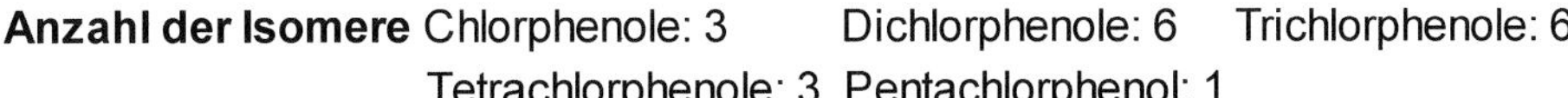

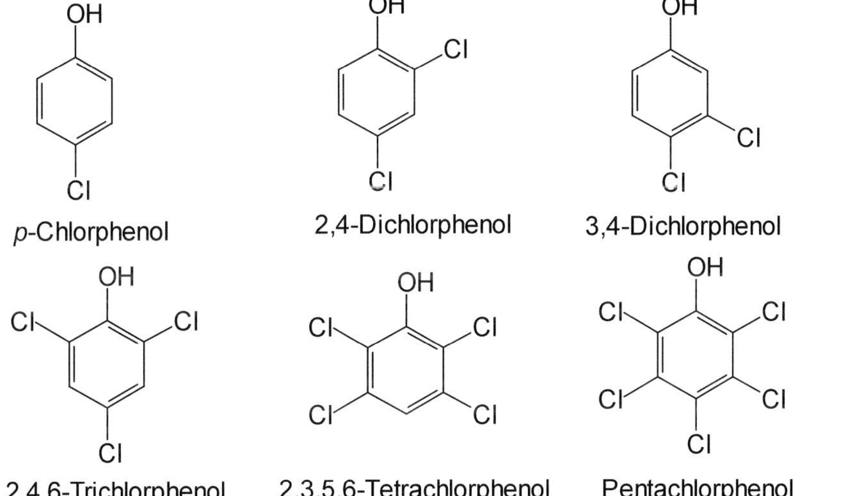

30 Organische Phosphorsäureester und andere Insektizide

30.1 Organische Phosphorsäureester als Insektizide

Diese Stoffklasse unterscheidet sich von den vorangegangenen chlorierten Kohlenwasserstoffen dadurch, dass die organischen Phosphorsäureester biologisch gut abbaubar sind und sie weder außerhalb noch innerhalb von Organismen gespeichert werden. Sie sind in Wasser schlecht und in organischen Lösungsmitteln gut löslich. Die akute Giftigkeit ist z. T. erheblich und es gibt eine Vielzahl von Vergiftungen bei gewerblichem Umgang oder bei Mord und Selbstmord.

Der erste organische Phosphorsäureester wurde 1854 mit dem Tetraethylpyrophosphat (TEPP) hergestellt. Ab 1934 untersuchte G. Schrader bei den I.G. Farben systematisch diese Verbindungen. Sie werden als Kontaktinsektizide, zur Malariabekämpfung und als Fungizide eingesetzt. Einige besonders giftige und leichtflüchtige Phosphorester erlangten traurige Berühmtheit als chemische Kampfstoffe. Die Giftigkeit der Phosphorester hängt davon ab, wie rasch der Warmblüter die Verbindung entgiften kann. Die Phosphorester blockieren das Enzym Acetylcholinesterase, was zur Aktivierung der Acetylcholinrezeptoren an den Nervensynapsen führt. Es kommt zu Erbrechen, Durchfall, Schweißausbrüchen, Muskelzucken, Atemlähmung und Krämpfen.

30.1.1 Parathion – E 605

Parathion ist ein Ester der Thiophosphorsäure. Chemisch präzise wird es *O,O*-Diethyl-*O*-(*p*-nitrophenyl)-thiophosphorsäureester genannt, ist in technischer Qualität eine bräunliche Flüssigkeit mit charakteristischem Geruch. Sie ist giftig für Warmblüter und Insekten, aber nicht für Pflanzen.

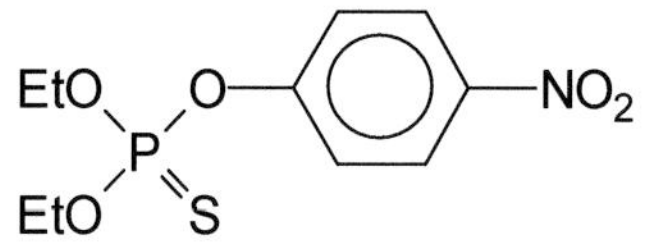

EtO, O–C₆H₄–NO₂ / P(=S) / EtO

Parathion (E 605)

Smp.: 6,1 °C
Sdp.: 375 °C
Dichte: 1,27 g/cm^3
MAK: 0,1 mg/m^3
LD_{50}: 2 mg/kg (Ratte, oral)
pLD: 5,7

Parathion löst sich zu 24 mg/l in Wasser und wirkt auch als Kontaktgift. Die Substanz wurde von G. Schrader 1944 entwickelt. E 605 steht dabei für den 605. Versuch im Laborjournal der Chemotechnikerin E. Ewe. Um tödliche Verwechslungen mit Lebensmittelzusatzstoffen zu verhindern, gibt es keinen Lebensmittelzusatzstoff E 605.

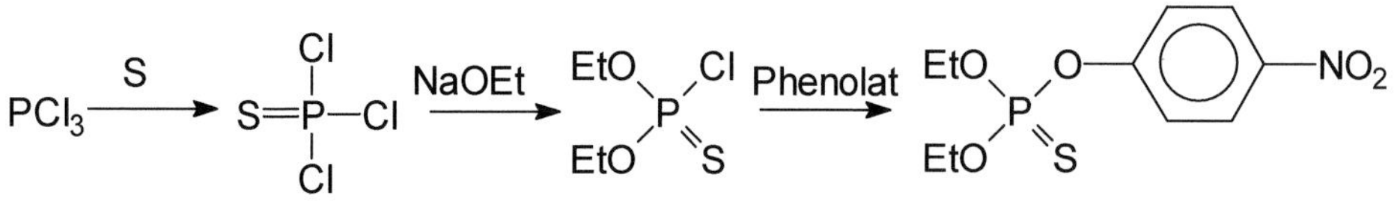

$$PCl_3 \xrightarrow{S} S{=}PCl_3 \xrightarrow{NaOEt} (EtO)_2P(=S)Cl \xrightarrow{Phenolat} (EtO)_2P(=S)O\text{–}C_6H_4\text{–}NO_2$$

Parathion (E 605)

Der LD_{lo}-Wert für Menschen beträgt 0,17 mg/kg. Das bedeutet, dass für einen 70 Kilogramm schweren Menschen schon mal 12 mg E 605 als tödliche Dosis ausgereicht hat.

Seit 1948 wurde E 605 in Deutschland verwendet. Die Substanz durfte nur gegen Vorlage des Personalausweises erworben werden. Seit 2001 ist die Anwendung innerhalb der Europäischen Union verboten. Traurige Berühmtheit erlangte E 605 als Mordmittel. Eine 28-Jährige aus Worms tötete im Dezember 1952 ihren alkoholkranken Ehemann mit E 605 im Bier. Ein Jahr später gab sie ihrem Schwiegervater E 605 in die Milch. Kurze Zeit später fiel er nach Zick-Zack-Fahrt tot vom Rad. Der untersuchende Arzt stellte einen plötzlichen Herztod fest. Im Februar 1954 schließlich wollte die Serientäterin die Mutter ihrer besten Freundin mit einer vergifteten Praline, einem Schokoladenpilz mit Likörfüllung, beseitigen. Ungeplanterweise aß ihre Freundin einen Teil davon, wegen dem unangenehmen Geschmack hatte sie größere Teile ausgespuckt und brach nach einigen Minuten zusammen. Den Rest der vergifteten Köstlichkeit fraß der Familienhund, der noch früher verstarb als seine Besitzerin. Daraufhin wurde die Polizei informiert und erst nach längeren Untersuchungen wurde E 605 im Magen der Toten festgestellt. Die Dreifachmörderin legte nach einer Woche ein Geständnis ab und verbrachte nach einem Aufsehen erregenden Prozess und einem Gerichtsurteil, das auf lebenslängliche Haft lautete, seit September 1954 die nächsten 23 Jahre in Haft. Die Sensationspresse stürzte sich begierig auf den Prozess und machte das sogenannte „Wormser Gift“ E 605 als Modegift für Mord und Selbstmord für die nächsten Jahre sehr populär. Allein acht Selbstmorde innerhalb von 24 Stunden Anfang März 1954 gingen auf das Konto von E 605 [125].

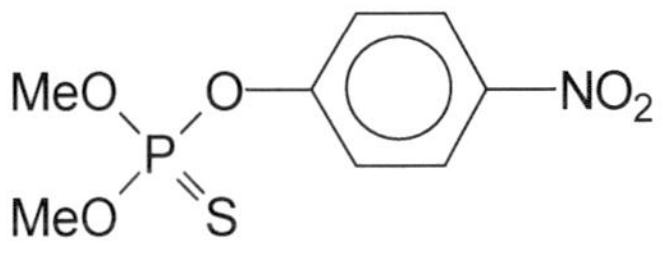

MeO, O–C₆H₄–NO_2; P; MeO, S

Parathion-Methyl

Smp.: 35 °C
Sdp.: 154 °C
Dichte: 1,36 g/cm^3
LD_{50}: 6 mg/kg (Ratte, oral)
pLD: 5,2

Beim Parathion-Methyl sind statt Ethoxygruppen Methoxygruppen am Phosphor gebunden. Seit 2003 darf Parathion-Methyl in der EU nicht mehr eingesetzt werden. 1999 kam es zu einem schweren Vergiftungsfall in Südamerika, als Milchpulver mit Parathion-Methyl verunreinigt war und 24 Kinder starben.

Gegen eine Parathion-Vergiftung wurde lange Zeit hochdosiertes Atropin eingesetzt. Es werden 2 bis 5 mg Atropinsulfat alle 10 min i.v. gegeben (z. T. Gesamtdosen von mehreren 100 mg) bis zur erkennbaren Normalisierung der vegetativen Funktionen. Atropin dockt an den gleichen Rezeptoren wie Acetylcholin an, allerdings ohne sie zu aktivieren. Dadurch wird das Auslösen neuer Nervenreize verhindert. Atropin ist auch giftig, daher werden auch Oxime eingesetzt, um die von dem Parathion stammende Phosphatgruppe von der Acetylcholinesterase zu lösen und wieder funktionstüchtig zu machen. Neben Atropin wird als Gegengift gegen Phosphorsäureester wie E 605 oder Kampfstoffe wie Sarin auch der weiße Feststoff Obidoximchlorid eingesetzt. Es wirkt als Acetylcholinesterase-Reaktivator, wenn dieses Enzym durch Phosphorsäureester blockiert ist. Es gibt für Soldaten Autoinjektoren mit 2 mg Atropin und 220 mg Obidoximchlorid. Unspezifisch, aber erstaunlich wirksam kann der Phosphorester auch mit Aktivkohle gebunden werden.

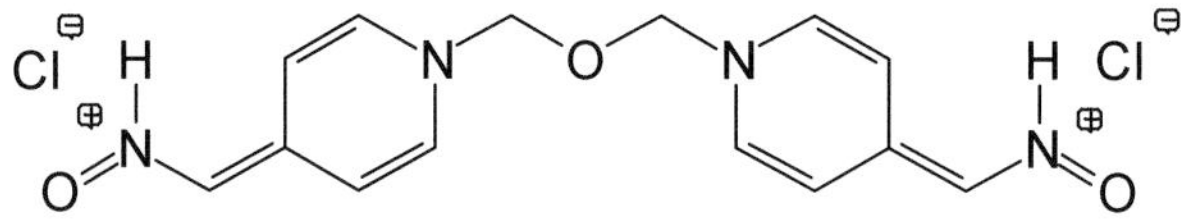

Obidoximchlorid
Smp.: 225 °C (Zers.)
LD_{50}: 172 mg/kg (Maus, i.m.)
pLD: 3,8

30.1.2 Weitere organische Phosphorsäureester als Insektizide

Bromophos besteht unter Normalbedingungen aus farblosen Kristallen, die nach Schwefelverbindungen riechen und enthält, wie es der Name andeutet Brom. Es wird als Insektizid eingesetzt.

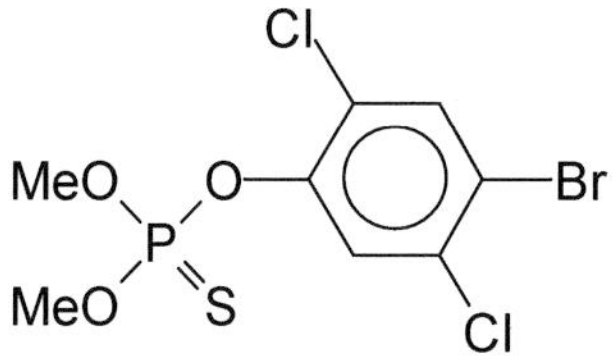

Bromophos

Sdp.: 140 °C (0,013 mbar)
Löslichkeit: 40 mg/l (H_2O)
100 g/l (MeOH)
900 g/l (Xylol)
LD_{50}: 1,6 g/kg (Ratte, oral)
pLD: 2,8

Dichlorvos wurde 1951 als Insektizid eingeführt und ist in technischer Qualität eine viskose, farblose bis leicht bräunliche Flüssigkeit mit aromatischem Geruch. Dichlorvos wird durch Umsetzung von Trimethylphosphit mit Chloral hergestellt. 1984 betrug die weltweite Produktion 4.420 Tonnen. Dichlorvos wird als Kontakt- und Fraßgift gegen Schädlinge im Hygienebereich und der Landwirtschaft eingesetzt. Da nach einer EU-Richtlinie seit 2006 keine Dichlorvos-Rückstände in Lebensmitteln nachweisbar sein dürfen, wurden die Zulassungen für dichlorvoshaltige Pflanzenschutzmittel widerrufen und seit Dezember 2012 wird es in der EU nicht mehr verwendet.

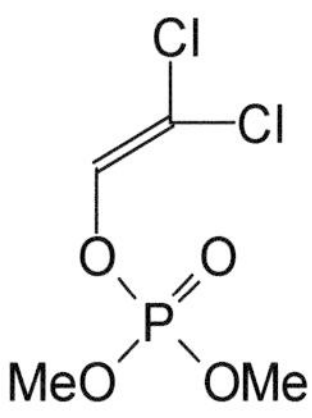

Dichlorvos

Smp.: 26 °C
Sdp.: 234 °C
Dichte: 1,43 g/cm^3
Löslichkeit: 10 g/l (H_2O)
MAK: 1 mg/m^3
LD_{50}: 17 mg/kg (Ratte, oral)
pLD: 4,8

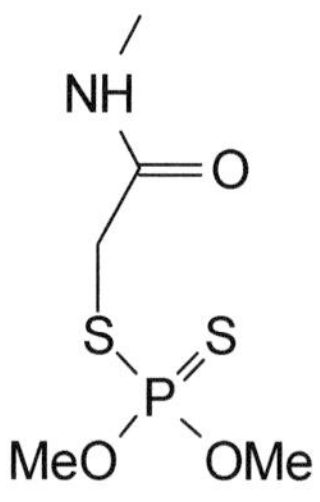

Dimethoat

Smp.: 52 °C
Sdp.: 117 °C (0,1 mbar)
Dichte: 1,28 g/cm^3
Löslichkeit: 25 g/l (H_2O)
LD_{50}: 390 mg/kg (Ratte, oral)
pLD: 3,4

Das Dimethoat, ein weißer unangenehm riechender Feststoff, der deutlich weniger giftig als die bisher genannten Phosphorester ist, wird nur als gesundheitsschädlich eingestuft und noch heute als Pflanzenschutzmittel eingesetzt. In Obst und Gemüse darf allerdings maximal nur 1 mg/kg nachweisbar sein. Das Dimethoat wird seit 1950 verwendet. Mit 25 g/l ist es für diese Stoffklasse relativ gut in Wasser löslich.

Strukturen einiger Phosphorsäureester

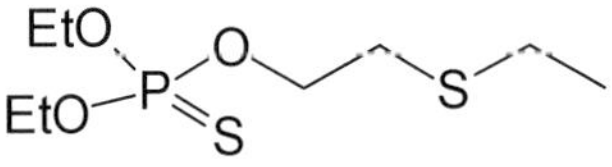

Demeton-O 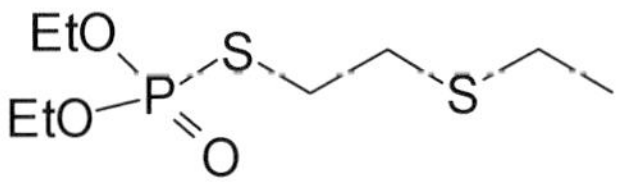 Demeton-S 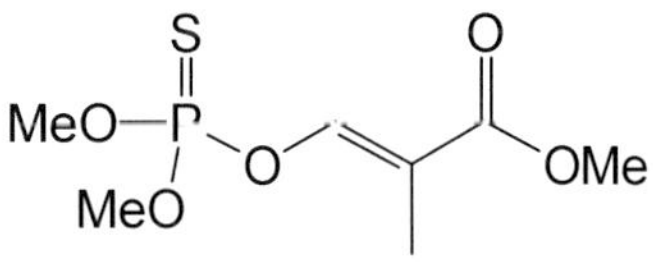 Methacrifos

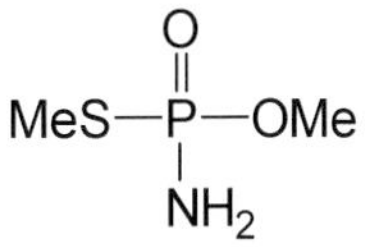

Methamidophos 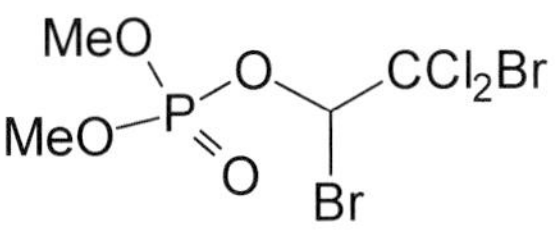 Naled 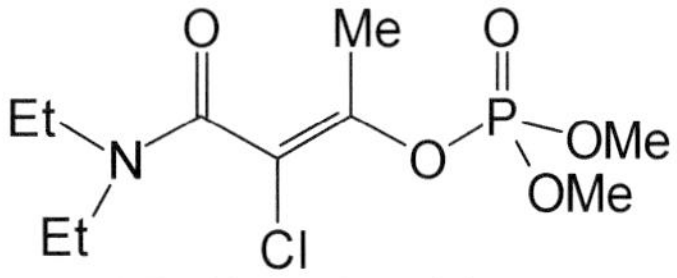 (*Z*)-Phosphamidon

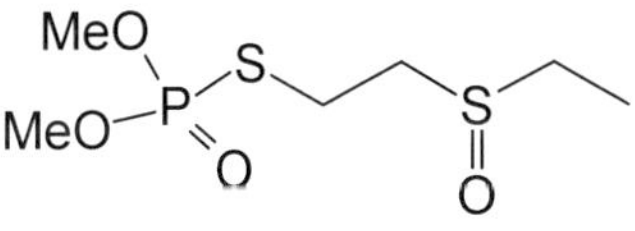

Oyxdemeton-methyl 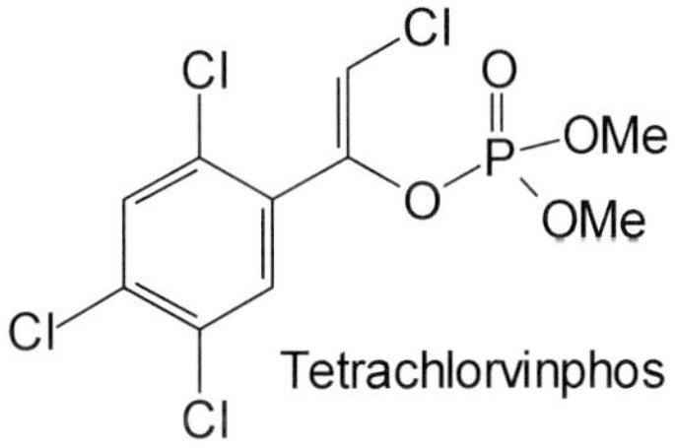 Tetrachlorvinphos

Tab. 30-1 Daten einiger Phosphorsäureester

Stoff	Smp. (°C)	Sdp. (°C)	Löslichkeit mg/l (H_2O)	LD_{50} mg/kg (Ratte, oral)	pLD
Demeton-O		272	60	7,5	5,1
Demeton-S	95-97		2.000	1,5	5,8
Malathion	3		145	290	3,5
Methacrifos			400	678	3,2
Methamidophos	45		beliebig	7,5	5,1
Naled	27			92	4
Oxydemeton-methyl	-20		beliebig	30	4,5
Phosphamidon	122		beliebig	20	4,7
Tetrachlorvinphos	97-98		11	480	3,3

30.2 Chemische Kampfstoffe auf Phosphoresterbasis

30.2.1 Sarin

Bei der Untersuchung der organischen Phosphorsäureester auf Anwendung als Insektizide wurden einige besonders giftige Verbindungen gefunden, die eine Karriere als chemische Kampfstoffe gemacht haben. Es handelt sich dabei entgegen der landläufigen Meinung keineswegs um Giftgase: Es sind Flüssigkeiten, die aber einen so großen Dampfdruck und so hohe Giftigkeit haben, dass durch Einatmen schnell eine tödliche Dosis aufgenommen werden kann.
Sarin (Methylfluorphosphorsäureisopropylester) ist ein phosphorhaltiger Nervenkampfstoff, den es in zwei Enantiomeren gibt, und der ein Abfallprodukt der Insektizidforschung ist. Sarin wurde 1939 von Schrader, Amros, Rüdriger und Linde entdeckt, deren Namen die Buchstaben für den Trivialnamen Sarin hergaben.

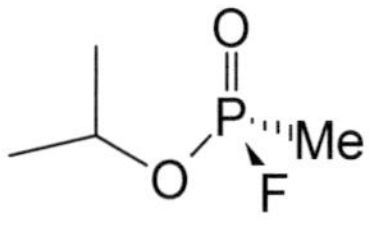

(*R*)-Sarin

Smp.: -56 °C
Sdp.: 147 °C
Dichte: 1,09 g/cm^3
LD_{50}: 0,55 mg/kg (Ratte,oral)
pLD: 6,3

Technisches Sarin ist leicht bräunlich und gut in Wasser löslich. Bis 1944 wurden etwa 30 Tonnen Sarin in Deutschland hergestellt. Die Synthese von Sarin kann durch Umsetzung von Dimethylmethylphosphonat mit Thionylchlorid und anschließender Fluorierung mit Flusssäure erfolgen. Das so entstandene Methylphosphonsäuredifluorid ist die erste Komponente eines Binärkampfstoffes. Erst die Reaktion mit der zweiten Komponente, Isopropylalkohol, lässt das hochgiftige Sarin entstehen [294].

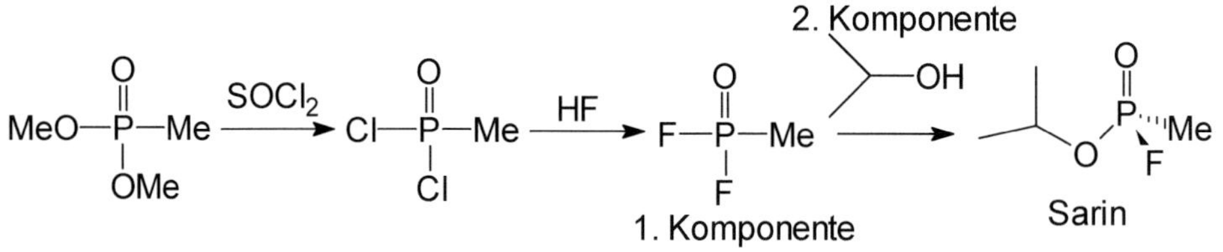

MeO–P(=O)(OMe)–Me —$SOCl_2$→ Cl–P(=O)(Cl)–Me —HF→ F–P(=O)(F)–Me (1. Komponente) —(2. Komponente: Isopropylalkohol, OH)→ Sarin

Die deutsche Wehrmacht glaubte, mit Sarin und Tabun eine Geheimwaffe im Köcher zu haben. Tatsächlich wurde das chemische Wissen den Russen zugespielt und A. Arbusow (1877-1968), der russische Phosphorester-Experte schlechthin, konnte 1943 in Kasan, weit weg von der Weltkriegsfront, Sarin herstellen. Ironischerweise hatten erst Arbusows wissenschaftliche Vorarbeiten auf dem Gebiet der Phosphorchemie G. Schrader den Weg zum Tabun und Sarin gewiesen. Um auf Nummer Sicher zu gehen, entwickelte M. Kabatschnik (1908-1997) aus Moskau eine Methode, um Sarin großtechnisch herzustellen. Dafür bekam Kabatschnik 1947 den Stalin-

preis erster Klasse, während sein Konkurrent Arbusow erst ein Jahr später ausgezeichnet wurde [242]. Bei den Giftaerosolen war naturgemäß der Krieg der Vater aller Dinge. Der geneigte Leser mag sich darüber wundern, dass die hier genannten Giftexperten trotz ihres gefährlichen Arbeitsgebietes alle über 85 Jahre alt wurden. Der LD_{50}-Wert liegt für Sarin bei 100 mg/m^3 für eine einminütige Aufnahme durch die Atemluft. Wirkweise, Vergiftungssymptome sowie Therapie sind bei Sarin vergleichbar mit den anderen Nervenkampfstoffen auf organischer Phosphorsäureesterbasis.
Der britische Soldat Ronald Maddison glaubte, im Mai 1953 an einer Schnupfenmittelstudie teilzunehmen. In einer militärischen Geheimanlage nahe Salisbury ließ er sich 200 mg Sarin auf seine Uniform tropfen. Sein Lohn waren drei Tage Urlaub und eine Geldsumme, die für einen Verlobungsring gedacht war. Er sollte seine Hochzeit nie erleben, stattdessen einen sehr schnellen Tod. Bereits nach einer Viertelstunde klagte er über Übelkeit. Trotz sofortiger intensiver medizinischer Betreuung mit Atropin, reinem Sauerstoff, Nicethamid und Adrenalin verstarb er eine dreiviertel Stunde nach Aufnahme des Stoffes. Alle Beteiligten wurden zu Stillschweigen verpflichtet, so dass dieser Vorfall erst über 50 Jahre später ans Tageslicht kam.
Sarin fand im Krieg zwischen Iran und Irak und im syrischen Bürgerkrieg im Jahr 2013 Anwendung. Bekannt wurde Sarin auch durch einen Anschlag auf die U-Bahn in Tokio im März 1995. Es wurden 12 Menschen getötet und es gab Hunderte Verletzte. Bereits im März 1994 gab es sieben Tote durch einen Sarin-Anschlag der Aum-Sekte im japanischen Matsumoto. Der Anführer Asahara Shoko wurde als Verantwortlicher 2004 zum Tode verurteilt. Im Juli 2018 wurde das Urteil vollstreckt.

30.2.2 Soman

Auch ein Nobelpreis schützt nicht davor, sein Wissen, seine Fähigkeit und seine Intelligenz zur Produktion der Büchse der Pandora herzugeben. So wie Fritz Haber (Nobelpreis 1918) im I. Weltkrieg Phosgen als Giftgas herstellte, entwickelte Richard Kuhn (Nobelpreis 1938) zusammen mit Konrad Henkel 1944 das Soman. Technisches Soman ist eine bräunliche Flüssigkeit mit campherartigem Geruch. Es ist der giftigste chemische Kampfstoff des II. Weltkriegs, wurde aber nur in geringen Mengen für Testzwecke produziert.

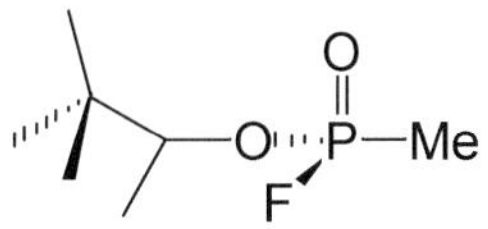

Soman

Smp.: -70 °C
Sdp.: 190 °C
Dichte: 1,01 g/cm^3
Löslichkeit: 21 g/l (H_2O)
LD_{50}: 0,4 mg/kg (Ratte, oral)
pLD: 6,4

Nach dem II. Weltkrieg wurde Soman von der Sowjetunion in großen Mengen hergestellt. Zur Perfektionierung der Gefährlichkeit wurde Soman mit einem organischen Polymer versetzt, um bei einem Einsatz eine langanhaltende Verseuchung der Gebiete zu gewährleisten. Wirkweise, Vergiftungssymptome sowie Therapie sind bei Soman vergleichbar mit den anderen Nervenkampfstoffen auf organischer Phosphorsäureesterbasis.

30.2.3 Tabun

1936 fand G. Schrader (1903-1990), der als Entwicklungschemiker bei den I.G. Farben arbeitete, bei der Beschäftigung mit Phosphorsäureestern eine klare, leicht fruchtig riechende Flüssigkeit. Auf der Fahrt nach Hause litt er plötzlich an Atemnot und Beklemmung, woraufhin sich seine Pupillen verengten. Er hatte sich unwissentlich mit Tabun vergiftet. Es wäre fast tödlich für ihn gewesen. Technisches Tabun ist eine bräunliche Flüssigkeit mit bittermandelartigem Geruch. Im Gegensatz zu den Phosphorsäureestern, die als Insektizide eingesetzt werden, ist Tabun wie auch die anderen Kampfstoffe auf Phosphorsäureesterbasis relativ gut in Wasser löslich.

(*R*)-Tabun (*S*)-Tabun

Smp.: -48 °C
Sdp.: 246 °C (Zers.)
Dichte: 1,08 g/cm³
Löslichkeit: 72 g/l (H_2O)
LD_{50}: 3,7 mg/kg (Ratte, oral)
pLD: 5,4

Von Tabun gibt es zwei Enantiomere, da das Phosphoratom ein chirales Zentrum ist. In organischen Lösungsmitteln sind alle organischen Phosphorsäureester sehr gut löslich. In Dyhernfurth nahe Leipzig wurde Tabun ab 1940 in größeren Mengen hergestellt. Die deutsche Wehrmacht hatte insgesamt 12.000 Tonnen Tabun zur Verfügung, eine Menge, die rechnerisch die damalige Menschheit dutzendfach hätte töten können. Tabun kam nie zum Einsatz. Die deutschen Bestände wurden nach Kriegsende in Granaten und Bomben abgefüllt und in der Ostsee versenkt. Die verrosteten Behältnisse bedrohen inzwischen die Fischbestände. Die westlichen Alliierten fanden nach dem II. Weltkrieg in der Lüneburger Heide ahnungslos Tabun in Bomben mit drei grünen Ringen. Wie schon bei den legendären Raketenforschern machten sie daraufhin Jagd auf deutsche Giftexperten. So durften G. Schrader und andere Chemiker den Amerikanern mit Wissen aushelfen, so dass sie in den 50er Jahren ausreichend mit Tabun versorgt waren. Auch Saddam Hussein soll während des Iran-Irak-Kriegs 1988 Tabun gegen die eigene Bevölkerung im kurdischen Nordirak eingesetzt haben.

Tabun kann durch Atmung und über die Haut aufgenommen werden. Ein Ganzkörperschutz ist daher erforderlich. Wie bei den erheblich harmloseren phosphorsäureesterhaltigen Pflanzenschutzmitteln blockiert Tabun die Acetylcholinesterase, welche im Nervensystem den Neurotransmitter Acetylcholin aufspaltet und für die Reizleitung verantwortlich ist [264]. Eine Vergiftung mit Tabun führt zu einer Dauererregung. Es folgen Kopfschmerzen, Übelkeit, Erbrechen, Durchfall, Augenschmerzen, Krampfanfälle, Zittern, Zucken, Verwirrtheit, Bewusstlosigkeit und schließlich Tod durch Atemlähmung. Bei der Aufnahme durch die Atmung beträgt die Latenzzeit wenige Minuten, bei Aufnahme durch die Haut können die Vergiftungserscheinungen nach 30 Minuten auftreten. Bei einer tödlichen Dosis tritt der Tod nach wenigen Minuten ein. Gegenmaßnahme bei oraler Aufnahme ist medizinische Kohle (1 g/kg Körpergewicht). Bei Aufnahme über die Haut sollte das Vergiftungsopfer entkleidet werden und mit Polyethylenglycol und anschließend mit Seife und Wasser gespült werden. 2 mg Atropin intravenös ist das spezielle Antidot, mit welchem auch die NATO-Soldaten bei Einsatz in gefährdeten Gebieten ausgerüstet werden. Vorbeugend können Oxim-Tabletten eingenommen werden. Auch als Nachbehandlung werden Oxime eingesetzt. Nach überstandener akuter Vergiftung kann es durch Nichtbeherrschung von Sekundärkomplikationen zu Todesfällen kommen. Räume, die mit Tabun verseucht sind, sollen mit Alkalilaugen, Hypochlorit-Lösungen und Peroxiden dekontaminiert werden. Nach 14 Tagen hat sich der Stoff meist verflüchtigt.

30.2.4 Weitere bekannte Nervenkampfstoffe

Ebenfalls aus der Pflanzenschutzmittelforschung stammen das 1955 erstmals hergestellte Amiton, Tetram oder auch kurz VG genannt, das ein Feststoff ist. Daraus entwickelt wurde das VX, welches einen hohen Siedepunkt hat, sich daher nach dem Einsatz kaum verflüchtigt und lange am Ort bleibt. Bei VX reichten schon die Aufnahme von 0,3 mg oral oder 7 mg über die Haut, um einen Menschen zu töten. VX ist damit deutlich giftiger als Soman, Sarin oder Tabun. Bis 1997 wurde VX noch von den USA hergestellt, bis es zu einer Chemiewaffenkonvention kam.

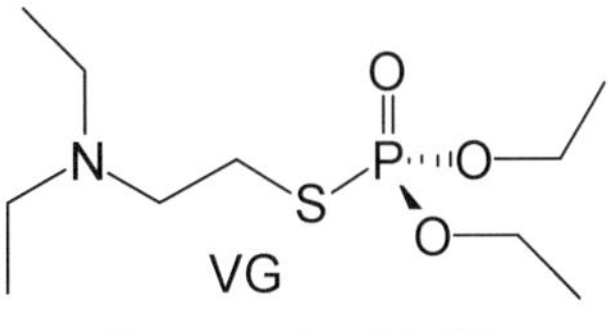

VG

Smp.: unter 25 °C
Sdp.: 110 °C (0,6 mbar)
LD_{50}: 3,3 mg/kg (Ratte, oral)
pLD: 5,5

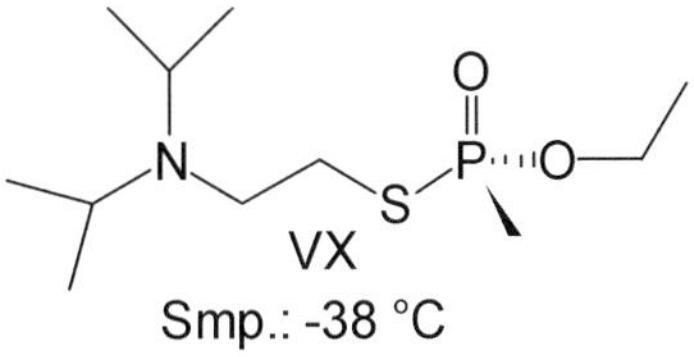

VX

Smp.: -38 °C
Sdp.: 298 °C
Dichte: 1,01 g/cm^3
Löslichkeit: 3 g/l (H_2O)
LD_{50}: 7 µg/kg (Ratte, i.v.)
pLD: 8,2

Wirkweise, Vergiftungssymptome sowie Therapie sind bei den V-Nervenkampfstoffen vergleichbar mit den anderen Nervenkampfstoffen der G-Reihe (Soman, Tabun, Sarin). Am 13. Februar 2017 wurde offensichtlich VX-Aerosol verwendet, um den abtrünnigen Halbbruder des nordkoreanischen Machthabers Kim Jong-un zu töten. Doan Thi Huong, eine ehemalige Teilnehmerin einer vietnamesischen Casting-Sendung mit Erfahrung in vielen Reality-TV-Formaten Vietnams, sprühte Kim Jong-nam auf dem Flughafen von Kuala Lumpur eine Flüssigkeit ins Gesicht. Das überraschte Opfer starb ca. 20 Minuten später auf dem Weg zum Krankenhaus mit den Worten „Schmerzen, Schmerzen, Schmerzen." Die 28-jährige Attentäterin behauptete nach ihrer Verhaftung, sie hätte geglaubt, bei einer Scherzsendung mit versteckter Kamera dem Opfer einen harmlosen Streich zu spielen. Es wurde spekuliert, dass der nordkoreanische Geheimdienst hinter dem Mordanschlag steckte, da Kim Jong-un den im Exil lebenden Halbbruder als Konkurrenten fürchtete.
Als der ehemalige KGB-Oberst Sergei Skripal und seine Tochter in Salisbury, England, im März 2018 vergiftet wurden, kam es zu Spekulationen, dieser Anschlag sei mit Nowitschok, einer russischen Weiterentwicklung des Giftaerosols VX, durchgeführt worden. Die Giftigkeit sei noch stärker als von VX. Es wurde behauptet, der LD_{50}-Wert für die Aufnahme über die Haut läge bei 140 μg/kg (bei Tabun liegt er bei 18 mg/kg). Der LD_{50}-Wert für die orale Einnahme könnte für das N 5 (A-232) sogar bei 1 μg/kg liegen und wäre damit der giftigste synthetische Stoff überhaupt [295]. Im August 2020 wurde in Tomsk der Kreml-Kritiker Alexei Nawalny mit Nowitschok vergiftet und überlebte wohl nur durch einen längeren Klinikaufenthalt in Deutschland.

mögliche Strukturen der Nowitschok-Gifte

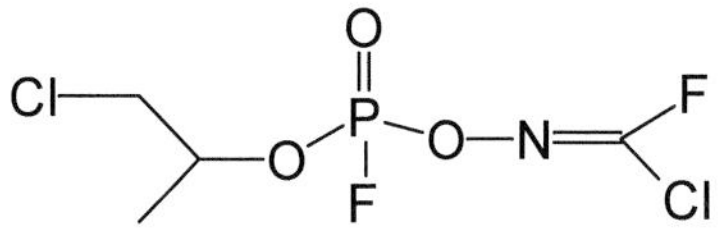

N der Oxim-Reihe

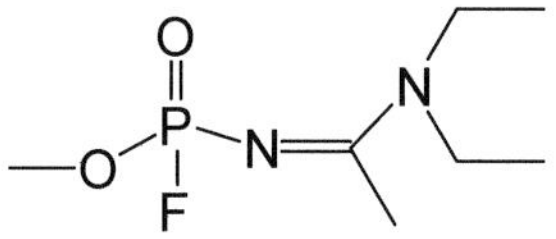

N 5 der Azomethin-Reihe
Code A-232
LD_{50}: 1 μg/kg (oral)
pLD: 9

30.3 Senfgas

Senfgas (Bis(2-chlorethyl)sulfid), Lost oder Yperit) ist ein vor allem hautschädigender Kampfstoff. Anders als der geläufige Name nahelegt, ist Senfgas bei Raumtemperatur kein Gas. Der Siedepunkt liegt bei 217 °C. 1822 stellte C. Despretz aus Ethen und Schwefeldichlorid ungeplant kleine Mengen Senfgas her. V. Meyer charakterisierte die Substanz erstmals 1886. Die deutschen Chemiker W. *Lo*mmel und W. *St*einkopf, Mitarbeiter von F. Haber, schlugen Senfgas als Kampfstoff vor. Der Name

Lost entstand aus den Anfangsbuchstaben ihrer Namen. Bei der Herstellung wurde in einem Bleibehälter Schwefeldichlorid vorgelegt und Ethen-Gas reingepumpt. Das entstandene Bis(2-chlorethyl)sulfid wurde ohne weitere Reinigung abgetrennt.

Cl–CH₂CH₂–S–CH₂CH₂–Cl

Senfgas

Smp.: 13 °C
Sdp.: 217 °C
Dichte: 1,27 g/cm^3
Löslichkeit: 0,5 g/l (H_2O)
LD_{50}: 17 mg/kg (Ratte, oral) pLD: 4,8
5 mg/kg (Ratte, transdermal)

Später wurde Senfgas aus Ethylenoxid und Natriumhydrogensulfid und anschließender Chlorierung mit Thionylchlorid hergestellt [210].

Am 12. Juli 1917 erlebte Senfgas bei Ypern seine Premiere als Kampfstoff und verbreitete bei britischen Soldaten Angst und Schrecken, da die Gasmasken nicht ausreichend schützten und die Verätzungen dauerhaft waren.

Die Gifte-Skala zeigt diverse Giftaerosole u. a. im Vergleich zu Ethanol und Kaliumcyanid. Fast alle chemischen Kampfstoffe sind giftiger als das Cyanid. Senfgas ist bei oraler Aufnahme weniger giftig als Kaliumcyanid, aber macht den Körper kampfunfähig und ist durch Hautaufnahme sogar tödlicher als bei oraler Aufnahme. Nowitschok N 5 könnte sogar der giftigste von Menschen hergestellte Stoff überhaupt sein

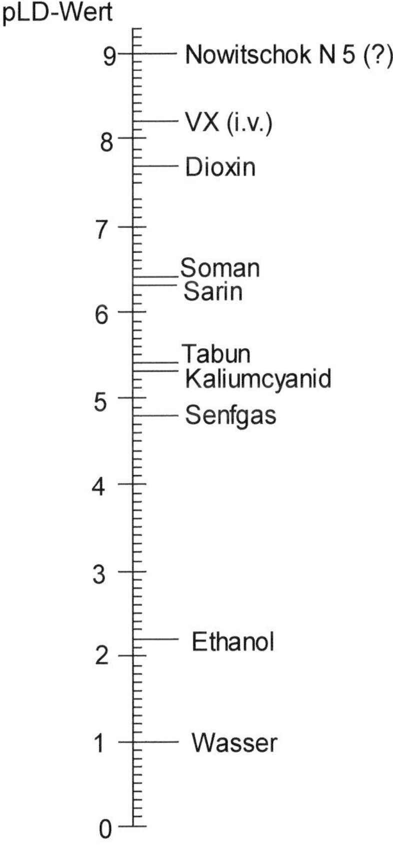

Abb. 30-1 pLD-Werte von Giftaerosolen

Tab. 30-2 LD_{50}-Werte für Ratten in mg/kg, in Abhängigkeit von der Aufnahmeart

Aufnahme	Senfgas	Tabun	Sarin	Soman	VX	VG
transdermal	5	18	2,5	7,8		
oral	17	3,7	0,55	0,4	0,25	3,3
i.p.		0,49	0,22	0,098	0,037	0,6
s.c	1,5	0,16	0,1	0,071	0,012	0,15
i.v.	0,7	0,066	0,039	0,045	0,007	

30.4 Pyrethroide

Pyrethroide [128] sind Insektizide, die sich vom natürlichen Pyrethrin ableiten.
Schon 1917 wurde ein Pyrethrum-Gemisch aus Chrysanthemenblüten mit Benzin extrahiert, in Spraydosen gefüllt und gegen Fliegen und Mücken eingesetzt. 1924 wurden die Strukturen der Pyrethrine von L. Ruzicka und H. Staudinger erkannt und bereits erste synthetische Pyrethroide hergestellt [251].

Pyrethrin I
LD_{50}: 260 mg/kg (Ratte)
pLD: 3,6

Pyrethrin II
LD_{50}: 200 mg/kg (Ratte)
pLD: 3,7

Neben dem Pyrethrin I und Pyrethrin II, die bereits 66 % eines natürlichen Pyrethrin-Gemisches ausmachen, kommen noch Jasmolin I + II und Cinerin I + II in deutlich geringeren Mengen vor. Sie haben alle eine ähnliche Struktur, u. a. mit Cyclopropylring und Cyclopentadionring und sind Derivate der Chrysanthemumsäure. Die Pyrethrine erhält man als gelbliche Öle, die zwischen 100 ° bis 200 °C bei 1 mbar sieden. Die Pyrethrum-Blüten aus Kenia enthalten 1,3 % Pyrethrine. Die Blüten werden getrocknet, pulverisiert und mit Lösungsmitteln wie Petrolether/Nitromethan extrahiert.
Pyrethrine sind Kontaktinsektizide, die gegen Insekteneier, Larven und Fische wirken. Die Wirkung tritt innerhalb von Minuten ein. Sie wirken neurotoxisch. Es werden spannungsabhängige Natriumkanäle in den Nervenmembranen blockiert. Lipophilere Pyrethroide wirken langsamer. Durch vermehrte Produktion von abbauenden Enzymen wie Esterasen können sich bei Insekten Resistenzen bilden. Durch Zugabe von Piperonylbutoxid PBO als Synergist wird der enzymatische Abbau der Pyrethroide erschwert und die Wirkung des Insektizids um den Faktor 3 bis 10 verbessert.

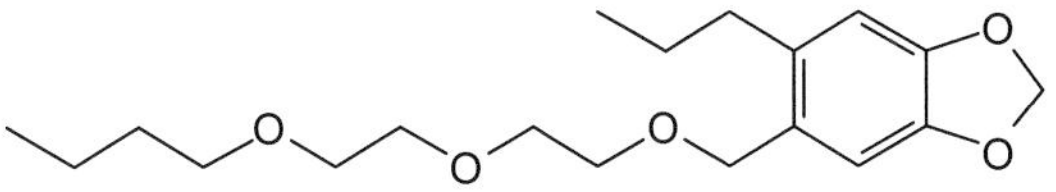

Piperonylbutoxid

Sdp.: 180 °C (13 mbar)
Dichte: 1,05 g/cm³
Löslichkeit: 14 mg/l (H_2O)
LD_{50}: 6,15 g/kg (Ratte, oral)

Ein Kind verstarb, nachdem es 14 g Pyrethrum-Pulver aufgenommen hatte. Über die Haut wird nur wenig aufgenommen, aber die Augen und Schleimhäute werden gereizt. Im Gegensatz zu den chlorhaltigen Insektiziden scheinen die Pyrethrine nicht teratogen, mutagen oder kanzerogen zu wirken.
1954 kam mit Allethrin das erste kommerzielle Pyrethroid auf dem Markt. Es war dem Pyrethrin I sehr ähnlich, lichtempfindlich, eher schwächer wirksam als die natürlichen Pyrethrine und kompliziert herzustellen.

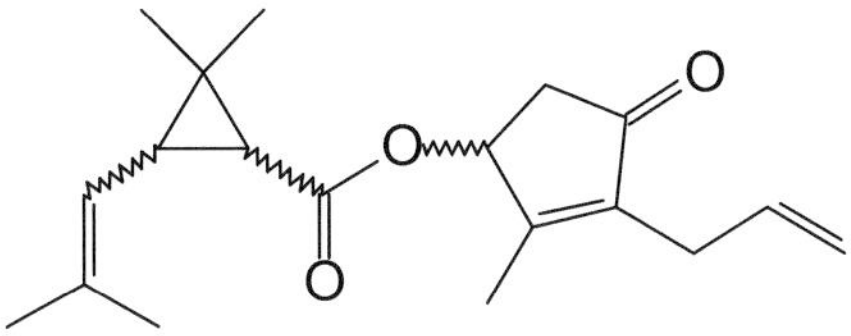

Allethrin
(Gemisch von 8 Enantiomeren)
LD_{50}: 685 mg/kg (Ratte, oral)
pLD: 3,2

Eine zweite Generation von Pyrethroiden kam mit Tetramethrin, Resmethrin, Bioresmethrin, Bioallethrin und Phenothrin zwischen 1965 und 1973 auf den Markt. Resmethrin war zwanzigmal stärker als natürliches Pyrethrum. Bei der dritten Generation wurden mit Fenvalerat und Permethrin lichtunempfindlichere Stoffe gefunden, die auch in der Landwirtschaft genutzt werden konnten. Alle später auf den Markt gebrachten Wirkstoffe wie Cypermethrin, Cyfluthrin und Deltamethrin gehören der vierten Generation an. 1983 wurden Pyrethroide für 630 Millionen US-Dollar verkauft. Synthetische Pyrethroide haben den Vorteil, preiswerter erhältlich und meistens wirksamer als natürliches Pyrethrin zu sein.

Cypermethrin wird in der Tiermedizin als Insektizid genutzt. Es ist auch eine insektenabwehrende (repellente) Substanz. Es wird als präparierte Ohrmarke oder als Aufguss verabreicht.

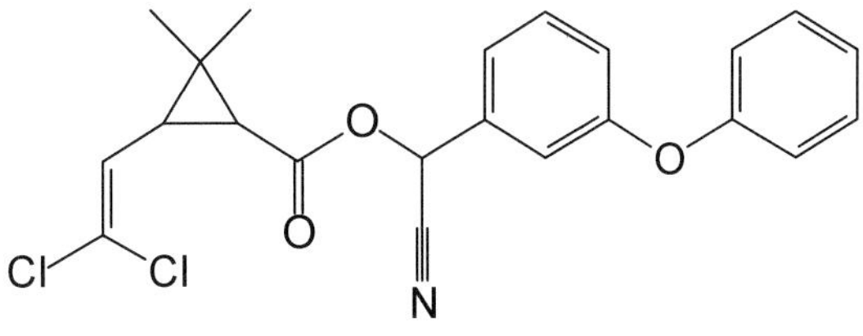

Cypermethrin
Smp.: 81° C
Dichte: 1,28 g/cm³
LD_{50}: 57,5 mg/kg (Ratte, oral)
pLD: 4,2

Zecken werden innerhalb von zwei Tagen abgetötet. Der zulässige Rückstandshöchstwert in Fleisch von Wiederkäuern beträgt 20 µg/kg. Flumethrin wird ebenfalls als Antiparasitikum in der Tiermedizin verwendet.

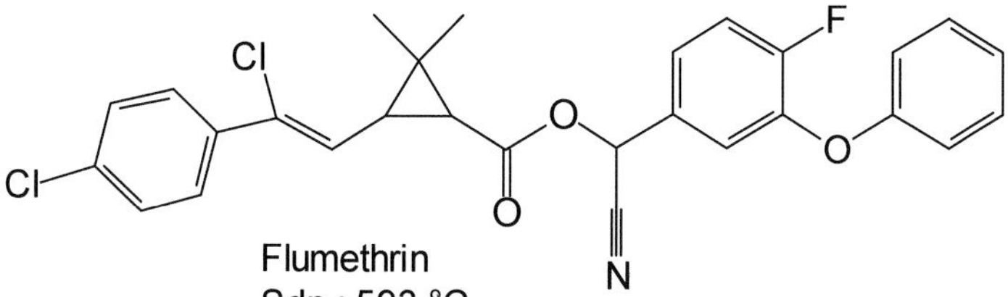

Flumethrin
Sdp.: 593 °C
LD_{50}: 220 mg/kg (Ratte, oral)
pLD: 3,7

Permethrin ist seit 1977 in Gebrauch. Es ist besser verträglich als Lindan oder natürliche Pyrethrum-Extrakte und wirkt bei Menschen gegen Läuse, deren Nissen und gegen Krätze.

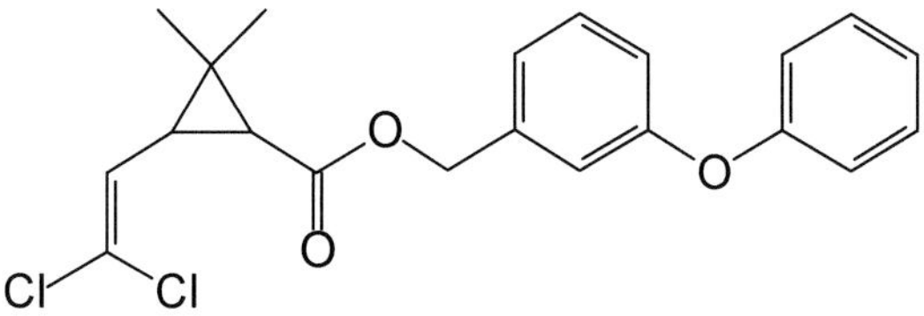

Permethrin
Smp.: 34 °C
Sdp.: über 290 °C
Dichte: 1,2 g/cm^3
LD_{50}: 380 mg/kg (Ratte, oral)
pLD: 3,4

Bei Tieren wird Permethrin in Pudern, Shampoos und Lösungen gegen Läuse, Flöhe, Milben und Zecken verwendet. Flöhe sterben innerhalb einer Stunde. Katzen reagieren empfindlicher als Hunde auf Permethrin, weil ihnen ein Enzym zum Abbau des Stoffes fehlt. Eine Vergiftung mit einem für Hunde gedachten Permethrin-Produkt kann sich bei Katzen in Zittern, Krämpfen, Atemnot, Erbrechen und Durchfall manifestieren. Die Katze sollte in so einem Fall gewaschen und zum Tierarzt gebracht werden. In der deutschen Landwirtschaft wird Permethrin nicht mehr verwendet. Es wird allerdings als Holzschutzmittel gegen Hausbockkäfer eingesetzt. In Wollteppichen soll Permethrin Kleidermotten fernhalten.
Mit Permethrin imprägnierte Kleidung soll z. B. Bundeswehrsoldaten im Auslandseinsatz in den Tropen vor Insekten und Parasiten schützen. Permethrin hat eine geringe akute Giftigkeit bei Warmblütern und wirkt nicht teratogen. Ob es krebserregend ist, ist unklar. Hautkontakt mit diesem Stoff kann Juckreiz und Allergien auslösen. In der Umwelt hat Permethrin eine Halbwertzeit von 30 Tagen im Boden und 10 Tagen auf Pflanzenoberflächen. Es wird langsam durch Sonnenlicht abgebaut.

30.5 Glyphosat

Kein Phosphorsäureester, sondern ein Phosphonat des Glycins ist das Glyphosat. Es wurde 1950 erstmals von Henri Martin für die Fa. Cilag synthetisiert. Ähnlich wie das DDT sollte dieser Stoff erst viel später, dafür aber um so gewaltiger seine wirtschaftliche Karriere machen.

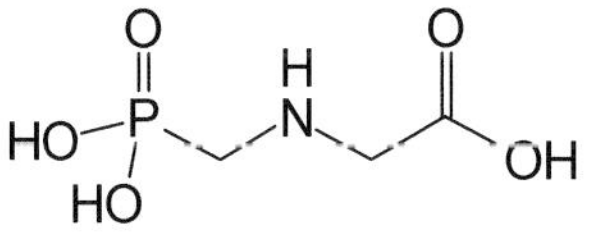

Glyphosat
(N-(Phosphonomethyl)glycin))
Smp.: 230 °C (Zers.)
Lösl.: 12 g/l (H_2O)
LD_{50}: 4,873 g/kg (Ratte, oral)
pLD: 2,3

Über einige Umwege gelang die Verbindung an die Fa. Sigma-Aldrich. Für die Fa. Monsanto entdeckte schließlich John E. Franz 1970 die stark herbizide Wirkung von Glyphosat. Der Stoff wurde als Herbizid patentiert und kam als Hauptwirkstoff von Roundup auf den Markt. Zuerst wurde das billige Glyphosat in der Landwirtschaft eingesetzt, um vor der neuen Aussaat die Unkräuter zu beseitigen. Seit den 1990er Jahren gibt es gentechnisch veränderte Nutzpflanzen, die eine Glyphosatresistenz haben. Damit kann Glyphosat während der ganzen Wachstumsphase der Nutzpflanze eingesetzt werden. Mit Glyphosat wurde etwa 18 % des Weltumsatzes von Herbiziden gemacht. Alleine in den USA wurden 2011 110.000 Tonnen eingesetzt. Es werden zwischen 0,8 und 2,5 kg je Ha Glyphosat eingesetzt. Inzwischen kommt die Hälfte der glyphosathaltigen Herbizide aus China.

Glyphosat ist ein nicht selektives Blattherbizid. Die Aufnahme erfolgt in den Blättern über Diffusion. Es blockiert in der Pflanze das Enzym EPSPS (5-Enolpyruvylshikimat-3-phosphat-Synthase), welches zur Synthese von aromatischen Aminosäuren benötigt wird. Glyphosat im Boden wird kaum von den Pflanzen aufgenommen. Glyphosat hat für ein Herbizid die gewünschten Eigenschaften der geringen Mobilität, Lebensdauer und geringe Toxizität gegenüber Tieren. Egal ob Muttermilch oder Bier, es gibt kaum einen Ort, wo kein Glyphosat gefunden wurde. Auch in Speiseeis wurde der Stoff entdeckt. Ein Mensch mit einem Körpergewicht von 70 kg müsste allerdings 8.500 l dieser speziellen Delikatesse zu sich nehmen, um den ADI-Wert der EU von 0,3 mg/kg Körpergewicht zu überschreiten. Wer täglich soviel Eiscreme verspeist, für den dürfte das Glyphosat das geringste Problem sein [208].

Die Diskussion über die gesundheitlichen Gefahren des Glyphosat sind kontrovers. Während die internationale Agentur für Krebsforschung davon ausgeht, dass Glyphosat bei Tieren und Landwirten zu Krebs führt, sehen die Experten der WHO, der Europäischen Chemikalienagentur (ECHA) oder die nationalen Behörden in Austra-

lien, Deutschland, Japan, Kanada, Neuseeland und den USA keinen Beweis dafür, dass der Stoff krebserregend sei.
Aus der Vielzahl epidemiologischer Studien lässt sich insgesamt kein gesicherter Zusammenhang mit irgendeiner Tumorform beim Menschen ableiten [162].
Politik, Wissenschaft, Industrie, Medien, Bauern und Umweltverbände lieferten sich seit 2016 einen heftigen und nicht nur für den Laien kaum zu durchschauenden Streit um das Glyphosat. Ende November 2017 wurde in der EU die Zulassung des Glyphosats um weitere fünf Jahre verlängert. Ausschlaggebend war die positive Stimme des Landwirtschaftsministers Christian Schmidt (CSU), was zu Konflikten in der geschäftsführenden Bundesregierung führte, da die Umweltministerin Barbara Hendricks (SPD) gegen eine weitere Zulassung war.
Im Februar 2021 wurde beschlossen, Glyphosat in Deutschland bis 2023 zu verbieten.

30.6 Neonikotinoide

Nikotin ist ein natürliches Insektizid, mit dem sich die Tabakpflanze gegen Insektenfraß schützen will. Neonikotinoide sind synthetische Derivate des Nikotins, welche an den nikotinischen Acetylcholinrezeptor von Nervenzellen binden und so die Weiterleitung von Nervenreizen stören. Die hohe Selektivität gegenüber Nervenzellen der Insekten bedeutet für die meisten Neonikotinoide eine viel höhere Wirksamkeit bei Insekten und eine geringe Gefährdung von Wirbeltieren. Eine Ausnahme ist das Thiacloprid.

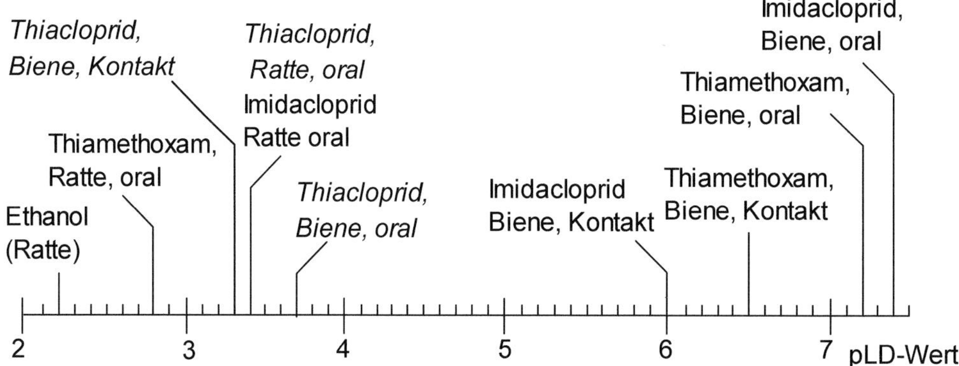

Abb. 30-2 Unterschiedliche pLD-Werte für Thiamethoxam, Imidacloprid und *Thiacloprid* bei Ratten und Bienen im Vergleich zu Ethanol

Anfang der 1969 Jahren wurde mit dem 2-(Dibromnitromethyl)-3-methylpyridin von Henry Feuer das erste Neonikotinoid hergestellt. Es zeigte in Untersuchungen eine erstaunlich große insektizide Wirkung auf die Stubenfliege. Weitere Synthesen führten zum Nithiazin, welches aber photochemisch noch zu instabil und die Anwendung bei Sonnenlicht also ungünstig war.

Nikotin 2-(Dibromnitromethyl)-3-methylpyridin Nithiazin

Das Imidacloprid wurde dann 1991 der erste kommerziell erfolgreiche Stoff.

Imidacloprid Thiacloprid

Tab. 30-3 Daten einiger Neonikotinoide

Stoff	**Umsatz global in Mio. $ (2009)**	**Smp. (°C)**	**Löslichkeit g/l (H_2O)**	**LD_{50} mg/kg (Ratte, oral)**	**pLD**
Imidacloprid	1.091	136	0,51	410	3,4
Thiamethoxam	627	139	4,1	1.563	2,8
Clothianidin	439	179	0,33	über 5.000	
Acetamiprid	276	99	4,25	1.065	3
Thiacloprid	112	136	0,185	444	3,4
Dinotefuran	79	95-102	55	2.450	2,6
Nitenpyram	8	82	590	1.575	2,8

Neonikotinoide stehen im Verdacht, schuld am Bienensterben zu sein. Bisherige Studien können den Sachverhalt nicht eindeutig klären.

Im April 2018 hat die EU-Kommission Imidacloprid, Thiamethoxam und Clothianidin für die Anwendung im Freiland verboten. In Gewächshäusern bleiben diese Stoffe weiterhin erlaubt.

31 Weitere Substanzen des Alltags

31.1 Aromastoffe

Ester, Alkohole und Ketone treten als Fruchtaromen in der Natur auf, so wie Himbeerketon oder der Blätteralkohol und viele weitere mehr.
Lyral kommt nicht in der Natur vor und ist ein künstlicher Aromastoff, der synthetisch aus Acrolein und Myrcenol hergestellt wird.
Phenylethanol kommt häufig in ätherischen Ölen aus Rosen und anderen Blumen vor. Dementsprechend riecht es nach Rosenblüten, hat aber einen scharfen, brennenden Geschmack. Es wirkt augenreizend und wird als Duftstoff für Blumen und Seifen verwendet. Wegen seiner relativ einfachen Struktur wird es nicht aus Blumen extrahiert, sondern großtechnisch u. a. aus Benzol und Etylenoxid mittels Friedel-Crafts-Acylierung gewonnen. Ein anderer Weg ist die Hydrierung von Styroloxid.

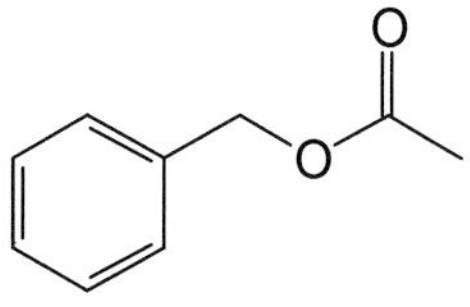

Benzylacetat
(Apfel)

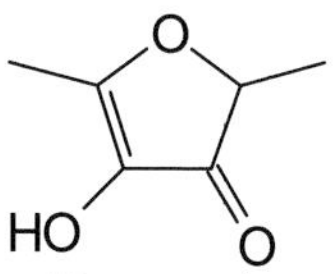

Furaneol
(Ananas)

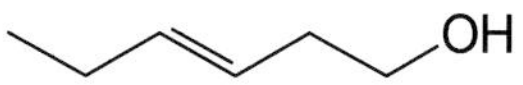

cis-3-Hexenol
Blätteralkohol
(Apfel)

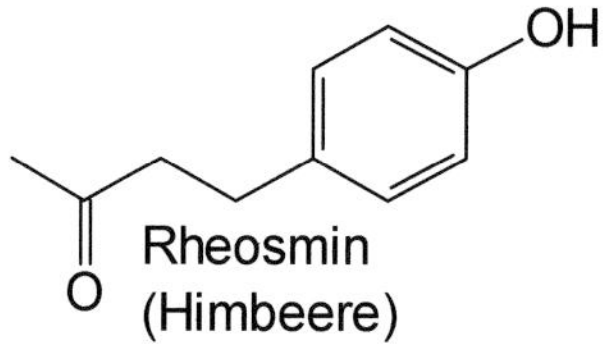

Rheosmin
(Himbeere)

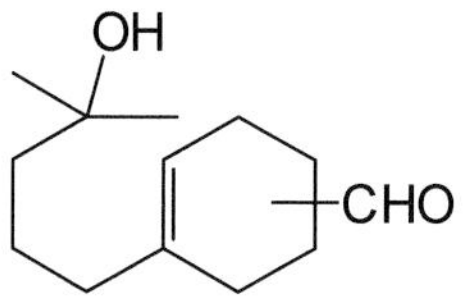

Lyral 1+2

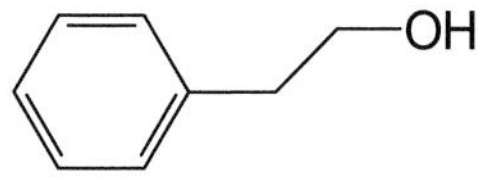

2-Phenylethanol
(Rosenblüten)

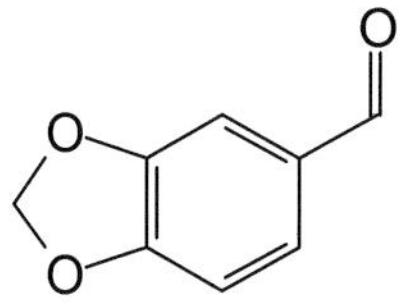

Piperonal
(Mandeln)

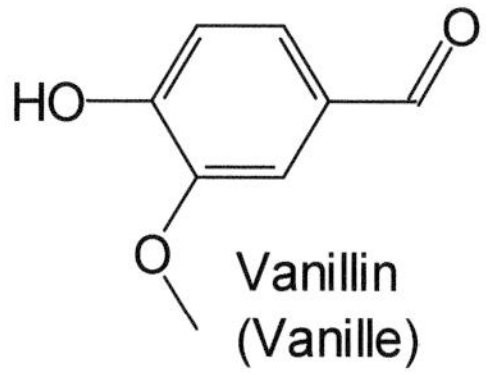

Vanillin
(Vanille)

Das Vanillin ist Hauptaromastoff der Vanille und mit jährlich etwa 15.000 t (2004) der mengenmäßig wichtigste Aromastoff überhaupt. Die Vanille-Orchideen liefern nur 40 t, so dass Vanillin vor allem synthetisch hergestellt wird. Der geringe Preis und die angenehme Duftnote führen dazu, dass es sehr häufig Verwendung findet, u. a. in Getränken, Speiseeis, Backwaren und Schokolade, aber auch in Parfums.

Tab. 31-1 Daten einiger Aromen

Stoff	**Smp. (°C)**	**Sdp. (°C)**	**Aroma**	**LD_{50} mg/kg** (Ratte, oral)	**pLD**
Benzylacetat	-51	214	Apfel	2.490	2,6
Furaneol	75	216	Ananas	1.610	2,8
cis-3-Hexenol	-61	157	Apfel	4.700	2,3
Rheosmin	83		Himbeere	1.320	2,9
Lyral	93	318	Maiglöckchen	3.230	2,5
2-Phenylethanol	-27	220	Rosen	1.790	2,7
Piperonal	37	263	Mandeln	2.700	2,6
Vanillin	82		Vanille	1.580	2,8

Die Terpene, bestehend aus Isopren-Einheiten (C_5H_8), sind häufig Hauptbestandteil ätherischer Öle in Pflanzen und Blumen. Man gewinnt sie durch Wasserdampfdestillation. Das Limonen ist ein faszinierendes Beispiel für die Wichtigkeit der absoluten Stereoisomerie einer Verbindung. So ist das (*R*)-(+)-Limonen bedeutender Geruchsstoff in Citrusfrüchten, während das Enantiomer (*S*)-(-)-Limonen mitverantwortlich für den Kiefernadelgeruch ist.

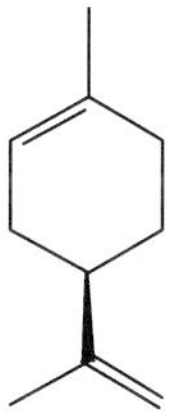

(*R*)-(+)-Limonen
(Zitrone, Orange)
Sdp.: 176 °C
LD_{50}: 4,4 g/kg (Ratte, oral)
pLD: 2,4

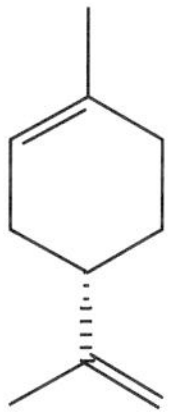

(*S*)-(-)-Limonen
(Terpentin)

An der Luft wird Limonen zum Limonenoxid oxidiert. Das wichtigste Limonenoxid ist das 1,8-Cineol (Eucalyptol). Es riecht campherartig und wirkt abführend. Eukalyptusöl besteht zu 85 % aus 1,8-Cineol.

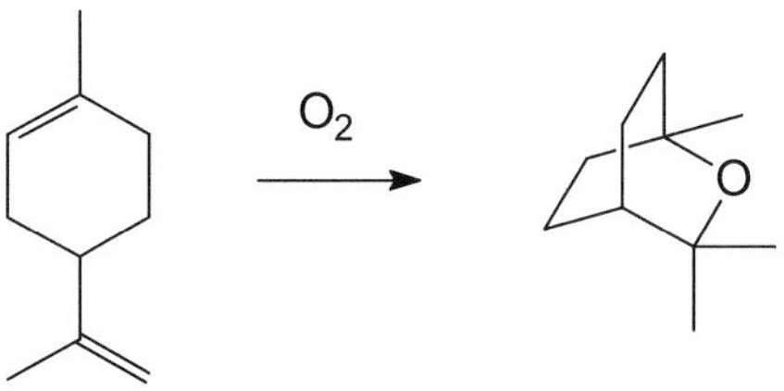

O_2

O

1,8-Cineol
Smp.: 1,5 °C
Sdp.: 175 °C
LD_{50}: 2,48 g/kg (Ratte, oral)
pLD: 2,6

Muscon ist der entscheidende Duftstoff des natürlichen Moschus. Es wurde 1906 erstmals isoliert und 1926 strukturell aufgeklärt.

Heutzutage wird es synthetisch aus Cyclopentadecenon hergestellt. Das synthetische Muscon ist ein Racemat aus (*R)*-Methylcyclopentadecanon und (*S*)-Methylcyclopentadecanon. Es wird eingesetzt als Duftstoff in Kosmetik wie Seifen, Shampoos und Reinigungsmitteln.

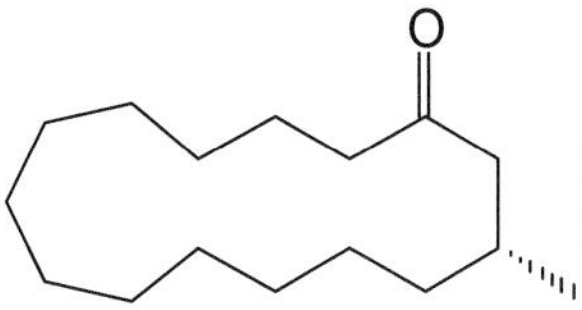

Muscon
Sdp.: 329 °C

(*R*)-3-Methylcyclopentadecanon

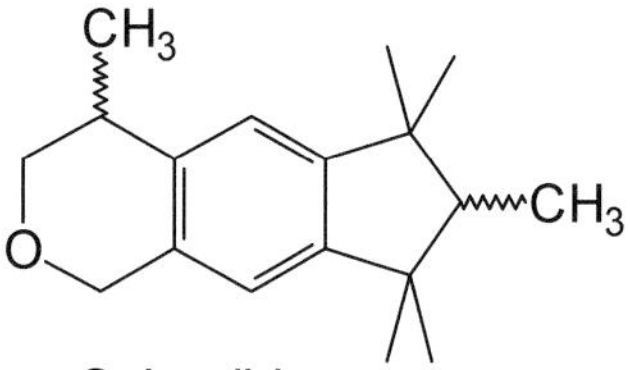

Galaxolid

Das Galaxolid ist ein Gemisch aus vier Enantiomeren. Sie riechen alle moschusartig. Die Giftigkeit der Aromastoffe ist gering, in manchen Fällen lösen sie allerdings Allergien aus.

31.2 Farbmittel

Farbmittel ist der Oberbegriff von farbgebenden Substanzen. Farbstoffe sind farbgebende Verbindungen, die andere Stoffe mehr oder weniger waschecht färben können und in Anwendungsmedien wie Ölen, Wasser oder anderen Lösungsmitteln löslich sind. Farbstoffe werden vor allem zum Färben von Textilien, Papier und Leder verwendet.

Pigmente sind Farbmittel, die im Gegensatz zu Farbstoffen im Anwendungsmedium unlöslich sind. Sie finden Anwendung bei Malerfarben, Kunststoffen und Lacken.

Farbmittel absorbieren gewisse Wellenlängen im sichtbaren Teil des Spektrums (380 bis 780 nm). Der übrig bleibende Teil des Lichts, die Komplementärfarbe, ist dann die Farbe des Stoffs. In der Natur kommen viele Farbmittel vor. Erst nach dem Mittelalter war man in der Lage, Farbmittel selber herzustellen. Auch hier waren diese Stoffe ein unerwartetes Nebenprodukt bei der Suche nach dem imaginären Stein der Weisen, mit dem man aus allgemein zugänglichen Verbindungen Gold machen konnte. Das erste synthetische Farbmittel war das Berliner Blau, die Eisencyanid-Verbindung $Fe_4[Fe(CN)_6]_3$, die Heinrich Diesbach 1706 herstellte. Es folgten weitere anorganische Pigmente wie 1775 Scheeles Grün (Kupferarsenit), Zinkweiß (Zinksulfid, ZnS), Cobaltgrün (Cobaltoxid) oder Cadmiumgelb (Cadmiumsulfid, CdS). Wegen der leichten Herstellung und großen Farbstärke waren diese Stoffe lange sehr beliebt, bis sie wegen ihrer hohen Giftigkeit durch andere, schwermetallfreie Substanzen ersetzt wurden [92]. Mitte des 19. Jahrhunderts entstand dann die organische Farbstoffindustrie auf Grundlage des Anilins. Chemisch kann man u. a. folgende Farbstoffe unterscheiden:

Anthrachinonfarbstoffe

Anthrachinonfarbstoffe kommen in der Natur vor. Das Alizarin wurde früher aus der Krappwurzel gewonnen. Kurz nach Aufklärung der Struktur 1868 konnte Alizarin bequem auf chemischem Wege und in großen Mengen hergestellt werden, so dass der Anbau der Krappwurzel innerhalb weniger Jahre keine Rolle mehr spielte.
Alizarin wird zusammen mit Aluminiumhydroxid ($Al(OH)_3$) als Beizenfarbstoff genutzt. Die Karminsäure wird als Lebensmittelfarbstoff verwendet, z. B. in Getränken. Sie ist ein Glycosid, welches direkt über ein C-Atom mit einem Anthrachinon verbunden ist. Dieser rote Stoff wird bemerkenswerterweise aus Schildläusen gewonnen. 1 kg getrocknete Insekten liefern 50 g Karminsäure. Erst 1991 wurde die Karminsäure vollständig auf chemischem Wege hergestellt [4].

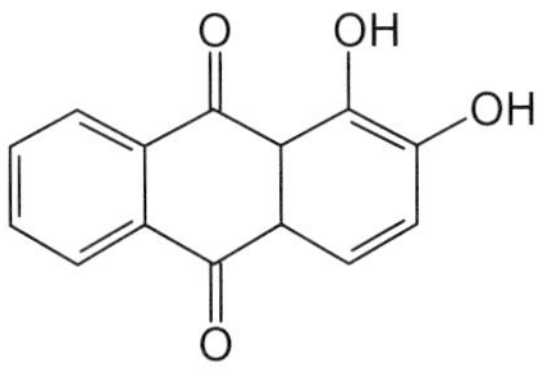

Alizarin
orange
Smp.: 290 °C
LD_{50}: 316 mg/kg (Wildente, oral)
70 mg/kg (Maus, i.v.)

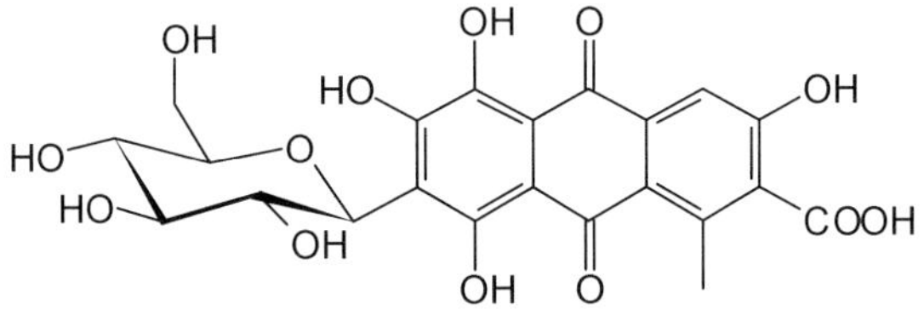

Karminsäure (E 120)
dunkelrot
Smp.: 136 °C

Azofarbstoffe

Azofarbstoffe [56] haben als Merkmal die N=N-Gruppe. Es ist eine chromophore Gruppe (farbgebende Gruppe). Allgemein werden die Azofarbstoffe durch Kupplung von Diazoniumsalzen mit aromatischen Aminen oder Phenolderivaten hergestellt. Mit dem orangen Chrysoidin wurde 1875 der erste Azofarbstoff hergestellt. Schon 1926 gab es über 10.000 Azofarbstoffe.

Herstellung von Methylorange

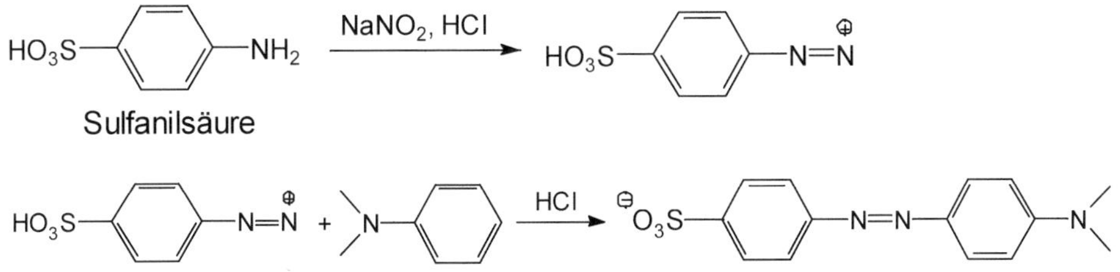

Sulfanilsäure

$NaNO_2$, HCl

HCl

Methylorange
LD_{50}: 60 mg/kg (Ratte, oral)
pLD: 4,2

Azofarbstoffe, die als Lebensmittelfarben eingesetzt werden, enthalten stets eine Sulfonsäuregruppe SO_3^- mit zusätzlichem Natrium-Kation, wodurch die Farbstoffe wasserlöslich sind. Alle in der Lebensmittelindustrie eingesetzten Azofarbstoffe stehen im Verdacht, möglicherweise Allergien auslösen zu können. Egal ob in Spirituosen, Süßwaren, Puddingpulver, spanischer Chorizo-Wurst, aber auch im Senf oder in Krebspasten und in Drageelack werden nachfolgende Azofarbstoffe verwendet. Die erlaubte Tagesdosis ADI (acceptable daily intake) soll verhindern, dass auch Kinder trotz ihrer Neigung zu bunten Nahrungsmitteln nicht zu viele dieser Stoffe täglich aufnehmen.

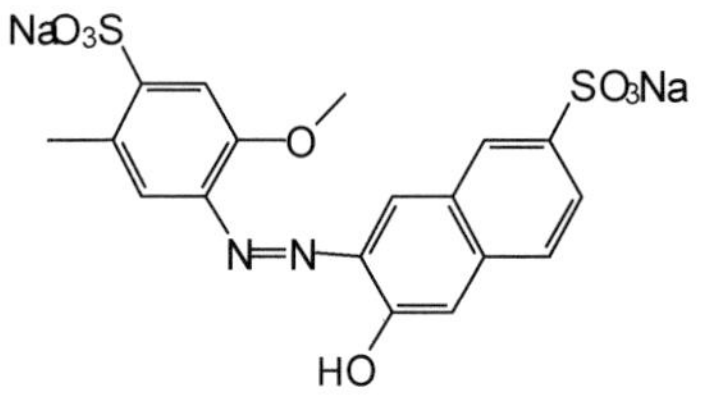

Allurarot AC (E 129)
rot
Smp.: über 300 °C
ADI: 7 mg/kg
LD_{50}: 1 g/kg (Ratte, oral)
pLD: 3

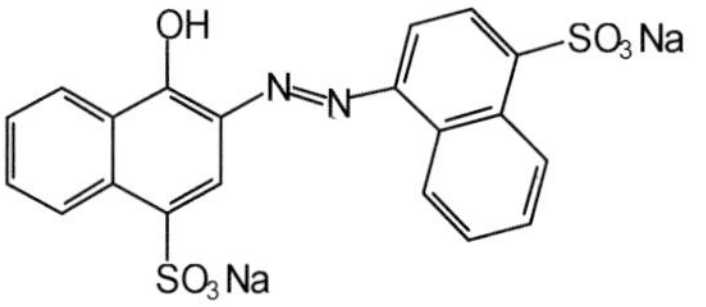

Azorubin (E 122)
rot
ADI: 4 mg/kg
LD_{50}: 10 g/kg (Ratte, oral)
pLD: 2

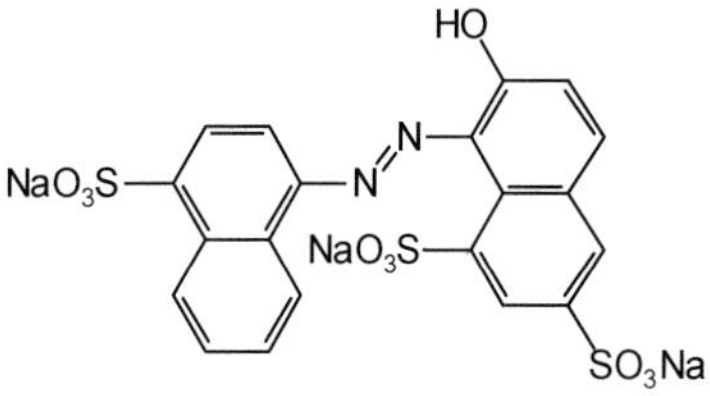

Cochenillerot A (E 124)
scharlachrot
Löslichkeit: über 80 g/l (H_2O)
ADI: 4 mg/kg
LD_{50}: über 8 g/kg (Ratte, oral)

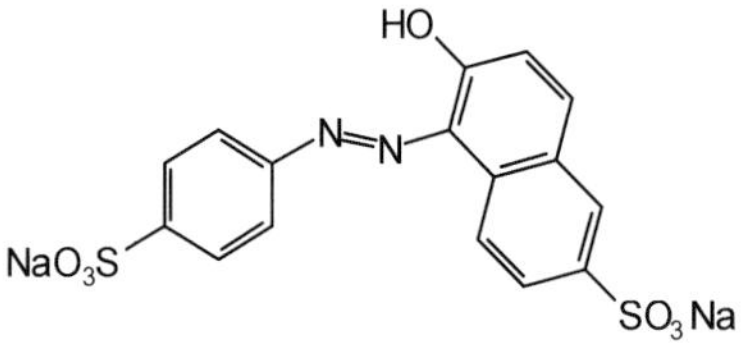

Gelborange S (E 110)
orange
Smp.: über 300 °C
ADI: 2,5 mg/kg

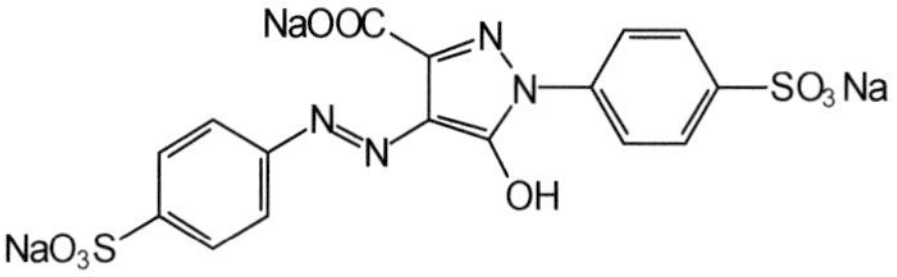

Tartrazin (E 102)
orange
ADI: 7,5 mg/kg
LD_{50}: 12,7 g/kg (Maus, oral)
pLD: 1,9

Indigofarbstoffe [189]

Der geschichtsträchtigste Indigofarbstoff ist der Purpur. Schon Aristoteles beschrieb den Herstellungsprozess des Purpurs aus Purpurschnecken. Für ein Gramm Purpur (6,6´-Dibromindigo) mussten 10.000 Schnecken ihr Leben lassen. Dieser immense Aufwand trug zum Wert und der Exklusivität des Purpurs bei. Der römische Kaiser trug eine purpurgefärbte Toga und die Kardinäle tragen noch heute purpurfarbene Gewänder. P. Friedländer klärte 1909 die Struktur auf. Entsprechend der Maxime „Wer die Formel hat, hat die Macht" konnte Purpur nun bequem im Labor hergestellt werden [245].

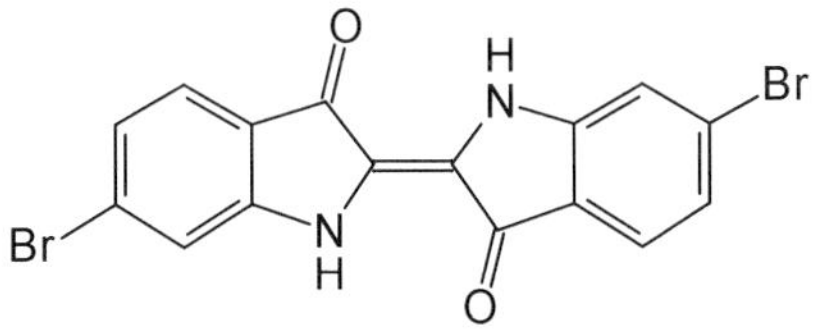

Purpur
6,6´-Dibromindigo

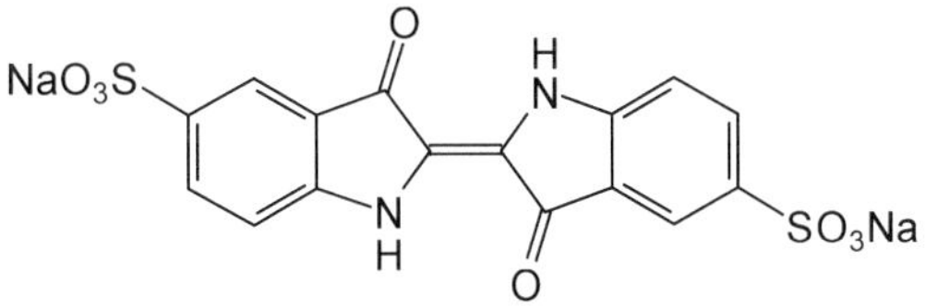

Indigokarmin (E 132)
dunkelblau
Löslichkeit: 10 g/l (H_2O)
LD_{50}: 2 g/kg (Ratte, oral)
pLD: 2,7

Indigokarmin (Indigotin I) ist ein Lebensmittelfarbstoff (E 132), der in Likören, Süßwaren, Teigwaren oder Dragees verwendet wird. Früher erhielten die intensivgrünen Gummibären durch eine Mischung von blauem Indogokarmin und Chinolingelb (E 104) ihre Farbe. Inzwischen enthalten Markengummibären nur noch natürliche Farbstoffe aus Frucht- und Gemüseauszügen.

Phthalocyaninpigmente

Diese Farbmittel dienen vor allem als sehr licht-, säure- und alkalibeständige Pigmente und finden Anwendung in der Kunststoffindustrie. Das Kupferphthalocyanin wurde erstmals 1927 hergestellt. In den 1930er Jahren erfolgte dann die großindustrielle Produktion. Jährlich werden etwa 10.000 Tonnen dieses Stoffes produziert.

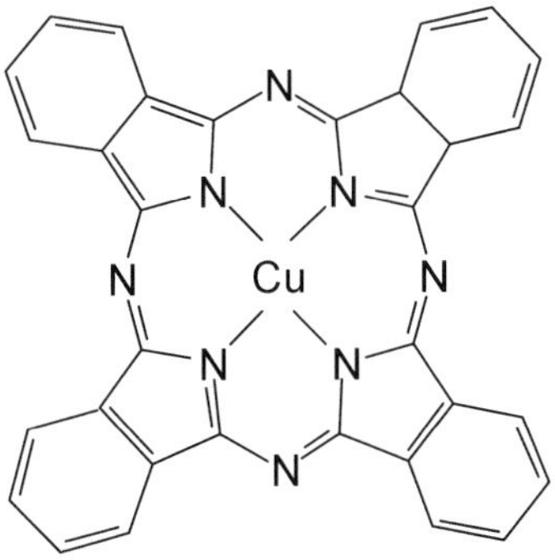

Kupferphthalocyanin (E 141)
blau
Smp.: Zers. über 250 °C
ADI: 15 mg/kg
LD_{50}: über 15 g/kg (Ratte, oral)

Triphenylmethanfarbstoffe

Malachitgrün wird zur Färbung von Pflanzen eingesetzt, ist aber wenig lichtstabil. Es ist wirksam gegen Pilze und Parasiten bei Fischen, wird aber nur außerhalb der EU in der Lebensmittelindustrie verwendet. In der EU dürfen keine Rückstände von Malachitgrün in Lebensmitteln gefunden werden.

Kristallviolett wird in Farbbändern und zum Färben in der Mikrobiologie verwendet. Früher wurde es gegen Hautpilze als Antimykotikum in 1%iger Lösung eingesetzt. Wegen der Färbung wird es in der westlichen Welt in diesem Bereich kaum noch eingesetzt.

$Cl^{\ominus}$ $^{\oplus}N(CH_3)_2$ $N(CH_3)_2$

Malachitgrün
dunkelgrün
LD_{50}: 80 mg/kg (Maus, oral)
pLD: 4,1

$Cl^{\ominus}$ $^{\oplus}N(CH_3)_2$ $(H_3C)_2N$ $N(CH_3)_2$

Kristallviolett
grün
Smp.: 190 °C
LD_{50}: 420 mg/kg (Ratte, oral)
pLD: 3,4

Einer der bekanntesten pH-Indikatoren ist das Phenolphthalein. Hergestellt wird es aus Phenol und Phthalsäureanhydrid. Im festen Zustand ist es farblos, in stark saurer Lösung rot, bis zu einem pH-Wert von 8,2 farblos, um dann bei weiterer Zugabe von Basen wieder rot zu werden.

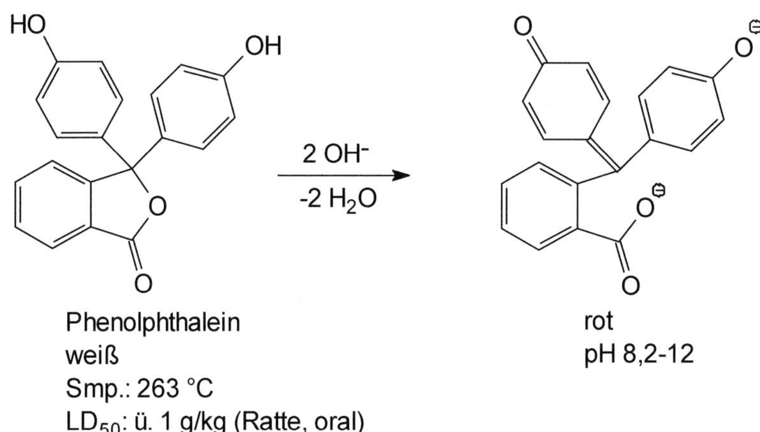

Phenolphthalein
weiß
Smp.: 263 °C
LD_{50}: ü. 1 g/kg (Ratte, oral)

rot
pH 8,2-12

Man beachte die strukturelle Ähnlichkeit mit Malachitgrün im pH-Bereich von 8,2 bis 12. Da es in Wasser kaum löslich ist (90 mg/l), wird es in alkoholischer Lösung eingesetzt. Im Baugewerbe wird Phenolphthalein zur Sichtbarmachung der Carbonatisierung des Betons eingesetzt. Möglicherweise hat es karzinoge Wirkung.
Fluorescein ist ein sogenannter Xanthenfarbstoff, der 1871 erstmals von Adolf von Baeyer entdeckt wurde. Die Kondensation von Resorcin und Phthalsäureanhydrid ergibt diesen roten, stark fluoreszierenden Farbstoff.

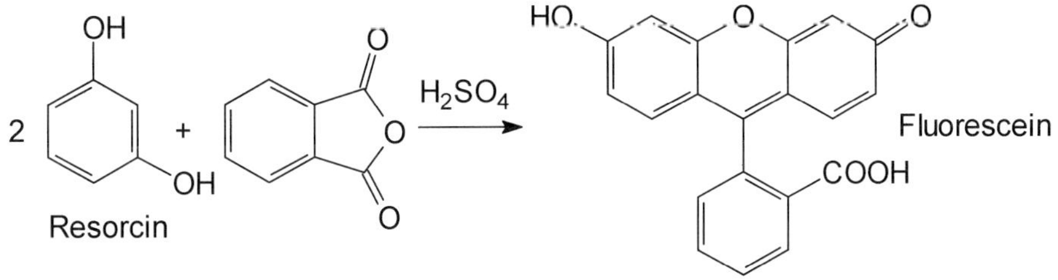

2 Resorcin + Phthalsäureanhydrid $\xrightarrow{H_2SO_4}$ Fluorescein

Resorcin

Fluorescein

Smp.: 315 °C (Zers.)
LD_{50}: 6,7 g/kg (Ratte, oral)
pLD: 2,2

Das Natriumsalz des Fluoresceins ist das Uranin, ein gelber, unter Tageslicht grün fluoreszierender Farbstoff. 500 g des Uranins können etwa 4.000 m^2 Meeresfläche auffällig färben und erleichtern das Auffinden von Schiffbrüchigen von der Luft aus. Bereits 100 ppb (100 µg/l) reichen für eine sichtbare Färbung aus. Uranin gilt als biologisch unbedenklich und kann dazu verwendet werden, Grundwasserströme zu verfolgen. Badezusätze, Kosmetika oder Frostschutzmittel werden z. T. mit Uranin eingefärbt. Bis 2003 wurde zur allgemeinen Belustigung jedes Jahr am St. Patrick´s Day der Chicago River mit Uranin grünlich eingefärbt.
Ein Farbstoff auf Phenothiazin-Basis ist das 1876 erstmals hergestellte Methylenblau. Es besteht aus dunkelgrünen Kristallen, die in Wasser gelöst eine intensive blaue Farbe ergeben. Methylenblau wird seit Ende des 19. Jahrhunderts als Färbemittel in der Histologie genutzt, dabei auch am lebenden Objekt. Bei Nitrit- und Anilinvergiftungen wird es als Gegenmittel verwendet. Man verspricht sich eine Verlangsamung der Alzheimer-Erkrankung durch tägliche Gabe von ca. 50 mg Methylenblau.

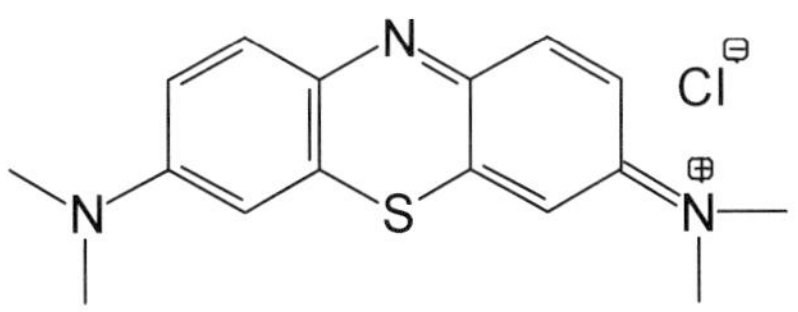

Methylenblau
dunkelgrün
Smp.: 180 °C
LD_{50}: 1,2 g/kg (Ratte, oral)
pLD: 2,9

Neben Methylenblau wird auch das ähnlich gebaute Toluidinblau als Gegengift bei Vergiftungen mit sogenannten Methämoglobinbildnern wie 4-Dimethylaminophenol DMAP benutzt.

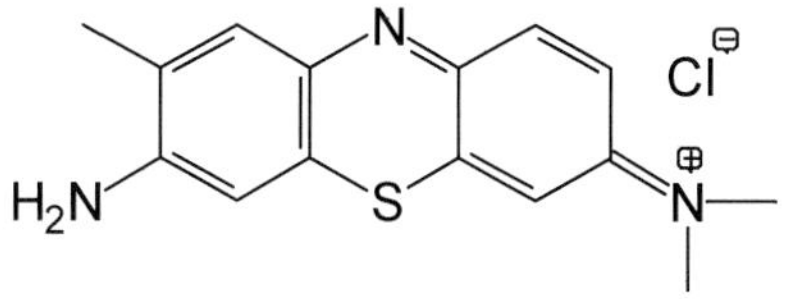

Toluidinblau
schwarz
LD_{50}: 215 mg/kg (Ratte, i.p.)
pLD: 3,7

Die modernsten Farbstoffe sind wohl die Rylene, die als Lichtwandler in organischen Solarzellen eingesetzt werden. Gegenüber Siliciumzellen haben sie die Vorteile, preiswerter zu sein und eine größere spektrale Empfindlichkeit zu haben. Mit n = 2 bis 4 Naphthylgruppen kann auch infrarotes Licht absorbiert werden.

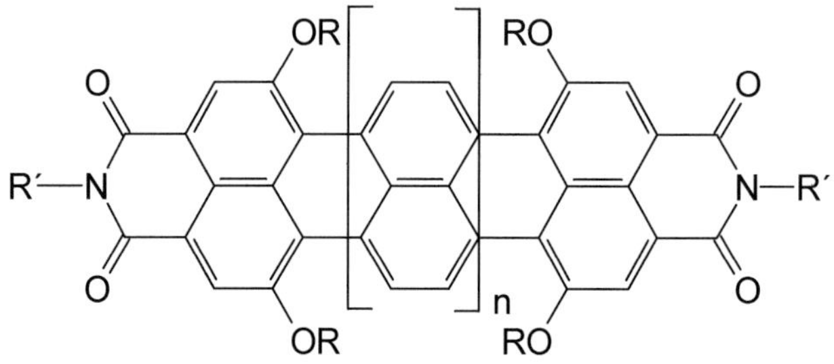

Rylen-Farbstoff

Absorption bei
n = 0-1 sichtbares Licht
n = 2-4 infrarotes Licht

Zum Schluss nun der bekannteste natürliche farbige Stoff überhaupt, das grüne Chlorophyll, welches den Blättern der Pflanzen die Farbe gibt und durch Photosynthese aus Wasser, Kohlendioxid und Sonnenenergie Kohlenhydrate aufbaut.

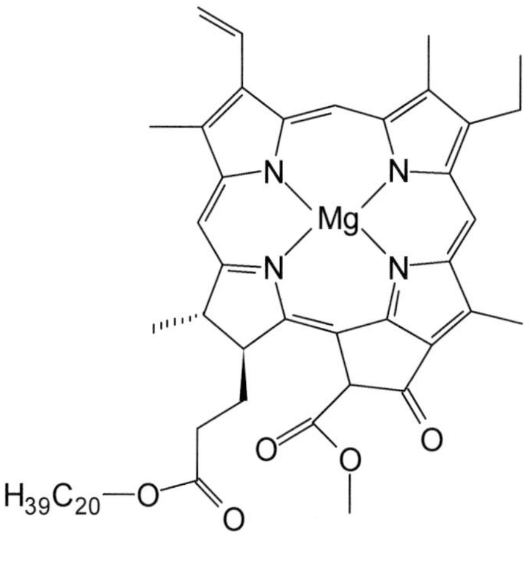

Chlorophyll A (E 140)

Naheliegenderweise hat so ein zentral wichtiger Stoff der Biosphäre kein toxisches Potential. Als Lebensmittelfarbstoff hat es die Kennnummer E 140. Neben dem Chlorophyll A gibt es noch weitere Chlorophyll-Derivate, die sich nur durch unterschiedliche Seitengruppen unterscheiden. Während in 100 g Grünkohl 230 mg Chlorophyll enthalten sind, sind es in Weißkohl nur etwa 1 mg [90].

31.3 Konservierungsstoffe

Es sind zurzeit in der EU 341 Lebensmittelzusatzstoffe mit E-Kennung zugelassen [309]. Die Lebensmittelzusatzstoffe [60] mit den Kennzeichnungen E 200 bis E 297 sind Konservierungsstoffe. Sie erhöhen die Haltbarkeit der Lebensmittel. Fast alle diese Stoffe erschweren Bakterien und Pilzen das Wachstum und die Vermehrung.

Tab. 31-2 Daten einiger Konservierungsstoffe

Stoff	**Smp. (°C)**	**Lösl. in Wasser g/l**	**Dichte g/cm^3**	**LD_{50} mg/kg** (Ratte, oral)	**pLD**
L-Äpfelsäure (E 296)	100	560	1,6	1.600	2,8
Benzoesäure (E 210)	122	2,9	1,27	1.700	2,8
Dimethyldicarbonat (E 242)	17	35	1,25	260	3,6
Fumarsäure (E 297)	287	4,9	1,6	9.300	2
Sorbinsäure (E 200)	134	1,6	1,2	7.360	2,1

Einige Konservierungsstoffe

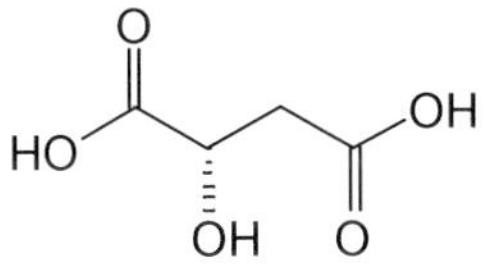

L-Äpfelsäure (E 296) 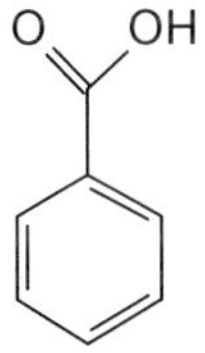 Benzoesäure (E 219) 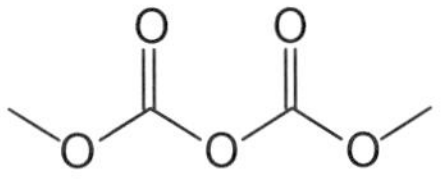 Dimethyldicarbonat (E 242)

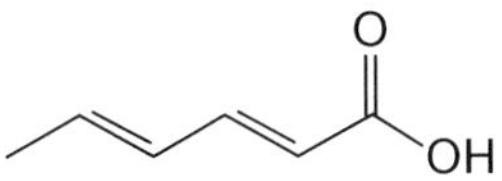

Sorbinsäure (E 200) 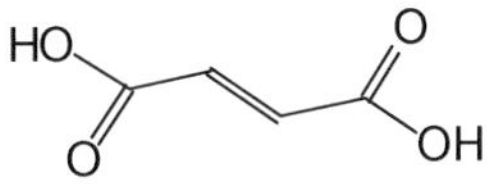 Fumarsäure (E 297)

Tab. 31-3 Übersicht der wichtigsten Konservierungsstoffe

Stoff	E-Nr.	Bemerkung
Sorbinsäure	E 200	
Sorbate	E 202, E 203	Salze der Sorbinsäure
Benzoesäure	E 210	
Benzoate	E 211 - E 213	Salze der Benzoesäure
Parabene	E 214 - E 215 E 218 - E 219	
Schwefeldioxid	E 220	
Sulfite	E 221 - E 228	Salze der schwefeligen Säuren
Antibiotika	E 234 - E 235	Nisin und Natamycin
Dimethyldicarbonat	E 242	zersetzt sich bei der Anwendung
Nitrite	E 249 - E.250	
Nitrate	E 251 - E 252	
Essigsäure	E 260	
Acetate	E 261 - E 263	Salze der Essigsäure
Milchsäure	E 270	
Propionsäure	E 280	
Propionate	E 281 - E 283	Salze der Propionsäure
Borsäure	E 284	in Augentropfen und Kaviar
Äpfelsäure	E 296	
Fumarsäure	E 297	

Die Benzoesäure hat es dem europäischen Konsumenten möglich gemacht, Krabbensalat zu Discounterpreisen zu verspeisen. Früher nur zwei Tage haltbar, können die Krabben heute zum Pulen nach Marokko gebracht und wieder zurücktransportiert werden. Durch die Benzoesäure sind sie inzwischen zwei Monate haltbar. Der Grenzwert für Benzoesäure ist in der EU inzwischen speziell für Krabbenfleisch auf 6 g/kg erhöht worden. In realen Proben sind um 500 mg in 100 g Nordseekrabben, also 5 g/kg enthalten. Der LD_{50}-Wert für Benzoesäure beträgt 1,7 g/kg für den Nager. Die potentiell tödliche Dosis liegt für eine 200 g schwere Ratte bei nur etwa 340 mg, daher ist eine Packung Krabbensalat mit 500 mg Benzoesäure für dieses Tier eine tödliche Fressfalle! Parabene stehen im Verdacht, eine Östrogenwirkung zu haben. Sulfite sind Reduktionsmittel, die in Tintenkillern und auch bei Aquarien gegen Algenbildung eingesetzt werden. Der ADI-Wert liegt bei 0,7 mg/kg.

Das Dimetyhldicarbonat ist ein sog. Kaltentkeimungsmittel, welches bei Getränken Anwendung findet und sich dabei in sehr geringen Mengen in Methanol und

Kohlendioxid (auch das giftige Methanol kommt natürlicherweise in Obstsäften vor) zersetzt. Im fertigen Produkt ist es gar nicht nachweisbar. Es dürfen nicht mehr als 250 mg pro Liter Flüssigkeit verwendet werden.
Nitrite haben einen ADI-Wert von 0,06 mg/kg, Nitrate liegen bei 5 mg/kg. Diese Salze werden zum Pökeln von Fleisch eingesetzt.
Triclosan und Triclocarban sind Konservierungsstoffe, die nicht in Lebensmitteln eingesetzt werden, mit denen der Mensch aber trotzdem häufig in Berührung kommt. In antibakteriellen Seifen kann bis zu 1,5 % Triclocarban zugesetzt werden. Triclosan ist in Cremes mit antibakterieller Wirkung enthalten, des Weiteren in Zahnpasta, Deodorants, Seife und vor allem auch in Textilien.

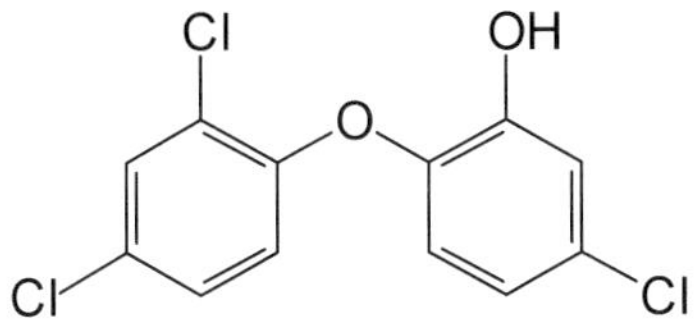

Triclosan
Smp.: 57 °C
LD_{50}: 3,7 g/kg (Ratte, oral)
pLD: 2,4

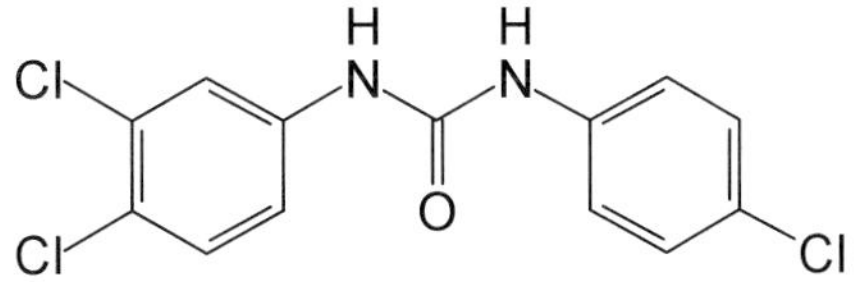

Triclocarban
Smp.: 255 °C
LD_{50}: 3,6 g/kg (Ratte, oral)
pLD: 2,4

Die akute Giftigkeit ist zwar gering, aber die Langzeitwirkung geringer Mengen, die über die Haut aufgenommen werden ist unklar. Der Nutzen dieser antibakteriellen Stoffe in Seifen wird als kritisch bezeichnet, da auch schon mit normaler Seife und sorgfältiger Handwäsche die Keimzahl stark reduziert wird [224]. Sie gehören zu den vielen Chemikalien aus Körperpflegeprodukten und Arzneimitteln, die sich im Ökosystem anreichern und deren Analyse wie Beseitigung erheblichen wissenschaftlichen und technischen Aufwand erfordern [19].

31.4 Natriumglutamat

Wenn vom Geschmacksverstärker oder von Glutamat die Rede ist, handelt es sich um Natriumglutamat, das Natriumsalz der Aminosäure Glutaminsäure. Glutaminsäure ist eine nicht essentielle Aminosäure, d. h. sie muss nicht über die Nahrung aufgenommen werden. In der Natur liegt sie als L-Glutaminsäure vor. Vor allem in Fleisch kommt die Glutaminsäure als Aminosäure häufig vor. So enthält das Eiweiß von rohem Rindfleisch 15 % Glutaminsäure. Natriumglutamat bildet zwar geruch- und farblose Kristalle, hat aber einen intensiven, an Fleisch erinnernden Geschmack. Für diesen Geschmack gibt es in Japan den Begriff Umami, der neben den klassischen Geschmacksnoten süß, sauer, salzig und bitter existiert. In Pilzen, Tomaten oder Parmesan sind größere natürliche Mengen Glutamat vorhanden. Glutamat wird häufig in Fertigprodukten eingesetzt und verstärkt den Eigengeschmack von Fleisch. Bei der Gelegenheit wird die notwendige Kochsalzmenge reduziert. Glutamat steigert den Appetit und wird Masttieren als Futterbeimengung verabreicht.

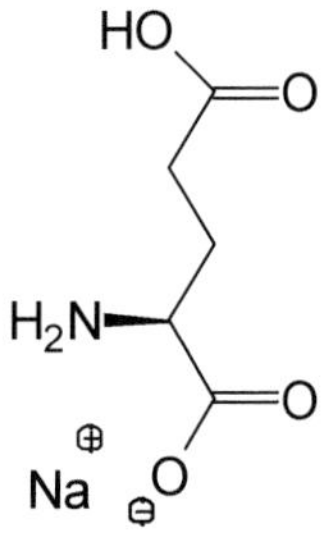

L-Natriumglutamat
E 621
Smp.: 232 °C (Zers.)
Löslichkeit: 74 g/l (H_2O)
LD_{50}: 16,6 g/kg (Ratte, oral)
pLD: 1,8

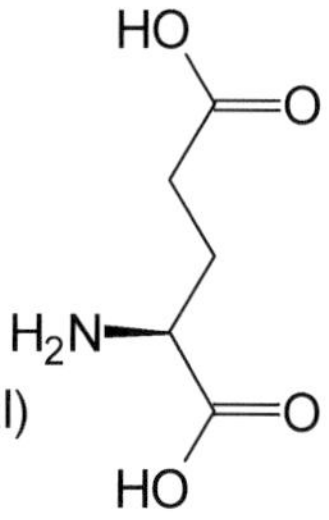

L-Glutaminsäure
E 620
Smp.: 160 °C
Löslichkeit: 11 g/l (H_2O)
LD_{50}: 13,2 g/kg (Ratte, oral)
pLD: 1,9

In der westlichen Welt nimmt der Durchschnittsmensch täglich 0,6 g Natriumglutamat zu sich. Es ist bisher nicht geklärt, welche Schädigungen durch langjährige Aufnahme größerer Mengen Glutamat entstehen. Die Lebensmittelindustrie muss die Zugabe von Natriumglutamat-Salz als „Geschmacksverstärker E 621“ angeben. Da der Ruf des Glutamats inzwischen umstritten ist, werden immer häufiger Hefeextrakte oder Tomatenmark eingesetzt, die größere Mengen natürliches Glutamat enthalten, aber nicht ausgewiesen werden müssen. Stattdessen gibt es dann den gut lesbaren und werbewirksamen Zusatz „Frei von Geschmacksverstärkern“. Zur Verstärkung der Wirkung des Natriumglutamats werden die Salze des Inosinmonophosphats beigemischt.

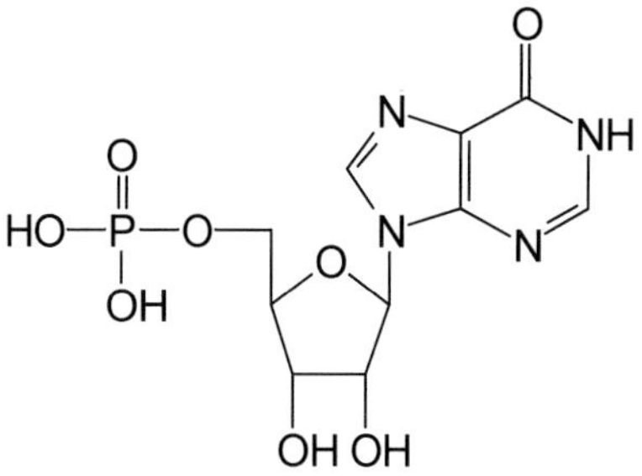

Inosinmonophosphat
pK_S: 2,4
LD_{50}: 16 g/kg (Ratte, oral)
pLD: 1,8

Das Inosin ist chemisch eine Ribose, die mit der Purin-Base Hypoxanthin verbunden ist. Es ist ein Nucleosid, welches selten in der RNA auftritt, aber ein bedeutendes Zwischenprodukt des Purinstoffwechsels von Lebewesen ist. Schon J. v. Liebig entdeckte 1847 das Inosinmonophosphat im Fleischextrakt und bemerkte die geschmacksverstärkende Wirkung.

31.5 Parabene

Parabene [127] sind die Ester der *para*-Hydroxybenzoesäure. Da sie antimikrobiologische und fungizide Wirkung haben, werden sie gerne in der pharmazeutischen Industrie und in Kosmetikprodukten eingesetzt. Auch in Lebensmitteln wie

Mayonnaise, Soßen, Senf und Marzipan werden Parabene oder ihre leichtlöslichen Natrium-Salze als Lebensmittelzusatzstoffe verwendet. Die konservierende Eigenschaft von Parabenen hört aber nicht nach dem Auftragen auf die Haut oder dem Verspeisen eines Lebensmittels auf, sondern behindert die Enzymaktivität im menschlichen Körper, was zu Problemen wie allergischen Reaktionen führen kann. Die einfachsten Parabene sind der 4-Hydroxybenzoesäuremethylester (Methylparaben) und der 4-Hydroxybenzoesäureethylester (Ethylparaben). Es sind geruchlose kristalline Substanzen mit leicht brennendem Geschmack. Sie werden beide in Shampoos und Duschgels verwendet. Das Methylparaben ist ein Sexuallockstoff für Hunde.

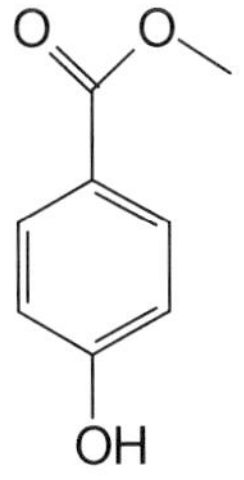

Methylparaben
(E 218)
Smp.: 126 °C
Sdp.: ab 270 °C (Zers.)
Löslichkeit: 2,5 g/l (H_2O)
LD_{50}: 8 g/kg (Maus, oral)
pLD: 2,1

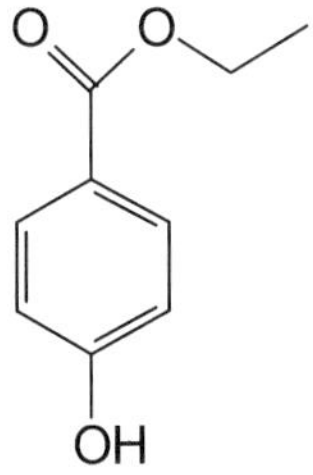

Ethylparaben
(E 214)
Smp.: 116 °C
Sdp.: 299 °C (Zers.)
Löslichkeit: 1,7 g/l (H_2O)
LD_{50}: 3 g/kg (Ratte, oral)
pLD: 2,5

Propylparaben und Butylparaben werden seit 2006 nicht mehr als Lebensmittelzusatzstoffe eingesetzt, sondern nur noch u. a. in Kosmetika. Seit die Östrogenwirkung der Parabene häufig thematisiert wird, sinkt die Bedeutung dieser Stoffgruppe merklich. Während 2011 noch 64 % der Kosmetika Parabene enthielten, waren es 2016 nur noch 11 %.

31.6 Phthalsäureester

Man nennt die Phthalsäureester [127] auch Phthalate. Es sind die Ester der 1,2-Benzoldicarbonsäure. Sie werden vor allem als Weichmacher für Kunststoffe wie PVC oder Gummi verwendet. Polymere Stoffe werden so elastischer und geschmeidiger. Es wird vermutet, dass sie wie Hormone wirken und daher zu Unfruchtbarkeit, Übergewicht und Diabetes beim Mann führen können. Das einfachste Phthalat ist das Dimethylphthalat (DMP). Hergestellt wird es durch Veresterung des Phthalsäureanhydrids mit Methanol. Es ist eine farblose, viskose Flüssigkeit, die als Abwehrstoff gegen Insekten und Weichmacher verwendet wird.

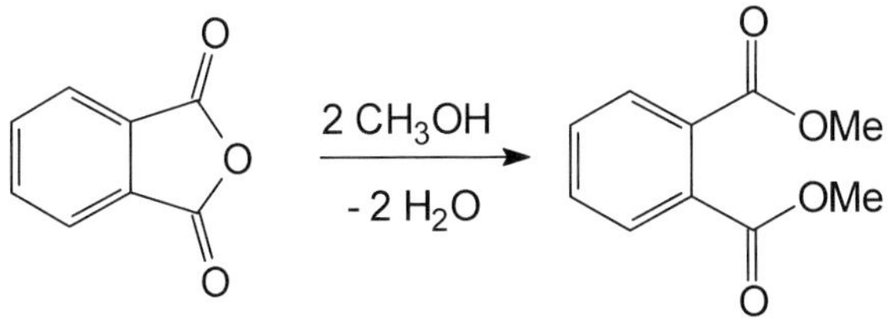

Phthalsäureanhydrid $\xrightarrow[-2\ H_2O]{2\ CH_3OH}$ Dimethylphthalat DMP

Dimethylphthalat DMP
Smp.: 5,5 °C
Sdp.: 282 °C
Löslichkeit: 4 g/l (H_2O)
LD_{50}: 6,8 g/kg (Ratte, oral)
pLD: 2,2

Bis(2-ethylhexyl)phthalat (DEHP) ist eine ölige, farblose und geruchlose Flüssigkeit, die in Wasser unlöslich, aber löslich in organischen Lösungsmitteln ist. DEHP wird als Weichmacher, Zusatzstoff für Farben und in Insektiziden verwendet. Bei DEHP besteht der Verdacht auf Gesundheitsschädigung durch quasihormonelle Wirkung.

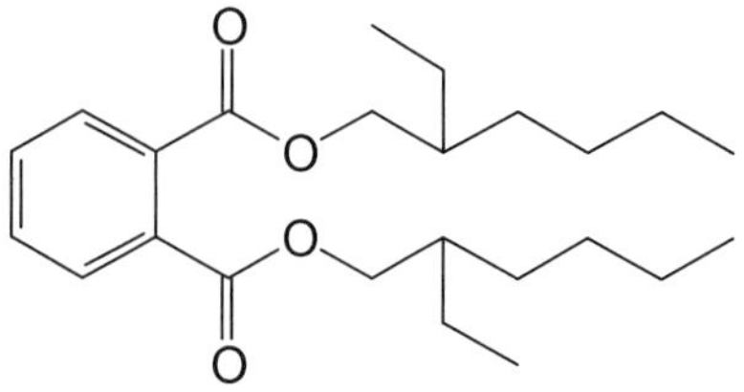

Smp.: -50 °C
Sdp.: 385 °C
Dichte: 0,99 g/cm^3
MAK: 10 mg/m^3

Bis(2-ethylhexyl)phthalat (DEHP)

Neben den beiden genannten Phthalaten werden viele weitere dieser Phthalsäureester mit anderen Estergruppen verwendet, die ähnliche Eigenschaften und Gefahrenpotentiale haben.

31.7 Rodentizide - Nagetiergifte

Mit Rattengift kann man Präsidentenleben retten! Als der US-Präsident Eisenhower 1955 einen Herzinfarkt erlitt, bekam er Warfarin, welches als Vitamin-K-Antagonist bei der Rattenbekämpfung verwendet wird. Die Blutverdünnung dieser Substanz wird hierbei genutzt. Die Giftigkeit unterscheidet sich stark zwischen Nagetieren und Hühner und oral ist Warfarin viel giftiger als intravenös.

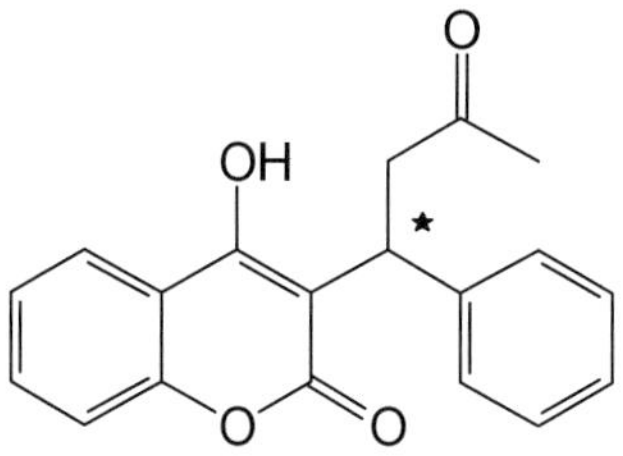

Warfarin
Smp.: 161 °C
Löslichkeit: 17 mg(l (H_2O)
LD_{50}: 1,6 mg/kg (Ratte, oral)
pLD: 5,8

⋆ = chirales C-Atom

Bei Fischen ist die spezifische Giftigkeit noch zehnmal größer als bei Säugetieren. In den Fraßködern sind etwa 50 mg/kg Giftstoff enthalten.
Inzwischen verwendet man auch andere Vitamin-K-Antagonisten. In frei erhältlichen Mitteln gegen Nagetiere sind die Blutgerinnungshemmer Difenacoum und Brodifacoum enthalten. Die Tiere sterben nach einiger Zeit an inneren Blutungen. Der verzögerte Tod lässt den Nager keinen Zusammenhang zwischen Giftaufnahme und Tod erkennen.

Tab. 31-4 Unterschiedliche LD_{50}-Werte Für Warfarin

Tier	LD_{50} mg/kg	Aufnahme
Huhn	942	oral
Kaninchen	800	oral
Maus	750	i.p.
Maus	165	i.v.
Maus	3	oral
Katze	6	oral
Ratte	1,6	oral

Beide Moleküle haben zwei chirale C-Atome und somit gibt es je vier Enantiomere, die aber vergleichbare Giftigkeit haben. Tatsächlich können vergiftete Nager für Raubtiere tödlich sein, man spricht dann von einer Sekundärvergiftung.

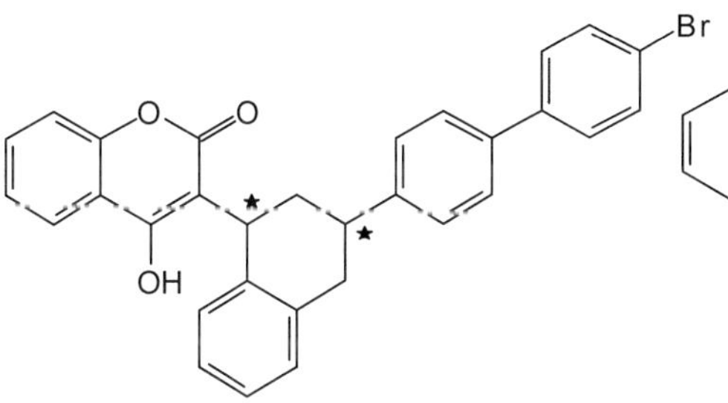

Brodifacoum
Smp.: 229 °C
LD_{50}: 160 µg/kg (Ratte, oral)
pLD: 6,8

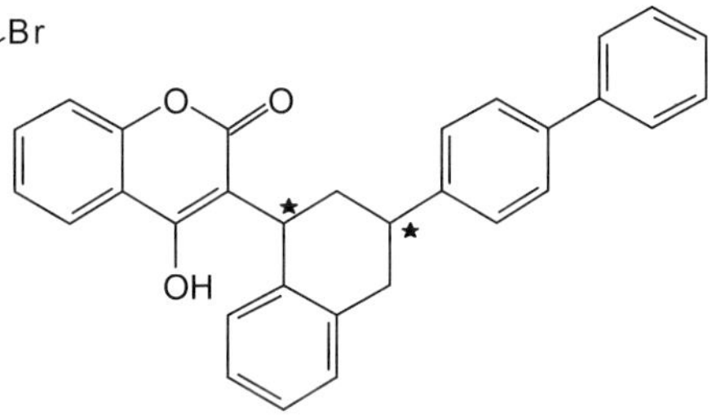

Difenacoum
Smp.: 216 °C
LD_{50}: 680 µg/kg (Ratte, oral)
pLD: 6,2

⋆ = chirales C-Atom

Als besonders gefährliches Rodentizid hat sich das 1933 erstmals hergestellte Dithiatetraazaadamantantetroxid (TETS) erwiesen. Es wirkt als $GABA_A$-Rezeptor-Antagonist, das vor allem in China eingesetzt wurde. Seit 1984 ist es zwar verboten, aber illegale Anwendung führte alleine zwischen 1991 und 2010 in China zu über 14.000 Vergiftungen mit 932 Todesfällen.

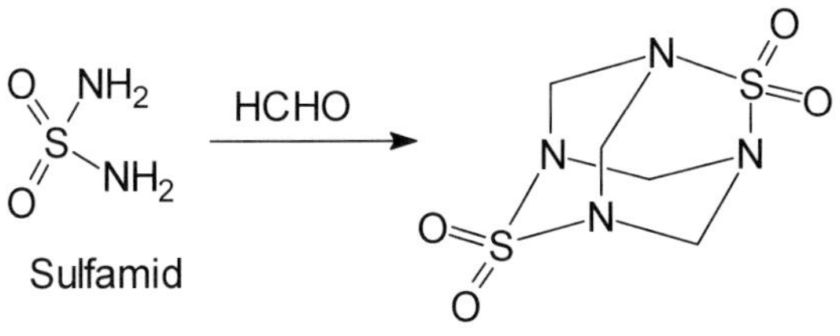

Sulfamid

HCHO

TETS
Smp.: 255-260 °C
LD_{50}: 0,2 mg/kg (Ratte, oral)
pLD: 6,7

Man vermutet, dass etwa 10 mg TETS bei Menschen tödlich sind. Durch die hohe Giftigkeit besteht die Gefahr, dass es auch als Kampfstoff eingesetzt werden könnte [194].

31.8 Repellente - Vergrämungsmittel

Repellente sind Vergrämungsmittel, welche Organismen abschrecken ohne zu töten. Eine besonders wichtige gesundheitliche (Malaria) wie ökonomische Rolle spielen dabei Abschreckungsstoffe gegen Insekten und dabei vor allem gegen Stechmücken. Natürliche Repellenten sind ätherische Öle wie Lavendel, Minze oder Thymian. Ihre abschreckende Wirkung ist allerdings nur von kurzer Dauer. Körperschweiß, der zu Verdünnung führt schränkt die Wirkung weiter ein.

OH

Geraniol

Smp.: -15 °C
Sdp.: 230 °C
Dichte: 0,89 g/cm^3

Lösl.: 686 mg/l (H_2O)
LD_{50}: 3,6 g/kg (Ratte, oral)
pLD: 2,4

Das Terpen Geraniol, Bestandteil der ätherischen Öle der Geranie, wird häufiger als natürliches Repellent eingesetzt und soll ein bis drei Stunden vor Mückenstichen schützen.

Tab. 31-5 verschiedene Repellente

Wirkstoff	**Ziel**
Permethrin	Flöhe, Zecken
Aluminumammoniumsulfat	Hunde, Katzen
Fuchsurin	Kaninchen, Eichhörnchen
Rotluchsurin	Maulwürfe, Mäuse
Calciumcarbid	Maulwürfe, Mäuse
Icaridin	Insekten
Diethyltoluamid (DEET)	Insekten
p-Menthan-3,8-diol	Insekten

Icaridin, Diethyltoluamid und (DEET) und das pflanzliche *p*-Menthan-3,8-diol gelten als beste Substanzen zur Abschreckung von Mücken und sollen bis zu acht Stunden Schutz bieten. Icaridin scheint hautverträglicher und textilschonender als DEET zu sein. Stinktiere verwenden zur Abschreckung von Gegnern Thiole wie das 3-Methylbutanthiol aus ihrer Analdrüse. Hier kann man von einer natürlichen Anwendung eines Repellenten sprechen.

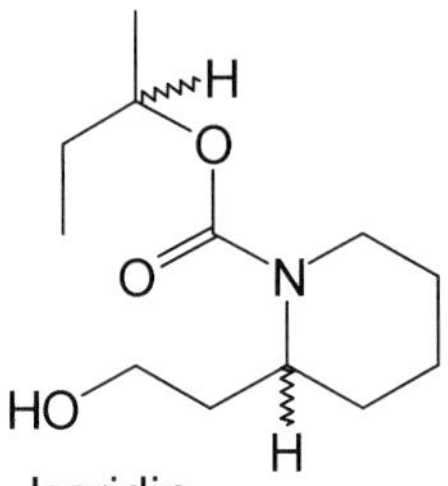

H
O
O
N
HO
H
O
N
HO
OH

Icaridin
Sdp.: 296 °C
LD_{50}: 2.236 mg/kg (Ratte, oral)
pLD: 2,7

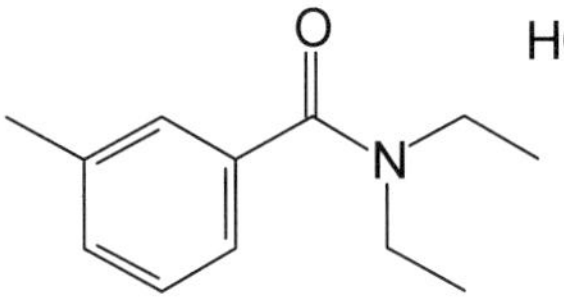

Diethyltoluamid (DEET)
Sdp.: 290 °C
LD_{50}: 1.950 mg/kg (Ratte, oral)
pLD: 2,7

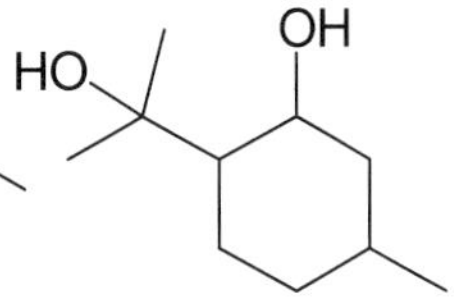

p-Menthan-3,8-diol
Sdp.: 268 °C

31.9 Süße Stoffe

31.9.1 Zucker

So lebenswichtig Kohlenhydrate sind, so sehr werden sie in einer Überflussgesellschaft mit Überangebot von niedrigpreisigen, leicht zugänglichen, übersüßten Lebensmitteln zum süßen Gift. Chemisch ist meistens das Disaccharid Saccharose gemeint, wenn von Zucker gesprochen wird. Es ist chemisch betrachtet ein α-Glucosido-β-fructosid, welches bei saurer Hydrolyse ein Gemisch von Glucose und Fructose ergibt. Die Kohlenhydratchemie ist ein großes Gebiet der organischen Chemie [148]. Die akute Giftigkeit der Saccharose ist mit einem LD_{50}-Wert von 32,5 g/kg extrem gering, während die langfristigen Folgen der Überernährung fatal sind.

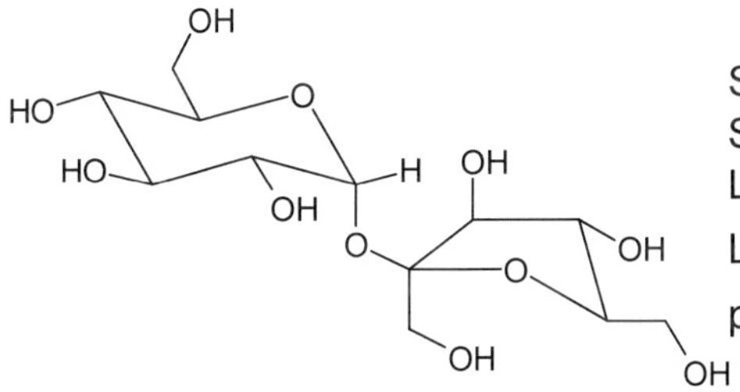

OH
HO
O
HO
H
OH
OH
O
OH
O
OH
OH

Saccharose
Smp.: 185 °C
Löslichkeit: 2.039 g/l (H_2O, 20 °C)
LD_{50}: 32,5 g/kg(Ratte, oral)
pLD: 1,5

Um das Maß an Übergewicht zu bestimmen, hat sich der BMI (Body-Mass-Index) durchgesetzt.

$$\text{BMI} = \frac{\text{Masse (kg)}}{\text{Länge (m)}^2}$$

Bespiel: Größe 180 cm   Gewicht 80 kg

$$\text{BMI} = \frac{80\ \text{kg}}{(1{,}8\ \text{m})^2} = 24{,}7\ \text{kg/m}^2$$

Ab einem BMI von 25 spricht man von Übergewicht, ab 30 von Adipositas. Dementsprechend sind in Deutschland 2/3 aller Männer übergewichtig!

Manuel Uribe, ehemals dickster Mensch der Welt, wog 2007 bei einer Größe von 196 cm 592 kg. Das ergibt einen satten BMI von sage und schreibe 154 kg/m^2. Sein

Weltrekord brachte ihm viele Medienauftritte, Geldeinnahmen und Wikipedia-Einträge in 25 Sprachen ein. Allerdings war er wegen seines extremen Gewichts seit 2002 ans Bett gefesselt. 2008 heiratete er und hungerte sich auf nur noch 394 kg herunter, eine Gewichtsabnahme, die seinen Körper anscheinend überforderte. 2014 starb er im Alter von nur 48 Jahren. Man mag es als zweifelhaften zivilisatorischen Fortschritt ansehen, dass 2014 zwar 815 Millionen Menschen unterernährt, aber 2,1 Milliarden Menschen inzwischen überernährt waren. Die folgende Tabelle zeigt den Zusammenhang zwischen Zuckerverbrauch und Fettleibigkeit:

Tab. 31-6 Adipositas und Zuckerverbrauch weltweit 2016

	Adipositas (BMI ü. 30) in %	**Zuckerverbrauch pro Kopf und Jahr**
USA	34	33,8 kg
Mexiko	24	39,7 kg
UK	22	58,8 kg
Australien	21	58,2 kg
Deutschland	13	33,6 kg
Dänemark	9,5	38,1 kg (2013)
Schweiz	7,7	49,2 kg
Japan	3,6	15 kg
China	2,9	12,5 kg

Kein organischer Stoff wird weltweit in so großer Menge hergestellt wie Saccharose. 178 Millionen Tonnen waren es im Erntejahr 2016/2017.

Tab. 31-7 Zuckerproduktion 2016/2017

	in Mio. Tonnen
Brasilien	34,7
Indien	27,5
Thailand	9,7
China	8,8
USA	8
Australien	5,4
Mexiko	4,9
Frankreich	4,6
Pakistan	4
Deutschland	3,7

Der größte Teil der Zuckeraufnahme erfolgt durch veredelte Lebensmittel. So sind in 100 g Nuss-Creme 56 g und in Ketchup 30 g Zucker enthalten. Auch die gesund wirkenden Fruchtsäfte haben es in sich. Dass in einem Viertelliter Cola 27 g Zucker enthalten sind, überrascht niemanden mehr, doch wer weiß schon, dass in derselben Menge Kirschsaft sogar 10 % mehr Brennwert steckt? Es sind 29,5 g Zucker! Übergewicht führt meistens zu Diabetes und Herz-Kreislauf-Erkrankungen. 2011 gab es etwa 370 Millionen Diabetiker weltweit, 2030 sollen es bereits 550 Millionen sein. Langfristig also ist Zucker ein schleichendes Gift für die Weltbevölkerung.

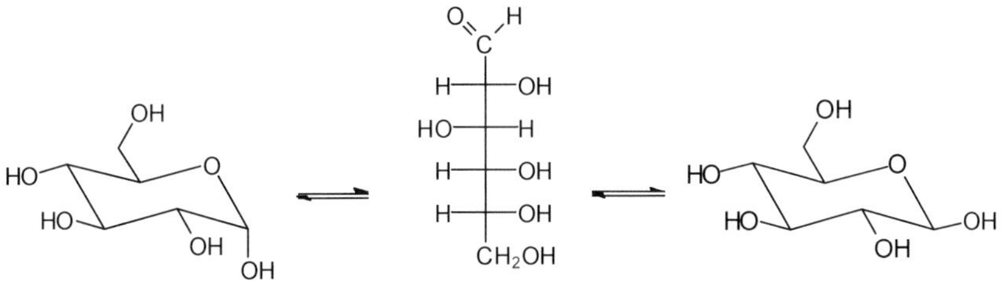

α-D-Glucose (Pyranoseform) Aldehydform β-D-Glucose (Pyranoseform)
Smp.: 146 °C LD_{50}: 25,8 g/kg (Ratte, oral) pLD: 1,6

Der in der Natur am häufigsten vorkommende Zucker ist die Glucose (Traubenzucker) mit der Summenformel $C_6H_{12}O_6$. Bevor man genauere Analysen machen konnte, ergab die Elementaranalyse die Formel CH_2O, also einen Kohlenstoff mit einer Wassereinheit, was zum allgemeinen Namen Kohlenhydrat führte. Glucose kommt in dem α und dem β-Anomer vor und liegt in der Pyranoseform als Sechsring vor. Die Glucose hat 50 % der Süßkraft von Saccharose.
Fructose (Fruchtzucker), mit der Summenformel $C_6H_{12}O_6$ findet sich vor allem in Früchten (Apfel: 6 g/100g, Weintrauben: 7,5 g/100g) und hat etwa 10 % größere Süßkraft als Saccharose. Auch hier wirken größere Mengen abführend. Die Fructose liegt vor allem in der Furanoseform, also als Fünfring vor und es gibt verschiedene Anomere.
Lactose (Milchzucker) macht 5 % des Zuckeranteils der Kuhmilch aus und hat 50 % der Süßkraft von Saccharose.

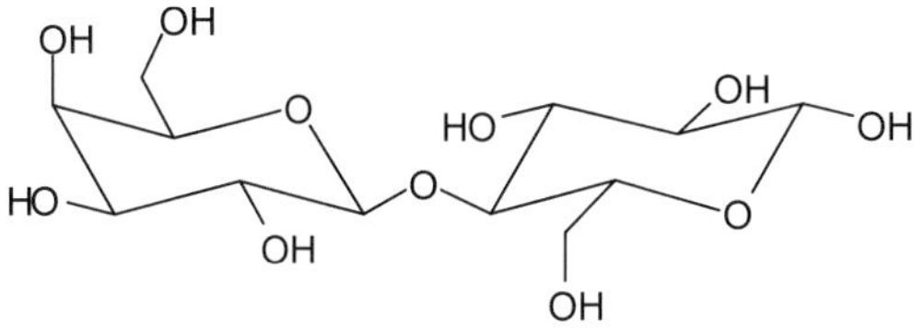

β-D-Lactose
Smp.: 202 °C
Löslichkeit: 216 g/l (H_2O, 25 °C))
LD_{50}: 21,6 g/kg (Ratte, oral)
pLD: 1,7

Während alle Neugeborenen das Enzym Lactase bilden und damit das Disaccharid Lactose in Galactose und Glucose spalten können, bildet sich nach der Stillzeit kaum noch Lactase, so dass ungespaltene Lactose in den Dickdarm gerät und dort durch

Darmbakterien zersetzt wird. Dabei entstehen Milchsäure und Gase, die Blähungen und Durchfall verursachen, womit eine Lactoseintoleranz vorliegt. In Kulturen mit historisch langer Milchwirtschaft tritt Lactoseintoleranz bei Erwachsenen viel seltener auf als in Kulturkreisen, in denen Milch kaum eine Rolle spielt. Milchprodukte sind somit bei Chinesen wenig beliebt.

Tab. 31-8 Lactoseintoleranz verschiedener Gruppen

	Anteil der Lactoseintoleranz in %
Chinesen	94
Afroamerikaner	79
Massai	62
Indianer	50
Beduinen	25
Finnen	18
Deutsche	15
Briten	10
Dänen	5
Schweden	2

Interessanterweise konnte mit Hilfe von DNA-Analysen an europäischen Skeletten aus der Steinzeit festgestellt werden, dass der Urmensch noch nicht in der Lage war, Lactose zu verdauen. Eine DNA-Analyse des weltberühmten Gletschermenschen Ötzi (vor etwa 5.300 Jahren gestorben) zeigte auch bei ihm, dass ihm das Gen zur Lactose-Verarbeitung fehlte: Er war lactoseintolerant.

Sorbit (E 420) ist die Polyolform der Glucose. In der Eberesche ist es mit 12 % häufig zu finden und hat mit 240 kcal/100g einen deutlich geringeren Brennwert als die Saccharose mit 405 kcal bei gleicher Süßkraft. Nachteil: Ab einer täglichen Aufnahme von über 50 g wirkt Sorbit abführend.

Erythrit (*meso*-1,2,3,4-Butantetrol) wird, anders als bei den Zuckeralkoholen Sorbit und Maltit, vor allem vom Dünndarm aufgenommen. Blähungen oder Durchfall werden somit weitgehend vermieden und es ist fast kalorienfrei. Es wird durch Schimmelpilze aus Glucose hergestellt. Es gibt Überlegungen, aus der Zellulose des Strohs Erythrit herzustellen. Die Süßkraft liegt bei 60 bis 80 % der Saccharose und erzeugt keinen Karies. Es wirkt als Insektizid gegen Fruchtfliegen.

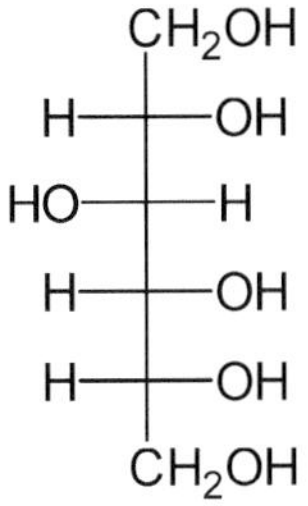

Sorbit (E 420)
Smp.: 111 °C
Löslichkeit: 2750 g/l (H_2O)
LD_{50}: 15,9 g/kg (Ratte, oral
pLD: 1,8

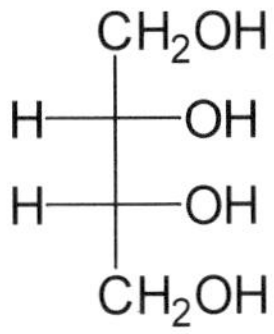

Erythrit
Smp.: 120-123 °C
Sdp.: 329-331 °C
Löslichkeit: 60 g/l (H_2O)
LD_{50}: 7 g/kg (Maus)
pLD: 2,2

Viele Lebensmittel werden mit Glucosesirup gesüßt. Er wird enzymatisch aus Maisstärke gewonnen und enthält bis zu 5 % Fructose. Der Vorteil für die Industrie ist der günstige Preis, zudem erhöht er die Festigkeit von Produkten. Darüber hinaus gibt es noch viele weitere Kohlenhydrate, die aber geringere Bedeutung haben und den Rahmen des Buches völlig sprengen würden.

31.9.2 Zuckerersatzstoffe [215]

Struktur von Süßstoffen

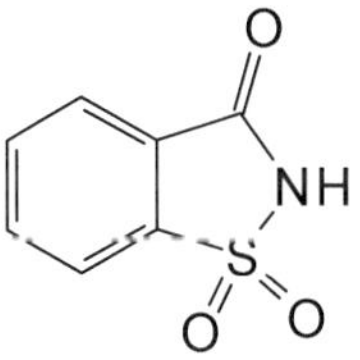

Saccharin (E 954)

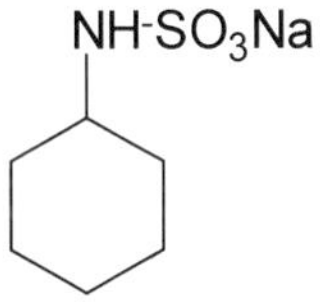

Cyclamat (E 952)

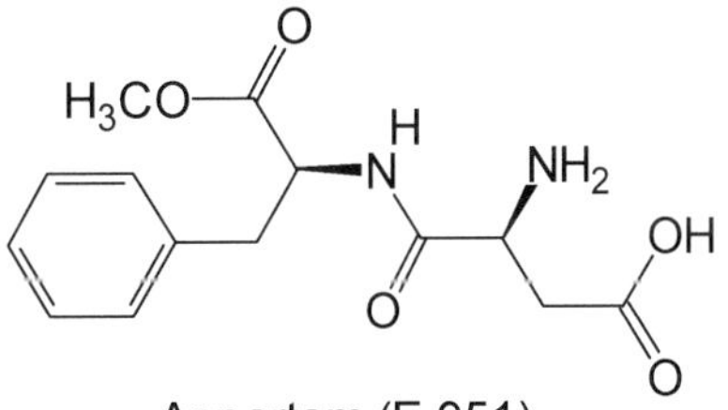

Aspartam (E 951)

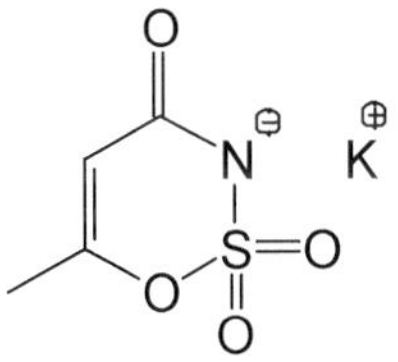

Acesulfam-K (E 950)

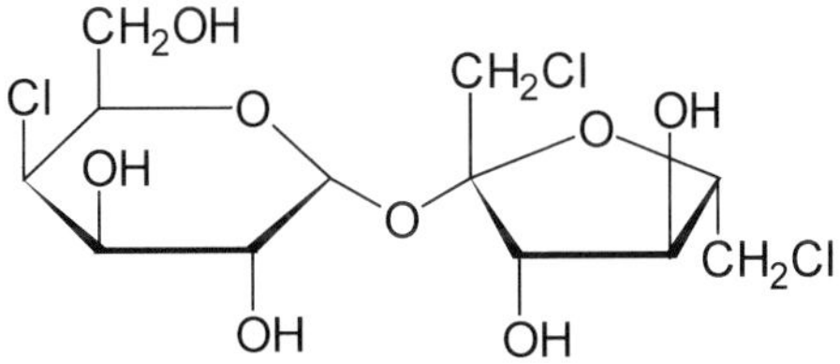

Sucralose (E 955)

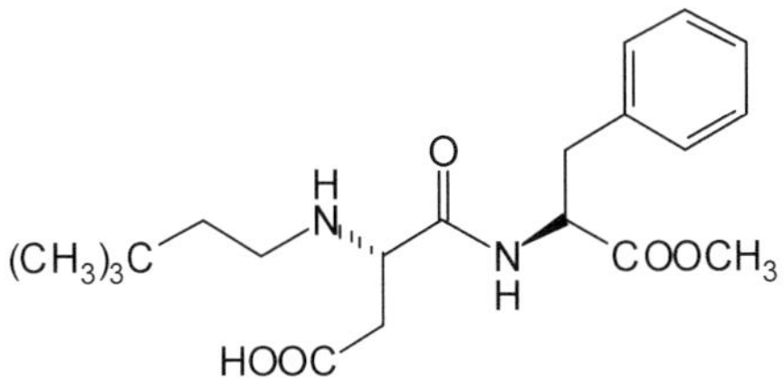

Neotam (E 961)

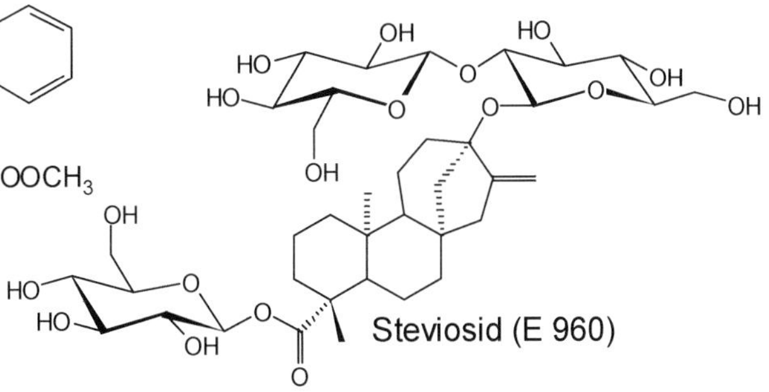

Steviosid (E 960)

Tab. 31-9 Daten einiger Süßstoffe

	Smp. (°C)	**Lösl. H_2O g/l**	**Süßkraft**	**ADI-Wert mg/kg**	**LD_{50} g/kg**	**pLD**
Saccharose	185	2.039	1		32,5	1,5
Saccharin	226-230	3,3	550	5	17	1,8
Cyclamat	169	200	45	7	17	1,8
Aspartam	249	10	200	40	ü. 10	
Acesulfam-K	ü. 225	250	200	9	7,43	2,1
Neotam	80-83	12,6	8.000	2		
Sucralose	125	283	600	15	16	1,8
Steviosid	239	1,25	250	4	10	2
Thaumatin		gut	2.500			

Die klassischen Süßstoffe sind Cyclamat und Saccharin. Cyclamat (E 952) wurde 1937 entdeckt und wird seit 1950 als Süßstoff verwendet. Es wird durch Hydrierung und Sulfonierung hergestellt und ist 45-mal süßer als Saccharose. Da Cyclamat hitzebeständig ist, kann es zum Kochen und Backen verwendet werden.

Saccharin (E 954) wurde bereits 1880 als Süßstoff eingeführt. Es ist 550-mal süßer als Saccharose. Es wird aus *o*-Toluolsulfochlorid und Ammoniak mit anschließender Oxidation durch Kaliumpermanganat und Cyclisierung hergestellt. Ein Mengenverhältnis von Cyclamat und Saccharin von 10:1 ist geschmacklich am besten. Beide Stoffe standen im Verdacht, krebserregend zu sein. Studien konnten diesen Verdacht nicht erhärten.

Aspartam (E 951) wurde 1965 bei der Suche nach einem Magenmittel zufällig entdeckt. Es ist chemisch betrachtet ein Methylester eines Dipeptids der beiden Aminosäuren Asparaginsäure und Phenylalanin. Ausgangsstoff der Herstellung ist die L-Asparaginsäure. Aspartam hat eine 200-mal stärkere Süßkraft als Saccharose und wird seit 1981 in den USA in Lebensmitteln eingesetzt. Bemerkenswert ist der Umstand, dass 100 g Aspartam rund 400 kcal physiologischen Brennwert hat, also fast so viel wie normaler Haushaltszucker. In Deutschland wird Aspartam seit 1990 verwendet. Man soll täglich nicht mehr als 40 mg/kg aufnehmen. Im Allgemeinen wird es geschmacklich angenehmer als Saccharin und Cyclamat beurteilt. Aspartam ist nicht hitzebeständig und daher zum Backen ungeeignet.

Sucralose (E 955) enthält bemerkenswerterweise drei Chloratome. Sowenig wie andere chlororganische Verbindungen wird es in der Umwelt kaum abgebaut. Seit

2005 ist es in Deutschland zugelassen. Es hat keinen bitteren Nachgeschmack und eine etwa 600-fache Süßkraft wie normaler Haushaltszucker.
Acesulfam-K (E 950) wurde 1967 eher zufällig bei synthetischen Untersuchungen auf dem Gebiet der Oxathiazinondioxiden als süß schmeckende Verbindung von Karl Clauß entdeckt. Die Süßkraft ist etwa 200-mal höher als Haushaltszucker. Es ist seit 1990 in Deutschland zugelassen.

Steviosid (E 960) ist ein Glycosid aus den Blättern der Stevia-Pflanzen. Es ist ein weißes Pulver, welches sich relativ schlecht in Wasser löst. Da es bis 200 °C hitzebeständig ist, kann es auch zum Backen benutzt werden. Dieser natürliche Süßstoff hat eine 250-mal höhere Süßkraft als Saccharose. In der richtigen Menge schmeckt Steviosid wie Haushaltszucker, während sich bei Überdosierung ein bitterer Geschmack einstellt. Chemisch betrachtet sind beim Steviosid drei Glucose-Einheiten um einen tetracyclischen Grundkörper gebaut. Beim Hamster führte eine Menge von 5,2 g/kg Körpergewicht zum Nierenversagen. Es werden 4 mg/kg Körpergewicht für Menschen als unbedenklich angesehen. Seit November 2011 ist Steviosid in der EU als Süßstoff zugelassen. Auch in Südkorea, Japan und der Schweiz wird es bereits eingesetzt. In den USA ist es nur als Nahrungsergänzungsmittel erlaubt, nicht jedoch als Beimengung in Lebensmitteln.

Thaumatin (E 957) ist ein kalorienarmer Proteinsüßstoff (eine Kette von 207 Aminosäuren mit ca. 22,3 kDa molare Masse) aus dem afrikanischen Katemfe-Strauch. Die Süßkraft ist etwa 2.500-mal stärker als Saccharose. Unter dem Namen Talin wird es vertrieben und ist in Japan und der EU zugelassen und wird vor allem für Kaugummis verwendet.

32 Arzneistoffe

Vor allem in den letzten 150 Jahren haben die Segnungen der forschenden Pharmaindustrie den Menschen das Leben erheblich erleichtert. Ohne Narkotika, Desinfektionsmittel, Antibiotika, Schmerzmittel, Beruhigungsmittel, Chemotherapie gegen Krebs, Asthmamittel oder Medikamente gegen typische Zivilisationskrankheiten wie Bluthochdruck und Diabetes ist das Leben des modernen Erdenbewohners nicht mehr denkbar.

Tab. 32-1 Auswahl der wichtigsten und umsatzstärksten pharmakologischen Stoffe in Deutschland

Stoff	**Indikationsgruppe**	**LD_{50} mg/kg**	**pLD**
Acetylcystein	Mukolytikum	5.050	2,3
Acetylsalicylsäure	Analgetikum	200	3,7
Alendronsäure	Bisphosphonat	552	3,3
Allopurinol	Gichtmittel	78	4,1
Amitriptylin	Antidepressivum	320	3,5
Amoxicillin	Antibiotikum	Über 15.000	
Atenolol	β1-Blocker	134 (Maus, i.p.)	3,9
Bisacodyl	Laxans	4.320	2,4
Bisoprolol	Betablocker	100	4
Budesonid	Glucocorticoid	4.700 (Maus)	2,3
Butylscopolaminbromid	Spasmolytikum	1.040	3
Candesartan	Antihypertensivum	807 (Maus, i.p.)	3,1
Captopril	Bluthochdruckmittel	4.245	2,4
Carvedilol	Betablocker	25 (i.v.)	4,6
Cefuroximaxetil	Antibiotikum	2.157	2,7
Cetirizin	Antihistaminikum	365	3,4
Citalopram	Antidepressivum	800	3,1
Codein	Antitussivum	427	3,4
Coffein	Psychostimulanz	192	3,7
Colecalciferol	Vitamin D_3	42	4,4
Diazepam	Hypnotikum	250	3,6
Diclofenac	Analgetikum	63	4,2
Digitoxin	Herzglykosid	4,95 (Maus)	5,3
Doxycyclin	Antibiotikum	1.870	2,7
Fentanyl	Analgetikum	18	4,7
Fluoxetin	Antidepressivum	825	3,1
Formoterol	Sympathomimetikum	3.130	2,5
Furosemid	Schleifendiuretikum	2.600	2,6
Hydrochlorothiazid	Diuretikum	2.750	2,6
Ibuprofen	Analgetikum	636	3,2

Isosorbiddinitrat	Vasodilatator	750	3,1
Isosorbidmononitrat	Vasodilatator	1.771	2,8
Kaliumiodid	Schildrüsentherapeutikum	2.779	2,6
Levothyroxin	Schilddrüsenhormon	20 (i.p.)	4,7
Lisinopril	ACE-Hemmer	3.600	2,4
Loperamid	Opioid	185	3,7
Lorazepam	Hypnotikum	4.500	3,3
Losartan	Antihypertensivum	1.000	3
Metamizol	Analgetikum	4.351	2,4
Metformin	Antidiabetikum	1.450 (Maus)	2,8
Methotrexat	Zytostatikum	135	3,9
Methylphenidat	Psychostimulanz	350	3,5
Metoclopramid	Antiemetikum	750	3,1
Metroprolol	Betablocker	3.470	2,5
Mirtazapin	Antidepressivum	810 (Maus)	3,1
Molsidomin	Vasodilatator	1.050	3
Morphin	Analgetikum	335	3,5
Nitrendipin	Antihypertensivum	2.540	2,6
Omeprazol	Protonenpumpenhemmer	2.210	2,7
Opipramol	Antidepressivum	1.110	3
Oxycodon	Analgetikum	320 (Maus, i.p.)	3,5
Pantoprazol	Protonenpumpenhemmer	1.000 (Maus)	3
Paracetamol	Analgetikum	1.944	2,7
Phenobarbital	Hypnotikum	162	3,8
Phenprocoumon	Vitamin-Antagonist	200	3,7
Prednisolon	Glucocorticoid	120 (i.v.)	3,9
Ramipril	ACE-Hemmer	10.048	2
Ranitidin	Ulkustherapeutikum	884 (Maus)	3,1
Rivaroxaban	Zytostatikum	980	3
Salbutamol	Asthmaspray	660	3,2
Sertralin	Antidepressivum	840	3,1
Simvastatin	Lipidsenker	4.438	2,4
Theophyllin	Antiasmathikum	225	3,6
Tilidin	Analgetikum	412	3,4
Timolol	Betablocker	900	3
Tramadol	Analgetikum	228	3,6
Trospiumchlorid	Spasmolytikum	11,2 (Maus, i.v.)	5
Venlafaxin	Antidepressivum	405 (Maus)	3,4
Verapamil	Antihypertensivum	163	3,8
Xipamid	Diuretikum	1.640	2,8
Zopiclon	Hypnotikum	827	3,1

So sehr alle diese Stoffe den Menschen helfen, so sehr stehen sie, vor Haushaltschemikalien und Pilzen an weitaus erster Stelle der versehentlichen Vergiftungen. Schaden durch Medikamente werden meist durch Unachtsamkeit und Sorglosigkeit herbeigeführt. Manche Stoffe werden nicht zuletzt, weil sie nicht verschreibungspflichtig sind, als völlig ungefährlich angesehen. Entscheidend aber ist die Dosis, über kurze wie lange Zeiten. Paracetamol schädigt so bei hohen Dosen die Leber bis hin zum Leberversagen. Ibuprofen und Acetylsalicylsäure können bei langer Überdosierung zu Magenbluten und Herzschäden führen. Bei wiederkehrenden Kopfschmerzen besteht die Gefahr der chronischen Überdosierung. Diese kann dann genau das Symptom hervorrufen, das eigentlich bekämpft werden soll. Man spricht dann von schmerzmittelinduziertem Kopfschmerz.

Benzodiazepine wie Diazepam helfen gegen Unruhe, Angst und Schlaflosigkeit. Nach einigen Wochen aber droht Abhängigkeit. Die Dosis muss gesteigert werden, um den gleichen Effekt zu erzielen und bei plötzlichem Absetzen des Wirkstoffes drohen z. T. Delirien und schwere Angstzustände. Der Entzug von Benzodiazepinen kann länger dauern und beschwerlicher sein als ein Opiatentzug.

Die Kombination von Alkohol und Medikamenten ist gefährlich. Je nach Wirkstoff verändert der Alkohol die Wirkung des Medikaments, und es drohen erhebliche unerwünschte Wirkungen.

Auch die Kombination von verschiedenen Wirkstoffen kann zu Problemen führen. So vermindert der Wirkstoff des in Drogeriemärkten erhältlichen Johanniskrauts die Wirkung der hormonellen Schwangerschaftsverhütung und kann so zu unerwünschten Schwangerschaften führen. Nicht umsonst endet jeder Werbespot für Medikamente mit den Worten „Fragen Sie Ihren Arzt oder Apotheker".

Neben der absoluten Giftigkeit ist natürlich der Abstand zwischen therapeutischer und tödlicher Dosis wichtig. Rechnerisch müsste man 4.865 Zolpidem-Tabletten mit je 10 mg Wirkstoff schlucken, um eine tödliche Dosis zu erreichen, beim Phenobarbital (je 100 mg Wirkstoff) sind es nur 113. Beim vorgeblich harmlosen Paracetamol, welches frei verkäuflich ist, reichen immerhin auch schon 272 Tabletten mit 500 mg Wirkstoff aus. Tatsächlich kommt es immer wieder zu Selbstmordversuche mit Paracetamol. 10 g können schon irreversible Leberschäden verursachen. Es gab aber auch schon Fälle, wo bereits 20 Tabletten Paracetamol tödlich waren. Vermutlich war in diesen Fällen der Glutathiongehalt der Leber verringert und das Organ mit einer besonders geringen Menge des Stoffes angreifbar. Tatsächlich ist Paracetamol der Hauptgrund für akutes Leberversagen in den USA. Erst nach zwei Tagen treten bei einer akuten Vergiftung die ersten Symptome auf, die nach vier bis sechs Tagen mit Übelkeit, Erbrechen, Blässe und Unterleibsschmerzen (Leber!) ihren Höhepunkt erreichen. 10 bis 20 % der Patienten sterben an Leberversagen.

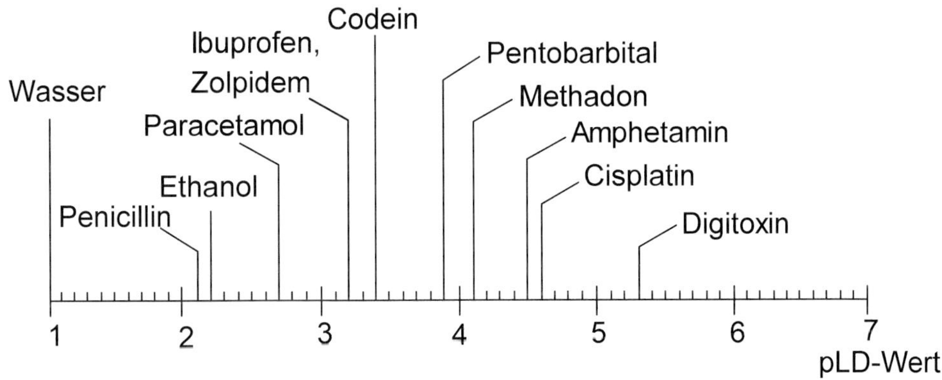

Abb. 32-1 pLD-Werte einiger bekannter Arzneistoffe

Tab. 32-2 Pharmazeutische Stoffe und ihre potentiell tödliche Dosis

Stoff	Menge pro Tablette	LD_{50} mg/kg (Ratte, oral)	pLD	hochgerechnete Menge Tabletten für tödliche Dosis
Lorazepam	1 mg	4.500	2,3	315.000
Zolpidem	10 mg	695	3,2	4.865
Diazepam	5 mg	250	3,6	3.500
Loperamid	2 mg	98	3,0	3.430
Paracetamol	500 mg	1.944	2,7	272
Diclofenac	25 mg	63	4,2	176
Methadon	40 mg	86	4,1	150
Dextromethorphan	60 mg	116	3,9	135
Phenobarbital	100 mg	162	3,8	113
Ibuprofen	400 mg	636	3,2	111

Ibuprofen und Zolpidem haben etwa die gleiche Giftigkeit, trotzdem müsste man fast 5.000 Tabletten Zolpidem (je 10 mg Wirkstoff) schlucken, im Gegensatz zu nur etwas über 100 handelsüblichen Ibuprofentabletten (je 400 mg Wirkstoff), um jeweils die tödliche Dosis zu erreichen. Der Abstand zwischen therapeutischer und tödlicher Dosis ist bei Ibuprofen eben viel geringer als bei Zolpidem.

Die potentiell errechnete Menge von 315.000 Lorazepam-Tabletten (je 1 mg Wirkstoff) als tödliche Dosis kann man sicherlich als vor allem anekdotisch annehmen - die Aufnahme von Tabletten in Kilomengen erscheint absurd.

Trotzdem setzen sich Menschen beim gemütlichen Umtrunk einer viel größeren Giftgefahr aus: Wie schnell erreicht man doch nach einer besonders feierfreudigen Nacht einen Blutalkoholwert von 1 Promille, einem Viertel der tödlichen Menge?

32.1 Die anregenden Methylxanthine

32.1.1 Coffein

Coffein zählt zu den ältesten Genuss- und Arzneimitteln. Es ist ein Alkaloid aus der Gruppe der Methylxanthine. Der IUPAC-Name lautet 1,3,7-Trimethyl-3,7-dihydro-2H-purin-2,6-dion. Coffein, manchmal auch Koffein geschrieben, ist der pharmakodynamisch aktive Inhaltsstoff der Kaffeebohne (1-2 %), der Teeblätter (2-5 %) und der Kolanuss (2 %).

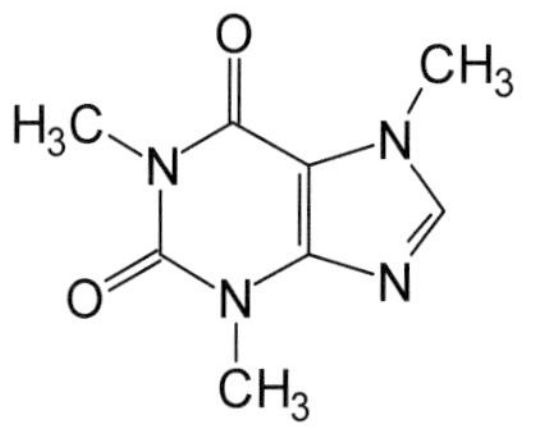

H_3C, N, O, CH_3, N, N, O, N, CH_3

Coffein

Smp.: 236 °C
Sdp.: Zers.
Dichte: 1,23 g/cm³
Löslichkeit: 20 g/l (H_2O, 20 °C)
182 g/l (H_2O, 80 °C)
LD_{50}: 192 mg/kg (Ratte, oral)
pLD: 3,7

F. Runge isolierte 1820 Coffein aus Kaffeebohnen. L. Medicus vermutete 1875, dass Coffein ein 1,3,7-Trimethylxanthin sei. E. Fischer stellte das Coffein erstmals synthetisch her. Das Thein aus dem Tee ist chemisch auch Coffein, jedoch ist es an Polyphenole gebunden. Dieses Coffein wird erst im Darm freigesetzt. Die Wirkung des Tees setzt daher später ein und hält länger an. Coffein ist ein weißes, geruchloses und bitter schmeckendes Pulver.

Tab. 32-3 Coffein-Gehalt ausgewählter Getränke

	in mg/100 ml
Kaffee	60-100
Tee	20-50
Energygetränk	32
Cola	10
Kakao	5

In Vollmilchschokolade sind 15 mg, in Edelbitterschokolade bis zu 90 mg pro 100 g-Tafel Coffein enthalten. Die berühmte Scho-Ka-Kola in der rot-weiß-gestreiften Blechdose enthält gar 200 mg/100 g.

32.1.2 Historisches zum Kaffee und Tee

Der Kaffeestrauch wuchs zuerst in Äthiopien. Im 16. Jahrhundert war der Kaffee in Vorderasien schon sehr verbreitet und 1551 wurde das erste Café auf europäischem

Boden eröffnet. Es erhielt den denkwürdigen Namen „Schule der Erkenntnis", was schon auf die anregende physiologische Wirkung des Coffeins anspielte. Als die türkischen Truppen ihre erste Belagerung Wiens 1529 abbrechen mussten, ließen sie säckeweise Kaffeebohnen zurück, die von den Wienern zuerst für Kamelfutter gehalten, dann aber zur Gründung der noch heute einzigartigen Wiener Kaffeehäuser genutzt wurden. Der Kaffeegenuss breitete sich in den darauffolgenden Jahrzehnten über den ganzen europäischen Kontinent aus. London hatte 1652 sein erstes Kaffeehaus. Die Hamburger konnten 1679 und die Berliner durften erst 1721 ihren ersten Kaffee trinken. Wie beim Tabakrauchen stieß auch der Kaffeegenuss auf Widerstand. So wurde das dunkle Getränk in englischen Spottgedichten als „schwarzes Türkenblut" diffamiert und im kleinen hessischen Fürstentum von Waldeck wurde das Kaffeetrinken 1775 verboten und 10 Taler Denunziantengeld für jeden überführten Kaffeetrinker angeboten. Inzwischen ist Kaffee ein global beliebtes und anregendes Genussmittel. Weltweit wurden 2016 9,22 Millionen Tonnen grüne Kaffeebohnen geerntet.

Tee wird aus den Blättern des Teestrauchs Camellia chinensis gewonnen und in China schon seit über 2.000 Jahren getrunken. Schon 200 Jahre vor christlicher Zeitrechnung gab es eine Teesteuer. Seit dem 12. Jahrhundert brachten Zen-Mönche den Tee nach Japan, wo sich im Rahmen der Teezeremonie ein fast religiös anmutender Kult um das Teetrinken entwickelte. In der Trockenmasse des grünen Tees ist viel Epigallocatechingallat (EGCG) enthalten. Dieser Stoff zeigte in Laborversuchen positive Wirkung auf die Gesundheit. So könnte durch EGCG die Krebswahrscheinlichkeit sinken, Radikale abgefangen werden, die Körperabwehr gestärkt und das Stresshormon Cortisol gehemmt werden. Im 17. Jahrhundert drang der Tee nach Indien vor, wo er von den Engländern als wichtiges Handelsgut entdeckt wurde. 2016 wurden weltweit 5,9 Millionen Tonnen Tee geerntet. Für eine durchschnittliche Tasse Kaffee braucht man viermal mehr Substanz als für eine Tasse Tee.

Tab. 32-4 Welternte von Kaffee (2016) und Tee (2016)

Kaffee	**1.000 t**
Brasilien	3.019
Vietnam	1.460
Kolumbien	745
Indonesien	639
Äthiopien	469
Honduras	362
Indien	348
Peru	277

Tee	**1.000 t**
VR China	2.402
Indien	1.252
Kenia	473
Sri Lanka	349
Türkei	243
Vietnam	240
Indonesien	144
Myanmar	102

Tab. 32-5 Jährlicher Pro- Kopf-Verbrauch (2013) von Tee und Kaffee in Gramm

	Tee	Kaffee
Ostfriesland	7.800	
UK	1.840	3.600
China	1.130	8
Japan	950	3.600
Deutschland	710	7.200
USA	520	4.500
Italien	140	5.600
Finnland		12.200

32.1.3 Wirkung und Toxikologie des Coffeins

Coffein ist die am häufigsten konsumierte, pharmakologisch aktive Substanz. Sie regt das zentrale Nervensystem an, erhöht den Puls und den Blutdruck. Die Bronchien werden erweitert, und es wirkt harntreibend. Im Vordergrund steht bei üblichen Mengen die anregende Wirkung. Bei Arbeit wird im Körper Adenosin, das ebenso wie das Coffein ein Purinderivat ist, aus dem Körpertreibstoff Adenosintriphosphat (ATP) freigesetzt. Das Adenosin setzt sich an bestimmten Rezeptoren der Nervenleitungen ab und gibt so ein Signal, weniger zu arbeiten. Das Coffein mit ähnlicher Struktur besetzt die gleichen Rezeptoren, aktiviert sie aber nicht. Das Signal zum Ausruhen entfällt. 50 mg Coffein können die schmerzstillende Wirkung von Acetylsalicylsäure oder Paracetamol fast verdoppeln. In der Apotheke frei erhältliche Coffeintabletten enthalten 100-200 mg Coffein pro Tablette.

Bei längerem Genuss von coffeinhaltigen Genussmitteln tritt eine Gewöhnung ein, so dass bei Coffeinentzug Kopfschmerzen, Energieverlust und leicht depressive Stimmung eintreten können. Ob ein Wutanfall über zu dünn gekochten Kaffee auch zu den Entzugserscheinungen gehört, bleibt dem Urteil des Lesers überlassen. Der Pharmakologe L. Lewin hat vor rund 100 Jahren im Selbstversuch täglich 12 Tassen Kaffee getrunken und musste diesen Versuch nach zwei Wochen entnervt abbrechen. Es hatten sich schwere Schlaflosigkeit, Sehstörungen und Ohrensausen eingestellt. Es sind Fälle von täglichem Konsum von 300 g Instantkaffeepulver bekannt geworden [269]. Täglich 300 g Kaffeepulver zu konsumieren beweist aber eher die Unvernunft des Menschen als die Gefährlichkeit des Kaffees.

Ab 1 g treten unangenehme Erregungszustände in den Vordergrund. Hier können Kohletabletten oder Diazepam zur Beruhigung eingenommen werden. In der Literatur wird berichtet, dass 3,2 g Coffein (etwa 50 Tassen Kaffee) zu Krämpfen und Erbrechen führte, aber nach 24 Stunden wieder völliges Wohlbefinden eingetreten war. Man vermutet, dass die tödliche Dosis für einen erwachsenen Mann bei 10 g

liegt. Die tödliche Dosis für ein Pferd liegt bei 100 g Coffein. Ein Pferd müsste also 1.000 bis 2.000 Tassen Kaffee trinken, um sich zu vergiften.
Coffein ist daher wohl eines der in der Praxis harmlosesten Genussgifte überhaupt, und es gibt heute keine ernsthaften gesellschaftlichen Anstrengungen, den Konsum von Kaffee und Tee bei Erwachsenen zu bekämpfen. Für Jugendliche sieht die Sache etwas anders aus. In sogenannten Energygetränken dürfen in Deutschland maximal 330 mg Coffein je Liter enthalten sein. Als typische Lifestyle-Getränke sind sie bei Jugendlichen besonders beliebt, nicht zuletzt wegen z. T. spektakulärer Werbeaktionen und Sponsoring von Formel-1-Rennen oder Basejumps, die weltweites Aufsehen erregen [15]. Allein von 2004 bis 2009 stieg in den USA der Umsatz von Energygetränken um 240 %. Ca. 4 g Taurin ist pro Liter Energygetränk enthalten. Taurin beeinflusst den Insulinspiegel und verstärkt so die Wirkung dieser Getränke. Physiologisch wird Taurin aus der Aminosäure Cystein hergestellt.

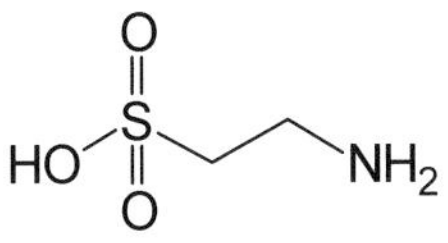

O S O HO NH2

Taurin
2-Aminoethansulfonsäure
Smp.: 328 °C
LD_{50}: 5 g/kg (Ratte, oral)
pLD: 2,3

Bei millionenfachem jugendlichen Konsum von Coffeindosen, die nur für Erwachsene geeignet sind, scheinen tragische Fälle schon statistisch wahrscheinlich zu sein. So starb in den USA ein 14-jähriges Mädchen nach dem Genuss von 1,5 l (500 mg Coffein) eines koffeinhaltigen Energygetränks, weil sie eine Herzrhythmusstörung erlitt. Welche Jugendliche würde schon acht Tassen Kaffee trinken?

32.1.4 Weitere Methylxanthine

Das 3,7-Dimethylxanthin (Theobromin) hat eine Methylgruppe weniger als das ähnliche Coffein. Theobromin besitzt eine anregende Wirkung. Es ist ein Naturstoff, der in Kakaobohnen (1-2 %), in Nüssen der Kolabäume (0,1%) und in Tee (0,1%) vorkommt. Erst durch Rösten wird das an Gerbstoffe gebundene Theobromin freigesetzt. Es wirkt harntreibend, gefäßerweiternd und herzstimulierend, ähnlich wie Coffein, aber milder.

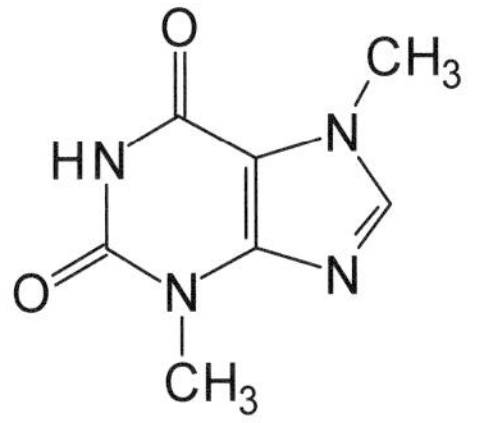

O CH3 HN N O N N CH3

Theobromin

Smp.: ca. 357 °C
Löslichkeit: 0,33 g/l (H_2O, 25 °C)
pK_S: 9,9
LD_{50}: 1,265 g/kg (Ratte, oral) pLD: 2,9
0,2 g/kg (Katze, oral)

Durch Einnahme von 100 g Kakaopulver wurden Augenflimmern, Pulsbeschleunigung und Kopfschmerzen ausgelöst. Die tödliche Dosis liegt beim Erwachsenen bei etwa 18 g Theobromin, also etwa 1 kg Kakaopulver. Katzen, Hunden und Pferden fehlt ein Enzym zum Abbau des Theobromins, so dass sie empfindlicher auf diesen Stoff reagieren.

Theophyllin ist ein weißes, geruchloses, bitter schmeckendes Pulver. Als Salz ist es an der Luft stabil, während sich die freie Base unter Luft und Licht langsam zersetzt. Es ist amphoter und kann als schwache Säure oder schwache Base reagieren. Daher löst es sich gut in Säuren und Laugen, schlecht allerdings in Wasser, Ethanol oder Diethylether. Es kommt in geringen Mengen, meist vergesellschaftet mit Theobromin und Coffein in der Natur vor. Im Tee findet man 0,03 % Theophyllin (aber 2 bis 5 % Coffein). Wahrscheinlich ist das Theophyllin ein Abbauprodukt des Coffeins in Kaffee, Tee und Guarana.

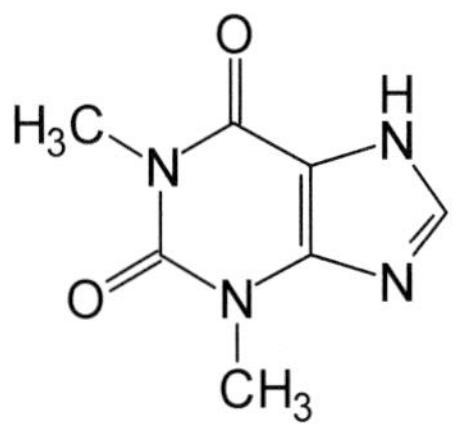

Theophyllin

Smp.: 271 °C
pK_S: 8,6
LD_{50}: 225 mg/kg (Ratte, oral)
pLD: 3,6

1888 isolierte A. Kossel als erstes geringe Mengen des Theophyllins. Wegen seines geringen natürlichen Vorkommens in der Natur wird dieser pharmakologisch interessante Stoff synthetisch hergestellt. Gestartet wird mit *N,N*-Dimethylharnstoff und Cyanessigsäureethylester. So war es bereits im Jahr 1900 möglich, neben Theophyllin auch Theobromin und Coffein synthetisch herzustellen [275].

Anfang des 19. Jahrhunderts fiel auf, dass die Symptome von Asthmaanfällen durch Kaffeetrinken gelindert wurden. Anfang des 20. Jahrhunderts wurde die erschlaffende Wirkung auf die glatte Muskulatur durch Theophyllin erkannt und in der Asthmatherapie genutzt. Die verzögerte Wirkstofffreisetzung in Retardprodukten verbesserte die Therapie seit etwa 1970. Innerhalb von 24 Stunden wird dabei 700 mg Theophyllin in retardierter Form eingenommen. Bei Überdosierung kommt es zu Zittern, Schlafstörungen und Unruhe. In schweren Fällen gibt es Herzrhythmusstörungen und Krampfanfälle, die mit Diazepam oder Barbituraten bekämpft werden können. Da der Abbau über das Cytochrom P-450-System erfolgt, müssen Wechselwirkungen bei gleichzeitiger Einnahme von Makroliden (Antibiotika), Kontrazeptiva („die Pille") und Barbituraten beachtet werden. So kann die Wirksamkeit der Pille vermindert werden und es zu ungewollten Schwangerschaften kommen.

Inzwischen verdrängen Kortikoidsprays und kurz- wie langwirksame β_2-Mimetika das Theophyllin vom Asthmamittelmarkt. Früher wurde Theophyllin auch bei Angina pectoris und als Diuretikum eingesetzt.

32.2 Tropanalkaloide

Als erstes Tropanalkaloid wurde 1819 das Atropin von Rudolph Brandes aus den Blättern der Tollkirsche isoliert. Es handelt sich dabei um ein Racemat aus den Isomeren (*R*)- und (*S*)-Hyoscyamin. Während der Isolierung des (*S*)-Hyoscyamins werden Laugen verwendet und es findet eine Racemisierung statt. Es ist das wirksamste Alkaloid der Tollkirsche (Atropa belladonna). Die Pflanze trägt meist neben unreifen, grünen Beeren auch reife, kirschgroße, meist glänzend schwarze, selten gelbe Früchte.

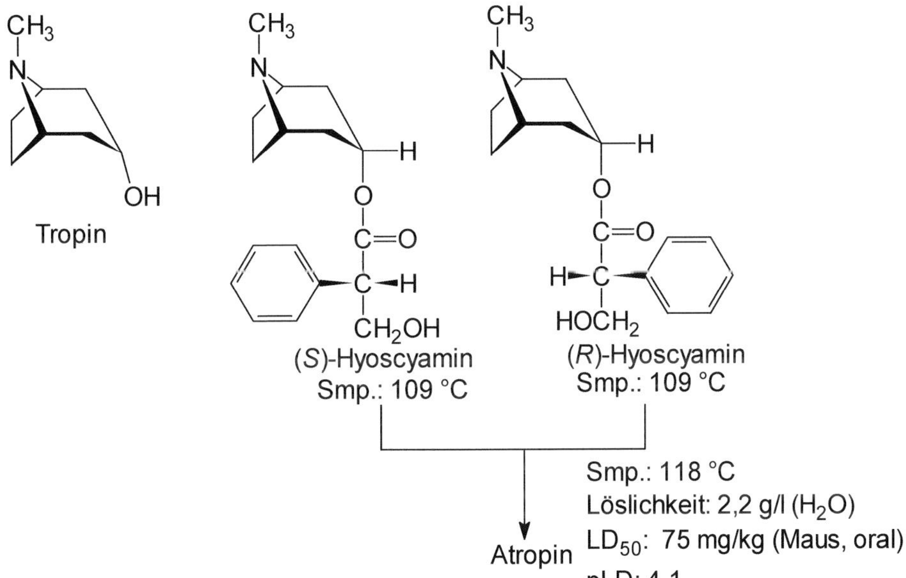

CH3
N
OH
Tropin
CH3
N
H
O
C=O
C
H
CH2OH
(S)-Hyoscyamin
Smp.: 109 °C
CH3
N
H
O
C=O
H
C
HOCH2
(R)-Hyoscyamin
Smp.: 109 °C
Atropin
Smp.: 118 °C
Löslichkeit: 2,2 g/l (H2O)
LD50: 75 mg/kg (Maus, oral)
pLD: 4,1

In den Nachtschattengewächsen wie der Engelstrompete, dem Stechapfel und dem Bilsenkraut kommt Atropin auch vor. Es ist farblos und in Ethanol gut, in Wasser relativ schlecht löslich. Atropin blockiert den Parasympathikus. Es hemmt die Wirkung des Acetylcholins durch die Inhibition der Acetylcholinrezeptoren an den postsynaptischen Membranen und unterbricht die Signalübertragung in der Nervenleitung. Atropin ist daher ein Antidot (Gegengift) bei Vergiftungen mit Nervenkampfstoffen wie Sarin oder mit Insektiziden wie organischen Phosphorestern (E 605), deren toxische Wirkung auf einer irreversiblen Hemmung der Acetylcholin-esterase beruht. Speichel- und Schleimsekretion werden vermindert. Übermäßiges Schwitzen (Hyperhidrose) kann mit Atropin bekämpft werden. Des Weiteren wird Atropin in der

Augenheilkunde zur Erweiterung der Pupillen genutzt. Dabei wird eine 0,5 bis 1%ige Lösung verwendet. Schon Galenus von Pergamon hat diesen Effekt von Tollkirschenextrakten im zweiten Jahrhundert entdeckt und Frauen in Venedig und Padua nutzten ihn schon vor Jahrhunderten. Sie träufelten sich ein Tollkirschenextrakt ins Auge und bekamen infolge der Pupillenerweiterung einen feurigen Blick, was als Schönheitsideal galt. Daher kommt wahrscheinlich auch der lateinische Name der Tollkirsche Atropa belladonna (schöne Frau).
Atropin kann bei Einleitung der Narkose bei niedrigen Herzfrequenzen verwendet werden, da es die M_1-, M_2-und M_3-Rezeptoren hemmt und so die Herzfrequenz steigert. Ab 1804 nutzte der japanische Mediziner Hanaoka eine Kombination von Atropin, Scopolamin, Aconitin und Angelicotoxin zur Narkose um Masektomien durchführen zu können. Da Japan sich damals von dem Rest der Welt abschottete, blieb dieses Wissen einer geplanten kombinierten Narkose in der westlichen Welt lange unbekannt.
0,5 mg Atropin werden bei Narkosen verwendet, 2 mg Atropinsulfat als Antidot bei Vergiftungen. Ab 10 mg treten bereits Halluzinationen ein. Bei 100 mg kommt es zu einer tödlichen Atemlähmung. Bei Kindern können schon fünf Tollkirschen (etwa 2 mg Atropin) tödlich sein. Therapie bei akuter Vergiftung sind die Entleerung des Magen-Darm-Traktes und künstliche Beatmung. Durch Neostigmin als Antidot wird der Abbau des Acetylcholins verzögert. Dadurch erhöht sich die Konzentration an der Synapse, das Atropin wird aus dem Bereich des Rezeptors verdrängt und eine Reizleitung kann wieder erfolgen.

32.3 Kokain

Das bekannteste Tropan-Alkaloid ist die Droge Kokain.

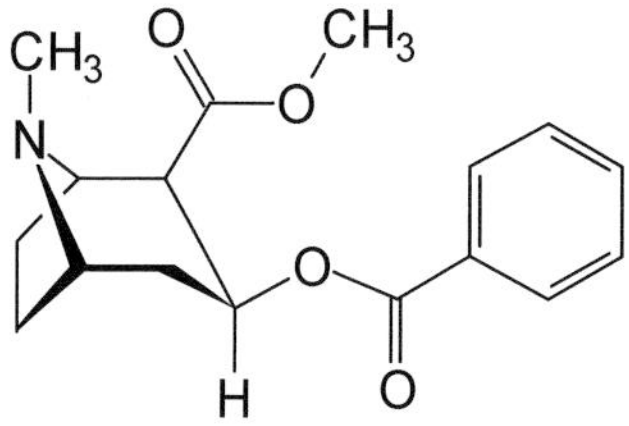

CH_3 O CH_3 O N O H O

Kokain
Smp.: 98 °C
Löslichkeit: 1,4 g/l (H_2O)
LD_{50}: 15 mg/kg (Maus, i.v.)
LD_{50}: 99 mg/kg (Maus, oral)
pLD: 4

Der Kokastrauch ist in Südamerika beheimatet. Die Blätter enthalten neben anderen Alkaloiden 0,5-1 % Kokain. Als die Spanier das Innere Perus 1552 betraten, fanden sie bereits massenhaft kokakauende Indios. Die alten peruanischen Götterbilder tragen Kokapflanzen in den Händen. Nach einer alten Sage ist Manko Kapak, der Sohn der Sonne, vor sehr langer Zeit vom Titicacasee herabgestiegen, um den Menschen Koka (das göttliche Kraut) zu bringen, die Betrübten zu erheitern, den

Müden neue Kräfte zu geben sowie die Hungrigen zu sättigen. Damit ist die Wirkung des Kokains auf den Menschen, wenn auch in leicht naiven und poetischen Worten, gut beschrieben worden. Reines Kokain ist ein weißer Feststoff mit bitterem Geschmack, das in wässriger Lösung alkalisch reagiert. Es wurde erstmals 1860 von A. Niemann aus den Blättern des Kokastrauches (Erythroxylon Coca) isoliert [188]. Bereits ein Jahr später starb Niemann durch seinen Forschungseinsatz, vermutlich an einer Senfgasvergiftung. R. Willstätter klärte die Kokainstrukur als Doktorand 1898 auf [292]. Genau ein Vierteljahrhundert später produzierte Willstätter, inzwischen Professor und Nobelpreisträger, zusammen mit D. Wolfes und H. Mäder Kokain erstmals auf rein synthetischem Wege [293].
Ab 1879 wurde Kokain zur Bekämpfung der Morphiumsucht verwendet. Kurze Zeit später wurde es als Lokalanästhetikum eingesetzt. Der Begründer der Psychoanalyse, Sigmund Freud, feierte das Kokain. 100 mg würden eine Aufheiterung erzeugen, die einer normalen Euphorie des gesunden Menschen entspräche, und das ohne die Nachteile des Alkohols. Die Coca-Cola enthielt um 1900 einen Extrakt aus Kokablättern. Mit einem Liter Cola nahm der Konsument damals immerhin 250 mg Kokain ein, was etwa dem Viertel der tödlichen Dosis beim Erstkonsum entspricht!
Kokain ist das älteste Lokalanästhetikum, wird aber wegen seiner Gefährlichkeit nur noch bei Augenoperationen medizinisch eingesetzt. Heute ist Kokain vor allem eine illegale Droge. Ein Gramm unreines Schwarzmarktkokain kostet etwa 40-100 €. Das reine Kokain gilt als freie Base (Freebase) und wird geraucht. Die häufigste Darreichungsform ist das leicht lösliche Kokain-Hydrochlorid, welches geschluckt, gespritzt und geschnupft werden kann.

Tab. 32-6 Unterschiede der Kokainaufnahme und dessen Wirkung:

Einnahme	Wirkeintritt	Wirkdauer
Rauchend	8-10 sek.	5-10 min.
Intravenös	30-45 sek.	10-20 min.
Nasal	2-3 min.	30-45 min.
Oral	10-30 min.	30-45 min.

Kokain ist eine echte „In-Droge". Kokain fördert die Extrovertiertheit extrem, Größenwahn mit inbegriffen. Mauerblümchen werden zu Vamps, schüchterne Milchbubis zu Casanovas, introvertierte Buchhalter zu Topmanagern und Lokalpolitiker zu nationalen Politgrößen. Es ist kein Zufall, dass unzählige Medienstars und Personen des öffentlichen Lebens, egal ob Liedermacher, TV-Moderator oder Fußballtrainer, mit Kokain in Berührung gekommen sind. Ein adeliger Brauereibesitzer erklärte, nach-

dem er zu einer großen Geldstrafe wegen Kokainkonsums verurteilt worden war, Kokain gebe ihm das Gefühl, die Welt verändern zu können.
Der ehemalige Drogengroßhändler Ronald Miehling kommentierte Kokain so: „Man ist ne` graue Maus, und dann kommt dieses Zauberpulver. Und plötzlich ist man Weltmeister. Der schärfste Typ in der Disco. Du willst eine Frau. Du schleppst eine ab. Das hast Du nie gekonnt. Jetzt kannst Du es [169]."
Während Heroin ein Loser-Image hat, scheint Kokain der Stoff der Sieger zu sein. Der eben genannte ehemalige „Schneekönig" Hamburgs vermutete sogar, dass etwa die Hälfte aller Prominenten Erfahrung mit Kokain hat. Im Gegensatz zu Opiatabhängigen können Kokainkonsumenten lange Zeit im Alltag gut funktionieren, ein geregeltes und manchmal sogar auffällig erfolgreiches Leben führen. Angeblich werden in Deutschland jährlich 20 Tonnen Kokain konsumiert, also etwa 250 mg pro Kopf, was etwa fünf Dosen jährlich für jeden Bundesbürger entspricht. Schätzungsweise vier Millionen Einwohner Deutschlands sind, zumindest gelegentlich, Kokainkonsumenten. Bei Dauergebrauch kann Kokain zu tiefen Depressionen und paranoiden Zuständen führen. Auch wenn Kokain vor allem psychische Abhängigkeit verursacht, ist es im Allgemeinen schwer, von dieser Droge zu lassen.
Der Schwarzmarkt gibt kaum reines, sondern mit Lactose oder Lidocain gestrecktes Kokain her. Durch Aufkochen mit Natriumhydrogencarbonat entsteht aus dem Kokain-Hydrochlorid die reine Kokain-Base mit Kochsalz und Soda, welches den berüchtigten Namen Crack hat und im Gegensatz zum Kokain-Hydrochlorid leichter verfügbar und rauchbar ist.

32.4 Morphin und Opiate

32.4.1 Morphin

Hauptlieferant für Morphin (Morphium) ist das Opium, der getrocknete Saft des Schlafmohns. Der Name ist von opos = Saft abgeleitet. Opium enthält etwa 10 % Morphin und noch mindestens 25 andere Alkaloide, u. a. die Opiate des Phenanthrentyps Codein (0,5 %), Thebain (0,2 %), die Opiate des Benzylisochinolintyps Papaverin (1 %), Noscapin (6 %) und Narzein (0,3 %). Neben den Opiaten, die direkt aus dem Opium gewonnen werden können, gibt es noch den Begriff Opioid, der für die Opiate und für synthetische Stoffe steht, die ebenfalls an den Opioid-Rezeptoren andocken können und auch schmerzstillende Wirkung haben wie beispielsweise Methadon, Tramadol oder Fentanyl. Morphin kristallisiert aus Ethanol in weißen Prismen oder seidenglänzenden Nadeln aus. Es ist geruchlos und schmeckt bitter. Der arabische Augenarzt Jesu Haly verwendete Mohnsaft bereits um das Jahr 1000 herum und Paracelsus hat das Opium in den europäischen Arzneischatz eingeführt und nannte es Laudanum (= lobenswerte Arznei).

Um 1800 vermutete man, alle Pflanzenstoffe seien Säuren. Der 21-jährige Apothekergehilfe Friedrich Sertürner in der wissenschaftlichen Provinz Paderborns setzte sich darüber hinweg und isolierte 1804 das Alkaloid Morphin. Sertürner benannte den Stoff Morphium nach dem griechischen Gott der Träume. Eine erste Publikation 1806 blieb in der pharmakologischen Welt unbemerkt aber der zweite Anlauf im Jahr 1817 wurde schließlich vom einflussreichen Physiker Gay-Lussac bemerkt, der sie übersetzen ließ und mit den Worten „eine Entdeckung, die ihrem Urheber alle Ehre macht" kommentierte. Sertürner erhielt nun ohne akademische Ausbildung einen Doktortitel, wurde korrespondierendes Mitglied zahlreicher wissenschaftlicher Gesellschaften und bekam den angesehenen und mit 2.000 Francs dotierten „Prix Montyon".

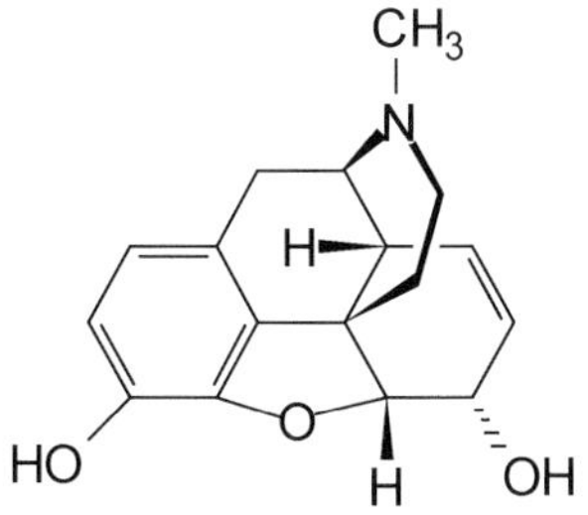

Morphin

Smp.: 253 °C
Löslichkeit beim Hydrochlorid:
40g/l (Wasser)
reines Morphin:
Löslichkeit: 0,1 g/l (H_2O)
4 g/l (Ethanol)
LD_{50}: 335 mg/kg (Ratte, oral) pLD: 3,5
900 mg/kg (Frosch, oral) pLD: 3
10 mg/kg (Mensch i.v.) pLD: 5

In Frankreich wurde 1818 Morphin ins amtliche Arzneibuch aufgenommen. Seit 1828 stellte die chemische Fabrik Merck in Darmstadt Morphin großtechnisch her. Im deutsch-französischen Krieg 1870 spielte Morphin erstmals in Lazaretten eine größere Rolle - eine enorme Erleichterung für die Verwundeten, aber auch für die Ärzte. Die Strukturaufklärung dieses Phenanthrenderivats, welches zugleich ein Isochinolinderivat ist, war eine über 100 Jahre andauernde chemische Reise, die durch C. Schöpf 1927 beendet wurde. 1952 erfolgte schließlich die wissenschaftlich hochinteressante, aber ökonomisch völlig bedeutungslose Totalsynthese des Morphins. Morphin hat fünf asymmetrische C-Atome.

32.4.2 Wirkung des Morphins

Morphin wird zur Behandlung starker Schmerzen benutzt. Es wirkt an Opiatrezeptoren, wodurch die Schmerzweiterleitung im Rückenmark und das Schmerzempfinden im Gehirn reduziert wird. Aufmerksamkeit und Konzentration werden eingeschränkt. Besonders bei der intravenösen Applikation kommt es zum schnellen Anfluten des Wirkstoffs und zu einem Rausch, was einen idealen Einstieg in eine Suchtkarriere darstellt: Der Wunsch, den Rausch zu wiederholen und die Entwicklung einer erhöhten Toleranz, die eine Dosissteigerung notwendig macht, um die

Euphorie des ersten Mals erneut zu erleben. Eine orale und retardierte Einnahme (Wirkstoff wird langsam freigesetzt) ist bei chronischen Schmerzen der intravenösen Form im Allgemeinen vorzuziehen. Ende der 1990er Jahre hatte nur ein Drittel der niedergelassenen Ärzte die für eine Morphin-Verordnung notwendigen BtMG-Formulare (BtMG = Betäubungsmittelgesetz). Die Angst vor der Suchtgefahr sowie das bürokratische Verschreibungsverfahren schien davon abzuschrecken, vor allem auch Krebspatienten ausreichend mit Opioiden zu versorgen. In Dänemark erhält der durchschnittliche Tumorpatient siebenmal mehr Opioide als in Deutschland. Wegen der besseren Wasserlöslichkeit wird das Morphin-Hydrochlorid eingesetzt, 10 mg ist die geringste Dosierung.

Unerwünschte Wirkungen des Morphins sind Verstopfung, Atemdepression, Übelkeit, Bewusstseinsstörung, Koma, Blutdruckabfall und Euphorie. Bei Überdosierung tritt der Tod durch Atemstillstand ein. Die Menge liegt bei oraler Aufnahme bei 0,3 bis 0,4 g, bei längerer Morphineinnahme durch Toleranzbildung bei 5 g. Als Antidot wird bei einer Morphinüberdosierung Naloxon verwendet, welches Morphin von den Opioidrezeptoren verdrängt. Da Naloxon eine kürzere Halbwertzeit als Morphin hat, kann es nach beschwerdefreier Zeit nach dem Nachlassen der Naloxon-Wirkung zu einer gefährlichen Atemdepression kommen. Die durch das Antidot erzeugten Entzugserscheinungen können durch Diazepam gemildert werden. Eine nicht retardierte Dosis Morphin wirkt etwa 4 Stunden. Bei einem Morphinkonsumenten mit chronischer, überhöhter Morphineinnahme treten 8 bis 12 Stunden nach letzter Morphineinnahme die gefürchteten Entzugserscheinungen ein: Große Angst, Schlaflosigkeit, große Unruhe, anschließend Übelkeit, schwere Verdauungsbeschwerden, Zittern, und Frösteln. Alles, was mit Morphin eingedämmt wurde, kommt nun mit Gewalt zurück. Nach einigen Tagen ist der Spuk vorbei.

Morphin ist also die Referenzsubstanz, um die schmerzstillende, also analgetische Potenz eines Stoffes zu bestimmen und erhält den Wert 1. Carfentanyl, nicht für die Humanmedizin, aber zur Betäubung von großen Wildtieren zugelassen, hat den Wert von 5.000 und ist somit 5.000-mal stärker wirksam als Morphin. Synthetische Opioide haben alle eine gewisse chemische Struktur mit Morphin gemein, ein *N,N*-Dimethylbutylamin-Segment, welches in der folgenden Abbildung mit dickeren Bindungsstrichen hervorgehoben ist.

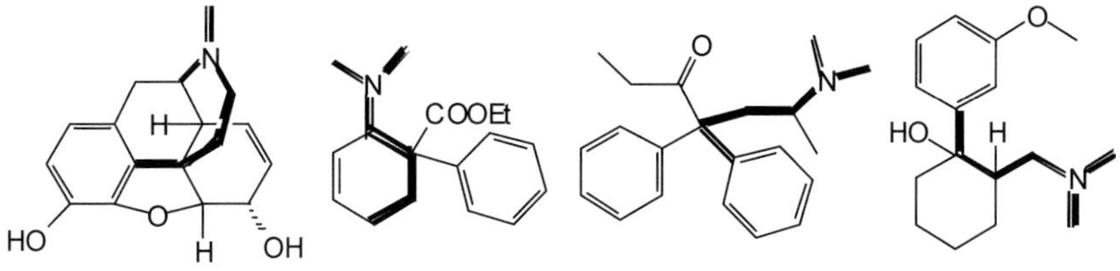

Morphin Tilidin Methadon Tramadol

Tab. 32-7 Daten von Opioiden

Stoff	analgetische Potenz	LD_{50} mg/kg (Ratte oral)	pLD	BtMG
Carfentanyl	5.000	3,4 i.v.	5,5	ja
Etorphin	1.000	5,3 i.v.	5,3	ja
Sufentanil	1.000	3 i.v.	5,5	ja
Fentanyl	120	18	4,7	ja
Buprenorphin	25	31 i.v.	4,5	ja
Hydromorphon	7,5	104	4	ja
Levomethadon	4	86	4,1	ja
Heroin	2,5	23 i.v.	4,6	ja
Oxycodon	2	320 i.p.	3,5	ja
Morphin	1	335	3,5	ja
Piritramid	0,7	320	3,5	ja
Pentazocin	0,3	305	3,5	ja
Dihydrocodein	0,2	359	3,4	ja
Tilidin	0,15	412	3,4	ja
Pethidin	0,15	162	3,8	ja
Codein	0,1	427	3,4	nein
Meptazinol	0,1	1.260	2,9	nein
Tramadol	0,1	228	3,6	nein
Naloxon	0,01	90 i.v.	4	nein
Loperamid	0,01	98	4	nein

32.4.3 Buprenorphin

Seit den 1990er Jahren wird bei chronischen Schmerzen Buprenorphin eingesetzt. Es wird aus dem Opiumbestandteil Thebain durch Diels-Alder-Reaktion gewonnen. Buprenorphin hat eine 25-fach stärkere schmerzstillende Wirkung als Morphin, dabei aber ein günstigeres Nebenwirkungsprofil. So erhöht eine Dosissteigerung kaum das Risiko einer Atemdepression. Es wird vor allem bei älteren Patienten zur Schmerztherapie eingesetzt. Eine typische Dosis sind 0,3 mg i.v. oder 1,2 mg oral alle 6 bis 8 Stunden. Bei der oralen Einnahme müssen die Tabletten auf der Zunge zergehen.

N
H
OH
HO
O
H
O

Buprenorphin
Smp.: 209 °C
LD_{50}: 31 mg/kg (Ratte, i.v.)
pLD: 4,5

Des Weiteren wird es als Substitutionsmittel bei Opiatabhängigen eingesetzt. Im Gegensatz zu Methadon sind die Patienten klarer im Geist und eher in der Lage, komplexe Aufgaben zu erledigen. Der Unterschied zum nüchternen Zustand soll minimal sein. Zu bedenken ist, dass Buprenorphin durch seinen opioidantagonistischen Charakter entzugsartige Symptome auslösen kann.

32.4.4 Codein

1832 wurde Codein aus Opium, in dem es zu ca. 0,5 % enthalten ist, isoliert. Im Körper wird Codein z. T. demethyliert. Nimmt ein Patient 100 mg Codein ein, werden im Körper daraus 10 mg Morphin gebildet. Mehr als 400 mg Codein kann der Körper nicht in Morphin umwandeln, weil dann die Enzymkapazität des Cytochrom P-450 ausgereizt ist. Codein hat nur 10 % der schmerzstillenden Wirkung von Morphin, aber eine große hustenstillende (antitussive) Wirkung, die seit 1912 genutzt wird. Die normale Dosis zur Hustenbekämpfung beträgt 15 - 30 mg Codein. Bis 1999 wurde Codein wegen der Compliance (Bereitschaft des Patienten, Medikamente einzunehmen) und Unkompliziertheit der Einnahme als Substitutionsmittel bei Heroinsucht verwendet. Auch wenn das Suchtpotential von Codein im Allgemeinen deutlich geringer als bei Morphin ist, zeigten sich bei der Bekämpfung der Heroinabhängigkeit noch langfristigere Entzugserscheinungen nach dem Absetzen der hohen Codein-Dosen.

Codein
Smp.: 154 °C
Löslichkeit als Hydrochlorid:
50 g/l (H_2O, 20 °C)
reines Codein:
Löslichkeit: 8 g/l (H_2O, 20 °C)
leicht löslich in Ethanol
LD_{50}: 427 mg/kg (Ratte, oral)
pLD: 3,4

32.4.5 Desomorphin

Desomorphin wurde 1932 erstmals hergestellt. In der Drogenszene wird es Krokodil oder Krok genannt. Es wird illegal aus Codein hergestellt. Viele Konsumenten stellen sich Desomorphinmischungen aus Hustensaft, Benzin, Salzsäure und rotem Phosphor her. Anleitungen sind im Internet zu finden. Die völlig unzureichende Reinigung des Endprodukts ist voller giftiger Nebenprodukte, die einen viel größeren Schaden anrichten als das reine Desomorphin. Es wirkt bei einem Zehntel des Preises so stark wie Heroin. Daher ignorieren die Konsumenten die Nachteile und nehmen Venenentzündungen Nekrosen, und allgemeinen Organschäden in Kauf. In

Russland, wo Krokodil seinen Siegeszug durch die Drogenszene begann, beträgt die durchschnittliche Lebenserwartung nach der ersten Injektion nur ein Jahr.

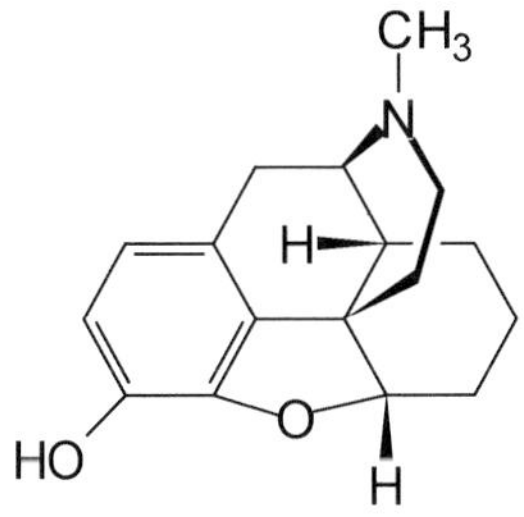

Desomorphin
Smp.: 189 °C
LD_{50}: 27 mg/kg (Maus, i.v.)
pLD: 4,6

Die Zeugin eines Krokodilopfers sagte später: „Immer wenn seine Haut etwas berührt hat, ist sie ihm Stück für Stück abgefallen. Das Zeug hat ihn von innen aufgefressen." Krokodile in der Natur fressen ihre Opfer von außen, Desomorphin als chemisches Krokodil von innen. In Deutschland ist Desomorphin nicht verkehrsfähig.

32.4.6 Dihydrocodein

Dihydrocodein hat 20 % der analgetischen Wirkung von Morphin, ist also doppelt so stark wie Codein. Es wird vor allem als Hustenmittel zur Kurzzeitanwendung bei der symptomatischen Behandlung des Reizhustens oder zur Heroinsubstitution eingesetzt und unterliegt bei Mengen von mehr als 100 mg dem Betäubungsmittelgesetz.

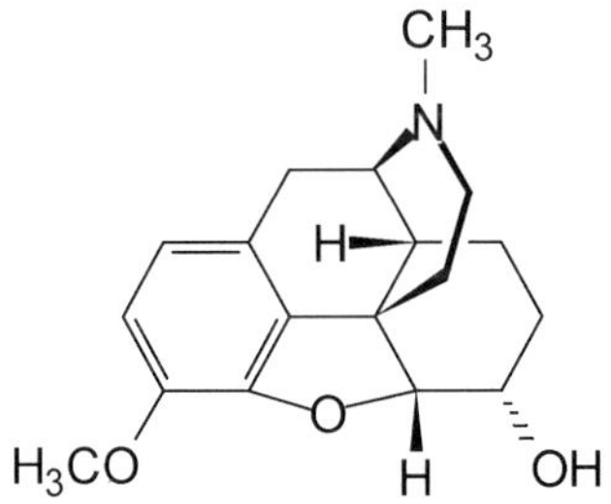

Dihydrocodein
LD_{50}: 359 mg/kg (Ratte, oral)
pLD: 3,4

Der für seine Prahlsucht bekannte NS-Politiker Göring war seit einer Verletzung, die er beim sogenannten Hitler-Putsch 1923 erlitt, abhängig von Morphin. Er substituierte diese Droge jahrelang mit Hydrocodein und ging mit einem Vorrat von 20.000 (!) Hydrocodein-Tabletten in amerikanische Kriegsgefangenschaft [299]. Sein Vorrat wurde eingezogen und er musste eine Entziehungskur machen, um im nüchternen Zustand in Nürnberg vor das Kriegsverbrechertribunal gestellt und schließlich zum Tode verurteilt zu werden. Dem Strang entzog er sich mit einer Natriumcyanid-Kapsel.

32.4.7 Heroin

Die vielleicht bekannteste und berüchtigste illegale Droge ist Heroin, Diacetylmorphin. Heroin hat das 2,5-fache analgetische Potential von Morphin. Der Name leitet sich beschönigend vom griechischen Wort Heros (= Held) ab. Ein Forscher kommentierte schon vor 100 Jahren diese sinnige Wortschöpfung mit den Worten: „Heroinhelden gibt es nicht; Heroin in größeren Dosen genommen, macht aus einem gewalttätigen Trunkenbold einen nüchternen, feigen, angriffsunlustigen Nichtstuer und Tagedieb [209]."

C. Wright entwickelte zuerst ein Verfahren zur Herstellung von Heroin aus Morphin. Dabei wird Morphin längere Zeit mit Essigsäureanhydrid erhitzt. Die beiden Hydroxy-Funktionen werden dabei acetyliert.

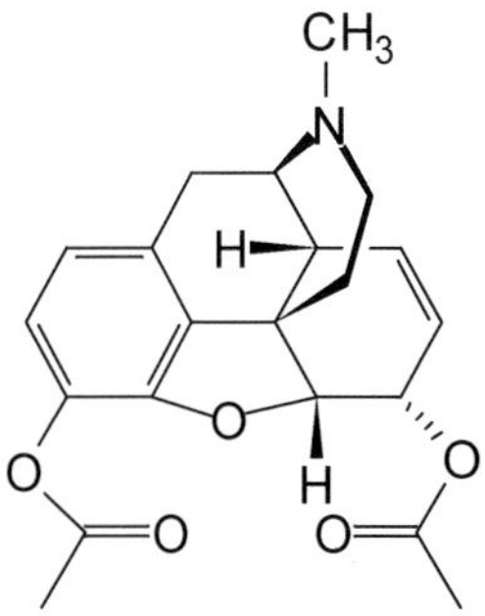

Heroin
Smp.: 173 °C
Löslichkeit: 0,2g/l (H_2O)
0,6 g/l (Ethanol)
LD_{50}: 23 mg/kg (Ratte, i.v.)
pLD: 4,6
Heroin-Hydrochlorid:
Smp.: 230 °C
Löslichkeit: 500 g/l (H_2O)
90 g/l (Ethanol)

Seit 1898 wurde Heroin im Bayer-Konzern industriell hergestellt und international als nicht süchtig machendes, oral einzunehmendes Schmerz- und Hustenmittel angepriesen. Es sollte gegen die inzwischen bekannt gewordenen Entzugserscheinungen von Morphin helfen. Als Nebenwirkungen galten lediglich nur Verstopfung und Libido-Einschränkung. Erst als Morphinabhängige erkannten, dass die intravenöse Einnahme von Heroin, welches damals leichter zugänglich war als Morphin, ihnen Erleichterung verschaffte, erkannte man das volle Potential dieser Droge. 1912 wurde auf der ersten Opiumkonferenz ein überstaatliches Verbot diskutiert, und Heroin wurde in Deutschland apothekenpflichtig. 1920 folgte die Rezeptpflicht. Offiziell wurden 1929 3.650 kg Heroin weltweit hergestellt. 1935 waren es nur noch 634 kg. Erst 1931 stieg Bayer aus der Produktion und Vermarktung von Heroin aus und 1958 wurde Heroin offiziell vom Markt genommen.

Seit 1969 gibt es einen nennenswerten Schwarzmarkt für Heroin in Deutschland. Das Nachrichtenmagazin DER SPIEGEL berichtete 1970 erstmals mit einer Titelgeschichte über das Elend der Heroinsucht. Im selben Jahr gab es in Deutschland 22 offizielle Herointote, 1979 waren es über 1.000, im Jahr 2000 sogar 2.030 Opfer. 2020 lag die Zahl aller Drogentoten bei 1.581. Das Durchschnittsalter ist inzwischen auf 39 Jahren gestiegen.

Heroin wirkt stark schmerzstillend und euphorisierend. Es wird im Körper mit einer Halbwertzeit von drei Minuten zu 6-Monoacetylmorphin metabolisiert. Es wird danach mit einer Halbwertzeit von 20 Minuten zu Morphin hydrolysiert. Da Heroin stärker fettlöslich als Morphin ist, passiert es leicht die Blut-Hirn-Schranke. Toleranz und Abhängigkeit bei Verwendung höherer Dosen entwickeln sich schneller als bei Morphin, der Wirkort wird schneller erreicht, und es gibt bei intravenöser Aufnahme den „Flash". Körperliche Abhängigkeit entwickelt sich bereits durch wenige Heroin-Injektionen. Man geht davon aus, dass ein langjährig Heroinabhängiger etwa 200 mg Reinsubstanz pro Tag verbraucht. Dazu muss er auf dem Schwarzmarkt wegen der geringen Reinheit durchschnittlich 2 g Substanz erwerben, was mit Kosten von bis zu 200 € pro Tag verbunden ist. Bei Erstkonsumenten wirkt Heroin sechs bis 24 Stunden, bei Abhängigen hingegen setzen nach sechs Stunden die ersten Entzugserscheinungen ein.
Heroin ist für die Organe wenig toxisch, die Gefährlichkeit liegt in der starken Suchtgefahr und dem sozialen wie gesundheitlichen Abstieg. Bei Überdosierung droht eine tödliche Atemdepression. Bekannt sind auch die Ansteckungsgefahren durch gemeinsam genutzte Spritzen mit HIV sowie Hepatitis. Unbekannte Beimengungen stellen eine zusätzliche Gefahr bei Schwarzmarkt-Heroin dar.

32.4.8 Oxycodon

Oxycodon wurde 1916 von M. Freund und E. Speyer synthetisiert. Unter dem Namen Eukodal wurde es von 1919 bis 1990 in Deutschland als starkes Schmerzmittel verwendet. Schon in den 1920er Jahren wurde in der Fachpresse der Begriff des Eukodalismus für den Missbrauch von Oxycodon geprägt. Oxycodon wirkt etwa zweimal stärker schmerzstillend als Morphin. Oxycodon hat die üblichen unerwünschten Wirkungen wie andere starke Opioide. Es untersteht dem Betäubungsmittelgesetz. Da ein größerer Teil des Oxycodons schnell ins Gehirn gelangt, wirkt es stark euphorisierend und dementsprechend suchterzeugend. Seit 2003 ist Ocycodon wieder auf dem deutschen Markt erhältlich. Tückischerweise wird die Retardierung durch Zerreiben von Retard-Oxycodon-Tabletten aufgehoben, so dass sich die Wirkung ungebremst entwickeln kann, mit erheblicher Gefahr der Überdosierung. In den USA wurde seit den 1990er Jahren das Ocxcodon auch bei mittelstarken Schmerzen häufig verordnet.

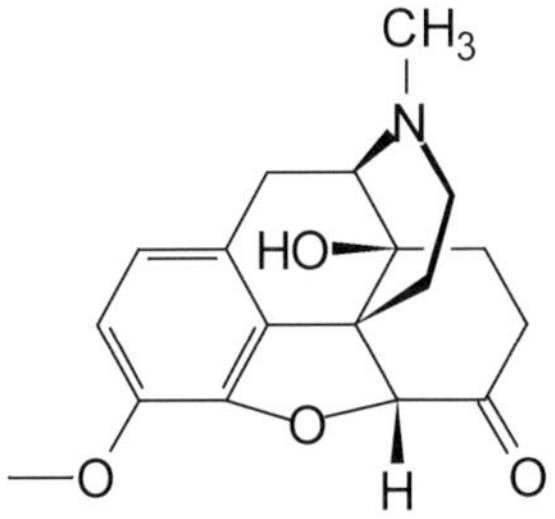

CH_3 N HO O H O —O

Oxycodon
Smp.: 219 °C
LD_{50}: 320 mg/kg (Maus, i.p.)
pLD: 3,5

So hatte ein Oxycodon-Medikament 2010 einen Umsatz von 3,5 Mrd. Dollar und stand an Platz fünf der umsatzstärksten Produkte. Eine Sportverletzung im College kann schon der Einstieg in eine Opioid-Karriere sein und damit zur Heroinabhängigkeit führen. Entfallen für Schmerzpatienten die Rezepte vom Arzt, bietet der Heroinschwarzmarkt den gleichen Rausch, nur zu einem ca. 30 % niedrigeren Preis als der Oxycodon-Schwarzmarkt. 2017 starben 70.200 US-Amerikaner an Drogen, 1999 lag die Zahl bei etwa 17.000 (in Deutschland waren es 2016 nur 1.333). Im Gegensatz zu früher kommen die Opfer inzwischen aus der weißen Mittelschicht. Drogen sind in den USA inzwischen die häufigste Todesursache unter 50 Jahren. In der US-Kleinstadt Huntington, West Virginia, sollen von 50.000 Einwohnern 25 % abhängig von Opiaten sein.

32.4.9 Thebain und Derivate

Wie schon erwähnt, enthält Opium etwa 0,2 bis 0,5 % Thebain. Es hat medizinisch keine Bedeutung, da es nur eine geringe schmerzstillende Wirkung hat und Krämpfe auslöst. Es wird zur Synthese einiger sehr starker Opioide genutzt. So wurde 1963 aus Thebain das Etorphin synthetisiert. Es hat eine etwa 1.000-fache analgetische Wirkung wie Morphin und wird zur Betäubung von Elefanten verwendet. In TV-Krimis wird das Etorphin immer wieder als geheimnisvolles und stark wirksames Betäubungsmittel M99 erwähnt. Durch Hydrierung von Etorphin wird das Dihydroetorphin hergestellt. Es soll eine sogar 11.000-fache Wirkung des Morphins erreichen. In China wird Dihydroetorphin gegen Schmerzen verwendet, vor allem in Form von transdermalen Pflastern oder Sublingualtabletten. Thebain, Etorphin und Dihydroetorphin unterliegen in Deutschland dem BtMG.

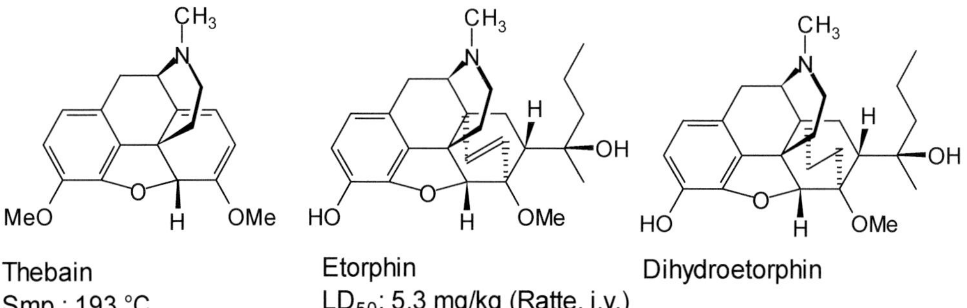

Thebain
Smp.: 193 °C
LD_{50}: 54 mg/kg (Ratte, oral)
pLD: 4,3

Etorphin
LD_{50}: 5,3 mg/kg (Ratte, i.v.)
72 mg/kg (Ratte, oral)
pLD: 4,1

Dihydroetorphin

32.5 Synthetische Opioide

32.5.1 Fentanyl und Derivate

Fentanyl wurde 1960 vom belgischen Chemiker P. A. Janssen, dem Gründer der Janssen AG, hergestellt. Es ist ein sehr starkes Schmerzmittel und wird bei Narkosen und als transdermales Schmerzmittel verwendet. Bei der transdermalen Anwendung wird der Wirkstoff durch ein Pflaster kontinuierlich und gleichmäßig freigesetzt. Fentanyl hat etwa das 120-fache analgetische Potential von Morphin. Dementsprechend stärker sind die Vorteile (Schmerzstillung) und Nachteile (Atemdepression, Sedierung, Suchtgefahr) gegenüber dem Morphin. Die Dosierung erfordert dementsprechend große Sorgfalt.

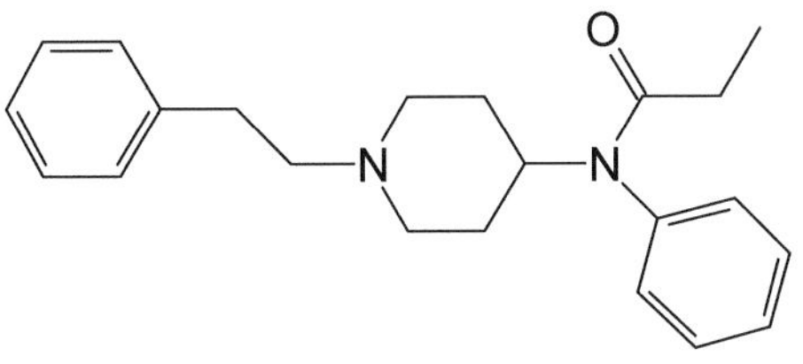

Fentanyl
Smp.: 88 °C
Löslichkeit: 0,2 g/l (H_2O)
leicht löslich in Ethanol
LD_{50}: 18 mg/kg (Ratte, oral)
pLD: 4,7

Seit September 2009 gibt es auch ein Fentanyl-Nasenspray, vor allem gegen Durchbruchschmerzen bei Tumorpatienten, die bereits eine Opioid-Basistherapie erhalten. Die Initialdosis liegt bei 400 µg [211]. Fentanyl hat auch beruhigende Wirkung, bei intravenöser Gabe setzt die Wirkung nach zwei bis fünf Minuten ein, die Halbwertzeit liegt bei drei bis zwölf Stunden. Bei intravenöser Gabe liegt die effektive Dosis bei 1-5 µg/kg, die tödliche Dosis bei 3 mg/kg. Bei Überdosierung tritt der Tod durch Atemlähmung ein. Da Fentanyl gut fettlöslich ist, wird es im Fettgewebe eingelagert und unkontrolliert wieder abgegeben. Fentanylderivate wie Alfentanil (30 bis 40-mal stärker als Morphin), Remifentanil (100 bis 200-mal stärker) und Sufentanil (1.000-mal stärker als Morphin) sind daher Alternativen.

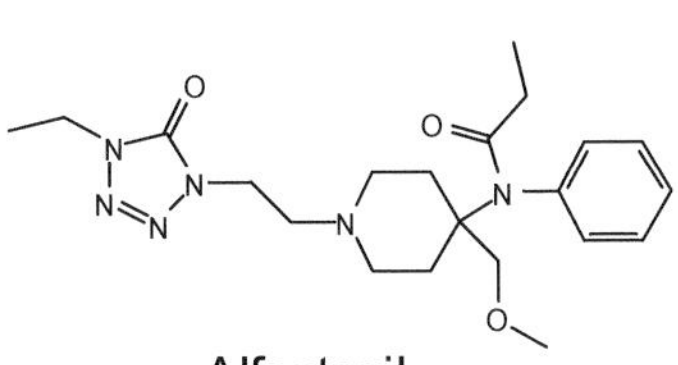

Alfentanil 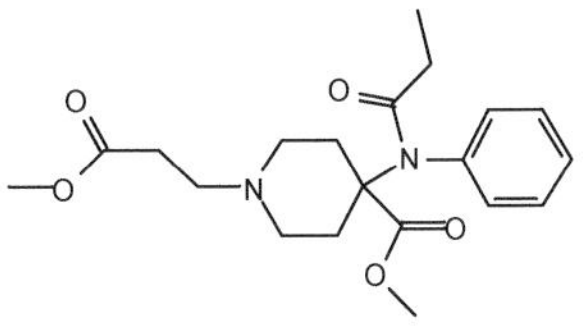 Remifentanil 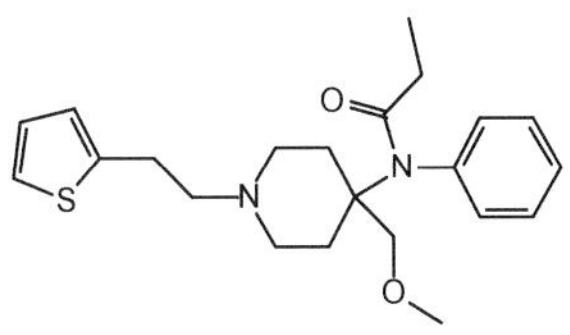 Sufentanil

Beim Abbau des Fentanyls durch das Cytochrom P-450 gibt es eine Wechselwirkung mit Johanniskraut (beschleunigter Abbau des Fentanyls) oder Grapefruitsaft (langsamerer Abbau und stärkere Wirkung). Bei der Verwendung der Fentanylpflaster sollte

Wärmeeinwirkung vermieden werden, die zu gesteigerter Wirkstofffreisetzung und damit Überdosierung führen kann.

Es ist für illegale Drogenküchen fast unmöglich, Fentanyl herzustellen. Der Syntheseweg erfordert erhebliches Fachwissen, Apparate und Chemikalien, die für den durchschnittlichen Drogenhersteller nicht zugänglich sind, daher spielt das Fentanyl nur eine geringe Rolle in der Drogenszene. Bei der hohen opioiden Wirkung des Fentanyls ist eine Dosierung von Schwarzmarkt-Fentanyl, dessen Reinheit erfahrungsgemäß für den Konsumenten schwierig abzuschätzen ist, offensichtlich schwer. 2016 sind in den USA 64.000 Menschen an einer Drogenüberdosis gestorben, 21 Prozent mehr als 2015. Allein 20.100 starben durch synthetische Opioide wie Fentanyl. Eines der Opfer war der weltbekannte Sänger Prince. Er musste seine Knie- und Hüftbeschwerden, die er durch seine artistischen Tänze auf der Bühne bekommen hatte, mit Opioiden bekämpfen. Durch eine versehentliche Überdosis Fentanyl starb er im April 2016 völlig überraschend. Carfentanyl ist ein Derivat des Fentanyls und hat sogar die 5.000-fache analgetische Potenz des Morphins. In der Humanmedizin wird Carfentanyl daher nicht verwendet, sondern nur zur Betäubung von Großwild. Mit einer intramuskulären Injektion von etwa 20 µg/kg wird ein Eisbär nach fünf Minuten betäubt. Bei der Narkose wird fast immer noch ein Zweitstoff verwendet, um die Dosis zu verringern und Atemdepression zu vermeiden.

Im Oktober 2002 wurde vermutlich ein Aerosol von Halothan und Carfentanyl eingesetzt, um 800 Geiseln im Moskauer Dubrowka-Theater zu befreien. 129 Geiseln fanden dabei den Tod. Es muss vermutet werden, dass die individuell aufgenommenen Dosen bei den Geiseln sehr unterschiedlich waren und die Krankenhäuser zwar auf Schussverletzungen, nicht aber auf Vergiftungen vorbereitet waren.

32.5.2 Loperamid

Loperamid ist ein rezeptfrei erhältliches Opioid mit nur minimaler (1 %) analgetischer Wirkung des Morphins, welches aber im Darmbereich wirkt. Loperamid erreicht kaum einen zentralen Opioid-Rezeptor. Vermutlich wird es durch ein Transportprotein aus dem ZNS (Zentrales Nervensystem) in die Peripherie gebracht. In therapeutischer Dosis (2 mg) wirkt es gegen Durchfall, aber nicht schmerzstillend oder hustendämpfend, zudem löst es keine Atemdepression aus. Die Halbwertzeit liegt bei sieben bis 15 Stunden. Die Hemmung der Darmmotorik ist bei Darminfektionen problematisch. Der Krankheitsverlauf kann sich durch Anwendung von Loperamid verlängern, weil der Körper den Krankheitserreger wegen der Verstopfung nicht ausscheidet. Bei defekter Blut-Hirn-Schranke kann es zu den deutlichen opioidtypischen Nebenwirkungen kommen. Die zusätzliche Einnahme von Verapamil kann zu einer leichten Form der Atemdepression führen.

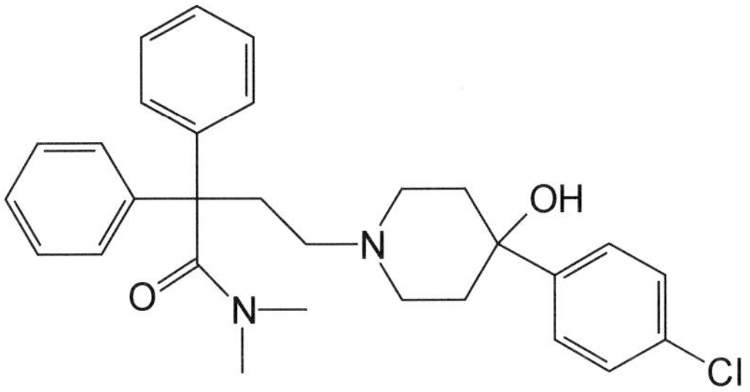

Loperamid

Smp.: 222 °C (Hydrochlorid)

LD_{50}: 98 mg/kg (Ratte, oral)

pLD: 4

32.5.3 Methadon

Methadon ist ein synthetisch hergestelltes Opioid, welches 1939 von M. Bockmühl und G. Ehrhart bei den I. G. Farben, dem damals größten Chemiekonzern der Welt, hergestellt wurde. Durch den II. Weltkrieg gingen die Patentrechte verloren, und 1947 wurde Methadon durch die Fa. Eli Lilly auf den Markt gebracht.

Methadon ist chiral und besteht aus zwei Enantiomeren, dem linksdrehenden Levomethadon (hochanalgetische Wirkung) und dem rechtsdrehenden Dextromethadon (hochantitussiv). Das Racemat Methadon hat daher nur die halbe schmerzstillende Wirkung des Enantiomers Levomethadon.

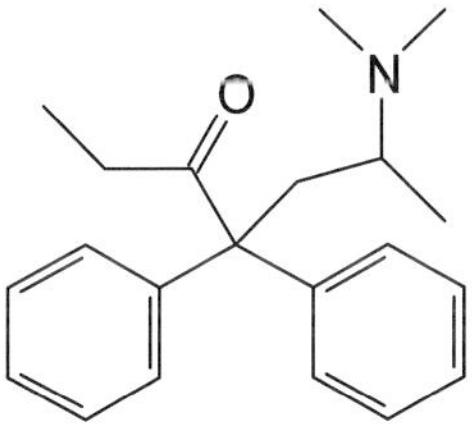

Methadon

Smp.: 100 °C (reine Enantiomere)
77 °C (Racemat)
248 °C (Hydrochlorid, Enantiomere)
237 °C (Hydrochlorid, Racemat)

Löslichkeit: 50 mg/l (H_2O)

leicht löslich als Hydrochlorid

LD_{50}: 86 mg/kg (Ratte, oral)

pLD: 4,1

Zur Synthese wird Diphenylacetonitril mit einem β-Halogenamin in Benzol mit Natriumamid als Base umgesetzt. Dabei entsteht ein Nitril, welches mit Ethylmagnesiumbromid per Grignard-Reaktion zum Methadon weiter reagiert [8]. Eine Racemat-Trennung kann über Salzbildung mit L-Weinsäure erfolgen [26].

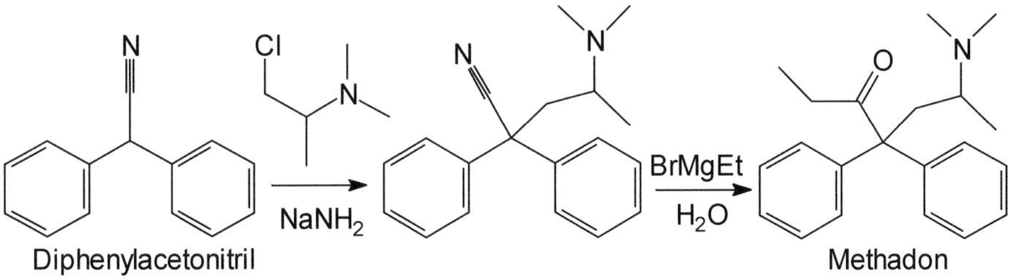

Diphenylacetonitril → ($NaNH_2$) → → (BrMgEt, H_2O) → Methadon

Das Enantiomer Levomethadon ist viermal stärker wirksam als Morphin. Es stellt ruhig, vermindert die Konzentration, führt zu Euphorie, Schlafstörungen, Verstopfung, Atemdepression, Harnverhaltung und Libidoverminderung.
Wie bei allen Opioiden verengen sich die Pupillen. Bei Opioidunerfahrenheit können schon 50 mg tödlich wirken. Methadon wird zur Drogensubstitution verwendet. Es wird oral eingenommen, wobei der euphorisierende „Kick" einer Injektion entfällt. Bei täglicher Überdosierung kommt es wegen der langen Halbwertzeit im Körper zur Kumulation. Die Halbwertzeit ist von Mensch zu Mensch unterschiedlich.
Bei Heroinsubstitution brauchen 90 % der Abhängigen nur eine Dosis pro Tag. Ärzte müssen in Deutschland eine spezielle Bewilligung zur Verordnung von Methadon zur Substitution haben. Allein in Hamburg sollen 5.000 Drogenabhängige mit Methadon substituiert werden, d. h. jeder 360. Bürger der Stadt.

32.5.4 Tilidin

Tilidin ist ein Cyclohexenderivat ohne chemische Verwandtschaft zum Morphin. Es hat keine hustenstillende Wirkung. Um Missbrauch zu verhindern, ist es in Deutschland in Kombination mit dem Morphin-Antagonisten Nalaxon auf dem Markt. Da die Pharmakokinetik beider Stoffe aber unterschiedlich ist (Naloxon wirkt kürzer als das Tilidin), ist Missbrauch in der Praxis eben doch möglich. Rezeptfälschungen, um Tilidin/Naloxon zu erhalten, sind sehr häufig. Diese Wirkstoffkombination unterliegt in der retardierten Version nicht dem Betäubungsmittelgesetz. Reines Tilidin hat 15 % des analgetischen Potentials von Morphin und unterliegt dem Betäubungsmittelgesetz. Tilidin hat zwei asymmetrische C-Atome und daher prinzipiell zwei Enantiomerenpaare. Pharmakologisch werden nur die abgebildeten Enantiomere eingesetzt.

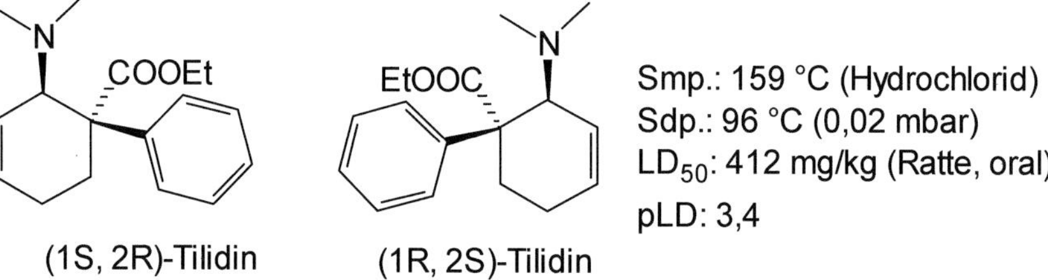

(1S, 2R)-Tilidin (1R, 2S)-Tilidin

Erst in der Leber wird aus Tilidin das eigentlich wirksame Opioid Nortilidin gebildet. Schon bei 25 - 50 mg Tilidin können euphorisierende Effekte eintreten, die nicht vom Antagonisten Naloxon aufgefangen werden (wirkt erst ab 300 mg Tilidin). Daher besteht psychische Suchtgefahr. Die Entzugserscheinungen sind individuell verschieden, im Allgemeinen muss der Entzugspatient einige Tage mit starker Nervosität, Schlafstörungen, Hitze- und Kälteempfindungen rechnen. Entsprechend der geringeren Wirkung sind die Symptome aber schwächer als bei einem Morphin-

Entzug. Die unerwünschten Wirkungen beim Tilidin sind die gleichen wie bei allen Opioiden.

32.5.5 Tramadol

Tramadol ist ein synthetisches Opioid zur Bekämpfung schwerer Schmerzen, welches 1977 auf den Markt kam. Es hat eine analgetische Potenz von 10 % des Morphins und ist ein weißes Pulver. Tramadol hat zwei asymmetrische C-Atome, es gibt daher zwei Enantiomerenpaare. Pharmakologisch wird ein Racemat aus der (*1R*, *2R*) und (*1S*, *2S*)-Form benutzt. Tramadol ist ein reiner Agonist und vor allem am μ-Opioidrezeptor selektiv wirksam, was zur Dämpfung der Schmerzwahrnehmung führt.

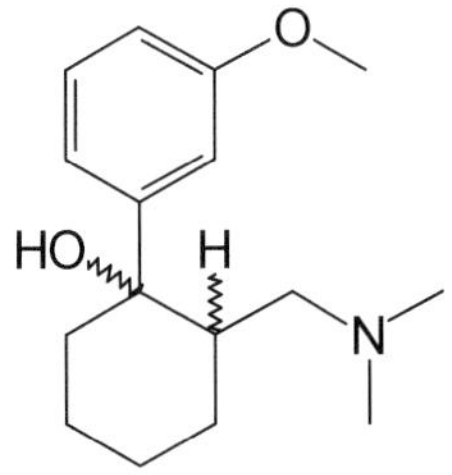

Racemat

Tramadol
Smp.: 168-175 °C (Hydrochlorid)
leicht löslich in Wasser
LD_{50}: 228 mg/kg (Ratte, oral)
pLD: 3,6

Außerdem trägt die Hemmung der Wiederaufnahme von Noradrenalin in das Neuron und die Verstärkung der Serotonin-Freisetzung zu einer analgetischen Wirkung bei. Es kommt zu einer leicht antidepressiven Wirkung, welche bei der Schmerztherapie gerne gesehen wird. Die verstärkte Serotonin-Freisetzung erklärt allerdings auch die häufigsten unerwünschten Wirkungen: Übelkeit, Schwitzen, Müdigkeit und Verwirrtheit. Atemdepression ist im Gegensatz zu stärker wirksamen Opioiden unwahrscheinlich. Tramadol kann den Morphinhunger eines Abhängigen nicht befriedigen. Wie fast alle anderen zentral wirkenden Schmerzmittel ist auch Tramadol nur wenig organotoxisch. Bei längerer Anwendung ist psychische und auch körperliche Abhängigkeit möglich. Nach dem Absetzen kann es zu einer akkumulierten Freisetzung von Dopamin und Noradrenalin kommen, so dass verstärktes Schmerzempfinden und Unwohlsein möglich ist, aber die Entzugserscheinungen sind viel geringer als bei Morphin. Tramadol kann aus 3-Bromanisol mit Butyllithium und 2-Dimethylaminomethylcyclohexanon gewonnen werden. Das Keton wird aus Cyclohexanon und Dimethylamin-Hydrochlorid gewonnen [5].

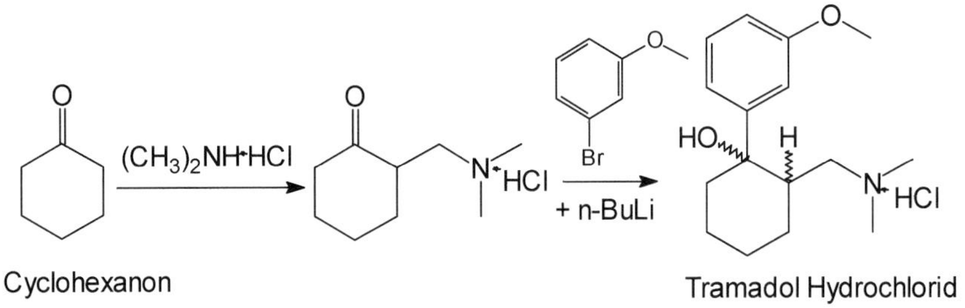

$(CH_3)_2NH \cdot HCl$ → · HCl; + n-BuLi →

Cyclohexanon

Tramadol Hydrochlorid

32.6 Halluzinogene

32.6.1 Cannabinoide

Die weibliche Pflanze des indischen Hanfs sondert ein harziges Sekret ab: Haschisch. In ihm sind verschiedene Cannabinoide enthalten. Die Hauptbestandteile sind das Δ^9-Tetrahydrocannabinol (THC) und das Cannabidiol. Für die psychogene Wirkung ist das THC hauptverantwortlich. Als Marihuana bezeichnet man die getrockneten, zerkleinerten, blühenden oder schon früchtetragenden Spitzentriebe. Hauptproduzent für Haschisch ist Marokko mit etwa 3.000 Tonnen pro Jahr.

Schon der griechische Historiker Herodot schrieb vor über 2.000 Jahren über das Volk der Skythen (eurasische Normaden), dass sie Körner vom Hanf auf glühendheißen Steine warfen und den dabei entstehenden Dampf mit heller Freude genossen.

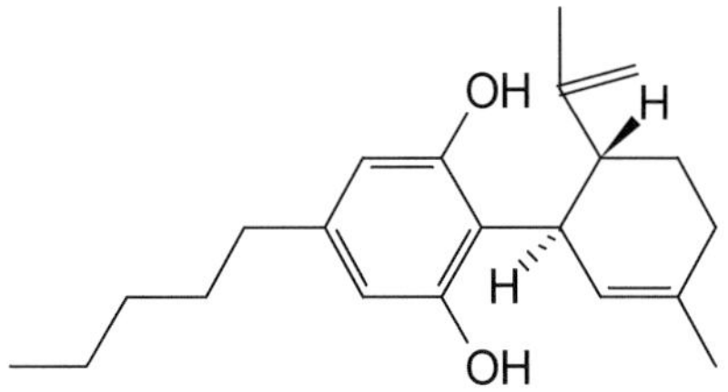

Cannabidiol
Smp.: 66-67 °C
LD_{50}: 50 mg/kg (Maus, i.v.)
pLD: 4,3

Die Mitglieder der Sekte der Assassinen versetzte sich im Mittelalter mit Haschisch in einen Zustand auffälliger Todesverachtung, bevor sie Attentate verübten. Im englischen Wort assassin (= Attentäter) lebt der Sektenname weiter. Psychische Wirkungen treten nach etwa 0,1mg/kg THC auf. Die Aufnahme des Stoffes erfolgt oral in Keksen und Getränken oder durch Rauchen. Beim Rauchen erfolgt die Wirkung nach einigen Sekunden, ansonsten erst nach einer Stunde. THC hat eine Vielzahl von Wirkungen. Medizinisch interessant: Entzündungsbedingte Schmerzen werden gelindert, Schlaf wird erleichtert, Appetit angeregt, Übelkeit verringert und Krebszellen im Wachstum gehemmt.

Leichte halluzinogene oder psychische Wirkungen sind: Stimmungssteigerung, Lachen, Redseligkeit, Veränderung der Wahrnehmung und die Illusion einer erhöhten Einsicht.

Weitere Wirkungen: Minderung der Lern-, Denk- und Erinnerungsfähigkeit, Verschlechterung der Motorik, Panik, Mundtrockenheit, Tachykardie und Verschlimmerung von psychotischen Symptomen.

W. Czerkis schrieb 1907 über den Haschischraucher: „Er ist glücklich wie jemand, der eine gute Nachricht hört, wie der Geizige, der seine Schätze zählt oder der Ehrgeizige, den der Erfolg berauscht [43].“

Regelmäßige Einnahme von THC führt zu Toleranz und Abhängigkeit und mindert langfristig die intellektuellen Fähigkeiten. Insofern ist Haschisch auf Dauer gefährlicher als Alkohol, obwohl die akute Giftigkeit erstaunlich gering ist. In Europa sollen 80 Millionen Menschen wenigstens einmal Cannabis-Erfahrungen gemacht haben.

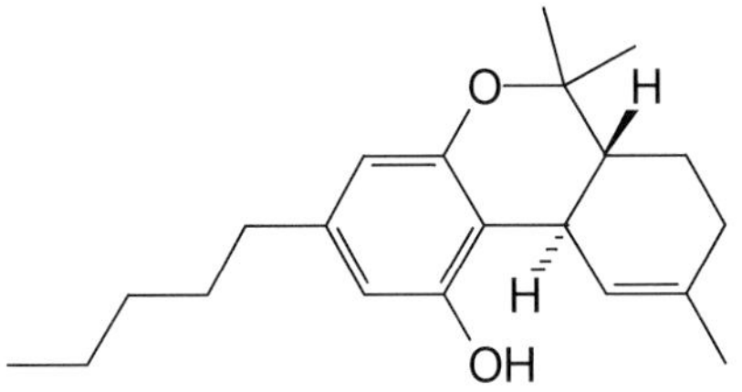

Δ^9-Tetrahydrocannabinol
Smp.: 40 °C
Sdp.: 220 °C
Löslichkeit: 2,8 mg/l (H_2O)
LD_{50}: 666 mg/kg (Ratte, oral) pLD: 3,2
29 mg/kg (Ratte, i.v.)

Nimmt man die Tierversuche als Maßstab, würde der LD_{50}-Wert für Menschen bei 10 g THC liegen. Man müsste 100 bis 200 g Cannabisprodukte einnehmen, was fast unmöglich ist. Tödliche Vergiftungen durch Haschisch galten daher bisher als unbekannt. Im Gegensatz dazu steht eine Publikation aus dem Jahr 2014, in der u. a. der Fall eines 28-Jährigen ohne Vorerkrankung geschildert wurde, der von seiner Freundin tot im Bett gefunden wurde. Daneben lag ein Beutel Marihuana und ein Aschenbecher. In einem anderen Fall wurde bei einem 23-Jährigen in der Uniklinik Düsseldorf nach zahlreichen Untersuchungen Herzversagen nach Cannabiskonsum festgestellt. Alle anderen Todesursachen konnten ausgeschlossen werden [93].
Im März 2017 wurde möglicherweise einer 25-Jährigen in Bremen der Konsum eines Haschischkuchens fast zum Verhängnis. Sie musste auf einer Intensivstation wiederbelebt werden. Eine mögliche Erklärung könnte eine allergische Reaktion sein. Da Cannabis den Herzschlag beschleunigt und den Blutdruck erhöht, kann es bei Menschen mit Vorerkrankungen zu Problemen führen. Das gilt natürlich für viele andere Stoffe auch. Vereinzelt wird über Fälle des sogenannten CHS (Cannabis-Hyperemesis-Syndrom) berichtet. Langanhaltender Cannabis-Konsum führt dabei zu zyklischen Phasen von Übelkeit und Erbrechen [259].
Es gibt Überlegungen, die beruhigende Wirkung von Cannabis im Endstadium von Krebspatienten zu nutzen. Der todkranke ehemalige Harvard-Professor und LSD-Papst Timothy Leary erhöhte so z. B. in seinen letzten Tagen seine Lebensqualität durch Verzehr von Haschischkeksen.

32.6.2 Methyltryptamine

In den 1960er Jahren wurde das α-Methyltryptamin erstmals synthetisiert. Es hat Ähnlichkeiten mit Serotonin. 5 mg wirken stimulierend, ab 20 mg wirkt der Stoff halluzinogen. α-Methyltryptamin ist in Deutschland ein nicht verkehrsfähiges Betäubungsmittel. In Aga-Kröten und in Dschungellianen, wie z. B. der Ayahuasca, ist das Halluzinogen Dimethyltryptamin DMT enthalten. Der reine Stoff würde durch den Abbau des körpereigenen Enzymes Monoaminooxidase fast ohne Wirkung bleiben.

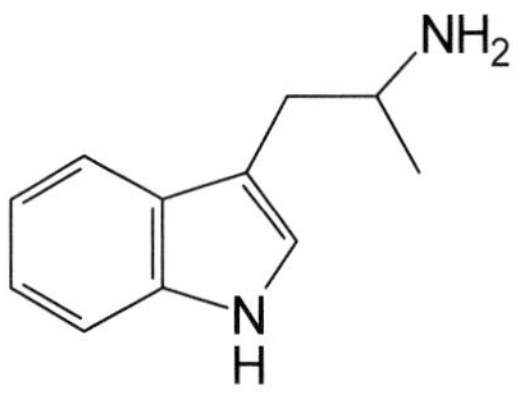

NH_2

N
H

α-Methyltryptamin
AMT
Smp.: 98-100 °C
LD_{50}: 50 mg/kg (Ratte, s.c.)
pLD: 4,3

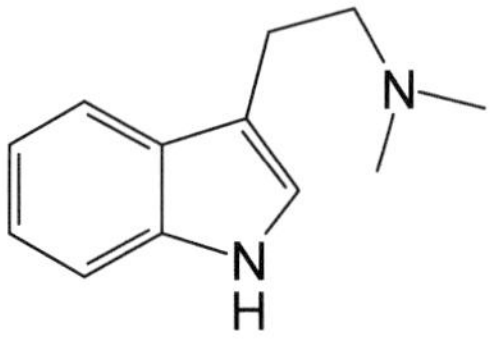

N
N
H

Dimethyltryptamin
Smp.: 45 °C
166 °C (Hydrochlorid)
LD_{50}: 32 mg/kg (Maus, i.v.)
pLD: 4,5

Sinnigerweise liefern die natürlichen Dimethyltryptaminlieferanten Monoaminooxidase-Hemmer gleich mit, so dass ein Extrakt der Ayahuasca-Pflanze bei den Amazonas-Indianern vielfältige Anwendung für Religion und Medizin findet. 1851 wurde die Ayahuasca von R. Spruce entdeckt. Er bemerkte auch bereits die halluzinogene Wirkung der Pflanze. Über Patentrechte und Nutzung der Ayahuasca gibt es seit den 1980er Jahren einen andauernden Streit.
Dimethyltryptamin löst vor allem visuelle Halluzinationen aus. Angeblich soll dem Berauschten diese Tatsache meist bewusst sein. Im Internet sind in einschlägigen Foren Erfahrungsberichte mit Dimethyltryptamin und weiteren Tryptamin-Derivaten, wie dem 5-Methoxy-*N*,*N*-dimethyltryptamin (5-Meo-DMT, LD_{50}: 115 mg/kg, Maus, i.p.) nachzulesen. Es wird von Nahtoderfahrungen berichtet. Vergiftungserscheinungen sind Erbrechen und Durchfall. Dimethyltryptamin und seine Derivate unterliegen in Deutschland dem Betäubungsmittelgesetz.

32.6.3 LSD

LSD (Lysergsäurediethylamid) ist ein Derivat der Lysergsäure, dem Grundkörper der Mutterkornalkaloide wie Ergotamin, welches in der Natur vorkommt. Mit der Ernte gelangten früher Mutterkornalkaloide ins Mehl, was zu Vergiftungen führte, die sich in Krämpfen und Psychosen äußerten. Man nannte diese Erkrankung auch St. Antonius-Feuer. Albert Hofmann stellte LSD erstmals 1938 her. Es war die 25. Substanz einer Versuchsreihe, und er nannte die Verbindung Diethylamid LSD-25. Bei Tierversuchen zeigte sich Unruhe, aber ansonsten waren keine auffälligen Eigenschaften feststellbar. Fünf Jahre später stellte Hofmann den Stoff noch einmal her und nahm unbeabsichtigt kleine Mengen des LSD durch die Haut auf, was zu einem allerersten ungewollten LSD-Trip führte. Hofmann hatte Farbhalluzinationen bei geschlossenen Augen. Drei Tage später, am 19. April 1943, kam es zum ersten geplanten Selbstversuch. Hofmann nahm 0,25 mg LSD ein, was die fünffache Menge war, die man für einen LSD-Trip braucht. Nach 40 Minuten begannen Schwindel, Angstgefühl und Lähmungen. Hofmann riskierte eine Heimfahrt mit dem Rad. Er glaubte, kaum vom Fleck zu kommen, während er in Wirklichkeit mit rasantem Tempo unterwegs war. Zu Hause nahmen vertraute Gegenstände bedrohliche Formen an und die Nachbarin, die ihm Milch brachte, erschien ihm wie eine bösartige Hexe mit farbiger Fratze. Der LSD-Rausch endete in kaleidoskopartigen Farbwahrnehmungen [100]. In der LSD-Szene wird der 19. April als Bicycle Day (Fahrradtag) gefeiert, weil Hofmann bei seinem ersten bewussten LSD-Trip mit dem Fahrrad nach Hause fuhr. Mit Hofmanns Assistentin Susi Ramstein erlebte am 12. Juni 1943 die allererste Frau einen LSD-Trip.

Die Firma Sandoz brachte das LSD zur psychiatrischen Behandlung und zu Forschungszwecken auf den Markt. Im Beipackzettel wurde herausgestellt, dass dem Psychiater mit diesem Präparat die Möglichkeit gegeben wird, in die Welt der Ideen und Wahrnehmungen eines psychiatrischen Patienten einzudringen. An der Universität Göttingen wurde LSD in der Psychoanalyse eingesetzt [144]. Das LSD wurde also die zeitlich befristete Eintrittskarte in die Welt der Psychosen.

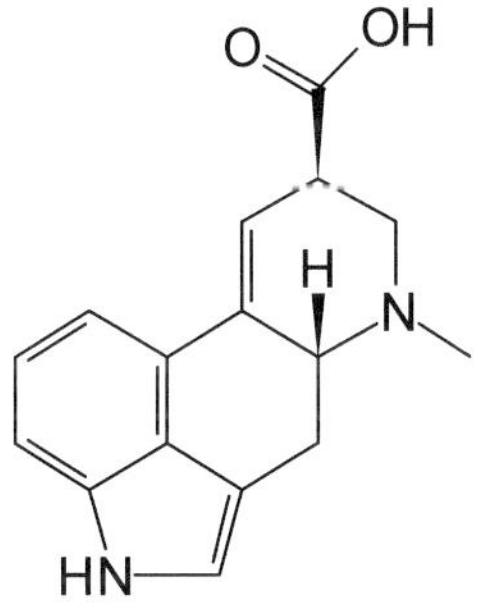

Lysergsäure

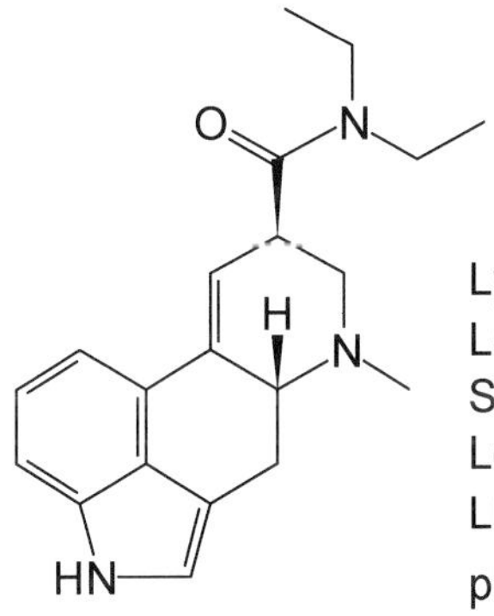

Lysergsäurediethylamid

Lysergsäurediethylamid
LSD
Smp.: 82-85 °C
Löslichkeit: 2 mg/l (H_2O)
LD_{50}: 16 mg/kg (Ratte, i.v.)
pLD: 4,8

Mit LSD wollte man beim US-Geheimdienst CIA die Kontrolle über das Bewusstsein erreichen. Gehirnwäsche und Verbesserung der Verhöre waren das Ziel. In den 1960er Jahren wurde in der Szene mit LSD experimentiert. Der Psychologe Timothy Leary propagierte den Massenkonsum von LSD. 1966 wurde LSD in den USA verboten, 1971 folgte Deutschland. LSD spielt heute bei den illegalen Drogen eine eher geringe Rolle.

Die Wirkung einer LSD-Aufnahme dauert fünf bis zwölf Stunden. Bis zum Wirkungseintritt vergehen zehn Minuten bis drei Stunden. Das LSD wirkt als Partialantagonist mit großer Bindungsstärke an einem Rezeptor des Serotoninsystems mit dem Namen 5-HT_{2A}, an dem alle klassischen Halluzinogene andocken. Außerdem wirkt es noch am Dopamin-D_2-Rezeptor. LSD soll intensive spirituelle Erfahrungen erzeugen und die Wahrnehmung und das Zeitempfinden werden

deutlich verändert. Ein Mensch auf dem LSD-Trip ist völlig verkehrsuntüchtig. Die normale Dosis für einen LSD-Trip ist 50 µg. Wird der Stoff wiederholt eingenommen, verliert das LSD einen Großteil der Wirkung. Die akute Giftigkeit des LSD ist umstritten. Wahrscheinlich liegt die tödliche Dosis bei 50 mg. 1962 überlebte ein drei Tonnen schwerer Elefant eine Dosis von 300 mg, die 1.200-fache Dosis des ersten bewusst herbeigeführten LSD-Rausches nur um 100 Minuten.
Anlässlich des 100. Geburtstages des LSD-Entdeckers Hofmann gab es in Basel 2006 ein Symposium über das LSD, an dem Hofmann persönlich teilnahm.

32.6.4 Mescalin

Mescalin (3,4,5-Trimethoxyphenethylamin) ist ein halluzinogenes Alkaloid. Mescalin wurde 1896 erstmals von A. Heffter isoliert. Von E. Späth wurde 1919 die Struktur aufgeklärt und eine erste chemische Synthese durchgeführt [248]. Eine Synthesemethode aus den 1930er Jahren startet mit der Gallussäure [246]. Die normale Quelle des Mescalins ist der mittelamerikanische Peyote-Kaktus. Die Indianer kauten bereits Peyote.

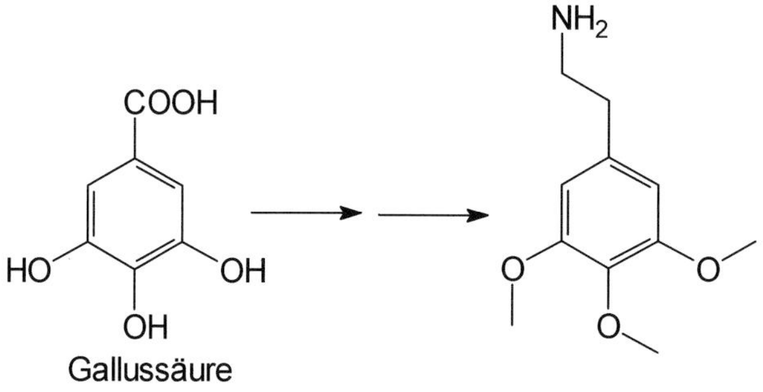

COOH
HO OH
OH
Gallussäure

NH_2
O O
O

Mescalin
Smp.: 35 °C
Sdp.: 180 °C (8 mbar)
LD_{50}: 880 mg/kg (Maus, oral)
pLD: 3,1

Mescalin löst sich in Wasser, Ethanol und Chloroform. Mit Säuren bildet es gut kristallisierende Salze. Früher wurde Mescalin als Mescalin-Sulfat hergestellt. Der Neurologe K. Beringer untersuchte 1927 die halluzinogene Wirkung des Mescalins. Dabei wurden Versuchspersonen zweimal je 200 mg Mescalin i.v. verabreicht. Nach einer halben Stunde erzeugte die Droge starken Brechreiz, nach einer Stunde setzte Euphorie ein, die dann zwei bis fünf Stunden anhielt und ohne „Katzenjammer“ abbrach. 100 mg erzeugen vor allem eine Euphorie, während 400 mg Halluzinationen verursachen. Die Versuchspersonen sahen leuchtende Farben in der Luft, Tiererscheinungen, das Zeitgefühl wurde total verändert, Traumbilder wirkten wie eine Offenbarung aus einer fremden Welt. Künstler wie Aldous Huxley, aber auch Chemiker wie Carl Djerassi [50] und Hermann Römpp [209] haben ihre Erfahrungen mit Mescalin literarisch festgehalten. Mescalin scheint die chemische Eintrittskarte für einen normal denkenden und fühlenden Menschen in eine zeitlich begrenzte Psychose zu sein. Auch bei Mescalin besteht die Gefahr, dass es noch Tage nach

dem Konsum zu Wahrnehmungsstörungen kommen kann. Früher nannte man das Flashbacks.
Während Mescalin in den 1950er und Mitte der 1960er Jahre noch legal war und Psychotherapeuten und Forscher sowie die Drogenszene frei experimentieren konnten, ist es seit Februar 1967 in Deutschland dem Betäubungsmittelgesetz unterstellt und der Umgang ohne Erlaubnis strafbar. Weltweit wurde Mescalin durch eine UN-Konvention 1971 illegallisiert.

32.7 Frei verkäufliche Schmerzmittel

32.7.1 Acetylsalicylsäure

Chemisch rein wurde Acetylsalicylsäure, auch ASS genannt, erstmals 1897 im heutigen Wuppertal im Bayer-Stammwerk hergestellt. Offiziell gilt Hoffmann als Erfinder. Er wurde später Leiter der Marketing-Abteilung. Möglicherweise war aber Eichengrün der eigentliche Vater von ASS. Er wurde Leiter der pharmazeutischen Abteilung von Bayer und später wegen seiner Herkunft während der NS-Zeit in ein KZ gebracht, welches er aber überlebte.

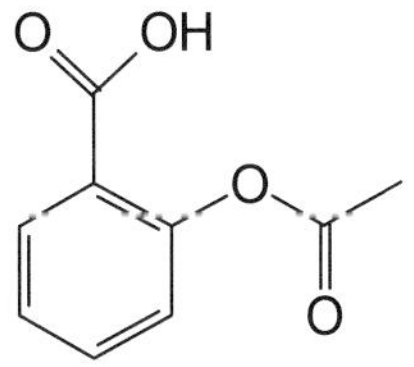

Acetylsalicylsäure
Smp.: 136 °C
Dichte: 1,35 g/cm^3
pK_S-Wert: 3,5
Löslichkeit: 4,6 g/l (H_2O)
LD_{50}: 200 mg/kg (Ratte, oral)
pLD: 3,7

Acetylsalicylsäure ist ein weißes Pulver mit schwach essigsaurem Geruch. Es wird bei der Herstellung zuerst Phenol in der *ortho*-Stellung mit CO_2 carboxyliert, dann die Hydroxy-Fuktion mit Essigsäureanhydrid verestert.

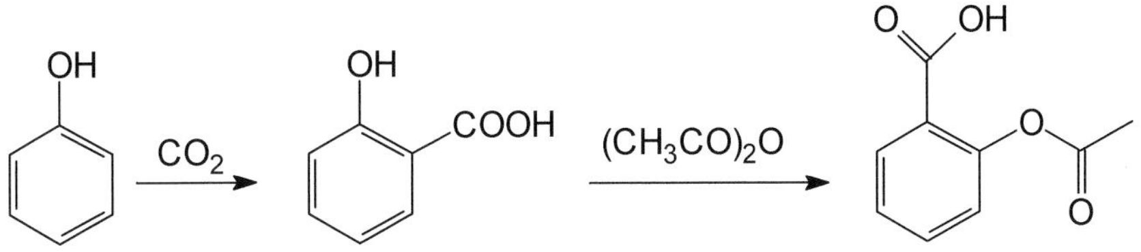

Acetylsalicylsäure ist ein schmerzstillender, entzündungshemmender, thrombozytenaggregationshemmender und fiebersenkender Stoff und gehört zu den am meisten produzierten Arzneimitteln des Planeten, u. a. unter dem weltweit bekannten Namen Aspirin® [136]. Acetylsalicylsäure wirkt durch die Hemmung der Cyclooxygenase COX-1 und ist schon bei 40 mg Dosen gerinnungshemmend. Bei 0,5 bis 2 g wird auch die Cyclooxygenase COX-2 und dadurch auch die Bildung von Prostaglandinen gehemmt, was zu einer antientzündlichen, antirheumatischen und schmerzstillenden Wirkung führt. Bei längerfristiger Einnahme führt die Hemmung der Prostaglandine häufig zu Magenbeschwerden oder gar Magenblutung, welches man mit anderen Darreichungsformen wie magensaftresistenten Tabletten, Zäpfchen oder intravenösen Gaben unwahrscheinlicher machen kann. Angeblich sterben jährlich 16.000 US-Amerikaner an Magenblutungen, die durch das frei erhältliche ASS oder ähnliche Schmerzmittel verursacht werden, was in etwa der Größenordnung der Todesopfer durch harte Drogen wie Heroin, Crack und Ähnliches entspricht. Bei über 10 % der Asthmatiker besteht eine ASS-Intoleranz. Vor und nach chirurgischen Eingriffen und bei Verletzungen ist ASS ungeeignet, da die gerinnungshemmende Wirkung bis zu sieben Tage nach der letzten Einnahme anhält und Blutungen verstärkt. Ab 10 g ASS-Einnahme besteht die Gefahr einer lebensgefährlichen metabolischen Übersäuerung (Azidose) mit Atemlähmung, Bewusstlosigkeit und Hörverlust. Auch eine jahrelange Einnahme von 0,2 g ASS täglich kann zu Verwirrtheit und Ohrensausen führen und 30 g gelten für den erwachsenen Menschen als tödliche Dosis.

32.7.2 Diclofenac

Der Name dieser Verbindung wird abgeleitet aus dem chemischen Namen Natrium-2-[2-(2,6-*Dichl*orphenylamino)*phen*yl]*ac*etat. Es wirkt entzündungs- und schmerzhemmend durch die nicht selektive Hemmung der Cyclooxygenasen COX.

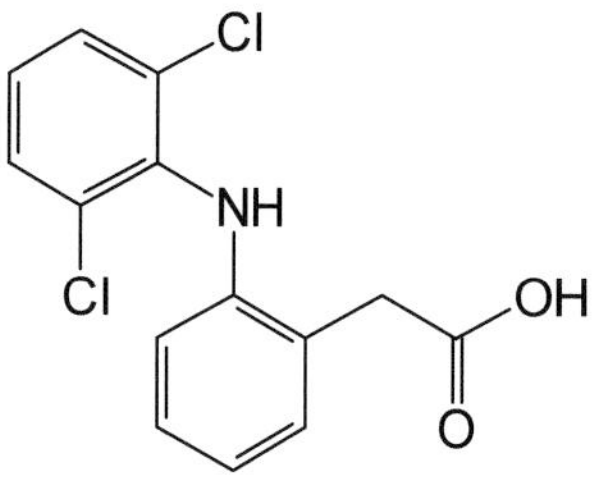

Diclofenac
Smp.: 280 °C (Na-Salz)
LD_{50}: 63 mg/kg (Ratte, oral)
pLD: 4,2

Wie auch bei Ibuprofen und Acetylsalicylsäure werden häufig Magenschmerzen durch Hemmung der Prostaglandine mitverursacht. Darüber hinaus kann es bei Anwendung zu Störungen des Blutbilds, Überempfindlichkeit der Haut und Erhöhung der Leberwerte kommen. Auch die äußerliche Anwendung kann langfristig systemische Wirkungen verursachen. Das Wirkungspotential von Diclofenac ist größer. Die Tagesdosis für Erwachsene liegt bei nur 50 bis 150 mg (bei Ibuprofen liegt die tägliche Maximaldosis bei 2,4 g). Diclofenac erhöht anscheinend das Herzinfarktrisiko um etwa 50 % [166].

32.7.3 Ibuprofen

Ibuprofen ist ein Wirkstoff der nichtsteroidalen Antirheumatika, der gegen Schmerzen, Entzündungen und Fieber eingesetzt wird. Er wurde 1961 patentiert.

Ibuprofen hemmt nichtselektiv die Cyclooxygenase COX-1 und COX-2. Magenbeschwerden als unerwünschte Wirkung werden auf die Hemmung der Prostaglandinsynthese zurückgeführt.

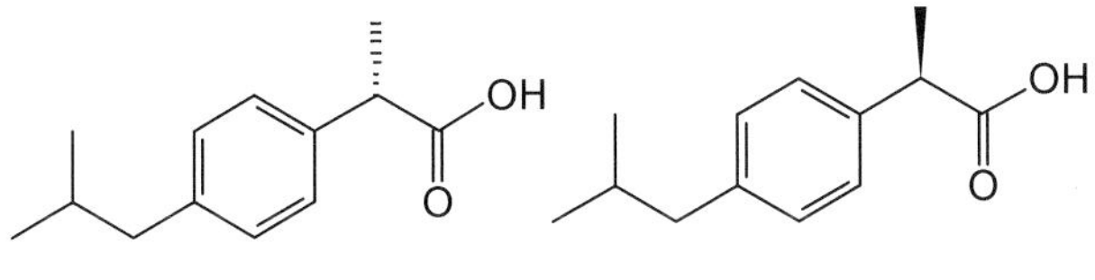

(*S*)-Ibuprofen (*R*)-Ibuprofen

Smp.: 54 °C (Enantiomere)
Sdp.: 155 °C (7 mbar)
Dichte: 1,18 g/cm³
Löslichkeit: 21 mg/l (H_2O)
LD_{50}: 636 mg/kg (Ratte, oral)
pLD: 3,2

Als Arznei wird das Racemat eingesetzt, wobei die (*S*)-Form sofort pharmakologisch wirksam ist, während die (*R*)-Form im Körper erst in die wirksame (*S*)-Form umgewandelt wird. Ibuprofen wird bei Arthritis, Muskelschmerzen, Gicht, Kopfschmerzen, Zahnschmerzen, Mandelentzündung, Regelbeschwerden, Mittelohrentzündung, Frostbeulen, Sonnenbrand und Fieber eingesetzt. Im Gegensatz zur Acetylsalicylsäure hat Ibuprofen eine geringe Hemmung der Blutgerinnung zur Folge, kann aber nach einer Operation ungünstig sein. Während Tabletten bis 400 mg frei erhältlich sind, sind höher dosierte Darreichungsformen rezeptpflichtig.

32.7.4 Paracetamol

Neben ASS und Ibuprofen ist Paracetamol, weil frei in der Apotheke erhältlich, als Schmerzmittel ein absoluter Dauerbrenner. Alleine in Deutschland wurden mit diesem Stoff 2008 145 Millionen Euro umgesetzt.

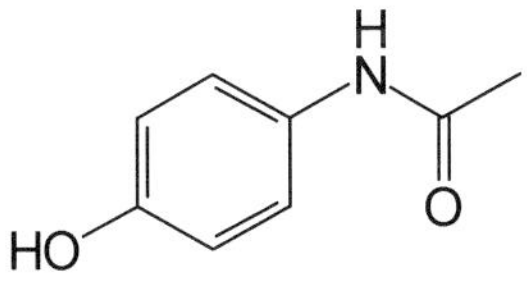

Paracetamol

Smp.: 170 °C
Sdp.: Zers.
Dichte: 1,29 g/cm³
Löslichkeit: 14 g/l (H_2O)
LD_{50}: 1,944 g/kg (Ratte, oral)
pLD: 2,7

H. Morse stellte Paracetamol 1878 erstmals aus *p*-Nitrophenol mit Zink in konzentrierter Essigsäure her. 1893 wurde Paracetamol als Metabolit im Urin eines mit dem inzwischen veralteten Schmerzmittel Phenacetin behandelten Patienten entdeckt. Tatsächlich werden 50 % des Phenacetins im Körper durch O-Alkylierung zu Paracetamol. Nach dem II. Weltkrieg zeigten J. Axelrod und B. Brodie, dass die schmerzstillende Wirkung von Phenacetin auf Paracetamol zurückzuführen ist.

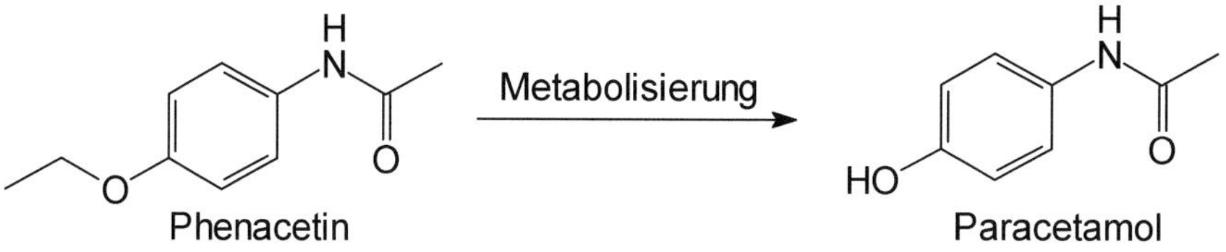

H N O O Phenacetin — Metabolisierung → H N O HO Paracetamol

Um die unerwünschten Wirkungen des Phenacetins zu vermeiden, wurde dann seit 1955 Paracetamol auf den Markt gebracht. Die Wirkung des Paracetamols beruht auf der Hemmung der Cyclooxygenasen. Angewendet wird es mit einer Dosis von 400 mg bei leichten bis mäßig starken Schmerzen und Fieber. Tageshöchstdosis sind 4 g. Durch die Kombination mit 50 mg Coffein wird die Wirkung um etwa 50 % gesteigert, weshalb Paracetamol die erste Wahl zur Behandlung von Migräne und Kopfschmerzen ist.

Es kommen immer wieder Selbstmordversuche mit Paracetamol vor. 10 g können schon irreversible Leberschäden verursachen. Tatsächlich ist Paracetamol der Hauptgrund für akutes Leberversagen in den USA. Erst nach zwei Tagen treten bei einer akuten Vergiftung die ersten Symptome ein, die nach vier bis sechs Tagen mit Übelkeit, Erbrechen, Blässe und Unterleibsschmerzen ihren Höhepunkt erreichen. 10 bis 20 % der Patienten sterben an Leberversagen. Ultima Ratio ist eine Lebertransplantation! Das Stoffwechselprodukt *N*-Acetyl-*p*-benzochinonimin spielt für die Lebertoxizität die entscheidende Rolle. Das *N*-Acetylcystein fängt giftige Metaboliten ab und ist ein geeignetes Gegenmittel bei einer Paracetamolvergiftung. 0,3 bis 1,3 g/kg Körpergewicht *N*-Acetylcystein ist eine angemessene Dosis.

32.8 Bekannte Schlafmittel

Seit es Menschen gibt, wollen Sie beruhigt und von Sorgen befreit werden. Schon in der Odyssee bekam Helena von einer ägyptischen Königin das Nepenthes (= kein Kummer) als Sorgenbefreier. Die Wirkung dieses sorgenraubenden Stoffes sollte sogar jegliche Trauer verhindern, selbst wenn Vater und Mutter gestorben seien, wie Homer schrieb. Da Schlafstörungen zu den häufigsten Beschwerden überhaupt gehören, alleine in Deutschland sollen zwischen 15 bis 35 % der Erwachsenen davon betroffen sein, ist der Gebrauch von Schlafmitteln sehr weit verbreitet und dabei dementsprechend das Risiko des Medikamentenmissbrauchs sehr groß. Es soll 1994 alleine in Deutschland etwa 50.000 Vergiftungen mit Schlafmitteln gegeben haben und daran 4.000 Personen gestorben sein.

Etwa ein Drittel aller notfallmedizinischen Vergiftungsfälle sollen auf Schlafmittel zurückzuführen sein. Die Benzodiazepine nehmen hierbei eine Spitzenstellung ein.

Die Barbiturate spielen eine völlig untergeordnete Rolle, während die Verwendung von neueren Nicht-Benzodiazepin-Agonisten wie Zopiclon und Zolpidem stark im

Wachsen ist. Ein ideales Schlafmittel sollte das Einschlafen und Durchschlafen fördern, keine unerwünschten Wirkungen wie Tagesmüdigkeit hervorrufen, bei längerer Nutzung keine Abhängigkeit bewirken und die Physiologie des natürlichen Schlafes nicht verändern – dieses ideale Schlafmittel gibt es nicht.

32.8.1 Barbiturate

Die Barbitursäure, ein Pyrimidin-Derivat, wurde von A. v. Baeyer 1863 erstmals hergestellt. Man startet mit Malonsäurediethylester, Harnstoff und Natriumethanolat als Base. Die Barbitursäure hat keine einschläfernde, hypnotische Wirkung, ihren Namen erhielt sie nach Barbara, einer Jugendfreundin von v. Baeyer. Das erste Schlafmittel aus der Barbitursäurereihe war die Diethylbarbitursäure, auch Barbital genannt, welche E. Fischer hergestellt hatte und dann von J. v. Mehring 1903 als Hypnotikum geprüft wurde.

Malonsäurediethylester + Harnstoff —NaOEt→ Barbitursäure

Da die Alkylierung der Barbitursäure eine schlechte Ausbeute aufwies, alkylierte Fischer vor dem Ringschluss [70].

Malonsäurediethylester —2 EtBr, Na, 90 °C→ Diethylmalonsäurediethylester —Harnstoff, NaOEt→ Barbital

Barbital wurde unter dem Handelsnamen Veronal® berühmt. Es sind noch zahlreiche weitere Derivate hergestellt worden, von denen etwa 60 therapeutische Verwendung gefunden haben. Für die hypnotische Wirkung müssen beide H-Atome am C-5-Atom substituiert sein und die Substituenten müssen zusammen mindestens 4 C-Atome enthalten.

Zur Resorption der wirksamen Barbiturate vom Magen-Darm-Trakt aus kommt es relativ rasch innerhalb von 30 Minuten bis zu zwei Stunden. Es folgt eine Anreicherung in den Fettdepots und von dort aus eine allmähliche Abgabe an das Blut. Barbiturate wirken durch die Bindung am $GABA_A$-Rezeptor. GABA (γ-Aminobuttersäure) ist der wichtigste hemmende Neurotransmitter des zentralen Nervensystems. Barbiturate blockieren auch AMPA-Rezeptoren, eine Untergruppe der Glutamat-Rezeptoren. Glutamat ist der wichtigste erregende Neurotransmitter im ZNS. Der Abbau in der Leber und die Ausscheidung im Harn sind unterschiedlich. Auch in Abwesenheit von GABA werden die $GABA_A$-Rezeptoren aktiviert, und können sogar in höheren Dosen über die Wirkung von GABA hinausgehen. Bei höheren Dosen wirken Barbiturate narkotisch und führen schließlich zu Atemlähmung und Tod. Man kann langwirksame, kurzwirksame und ultrakurzwirksame Barbiturate unterscheiden.

Barbital
(langwirkend)

Phenobarbital
(langwirkend)

Pentobarbital
(kurzwirkend)

Methohexital
(ultrakurzwirkend)

Thiopental
(ultrakurzwirkend)

Tab. 32-8 Daten einiger Barbiturate

Substanz	Narkoseeintritt bei i.v. Gabe in Minuten	Halbwertzeit	Wirkdauer (Stunden)	LD_{50} mg/kg (Ratte, oral)	pLD
Barbital	22	4 Tage	18	600	3,2
Phenobarbital	12	3 Tage	15	162	3,8
Pentobarbital	0,1	14-48 Stunden	6	125	3,9
Thiopental	sofort	6 Stunden	0,1	600	3,2
Methohexital	sofort	2 Stunden	0,1	24,9 (i.v.)	4,6

Das Barbital, ein langwirkendes Hypnotikum, wird zu 90 % unverändert wieder ausgeschieden. Es war seit 1904 als erstes Barbiturat auf dem Markt. Die übliche Dosis von Barbital war 250 bis 500 mg, wobei die tägliche Gesamtdosis 1,5 g nicht überschreiten sollte. Oral wirkt es erst 1 bis 2 Stunden nach Einnahme. Es wurde häufig auch in selbstmörderischer Absicht eingenommen [143]. Im ungünstigsten Fall konnten schon 1,5 g Barbital tödlich wirken, manchmal wurden noch 20 g überlebt, vor allem dann, wenn rechtzeitig eine Magenspülung möglich war. Auch Einnahme von Kohle und Koffein war hilfreich. Der Schriftsteller Stefan Zweig gehört zu den bekanntesten Opfern einer Barbital-Vergiftung und auch in der Literatur kommt Barbital häufig in selbstmörderischer Absicht vor. Auch bei Barbital stellt sich mit der Zeit eine Gewöhnung ein. Der Barbitalsüchtige nimmt dann 1 bis 2 g täglich ein, beim Entzug des Mittels stellen sich epileptische Anfälle, Delirien und Händezittern ein.

Bei Phenobarbital, welches 1912 als Barbiturat unter dem Handelsnamen Luminal® eingeführt wurde, befinden sich am C-5-Atom eine Ethylgruppe und eine Phenylgruppe. Es war im 20. Jahrhundert ein bedeutendes Schlafmittel und wird heute noch als Antiepileptikum und zur Narkosevorbereitung genutzt. Alkohol, Psychopharmaka und Schmerzmittel können die Wirkung von Phenobarbital erhöhen. Als unerwünschte Wirkungen sind häufig Müdigkeit, Schwindelgefühle, Verwirrtheit und Libidoverlust zu erwarten. Vergiftungserscheinungen und Entzugssymptome zeigen sich bei einer Phenobarbitalabhängigkeit wie bei einer Barbitalsucht. Bei einer Überdosierung ist neben einer Magenspülung auch die Blutwäsche eine sinnvolle Therapie.

Ein dunkles Kapitel deutscher Vergangenheit ist die Tötung von Behinderten während der NS-Zeit durch leichte Überdosierung von Phenobarbital über mehrere Tage hinweg bei gleichzeitiger Unterernährung. Der Tod erfolgte dann durch Lungenentzündung. Diese systematische Tötung war unauffällig, weil die Gabe von Barbituraten zur Ruhigstellung von Patienten normal war.

Kurzwirksame Barbiturate werden schneller verstoffwechselt als langwirksame. Nur 10 bis 20 % werden unverändert ausgeschieden. Am bekanntesten sind Pentobarbital, Secobarbital und Cyclobarbital. Pentobarbital gibt es seit 1916. Es wurde als lösliches Natrium-Salz eingesetzt, die mittlere Dosis lag bei 100 bis 200 mg. Es wird nicht mehr als Schlafmittel eingesetzt, sondern nur noch als Antiepileptikum. Des Weiteren werden Tiere durch intravenöse Gabe mit Natrium-Pentobarbital eingeschläfert, und inzwischen wird es von Sterbehilfeorganisationen verwendet, um einen selbstbestimmten Tod herbeizuführen.

Weltweites Aufsehen erregte der Fall des bekannten Botanikers David Goodall, der am 10. Mai 2018 mit Hilfe einer Pentobarbitalinfusion, wie einen Tag vorher in einer Pressekonferenz angekündigt, aus dem Leben schied. Er war 104 Jahre alt und wollte die Gebrechen des Alters nicht mehr länger ertragen. Eine übliche Todesdosis sind 15 g Pentobarbital. Sie wurden aber auch schon überlebt, weil nach einigen Minuten der Magen ausgepumpt wurde. Das Koma dauerte aber drei Wochen und es blieben Schäden. Das Cyclobarbital wurde bekannt, weil es beim bis heute

ungeklärten Tod des Politikers Uwe Barschel eine Rolle spielte. In den USA wurde vor allem Secobarbital bekannt. Judy Garland und Jimi Hendrix wurden Opfer von Secobarbital-Überdosen. Bei beiden reichten Dosen von ca. 1 g des Barbiturats, eine niedrige Dosierung, die aber durch Mischkonsum tödlich wurde, da Judy Garland eine Alkoholikerin und Jimi Hendrix Heroinkonsument war.
Ultrakurzwirksame Barbiturate werden vor allem als Injektionsnarkotika verwendet. Der Vorteil besteht im sofortigen Wirkungseintritt. Das Barbiturat reichert sich sofort im ZNS an, die Wirkung klingt rasch ab, die Substanz verteilt sich über das Blut in den Organen und im Gewebe. Die echte Entgiftung erfolgt dann allmählich in der Leber. Nebenwirkungen sind Atemdepression und Blutdruckabfall. Entzugserscheinungen sind Reizbarkeit, Händezittern und manchmal sogar Delirium tremens.
Das Natrium-Hexobarbital wurde 1932 von Kropp und Taub hergestellt und als Evipan® eingeführt, wird aber inzwischen nicht mehr verwendet.
Das Thiopental ist das Schwefelderivat des Pentobarbitals. Es wird zur Einleitung einer Narkose bei gesunden Patienten verwendet. Für Herz- oder Lungenkranke ist es ungeeignet. Thiopental kann auch die letzte Möglichkeit zur Senkung des Hirndrucks (als Dauerinfusion) oder zur Unterdrückung eines epileptischen Anfalls sein. Für kurze Anästhesie wird heute häufig das Methohexital verwendet. Eine Dosierung von 1 bis 3 mg/kg Körpergewicht i.v. führt innerhalb von einer Minute zu einer bis zu 5-10 Minuten andauernden Narkose. Die intravenöse Gabe kann schmerzhaft sein. Die Aufwachphase ist kürzer als bei Thiopental.

32.8.2 Methaqualon und Piperidindionderivate

Wegen dem geringen Abstand von therapeutischer und tödlicher Dosis gab es Bedarf an Alternativen zu den Barbituraten. Das führte u. a. zu dem Chinazolonderivat Methaqualon. Methaqualon wurde 1951 erstmals von Kacker und Zaheer hergestellt und hat Ähnlichkeiten mit dem Malariamitttel Febrifugin. Die Dosis liegt bei 200 bis 300 mg. Zusammen mit Alkohol ermöglichte es eine beliebte Euphorie namens „Luding out". Der Missbrauch führte dazu, Methaqualon im Laufe der 1980er Jahre vom Markt zu nehmen. Als illegales Rauschmittel spielt es in Südafrika immer noch eine Rolle.

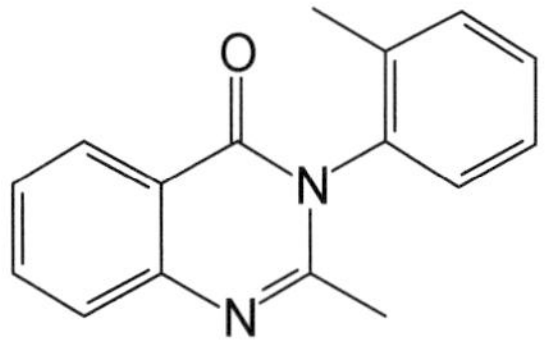

Methaqualon
Smp.: 120 °C
LD_{50}: 185 mg/kg (Ratte, oral)
pLD: 3,7

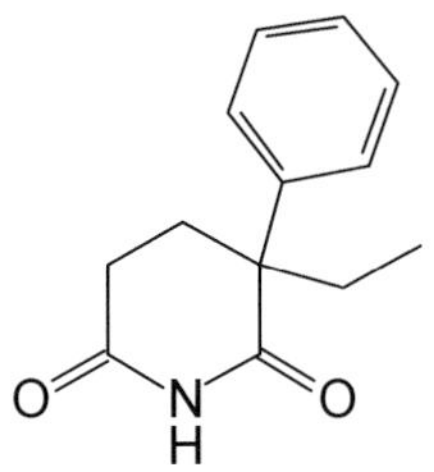

Glutethimid
Smp.: 84 °C
LD_{50}: 600 mg/kg (Ratte, oral)
pLD: 3,2

2015 erregte Methaqualon noch mal Aufsehen, als bekannt wurde, dass der bekannte US-Schauspieler Bill Cosby 2005 zugegeben hatte, diesen Stoff Anfang der 1970er Jahre missbraucht zu haben, um eine Frau zu betäuben und Sex mit ihr zu haben.
Des Weiteren wurden in den 1950er Jahren u. a. auch die Piperidindion-Derivate Glutethimid, Methyprylon und Thalidomid hergestellt. Sie wurden alle als Schlafmittel eingesetzt, aber meistens in den 1980er Jahren wieder aus dem Verkehr gezogen. Das Thalidomid sollte als Contergan traurige Berühmheit erlangen, ein Stoff für das moderne Drama [71].

32.8.3 Thalidomid

Mit dem Wirkstoff Thalidomid ist eine der größten Pharmatragödien aller Zeiten verbunden: der Contergan-Skandal.
Es kommt in zwei enantiomeren Formen vor und zeigte eine entspannende Wirkung. Selbst 14 g in selbstmörderischer Absicht geschluckt waren nicht tödlich [142].
1954 wurde das α-Phthalimidoglutarimid auf der Suche nach einem Antibiotikum von W. Kunz und H. Keller bei Grünenthal hergestellt. Der Forschungsleiter Heinrich Mückter (1914-1987) nannte es Thalidomid.

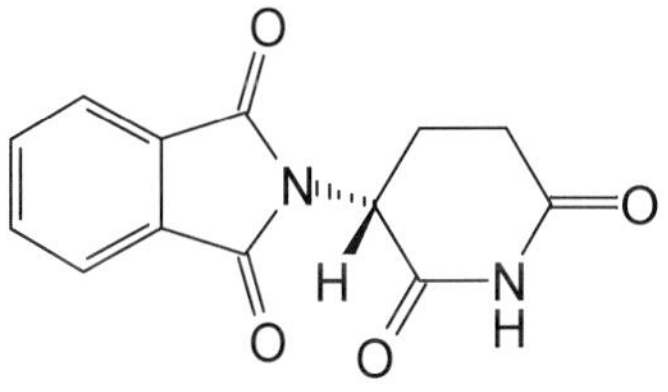

(*R*)-Thalidomid
mildes Schlafmittel

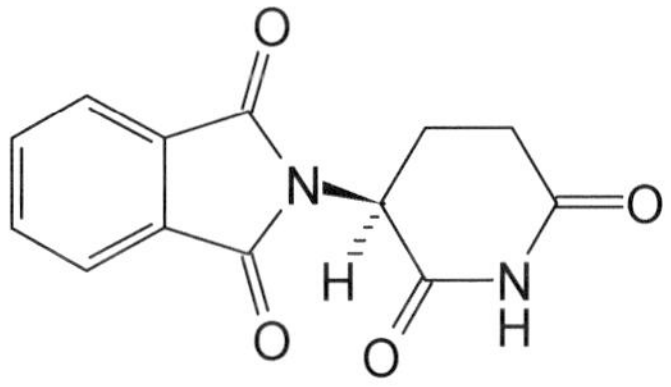

(*S*)-Thalidomid
teratogen

Smp.: 270 °C
LD_{50}: ü. 2 g/kg
(Ratte, oral)

1957 bis Ende 1961 wurde es daher unter den Namen Contergan® als ungefährliches Schlafmittel verkauft. Es wurde häufig von Schwangeren genommen, da Thalidomid auch gegen die übliche morgendliche Schwangerschaftsübelkeit wirkte. Ende der 1950er Jahre häuften sich dann Missbildungen bei Neugeborenen. Der Kinderarzt und Humangenetiker W. Lenz entdeckte die Zusammenhänge zwischen dem Thalidomid und den Schädigungen und machte sie publik [141]. Contergan® hatte bis dahin 46 % des barbituratfreien Schlafmittel-Marktes erobert. Im November 1961 wurde Contergan® vom Markt genommen. Man vermutet, dass 5.000 bis 10.000 geschädigte Kinder geboren worden sind. Es wurde festgestellt, dass das (*S*)-Enantiomer des Thalidomids innerhalb der ersten drei Monate der Schwangerschaft zu Fehlbildungen der Gliedmaßen führt. Bei Mäusen und Ratten hatte Thalidomid keine fruchtschädigende, teratogene Wirkung, bei einer speziellen

Kaninchenrasse dagegen schon. Dieser Fall zeigt, wie wichtig die absolute Konformation einer Verbindung sein kann und wie schwer Ergebnisse aus Tierversuchen auf den Menschen übertragbar sind. Da sich im Körper beide Thalidomid-Enantiomere racemisieren, ist für die teratogene Wirkung egal, ob man die (*S*)- oder die (*R*)-Verbindung aufnimmt. Wegen seiner antientzündlichen Wirkung wird Thalidomid inzwischen bei Lepra verwendet. Die Thalidomid-Derivate Pomalidomid und Lenalidomid werden als Immunmodulatoren in Kombination mit Dexamethason u. a. gegen multiple Myelome (Knochenmarkkrebs) eingesetzt.
Eine Tablette mit 10 mg Lenalidomid kostete 2012 in den USA etwa 447 US-Dollar, rechnerisch war der Wirkstoff pro Gramm damit etwa 1.000-mal wertvoller als Gold.

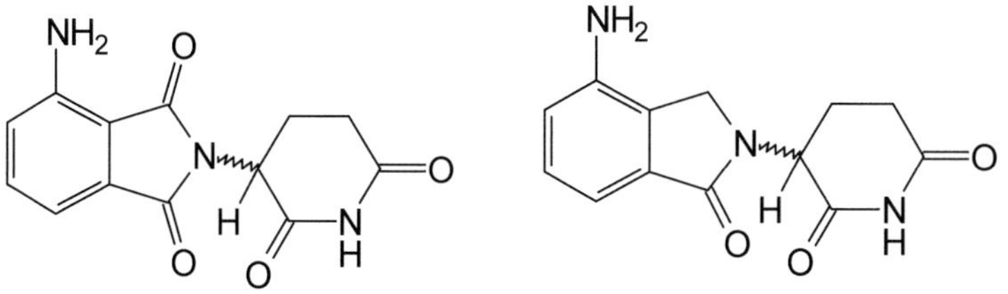

Pomalidomid
Smp.: 318-321 °C

Lenalidomid
Smp.: 269-271 °C

32.8.4 Benzodiazepine

Die Benzodiazepine [253] stellen die bedeutendste Gruppe der Tranquilizer dar. 1966 sangen die Rolling Stones von „Mother´s little helper“. Gemeint waren die Benzodiazepine. Sie alle haben einen Siebenring mit zwei Stickstoffatomen an einem Benzolring kondensiert. Die Substanzen tragen Namen wie Chlordiazepoxid, Diazepam, Lorazepam, Nitrazepam, Prazepam oder Oxazepam und sind bekannt unter den Handelsnamen Librium®, Valium® oder Tavor®.
Benzodiazepine wirken als Modulator des $GABA_A$-Rezeptors und verstärken die inhibitorische Wirkung des Neurotransmitters γ-Aminobuttersäure (GABA).

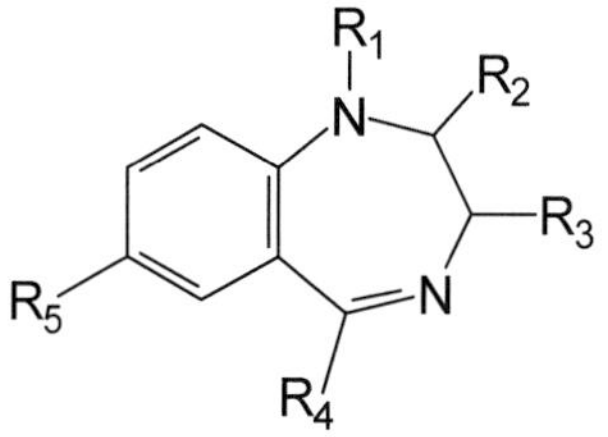

allgemeine Benzodiazepin-Struktur

Dabei bindet der Wirkstoff als Agonist an der Benzodiazepin-Bindungststelle des Rezeptors und bewirkt so eine Änderung der Struktur. So wird die Rezeptorempfindlichkeit gegenüber GABA erhöht, es kommt zu einer Erhöhung am Chloridkanal, zu einer Erhöhung der Chloridionenkonzentration in der Zelle und somit zu einer

geringeren Erregbarkeit der Zelle. Im Gegensatz zu Barbituraten wirken Benzodiazepine nicht selber wie GABA am $GABA_A$-Rezeptor.
Indikationen für Tranquilizer sind krankhaft ausgeprägte nervöse Reaktionen, Schlaflosigkeit sowie Angstzustände und Reizbarkeit. Symptome, die durch die rasante Veränderung der Lebensbedingungen der modernen Zivilisation stark zugenommen haben. Eine langfristige Lösung können Tranquilizer nicht sein, denn sie lösen nicht die Gründe der nervösen Symptome und schaffen mit psychischer und physischer Abhängigkeit weitere Probleme für den Patienten [304].

32.8.5 Diazepam und weitere Benzodiazepine

Das bekannteste und am häufigsten verordnete Benzodiazepin ist das Diazepam, welches als Valium® weltbekannt wurde. Es wirkt beruhigend, muskelentspannend, angstlösend und antiepileptisch. Diazepam wurde 1961 von L. Sternbach erstmals hergestellt [252] und 1963 von Hoffmann-La Roche auf den Markt gebracht. Es hat eine lange Halbwertzeit von 24 bis 48 Stunden, eine gute Passage durch die Blut-Hirn-Schranke und damit einen schnellen Wirkeintritt. Auch die Abbauprodukte sind pharmakologisch aktiv. Eine typische Dosis liegt bei 5 mg. Hier zeigt sich der quantitative Vorteil der Benzodiazepine gegenüber den Barbituraten, bei denen eine typische Dosis bei 100 mg liegt.

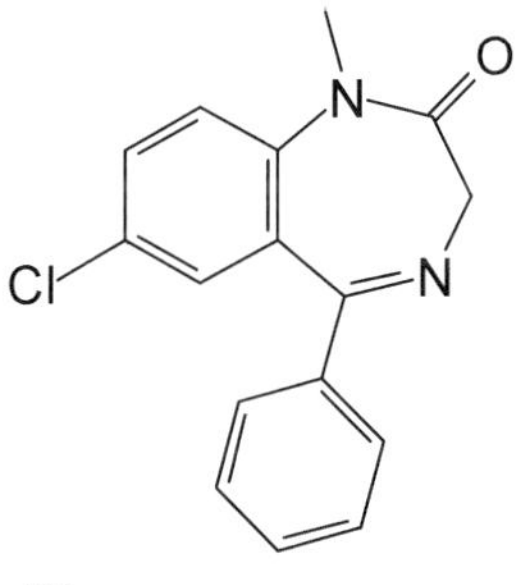

Diazepam
Smp.: 125 °C
Toxisch: 4 mg/kg (Kinder)
LD_{50}: 250 mg/kg (Ratte, oral)
pLD: 3,6

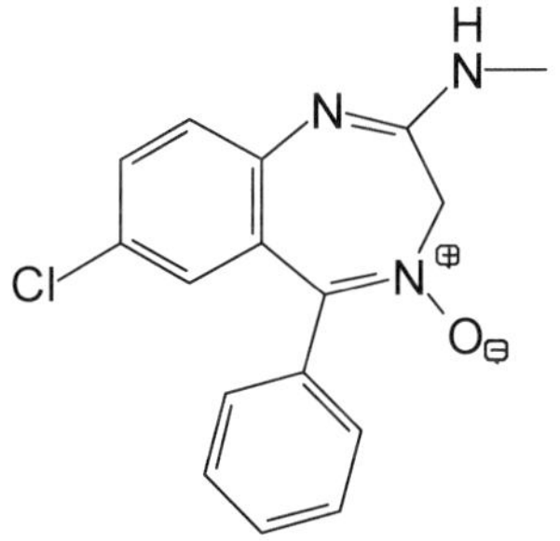

Chlordiazepoxid
Smp.: 236 °C
LD_{50}: 392 mg/kg (Maus, oral)
pLD: 3,4

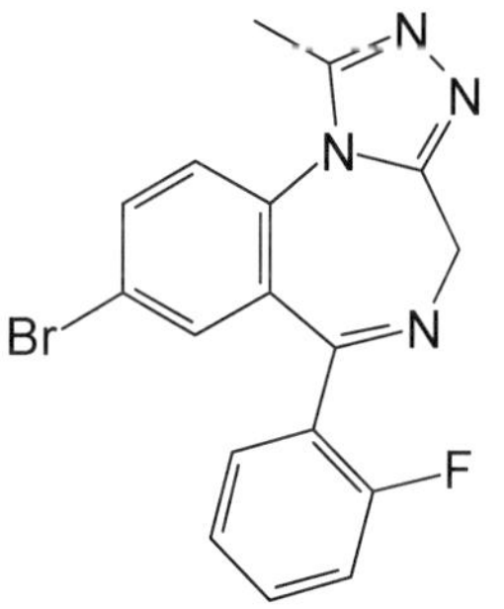

Flubromazolam
Smp.: 205 °C

Da die letale Dosis in beiden Fällen bei mehreren Gramm Substanz liegt, ist eine tödliche Vergiftung mit Benzodiazepinen praktisch fast unmöglich. Um eine tödliche Menge Diazepam aufzunehmen, müsste man Tausende von Tabletten schlucken. Daher kreist unter Notfallmedizinern die Weisheit, dass man bereits an der gewaltigen Menge Valiumtabletten erstickt sei, bevor man eine tödliche Dosis eingenommen hätte. Da Benzodiazepine über das Leberenzym-System Cytochrom P-450 3A4 abgebaut werden, kommt es zu Wechselwirkungen mit anderen

Arzneimitteln, die auch über dieses System verstoffwechselt werden, z. B. bei der Antibabypille (Beeinträchtigung der Verhütung!). Gleichzeitiger Konsum von Alkohol sollte vermieden werden. Wie bei allen Benzodiazepinen führt Dauergebrauch über vier Wochen zur Abhängigkeit mit unangenehmen Entzugserscheinungen beim plötzlichen Absetzen. Es kommt zu Zittern, psychischem Kontrollverlust, Kollaps, Verwirrtheit und Angstattacken.

Das Chlordiazepoxid gibt es seit 1960, und es hat eine mit 36 bis 200 Stunden sehr lange Halbwertzeit. Eine typische Dosis liegt bei 5 bis 10 mg. Dosen über 25 mg unterliegen dem BtMG.

Ein mittellang wirksames Benzodiazepin ist das Alprazolam (Halbwertszeit 8 bis 15 Stunden). Eine übliche Dosis liegt bei 0,5 mg. Es gibt seit 1993 keinen Patentschutz mehr. Alprazolam wird besonders in den USA als Tranquilizer eingesetzt. Es bekämpft zwar gut die Ängste, führt aber wie bei allen Benzodiazepinen bei längerer Anwendung zu Abhängigkeit. Eine Zeitung spottete, es führe zu einer gefährlichen Gefühlsnarkose für Gestresste. Tatsächlich klagten Langzeitanwender darüber, dass nicht nur die negativen Empfindungen wie Angst, sondern einfach alle Empfindungen verschwanden.

Flubromazolam ist ein Triazolobenzodiazepin, welches nie als Medikament vermarktet wurde aber auf dem Schwarzmarkt als Designerdroge auftaucht. Schon 0,5 mg können zur Betäubung führen.

Tab. 32-9 Daten einiger Benzodiazepine

Benzodiazepin	**HWZ in h**	**Dosis in mg**	**LD_{50} in mg/kg** (Ratte, oral)	**pLD**
kurz wirkend				
Brotizolam	4 bis 7	0,2	2.000	2,7
Midazolam	2	7,5 bis 15	215	3,7
Triazolam	2 bis 4	0,25	1.080	3
mittellang wirkend				
Alprazolam	8 bis 15	0,5	1.220	2,9
Lorazepam	10 bis 28	0,25 bis 7,5	4.500	2,3
lang wirkend				
Chlordiazepoxid	10 bis 15	25	392	3,4
Diazepam	24 bis 48	2 bis 15	250	3,6
Flurazepam	15 bis 30	15	980	3
Nitrazepam	18 bis 30	2,5 bis 10	550	3,3

Beliebt als Angstlöser ist auch der Wirkstoff Lorazepam. Sinngemäß wurde in den 1980er Jahren mit Sätzen wie „Die Angst sitzt mit am Konferenztisch" oder „Überall steht die Angst auf der Agenda" für die Anwendung dieses Wirkstoffs geworben. Kurzfristige Erleichterung gibt es, doch auch hier droht bei Einnahme von mehreren Wochen Abhängigkeit.

Für viele Benzodiazepinabhängige fängt ihre Suchtkarriere als Patient im Krankenhaus an, wo sie zur Beruhigung regelmäßig diese Medikamente bekommen und nach der Entlassung nicht mehr auf die bequemen Ruhigsteller verzichten wollen und ihren Hausarzt um weitere Benzodiazepinrezepte bitten.

32.8.6 Nicht-Benzodiazepin-Agonisten

Weitere Hypnotika, die trotz andersartiger Struktur im Bereich der $GABA_A$-Rezeptoren anlagern und doch eine etwas andere Wirkung als die Benzodiazepine haben, sind das Imidazopyridinderivat Zolpidem, Zaleplon (ein Pyrazolopyrimidin) oder Zopiclon (ein Cyclopyrrolon).

Das Zolpidem zeigt eine stärkere einschläfernde Wirkung, und man hofft auf ein geringeres Abhängigkeitspotential als bei den Benzodiazepinen, dafür gibt es anscheinend häufiger unerwünschte Wirkungen im ZNS (Wahrnehmungsstörungen und Amnesien). Eine normale Dosis liegt bei 7,5 mg Zopiclon, 10 bis 20 mg Zolpidem oder der doppelten Menge Zaleplon vor dem Einschlafen. Insgesamt zeichnen sich für diese Substanzen leichte therapeutische Vorteile gegenüber den Benzodiazepinen ab [232]. Beim Zopiclon gibt es zwei Enantiomere, nur die S-Konfiguration wirkt schlafanstoßend. Zopiclon und Zolpidem haben kurze Halbwertzeiten von drei bis sechs Stunden im Körper und sind daher Kurzzeit-Hypnotika, die vor allem als Einschlafmittel geeignet sind und am folgenden Morgen praktisch keine Wirkung mehr haben. Es gibt keinen „Hangover", man ist fit. Bei langfristiger Verwendung kommt es trotzdem zu Abhängigkeit.

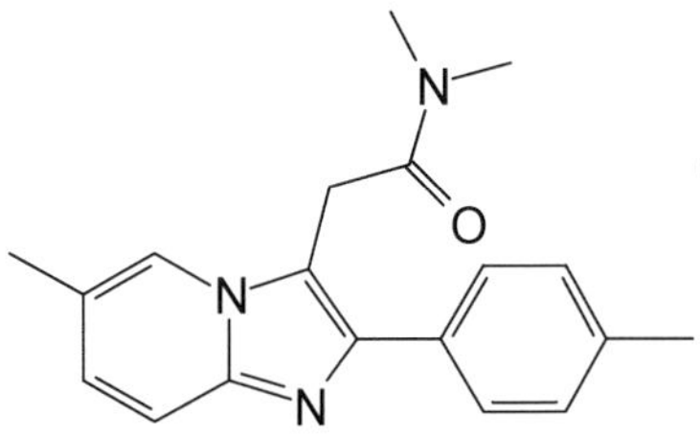

Zolpidem
Smp.: 196 °C
LD_{50}: 695 mg/kg (Ratte, oral)
pLD: 3,2

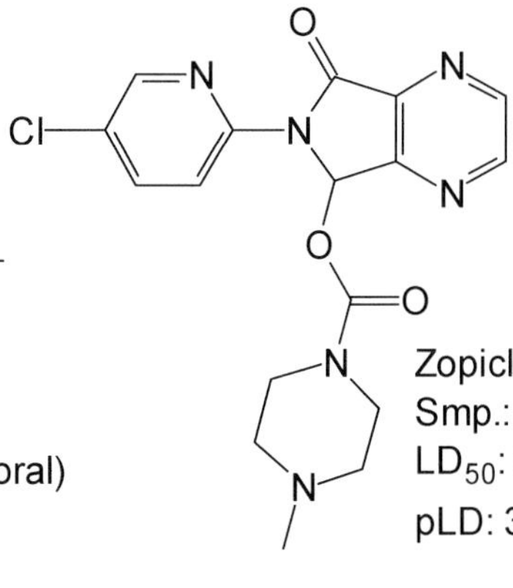

Zopiclon
Smp.: 178 °C
LD_{50}: 827 mg/kg (Ratte, oral)
pLD: 3,1

Die Giftigkeit von Barbituraten und Benzodiazepinen ist ähnlich, wobei tendenziell die Barbiturate etwas giftiger sind. Der pLD-Wert liegt meist bei 3 bis 4. Auch weil die ausreichende Dosis zum Einschlafen bei Benzodiazepinen bei etwa 5 mg liegt, während bei Barbituraten etwa 100 mg erforderlich sind, gelten Letztere als gefährlicher. Bei Barbituraten ist die therapeutische viel näher an der tödlichen Dosis als bei Benzodiazepinen. Als Antidot gegen Benzodiazepine und Nicht-Benzodiazepin-Agonisten wirkt das Imidazobenzodiazepin-Derivat Flumazenil.

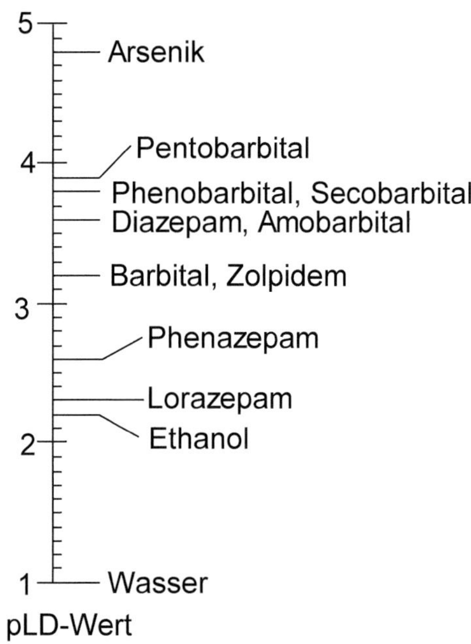

Abb. 32-2 Vergleich div. pLD-Werte von Beruhigungsmitteln

32.9 Weitere bekanntere Arzneiwirkstoffe

32.9.1 Antibiotika

Die ersten chemischen Antibiotika waren im Grunde die synthetischen Farbstoffe. Sie wurden ab 1920 äußerlich bei der Wundbehandlung eingesetzt. Es folgten Azofarbstoffe, die an Tieren die mit Streptokokken infiziert waren, ausprobiert wurden. 1935 gelangte dann das 4-Aminobenzolsulfonamid (Sulfanilamid) von G. Domagk als Protalbin® auf dem Markt. Es war das erste Sulfonamid. Es wirkte bakteriostatisch, also hemmend auf die Vermehrung von Bakterien.

1928 entdeckte A. Fleming die antibiotische Wirkung von Pilzkulturen auf Staphylokokken. Das war die Geburtsstunde des Penicillins. Penicillin, es wird u. a. aus den Aminosäuren Valin und Cystein gebildet, wirkt bakterizid und zerstört die Zellwand von Bakterien während der Zellteilung. Penicillin ist für Menschen prinzipiell ungiftig, da die Zellstruktur bei Menschen und Tieren anders als bei Bakterien ist.

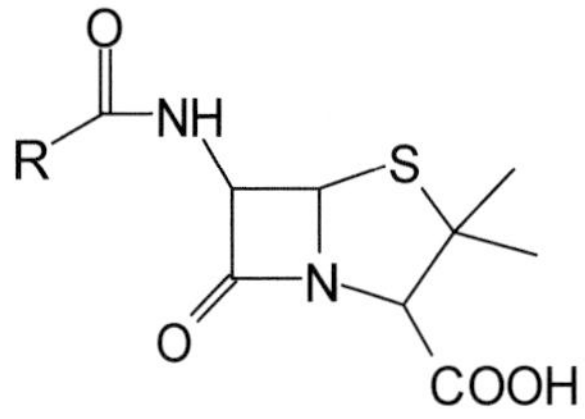

Penicillin allgemein

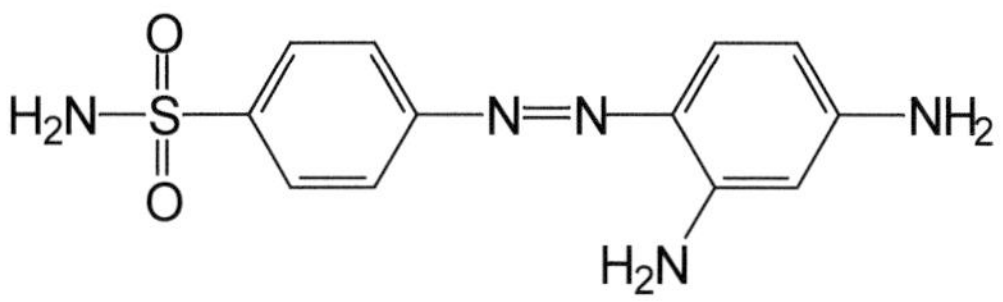

das erste Sulfonamid: Sulfamidochrysoidin

E. Chain und W. Florey optimierten die Herstellung aus Kulturen des Pilzes Penicillium notatum Anfang der 1940er Jahre, so dass endlich eine wirksame Waffe gegen Bakterieninfektionen in großen Mengen zur Verfügung stand.
Andere Pilzkulturen lieferten weitere Antibiotika, die sich chemisch und vom Wirkmechanismus deutlich vom Penicillin unterscheiden.

Chemisch kann man die Antibiotika u. a. unterscheiden in

- Penicilline
- Cephalosporine (im Gegensatz zu den Penicillinen ist am Lactam-System statt ein Fünfring ein Sechsring kondensiert)
- Tetracycline wie Doxycyclin, die eine Tetracenstruktur haben
- Gyrasehemmer, die eine Chinolonstruktur mit Fluor haben
- Makrolide wie Erythromycin, Roxythromycin oder Azithromycin, die einen großen Lactonring haben

Daneben gibt es weitere Antibiotika mit Zuckermolekülen, Steroidgerüsten und auf Peptidbasis. Alle diese Stoffe an dieser Stelle zu behandeln, würde den Rahmen dieses Buches sprengen. Die Anwendungsgebiete der verschiedenartigen Antibiotika sind ebenfalls sehr unterschiedlich. So wirkt Penicillin immer noch sehr gut gegen die Syphilis. Syphilis-Erreger vermehren sich nur langsam und werden deshalb kaum resistent. Gyrasehemmer werden vor allem bei hartnäckigen Harninfekten oder Ciprofloxacin gegen Milzbrand eingesetzt.
Resistenzbildungen, vor allem gegenüber den in Kliniken häufig auftretenden Staphylococcus aureus-Keimen, machen Weiterentwicklungen auf diesem Gebiet unerlässlich. Es zeigt sich aber in den letzten 20 Jahren eine Forschungsmüdigkeit in der Pharmaindustrie. Die Entwicklungskosten für eine neue Substanz vom Labor, über alle erforderlichen Studien bis hin zur Marktreife, liegen durchschnittlich bei einer Milliarde Euro. Da bei Antibiotika keine Dauertherapie erforderlich ist (im Gegensatz zu Diabetes oder Bluthochdruck), ist die Entwicklung neuer wirksamer Waffen gegen Keime wirtschaftlich aber wenig ergiebig. Medizinisch werden neue Antibiotika jedoch dringend benötigt.
Jährlich treten etwa 150.000 Fälle von Blutvergiftungen (Sepsis) in Deutschland auf, davon nur etwa ein Drittel außerhalb von Kliniken. Eine Sepsis zeigt unspezifische Symptome wie Atemnot, niedriger Blutdruck und Fieber, manchmal aber auch im Wechsel mit erniedrigter Körpertemperatur. Besonders jungen, unerfahrenen Medizinern fällt es dann schwer, die richtige Diagnose zu stellen. Man rechnet mit 60.000 tödlich verlaufenden Fällen. An einer Sepsis sterben in Deutschland also so viele Menschen wie an Lungenkrebs [228].

Die Wirksamkeit eines Antibiotikums kann mit dem MHK-Wert, der minimalen Hemmkonzentration, gut gemessen werden. Dabei wird in vitro diejenige Konzentration festgestellt, bei der das Wachstum der Bakterienstämme gerade eben gehemmt wird.

Tab. 32-10 Einige typische Antibiotika [243]

Stoff	Smp.	Menge pro Tag	Resistenzen bei Staph. Aureus	LD_{50} mg/kg (Ratte, oral)	pLD
Penicillin G		1,8 g	70-80 %	8.900	2,1
Amoxicillin		1,5 g		Ü. 15.000	
Cefaclor		1,5 g		Ü. 20.000	
Cefexim		0,4 g		Ü. 10.000	
Ciprofloxacin	319 °C	0,5 g	10-15 %	5.000 (Maus)	2,3
Clindamycin	142 °C	1,8g	10-15 %	2.618 (s.c.)	2,6
Doxycyclin		0,1 g		1.870 (Maus)	2,7
Erythromycin	191 °C	1,5 g		4.600	2,3
Co-Trimoxazol		1,9 g	2-12 %	5.350	2,3

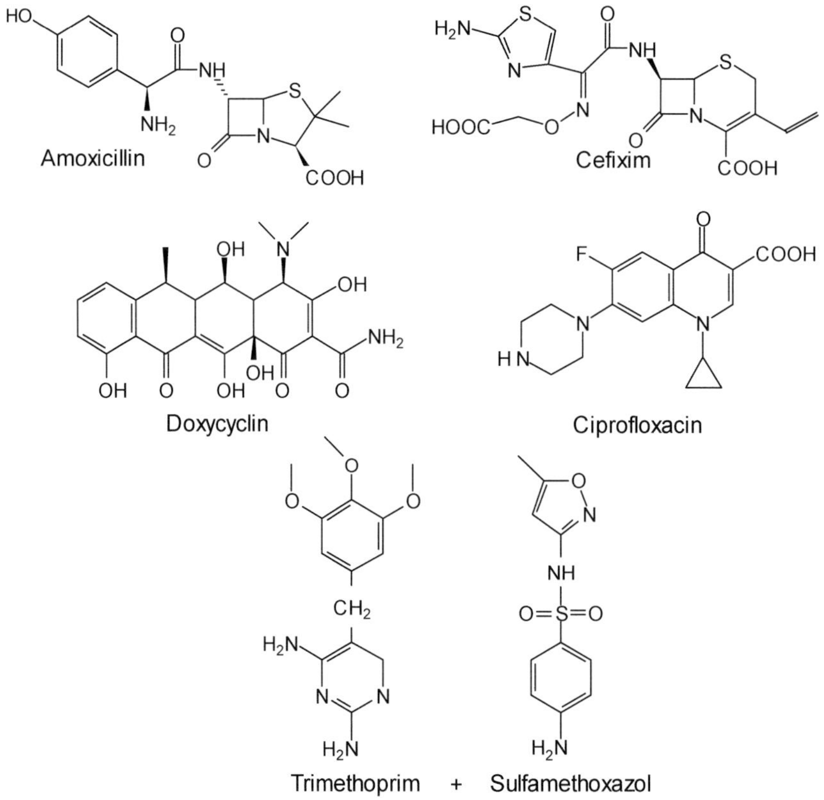

Amoxicillin

Cefixim

Doxycyclin

Ciprofloxacin

Trimethoprim + Sulfamethoxazol
(Co-Trimoxazol)

Die LD_{50}-Werte der Antibiotika zeigen eine prinzipiell minimale Giftigkeit für Säugetiere. Allerdings können Antibiotika Allergien auslösen und dabei sogar zu Ödemen in Lunge und Hirn führen [243]. Man rechnet für Penicilline bei etwa 5 % der Patienten mit allergischen Reaktionen.

Durch die Schwächung der normalen Darmflora ist Durchfall die häufigste unerwünschte Wirkung bei der Einnahme von Antibiotika. Dagegen hilft viel Joghurt essen, da dieser eine natürliche Bakterienflora besitzt.

Tetracycline sollen nicht bei Kindern unter 8 Jahren eingesetzt oder ab dem dritten Schwangerschaftsmonat eingenommen werden, weil sie das Knochenwachstum und die Calcium-Einlagerung negativ beeinflussen. Eine gleichzeitige Einnahme mit Milch ist zu vermeiden, da Tetracycline mit mehrwertigen Kationen wie Ca^{2+} unlösliche Komplexe bildet.

Bei gleichzeitiger Einnahme von Barbituraten verringert sich die Halbwertszeit, wodurch der Therapieerfolg entfällt.

Gyrasehemmer haben in Einzelfällen zu Sehnenentzündungen und Demenzerscheinungen bei älteren Patienten geführt. Hier gilt folgende Tendenz: Je moderner das Präparat, desto mehr Fluoratome, desto wirksamer, desto mehr unerwünschte Wirkungen. Auch die allgemeine Toxizität scheint zu steigen. Ciprofloxacin mit einem Fluoratom hat einen LD_{50}-Wert von 207 mg/kg (Ratte, i.v.) während bei Fleroxacin mit drei Fluoratomen der Wert bei 20,4 mg/kg (Ratte, i.v.) liegt. Gyrasehemmer sollen auch nicht während der Schwangerschaft oder Stillzeit eingenommen werden. Fluorierten Arzneistoffen, auch außerhalb der Klasse der Gyrasehemmer, scheint die Zukunft zu gehören. Während erst 1957 das erste Medikament mit Fluor entwickelt wurde, gab es bis 2007 bereits 150 fluorierte Arzneimittel [174].

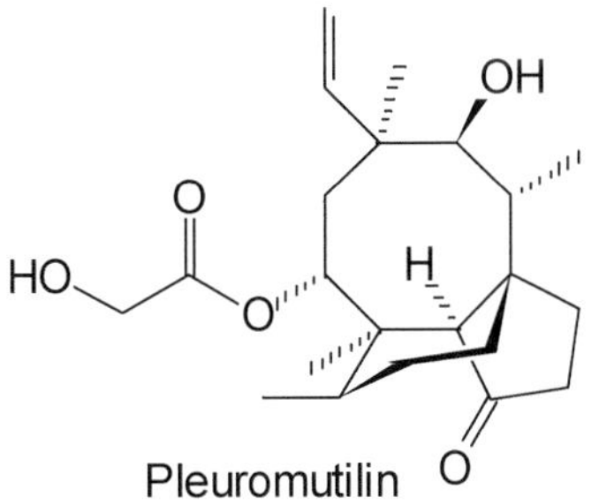

Pleuromutilin
Smp.: 170,5 °C
LD_{50}: 60 mg/kg (Maus, i.p.)
pLD: 4,3

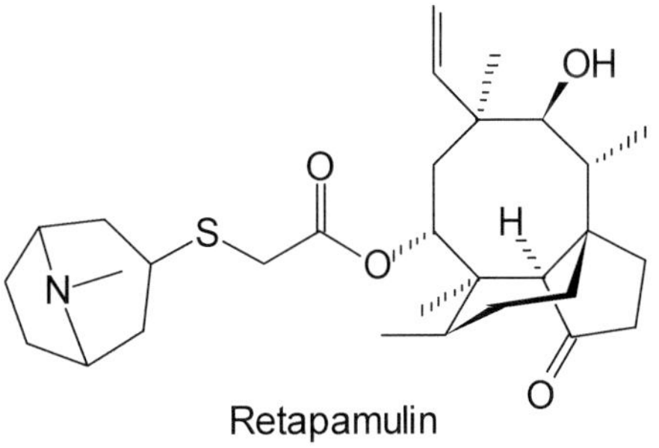

Retapamulin

Makrolide wie Erythromycin reagieren mit dem Leberstoffwechsel-Enzym CYP3A4. Daher müssen Wechselwirkungen mit anderen Arzneimitteln, auch der Antibabypille, beachtet werden.

Das großmolekulare Glykopeptid-Antibiotikum Vancomycin ist ein Mittel der Reserve bei schweren Staphylokokken-Infektionen mit Sepsis. Inzwischen ist es auch hier schon zu Resistenzen gekommen.
Die bisher neueste Antibiotikaklasse sind die Pleuromutilin-Derivate. Sie leiten sich vom 1950 entdeckten Pleuromitilin ab und unterbinden die Proteinsynthese bei Bakterien durch die Bindung einer Peptidyltransferase in der Ribosomen-Untereinheit 50S. Auffällig ist der zentrale Cyclooctan-Ring. Das erste Pleuromutilin-Derivat, welches bei Menschen angewendet wird, ist das Retapamulin. Es bekam 2007 zur Bekämpfung von Hautinfektionen die Zulassung in den USA und der EU. Das neueste Pleuromutilin-Derivat ist das Lefamulin. Es erhielt 2019 in den USA die Zulassung gegen ambulant erworbene Lungenentzündung.
Die großen Pharmafirmen forschen kaum noch an neuen Antibiotika. Kleine Firmen treiben hingegen die Entwicklung neuer Stoffe voran, haben aber kaum das Geld für die notwendigen Studien. Hier könnte der Staat einspringen. Werden nicht bald neue Antibiotikaklassen mit neuen Wirkmechanismen entdeckt, droht der Rückfall in prä-antibiotische Zeiten. Einen farbigen Eindruck solcher Zeiten erhält man z. B. im Werk von Thomas Mann „Tod in Venedig“ [102].

32.9.2 Antidepressiva

Die ersten erfolgreichen Medikamente gegen Depressionen waren die so genannten Tricyclischen Antidepresssiva. Roland Kuhn entdeckte 1956 die antidepressive Wirkung des Imipramin. Das chemisch sehr ähnliche Amitriptylin wird seit Anfang der 1960er Jahre eingesetzt. Es gibt viele weitere chemisch ähnliche Substanzen. Unerwünschte Wirkungen sind Mundtrockenheit, Sehstörungen und Verstopfung. Präparate mit Johanniskraut-Auszügen (mit Hypericin als Hauptbestandteil) sollen gegen leichte Depressionen wirken. Sie sind ohne Rezept erhältlich.

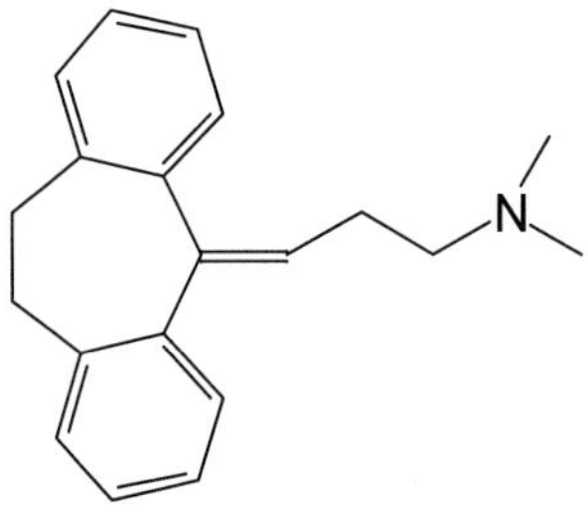

Amitriptylin
(Tricyclisches Antidepressivum)
Smp.: 200 °C (Hydrochlorid)
LD_{50}: 320 mg/kg (Ratte, oral)
pLD: 3,5

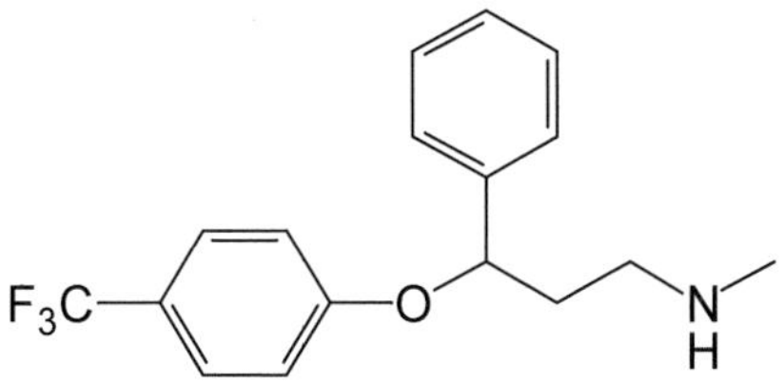

Fluoxetin
(selektiver Serotonin-Wiederaufnahmehemmer)
Smp.: 158 °C (Hydrochlorid)
LD_{50}: 825 mg/kg (Ratte, oral)
pLD: 3,1

Zu bedenken ist, dass Johanniskraut die Empfindlichkeit gegenüber Sonnenlicht erhöht. Hellhäutige Typen sollten Solarien und Sonnenbäder meiden. Zu beachten ist die Wechselwirkung mit Leberenzymen, die die Wirksamkeit von Ovulationshemmern (Antibabypille) beeinträchtigt, aber auch die Wirkung von Theophyllin oder Digoxin. Die antidepressive Wirkung konnte bisher anhand von Studien nicht eindeutig nachgewiesen werden. Moderne Antidepressiva haben weniger stark ausgeprägte unerwünschte Wirkungen wie das Fluoxetin. Das Fluoxetin ist ein selektiver Serotonin-Wiederaufnahmehemmer und hat seit seiner Markteinführung als Prozac® 1988 viel Aufmerksamkeit erhalten. Heutiger Stand der Dinge ist: Bei schweren Depressionen sollten tricyclische Verbindungen eingesetzt werden, bei mittelschweren bis leichten Fällen die selektiven Serotonin-Rückaufnahme-Hemmstoffe wie Fluoxetin und Derivate [155].

32.9.3 Apomorphin

Der Name deutet schon eine chemische Nähe zum Morphin an. Tatsächlich wird Apomorphin durch Erhitzen von Morphin mit konzentrierter Salzsäure hergestellt. Die Umlagerung von Morphin zu Apomorphin wurde 1940 geklärt. Dabei kommt es zum Angriff eines Protons auf einer der beiden sekundären Hydroxy-Funktionen, Auflösung der O-Brücke, Aromatisierung des dritten Phenanthrenrings bei gleichzeitiger Umorientierung des Piperidin-Systems [8]. Das Apomorphin hat im Gegensatz zum Morphin keine schmerzstillende (analgetische) Wirkung mehr. 3 bis 10 mg Apomorphin gespritzt, löst innerhalb einer Minute heftiges Erbrechen aus. In der Tiermedizin wird Apomorphin zum Auslösen eines Brechreizes (als sog. Emetikum) immer noch verwendet. Heute wird es in der Therapie gegen die Parkinson-Erkrankung eingesetzt. Manchmal wird es auch beim Drogenentzug zusammen mit dem Dopaminantagonisten Metoclopramid verwendet. Durch Zufall wurde bei der Behandlung von Parkinson-Patienten eine potenzsteigernde Wirkung festgestellt.

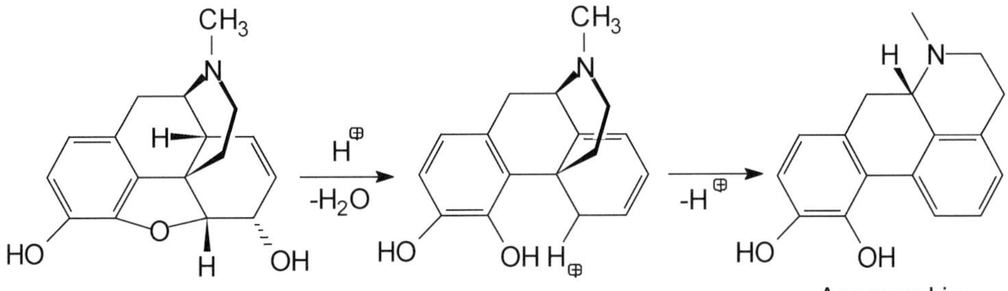

Morphin

Apomorphin

Smp.: 195 °C

Löslichkeit: 20 g/l (H_2O)

LD_{50}: 300 mg/kg (Maus, oral)

pLD: 3,5

Das Apomorphin wirkt dabei in der richtigen Zone des zentralen Nervensystems anregend. Ab 2001 gab es auf dem Pharmamarkt eine Lutschtablette mit je 2 mg Apomorphin-Hydrochlorid, die innerhalb von 20 Minuten eine Potenzsteigerung verursachte. Unerwünschte Nebenwirkung: Übelkeit. Dieses Produkt stieß auf zu wenig Akzeptanz und verschwand 2005 sang- und klanglos vom Markt.

32.9.4 Bisoprolol und weitere Betablocker

Bisoprolol ist einer der wichtigsten Beta-Blocker im deutschen Pharmamarkt. Er hemmt den β_1-Adrenorezeptor. Eingesetzt wird er zur Bekämpfung des Bluthochdrucks, bei Herzrhythmusstörungen, bei akuten Herzinfarkten, aber auch zur Vorbeugung bei Migräne. Des Weiteren gibt es u. a. auch noch die Betablocker Metoprolol, Atenol oder auch Esmolol, die sich als Phenolether chemisch alle sehr nahestehen.
Unerwünschte Wirkungen sind Ohrensausen und Schwindel, seltener Harnentleerungs-, aber auch Potenzstörungen. Gleichzeitiger Alkoholkonsum verschlechtert das Reaktionsvermögen. Bei Überdosierung erfolgt ein starker Blutdruckabfall bis hin zum Herzstillstand.

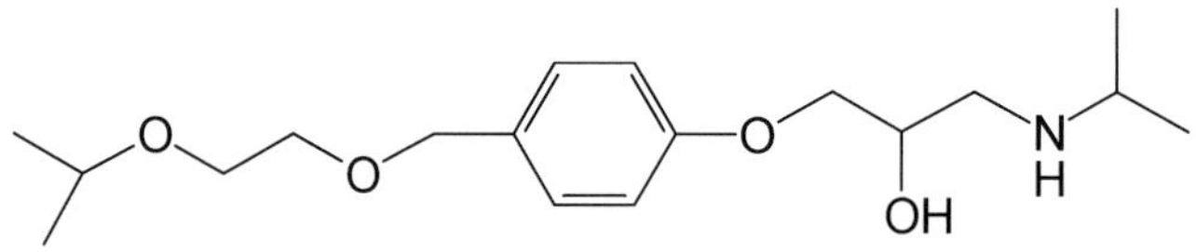

Bisoprolol
Smp.: 100 °C (Hemifumarat)
LD_{50}: 100 mg/kg (Maus, oral)
pLD: 4

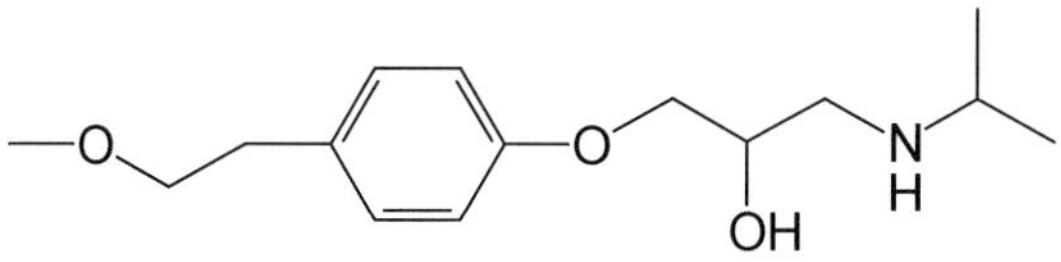

Metoprolol
Smp.: 121-124 °C (Tartrat)
LD_{50}: 3,47 g/kg (Ratte, oral)
pLD: 2,5

32.9.5 Captopril und weitere ACE-Hemmer

Das körpereigene Angiotensin-Conversions-Enzym (ACE) reguliert den Blutdruck. Mit ACE-Hemmern kann Bluthochdruck bekämpft werden. Der ACE-Hemmer Captopril ist eines der bekanntesten Bluthochdruck-Medikamente. Es ist einem ACE-hemmenden Peptid im Gift der Jararaca-Lanzenotter, einer brasilianischen Schlangenart nachempfunden. Es war bekannt, dass dieses Gift die Konversion von Angiotensin I unterdrückt. Captopril ist das Ergebnis des rationalen Designs. Hierbei wird gezielt ein Molekül hergestellt, von dem man vermutet, dass es eine bestimmte Wirkung haben muss. Bekannte Wirkungen von Naturstoffen werden dabei zur Einschätzung herangezogen. Captopril ist ein Kondensationsprodukt der cyclischen Aminosäure L-Prolin und 3-Mercapto-2-methylpropionsäure. 1974 wurde Captopril erstmals hergestellt, 1977 begannen die klinischen Studien, 1981 erfolgte die Zulassung durch die FDA, und 1982 kam es in den USA auf den Markt.

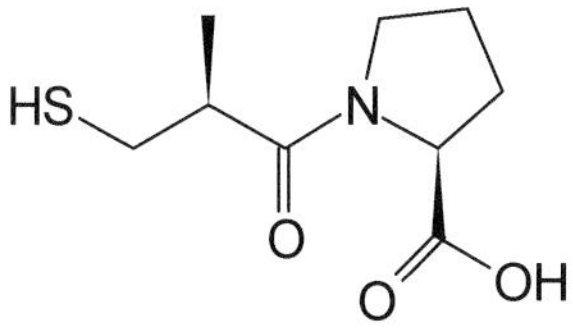

HS O N O OH

Captopril
Smp.: 106 °C
LD_{50}: 4.245 mg/kg (Ratte, oral)
pLD: 2,4

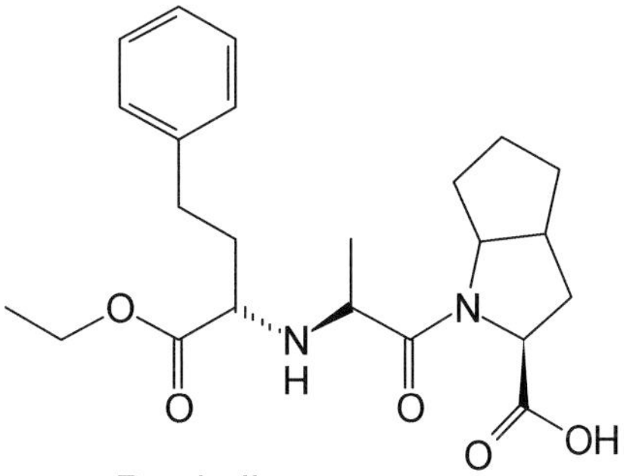

O O N H O N O OH

Ramipril
Smp.: 109 °C
LD_{50}: 10.048 mg/kg (Ratte, oral)
pLD: 2

Captopril wird auch bei schwerer Herzinsuffizienz zusammen mit Digitalis und Betablockern verwendet. Unerwünschte Wirkungen sind u. a. Husten, allergische Hautreaktionen und zu starke Blutdrucksenkung und es darf nicht während der Schwangerschaft oder Stillzeit angewendet werden. Die Tagesdosis liegt bei 12 bis maximal 150 mg. Inzwischen werden auch chemisch ähnliche Substanzen, wie Ramipril, Lisinoprol oder Enalapril als ACE-Hemmer gegen Bluthochdruck verwendet.

32.9.6 Calcium-Antagonisten und Sartane

Calcium-Antagonisten hemmen das Einströmen von Calcium-Ionen in die Zellen und werden gegen Bluthochdruck eingesetzt.

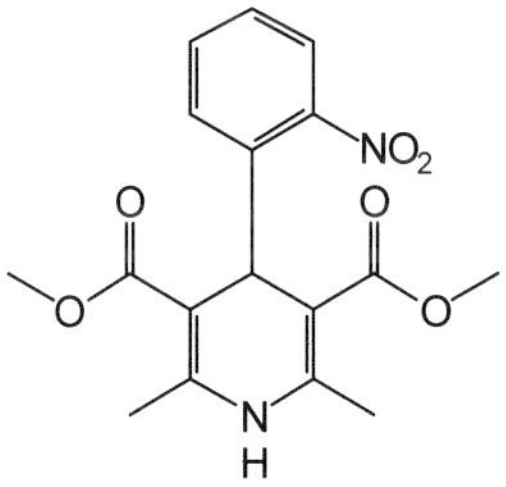

NO_2 O O O O N H

Nifedipin
LD_{50}: 1.022 mg/kg
(Ratte, oral)
pLD: 3

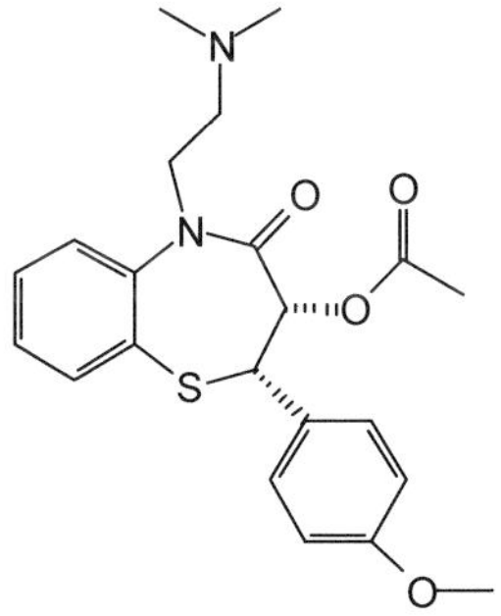

N O O N O S O

Diltiazem
Smp.: 207-212 °C
LD_{50}: 740 mg/kg
(Maus, oral)
pLD: 3,1

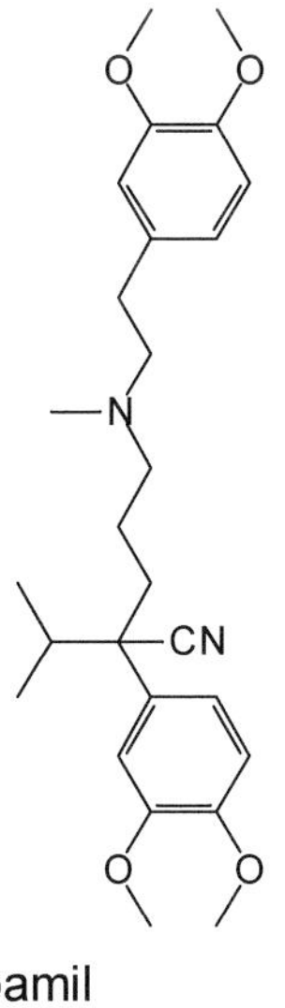

O O N CN O O

Verapamil
Smp.: 138-140 °C (HCl)
LD_{50}: 163 mg/kg (Ratte, oral)
pLD: 3,8

Es gibt drei Typen von Calcium-Antagonisten: Nifedipin und Derivate wirken vor allem auf die glatte Gefäßmuskulatur, Diltiazem und Derivate sowie Verapamil und Derivate wirken darüber hinaus auf die Herzmuskulatur.
Die Sartane sind Angiotensin-II-Antagonisten und damit de facto AT_1-Blocker. Haupt- und Nebenwirkungen sind wie bei ACE-Hemmern, allerdings führen sie nicht zu trockenem Husten. Eine typische Dosis für Candesartan sind täglich 8 mg, die maximale Dosis liegt bei 32 mg.

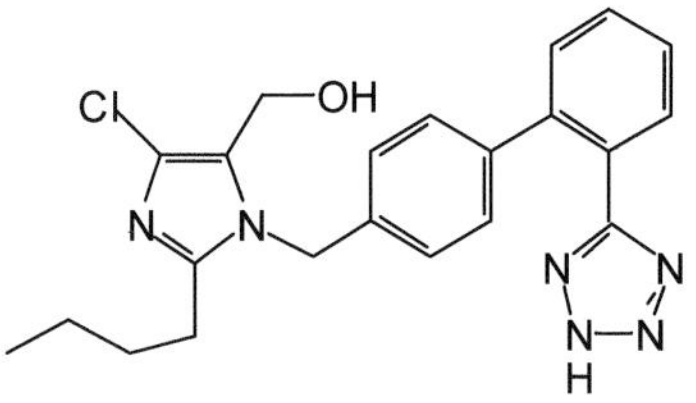

Losartan
Smp.: 184°C
LD_{50}: 1 g/kg (Ratte, oral)
pLD: 3

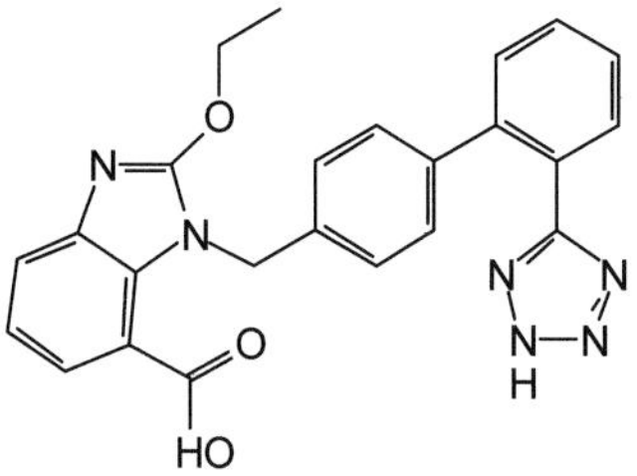

Candesartan
Smp.: 163 °C (Zers.)
LD_{50}: 807 mg/kg (Maus, i.p.)
pLD: 3,1

32.9.7 Dextromethorphan

Dextromethorphan ist das rechtsdrehende Isomer des Racemethorphans, das nicht nicht schmerzstillend wirkt. Es wird seit 1954 als hustenstillendes Mittel verkauft. Dextromethorphan hat kein körperliches und ein nur sehr geringes psychisches Suchtpotential. Da es nicht an Opioidrezeptoren gebunden wird, gilt es auch nicht als Opioid. Eine typische Dosis liegt bei 30 mg, die Halbwertzeit liegt bei etwa vier Stunden. Unerwünschte Wirkungen sind Müdigkeit, Schwindel, Übelkeit und manchmal auch Juckreiz. Zusammen mit Alkohol, MAO-Hemmern oder dem Antihistamin Terfenadin sollte es nicht genommen werden. Beim Gebrauch größerer Mengen kann es zu Halluzinationen kommen.

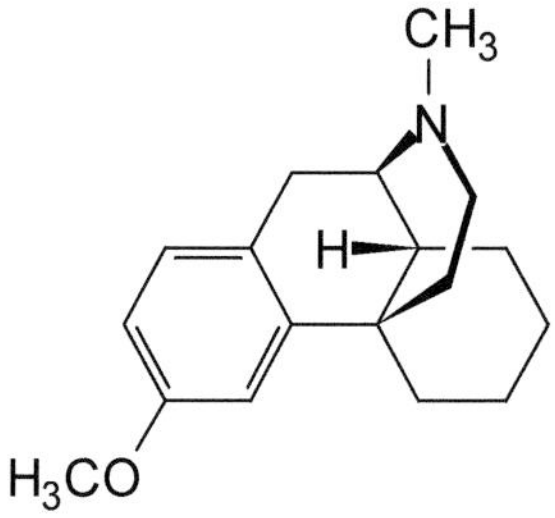

Dextromethorphan
Smp.: 111 °C
Löslichkeit: unlöslich in Wasser, leicht löslich in Chloroform
LD_{50}: 116 mg/kg (Ratte, oral)
pLD: 3,9

Da Dextromethorphan in Hustensirup frei erhältlich ist, wird es häufiger als leicht zugängliches Rauschmittel missbraucht. Das Internet ist allerdings voll von unangenehmen Berichten über Dextromethorphan-Horrortrips, und es ist auch schon wegen

Beimengungen von Paracetamol bei Anwendung sehr hoher Dosen zu Todesfällen gekommen. Bei langfristigem Missbrauch besteht die Gefahr von Hirn-schäden.

32.9.8 Diphenhydramin und andere sedierende Antihistaminika

Früher als Antihistaminikum der ersten Generation gegen allergische Reaktionen eingesetzt, wird das Diphenylmethan-Derivat Diphenhydramin heute wegen der sedierenden, einschläfernden Wirkung nur noch als apothekenpflichtiges Mittel gegen Übelkeit und Schlaflosigkeit eingesetzt. Es wirkt als Histamin-Antagonist am H_1-Rezeptor. Weitere Wirkungen sind Mundtrockenheit, Lichtempfindlichkeit und Sehstörungen. Durch Alkohol wird die Wirkung verstärkt. Eine typische Dosis sind 25 bis 50 mg, ab 200 mg können Halluzinationen eintreten, die ähnlich wie bei einer Überdosierung von Atropin sein sollen. Kombinierte Einnahme des ebenfalls frei zugänglichen Dextromethorphans ist in der Szene beliebt.

Die einschläfernde Wirkung der Antihistaminika ist seit langem bekannt. Daher sind diese Stoffe für Berufspiloten verboten, während es bei der Kleinfliegerei keine Kontrollen gibt. 1990 bis 2005 gab es in den USA 5.400 Tote bei Abstürzen von Kleinflugzeugen. Bei 10 % der Bruchpiloten fand man Antihistaminika im Körper.

Alleine in der Berliner Charité wurden zwischen 1992 bis 2004 55 tödliche Vergiftungen mit Diphenhydramin festgestellt. Diphenhydramin stört die Traumschlafphasen und reduziert tags darauf die Lernfähigkeit und das Erinnerungsvermögen. Allergikern wird daher empfohlen, Antihistaminika der zweiten Generation zu nutzen. Diese Stoffe passieren nicht die Blut-Hirn-Schranke und machen kaum müde. Es ist allerdings bei einigen dieser Stoffe vereinzelt zu Herzrhythmusstörungen gekommen. Das Doxylamin ist chiral und wird als nicht verschreibungspflichtiges Schlafmittel beworben.

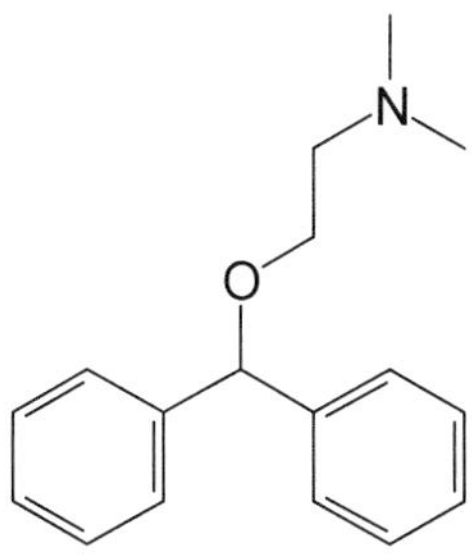

Diphenhydramin
Smp.: 170 °C (Hydrochlorid)
Löslichkeit: 3 g/l (H_2O)
LD_{50}: 390 mg/kg (Ratte, oral)
pLD: 3,4

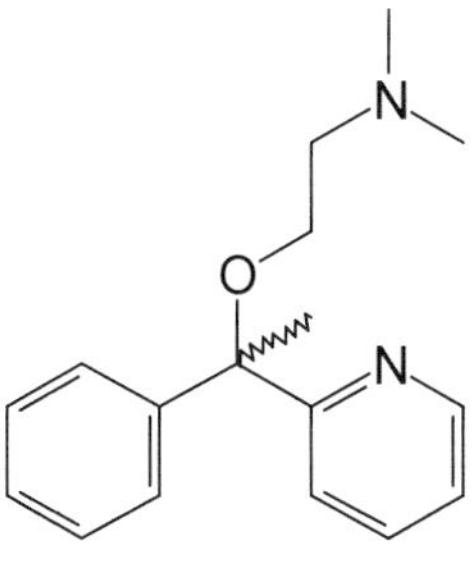

Doxylamin
Smp.: unter 25 °C
LD_{50}: 470 mg/kg (Maus, oral)
pLD: 3,3

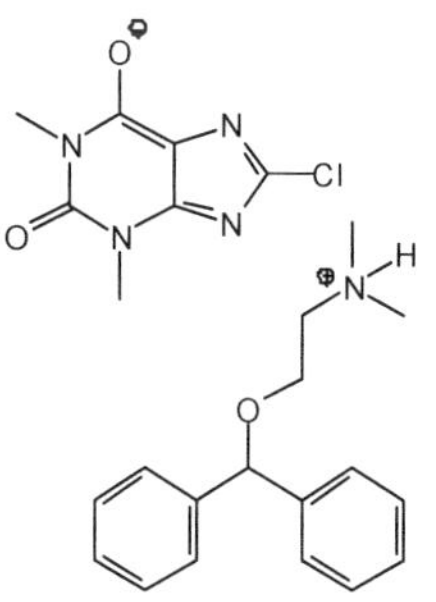

Dimenhydrinat
LD_{50}: 1.320 mg/kg (Ratte, oral)
pLD: 2,9

Ein Blick in einschlägige Internetforen legt nahe, dass dieser Stoff häufiger als Einschlafhilfe für schreiende Kleinkinder genutzt wird. Der Berufsverband der Kinder- und Jugendärzte rät davon dringend ab, da gerade Kinder unter zwei Jahren besonders empfindlich auf ZNS-wirksame Stoffe reagieren.
Dimenhydrinat ist ein Salz aus Diphenhydramin und 8-Chlortheophyllin. Das Diphenhydramin wirkt dabei beruhigend, während das Theophyllin-Derivat als mildes Anregungsmittel wirkt. Eingesetzt wird Dimenhydrinat zur Vorbeugung von Reiseübelkeit.

32.9.9 Ketamin

Das Ketamin ist ein Cyclohexanon-Derivat, welches als Narkotikum für kürzere chirurgische Eingriffe verwendet wird und in zwei enantiomeren Formen vorkommt. Es kann intravenös, nasal oder oral verabreicht werden. Für die intravenöse Anwendung kommen Dosierungen von 0,5 bis 2 mg/kg Körpergewicht in Frage, die Wirkung tritt dann in weniger als einer Minute ein.

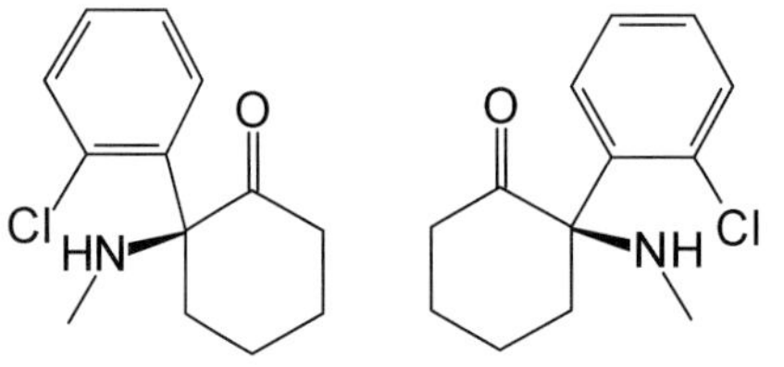

(*S*)-(-)-Ketamin (*R*)-(+)-Ketamin

Smp.: 92-93 °C (Racemat, Base)
262-263 °C (Hydrochlorid)
LD_{50}: 450 mg/kg (Ratte, oral) pLD: 3,3
LD_{50}: 77 mg/kg (Maus, i.v.)

Bemerkenswert am Ketamin ist die schmerzstillende Wirkung, ohne dass die Reflexe wie Husten, Schlucken und Lidschlag beeinträchtigt sind. Die Atemfunktion bleibt normal, und der Blutdruck steigt sogar meist an. Das (*S*)-Ketamin wirkt dreimal stärker als das (*R*)-Enantiomer. Schon früher sind unangenehme Träume, sog. „bad trips" unter Ketamin aufgefallen, die bei Kindern und Senioren aber selten sind.
Die halluzinogene Wirkung führte inzwischen zu massenhaftem Missbrauch des Ketamins als Partydroge. Trotzdem unterliegt Ketamin in Deutschland bisher nicht dem Betäubungsmittelgesetz.
Ketamin kann in einer Vierstufensynthese, beginnend mit *o*-Chlorbenzonitril und einer Grignard-Reaktion mit Cyclopentylmagnesium gewonnen werden [109].

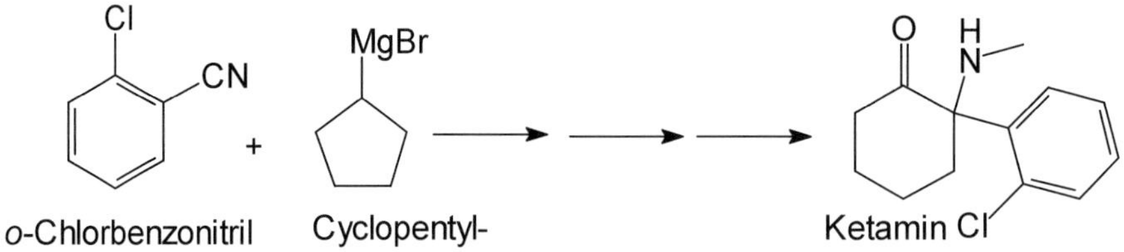

o-Chlorbenzonitril + Cyclopentylmagnesiumbromid → → → Ketamin

32.9.10 Metamizol

Pyrazolon-Derivate wurden bereits im 19. Jahrhundert als Analgetika verwendet. Als erstes wurde das Phenazon 1883 von Knorr hergestellt. Der Erfolg mit diesem Stoff führte zur Synthese des Metamizol, welches seit 1922 auf dem Markt ist und das stärkste Schmerzmittel aus der Pyrazolon-Reihe darstellt. Es hat auch eine fiebersenkende Wirkung. Es gehört nach Ibuprofen zu dem am häufigsten verschriebenen Schmerzmitteln in Deutschland.

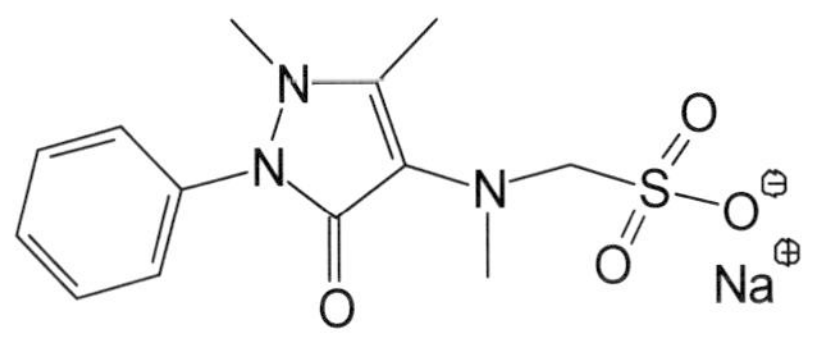

Metamizol
Smp.: 132 °C (Zers.)
LD_{50}: 4,3 g/kg (Ratte, oral)
pLD: 2,4

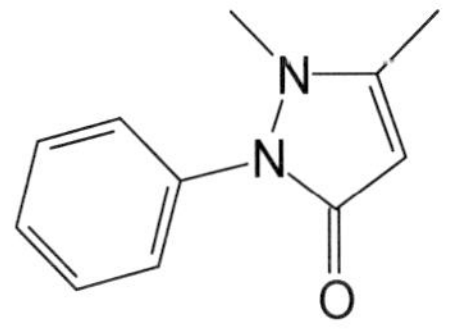

Phenazon
Smp.: 111-114 °C
LD_{50}: 1,705 g/kg (Ratte, oral)
pLD: 2,8

Eine übliche Tagesdosis liegt bei 500 mg bis 2 g. Es bewirkt eine reversible Hemmung der Cyclooxygenasen, reduziert die Prostaglandinsynthese, ist entzündungshemmend und auch krampflösend, so dass es auch bei Koliken der Gallen- und Harnwege eingesetzt werden kann. Hauptgefahr bei der Anwendung von Metamizol ist die Agranulozytose. Dabei wird die Bildung der Granulozyten im Knochenmark gestört. Es kommt dann zu Halsschmerzen, Fieber und Schüttelfrost. Bei weiterer Anwendung von Metamizol liegt die Todesquote dann bei immerhin 10 %. Es ist bis heute nicht gesichert, wie häufig die Agranulozytose unter Metamizol eintritt. Die Werte in der Literatur schwanken bei 1:1.000.000 bis 1:1.500. Das absolute Mortalitätsrisiko bei Berücksichtigung aller relevanten Komplikationen und unerwünschten Wirkungen von Metamizol liegt bei 25 Fällen auf 100 Millionen Behandlungen und ist viel geringer als bei Acetylsalicylsäure (185 Fälle) oder Diclofenac (592 Fälle) [6]. Das Risiko der Agranulozytose führte dazu, dass Metamizol in Schweden, Dänemark, Griechenland, Großbritannien, USA und Island vom Markt genommen worden ist. In Deutschland wurden 2007 hingegen 86 Millionen Tagesdosen verordnet. Magenbeschwerden und Suchtpotential wie bei Opioiden gibt es bei Metamizol nicht. Dafür besteht das Risiko des Blutdruckabfalls und bei dauerhafter Einnahme kann es zu Nierenschädigungen kommen.

32.9.11 Oxymetazolin und seine Derivate

1941 wurde erstmals über die pharmakologische Wirkung von Imidazolin-Derivaten auf Schleimhäute berichtet. Die Synthese von Tetryzolin, Xylometazolin und

Oxymetazolin erfolgte in den Jahren 1956, 1959 und 1961. Wegen der relativ lang abschwellenden Wirkung flog 1969 ein Oxymetazolin-Produkt als Nasenspray sogar mit der Bordapotheke von Apollo 11 zum Mond. Inzwischen haben die Imidazolin-Derivate Xylometazolin, Tramazolin, Naphazolin, Tetryzolin und Oxymetazolin eine bedeutende Anwendung als Arzneistoffe zum Abschwellen der Nasenschleimhäute und als Inhaltsstoff für Augentropfen.

Als α-Sympathomimetika sind diese Stoffe α_1-Adrenozeptor-Agonisten. Des Weiteren werden sie in der Augenheilkunde zur Behandlung von allergischen Formen der Bindehautreizung verwendet. Sie binden an den gleichen Rezeptoren wie das Adrenalin. Zum Abschwellen der Nasenschleimhaut bei Schnupfen haben diese Stoffe einen weltweiten Siegeszug in frei verkäuflichen Nasentropfen angetreten.

Bei Oxymetazolin wurde zusätzlich eine antivirale Wirkung festgestellt. Die Expression des Rezeptors für Rhinoviren ICAM-1 wird vermindert, wodurch die Viren weniger Eintrittspforten in die Nasenschleimhaut finden. Oxymetazolin verkürzt dadurch die Dauer des Schnupfens um 30 % [207].

Da die Imidazolin-Derivate auch eine systemische Wirkung entfalten, sollten sie nicht bei Bluthochdruck und Herzkrankheiten verwendet werden. Es kommt auch häufig zu Brennen oder Trockenheit der Nasenschleimhaut. Bemerkenswert bei diesen Stoffen ist auch die Rhinitis Medicamentosa. Bereits nach fünftägiger Anwendung kommt es zu einer sogenannten Nasentropfenabhängigkeit. Nach Absetzen des Stoffes ist die Schleimhautschwellung besonders groß, der Leidensdruck wächst, und bei chronischer Anwendung kommt es zu bleibenden Schleimhautschädigungen mit Borkenbildung [86].

Fazit: Länger als drei Tage am Stück sollte keines dieser Produkte verwendet werden. Gegen die Abhängigkeit werden drei Strategien empfohlen:

- langsame Verringerung der Dosis
- Wirkstoff langsam mit isotonischer Kochsalzlösung (9 g NaCl auf 1.000 ml Wasser) verdünnen
- „Kalter Entzug“, soll heißen totales Absetzen und tagelang mit dicker Nase herumlaufen.

Gerade bei Kleinkindern sind immer wieder Fälle von Vergiftungen durch Imidazolin-Derivate aufgetreten [157]. Tetryzolin wird auch immer wieder zusammen mit alkoholischen Getränken als sogenannte Vergewaltigungsdroge missbraucht [255]. 2018 wurde sogar ein Fall bekannt, wo eine Ehefrau aus South Carolina (USA) ihrem untreuen Ehemann über drei Tage große Mengen von frei verkäuflichen Augentropfen mit Tetryzolin in die Getränke beimischte. Der 64-jährige Mann verstarb und die Ehefrau wurde angeklagt.

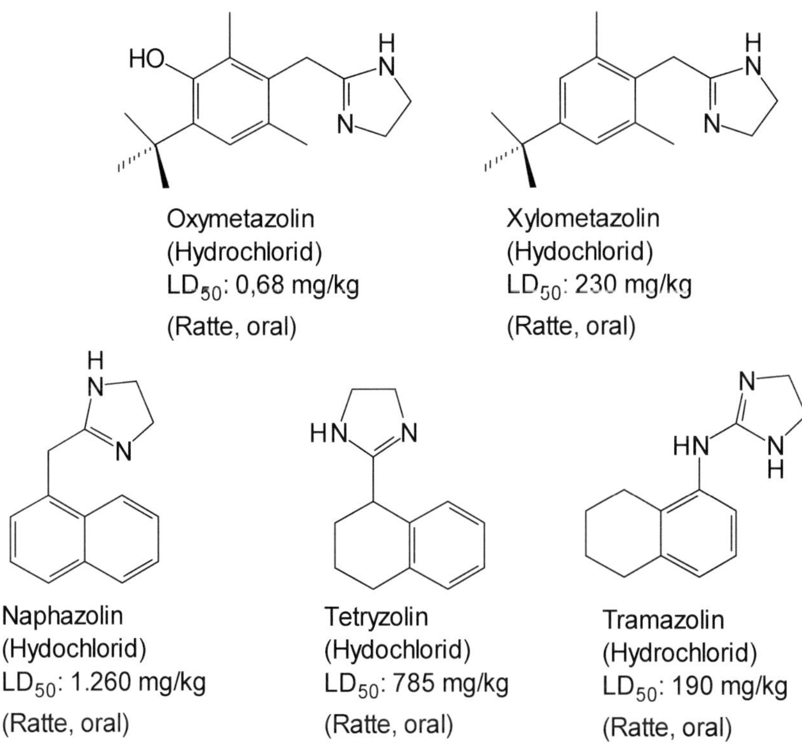

Die LD_{50}-Werte der Hydrochloride von Xylometazolin, Naphazolin, Tetryzolin und dem Tramazolin liegen für die orale Aufnahme bei der Ratte zwischen 190 und 1.260 mg/kg. Überraschenderweise liegt der LD_{50}-Wert beim Oxymetazolin-Hydrochlorid bei 0,68 mg/kg [298].

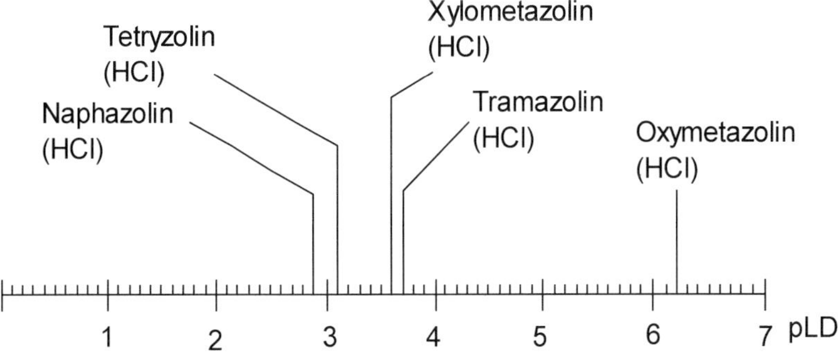

Abb. 32-3 pLD-Werte gängiger Schnupfenspray-Wirkstoffe

Damit wäre Oxymetazolin giftiger als Quecksilber(I)-chlorid welches einen LD_{50}-Wert Ratten für die orale Aufnahme von 1 mg/kg hat. Der LD_{50}-Wert von 230 mg/kg bei

Xylometazolin-Hydrochlorid [279] für die Ratte würde auf den Menschen hochgerechnet eine tödliche Dosis von 16,1 g bedeuten. Das sind immerhin 3.220 Fläschchen (10 ml einer 0,05%igen Lsg. enthält etwa 5 mg Wirkstoff) handelsübliche Nasentropfen, also 32,2 l, etwa ein Drittel des Volumens eines Vollbades. Um die theoretisch für den Menschen tödlichen 47,6 mg Oxymetazolin-Hydrochlorid aufzunehmen, würden knapp 10 Fläschchen Nasentropfen reichen, die Menge eines Sektglases. Dass die Einführung einer Hydroxy-Gruppe beim Xylometazolin die Toxizität fast um den Faktor von 340 erhöhen soll, ist bemerkenswert [265].

32.9.12 PDE-5-Hemmer

Hinter dem auf dem ersten Blick wenig aussagekräftigen Begriff PDE-5-Hemmer verbergen sich keine geringeren Stoffe als Viagra®, Levitra® und Cialis®. Sie sind alle Phosphordiesterase-5-Hemmer, welche die Konzentration des cyclischen Guaninmonophosphat (cGMP) hochhalten. Das cyclische Guaninmonophosphat ist mitverantwortlich für die Erektion des männlichen Penis. Die PDE-5-Hemmer unterbinden den Abbau des cGMP durch die Phosphordiesterase-5 und verstärken so eine Erektion und verlängern sie. Mit dem Stoff Sildenafil (Viagra®) betrat 1998 erstmals ein PDE-5-Hemmer zur Behandlung der erektilen Dysfunktion die Pharmabühne. 2003 folgten die PDE-5-Hemmer Vardenafil (Levitra®) und Tadalafil (Cialis®). Die Synthese von Sildenafil wurde 1996 erstmals publiziert [271].
Vardenafil und Sildenafil sind chemisch nahe Verwandte und haben eine ähnliche biologische Halbwertzeit von etwa 4 Stunden. Die Halbwertzeit von Tadalafil liegt bei 17 Stunden und die Wirkdauer bei etwa 36 Stunden. PDE-5-Hemmer allein lösen ohne sexuelle Stimulation keine Erektion aus. Alle diese Stoffe erhöhen in rund ¾ der Fälle die Potenz spürbar. Unerwünschte Wirkungen sind Kopfschmerzen, Gesichtsrötung und Schnupfen. Bei Überdosierung besteht die Gefahr einer Dauererektion (Priapismus). Gleichzeitige Einnahme von PDE-5-Hemmern und Nitraten (NO-Donatoren) kann zu einem lebensbedrohlichen Blutdruckabfall führen und ist unbedingt zu vermeiden. Bei Patienten mit Herzerkrankungen stellen diese Stoffe ebenfalls ein Risiko dar. Seit der Einführung der Antibabypille Anfang der 1960er Jahre hat keine Substanzklasse der pharmazeutischen Chemie so für Furore gesorgt. Wohl kaum ein E-Mail-Nutzer hat nicht schon unzählige Spammails mit marktschreierischen Angeboten für PDE-5-Hemmer bekommen.
Fälschungen dieser Substanzen gehören zu den beliebtesten überhaupt, was bei einem Tablettenpreis von etwa 5 € nicht verwundert (zum Vergleich: Die preiswerteste Antibabypille ist für täglich 25 Cent zu haben).

Tab. 32-11 Daten der PDE-5-Hemmer

Stoff	Dosis	Wirkeintritt	Wirkdauer	LD_{50} mg/kg (Ratte, oral)	pLD
Sildenafil	25 mg	nach 30 min	4 h		
Vardenafil	5 mg		8-12 h		
Tadalafil	20 mg	1-4 h	36 h	2.000	2,7

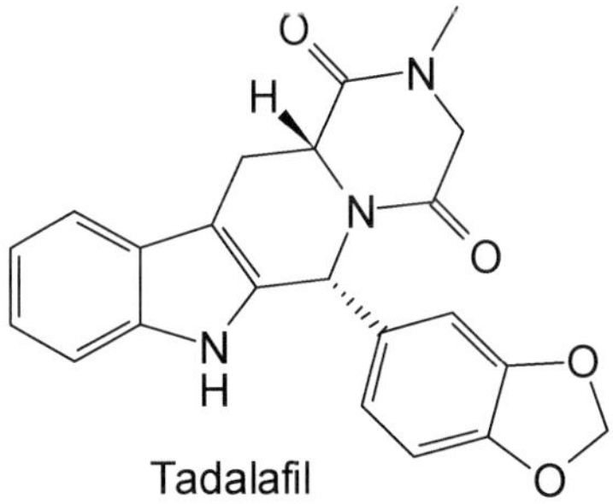

Tadalafil
Smp.: 301-302 °C

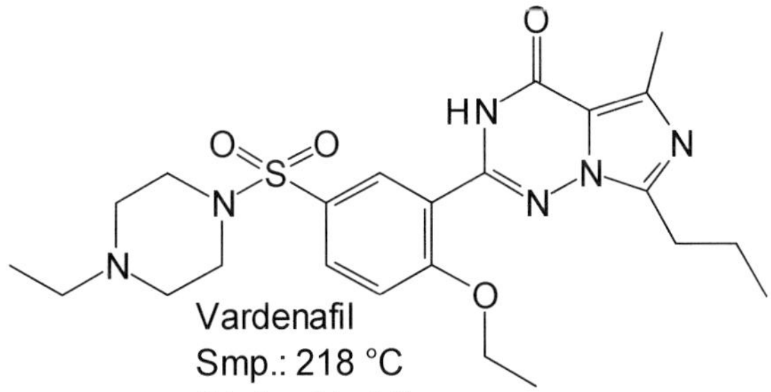

Vardenafil
Smp.: 218 °C
(Hydrochlorid)

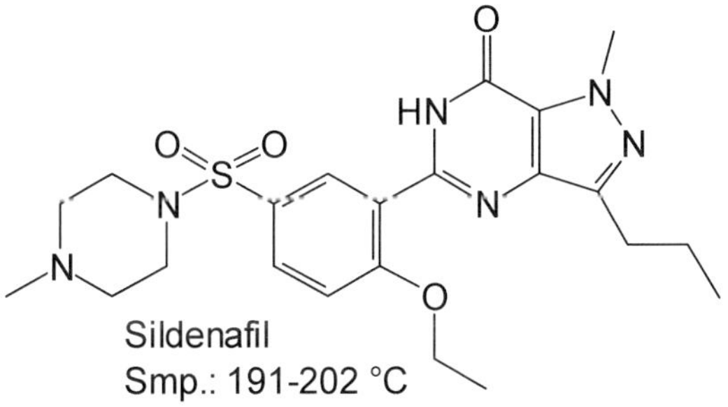

Sildenafil
Smp.: 191-202 °C
(Citrat)

32.9.13 Propofol

Propofol, 2,6-Diisopropylphenol, ist eine erstaunlich einfach gebaute Substanz, die den auf Phenol basierenden Desinfektionsmitteln ähnlich ist. Sie ist ein Stoff aus der Gruppe der Hypnotika (Schlafmittel), welche aufgrund ihrer kurzen Plasmahalbwertszeit und der geringen Neigung zur Kumulation als gut steuerbar gelten. Es wird gerne bei Magen- und Darmspiegelungen oder zur Einleitung und Erhaltung einer Allgemeinanästhesie eingesetzt. Propofol wird in einer Suspension mittels Sojaöl und Glycerin in eine injizierbare Form gebracht.

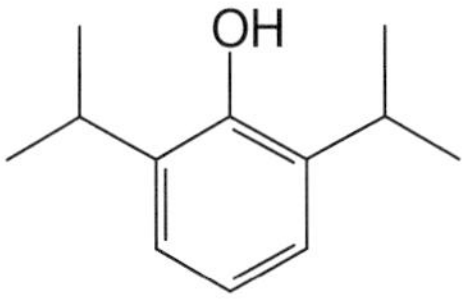

Propofol

Smp.: 18 °C
Sdp.: 256 °C
Dichte: 0,96 g/cm^3
Löslichkeit: 124 mg/l (H_2O)
LD_{50}: 500 mg/kg (Ratte, oral)
pLD: 3,3

Die Wirkung tritt schnell ein, klingt rasch wieder ab, und das in einer Art und Weise, die für den Patienten angenehm ist (ohne postoperative Übelkeit). Propofol hat keine schmerzstillende Wirkung. Für eine Dauerinfusion werden 6 bis 12 mg/kg pro Stunde benötigt. Nebenwirkungen sind Atemdepression und Blutdruckabfall, aber es können auch Krämpfe auftreten. Propofol wurde 1989 von der US-amerikanischen FDA zugelassen. 1996 folgte die Zulassung in Deutschland.
Weltbekannt wurde Propofol durch den überraschenden Tod des „King of Pop“, Michael Jackson, am 25. Juni 2009. Nachdem der ruhelose Jackson, der sich auf eine Welttournee vorbereitete, bereits von seinem Leibarzt Diazepam und Lorazepam ohne die gewünschte beruhigende Wirkung erhalten hatte, bekam der 50-jährige Propofol verabreicht und starb.

32.9.14 Protonenpumpenhemmer

Protonenpumpenhemmer hemmen die Magensäuresekretion. Nach oraler Zufuhr gelangt der Wirkstoff über die Blutbahn zu den Zielzellen. Dort entsteht ein aktiver Metabolit, welcher die physiologische Pumpe hemmt, die Protonen im Austausch für Kalium-Ionen in den Magensaft transportiert. Mit Protonenpumpenhemmer werden vor allem das Zwölffingerdarmgeschwür, Magengeschwür oder Entzündungen der Speiseröhre durch Rückfluss von Magensaft bekämpft (Sodbrennen oder Refluxösophagitis). Auch zur Vorbeugung von Geschwüren, verursacht durch bestimmte Schmerz- und Rheumamittel werden sie eingesetzt.

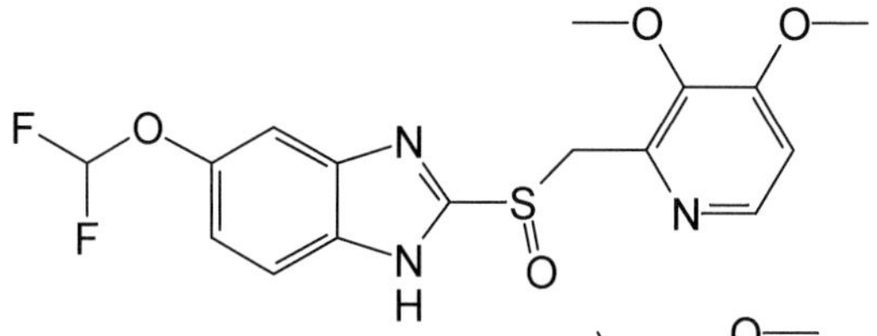

Pantoprazol
Smp.: 139-140 °C
LD_{50}: 1 g/kg (Maus, oral)
pLD: 3

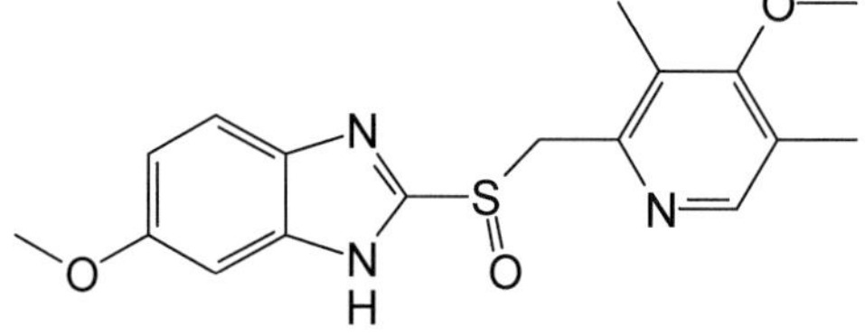

Omeprazol
Smp.: 156 °C
LD_{50}: 2,21 g/kg (Ratte, oral)
pLD: 2,7

Anwendung finden vor allem Pantoprazol und Omeprazol. Nebenwirkungen wie Durchfälle, Schwindel und Müdigkeit sind selten. Bei Langzeitanwendung steigt das Risiko eines Vitamin-B_{12}-Mangels erheblich an. Weitere bekannte Protonenpumpenhemmer sind Lansoprazol und Rabeprazol.

32.9.15 Stimulantien

32.9.15.1 Amphetamin

Die am häufigsten verwendeten Stimulantien sind Abkömmlinge des Phenylethylamins. Der Prototyp dieser Substanzgruppe ist das Amphetamin, im Szene-Jargon „Speed“ genannt. Das rechtsdrehende L-Isomer ist zweimal stärker zentral wirksam als die linksdrehende D-Variante.

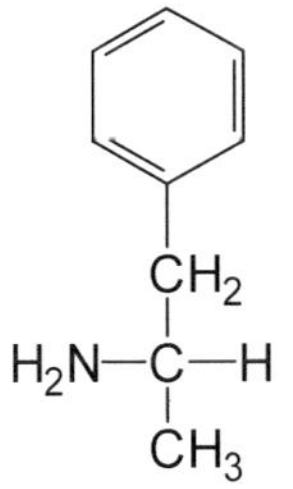

CH_2
$H_2N—C—H$
CH_3

(S)-(+)-Amphetamin
Dextroamphetamin
rechtsdrehend

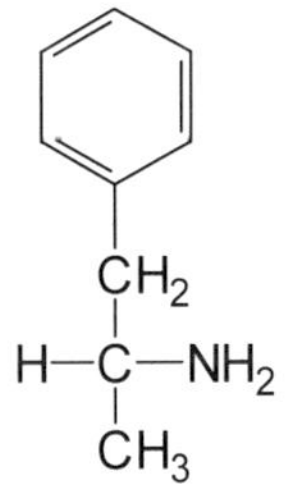

CH_2
$H—C—NH_2$
CH_3

(R)-(-)-Amphetamin
Levoamphetamin
linksdrehend

Smp.: 27 °C
Sdp.: 201 °C
Dichte: 0,93 g/cm^3
Racemat:
LD_{50}: 30 mg/kg (Ratte, oral)
pLD: 4,5
Dextroamphetamin:
LD_{50}: 38 mg/kg (Ratte, oral)

Amphetamin wurde erstmals 1887 von L. Edeleanu [57] hergestellt. Industriell startet die Synthese von Amphetamin mit Phenylaceton und Ammoniak [36].

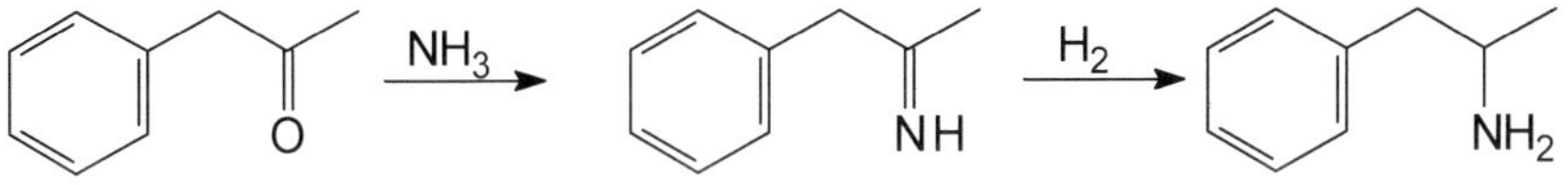

O — NH_3 → NH — H_2 → NH_2

Phenylaceton — Amphetamin

Im Internet wimmelt es nur so von Synthesevorschriften mit Ersatzgrundstoffen, die nicht der Grundstoffüberwachung (wie Phenylaceton) unterliegen. Die Tendenz geht in Richtung frei verkäufliche Medikamente (mit Ephedrin) oder Reinigungslösungsmitteln. Anwendung findet auch die Reduktion von 3-Phenyl-2-nitropropan mit Lithiumaluminiumhydrid.

1910 erkannten G. Barger und H. Dale die chemische Ähnlichkeit mit Adrenalin. 1927 wurde der Trivialname Amphetamin aus der alten chemischen Bezeichnung *a*lpha-*M*ethyl*phe*ne*t*hyl*amin* geprägt. Zu dieser Zeit erkannte man auch die psychoaktive Wirkung dieser Substanz. Sie sollte als billiger synthetischer Ersatz für das natürlich gewonnene Ephedrin eingesetzt werden. 1932 wurde Amphetamin als Sulfatsalz für Inhalatoren zur Bekämpfung des Asthmas auf den Markt gebracht. In Deutschland hieß es Benzedrin®. Die abschwellende Wirkung auf Schleimhäute wurde dabei genutzt. Interessanterweise wurde das chemisch ähnliche Adrenalin später in Asthmasprays eingesetzt, bevor es durch viel selektivere β_2-Mimetika wie

Salbutamol ersetzt wurde. Eine normale medizinische Dosis des Adrenalins betrug 5 bis 10 mg. 100 mg Amphetamin sind bereits im Einzelfall tödlich gewesen. Amphetaminsüchtige haben auch schon täglich fünfmal 1 g zu sich genommen. Ende der 1930er Jahre nutzten US-Studenten Amphetamin für nächtelanges Lernen ohne Schlaf. Im II. Weltkrieg wurden Amphetaminpillen vor allem Piloten in die Hand gedrückt, damit sie wach, motiviert und todesmutig in den Kampfeinsatz gingen. Dass dieser Stoff anscheinend zum Missbrauch einlud, blieb den Behörden nicht verborgen, so dass der Verkauf in Deutschland seit 1941 reglementiert wurde. Seit 1981 unterliegt das Amphetamin dem BtMG. In den 1950er Jahren gab es angeblich 2 Millionen Amphetamin-Konsumenten in Japan. Man könnte fast meinen, dass der atemberaubende wirtschaftliche Aufstieg Japans nach dem II. Weltkrieg z. T. mit Weckaminsucht erkauft wurde. Amphetamin sorgt für die Ausschüttung von Noradrenalin und Dopamin. Dadurch beschleunigt es die Herztätigkeit, erhöht den Blutdruck und wirkt krampflösend. 20 bis 30 Minuten nach Einnahme von einigen mg empfinden die meisten Menschen ein Gefühl des Wohlbehagens, die Lust auf Arbeit wird erhöht, die Stimmung steigt und die Konzentration nimmt zu. Hohe Dosen führen zu Euphorie, hoher Risikobereitschaft, Nervosität, Redefluss, Schlafstörungen, Arbeitssucht und sogar Größenwahn. Wiederholte Einnahme führt zu einer Toleranz, so dass höhere Dosen eingenommen werden müssen. Die Entzugserscheinungen äußern sich in großer Müdigkeit, Depressionen und paranoiden Wahnvorstellungen, sind aber harmloser als bei Opiaten.

Amphetamin kostet auf dem Schwarzmarkt angeblich 10 bis 15 € pro Gramm. Missbräuchliche Einnahme von Schwarzmarktware birgt noch größere Risiken als die ärztlich verordnete Anwendung von Amphetamin, da die Qualität und Konzentration unbekannt ist. Meist wird mit Lactose oder Coffein gestreckt und aus „Marketinggründen" werden Aromastoffe und Farbstoffe hinzugegeben. Manchmal sind sogar sehr giftige Quecksilberreste des bei der Synthese verwendeten Katalysators enthalten. In der Szene wird Amphetamin geschnupft, wodurch ein schnell eintretender „Kick" erreicht wird, der viel schneller zur Abhängigkeit führt. Amphetamin konnte bisher als individuelle Rezeptur gegen ADHS verordnet werden.

Seit 2011 gibt es in Deutschland das Dexamphetamin als Einzelmedikament (Attentin®). Eine Einzeldosis beträgt 5 mg Dexamphetaminsulfat entsprechend etwa 3,7 mg reines Dexamphetamin. Es unterliegt dem BtMG und soll einschleichend wie ausschleichend angewendet werden. Es gilt als 3. Wahl bei ADHS und wird von Suchtmedizinern kritisch gesehen. In den USA ist Amphetamin seit 1994 als Adderall® wieder erhältlich. Die Absatzzahlen steigen. Ein offensichtlich begeisterter Anwender schrieb in einem Internet-Thread „Mit Addy bin ich noch besser als Warren Buffett." Andere beklagen schwere Erschöpfungszustände nach dem

Absetzen und Abhängigkeit. Diese Aussagen können nach der Geschichte des Amphetamins nicht überraschen.

32.9.15.2 Ephedrin und seine Derivate

1887 wurde Ephedrin aus der chinesischen Pflanze Ephedrae distachya gewonnen. Es steht dem Adrenalin und dem Amphetamin chemisch nahe, wirkt aber schwächer und länger als die genannten chemischen Verwandten. Es erhöht den Blutdruck, ist herzstimulierend, bronchienerweiternd und lässt die Schleimhäute bei Schnupfen abschwellen.

L-Ephedrin	D-Ephedrin	(-)-Pseudoephedrin	(+)-Pseudoephedrin
HO—C—H / H_3CHN—C—H / CH_3	H—C—OH / H—C—$NHCH_3$ / CH_3	HO—C—H / H—C—$NHCH_3$ / CH_3	H—C—OH / H_3CHN—C—H / CH_3
linksdrehend	rechtsdrehend	linksdrehend	rechtsdrehend

Smp.: 40 °C
Smp.: (Racemat): 76 °C
Sdp.: 225 °C
LD_{50}: 600 mg/kg (Ratte, oral)
pLD: 3,2

Racemat Smp.: 114 °C
LD_{50}: 500 mg/kg (Maus, oral)
pLD: 3,3

Das Molekül hat zwei asymmetrische C-Atome und daher 2^2 = zwei zueinander diastereomere Enantiomerenpaare. L-Ephedrin und D-Ephedrin sind Enantiomere. Die anderen Enantiomere sind die L- und die D-Form des Pseudoephedrins.

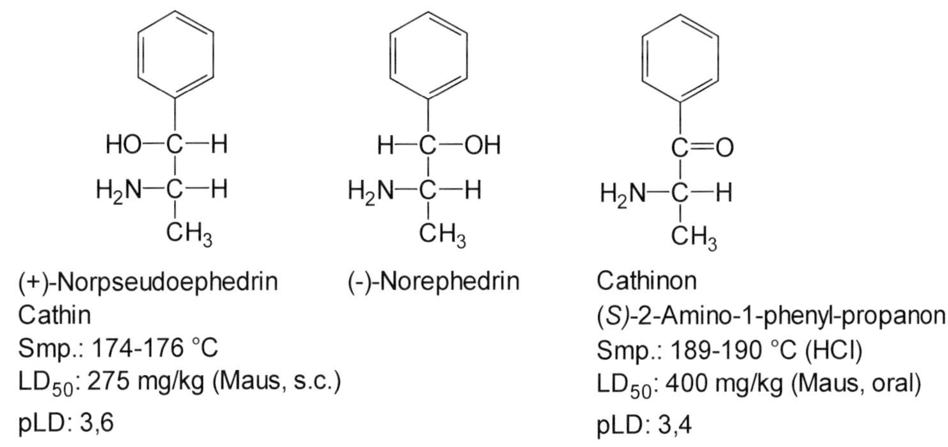

(+)-Norpseudoephedrin
Cathin
Smp.: 174-176 °C
LD_{50}: 275 mg/kg (Maus, s.c.)
pLD: 3,6

(-)-Norephedrin

Cathinon
(*S*)-2-Amino-1-phenyl-propanon
Smp.: 189-190 °C (HCl)
LD_{50}: 400 mg/kg (Maus, oral)
pLD: 3,4

Eine übliche Dosis liegt bei 25-50 mg. Bei Überdosierung kommt es zu Unruhe, Übelkeit, Schlaflosigkeit, Pulsrasen, Verwirrtheit oder gar Halluzinationen. In der Praxis wurde Ephedrin sehr häufig aus missbräuchlichen Gründen erworben (Partydroge, Appetitzügler). So war es ein leicht verfügbarer Grundstoff zur Herstellung von Methylamphetamin (es musste nur noch die Hydroxy-Funktion reduziert werden), daher sind seit 2001 ephedrinhaltige Monoprodukte verschreibungspflichtig. Kombinationsprodukte, die Ephedrin enthalten, vor allem Erkältungsmittel, sind weiterhin ohne Rezept in der Apotheke erhältlich.

Ephedrin steht auf den Dopinglisten und unterliegt der Grundstoffüberwachung.

In Ostafrika wird die psychostimulierende Kräuterdroge Khat als Freizeitdroge verwendet. Der Hauptbestandteil ist das Ephedrin-Derivat Cathin (Norpseudoephedrin und Norephedrin) und das Cathinon. Beide Substanzen unterliegen in Deutschland dem Betäubungsmittelgesetz. Das Cathinon ist ein nicht verkehrsfähiges Betäubungsmittel. Untersuchungen haben gezeigt, dass Khat eine mit Amphetamin vergleichbare, aber weniger intensive psychostimulierende Wirkung hat [274].

32.9.15.3 Fenetyllin

Als Alternative zum Amphetamin wurde 1961 das Fenetyllin auf den deutschen Markt gebracht. Man erkennt einen typischen Weckamin-Teil (ein Amin, welches „aufweckt") wie beim Amphetamin und einen großen Rest, der ein Theophyllin darstellt. Auch das Fenetyllin gibt es in Form zweier Enantiomere. Bis 2003 konnte Fenetyllin als Captagon® in Deutschland verordnet werden.

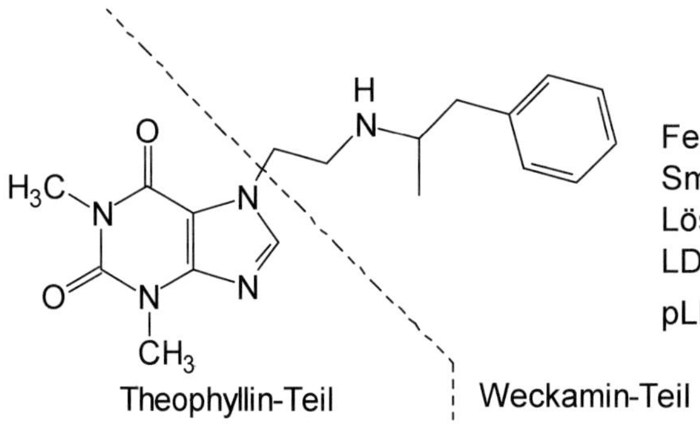

Fenetyllin
Smp.: 228 °C
Löslichkeit Hydrochlorid: gut in Wasser
LD_{50}: 100 mg/kg (Ratte, oral)
pLD: 4

Theophyllin-Teil | Weckamin-Teil

Eine übliche Dosierung waren 50 mg des Hydrochlorids. Es lässt sich über internationale Apotheken noch immer importieren. Fenetyllin hat die gleichen Wirkungen, Missbrauchsmöglichkeiten und Risiken wie Amphetamin. Der Modeschöpfer Wolfgang Joop schildert in seiner Autobiographie [112] freimütig, dass er in den 1970er Jahren mit „Captis" vor lauter Kraft, die ihm dieser Stoff damals gab endlos lange arbeiten konnte und danach noch die Nächte auf der Reeperbahn verbrachte. Bis Anfang der 1970er Jahre gab es immer wieder Arzneimittel, die frei verkäuflich waren und zum Missbrauch als Psychostimulanz geradezu einluden. Ein Kombinationsprodukt aus Salicylamid, Aminophenazon und Morazon sollte eigentlich als Schmerzmittel wirken, doch als Metabolit entstand das Weckamin Phenmetrazin, welches aufputschende Wirkung hatte.

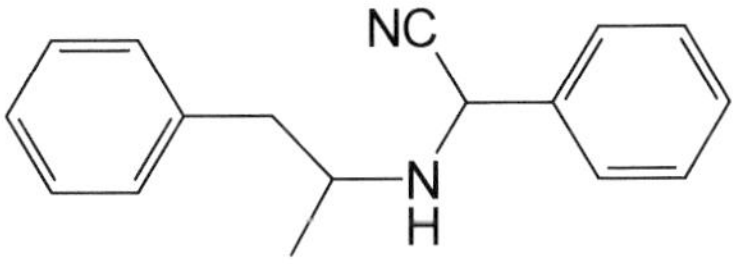

Amphetaminil
Smp.: 84-87 °C
LD_{50}: 37,6 mg/kg (Ratte, oral)
pLD: 4,4

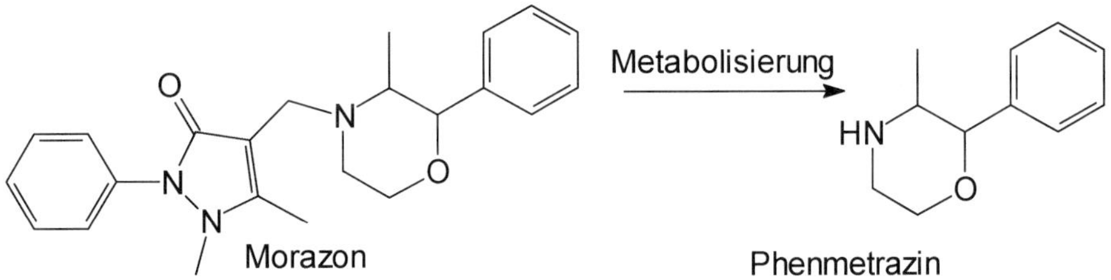

Metabolisierung

Morazon
Smp.: 150 °C
LD_{50}: 250 mg/kg (Ratte, oral)
pLD: 3,6

Phenmetrazin
Smp.: 139 °C
LD_{50}: 370 mg/kg (Ratte, oral)
pLD: 3,4

Amphetaminil wurde Anfang der 1960er Jahre auf dem Markt gebracht und sollte, ebenfalls frei verkäuflich, gegen Arbeitsunlust helfen. Da dieser Stoff im Körper zu Amphetamin metabolisiert wird, waren die Wirkung und die Risiken dementsprechend. Die Missbrauchsfälle wurden so bekannt, dass die Apotheker z. T. freiwillig auf den Verkauf dieser Produkte verzichteten.

32.9.15.4 Methylamphetamin

Im Unterschied zum Amphetamin ist die Aminofunktion beim Methylamphetamin (Methamphetamin) methyliert.

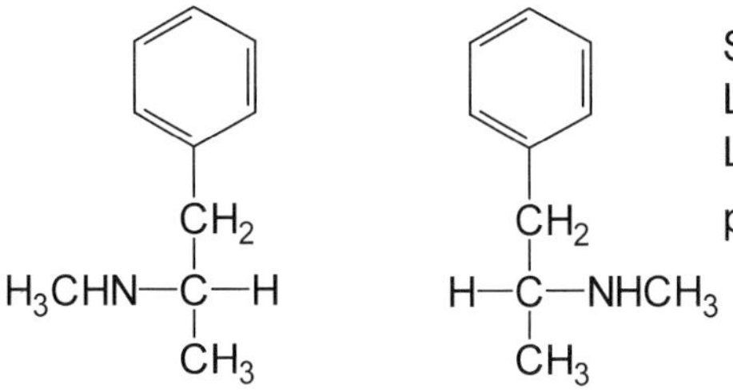

Smp.: 170-175 °C (Hydrochlorid)
Löslichkeit Hydrochlorid: gut in Wasser
LD_{50}: 34 mg/kg (Ratte, oral)
pLD: 4,5

(S)-(+)-Methamphetamin
rechtsdrehend

(R)-(-)-Methamphetamin
linksdrehend

Es wurde erstmals 1893 von N. Nagai hergestellt und im Rahmen der Strukturaufklärung des Ephedrins 1921 patentiert. 1938 kam es unter dem Namen Pervitin® auf den Markt.

Laut Wikipediaeintrag [291] über Methylamphetamin ist die Herstellung möglich durch:

- Kondensation von Phenylaceton mit Methylamin und anschließender Reduktion durch Lithiumaluminiumhydrid
- Leuckart-Wallach-Reaktion von Phenylaceton mit *N*-Methylformamid und saure Hydrolyse
- Reduktion von L-Ephedrin mit Lithium oder Natrium in Ammoniak
- Reduktion von L-Ephedrin mit Iodwasserstoffsäure und rotem Phosphor

Das illegal hergestellte Methylamphetamin enthält nicht nur unkalkulierbare giftige Beimengungen, sondern die Labore selber stellen schon ein Sicherheitsrisiko durch Explosionsgefahr dar [222].

Da Ephedrin noch lange Zeit ohne Rezept erhältlich war, wurde das Methylamphetamin häufig über diesen Weg illegal hergestellt [152]. Das Methylamphetamin hat am C2-Atom ein chirales Zentrum, und das rechtsdrehende S-Isomer ist physiologisch viermal stärker wirksam als das linksdrehende R-Isomer.

Da Methylamphetamin die Blut-Hirn-Schranke etwas besser überwindet als Amphetamin, wirkt es schneller und stärker. 10 mg Methylamphetamin wirken so stark wie 15 mg Amphetamin, und bei hohen Dosen kann der Rausch bis zu 24 Stunden dauern.

OH
HN
L-Ephedrin
HI, P
O
$+ H_3CNH_2$
$LiAlH_4$
HN
Na
OH
HN
Phenylaceton
Methamphetamin
L-Ephedrin

Wie schon das Amphetamin wurde auch das Methylamphetamin im II. Weltkrieg unter beschönigenden Begriffen wie Panzerschokolade, Stukatabletten oder Hermann-Göring-Pillen millionenfach zur Steigerung der Kampfmoral eingesetzt. Auch Hitler selbst soll seit 1944 von seinem Leibarzt große Mengen Pervitin®

verordnet bekommen haben, um die Trostlosigkeit der militärischen Situation zu übertünchen und neue Zuversicht zu erhalten. Methylamphetamin mobilisiert die letzten Reserven, kann aber keine Kräfte herbeizaubern, die es nicht mehr gibt.
Gemeinsam gilt für alle Stimulantien, dass mit ihnen erreichte Leistungssteigerungen das totale Ausschöpfen der Leistungsreserven bis zum körperlichen Zusammenbruch bewirkt werden kann [175]. Der Zusammenbruch des Deutschen Reiches sowie seines obersten Anführers mögen insofern symptomatisch für den Verlauf einer starken Pervitinsucht sein: Realitätsverlust und Kollaps.
1944 wurde als pharmazeutische Wunderwaffe D IX vom Kieler Pharmakologen G. Orzechowski entwickelt. Es war eine Kombination von 5 mg des synthetischen Opiats Oxycodon, 3 mg Methylamphetamin und 5 mg Kokain. KZ-Häftlinge hatten bei Tests mit diesem Substanzgemisch mit schwerem Gepäck über 80 km marschieren müssen. Eingesetzt wurde das D IX nur noch bei Besatzungen von Kleinst-U-Booten.
Methylamphetamin wurde auch nach 1945 häufig zur Leistungssteigerung benutzt. So nutzte Hermann Buhl diesen Stoff 1953, um den so genannten deutschen Schicksalsachttausender Nanga Parbat erstmals zu besteigen. Dem Arzt Peter Döbler aus der DDR gelang im Juli 1971 schwimmend die Flucht in die Bundesrepublik, indem er 45 km von Kühlungsborn nach Fehmarn innerhalb von 25 Stunden schwamm. Er hatte alle 8 Stunden Methylamphetamin geschluckt, um diese Strapaze zu überstehen.
Der ehemalige Tennisweltranglistenerste André Agassi gab 2009 zu, bis 1997 häufiger Methylamphetamin genommen zu haben [1].
Die Risiken des Methylamphetaminmissbrauches, vor allem bei intravenöser Anwendung, sind noch stärker als beim Amphetamin-Gebrauch. Unter dem Namen Crystal Meth treibt dieser Stoff in der Drogenszene inzwischen sein Unwesen. Unsaubere Chargen aus unprofessionellen Drogenküchen erhöhen die Risiken dieser Droge erheblich.

32.9.15.5 Methylphenidat

Methylphenidat wurde erstmals 1944 von L. Panizzon bei der Fa. Ciba hergestellt.

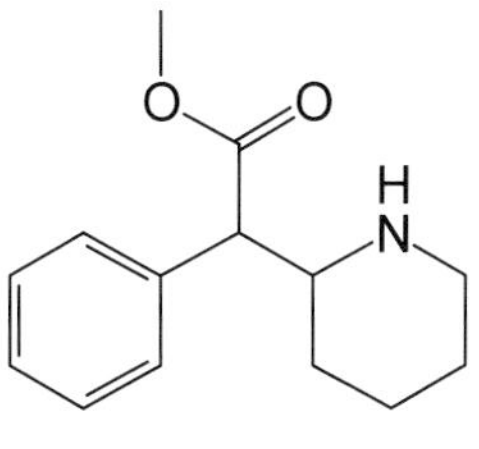

Methylphenidat
Smp.: (Hydrochlorid): 225 °C
Sdp.: 136 °C (1 mbar)
Löslichkeit (Hydrochlorid): gut in Wasser
LD_{50}: 367 mg/kg (Ratte, oral)
pLD: 3,4

Methylphenidat hat zwei asymmetrische C-Atome, es gibt daher vier Isomere, die als Racemat in ihrer Gesamtheit als Arznei verwendet werden. Panizzons Frau Rita nahm versuchsweise die Substanz ein und war überrascht, wie gut sie danach Tennis spielen konnte. Nach ihr wurde das Methylphenidat Ritalin® benannt und 1954 auf den Markt gebracht. Es hat eine stimulierende Wirkung und gehört zu den amphetaminähnlichen Substanzen. In den ersten Jahren war es frei in der Apotheke erhältlich, ist aber seit 1971 dem Betäubungsmittelgesetz unterstellt. Angewendet wird es bei Narkolepsie, vor allem aber bei der Aufmerksamkeitsdefizitstörung ADHS bei Kindern. 1994 wurden in Deutschland 42 kg Methylphenidat verbraucht. Im Jahr 2012 war die Menge auf dem Rekordwert von 1.839 kg gestiegen. Seit dieser Zeit sinkt sie leicht. Übliche Dosierungen sind 5 mg bis maximal 60 mg täglich. Im Alter von elf Jahren erhalten sieben Prozent der Jungen und zwei Prozent der Mädchen Methylphenidat. Die Wirkweise bei ADHS ist noch umstritten, die Wirkung selber nicht. Sie tritt innerhalb von 30 Minuten ein und hält mindestens vier Stunden an.
Bei Langzeitanwendung kann es zu einer Wachstumsverzögerung bei Kindern kommen. Eine unerwünschte Wirkung ist Appetitlosigkeit. Nach dem Absetzen des Methylphenidats kann es zu verstärkter Hyperaktivität und Gereiztheit kommen.
Inzwischen wird Methylphenidat missbräuchlich und hochdosiert von Erwachsenen als Lifestyledroge zur Steigerung der Lernfähigkeit genommen. Dabei zeigen sich ähnliche Symptome wie bei Kokain. Die Dosis wird langfristig gesteigert, und es muss von einer Sucht gesprochen werden.
Seit Sommer 2013 gibt es als Alternative das Lisdexamfetamin auf dem deutschen Pharmamarkt. Die Retardtabletten gibt es von 20 bis 70 mg Wirkstoff. Es wird im Verdauungstrakt zu Dexamphetamin gespalten. Eine typische Tagesdosis beträgt 30 mg.

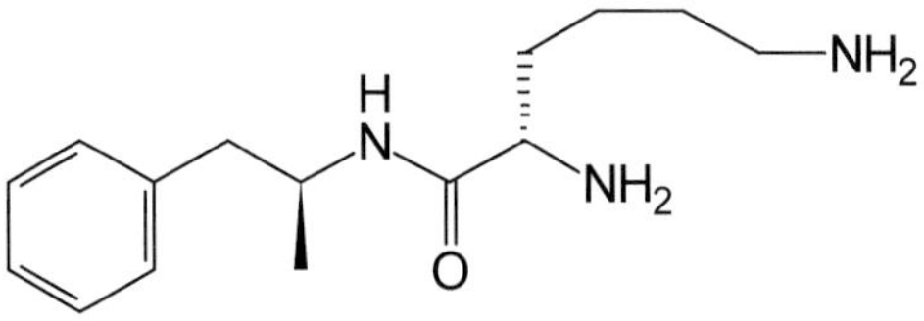

Lisdexamfetamin

32.9.15.6 Modafinil

Modafinil ist eine Verbindung zur Bekämpfung der Narkolepsie und des Schichtarbeitersyndroms. Bei der Narkolepsie hat der Patient tagsüber Schlafanfälle. Beim Modafinil ist das Schwefelatom wegen des freien Elektronenpaars chiral, daher liegt der Stoff in zwei Enantiomeren vor. Pharmakologisch wird das Racemat genutzt. Der Wirkstoff wird wegen seiner wachhaltenden und konzentrationsfördernden Wirkung inzwischen zur Leistungssteigerung genutzt.

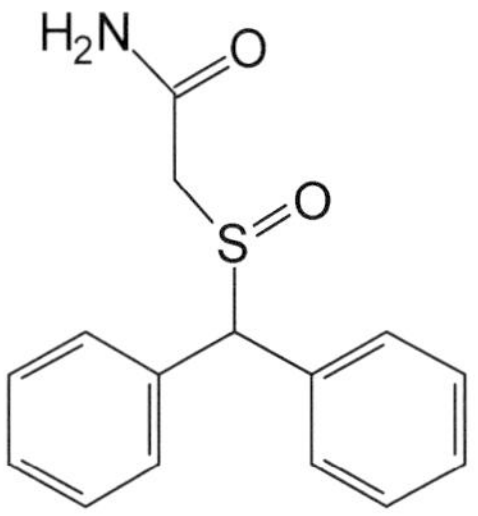

Modafinil
Diphenylmethylsulfinylacetamid
Smp.: 158 - 159 °C (reine Enantiomere)
164 - 166 °C (Racemat)

Eine typische Dosis sind zweimal 200 bis 400 mg täglich. Der Umsatz stieg allein in den USA von 2002 bis 2008 um 500 % auf rund 1 Milliarde Dollar. Bezeichnenderweise empfiehlt das US-Militär die Anwendung von Modafinil für Soldaten bei Einsätzen mit hoher Belastung und der Stoff wird wie auch das Methylphenidat z. T. als „Brainbooster" vor Klausuren genutzt. Mit Modafinil kann man den Jetlag nach Langstreckenflügen umgehen. Obwohl nicht dafür zugelassen, wird es auch bei ADHS eingesetzt und ist inzwischen auf der Dopingliste.

32.9.15.7 Nicethamid

Unter den Handelsnamen Coramin wurde Nicethamid als Stimulanz zur Behandlung bei Überdosierung von Beruhigungsmitteln genutzt. In der Schweiz wird es unter dem Namen Gly-Coramin® ohne Rezept als Lutschtabletten mit Traubenzucker verkauft, während es in Deutschland schon seit langem nicht mehr erhältlich ist.

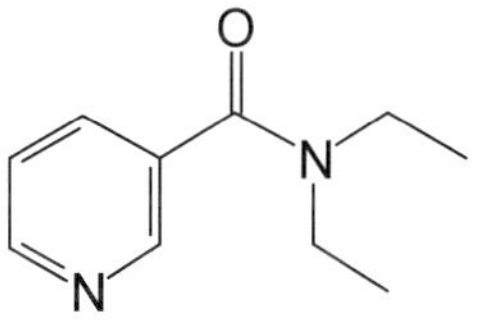

Nicethamid
Smp.: 23-26 °C
Sdp.: 300 °C
LD_{50}: 240 mg/kg (Ratte, s.c.)
pLD: 3,6

Nicethamid sollte auch Leistungssportler stärken. Die Sprintweltmeisterin Torri Edwards nutzte es und wurde daraufhin für zwei Jahre gesperrt. Selbst fehlende Strafmündigkeit schützt beim Sport-Doping nicht vor Konsequenzen: 2010 wurde der zehnjährige Kart-Fahrer Igor Walilko für zwei Jahre gesperrt. Er hatte Energyriegel mit Nicethamid verzehrt. Der internationale Sportgerichtshof hob die Doping-Sperre 2012 auf.

Laut einer Studie der DAK haben bei einer Befragung von 8.000 Studenten 5 % eingeräumt, leistungssteigernde Medikamente zu nutzen, um den Anforderungen der Prüfungen gerecht zu werden. Von 3.000 befragten Arbeitnehmern gaben nur 2 % an, ihre Arbeitsleistung mit pharmazeutischer Hilfe zu steigern. Normale Muntermacher wie Kaffee oder Tee galten dabei als reine Genussmittel.

32.9.15.8 Phencyclidin

Das Phencyclidin hat viele Namen. In der Drogenszene kursieren u. a. die Namen Angel Dust = Engelsstaub, Londrea, Killerweed, Peace Pill oder kurz PCP.
Das *Phen*yl*cyc*lohexylpiper*idin* wurde 1926 von dem Doktoranden Paul Merkel unter Anleitung seines Doktorvaters Arthur Kötz hergestellt. Eine kurze Zeit wurde es als Schmerzmittel eingesetzt. Wegen des schlechten Nutzen-Risiko-Verhältnisses wurde es dann aber in den 1950er Jahren nur noch als Tieranästhetikum verwendet.

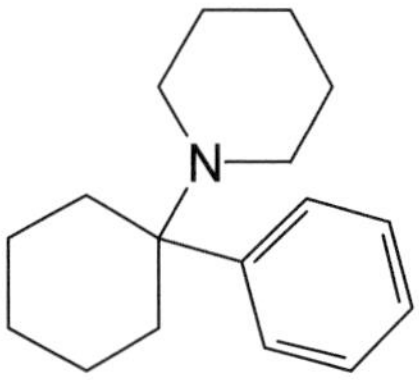

N

Phencyclidin
(PCP)
Smp.: 46 °C
233-235 °C (als Hydrochlorid)
LD_{50}: 75 mg/kg (Maus, oral)
pLD: 4,1

Phencyclidin hat eine starke halluzinogene Wirkung. Es kommt z. T. zu Tobsuchtsanfällen mit schweren psychotischen Schüben. Bei hohen Dosen kommt es zu Krampfanfällen und Tod durch Atemdepression. Langfristige Anwendung führt zu Hirnschädigungen.
Die Synthese aus Cyclohexanon und Piperidin und anschließender Grignard-Reaktion mit Phenylmagnesiumbromid erscheint keine großen chemischen Kochkünste zu erfordern, weshalb es anscheinend relativ leicht in illegalen Laboren hergestellt werden kann. Darüber hinaus gibt es über 100 Phencyclidin-Derivate mit ähnlichen Wirkungen, die auf dem Schwarzmarkt gehandelt werden. Phencyclidin unterliegt dem Betäubungsmittelgesetz und ist in Deutschland nicht verkehrsfähig. Bereits 1980 berichtete DER SPIEGEL über den Missbrauch von Phencyclidin und z. T. schauerlichen Verbrechen, die unter dem Einfluss dieses Stoffes verübt worden sind. Angeblich soll die 16-jährige Brenda Ann Spencer Phencyclidin eingenommen haben, bevor sie 1979 das Schulmassaker mit zwei Toten und neun Verletzten an der Grover-Cleveland-Elementary-School in San Diego verübte. Auf die Frage nach dem Motiv antwortete sie nach ihrer Verhaftung „Ich hasse Montage“. Die Täterin sitzt auch heute noch im Gefängnis.

32.9.15.9 Neue psychoaktive Substanzen (NPS)

Der deutsche Gesetzgeber bezeichnet einen Stoff oder eine Zubereitung aus der Stoffgruppe der 2-Phenethylamine oder der Cannabinoidmimetika als „Neue psychoaktive Substanzen“ (NPS) und unterstellt sie seit November 2016 dem Neue-psychoaktive-Stoffe-Gesetz (NpSG). Statt jede einzelne Substanz mühsam gesetzlich zu erfassen, sind damit pauschal ca. 2.000 Stoffe betroffen.

Während die Derivate des 2-Phenylethylamins Psychostimulanzien oder Weckamine sind, die eine aufputschende Wirkung haben, sind die Cannabinoide Derivate von Substanzen, die im Haschisch vorkommen und eine beruhigende Wirkung haben. Die Bezeichnung neue psychoaktive Substanz ist daher kein chemisch-medizinischer, sondern ein juristischer Begriff.

Ein bedeutendes illegales Derivat des 2-Phenethylamins ist das 3,4-Methylendioxy-*N*-methylamphetamin (MDMA), welches früher als Hilfsmittel in der Psychotherapie getestet wurde und inzwischen unter dem Namen Ecstasy vor Amphetamin und Kokain die am häufigsten benutzte illegale Partydroge [3] wurde. MDMA wurde von A. Köllisch 1912 erstmals hergestellt.

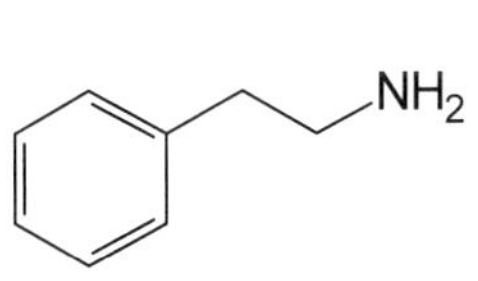

NH_2

2-Phenethylamin
Sdp.: 200 °C
LD_{50}: 800 mg (Ratte, oral)
pLD: 3,1

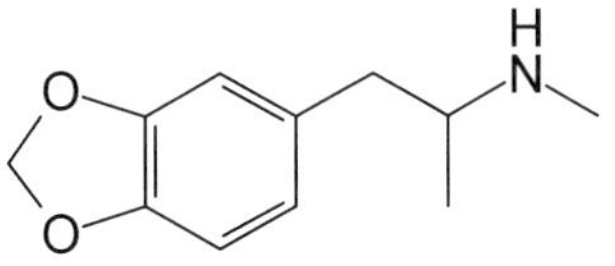

H N O O

Ecstasy
MDMA
Smp.: 152 °C (Hydrochlorid)
LD_{50}: 97 mg/kg (Maus, oral)
pLD: 4

Von MDMA gibt es zwei Enantiomere. Der Chemiker und Pharmakologe A. Shulgin forschte in den 1960er Jahren auf dem Gebiet der psychedelisch wirkenden Substanzen und wurde dabei auf MDMA, was bis dahin als pharmakologisch uninteressant galt aufmerksam. Shulgin verbesserte auch die Synthesemethode. Der Syntheseweg startet mit Piperonal in mehreren Schritten über Piperonyl-methylketon und führt schließlich zum MDMA [240]

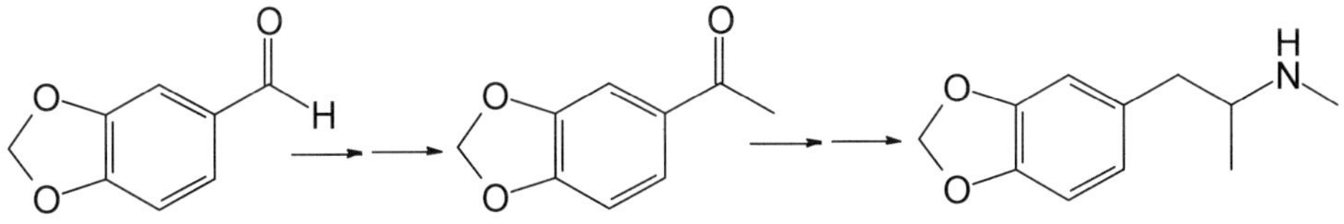

Piperonal → → Piperonylmethylketon → → MDMA

Erst der Massenkonsum in den 1980er Jahren machte MDMA als Droge bekannt und führte schließlich zum Verbot. MDMA ist in Deutschland seit August 1986 ein nicht verkehrsfähiges Betäubungsmittel.

MDMA erhöht die Ausschüttung von Neurotransmittern und Serotonin und bewirkt so Euphorie. Durst und Schmerzempfinden werden reduziert. Weil Körperreserven verbraucht werden, sind Kreislaufstörungen und Müdigkeit die Folge. Auch Psychosen werden beobachtet. Besonders in der Technoszene ist illegaler Ecstasykonsum weit verbreitet. MDMA hat ein psychisches Abhängigkeitspotential, allerdings wird beim Süchtigen anscheinend nicht die Dosis gesteigert, da sich der erwünschte Rausch nicht verstärkt. Es ist nicht klar, ob Ecstasykonsum auf Dauer die Gedächtnisleistung schwächt. Ecstasy sollte nicht verwechselt werden mit Liquid Ecstasy, welches aus γ-Hydroxybuttersäure (GHB) besteht, flüssig ist und sich chemisch wie in seiner Wirkung anders als das MDMA verhält.

Ecstasy-Tabletten sind häufig mit *meta*-Chlorphenylpiperazin gestreckt, welches statt erwünschter psychoaktiver Wirkung zu Übelkeit und Depressionen führt. Weitere Verunreinigungen sind Amphetaminderivate wie MBDB, MDEA oder BDB, die ebenfalls alle nicht verkehrsfähige Betäubungsmittel sind. Diese Derivate haben Wirkdosen von 100 bis 200 mg und eine Wirkdauer von 3 bis 6 Stunden.

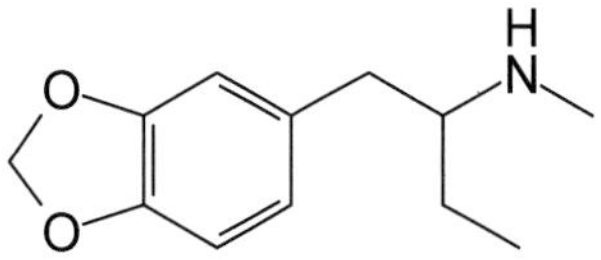

N-Methyl-1-(1,3-benzodioxol-5-yl)-2-butylamin)
MBDB
Smp.: 156 °C

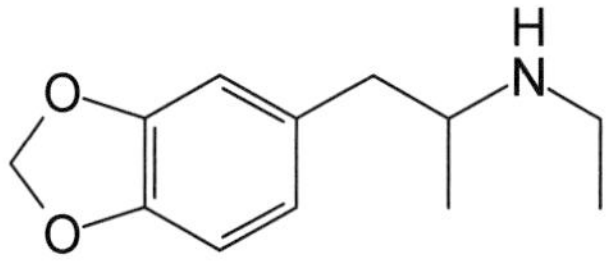

3,4-Methylendioxy-*N*-ethylamphetamin
MDEA
Smp.: 202 °C (Hydrochlorid)

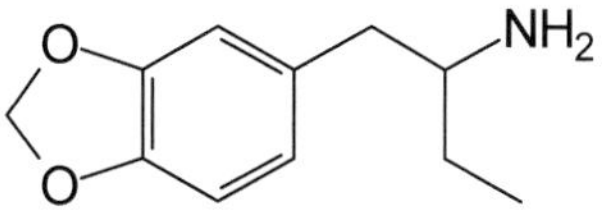

2-Amino-1-(3,4-methylendioxyphenyl)butan
BDB

Es gibt kaum toxikologische Daten über diese Stoffe. Unter dem Namen „Badesalz“ wird seit einiger Zeit die illegale Designerdroge MDPV verkauft. MDPV sollte mal eine Nachfolgesubstanz für das Methylphenidat werden und hat eine angeblich viermal stärkere Wirkung bei einer Wirkdauer von etwa vier Stunden.

Wie bei Weckaminen üblich, kommt es zu erhöhtem Herzschlag, Blutdrucksteigerung, Schwitzen, höherer Wachsamkeit und Leistungssteigerung. Bei hohen Dosierungen kann es zu Panikzuständen kommen.

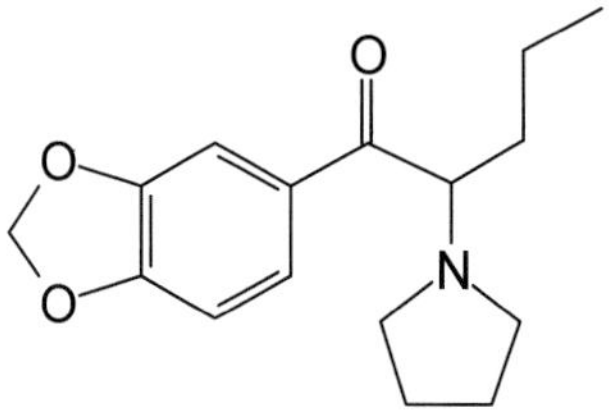

3,4-Methylendioxypyrovaleron
MDPV
Smp.: 238 °C

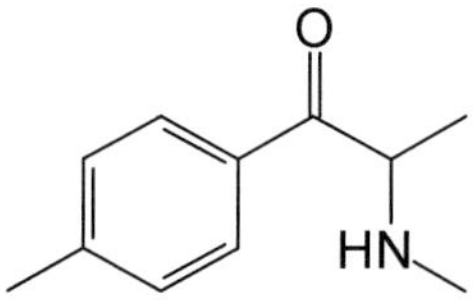

Mephedron
4-MMC
Smp.: 67 °C

Ein weiteres Beispiel für eine so genannte Badesalzdroge ist das Mephedron. Der Szenename wird „Miau“ ausgesprochen. Im September 2015 kam es zu einem denkwürdigen Vergiftungsfall mit der Szene-Droge „Aquarust“. Bei einem Lehrgang von

Heilpraktikern in Handeloh (Niedersachsen) sollten eigentlich homöopathische Mittel getestet werden. Stattdessen wurde 2,5-Dimethoxy-4-ethylphenethylamin gereicht. 29 Teilnehmer bekamen Wahnvorstellungen, Krämpfe und Herzrasen. 200 Rettungskräfte mussten kommen. Der Seminarraum glich einem Feldlazarett.

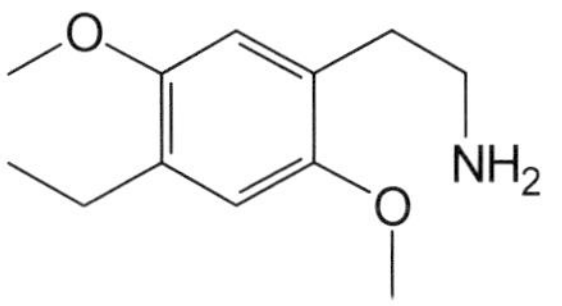

2,5-Dimethoxy-4-ethylphenylethylamin
2C-E
(Aquarust)
Smp.: 210 °C (Hydrochlorid)

Auch das 2C-E wurde erstmals vom bereits genannten Amphetaminexperten A. Shulgin synthetisiert. Bei oraler Einnahme von 10 mg dauert der Wirkeintritt etwa eine halbe Stunde und dauert sechs bis acht Stunden. Seit Dez. 2014 sind Handel und Abgabe des Stoffes in Deutschland verboten.
Substanzen wie Ecstasy, Amphetamin, Mephedron oder andere Psychostimulanzien werden zur sexuellen Enthemmung genutzt. Es wurde in der Fachliteratur dafür der Begriff Chemsex geprägt [164]. Risiken sind Abhängigkeit von Drogen, sexuell übertragbare Krankheiten durch ungeschützten Geschlechtsverkehr und allgemeine Erschöpfungszustände durch zu langen Schlafentzug. Es gibt viele weitere Substanzen, die dem Amphetamin in Struktur und Wirkung ähnlich sind. Methylhexanamin und 1,3-Dimethylbutylamin sind Alkyl-Derivate des Amphetamins.

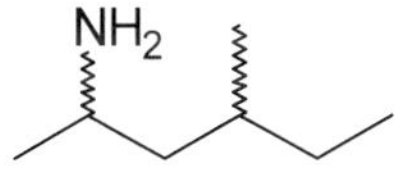

Methylhexanamin
(DMAA)
Sdp.: 130-135 °C
LD_{50}: 185 mg/kg (Maus, i.p.)
pLD: 3,7

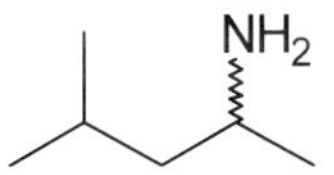

1,3-Dimethylbutylamin
(DMBA)
Sdp.: 106 °C
LD_{50}: 470 mg/kg (Maus, oral)
pLD: 3,3

Methylhexanamin wurde illegal als Nahrungsergänzungsmittel eingesetzt und führte zu diversen Dopingfällen. Der Stoff hatte mal in den 1940er Jahren eine Arzneistoffkarriere als Sympathomimetikum zum Abschwellen der Nasenschleimhaut begonnen, war aber 1983 vom Markt genommen worden. Da es zwei chirale Zentren hat, liegt es in vier Enantiomeren vor. Auch das 1,3-Dimethylbutylamin (DMBA) wurde als Nahrungsergänzungsmittel verwendet. Nach Auftreten von unerwünschten

Wirkungen wie großer Unruhe sind DMBA-haltige Produkte nicht mehr verkehrsfähig und seit Ende 2014 vom europäischen Markt verschwunden.

Die zweite Gruppe von neuen psychoaktiven Substanzen sind Cannabinoidderivate, die als Cannabinoid-Rezeptor-CB_1-Agonisten wirken und z. T. käuflichen Kräutermischungen zugefügt werden. So machte der Freiburger Toxikologe Volker Auwärter einen kontrollierten Selbstversuch mit einer im Internet frei verkäuflichen Kräutermischung. Wenige Minuten nach dem Konsum einer aus der Mischung selbstgedrehten Zigarette wurden die Augen rot, der Puls stieg von 60 auf 120 Schläge, und es war klar, dass nicht nur harmlose Kräuter, sondern echte Chemie die Wirkung verursachte. Nach sorgfältiger Analyse war klar, dass ein bisher legales Derivat des synthetischen Cannabinoid CP-47,497 beigemischt war [9].

Nach dem Betäubungsmittelgesetz ist CP-47,497 seit Januar 2009 ein verkehrsfähiges, aber nicht verschreibungsfähiges Betäubungsmittel.

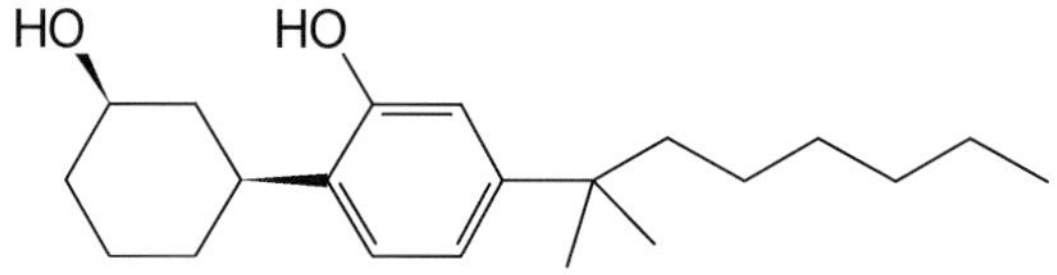

HO HO

CP-47,497
(Z)-3-[4-(1,1-Dimethylheptyl)-
2-hydroxyphenyl]cyclohexanol
Smp.: 109-110 °C

Den synthetischen Cannabinoiden wurden 2014 25 Todesfälle zugeschrieben. Wenn ein Konsument im Drogenrausch aus dem Fenster springt, ist er letztendlich auch ein Drogenopfer. Es gibt bisher keinen LD_{50}-Wert für das CP-47,497. Es muss damit gerechnet werden, dass es weitere Cannabinoid-Analoga gibt, die viel stärker wirksam sind als das Original. Bis 2014 war die Verbreitung von Cannabinoiden ein Verstoß gegen das Arzneimittelgesetz. Nach natürlichem Cannabis sind neue psychoaktive Substanzen die zweithäufigste konsumierte illegale Droge.

32.10 Vitamine

Vitamine sind essentielle organische Katalysatoren, die bei Lebensvorgängen von entscheidender Bedeutung sind. Versuchstiere, die nur mit Fett, Kohlenhydraten und Eiweiß ernährt wurden, konnten nicht am Leben erhalten werden, wie Stepp und Hopkins 1909 zeigten. Obwohl Vitamine, der Name leitet sich vom lateinischen Wort vita = Leben ab, unerlässlich für den Körper sind, haben sie abhängig von der Dosis auch eine gewisse toxikologische Bedeutung.

Die wasserlöslichen Vitamine B_1, B_2, B_5, B_6, B_{12}, C und H (B_7) sind für den Körper leicht ausscheidbar und damit ungefährlicher als die fettlöslichen Vitamine A, D, E und K.

Vitamin A_1 (Retinol)

Vitamin B_5 (Pantothensäure)

Vitamin E (α-Tocopherol)

Vitamin C (L-Ascorbinsäure)

Tab. 32-12 Daten der Vitamine

Vitamin	**Smp. (°C)**	**Tagesbedarf**	**Löslichkeit Wasser**	**LD_{50} mg/kg** (Ratte, oral)	**pLD**
A: Retinol	62	1-3 mg	unlöslich	2.500	2,6
B_1: Aneurin (Thiamin)	248	1-2 mg	500 g/l	301 (s.c.)	3,5
B_2: Riboflavin	280	1-2 mg	70 mg/l	über 10.000	
B_5: Pantothensäure	u. 25	10-50 mg	350 g/l	über 10.000	
B_6: Pyridoxin	157	2-4 mg	120 g/l	4.000	2,4
B_7: Biotin	232	10 mg	220 mg/l		
B_{12}: Cobalamin	392	0,01 mg	12 g/l	5.000	2,3
C: Ascorbinsäure	191	50-100 mg	330 g/l	11.900	1,9
D: Ergocalciferol	117	0,01 mg	50 mg/l	10	5
E: Tocopherol	393	30 mg	1 mg/l		
K: Phyllochinon		1-5 mg			

Vitamin A kommt vor allem in Leber, Butter, Eigelb und Milch vor. Es ist wichtig für das Hell-Dunkel-Sehen. Ein Mangel führt zu Nachtblindheit und Wachstumsstörungen. Eine tägliche Einnahme von über 15 mg Vitamin A (zehnfache täglich empfohlene Dosis) kann zu Übelkeit und bei jahrelanger Überversorgung zur Vergrößerung der Leber führen, da sich überschüssiges Vitamin A dort anreichert. 100 g

Schweineleber enthalten etwa 40 mg Vitamin A, und die Leber des Eisbären hat bei so manchem Inuk (Eskimo) früher zu Vergiftungen geführt.
Alle B-Vitamine kommen in Hefe, Getreidekeimen, Eigelb, Leber und Kartoffeln vor.
Vitamin B_1 (Aneurin/Thiamin) ist ein Coenzym im Citratzyklus und spielt eine große Rolle beim Kohlenhydratabbau. Ein Mangel führt zu Beriberi.
Diese Erkrankung entsteht vor allem durch ausschließliche Ernährung mit geschältem Reis und manifestiert sich in Herzinsuffizienz und Nervenlähmung.
Vitamin B_2 (Riboflavin) ist ein Atmungsferment und Vorstufe wichtiger Enzyme. Bei Mangel kommt es zu Krämpfen und Wachstumsstörungen.
Da Vitamin B_5 (Pantothensäure) sehr weit verbreitet ist, sind Mangelerscheinungen beim Menschen unbekannt. Die Pantothensäure ist Bestandteil des wichtigen Co-Enzyms A.
Vitamin B_6 (Pyridoxin) spielt eine große Rolle beim Abbau der Aminosäuren. Ein Mangel führt zur Veränderung der Hauttalgdrüsenproduktion (Schuppen).
Vitamin B_7 (Biotin/Vitamin H) ist ein Biowuchsstoff der Zellen. Ein Mangel führt zu Hauterkrankungen.
Vitamin B_{12} (Cobalamin) ist dem Blutfarbstoff sehr ähnlich, enthält aber statt Eisen Cobalt. Ein Mangel führt zur Anämie.
Vitamin C (Ascorbinsäure) kommt in Grünpflanzen, Obst, Hagebutten und Paprika vor. Es greift in Reduktions-Oxidations-Prozesse ein und aktiviert Enzyme. Ein Mangel führte früher zu dem in der Seefahrt gefürchteten Skorbut. Eine Hypervitaminose (Überdosierung) mit Ascorbinsäure ist kaum möglich, da Überschüsse über die Nieren ausgeschieden werden. Ab 1 g täglich steigt die Oxalat-Konzentration, und damit erhöht sich das Nierensteinrisiko. Bei 5 bis 15 g kommt es zu Durchfall. Entsprechend des LD_{50}-Wertes bei Ratten (12 g/kg, orale Aufnahme) müsste ein Mensch die absurd anmutende Menge von 800 g Vitamin C zu sich nehmen, um eine tödliche Vergiftung zu erleiden. Der Doppelnobelpreisträger L. Pauling hat jahrzehntelang täglich 13 g Vitamin C zur Infektions- und Krebsabwehr geschluckt; er wurde 93 Jahre alt und starb an Krebs.
Vitamin D (Calciferol) kommt in Butter und Lebertran vor. Es bildet sich aus Provitaminen durch Sonnenlicht. Es spielt eine große Rolle beim Phosphat- und Calcium-Stoffwechsel. Bei Mangel kommt es zu rachitischen Skelettveränderungen. Die Einnahme von 0,1 mg Vitamin D (die zehnfache empfohlene tägliche Dosis) über sechs Monate wird als vertretbar angesehen.
Vitamin E (Tocopherol) kommt vermehrt in Erdnüssen und Getreidekeimen vor. Es wird bei Sterilität, Hauterkrankungen und Durchblutungsstörungen eingesetzt. Mangelerscheinungen sind nicht bekannt. Vitamin E ist zwar fettlöslich, wird aber nicht im Körper angereichert, sondern über die Leber und die Nieren ausgeschieden. 300 mg täglich sollen angeblich noch für einen Erwachsenen vertretbar sein.

Vitamin K sind verschiedene Naphthochinonderivate, die vor allem in Spinat, Fisch und Leber vorkommen. Es wird auch in der menschlichen Darmflora hergestellt. Mangel führt zu Störungen bei der Blutgerinnung.
Vitamin K ist auch in hohen Dosen nicht toxisch, außer bei Neugeborenen. Dort wird eine Hämolyse (Zerstörung von Blutkörperchen) ausgelöst.

32.11 Hormone

Hormone wirken ähnlich wie Vitamine, werden aber vom Körper selbst hergestellt. Daneben gibt es zahlreiche synthetisch hergestellte Hormone. Hormone steuern den Stoffwechsel, den Wasser- und Elektrolythaushalt sowie die Sexualität. Chemisch sind sie vor allem Steroide, Aminosäuren, Amine und Proteine. J. Takamine isolierte 1901 als erstes Hormon das Adrenalin. Eine Vielzahl von körpereigenen Hormonen werden in der Hypophyse (Hirnanhangdrüse) hergestellt.
Die Sexualhormone wie Östrogen und Testosteron werden in den Keimdrüsen hergestellt und haben als Grundgerüst ein Phenanthrensystem mit einem C5-Ring.

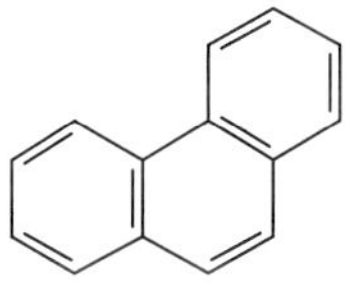

Phenanthren 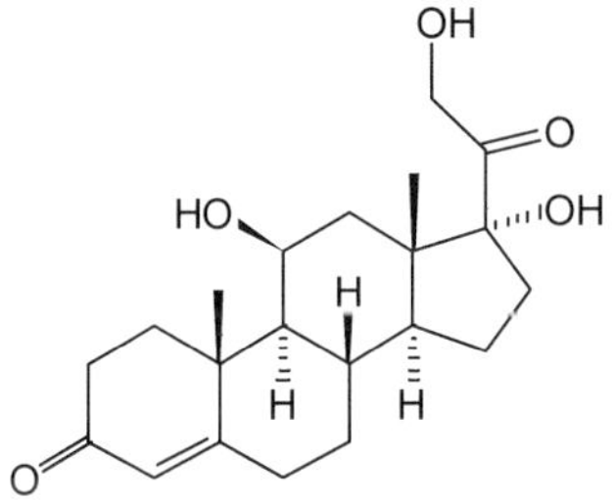 Cortisol 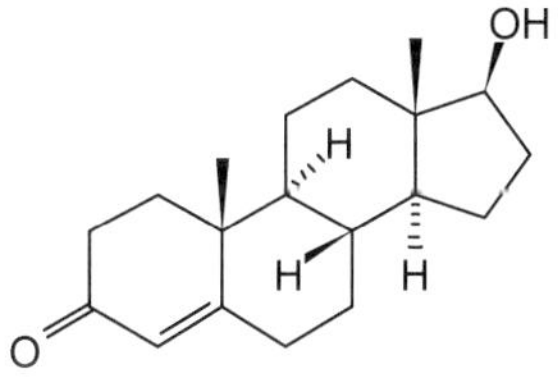 Testosteron

In den Nebennierenrinden werden Adrenalin, Noradrenalin und Cortisol hergestellt. Die Schilddrüse gibt das Thyroxin (T_4) ab, welches stoffwechselsteigernd ist.
In den Langerhansschen Inseln der Bauchspeicheldrüse wird Insulin zur Regulation des Kohlenhydratstoffwechsels hergestellt. Insulin besteht aus mehreren Peptidketten mit einer Molmasse von etwa 5.700 Dalton.
Die Vielzahl der Hormone, die für das Überleben unabdingbar sind, würden den Rahmen dieses Buches bei weitem sprengen, daher soll an der Stelle nur auf wenige und häufig verfügbare pharmakologisch relevante Hormone näher eingegangen werden.

32.11.1 Adrenalin

Adrenalin, auch Epinephrin, wird im Nebennierenmark gebildet. Das natürliche Adrenalin ist das L-Enantiomer, welches 10-mal stärker als die D-Form ist und blutdrucksteigernd wirkt. Es erhöht die Herzfrequenz, den Blutdruck, erweitert die Bronchiolen, liefert Energie durch Fettabbau und führt zur Biosynthese von Glucose.

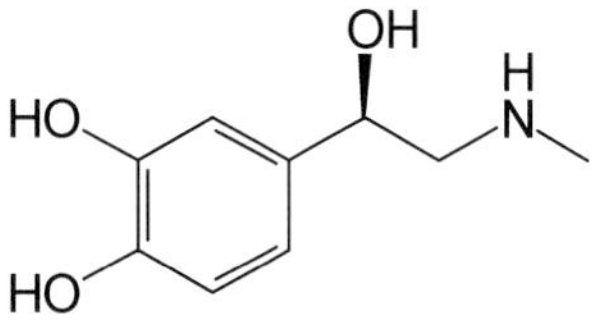

Adrenalin
Smp.: 211°C
Löslichkeit: 0,18 g/l (H_2O)
LD_{50}: 100 µg/kg (Hund, i.v.)
pLD: 7

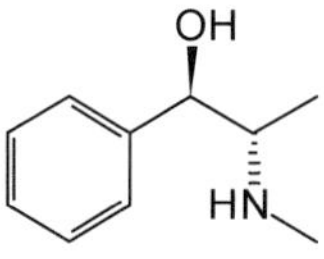

L-Ephedrin 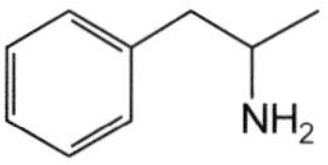 Amphetamin

Man beachte die große Ähnlichkeit des Adrenalins mit den Stimulantien Ephedrin und Amphetamin! 1901 isolierte J. Takamine Adrenalin erstmals aus dem Nebennierenmark, welches dann auf den Pharmamarkt gebracht wurde. Die Biosynthese von Adrenalin geht von der Aminosäure Phenylalanin aus:

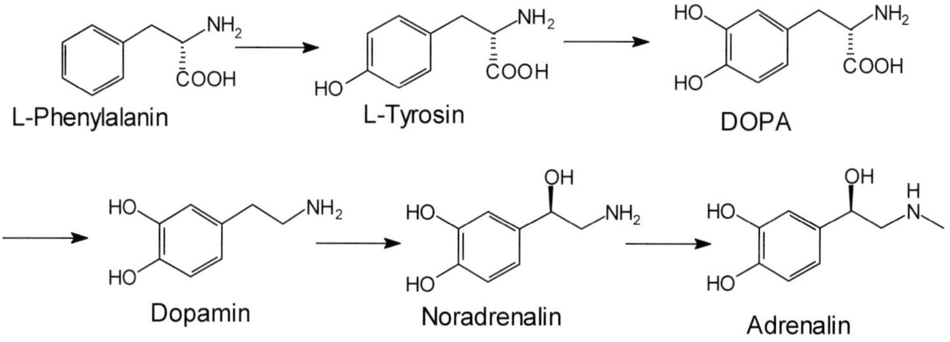

L-Phenylalanin → L-Tyrosin → DOPA → Dopamin → Noradrenalin → Adrenalin

Eine typische im Labor durchgeführte Synthese startet mit Brenzkatechin, zunächst Acylierung mit Chloressigsäurechlorid, dann Aminierung mit Methylamin und schließlich Reduktion zum racemischen Adrenalin, welches mit einem Weinsäureenantiomer aufgetrennt werden kann [213].

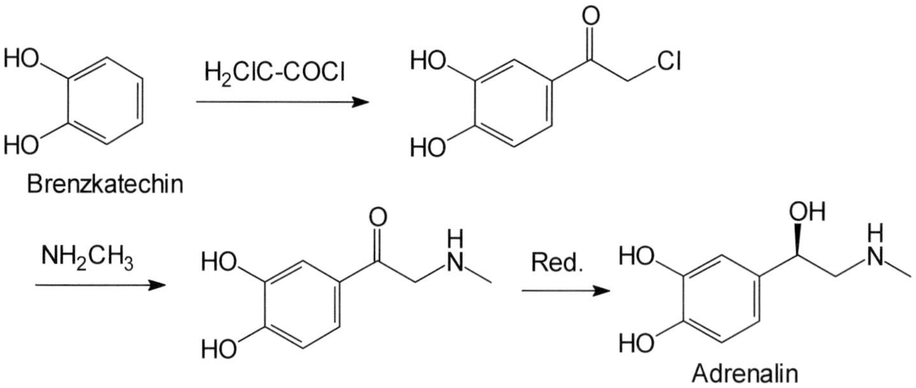

Brenzkatechin —$H_2ClC\text{-}COCl$→ … —NH_2CH_3→ … —Red.→ Adrenalin

Eine übliche Konzentration von Adrenalin im Blut liegt bei 100 ng/l. Cortison fördert die Umwandlung von Noradrenalin zu Adrenalin. Adrenalin hat eine Plasmahalbwertszeit von nur drei Minuten. Adrenalin ist ein Stresshormon, welches uns hilft, in brenzligen Situationen schnell Energie freizusetzen und das Überleben durch Flucht oder Kampf wahrscheinlicher zu machen.
In der Notfallmedizin wird das Adrenalin intravenös als Suprarenin 1 mg oder auch durch Beatmungstubus endobronchial verwendet. Adrenalin wurde in den 1950er Jahren als erstes Betamimetikum gegen akute Asthmaanfälle verwendet. Heute gibt es selektivere Wirkstoffe mit weniger unerwünschten Wirkungen auf den Kreislauf. Risiken bei der Anwendung von Adrenalin sind Herzrhythmusstörungen, Erhöhung des Blutzuckers, Schwitzen bei gleichzeitigem Kältegefühl, Nervosität, Angst und Krämpfe.

32.11.2 Budesonid und Beclometason

Budesonid wird zur örtlichen Anwendung gegen Asthma, allergische Rhinitis (Schnupfen) und entzündliche Darmerkrankungen eingesetzt. Chemisch erkennt man das klassische Steroidgerüst aus einem Phenanthrensystem mit ankondensiertem Fünfring, wie es auch bei den Sexualhormonen und dem Cortison vorkommt.

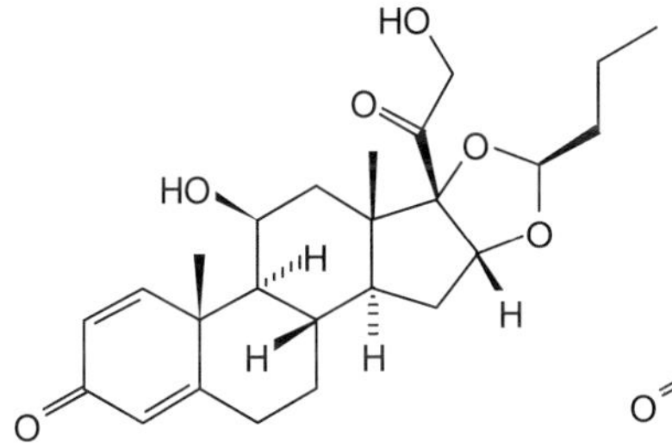

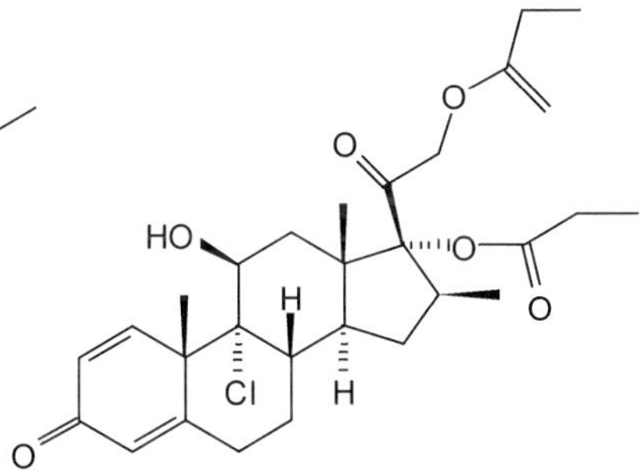

Budesonid
Smp.: 226 °C
LD_{50}: 4,7 g/kg (Maus, oral)
pLD: 2,3

Beclometason-17,21-dipropionat
Smp.: 212 °C (Zers.)
LD_{50}: 3,7 g/kg (Ratte, oral)
pLD: 2,4

Der durchschnittliche Asthmapatient inhaliert durch sein „Cortison"-Spray dreimal zwei Sprühstöße mit je 0,2 mg Budesonid täglich. Durch die geringe Konzentration und den Abbau während der ersten Leberpassage sind die bei Cortison bekannten unerwünschten Wirkungen wie Knochenschwund, Hautverdünnung, Wachstumshemmung und Muskelschwäche sehr unwahrscheinlich. Ähnliches gilt für das bereits seit 1972 verwendete Beclometason (eigentlich der Dipropionsäureester Beclometason-17,21-dipropionat) mit 0,25 mg je Sprühstoß und dem etwas neueren Fluticason mit 0,125 mg Einzeldosis.

32.11.3 Cortisol

Wenn man in der Pharmazie von Cortison spricht, meint man eigentlich Cortisol, auch Hydrocortison genannt. Es wird in der Nebennierenrinde über mehrere Zwischenstufen aus Cholesterin gebildet. Anfang der 1950er Jahre gab es ein wahres Wettrennen um die erste Totalsynthese des Cortisons, von dem man sich eine große Hilfe gegen alle Entzündungsprozesse im menschlichen Körper versprach [212], [296]. Cholesterin selbst wird aus dem langkettigen Kohlenwasserstoff Squalen gebildet. Squalen ist auch biologische Zwischenstufe der Synthese von Vitamin D. Es wird als Zusatz im Grippeimpfstoff verwendet.

Das Cortisol ist ein lebensnotwendiges Stresshormon. Es ist oral wirksam, eine Standardtagesdosis liegt bei 30 mg. Es fördert die Gluconeogenese in der Leber und den Fettstoffwechsel, wirkt aber langsamer als das Adrenalin. In höheren Dosen wirkt es entzündungshemmend. Als synthetisches Hydrocortison wird es oral zur Immunsuppression eingenommen, bei Ekzemen als Salbe auf die Haut aufgetragen oder bei Gicht in die entzündeten Gelenke injiziert.

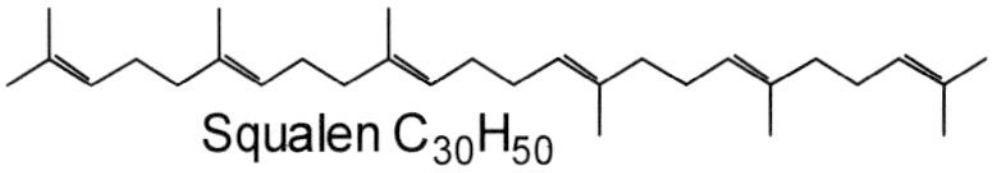

Smp.: -5 °C
Sdp.: 275 °C
Dichte: 0,86 g/cm³
Löslichkeit: < 1 g/l (H_2O)
LD_{50} : 1,8 g/kg (Maus i.v.)
5 g/kg (Maus, oral) pLD: 2,3

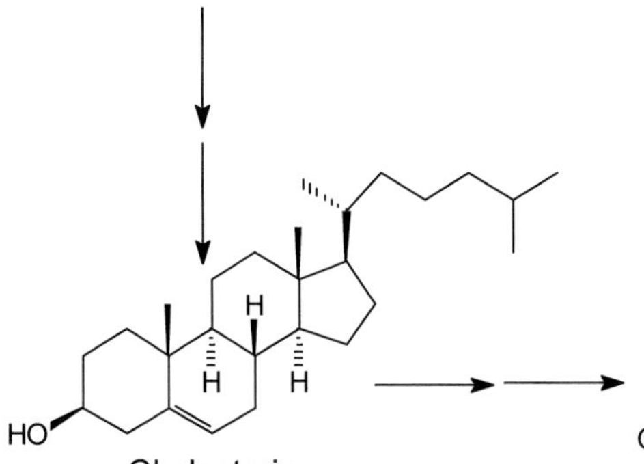

Squalen $C_{30}H_{50}$

HO

H H H

Cholesterin

OH O OH HO H H H O

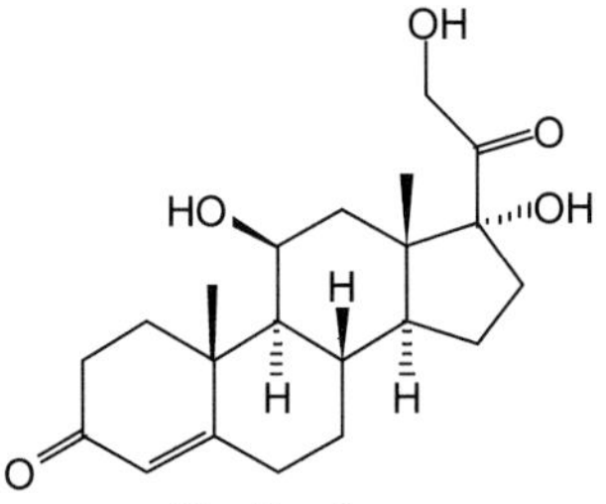

Cortisol
Smp.: 213 °C
LD_{50}: 150 mg/kg (Maus, i.p.)
pLD: 3,8

Bei langfristiger Anwendung von Cortisol oder anderen Glucocorticoiden kommt es zu unerwünschten Wirkungen: Infektionsneigung, Wundheilungsstörung, vermehrte Gluconeogenese und Freisetzung von Glucose. Durch Insulineinfluss wird die Glucose zu Triglyceriden verwertet. Es kommt zum Fettansatz, Vollmondgesicht und

Büffelnacken, Osteoporose, Steroiddiabetes und bei Kindern zu Wachstumsstörungen. Bei einer natürlichen Cortisolüberproduktion spricht man vom Cushing-Syndrom.

Tab. 32-13 Wirkung von Steroiden

Steroid	Glucocorticoide Wirkung	Cushing-Schwelle
Cortisol	1	30 mg/d
Prednisolon	4	7,5 mg/d
Dexamethason	30	1,5 mg/d

Prednisolon und Dexamethason sind künstliche, länger wirksame und stärker glucocortikoid wirkende Steroide als das natürliche Cortisol. Sie werden oral eingenommen und haben weniger unerwünschte Wirkungen als das Cortisol. Dexamethason wirkt stark gegen Höhenlungenödeme beim Bergsteigen

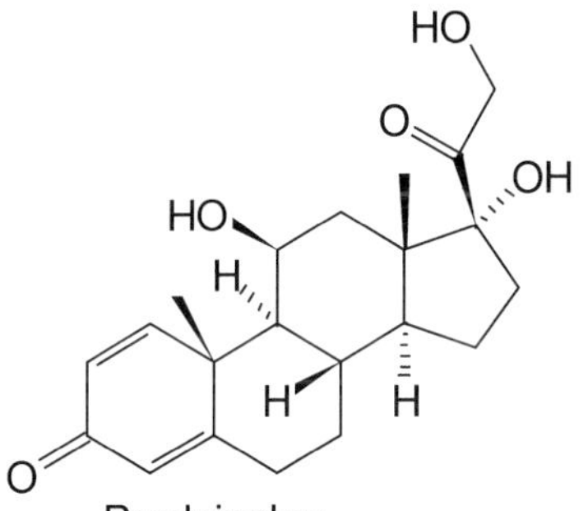

Prednisolon
Smp.: 235 °C
LD_{50}: 120 mg/kg (Ratte, i.v.)
pLD: 3,9

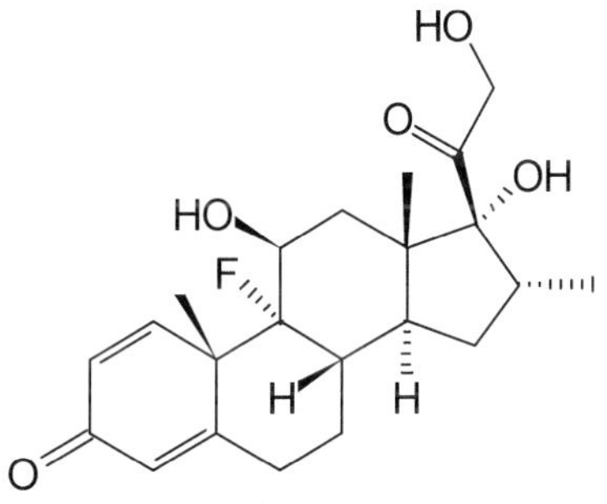

Dexamethason
Smp.: 263 °C
LD_{50}: 54 mg/kg (Maus, i.p.)
pLD: 4,3

32.11.4 Insulin

Dieses blutzuckersenkende Hormon wird in den β-Zellen der Langerhans-Inseln der Bauchspeicheldrüse gebildet. Es hat eine Molmasse von über 6.000 Dalton und besteht aus zwei Peptidketten mit je 21 und 30 Aminosäuren, die über Disulfidbrücken miteinander verbunden sind. Insulin sorgt dafür, dass die Blutzuckerkonzentration bei 3,9 bis 6,4 mmol/l oder 70 bis 110 mg/dl liegt. Eine Insulineinheit enthält 41,67 µg reines Insulin. Eine Überdosierung des Insulins kann zu einer starken Unterzuckerung und sogar zu Koma und Tod führen. Anfang der 1980er Jahre wurde der Fall der Sunny von Bülow weltbekannt. Die reiche Erbin fiel ins Koma und ihr Mann wurde verdächtigt, diesen Zustand mit einer Insulininjektion erreicht zu haben. Letztendlich wurde er freigesprochen und nach 28 Jahren Koma starb von Bülow. Der Nachweis einer Insulinüberdosierung ist zwar schwer, aber ein erfahrener Diabetiker wird auf eine starke Unterzuckerung normalerweise schnell mit Zuckeraufnahme reagieren. Einen Mordanschlag mit Insulin sollte das erheblich erschweren.

32.11.5 Künstliche Sexualhormone

Die Sexualhormone wie die Androgene, Estrogene und Gestagene werden in den Keimdrüsen des Körpers hergestellt. Das künstliche und in der Apotheke käufliche Hormon, mit dem die allermeisten Frauen im Laufe ihres Lebens in Kontakt kommen, ist das Estrogen Ethinylestradiol, Bestandteil der hormonellen Empfängnisverhütung.
Eine hormonelle Verhütung hat meist zwei Bestandteile: Ein Gestagen, das die Ovulation (Eisprung) unterbindet, und einen Estrogenanteil, der häufige Zwischenblutungen verhindert [120]. Fast immer ist dieses Estrogen das Ethinylestradiol. Die erste Antibabypille enthielt 9,85 mg des Gestagens Norethisteron [49] und 0,15 mg Mestranol, dem 3-Methylether des Ethinylestradiols. Heutige Pillen enthalten verschiedene Gestagene mit maximal 3 mg pro Pille (minimal nur 75 μg) und nur noch 20 μg Ethinylestradiol.

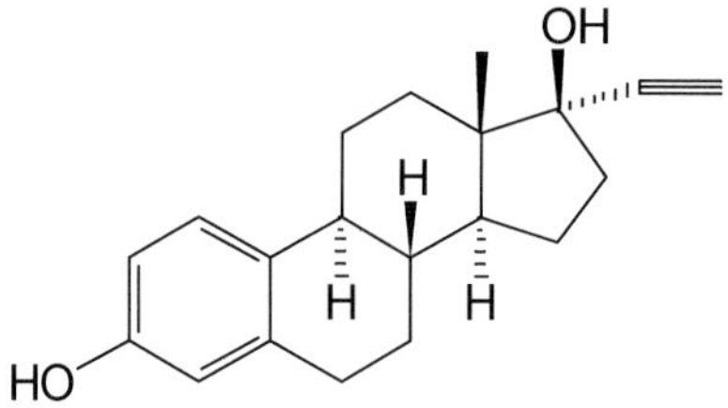

Ethinylestradiol
Smp.: 183 °C
LD_{50}: 960 g/kg (Ratte, oral)
pLD: 3

Die akute Giftigkeit dieser genannten Hormone ist gering und bewegt sich im Tierversuch mit Ratten bei oraler Aufnahme bei einem LD_{50}-Wert von 1 bis 10 g/kg. Es gibt allerdings Kontraindikationen für ethinylestradiolhaltige Pillen bei Lebererkrankungen, thromboembolischen Erkrankungen oder Diabetes mit Gefäßverengung.
Die am häufigsten beobachteten unerwünschten Wirkungen der Pille sind Akne, Stimmungsschwankungen und Gewichtszunahme. Nach jahrelanger Einnahme scheint das Risiko für Thromboembolie, Herzinfarkt und Lebertumore leicht anzusteigen, auch wenn die absoluten Zahlen gering sind. Hier sind auch immer die erbliche Vorbelastung und der Lebenstil (Rauchen, Übergewicht, Alkohol) zu beachten.

Die bekannteste gefährliche unerwünschte Wirkung der hormonellen Verhütung sind venöse Thromboembolien (VTE). Überraschenderweise kommt die VTE bei neueren Gestagenen etwas häufiger vor als bei den älteren [147]. Tatsächlich ist allerdings mit einer Schwangerschaft ein noch höheres Thromboserisiko verbunden.

Tab. 32-14 Thromboserisiko bei Frauen zwischen 15 bis 44

	VTE-Fälle pro 100.000 Frauen und Jahr
ohne hormonelle Verhütung	5 bis 10
Gestagen 2. Generation	20
Gestagen 3. Generation	30 bis 40
Schwangerschaft	60

Zwar nicht gesundheitsschädlich, aber ein möglicher Knockout für die empfängnisverhütende Wirkung der Pille ist die Einnahme von Stoffen, die in der Leber wie das Ethinylestradiol über das Enzymsystem P-450 CYP 3A4 verstoffwechselt werden. Dazu gehören Barbiturate, Carbamazepin, aber auch das so harmlos wirkende und bei Discountern erhältliche Johanniskraut. Jede Frau, die Johanniskraut Tabletten oder Barbiturate nimmt, muss damit rechnen, dass ihre Antibabypille nicht mehr wirkt. Es gibt keine Studien darüber, wie viele ungewollte Schwangerschaften so zustande kommen.

Es gibt etwa ein Dutzend Gestagene auf dem deutschen Pharmamarkt, die zusammen mit dem Ethinylestradiol eine sehr zuverlässige hormonelle Verhütung ermöglichen. Das Levonorgestrel soll an dieser Stelle stellvertretend für das Gestagen genannt werden. Der LD_{50}-Wert liegt bei über 5 g/kg (Ratte, oral). Es handelt sich um ein Gestagen der 2. Generation, welches bereits 1966 auf dem Markt war. In der Pille sind etwa 60 µg dieses Stoffes enthalten. Das Levonorgestrel wird auch in der „Pille danach" eingesetzt.

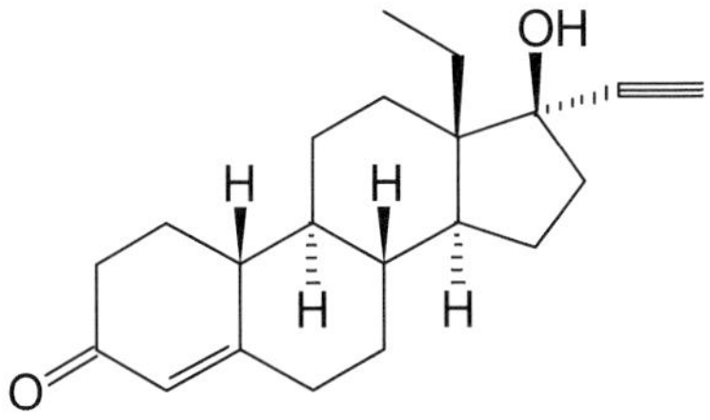

Levonorgestrel
Smp.: 240 °C:
LD_{50}: über 5 g/kg (Ratte, oral)

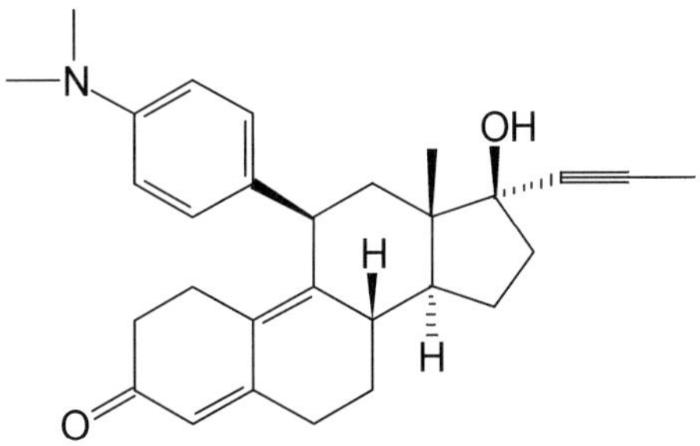

Mifepriston
Smp.: 192-196 °C

Spätestens 48 Stunden nach dem ungeschützten Geschlechtsverkehr werden dabei in einem Abstand von 12 Stunden jeweils 750 µg also die etwa 12-fache Menge die in einer normalen Antibabypille enthalten ist, eingenommen.
Das Antigestagen Mifepriston ist in der sogenannten Abtreibungspille enthalten. Es ist ein Antagonist am Progesteron-Rezeptor. Dadurch wird eine Degeneration der Uterusschleimhaut ausgelöst, und die Plazentafunktion wird gestört. Nach Einnahme von Mifepriston erfolgt innerhalb von 48 Stunden die Ablösung der Gebärmutterschleimhaut. Nach Einnahme eines Prostaglandins wird der Abort ausgelöst. Das Mifepriston wirkt während der ganzen Schwangerschaft, besonders aber bis zum 50. Tag. Mifepriston wurde in den 1980er Jahren in Frankreich entwickelt und führte zu großen Konflikten zwischen Abtreibungsbefürwortern und Abtreibungsgegnern. In Deutschland ist Mifepriston seit 1999 zugelassen.

32.11.6 Testosteron

Testosteron wurde erstmals 1935 von E. Laqueur aus Stierhoden isoliert und im selben Jahr von A. Butenandt und L. Ruzicka synthetisch hergestellt. Es kommt als Sexualhormon bei Mann und Frau in unterschiedlichen Konzentrationen vor. Beim Mann führt es zur Reifung der Spermien, fördert das Wachstum der Körperbehaarung und der Barthaare und besitzt eine muskelaufbauende Wirkung. Ein erhöhter Testosteronspiegel steigert das sexuelle Verlangen, den Antrieb und die Aggressivität. Im Körper tritt das viel stärker wirkende Nandrolon im Verhältnis von 1:50 auf, was ein Interesse am Einsatz als Dopingmittel verständlich macht. Eine Überproduktion des Testosterons in der Nebennierenrinde kann bei der Frau zu einer Vermännlichung der Gesichtszüge, der Stimme, der Muskulatur und der Behaarung führen. Das männliche Auftreten und die auffällig tiefen Stimmen der DDR-Schwimmerinnen bei der Olympiade 1976 in Montreal (die ostdeutschen Teilnehmerinnen holten auf sensationelle Weise alle Einzelgoldmedaillen bei den Schwimmwettbewerben) ließen damals Gerüchte um steroidgestütztes Doping aufkommen, was von einem ostdeutschen Schwimmtrainer mit dem Satz: „Sie sollen schwimmen, nicht singen", gekontert wurde.
Der Testosteronmangel bei alternden Männern gilt als PADAM (partial androgen deficiency in the aging male) und führt zur Einschränkung der Libido, zu Osteoporose und Depressionen. Hier kann Testosteron gut täglich als Gel auf die Haut aufgetragen werden. Es gibt auch Monatsspritzen oder Pflaster, um das PADAM zu behandeln. Bei einer oralen Einnahme sind 120 mg eine typische Tagesdosis (Testosteronundecanoat).
Testosteron ist ein altbekanntes Dopingmittel für Bodybuilder. Hierbei werden synthetische Testosteronderivate mit längeren Alkylgruppen verwendet.

Es kommt dabei häufig zu Überdosierungen mit erheblichen Folgen, wie Lebertumore, Schädigung des Herzmuskels, Arteriosklerose, Thrombosen, Vergröberung der Gesichtszüge und Akne.

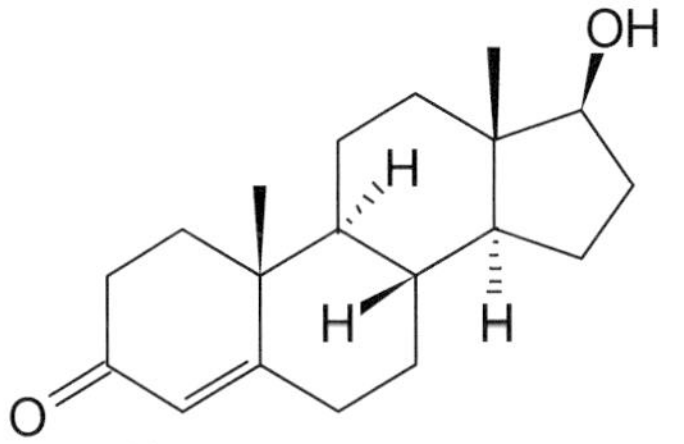

Testosteron
Smp.: 155 °C
fast unlöslich in Wasser
LD_{50}: 1 g/kg (Ratte, oral)
pLD: 3

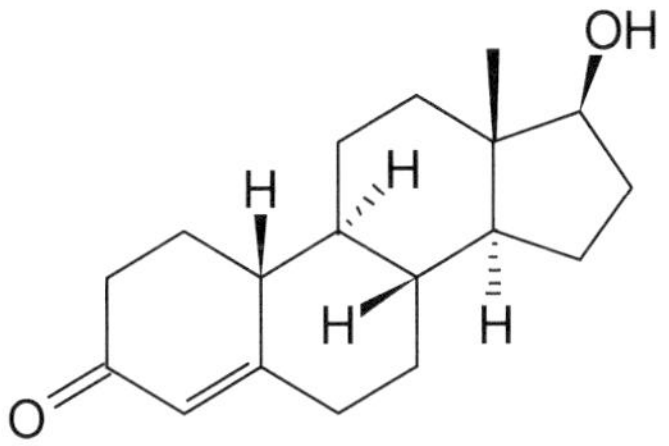

Nandrolon
Smp.: 120 °C

Bezeichnenderweise bekommen die Geschlechtspartnerinnen häufig Akne, wenn ihr bodybuildender Partner gerade eine Anabolikakur macht. Während einer Testosteronkur kann der Patient ein sogenanntes „Superman-Syndrom“ mit dem Gefühl absoluter Grandiosität haben, während der gleiche Patient nach Beendigung der Kur zwar immer noch strotzende Muskelpakete hat, aber einem kaum vor Ängstlichkeit in die Augen schauen kann.
Um ursprünglich Heilungsprozesse nach Verletzungen und Operationen zu beschleunigen, wurde das Dehydrochlormethyltestosteron in den 1960er Jahren bei der VEB Jenapharm in der DDR hergestellt. Es wurde als Oral-Turinabol® in den Dosierungen 1 und 5 mg vertrieben. Dieser Stoff ermöglichte der DDR große Sporterfolge. Die immense Leistungssteigerung in kraftbetonten Sportarten wie Kugelstoßen ist ohne Doping seit den 1960er Jahren kaum erklärlich [244]. Zahlreiche Sportler erhoben inzwischen Schadensersatzansprüche an den Rechtsnachfolger der VEB Jenapharm. Risiken der Einnahme sind Leberschäden, Bluthochdruck und insbesondere bei Frauen tiefere Stimme, Bartwuchs, Akne, Libidosteigerung und Unfruchtbarkeit.

32.11.7 Thyroxin

Thyroxin, auch T_4 genannt, ist ein Schilddrüsenhormon. Das L-Thyroxin wird auch Levothyroxin genannt. Es wurde 1915 von E. Kendall isoliert und in seiner Konstitution 1925 von C. Harrington aufgeklärt. Die vier Iod-Atome machen 65 % der Masse des Thyroxins aus. Der tägliche Bedarf an Iod liegt bei 0,1 bis 0,2 mg, der Gesamtgehalt an Iod im Körper beträgt ca. 20 bis 50 mg. Bei Unterfunktion der Schilddrüse sind die Stoffwechselprozesse eingeschränkt (der Puls kann unter 50

Schläge pro Minute sinken), und die Körpertemperatur ist erniedrigt. Das Denkvermögen ist eingeschränkt, und beim Patienten herrscht eine unglaubliche Trägheit vor. Früher gab es in entlegenen, iodarmen Bergdörfern so genannte Kretins, die kaum über 1,5 m groß wurden, aber dafür einen Kropf hatten, der vor allem aus einer vergrößerten Schilddrüse bestand, und die geistig behindert waren.

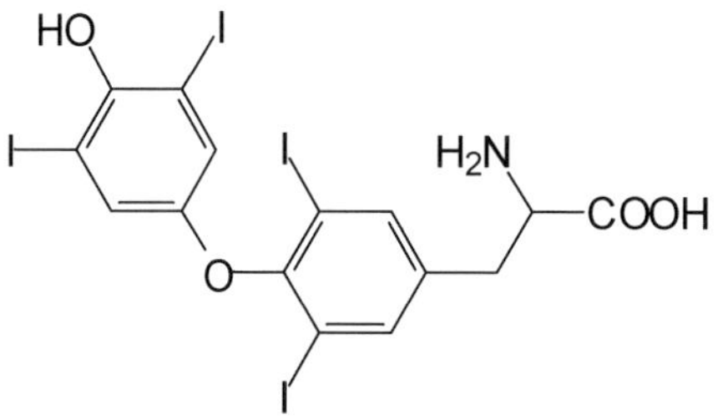

Thyroxin
Smp.: 232 °C
Löslichkeit: 0,1 mg/l (H_2O)
LD_{50}: 20 mg/kg (Ratte, i.p.)
tägliche Dosis: 50 µg
Vergiftung mit 4 mg

1940 waren 0,5 % der Bevölkerung in der Schweiz als Kretins anzusehen. In meernahen Ländern, wo der Wind Iodsalze von der See her ins Land hineinweht, spielte der Kretinismus nie eine Rolle. Bei einer Überfunktion der Schilddrüse spricht man von der Basedowschen Krankheit. Der Betroffene hat einen großen Grundumsatz, hohen Puls, Aufgeregtheit, Schlaflosigkeit und Temperaturerhöhung. Charakteristisch sind die hervortretenden Augäpfel. Bei Überdosierung wird das Herz-Kreislaufsystem überlastet. Thyroxinprodukte werden nicht nur bei Unterfunktion der Schilddrüse, sondern bei Depressionen und missbräuchlich auch als Schlankheitspille eingesetzt. Die Dosis liegt bei 50 bis 200 µg pro Tag. Auch Diiod- und Triiodthyronine haben eine physiologische Bedeutung, hier vor allem das 3,5,3´-Triio-dthyronin, das fünfmal stärker wirksam ist als das Thyroxin.

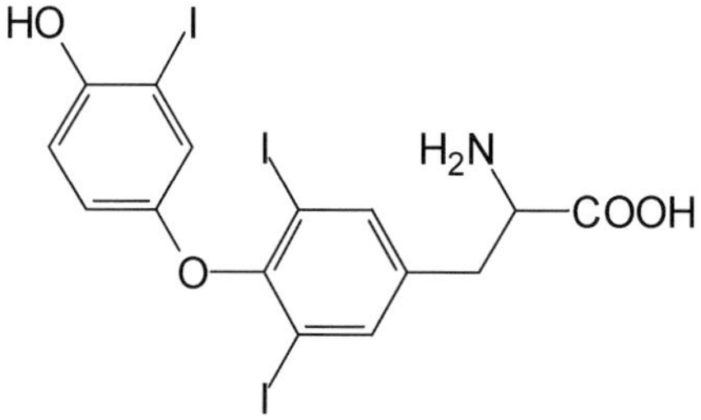

Triiodthyronin
Smp.: 236 °C

32.11.8 β_2-Sympathomimetika

Clenbuterol liegt in zwei Enantiomeren vor und wird zur Behandlung von Asthmaanfällen eingesetzt. Hier liegt eine typische Dosis in einer 20 µg-Tablette pro Tag. Erst in hohen Dosen (in einschlägigen Internetforen wird von 0,2 mg geschrieben) hat es eine anabole, also aufbauende Wirkung auf die Muskeln, die wahrscheinlich durch die Verlangsamung natürlicher Muskelabbauprozesse entsteht. Diese Wirkung wurde von vielen ehemaligen Spitzensportlern sowie in der Kälbermast genutzt. Es wird auch vermehrt Fett abgebaut, indem die Körpertemperatur zwischen 0,3 bis 0,8 °C erhöht wird. Unerwünschte Wirkungen sind erhöhte Herzfrequenz und Zittern. Im Gegensatz zu den anabolen Hormonen sind beim Clenbuterol keine Wirkungen wie eine tiefere Stimme und Vermännlichung zu erwarten, die Doping-Wirkung ist also den gedopten Sportlern nicht so leicht anzusehen wie bei Testosteron-Derivaten.

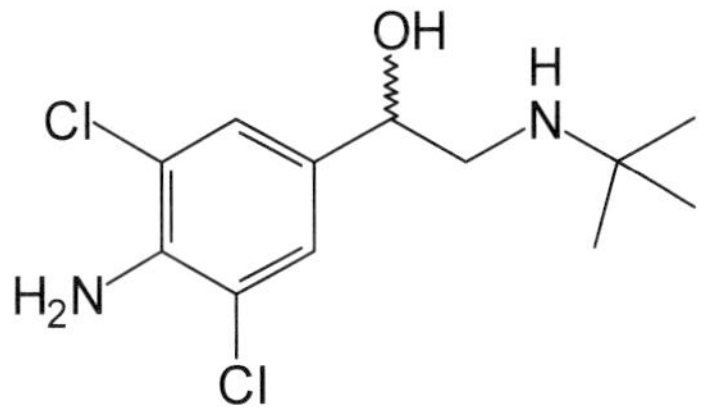

Clenbuterol
Smp.: 175 °C (Hydrochlorid)
LD_{50}: 28 mg/kg (Maus, i.v.) pLD: 4,6
159 mg/kg (Ratte, oral) pLD: 3,8

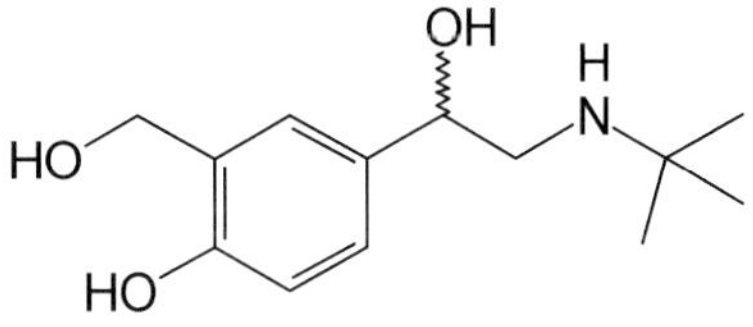

Salbutamol
Smp.: 151 °C
LD_{50}: 660 mg/kg (Ratte, oral)
pLD: 3,2

Salbutamol liegt in zwei enatiomeren Formen vor, es ist heute das übliche β_2-Sympathomimetikum zur inhalativen Reduzierung der Asthmasymptome. Die Standarddosis liegt bei 0,1 µg (1 Sprühstoß), und die Wirkung tritt innerhalb von Sekunden ein. Pharmazeutisch eingesetzt wird das Racemat. Unerwünschte Wirkungen, vor allem bei Überdosierung, sind Zittern, erhöhte Herzfrequenz, Bluthochdruck, Nasenbluten und Nervosität.

Aufgrund seiner langen Seitenkette ist das in den 1990er Jahren als langzeitwirksam eingeführte Salmeterol lipophiler (fettlöslicher) als das Salbutamol. Es hat eine deutlich höhere Halbwertzeit, braucht aber länger bis zum Wirkungseintritt (Wirkungsmaximum erst zwei Stunden nach Anwendung) und ist daher nicht wirksam beim akuten Asthmaanfall. Wie beim Salbutamol kommt das Racemat zum Einsatz. Übliche Dosis sind 36 µg Salmeterolxinafoat.

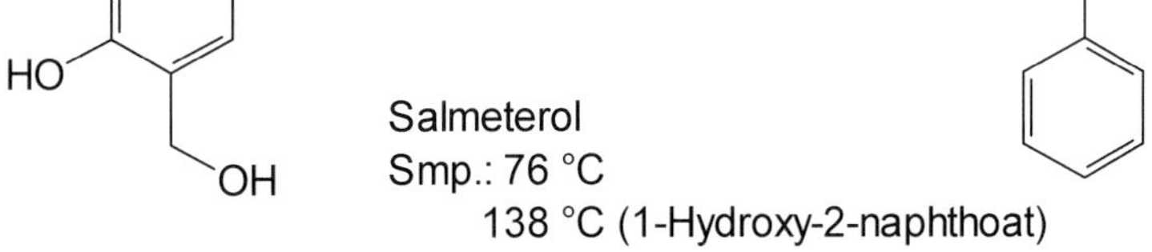

Salmeterol
Smp.: 76 °C
138 °C (1-Hydroxy-2-naphthoat)
LD_{50}: über 1 g/kg (Ratte, oral)

32.12 Virustatika

Viren bestehen vor allem aus Erbsubstanz wie Nucleinsäuren und DNA. Sie besitzen keinen Stoffwechsel, sondern vermehren sich mit Hilfe der von ihnen befallenen Zellen. Der fehlende Stoffwechsel wirft bei der Bekämpfung der Viren die Frage auf, wie man jemanden vergiften kann, der nicht isst.

Die allgemeine Strategie von Virustatika kann daher sein:

- das Eindringen des Virus in die Körperzelle verhindern
- die Vermehrung der Virusinformation in der Körperzelle verhindern
- das Austreten neuer Viren aus der Körperzelle verhindern

Das Adamantan-Derivat Amantadin z. B. verhindert das Andocken von Viren an Körperzellen bei der Influenza.

Um die Vermehrung der Viren-DNA zu verhindern, werden Derivate der Nukleoside eingesetzt. Einige bieten eine falsche Base an, andere einen falschen Zuckerteil, um den Aufbau einer intakten Viren-DNA zu verhindern. Aciclovir ist ein DNA-Polymerase-Inhibitor und Derivat der Purin-Base Guanin, allerdings mit einem falschen Ribose-Zucker.

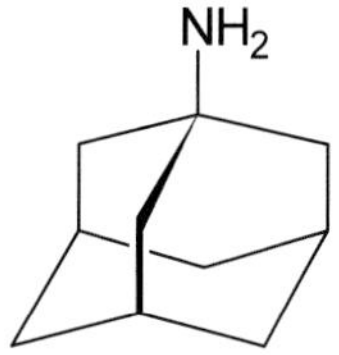

Amantadin
Smp.: 180 °C
LD_{50}: 900 mg/kg (Ratte, oral)
pLD: 3

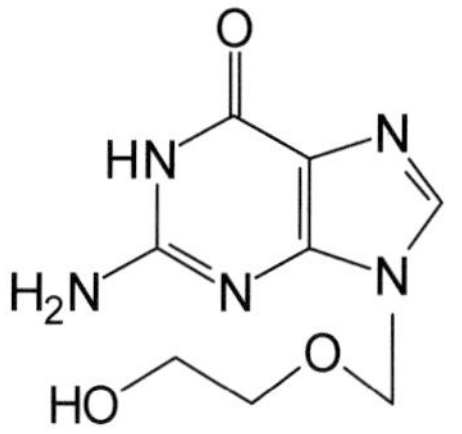

Aciclovir
Smp.: 257 °C
LD_{50}: 910 mg/kg (Ratte, i.v.)
pLD: 3

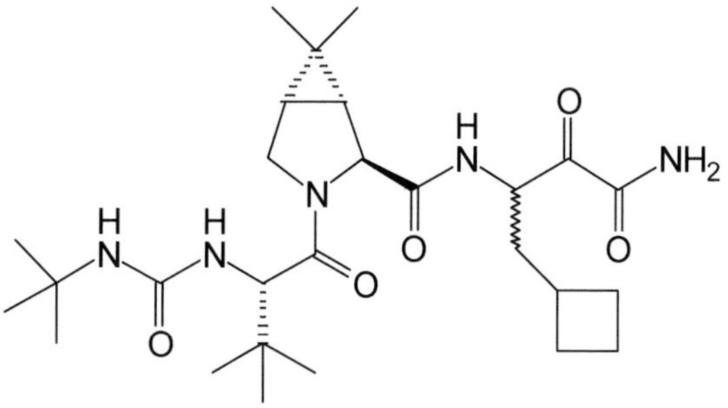

Boceprevir

Eine interessante Klasse von antiviralen Stoffen sind die Protease-Hemmer [185]. Ein solcher Stoff ist das Boceprevir, welches gegen Hepatitis C eingesetzt wird. Ribavirin und Sofosbuvir sind RNA-Polymerase-Inhibitoren. Sofosbuvir enthält ein Uridin-Analogon, dessen Metabolit gezielt beim Hepatitis-C-Virus die Synthese der RNA sabotiert, aber nicht die DNA- oder RNA-Polymerasen der Körperzellen beeinflusst [247]. Zusammen mit Ribavirin können 90 % der Hepatitis C-Erkrankten geheilt werden. 2014 kostete eine Tablette 700 Euro.

Lamivudin ist ein Cytosin-Derivat, Stavudin und Zidovudin sind Thymin-Derivate. Alle drei wirken als Reverse Transkriptase-Inhibitoren.

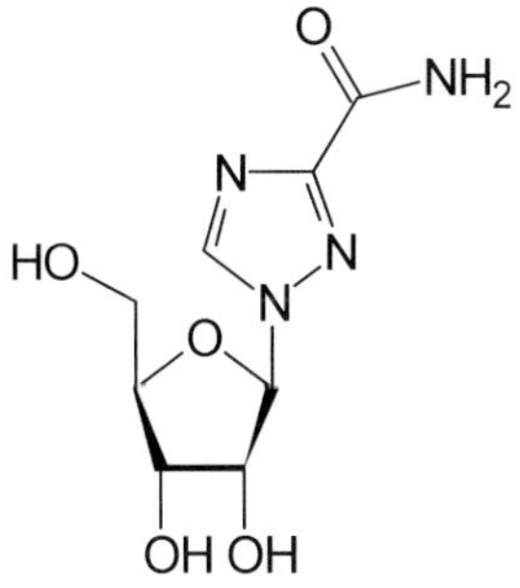

Ribavirin
Smp.: 166-168 °C
LD_{50}: 2,7 g/kg (Ratte, oral)
pLD: 2,6

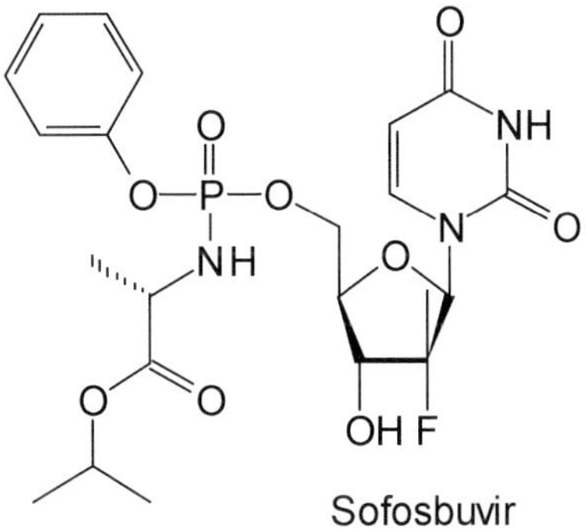

Sofosbuvir

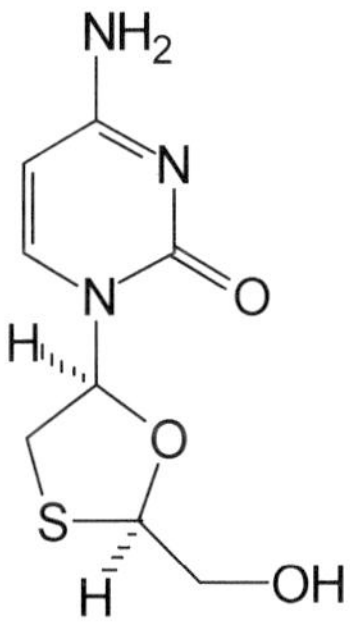

Lamivudin
Smp.: 160-162 °C
LD_{50}: ü. 2 g/kg (Ratte, oral)

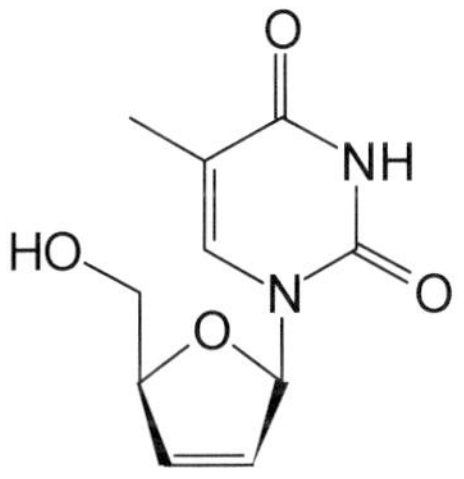

Stavudin
Smp.: 165-169 °C
LD_{50}: 1 g/kg (Maus, oral)
pLD: 3

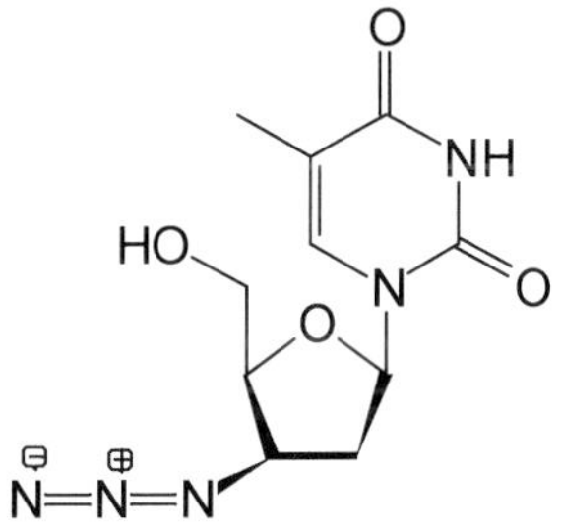

Zidovudin
Smp.: 124-126 °C
LD_{50}: 3.062 mg/kg (Ratte, oral)
pLD: 2,5

Nevirapin ist ein nichtnukleosider Transkriptase-Inhibitor und wird gegen HIV-Infektionen angewandt.

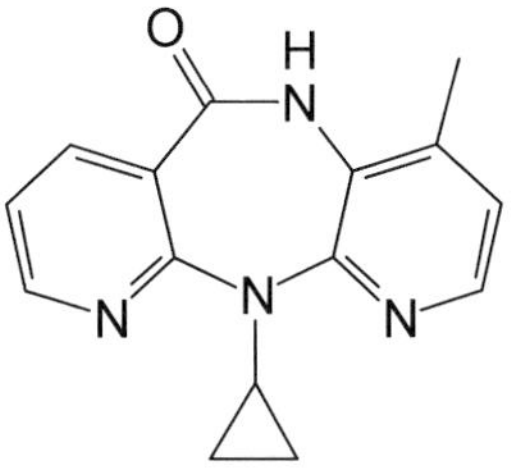

Nevirapin
Smp.: 247-249 °C
LD_{50}: 400 mg/kg (Ratte, oral)
pLD: 3,4

Oseltamivir und Zanamivir sind Neuraminidase-Inhibitoren und sollen die Freisetzung von Viren aus den Körperzellen verhindern. Laut Studienvergleich wird die echte Grippe im Durchschnitt um einen Tag verkürzt.

Oseltamivir
Smp.: 197-204 °C

Zanamivir
Smp.: 256 °C
LD_{50}: 300 mg/kg (Ratte, oral)
pLD: 3,5

Tab. 32-15 Auswahl verschiedener Virustatika

Stoff	Wirkstoff-Gruppe	Therapie	LD_{50} (mg/kg)	pLD
Amantadin	Entry-Inhibitor	Influenza	900	3
Aciclovir	DNA-Polymerase-Inhibitor	Herpes	910 i.v.	3
Boceprevir	Protease-Inhibitor	Hepatitis C		
Ribavirin	RNA-Polymerase-Inhibitor	Hepatitis C, Influenza	2.700	2,6
Sofosbuvir	RNA-Polymerase-Inhibitor	Hepatitis C		
Stavudin	Reverse Transkriptase-Inhibitor	HIV	1.000 (Maus)	3
Zidovudin	Reverse Transkriptase Inhibitor	HIV	3.062	2,5
Lamivudin	Reverse Transkriptase-Inhibitor	HIV	ü 2.000	
Nevirapin	Reverse Transkriptase-Inhibitor	HIV	400	3,4
Oseltamivir	Neuraminidase-Inhibitor	Influenza		
Zanamivir	Neuraminidase-Inhibitor	Influenza	300	3,5

Durch Kombinationstherapie kann die Überlebenszeit bei einer HIV-Infektion inzwischen deutlich erhöht werden. Wichtig ist der frühe Start der Therapie nach der Infektion.
Die Entwicklung der modernen Schutzimpfung gegen Pocken durch Edward Jenner ab 1796 hingegen war der Beginn des Siegeszuges von Impfungen gegen virale Infekte. Sogar Napoleon ließ seine Soldaten gegen die Pocken impfen und belohnte den Engländer Jenner, obwohl auf Feindesseite, 1804 mit einer Ehrenmedaille. Die Pocken gelten inzwischen als ausgestorben.
Windpocken, Masern, Röteln und Mumps gelten zwar als Kinderkrankheiten, sind aber, nicht zuletzt durch einhergehende Komplikationen nicht ungefährlich. Immerhin verlaufen 0,2 % der Maserninfektionen in Industriestaaten tödlich, die Übertragung der Röteln von Schwangeren auf ihre Kinder führt zu schweren Behinderungen. Sterilität bei Männern oder Hörverlust sind bekannte Komplikationen bei Mumps. Seit 1963 gab es erstmals einen Impfstoff gegen Masern. Die breite Anwendung in den USA ließ die Anzahl der Masernfälle innerhalb weniger Jahre von 500.000 (mit 500 Todesfällen) dramatisch auf 10.000 sinken. Heute sind die USA masernfrei.
Inzwischen werden MMR-Impfstoffe zur Immunisierung gegen Masern, Mumps und Röteln eingesetzt. Gegen Windpocken ist seit 1995 ein Impfstoff zugelassen. Bei einer Durchimpfungsrate von 95 % können die endemischen Viren nicht mehr zirkulieren, der Übertragungs- und Vermehrungszyklus ist gestoppt, und in der Bevölkerung liegt eine Herdenimmunität vor, die auch die Ungeimpften schützt. Gegen den simplen viralen Schnupfen (akute Rhinitis) hingegen ist bis heute kein Kraut gewachsen. Ausgelöst vor allem durch Rhinoviren, von denen es ca. 200 verschiedene gibt, und die außerdem leicht mutieren, konnte trotz jahrzehntelanger Anstrengung nie ein Impfstoff oder ein spezifisch wirksames Virustatikum gefunden werden. Ein langjähriger Schnupfenforscher soll mal geäußert haben, dass auf dem Gebiet der Erkältungskrankheiten 100 Jahre Forschung keinerlei Fortschritt gebracht hätten.

Covid-19 ist primär eine Erkrankung der Atemwege, die häufig wie ein harmloser grippaler Infekt verläuft, aber z. T. auch eine tödlich verlaufende Lungenerkrankung ist. Die Krankheit kann auch andere Organe befallen. Sie wird durch SARS-CoV-2-Viren ausgelöst und trat am 20. Dezember 2019 erstmals in Wuhan, China, auf. Einen Monat später erfuhr die Weltöffentlichkeit durch die chinesischen Hauptnachrichten, dass diese Viren von Mensch zu Mensch übertragbar sind. Die komplette Provinz Hubei wurde abgeriegelt und 60 Millionen Menschen saßen in ihren Wohnungen fest, die größte Quarantäne, die je in der Menschheitsgeschichte verhängt worden war, nahm ihren Anfang.
In den kommenden Monaten des Jahres 2020 sollte dieser Virus die Welt zeitweise zum Schweigen bringen.

Als Erreger der Corona-Pandemie hat der SARS-CoV-2-Virus wohl den größten globalen Einfluss auf das gesamte gesellschaftliche und wirtschaftliche Leben seit dem Ende des II. Weltkrieges.

Tab. 32-16 Entwicklung der Corona-Epidemie bis zum 1. März 2021

	Infekte pro Mio. Einw. pro Monat						gesamt	
	2020				2021		Infekte	Tote
	April	Juli	Okt.	Dez.	Jan	Feb	01. Mrz	01. Mrz
Welt	307	926	1.416	2.620	2.480	1.490	114.478.539	2.539.880
USA	2.800	5.788	5.373	19.650	18.793	7.620	28.664.459	514.657
Indien	26	837	646	690	340	280	11.124.527	157.248
Brasilien	384	5.954	3.256	6.450	7.110	6.690	10.587.001	255.720
Russland	720	1.344	2.856	6.020	4.470	2.750	4.209.850	85.458
UK	2.170	295	7.929	12.790	19.880	5.460	4.194.289	86.955
Frankreich	1.671	341	11.843	6.190	8.890	8.690	3.820.369	69.609
Spanien	2.451	785	8.865	6.000	5.260	9.810	3.204.531	123.187
Italien	1.582	111	5.478	7.310	7.430	6.420	2.938.371	97.945
Deutschland	1.083	180	2.858	8.280	5.600	2.770	2.455.569	70.515
Iran	586	901	1.780	3.170	2.310	2.670	1.639.679	60.181
Südafrika	80	6.057	836	4.560	6.770	10.260	1.513.959	50.077
Indonesien	34	384	426	780	1.210	970	1.341.414	15.832
Niederlande	1.510	246	12.995	16.260	9.735	6.080	1.107.347	36.325
Chile	792	4.194	2.424	3.030	6.240	5.400	829.770	20.660
Israel	1.112	5.154	7.753	10.260	25.530	16.000	779.958	9.988
Schweden	1.521	974	3.154	19.400	12.950	9.100	657.309	12.826
Schweiz	1.070	379	11.761	14.740	8.080	4.240	557.492	5.779
Österreich	539	368	5.359	8.800	5.980	5.170	460.849	8.574
Japan	95	144	135	690	1.230	340	433.088	7.954
VAE	1.178	1.144	3.866	4.010	9.980	9.380	394.050	1.238
Dänemark	1.091	176	2.968	14.580	6.140	2.460	213.380	2.366
China	1,4	2,1	0,5	2,1	2,8	0,6	100.990	4.836
Südkorea	17	28	51	538	320	240	90.372	1.606
Australien	87	368	19,2	20,6	15,2	6,8	28.986	909
Island	1.342	100	6.014	1.070	730	150	6.054	29
Vietnam	0,6	2,1	0,9	1,2	3,6	6,5	2.448	35
Taiwan	3,8	0,8	1,8	5,2	4,7	1,9	955	8

Die in der Tab. 32-16 genannten Zahlen dürften nur die Spitze eines Eisberges sein, denn da meistens nur Menschen mit Symptomen getestet wurden, dürfte die Dunkelziffer um einiges höher sein. In Bergamo, Italien, wurden bei statistisch zufälligen Tests im Mai 2020 bei 57 % der Einwohner Antikörper gegen den SARS-CoV-2-Virus gefunden. In Delhi, Indien, zeigten Studien, dass 25 % der Einwohner Kontakt mit dem Virus gehabt haben müssen. In Europa sanken die Zahlen ab Mai 2020.

Ab Herbst 2020 kam es dann aber zu einer zweiten noch verstärkten Infektionswelle. Vermutlich wurden dort die Einschränkungen des öffentlichen Lebens zu früh zurückgenommen. In Vietnam oder Taiwan hingegen ist die Corona-Epidemie auf sehr niedrigem Niveau geblieben. In Schweden waren die Einschränkungen geringer als in anderen europäischen Ländern und die Infektionszahlen besonders hoch. In Weissrussland nannte der dortige Präsident Lukaschenko die Krankheit eine Psychose und empfahl Wodka, Saunagänge und landwirtschaftliche Arbeit gegen das Ausbreiten des Virus. Nirgendwo in Europa waren die Einschränkungen des öffentlichen Lebens so gering wie in Weissrussland. Auch dort waren die Infektionszahlen höher als im restlichen Europa. Brasiliens Präsident Bolsonaro nannte die Corona-Pandemie eine Hysterie, eine kleine Grippe und eine Verschwörung gegen ihn selber und empfahl der Bevölkerung, die allgemeinen Ausgangsbeschränkungen zu missachten. Ein Gericht untersagte ihm diese Aussagen. Die Infektionszahlen in Brasilien wurden sehr hoch, und Bolsonaro wurde selber ein Corona-Patient.
Besonders schlimm traf es die USA. Seit Ende März 2020 hatte kein Land mehr Infektionsfälle. Dazu im Gegensatz standen die Äußerungen des US-Präsidenten Trump, der die Pandemie stets verharmloste. Sich selber gab er zehn von zehn Punkten für sein Krisenmanagement und schob alle Schuld auf die WHO.
Am 1. Oktober 2020 wurde er dann selber positiv auf Corona getestet. Er unterzog sich einer dreitägigen Behandlung in einem Militärkrankenhaus, u. a. mit einem experimentellen Antikörpercocktail. Seine Rückkehr mit Militärhubschrauber zum Weißen Haus mit anschließendem Salutieren vom Balkon aus ließ Trump dann wie eine Wiederauferstehung inszenieren. Nach eigenen Worten hatte er durch seine kurze Corona-Erkrankung viel über die Krankheit gelernt und sprach von einer guten Erfahrung. Er riet den US-Bürgern, sich von Corona nicht das Leben verderben zu lassen. Bereits einen Tag später sprach er bei einer Wahlkampfveranstaltung vor Hunderten von dicht gedrängten Zuschauern im Garten des Weißen Hauses. Bis zu diesem Zeitpunkt hatte es bereits mehr als 210.000 Corona-Tote in den USA gegeben. Etwa die gleiche Anzahl von US-Bürgern waren in Summe im 1. Weltkrieg, Korea-Krieg und Vietnam-Krieg umgekommen. Trump wurde abgewählt.
Da die Entwicklung einer Impfung langwierig ist, wurde im Social Distancing die beste Methode gesehen, die Anzahl der Neuinfektionen so gering zu halten, um das Gesundheitssystem nicht zu überfordern. Die Anzahl der Beatmungsgeräte ist selbst im Europa des Jahres 2020 begrenzt, und es könnten nicht Hunderttausende Patienten gleichzeitig maximal medizinisch betreut werden.
Alle aktuellen internationalen wie nationalen sportlichen Veranstaltungen wurden im Laufe des März 2020 abgesagt. Innerhalb der EU wurden fast alle Grenzen geschlossen und in Italien, Frankreich und Spanien wurden Ausgangssperren für die Bevölkerung erlassen. Das Verhalten der Menschen zeigte z. T. skurrile nationale

Eigenarten. In den Niederlanden und Deutschland hamsterten die Supermarktkunden Toilettenpapier, in Frankreich wurde übermäßig viel Rotwein gekauft, und in den USA deckten sich viele Bürger vermehrt mit Waffen ein. Die einzelnen Staaten versuchten alleine mit der Krise fertig zu werden. Eine gemeinsame europäische Corona-Politik fand nicht statt.

In Deutschland wurde ab dem 23. März 2020 die Bildung von Menschengruppen mit mehr als zwei Personen in der Öffentlichkeit untersagt und alle Schulen, Kitas, Hallenbäder, Kinos, Restaurants, Theater, Museen und Bibliotheken wurden geschlossen. Alle Geschäfte außer Lebensmittelgeschäfte, Apotheken, Postämter, Banken und Drogerien stellten für die kommenden fünf Wochen ihren Betrieb ein. Ein Großteil der in Büros arbeitenden Bevölkerung wurde ins Homeoffice nach Hause geschickt. Durch diese beispiellosen Maßnahmen wurden die Innenstädte von Berlin, München oder Hamburg am helllichten Tage fast zu Geisterstädten, und einzelne Passanten huschten wie unfreiwillige Komparsen eines Endzeitthrillers in gebotenem Abstand aneinander vorbei. Der übliche Osterreiseverkehr unterblieb 2020 fast vollständig. Hotels blieben geschlossen, und Reisen zwischen den einzelnen Bundesländern in Deutschland waren z. T. untersagt. Auch Besuche von Verwandten, die in unterschiedlichen Haushalten wohnten, waren verboten.

Als dann Ende April, Anfang Mai die schärfsten Schutzmaßnahmen aufgehoben wurden und die Straßen sich wieder füllten, wurde ein Mund-Nasen-Schutz eingeführt, so dass die Kunden nur noch maskiert einkaufen oder Bahn fahren durften. Sogar die für Juli 2020 geplanten Olympischen Spiele in Tokyo wurden um ein Jahr verschoben. Bisher hatten nur Weltkriege die Austragung von olympischen Spielen verhindert.

Selbst der fiktive Superagent James Bond, der sonst jeden Schurken zu Fall bringt, musste vor dem 140 nm kleinen Virus weichen: Der Start des neuesten Bond-Films wurde durch die Corona-Pandemie immer wieder verschoben.

Die wirtschaftlichen Auswirkungen dieser umfangreichen Corona-Pause für die Weltwirtschaft waren immens. Die Kurse an den Börsen der Welt fielen vom 20. Februar bis zum 20. März um fast 35 %, und die Arbeitslosenquote in den USA stieg von 3,5 % im Februar auf 14,7 % im Mai. Im Gegensatz zu Deutschland sind in den USA die meisten Arbeitnehmer innerhalb von 2 Wochen kündbar.

Den bisher zugelassenen Virustatika könnte eine wichtige Rolle bei der Bekämpfung der Corona-Epidemie zukommen. Als mögliche Wirkstoffe sind die HIV-Wirkstoffe Lopinavir und Ritonavir und das Remdesivir im Gespräch. Auch die aufwendige Antikörpertherapie könnte eine Rolle im Kampf gegen diese Pandemie spielen.

In die Malaria-Mittel Chloroquin und Hydroxychloroquin wurde auch zuerst Hoffnung gesetzt. Eine Studie, die im Mai 2020 publiziert wurde, analysierte über 96.000 behandelte Covid-19-Patienten und kam dann allerdings zum Ergebnis, dass diese

Stoffe nutzlos seien und sogar vermehrt kardiale Todesfälle auftreten würden [167]. Sehr schnell wuchsen Zweifel an der Datenerhebung, so dass die Publikation bereits im Juni 2020 zurückgezogen wurde. Die Studienlage gibt z. Zt. ein widersprüchliches Bild zur Wirksamkeit von Hydroxychloroquin und Chloroquin.

Es zeigt sich, dass Dexamethason die Sterberate bei Patienten an Beatmungsgeräten von 40 % auf 28 % und für Patienten mit Sauerstoffversorgung von 25 % auf 20 % senkt. Der Stoff bekämpft nicht das Virus selbst, sondern bremst anscheinend die überschießende Reaktion des Immunsystems.

Mit potentiellen Impfstoffen begannen Studien bereits im April 2020 und bereits Ende 2020 konnten erste Impfungen durchgeführt werden. Z. Zt. ist zu vermuten, dass eine komplette Durchimpfung der Menschheit nicht vor Ende 2021 möglich sein kann, so dass der SARS-CoV-2-Virus den Planeten noch einige Zeit beschäftigen dürfte. Die schnellen und sehr detailreichen Forschungsergebnisse zeigen aber eindrucksvoll, dass die Corona-Epidemie erhebliche Mittel und Kräfte freisetzt. Bereits zwei Wochen nach der Identifizierung des SARS-CoV-2-Virus konnten chinesische Wissenschaftler das vollständig entschlüsselte Genom, etwa 30.000 Basenpaare, im Internet veröffentlichen - die Analyse des SARS-CoV-1-Virus im Jahr 2003 hatte noch Jahre gedauert.

Im Frühjahr des Jahres 2021 war noch nicht absehbar, wie lange die Corona-Pandemie zu Einschränkungen führt und ob neue Mutationen den Impferfolg gefährden können. Niemand weiß, wann diese Pandemie vorbei sein wird.

Sehr wahrscheinlich werden aber in den nächsten Jahren erhebliche Fortschritte auf dem Gebiet der Biochemie insbesondere bei der Entwicklung von Impfstoffen und Virustatika zu erwarten sein.

32.13 Weitere wichtige Arzneistoffe

Allopurinol wird gegen chronische Gicht eingesetzt. Es unterbindet den Abbau von Purinen zu Harnsäure. Damit sinkt der Harnsäurespiegel im Blut, Ablagerungen im Gewebe werden abgebaut, Neubildung vermindert, und die Vorstufen der Harnsäure können über die Niere ausgeschieden werden.

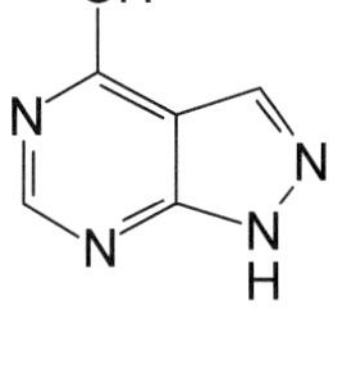

Allopurinol
Smp.: ü. 350 °C
LD_{50}: 78 mg/kg (Maus, oral)
pLD: 4,1

Metoclopramid (MCP) ist ein Antiemetikum und lindert Übelkeit und Erbrechen. Durch die Beschleunigung der Peristaltik im Magen-Darm-Trakt fördert es die Aufnahme von anderen Medikamenten. MCP wirkt als Dopamin-Antagonist D_2 und blockiert damit den Neurotransmitter Dopamin, welcher Erbrechen auslösen kann.

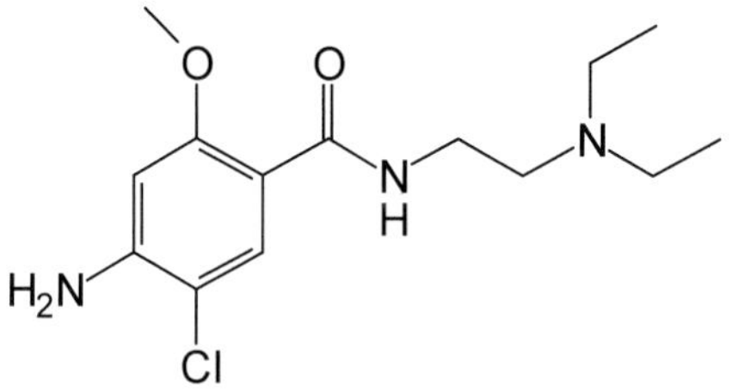

H_2N Cl O O N H N

Metoclopramid (MCP)
Smp.: 147 °C
LD_{50}: 750 mg/kg (Ratte, oral)
pLD: 3,1

Naproxen ist ein nichtsteroidales Antiphlogistikum (Stoff, der entzündungshemmend ist). Naproxen ist chemisch betrachtet ein Naphthylpropionsäurederivat und hemmt die Prostaglandinsynthese.

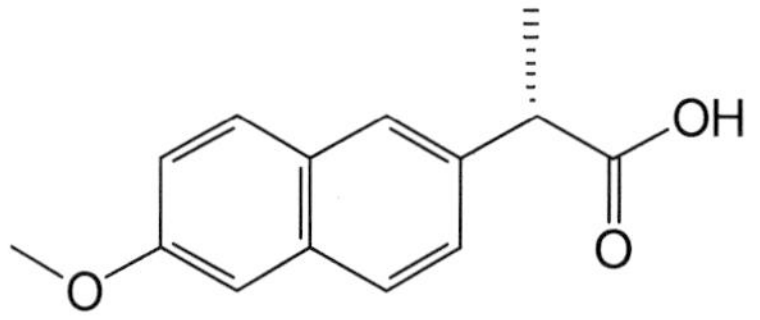

OH O O

Naproxen
Smp.: 152 °C
245 °C (Na-Salz)
LD_{50}: 248 mg/kg (Ratte, oral)
pLD: 3,6

Angewendet wird Naproxen bei Rheuma, Gichtanfällen, Menstruationsbeschwerden und Schmerzen allgemein. Eine Standarddosis liegt täglich bei 500 bis 1500 mg. Unerwünschte Wirkungen sind Leber- und Nierenstörungen, Magen- und Darmbeschwerden, Hautreizungen und Asthma.

Pregabalin ist ein Derivat der γ-Aminobuttersäure (GABA) und wird gegen neuropathische Schmerzen, Epilepsie und allgemeine Angstzustände verwendet. Es reduziert auch Entzugssymptome bei Opiatabhängigkeit. Typische Tagesdosen sind 150 bis zu 600 mg. Unerwünschte Wirkungen sind vor allem Schwindel und Müdigkeit. Die Giftigkeit von Pregabalin ist sehr gering. Trotzdem treten nach längerer Pregabalin-Therapie z. T. schwere Entzugserscheinungen auf.

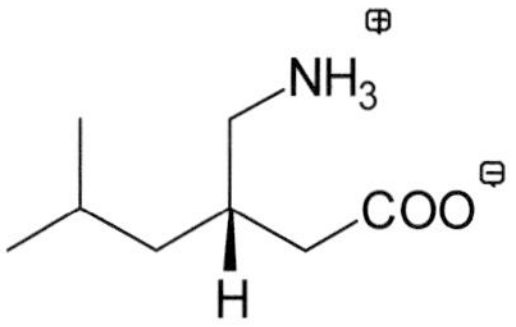

$NH_3^{\oplus}$ $COO^{\ominus}$ H

Pregabalin
Smp.: 186-188 °C
LD_{50}: 6,33 g/kg (Maus, oral)
pLD: 2,2

Der Missbrauch von Pregabalin scheint zuzunehmen. Atemnot, Unruhe und Halluzinationen können im Rahmen des unsachgemäßen Gebrauchs auftreten.

Simvastatin ist ein Lipidsenker. Es wirkt als HMG-CoA-Reduktasehemmer und vermindert dadurch die Cholesterinsynthese in der Leber. Neben Simvastatin werden auch häufig Atorvastatin und andere Statine als Lipidsenker eingesetzt.

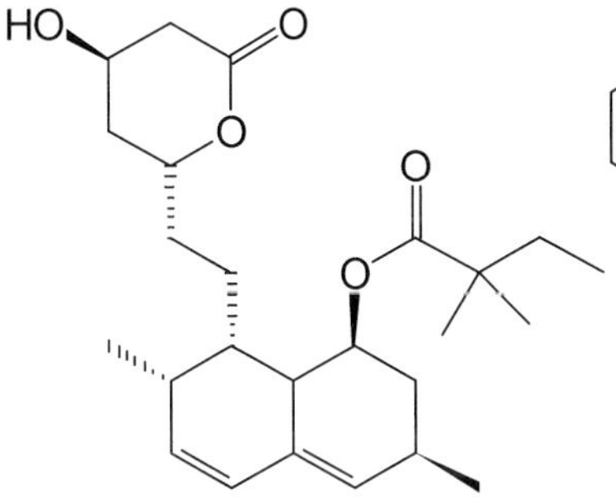

Simvastatin
Smp.: 127-132 °C
LD_{50}: 4.438 mg/kg (Ratte, oral)
pLD: 2,4

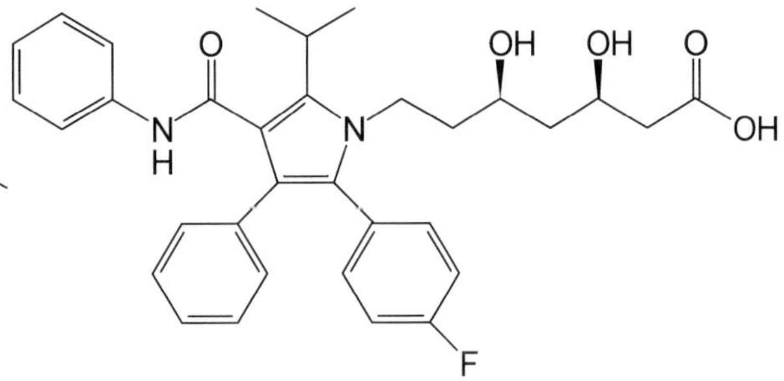

Atorvastatin
Smp.: 159-161 °C
LD_{50}: über 5 g/kg (Ratte, oral)

Torasemid ist ein Diuretikum, welches zur Behandlung von Bluthochdruck und Ödemen eingesetzt wird.

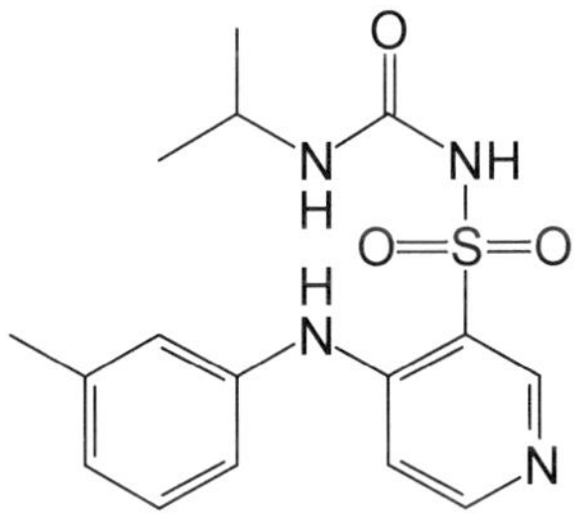

Torasemid
Smp.: 164 °C
LD_{50}: ü. 5 g/kg (Ratte, oral)

32.14 Zytostatika

Ziel einer Chemotherapie bei der Krebstherapie ist die vollständige Zerstörung der Tumorzellen. Tumorzellen unterscheiden sich nur durch ihr ungehemmtes Wachstum von normalen Körperzellen. Zytostatika sind zellschädigende Substanzen, welche besonders Zellen treffen, die sich häufig teilen. Damit ist auch Normalgewebe mit einer hohen Teilungsrate wie Knochenmark, Schleimhaut im Verdauungstrakt und Haarwurzeln besonders von der Chemotherapie betroffen. Bei der Therapie mit Cisplatin tritt in über 90 % der Fälle, bei Vincristin nur in 10 % der Fälle Erbrechen ein. Die Erfolgsquote der Chemotherapie ist abhängig von der Tumorart. Bei Hodentumoren liegt die Jahres-Überlebensquote bei 90 %, bei kleinzelligen Bronchialtumoren nur bei 10 %.

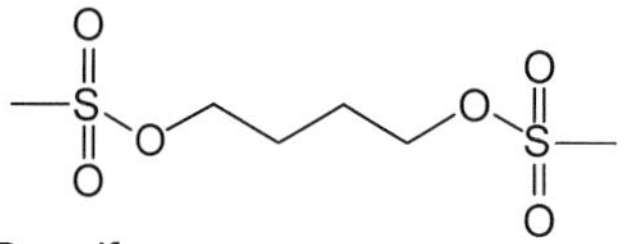

Busulfan
1,4-Butandiol-bis(methansulfonat)
Smp.: 114-117 °C

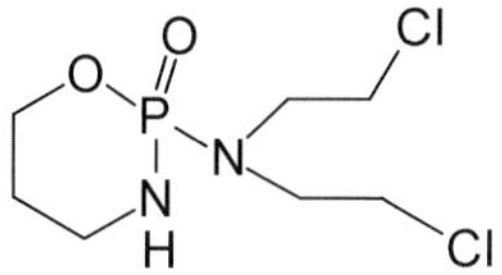

Cyclophosphamid
Smp.: 50 °C

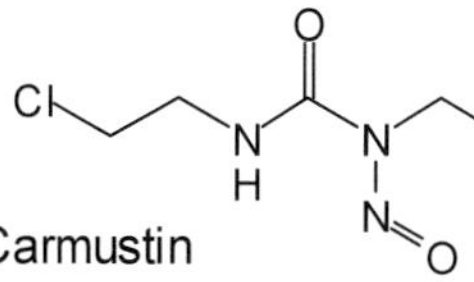

Carmustin
Smp.: 30 °C

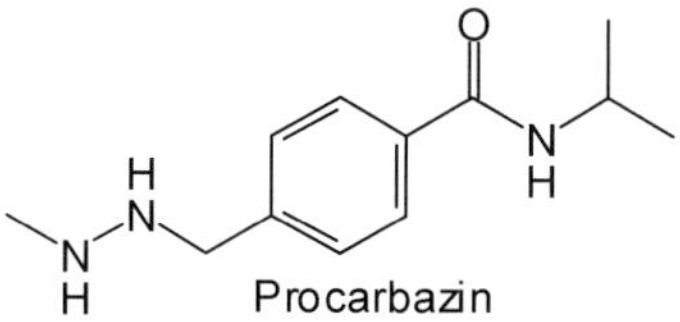

Procarbazin
Smp.: 223-226 °C

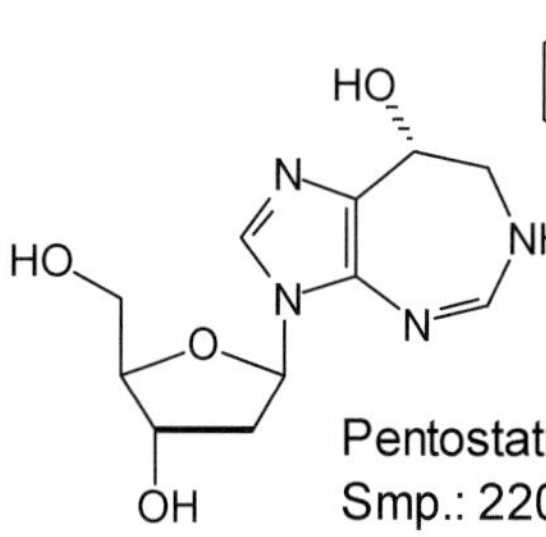

Pentostatin
Smp.: 220-225 °C

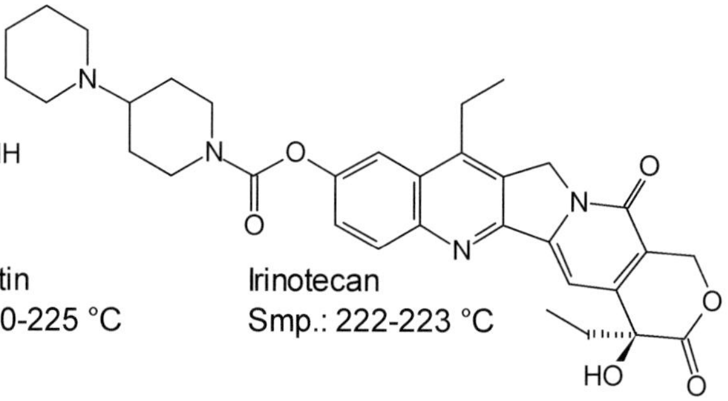

Irinotecan
Smp.: 222-223 °C

Zytostatika können verschiedene Mechanismen haben:

- Reaktion mit der DNA durch alkylierende Stoffe, wie z. B. Cisplatin
- Hemmung der Baustein-Synthese z. B. mit Methotrexat
- Einschleusung falscher Bausteine

Zytostatika haben insofern Ähnlichkeiten mit Antibiotika, nur dass der Gegner nicht Bakterien, sondern letztendlich entartete körpereigene Zellen sind, was den Kampf gegen den Krebs deutlich schwerer macht. Allein in Deutschland sterben über 200.000 Menschen jedes Jahr an Tumoren.

Tab. 32-17 einige Zytostatika

	LD_{50} mg/kg	pLD	Zielkarzinome Indikationen
Lost-Derivate			
Busulfan	110 (Maus)	4	Leukämie
Melphalan	12,2	4,9	Ovarien, Mamma
Oxazaphosphorine			
Cyclophosphamid	100	4	Prostata,
Ifosfamid	143	3,8	Ovarien, Hoden,
Nitrosoharnstoffe			
Carmustin	20	4,7	
Lomustin	70	4,2	ZNS, Bronchien
Platinderivate			
Carboplatin	343	3,5	Ovarien, Bronchien
Cisplatin	26	4,6	Bronchien, Hoden
Hydrazine			
Procarbazin	570	3,2	
Antimetabolite			
Methotrexat	135	3,9	Leukämie, Bronchien
Pentostatin	227 (Maus)	3,6	Haarzellenleukämie
Mitosehemmer			
Vinblastin	2 i.v.	5,7	Lymphone, Hoden
Vincristin	1 i.v.	6	Leukämie
Topoisomerasehemmer			
Irinotecan	867	3,1	Darm (Metastasen)
Etoposid	178	2,7	Bronchien, Ovarien

In den letzten Jahren wurden zur Ergänzung der Krebstherapien monoklonale Antikörper entwickelt. Sie entstammen einer einzigen B-Lymphozyte und sind daher sehr spezifisch gegenüber Tumorzellen. Diese Antikörper helfen beim Auffinden auch kleiner Krebsherde oder können z. B. gezielt Wachstumssignale bei Krebszellen stoppen. Die Nebenwirkungen sind milder als bei den meisten bisherigen Krebstherapien und erinnern eher an Grippesymptome. Die Kosten einer Therapie mit monoklonalen Antikörpern gehören allerdings zu den bisher höchsten überhaupt. Bei dem teuersten Produkt lagen die Jahrestherapiekosten 2016 bei 348.000 Euro.

33 Pflanzengifte

Viele Pflanzen enthalten Stoffe, die für Tiere und Menschen giftig sind. Sie dienen den Pflanzen zum Schutz vor Mikroorganismen oder Tierfraß. Manchmal sind es auch normale Stoffwechselprodukte, die nur zufällig giftig sind. Viele der Giftpflanzen sind bereits seit Jahrtausenden bekannt und die Substanzen bereits in vorherigen Kapiteln genannt worden, weil sie in geeigneter Form und Dosis positive pharmakologische Wirkung haben wie Morphin (Mohn), Atropin (Tollkirsche) oder Ephedrin (Ephedra vulgaris). Es wird geschätzt, dass Pflanzen für mehr als 80 % der Weltbevölkerung die wichtigste Quelle für Medikamente sind. Ihr Potential gegen Infektionskrankheiten, inklusive Malaria, HIV, Krebs und Entzündungen ist bei weitem noch nicht ausreichend erforscht worden [156].

Die Wirkung der Pflanzengifte kann völlig unterschiedlich sein. Manche reizen den Magen-Darm-Trakt (Saponine). Andere Gifte haben Wirkung auf das Herz (Digitoxin), sind giftig für die Leber (Pyrrolizidinalkaloide), wirken auf die gestreifte Muskulatur (Strychnin), erzeugen Krämpfe oder sind kanzerogen. Gerade Kleinkinder probieren gerne mal Pflanzen in der Natur. Eisenhut, Goldregen, Oleander und Stechapfel sind z. B. giftig und können gerade bei Kindern bis zu drei Jahren zu schweren Vergiftungen führen. Wenn ein Kind Teile einer giftigen Pflanze gegessen hat, sollte man ihm ein Glas Wasser zu trinken geben und es beobachten. Je nach Situation sollte man den Notarzt rufen oder ins Krankenhaus fahren und Reste der verzehrten Pflanze mitnehmen.

Selbst Waldmeister hat ein gewisses Giftpotential. Das enthaltene Cumarin, welches auch als Duftstoff in Parfums verwendet wird, löst ab einer Dosis von 3 g Kopfschmerzen, Schwindel und Lähmungen aus. Die tolerierbare Dosis pro Tag beträgt für Menschen 0,1 mg/kg. In Tierversuchen wurden bei langfristiger Aufnahme Leberschäden festgestellt.

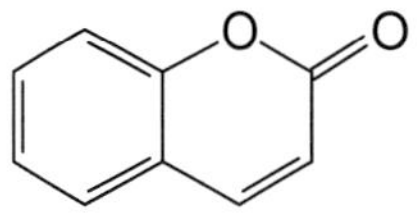

Cumarin
Smp.: 68-71 °C
Dichte: 0,94 g/cm^3
Löslichkeit: 1,7 g/l (H_2O)
LD_{50}: 293 mg/kg (Ratte, oral)
pLD: 3,5

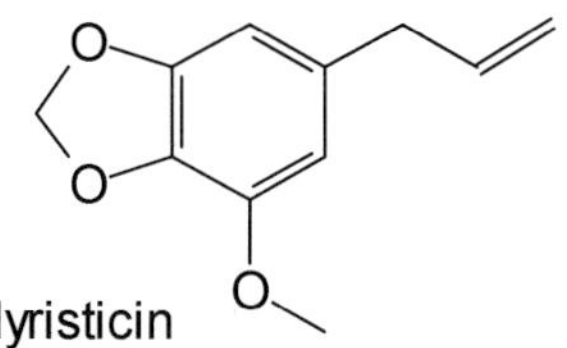

Myristicin
Sdp.: 276 °C
Löslichkeit: 0,05 g/l (H_2O)
LD_{50}: 4,26 g/kg (Ratte, oral)
pLD: 2,4

Ein anderes Beispiel ist das Myristicin, welches in der Muskatnuss und in der Petersilie vorkommt und in hohen Dosen halluzinogen wirkt.

Im alkoholischen Absinth sind Thujone der Wermutpflanze enthalten. Sie gelten als Nervengifte und sollen euphorisierend wirken. So soll der Absinth dem Maler Vincent van Gogh geholfen haben, besonders ausdrucksstarke Bilder zu schaffen. Im heutigen Absinth darf nicht mehr als 35 mg/kg Thujon enthalten sein. Es gibt vier verschiedene stereoisomere Formen des Thujons.

(+)-α-Thujon (-)-α-Thujon (+)-β-Thujon (-)-β-Thujon

Sdp.: 201 °C Dichte: 0,92 g/cm^3 LD_{50}: 500 mg/kg (Ratte, oral) pLD: 3,3

Seit 2005 wird in Hamburg eine Giftpflanze des Jahres gewählt. Dabei sollen die jeweiligen Jahressieger der Öffentlichkeit nahegebracht werden, um so Vergiftungsunfälle zu vermeiden. Unwissenheit ist bei Giften die größte Gefahr.

Tab. 33-1 Giftpflanzen des Jahres

Jahr	Giftpflanze	Hauptwirkstoff
2005	blauer Eisenhut	Aconitin
2006	Pfaffenhütchen	Evonin, Herzglykoside
2007	roter Fingerhut	Digitoxin
2008	Herkulesstaude	Furocumarine
2009	Tabak	Nikotin
2010	Herbstzeitlose	Colchicin
2011	Eibe	Taxin
2012	Goldregen	Cytisin
2013	Kirschlorbeer	Prunasin
2014	Maiglöckchen	Convallatoxin
2015	Rittersporn	Diterpenoid
2016	Kalifornischer Mohn	Allocryptopin
2017	Tränendes Herz	Protopin
2018	Rizinus/Wunderbaum	Rizin
2019	Aronstab	Oxalate, Coniin
2020	Tollkirsche	Atropin
2021	Schlafmohn	Morphin

Die Suche nach legalen Ersatzdrogen für das illegale Haschisch treibt z. T. kurios anmutende Blüten. So titelte eine Hamburger Boulevardzeitung im April 2011 reißerisch „Kiffer klauen Hortensien“ [91] und berichtete von umfangreichem Diebstahl dieser Pflanze im Hamburger Umland. Allein in Niedersachsen wurden im Frühjahr 2011 mehrere Hundert Hortensien-Diebstähle aktenkundig. Blätter, Blüten und Knospen werden getrocknet und Tabak beigemischt. Möglicherweise wirkt das Hortensienrauchen wie ein Placebo. Die Vorteile sind leichte Beschaffung und Legalität. Die Nachteile sind Schwindel und Herzrasen. Das in den Hortensien enthaltene Hydrangenol [88] kann zudem Allergien auslösen. Nicht nur Gifte sind in Pflanzen enthalten, sondern potentiell auch ihre Gegengifte. So kommt das Physostigmin in den Samen der Kalabarbohne vor und wird u. a. als Gegenmittel bei Vergiftungen mit Atropin, Scopolamin, Antihistaminika und einigen Pilzen eingesetzt. Eine typische Dosis sind 2 mg. Es ist ein Acetylcholinesterase-Hemmer.

Die Gifte-Skala zeigt einige bekannte Stoffe der Giftpflanzen. Der pLD-Wert, aus dem LD_{50}-Wert für die orale Aufnahme bei der Ratte abgeleitet, liegt in den meisten Fällen zwischen 3 und 4, aber einige Stoffe sind um Größenordnungen giftiger. So ist das Rizin mehr als zweitausendmal giftiger als Nikotin.

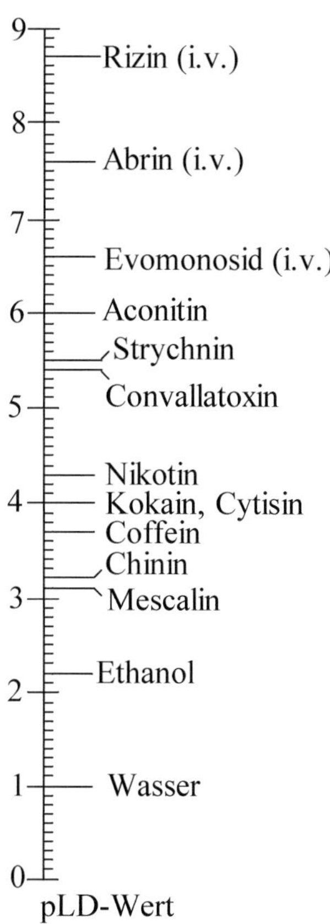

Abb. 33-1 pLD-Werte einiger Pflanzenstoffe

Tab. 33-2 Daten einiger Pflanzengifte

Stoff	**Vorkommen**	**LD_{50} mg/kg**	**pLD**	**Wirkung/ Wirkstoffklasse**
Abrin	Schmetterlingsblüten	0,02 (i.v.)	7,7	zytotoxisch
Aconitin	Eisenhut	1	6	lähmend
Adonitoxin	Sommeradonisrose	0,19 i.v.	6,7	Herzglycosid
Allylsenföl	Meerrettich	112	4	schleimhautreizend
Amygdalin	Aprikosenkern	405	3,4	Atemgift
Atropin	Tollkirsche	75 (Maus)	4,1	Parasympathikus
Berberin	Stachelmohn	329	3,5	Gastroenteritis
Brucin	Brechnuss	150	3,8	Krampfgift
Capsaicin	Chilli	47	4,3	reizend
Chinin	Chinarinde	800	3,1	Herzlähmung
Codein	Blaumohn	427	3,4	Hustenstillung
Coffein	Kaffee, Tee	192	3,7	Sympathikus
Colchicin	Herbstzeitlose	5,9	5,2	Zellteilung
Coniin	gefleckter Schierling	100	4	Nervenenden
Cumarin	Waldmeister	293	3,5	ZNS
Cycasin	Palmfarn	270	3,6	kanzerogen
Cytisin	Goldregen	100	4	Ganglienblocker
Digitoxin	Roter Fingerhut	4,95 (Maus)	5,3	Herzglycosid
Digoxin	Roter Fingerhut	17,8 (Maus)	4,7	Herzglycosid
Ephedrin	Meertraubel	600	3,2	Sympathikus
Kokain	Kokastrauch	99	4	Lokalanästhesie
Mescalin	Peyote-Kaktus	880	3,1	halluzinogen
Narkotin	Blaumohn	853	3,1	Hustenstiller
Nikotin	Tabak	50	4,3	Ganglien-Blocker
Oleandrin	Oleander	0,25 (i.v.)	6,6	Herzglycosid
Piperin	Pfeffer	514	3,3	reizend
Rizin	Wunderbaum	0,0022 (i.v.)	8,7	zytotoxisch
Scopolamin	Nachtschattengewächs	1.275	2,9	Parasympathikus
Senecionin	Jakobskreuzkraut	85	4,1	Leberschäden
Solanin	Kartoffel	590	3,2	Gastroenteritis
Strychnin	Grüne Affenorange	2,4	5,6	Krampfgift
Spartein	Flügelginster	960	3	Herzlähmung
Theobromin	Tee	1.265	2,9	Sympathikus
Theophyllin	Tee	225	3,6	Sympathikus
Thujon	Wermut	500	3,3	Nervengift
Yohimbin	Quebrachobaum	43	4,4	Sympathikus

33.1 Aconitin

Der Blaue Eisenhut (Aconitum napellus) ist eine mehrjährige Pflanze, die eine Wuchshöhe von bis zu 150 cm erreicht. Der obere Teil der Blüte sieht aus wie ein Helm. Sie ist in Gärten häufig als Zierpflanze verbreitet. Der Römer Plinius bezeichnete Eisenhut als pflanzliches Arsen. Es wurde in Ostasien als Pfeilgift zur Jagd auf Bären und Elefanten eingesetzt. In Mitteleuropa benutzte es Albertus Magnus gegen Lepra und Paracelsus empfahl Eisenhut als Abführmittel. Der Umgang mit Eisenhut sollte nur mit Vorsicht erfolgen, da diese Pflanze als giftigste Mitteleuropas gilt. Alle Pflanzenteile sind giftig, bereits 0,2 g der Wurzel bewirken Vergiftungserscheinungen, 2 g der Wurzel gelten als tödlich. Hauptgift ist das Aconitin.

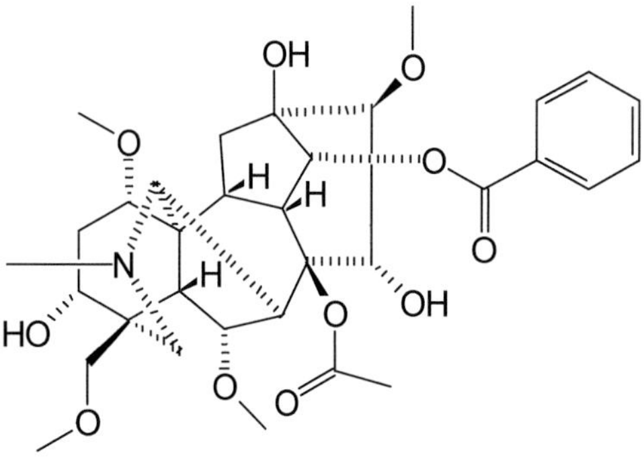

Aconitin
Smp.: 204 °C
Löslichkeit: 0,3 g/l (H_2O)
35 g/l (Ethanol)
LD_{50}: 1 mg/kg (Maus, oral) pLD: 6
0,1 mg/kg (Maus, i.v.)

Das Aconitin ist ein Diterpenoid. Es soll erstmals von P. Geiger isoliert worden sein. Die tödliche Dosis bei einem Erwachsenen liegt bei etwa 5 mg Wirkstoff. Der Stoff wird auch über Schleimhäute und normale Haut aufgenommen. Bei Vergiftung kommt es zu Taubheitsgefühlen an den Hautstellen, die mit dem Eisenhut in Berührung gekommen sind. Bei oraler Einnahme kommt es zu Kältegefühlen, nervösen Erregungen, Übelkeit und Krämpfen. Es treten Lähmungen und Atemstillstand auf. Es sollte Erbrechen herbeigeführt oder Kohle eingenommen werden. Die Einweisung in eine Klinik ist anzuraten.

Der aufstrebenden kanadische Schauspieler André Noble machte 2004 einen Campingurlaub, kurz nachdem sein Film „Sugar“ Premiere hatte. Er besuchte u. a. eine kleine Insel in Neufundland. Abends zeigten sich Symptome einer Aconitinvergiftung und bevor er in ein Krankenhaus gebracht werden konnte, starb er. Eine pathologische Untersuchung ergab, dass der Vegetarier zusammen mit anderen Pflanzen offensichtlich auch Eisenhut zu sich genommen hatte. Noble wurde nur 25 Jahre alt.

33.2 Brechnussalkaloide

Strychnin und Brucin sind die Hauptalkaloide der Samen von Strychnos nux vomica, der Brechnuss. Die Samen enthalten etwa 3 % dieser Indolalkaloide.

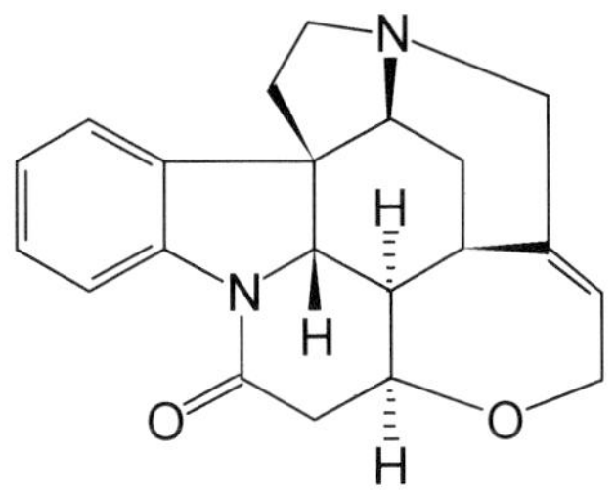

Strychnin
Smp.: 268 °C
Sdp.: 270 °C (7 mbar)
Dichte: 1,36 g/cm^3
Löslichkeit: 0,14 g/l (H_2O)
LD_{50}: 2,4 mg/kg (Ratte, oral)
pLD: 5,6

Strychnin besteht aus farblosen, bitter schmeckenden Kristallen. Die Substanz wurde 1818 von P. Pelletier und J. Caventou entdeckt. Die Strukturaufklärung war sehr schwer und es wurden bis 1950 270 Publikationen nur über dieses Thema verfasst. Die endgültige Strukturaufklärung bewerkstelligte V. Prelog, die Synthese und die Klärung der absoluten Konfiguration gelang R. Woodward 1954.
Wie bereits erwähnt, wird das Brucin, das 2,3-Dimethoxyderivat des Strychnins, ebenfalls in der Brechnuss gefunden. Es ist ein weißer Feststoff.

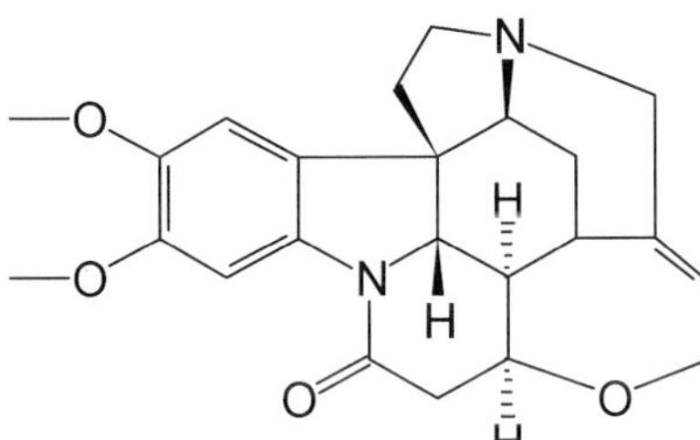

Brucin
Smp.: 178 °C
Löslichkeit: 3,2 g/l (H_2O)
LD_{50}: 150 mg/kg (Maus, oral)
pLD: 3,8

Brucin ist chiral und kann zur Enantiomerentrennung von Aminosäuren verwendet werden. So wird ein Racemat des Alanins mit Benzoylchlorid versetzt, wobei *N*-Benzoylalanin entsteht, welches mit Brucin Salze bildet. Das Brucinsalz des D-Alanins ist weniger löslich als das Brucinsalz des L-Alanins. So können nach Hydrolyse des Salzgemisches die beiden Enantiomere des Alanins getrennt werden. Das so gewonnene L-Alanin ist allerdings optisch unrein.
Das Enantiomer, welches das weniger lösliche Salz bildet, erhält man in optisch reinem Zustand, das andere Enantiomer ist meist verunreinigt.
Schon 30 bis 120 mg Strychnin oder 30 mg Brucin können für einen Erwachsenen tödlich sein. Beide verhindern den Angriff von Glycin, dem Übertragungsstoff der postsynaptischen Hemmung im Rückenmark an der subsynaptischen Membran. Es kommt zu starken Krämpfen, Zittern und Atemnot. Behandelt wird mit Diazepam.

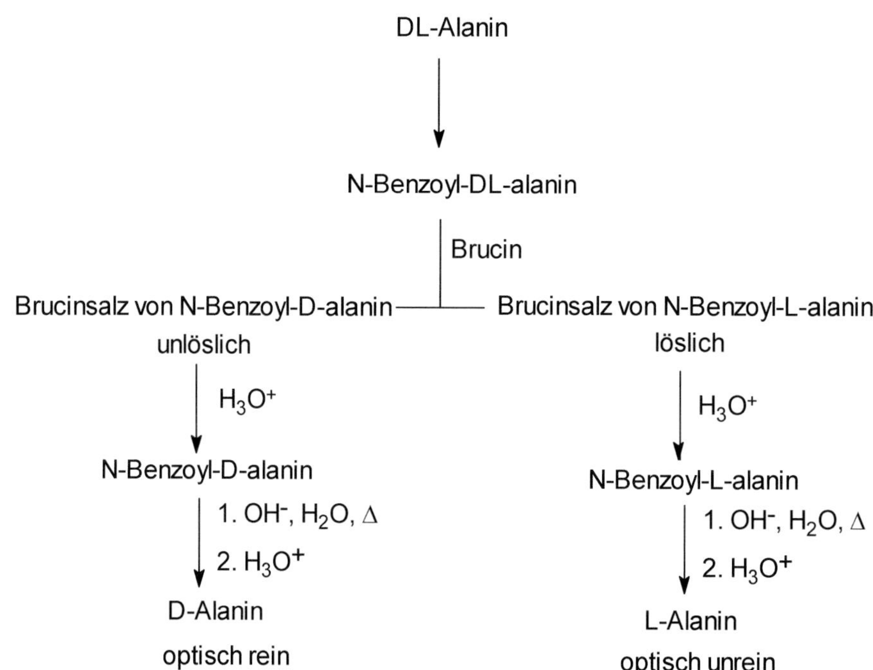

Strychnin wurde früher in winzigen Mengen wegen seiner erregenden Wirkung als Stärkungsmittel oder Antidot bei Schlafmittelvergiftung verwendet. So siegte Thomas Hicks beim Marathonlauf der Olympiade in St. Louis 1904, indem er zwischendurch Brandy mit Eiweiß und 1 mg Strychnin als Stärkung zu sich nahm. Wegen der analeptischen, anregenden Wirkung steht Strychnin auf der Dopingliste.

33.3 Capsaicin

Capsaicin (CPS) besteht aus farblosen Kristallen, die man aus Chilischoten gewinnen kann. Es löst bei Säugetieren einen Hitzereiz aus.

HO O N H O

Capsaicin

Smp.: 66 °C
Sdp.: 210 °C (0,01 mbar)
Dichte: 1,36 g/cm^3
LD_{50}: 47 mg/kg (Maus, oral)
pLD: 4,3

Neben Capsaicin, welches mengenmäßig etwa zwei Drittel aller Capsaicinoide ausmacht, gibt es noch chemisch sehr ähnliche Substanzen, die sich vom Capsaicin nur im Alkylrest unterscheiden und ebenfalls einen Hitzereiz auslösen. Nur das Dihydrocapsaicin kommt noch in größeren Mengen in der Chilischote vor (20 %).

Die Capsaicinoide sind chemisch betrachtet Vanillylamide von Fettsäuren mittlerer Länge.

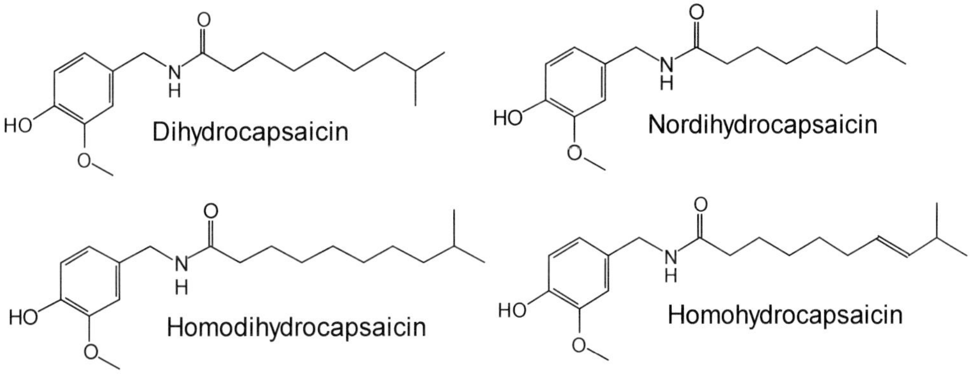

Dihydrocapsaicin

Nordihydrocapsaicin

Homodihydrocapsaicin

Homohydrocapsaicin

Capsaicinoide lösen sich in Ethanol und Fetten, aber nicht in Wasser. Sie haben eine antibakterielle und fungizide Wirkung und können Lebensmittel haltbarer machen. Es ist daher kein Zufall, dass in wärmeren Ländern mit potentiell hygienischen Problemen, wie z. B. Mexiko, Thailand und Indonesien besonders scharf gewürzt wird.

Beim Verarbeiten von Chilischoten ist der Gebrauch von Handschuhen vorteilhaft. Um das Capsaicin von den Händen zu lösen, sollte man zuerst mit Fett eincremen und dann waschen. Besonders empfindliche Hautpartien sollte man mit Speiseöl einreiben, um das Capsaicin zu lösen. Sollte man mit einer zu scharfen Speise einen fast unerträglichen Brennreiz im Mund erzeugt haben, helfen ölhaltige Emulsionen, Joghurt, Milch oder Tomatensaft, welche die Capsaicinoide lösen können. Wasser löst die Capsaicinoide nicht und bleibt wirkungslos.

Die Schärfe von Chilischoten wird nach W. Scoville [237] in Scoville-Einheiten (Scoville heat units, SHU) gemessen. Reines Capsaicin hat 16 Millionen SHU, die durchschnittliche Wahrnehmungsschwelle liegt bei 16 SHU. Ein Milliliter einer scharfen Sauce mit 160.000 SHU kann daher nur mit 10 l Wasser, also der 10.000-fachen Menge geschmacklich neutralisiert werden. Die indische Chilisorte „Naga Jolokias" bringt es auf etwa 1 Million SHU, edelsüßes Paprikapulver hingegen mit etwa 2 mg Capsaicinoide auf 100 g Trockensubstanz nur auf einen SHU von 160 [177].

Chiliextrakt wird in Pfeffersprays als Waffe verwendet. Capsaicin wurde bei Pferden an den Vorderbeinen verwendet, um sie empfindlicher gegen Hindernisse zu machen, was bei den Olympischen Spielen 2008 in Peking als Doping galt und zur Disqualifikation von mehreren Springreitern führte.

In Wärmepflastern lindern Capsaicinoide Schmerzen und im Zusammenhang mit Fettleibigkeit wird erforscht, ob diese Stoffe auch die Fettverbrennung verstärken können.

33.4 Colchicin

Colchicin [105] ist das Hauptalkaloid der Herbstzeitlosen. 5 g der Samen können schon tödlich sein. In den Samen sind 0,5 %, in den Blüten sogar 1,8 % des Stoffs enthalten. Colchicin ist erbgutverändernd, es kann im Körper Zellteilungsprozesse verhindern. Es wird als Gichtmittel bei akuten Anfällen verwendet, wobei die Tagesdosis bei höchstens 6 mg liegt. Colchicin verhindert wahrscheinlich die Wanderung von Entzündungszellen in die Gelenke. Nachteil ist die Schädigung der Epithelzellen des Darms, was zu schweren Durchfällen führt. Früher wollte man die Zellteilungshemmung in der Krebstherapie anwenden, doch die Hoffnungen zerschlugen sich.

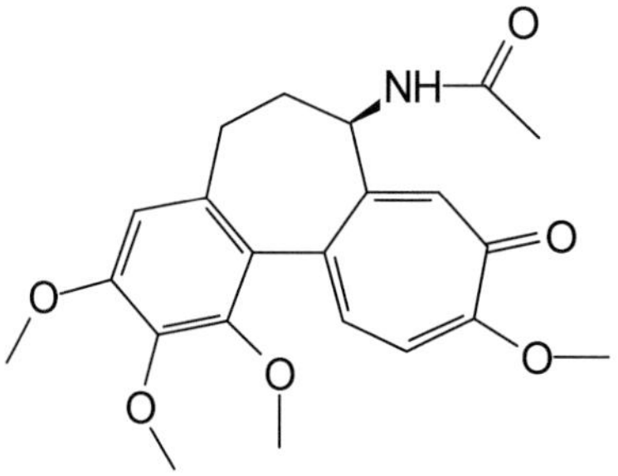

Colchicin
Smp.: 160-164 °C
LD_{50}: 5,9 mg/kg (Maus, oral)
pLD: 5,2

33.5 Coniin

Coniin ist ein chirales Piperidin-Derivat, welches im gefleckten Schierling vorkommt und neurotoxisch wirkt. In reinem Zustand ist Coniin eine Flüssigkeit, zersetzt sich aber wie viele stickstofforganische Verbindungen langsam unter Luftzufuhr, so dass eine gelblich-grüne Verfärbung eintritt. Coniin schmeckt brennend scharf und riecht nach Mäuseharn.

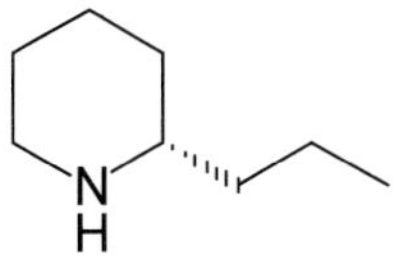

(*S*)-Coniin
(2*S*)-2-Propylpiperidin
Smp.: -2 °C
Sdp.: 166 °C
Löslichkeit: 1 g/l (H_2O)
LD_{50}: 100 mg/kg (Maus, oral)
6-7 mg/kg (Mensch, oral)
pLD: 5,2

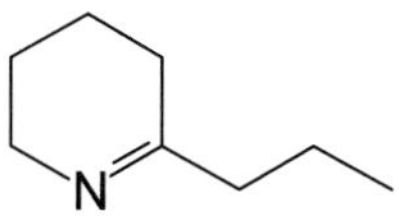

γ-Conicein
Sdp.: 171 °C
LD_{50}: 12 mg/kg (Maus, oral)
pLD: 4,9

P. Geiger isolierte das Coniin erstmals und A. Ladenburg stellte es 1886 aus 2-Picolin und Acetaldehyd mit anschließender Hydrierung her. Es gibt im gefleckten Schierling noch andere Conium-Alkaloide. Die Samen der Pflanze enthalten 1 bis 2 % der Alkaloide. Das Coniin ist nicht enantiomerenrein, auch wenn das (*S*)-(+)-Coniin überwiegt.

Das noch giftigere γ-Conicein, eine achirale Vorstufe des Coniins, ist ein weiterer wichtiger Bestandteil des gefleckten Schierlings. Die Isolierung beider Stoffe ist nicht zuletzt wegen der Flüchtigkeit relativ schwierig. Der Philosoph Sokrates wurde im Jahr 399 v. Chr. zum Tode durch den Schierlingsbecher verurteilt und damit zum bekanntesten Coniinopfer. Erst im Jahr 404 v. Chr. wurde der Schierlingsbecher von der Gruppe der Dreißig Tyrannen, einer Gruppe Athener Oligarchen, als Hinrichtungsmethode eingeführt und 1.000-mal praktiziert.

Sokrates hätte fliehen können, da Freunde einen Gefängniswärter bestochen hatten, aber Sokrates trank den Todesbecher und mahnte seine Anhänger auch in der Stunde seines Todes zur Fassung. Coniin und γ-Conicein werden durch die Schleimhäute gut aufgenommen. Dann entfaltet sich eine Nikotin- und Curare-ähnliche Giftwirkung als Acetylcholin-Rezeptorblocker. Die motorischen Nerven werden zuerst erregt und dann gelähmt [201]. Nach einigen Stunden tritt der Tod durch Lähmung ein, und das bei vollem Bewusstsein. Daher wurden bei hohen Persönlichkeiten, die im alten Athen zum Tode verurteilt worden waren, dem Schierlingsbecher betäubende Stoffe hinzugefügt, gewissermaßen als eine letzte Gnade. Die tödliche Dosis für einen Menschen liegt bei etwa 0,5 g.

33.6 Convallatoxin

Das Gift des Maiglöckchens ist Digitalis nicht unähnlich. Immer wieder kommt es zu Vergiftungen, weil Kinder an den Blättern oder Stielen kauen oder saugen.

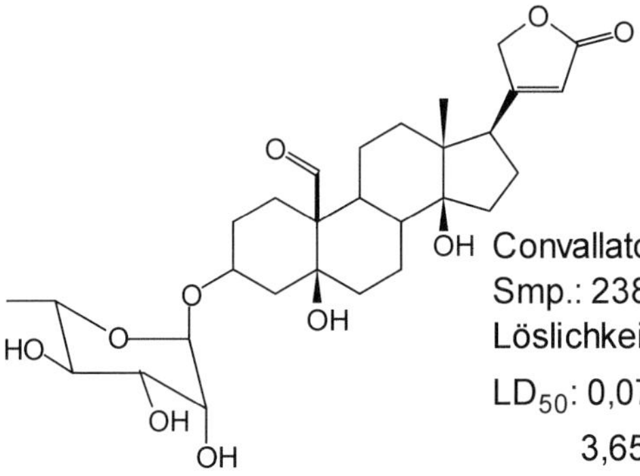

Convallatoxin (Maiglöckchen)
Smp.: 238 °C
Löslichkeit: 0,5 g/l (H_2O)
LD_{50}: 0,07 mg/kg (Katze i.v.)
3,65 mg/kg (Katze, oral) pLD: 5,4
toxisch für Kinder: mehr als 5 Beeren

Auch die rötlichen Maiglöckchenbeeren laden immer wieder zu fatalen Kostproben ein. Es kommt zu Übelkeit, Erbrechen, Kammerflimmern, Herzschwäche und sogar

Tod durch Kollaps. Dass allerdings ein fünfjähriges Kind nach dem Genuss von Wasser aus einer Vase, in der ein Maiglöckchenstrauß stand, gestorben sein soll [226], ist wenig glaubhaft [272]. Bei der Katze ist das Convallatoxin intravenös gespritzt etwa 50-mal giftiger als oral aufgenommen.

33.7 Curare

Curare [272] ist nicht eine einzelne Substanz, sondern eine Sammelbezeichnung für Pfeilgifte südamerikanischer Indianer. Curare-Alkaloide werden kaum vom Magen-Darm-Trakt aufgenommen, daher kann das erlegte Wild ohne Gefahr verzehrt werden. Nach der Aufbewahrungsform wird zwischen Tubo-Curare (in Bambusröhren), Topf-Curare und Calebassen-Curare (in Kürbissen) unterschieden. Die Tubo-Curare wird aus Rinden und Mondsamengewächsen gewonnen und vor allem von Ureinwohnern in Guayana und im Amazonas-Gebiet verwendet. Curare wirkt als Blocker des Acetylcholin-Rezeptors, ohne den Rezeptor zu aktivieren. Es kommt dann zu Muskellähmungen, der Tod tritt durch Atemlähmung ein, während das ZNS und der Herzmuskel nicht betroffen sind. Therapien sind künstliche Beatmung und Cholinesterase-Inhibitoren wie Neostigmin. Früher war Tubocurarin als Muskelrelaxans für Operationen gebräuchlich. Natürlich musste der Patient vorher betäubt werden, da er sonst die Lähmung der Muskeln mit der Unfähigkeit zu atmen bei vollem Bewusstsein erlebt hätte, ohne sich in irgendeiner Weise äußern zu können. Immer wieder kommt es bei Operationen vor, dass Patienten nicht vollständig narkotisiert sind, ein wahrer Alptraum, den man umgehen könnte, wenn man durch EEG die Tiefe der Narkose überprüfen könnte, was aus Kostengründen aber unterbleibt.

Synthetische Verbindungen wie Atracurium oder Mivacurium werden bei Narkosen wegen des besseren Wirkprofils inzwischen bevorzugt.

Schon die spanischen Conquistadoren machten unliebsame Bekanntschaft mit den Pfeilgiften der Einheimischen. Erst C. Bernard zeigte 1857 an Fröschen die Wirkweise der Curare-Gifte. Isoliert wurden die Substanzen erst um 1900.

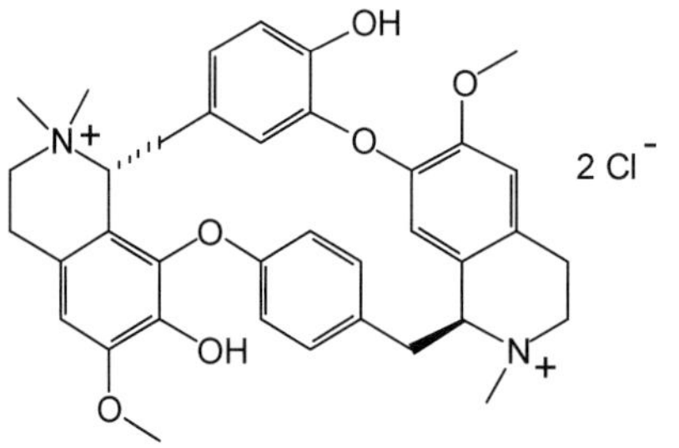

$2\ Cl^-$

(+)-Tubocurarindichlorid
Smp.: 270°C (Zers.)
Löslich in Wasser
LD_{50}: 150 mg/kg (Maus, oral)
pLD: 3,8
LD_{50}: 130 µg/kg (Maus, i.v.)

Ein noch stärkeres Curare-Pfeilgift ist das Toxiferin I. Es wird u. a. aus der Rinde der Strychnos-Arten S. castalnei gewonnen. Die Aufnahme i.v. ist etwa 100-mal giftiger als per os. Bereits geringe Mengen wirken muskellähmend.

2 $Cl^{\ominus}$

Toxiferin-I
LD_{50}: 2,5 mg/kg (Ratte, oral)
pLD: 5,6
LD_{50}: 23 µg/kg (Maus, i.v)

33.8 Cytisin

Dieses Alkaloid der Chinolizidin-Gruppe kommt im Goldregen vor. Das Cytisin hat ähnliche Wirkung wie das Nikotin, da es an den gleichen Rezeptoren andockt. Es entstehen Trancezustände mit Halluzinationen verbunden mit Übelkeit und Krämpfen. Erste-Hilfe-Maßnahmen sind das Auslösen von Erbrechen und Aktivkohlegabe. Durch Erbrechen entledigt sich der Körper sehr häufig von dem Gift, so dass Todesfälle selten sind. 15 bis 60 Minuten nach Einnahme von Goldregensamen zeigen sich die Vergiftungssymptome. Bleibt das Erbrechen aus, erfolgt schließlich der Tod durch Atemlähmung, der auch noch nach Tagen eintreten kann.

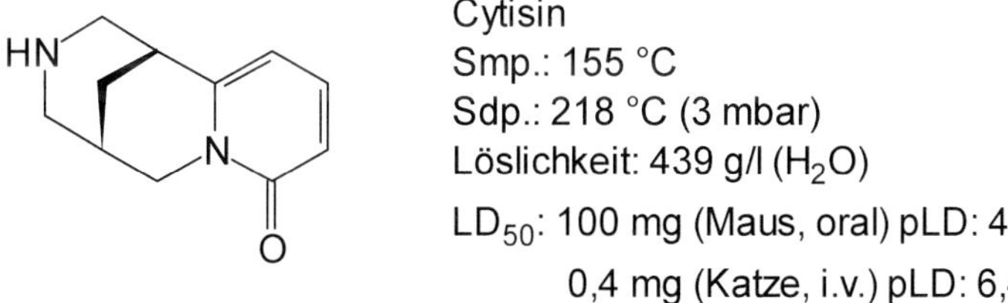

Cytisin
Smp.: 155 °C
Sdp.: 218 °C (3 mbar)
Löslichkeit: 439 g/l (H_2O)
LD_{50}: 100 mg (Maus, oral) pLD: 4
0,4 mg (Katze, i.v.) pLD: 6,4

Der Gemeine Goldregen kommt häufig in Mittel- und Osteuropa vor und wird auch als Zierpflanze angepflanzt. Der Baum erreicht Höhen von bis zu sieben Metern. Die Samen der Pflanze enthalten bis zu 2 % des Cytisins, die Blüten 1 % und die Blätter immer noch 0,5 % des Alkaloids. Die hängenden Blütentrauben des Goldregens erinnern an Bohnenhülsen und werden daher von kleinen Kindern oft beim Spielen verzehrt und nehmen eine Spitzenstellung unter den Vergiftungen mit Pflanzen ein. Für Kleinkinder können drei Hülsen mit etwa 20 Samen tödlich sein.

33.9 Digitoxin

Der rote Fingerhut (Digitalis purpurea) hat eine charakteristische Blütenform, die ihm den Namen gibt. Er wurde 2007 zur Giftpflanze des Jahres gewählt und seine Blätter sind sehr giftig. Er ist in Mitteleuropa weit verbreitet. Seit dem 18. Jahrhundert werden die Inhaltsstoffe des roten Fingerhuts (die sog. Herzglycoside) zuerst von so genannten Kräuterfrauen gegen Herzschwäche verwendet. O. Schmiedeberg konnte die Wirkstoffe 1868 erstmals isolieren. Schon zwei Fingerhutblätter können zu einer tödlichen Vergiftung führen. Erste Anzeichen einer Vergiftung sind Übelkeit, Erbrechen, Ohrensausen und Sinken der Pulsfrequenz unter 50. Der wichtigste Wirkstoff des roten Fingerhuts ist Digitoxin, bestehend aus einem Steroidgerüst mit drei Digitoxose-Zucker-Einheiten.

Digitoxin
Smp.: 256 °C
LD_{50}: 4,95 mg/kg (Maus, oral)
pLD: 5,3

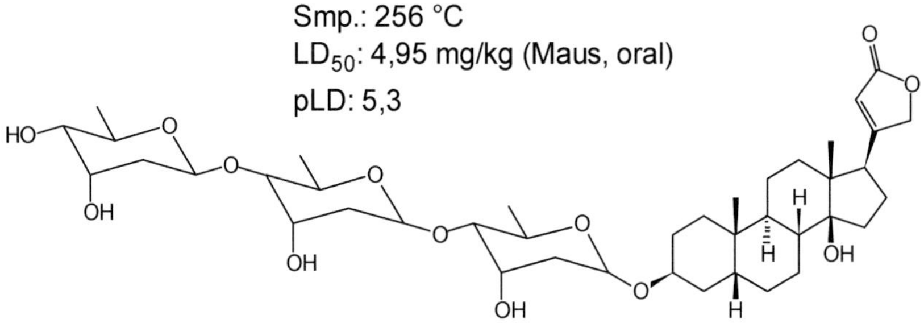

Daneben gibt es noch Digoxin, Evomonosid, g-Strophanthin und weitere Derivate, die sich chemisch nur minimal vom Digitoxin unterscheiden.

Evomonosid
Smp.: 184-190 °C
LD_{50}: 0,28 mg/kg (Katze, i.v.)
pLD: 6,6

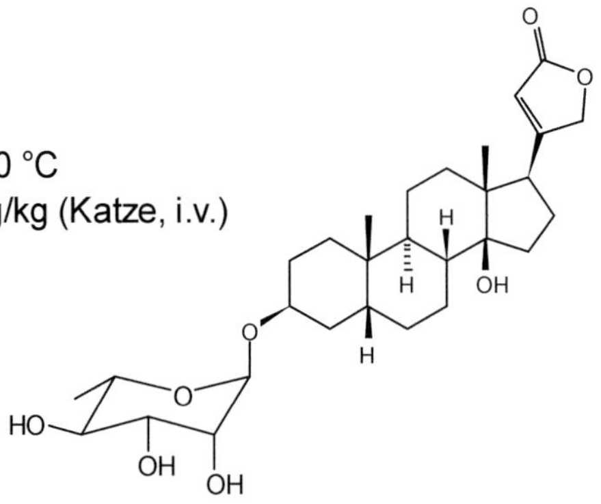

Eine normale Dosierung sind 0,1 mg Digitoxin oder 0,2 mg Digoxin pro Tag, die oral eingenommen werden. Das g-Strophanthin muss i.v. zugeführt werden, steht aber entsprechend internationaler Leitlinien zur Behandlung der Herzinsuffizienz nur noch an zweiter Stelle. Die therapeutische Bandbreite der Herzglycoside ist nur gering. Schon bei einer Verdoppelung der täglichen Erhaltungsdosis kommt es in 70 % der Fälle zu Vergiftungserscheinungen.

Tab. 33-3 Glycoside

Glycosid	Resorption	Halbwertszeit
Digitoxin	1	170 h
Digoxin	0,7	35 h
Acetyldigoxin	0,8	35 h
Methyldigoxin	0,9	35 h

Bei Vergiftungen sollte das Präparat abgesetzt werden. Atropin, Kaliumionenzufuhr und Lidocain sind weitere therapeutische Maßnahmen bei einer Digitalisvergiftung.

33.10 Nikotin

33.10.1 Die Geschichte des Nikotins

Im Herbst 1492 landete Kolumbus vor der Insel Kuba und schickte zwei Kundschafter ins Landesinnere. Die beiden Männer kamen lebend zurück und berichteten u. a. von Eingeborenen, welche Kräuter in ein größeres, getrocknetes Blatt einrollten, an einem Ende anzündeten, das andere Ende in den Mund nahmen und den Rauch einzogen. Diese handgemachten Röllchen wurden von den Konsumenten Tabago genannt. Bis zu diesem ersten Kontakt mit dem Tabak war die Pflanze in Eurasien und Afrika unbekannt. Erst 1560 brachte Jean Nicot, ein französischer Arzt und Gesandter am portugiesischen Hof, die Tabakpflanze nach Frankreich, wo sie den Namen Nicotiana tabacum erhielt. Das Tabakschnupfen wurde eine neue Mode am französischen Hof. 1586 brachten englische Siedler Tabak für die Pfeife aus Virginia nach England. In der Folgezeit wurde Tabak in vielen Ländern in Europa und der Türkei angebaut. Z. T. wurde der Tabakkonsum scharf verfolgt; so stellte der türkische Sultan Murad IV. das Rauchen unter Todesstrafe, ließ die Rauchhäuser abreißen und soll inkognito unterwegs gewesen sein, um Raucher aufzuspüren. Auch heute kann es rabiat werden: Der spätere philippinische Präsident Rodrigo Duterte zwang als Bürgermeister von Davao angeblich einen westlichen Touristen, wegen Missachtung eines Rauchverbots eine Zigarette aufzuessen. Der Literaturnobelpreisträger George Bernard Shaw verspottete einen Interviewer mit den Worten „Mich über das Rauchen auszufragen, heißt mich zu beleidigen. Wie kommen Sie dazu, mir eine so schmutzige Angewohnheit zuzutrauen?“ (Der Nichtraucher Shaw wurde 94).

Der Konsum des Tabaks wurde unterschiedlich praktiziert. Während man am Hof schnupfte, rauchten Soldaten Pfeife und Seefahrer kauten den Tabak. Zigarren gab es vor allem auf der iberischen Halbinsel. Tabak und wertvolle Schnupfdosen wurden zum Prestigeobjekt. Der legendäre französische Staatsmann C.-M. de Talleyrand [270] nutzte auf dem Wiener Kongress sogar eine diamantbesetzte Schnupftabakdose. 1822 wurden im britischen Haushalt 22.500 Pfund Sterling für

Schnupftabakdosen eingeplant. Die Zigarette wurde in Europa durch den Krimkrieg populär. Der große Vorteil der Zigarette war, dass man weniger Tabak für den Rauchgenuss brauchte. Während man zuerst noch die Zigaretten mit Papier selber drehte, gab es in den USA bald erste Zigarettenmaschinen.

Altbundeskanzler Helmut Schmidt rauchte bis ins hohe Alter und missachtete öffentlichkeitswirksam Rauchverbote. Vor einer Podiumsdiskussion bemerkte er, er dürfe im Gegensatz zu seinen Gesprächspartnern rauchen, denn bei ihm gehöre es zur Inszenierung. Um einen lebenslangen Vorrat an seinen geliebten Mentholzigaretten zu haben, lagerte er in seinem Reihenhaus in Hamburg-Langenhorn 38.000 seiner Glimmstengel. Helmut Schmidt starb 2015 knapp zwei Monate vor seinem 97. Geburtstag.

Das Zigarettenrauchen verbreitete sich seit dem I. Weltkrieg in Deutschland immer mehr, da die maschinelle Produktion die Preise kaufkraftbereinigt deutlich absenkte. Für einen durchschnittlichen Stundenlohn konnte man immer mehr Zigaretten kaufen.

Tab. 33-4 Kosten der Zigaretten

Jahr	Zigaretten für eine Stunde Lohn	Zigaretten pro Kopf, pro Jahr
1930	19	450
1960	32	1.250
1990	92	2.000

Weltweit wurden im Jahr 2011 fast 7 Mio. Tonnen Tabak geerntet und 5,8 Billionen Zigaretten hergestellt.

Tab. 33-5 Tabakernte und Zigarettenherstellung 2011

Land	Tabakernte in 1.000 t
China	3.158
Indien	1.009
Brasilien	951
USA	273
Malawi	175
Argentinien	165
Indonesien	130
Simbabwe	116

Land	Zigaretten in Mrd.
China	2.264
Russland	390
USA	315
Indien	260
Japan	233

China hatte 2016 inzwischen etwa 300 Millionen Raucher, die im Jahr über zwei Billionen Zigaretten konsumieren, das sind also etwa 18 Zigaretten pro Tag und Raucher. Damit hält China den Weltrekord.

Tab. 33-6 Anteil der Raucher in % und Aufteilung nach Geschlecht

Land	Gesamt 2015	Männer 2015	Frauen 2015	Gesamt 2009
Indonesien	39,9	66,6	2,1	24,2
Griechenland	27,3	33,5	21,6	39,7
China	24,7	44,8	2	24,1
Frankreich	22,4	32,3	21,6	26,2
Deutschland	20,9	25,1	17,1	21,9
Japan	18,2	26,6	9,3	24,9
Südkorea	17,3	32,5	8,8	25,6
UK	16,1	16,7	15,5	21,5
USA	11,4	12,6	10,2	16,1
Indien	11,2	17,3	1,4	10,7
Schweden	10	9	11	14,3

In der westlichen Welt sind die Raucher inzwischen in die Defensive geraten. Während 1985 in Deutschland noch knapp über 50 % der erwachsenen Menschen Raucher waren, sind es 2015 nur noch knapp 21 %. Die Zigarette ermöglicht es nicht mehr, den Duft der weiten Welt zu genießen. Vielmehr zeigt sich im Rauchverhalten eine deutliche soziale Spaltung: 85 % der Möbelpacker und 50 % der Detektivinnen, aber nur 13 % der Universitätsprofessoren und 6 % der Apothekerinnen rauchen.

33.10.2 Tabak

Der rauchfertige Tabak enthält 20 % Asche, 11 % Zellulose, 9,5 % Pektine, 9 % Oxalsäure, Apfelsäure, Harze, Citronensäure und Fett. Um den Geschmack für den Konsumenten noch angenehmer zu machen, werden Ammoniumchlorid (verstärkt die Freisetzung des Nikotins), Zucker, Lakritze, Kaffee, Tee, Kakao und Stärke hinzugefügt. Das eigentlich süchtig machende Nikotin kommt nur zu 1 bis 2 % vor. Wenn die Pflanze reift, wandert der Stoff als Insektizid in die Blätter. Eine Zigarette enthält etwa 65 mg Reinnikotin. Das ist angeblich die tödliche Menge für einen Menschen. Nun wird die Zigarette nicht gegessen, aber beim Rauchen verbrennen bei 500 bis 900 °C in der Glimmzone viele Stoffe des Tabaks in bis zu 10.000 verschiedene, z. T. gefährliche Substanzen.

Tab. 33-7 Bestandteile des Tabakrauches einer Zigarette

Verbindung	Menge	Gefahr
Kohlendioxid	45-65 mg	
Kohlenmonoxid	10-23 mg	giftig
Stickstoffoxide	0,1-0,6 mg	giftig
Butadien	0,025-0,04 mg	kanzerogen
Benzol	0,012-0,05 mg	giftig
Formaldehyd	0,02-0,1 mg	giftig
Acetaldehyd	0,4-1,4 mg	giftig
Methanol	0,08-0,18 mg	giftig
Blausäure	1 mg	giftig
Nikotin	0,1-2 mg	giftig
PAK	0,0002 mg	kanzerogen
Amine	0,0003 mg	kanzerogen
Nitrosamine	0,0006 mg	kanzerogen

33.10.3 Die Giftigkeit des Nikotins

In der Natur kommt das Nikotin nur als (*S*)-Nikotin vor. Es wurde 1828 von C. W. Posselt und K. L. Reimann isoliert [199] und 1905 erstmals von A. Pictet chemisch hergestellt. Reines Nikotin ist eine ölige Flüssigkeit, die sich an der Luft rasch bräunlich verfärbt.

H N N

Nikotin

(*S*)-3-(1-Methylpyrrolidin-2yl-)pyridin

Smp.: -79 °C
Sdp.: 246 °C
Dichte: 1,01 g/cm^3
Löslichkeit: sehr gut in Wasser
LD_{50}: 50 mg/kg (Ratte, oral) pLD: 4,3
9,2 mg/kg (Hund, oral)
3,3 mg/kg (Maus, oral)
7 mg/kg (Mensch, oral) pLD: 5,2

Nikotin stimuliert die Acetylcholinrezeptoren. Dadurch fördert es die Freisetzung von Adrenalin, Dopamin und Serotonin, beschleunigt den Blutdruck, den Herzschlag sowie die psychomotorische Leistung bei gleichzeitiger Verringerung des Appetits.

Bis 2013 war es allgemeiner Konsens, dass Nikotin giftiger als Arsenik und Kaliumcyanid sei [137]. Die toxische Dosis von 60 mg für Menschen wurde erstmals 1906 von R. Kobert [126] in die Fachwelt gesetzt und unwidersprochen in allen weiteren Fachquellen weiterverwendet. Das entspricht einem LD_{50}-Wert für Menschen von 0,85 mg/kg. Kobert selber bezog sich auf einen Selbstversuch, welcher 1856 in einem Pharmaziebuch [235] erwähnt wurde. Dass 1931 eine Dosis von stolzen 4 g Nikotin überlebt wurde [190], störte die allgemeine Meinung so wenig wie ein LD_{50}-Wert für Ratten, der bei immerhin 50 mg/kg liegt. So vergingen 108 Jahre, bis 2014 die bisherige Toxizität bei Menschen von B. Mayer hinterfragt wurde [163]. Eine tödliche Dosis von etwa 500 mg für Menschen (entsprechend einem LD_{50}-Wert von etwa 7 mg/kg und einem pLD-Wert von 5,2) scheint der Wahrheit nahe zu kommen. Nikotin blockiert die Ganglien des vegetativen Nervensystems höherer Tiere, wurde aber früher auch gegen Insekten eingesetzt. Pflanzen hingegen vertragen Nikotin gut und biologisch abbaubar ist es auch.

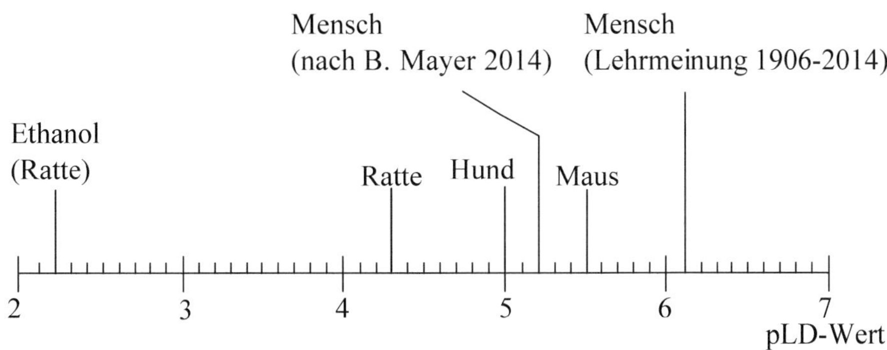

Abb. 33-2 Unterschiedliche pLD-Werte für Nikotin im Vergleich zu Ethanol

Noch in den 1950er Jahren wurde die Giftigkeit des Nikotins in chemischen Vorlesungen demonstriert, indem einer Taube ein Glasstab mit Nikotin unter den Schnabel gehalten wurde. Der Vogel wurde losgelassen und stürzte während eines letzten Fluges tot ab.

Auch bei Menschen hat es immer wieder akute Nikotinvergiftungen gegeben. So starb 1697 der französische Dichter Jean de Santeul, nachdem er einige Gramm Schnupftabak mit Wein zu sich nahm. In der Nachkriegszeit starb so z. B. ein Mann, nachdem er innerhalb eines Tages auf nüchternen Magen 40 Zigaretten und 24 Zigarren geraucht hatte. Auch so manches Wettrauchen während der Weltwirtschaftskrise in den 1930er Jahren forderte Todesopfer. Ansonsten sind die schädlichen Wirkungen des Rauchens eher chronischer Natur. Raucher erleiden häufiger Arteriosklerose, Herzanfälle, Magengeschwüre, Fehlgeburten, chronische Reizung der Bronchien und schließlich Lungenkrebs. Raucher sind mindestens einem zehnmal höheren Risiko für Lungenkrebs ausgesetzt als Nichtraucher. Bei starken Rauchern mit einem Konsum von über 40 Zigaretten pro Tag ist das Risiko sogar 60-mal höher. Luftverunreinigungen durch Fabriken, Autos und Hausbrandabgase sind demgegenüber vernachlässigbar. Für das Krebsrisiko dürfte kaum nur das Nikotin verantwortlich sein, sondern die Vielzahl von Stoffen im Tabakrauch. Tabak übertrifft

alle anderen chemischen Substanzen wie Lösungsmittel oder Asbest an Todesfällen und Gesundheitsschädigungen.
Die kulturhistorische Bedeutung der Tabakwerbung im Laufe des 20. Jahrhunderts ist nicht zu verkennen. Sie versprach Abenteuer, den Duft der großen weiten Welt und den Konsumenten der richtigen Zigarettensorte Anteilnahme an einem Leben, welches „larger than life" war. Es ist eine makabere Ironie, dass Wayne McLaren, der in unzähligen Werbespots einer bekannten Zigarettenmarke einen freiheitsliebenden Cowboy spielte, mit nur 51 Jahren an Lungenkrebs starb – er hatte jahrzehntelang 30 Zigaretten pro Tag geraucht.
Nikotin gehört zu den Verbindungen mit dem höchsten Suchtpotential. Nikotinentzug führt zu Gereiztheit, Unruhe und schlechter Stimmung. Allerdings kann nach drei Wochen keine messbare Veränderung an den Acetylcholinrezeptoren mehr festgestellt werden. Beim erfolgreichen Zigarettenentzug muss also auch das angelernte Rauchverhalten, der automatische Griff zur Zigarette bei bestimmten Gelegenheiten wieder verlernt werden. Nikotinaufnahme durch Pflaster oder Kaugummis mit 2 bis 4 mg Nikotin können die Entzugssymptome verringern und sollen die Wahrscheinlichkeit eines erfolgreichen dauerhaften Verzichts auf Tabak verdoppeln. Die immer erfolgreichere E-Zigarette, bei ihr entstehen keine Verbrennungsprodukte wie polycyclische Aromaten, soll nur etwa 5 % des Risikos der Tabakzigarette erzeugen.

33.11 Oleandrin

Oleandrin ist ein Herzglycosid, welches im Oleander enthalten ist. Auffällig ist das Steroidgrundgerüst des Oleandrins. Durch orale Aufnahme des Saftes dieser Pflanze kommt es zu Magen-Darm-Beschwerden wie Übelkeit und Durchfall und nachfolgend zu Herzproblemen wie Herzklopfen und unregelmäßigem Puls. Schließlich zeigen sich auch Symptome im ZNS-Bereich wie Muskelzittern, Erschöpfung und Zusammenbruch bis zum Koma und Tod.
Der Saft des Oleanders führt auch zu Hautreizungen und allergischen Reaktionen. In Südeuropa verwendete man das Holz dieser Pflanze als Rattengift, in Bulgarien früher als Abtreibungsmittel. Schon im vierten Jahrhundert stopfte man Mäuselöcher mit Oleanderblättern.

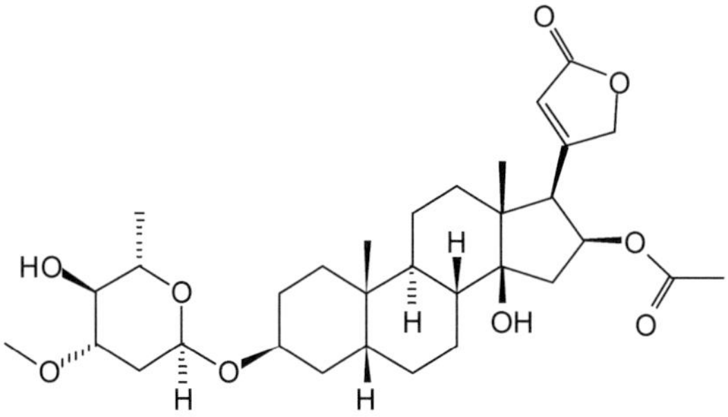

Oleandrin
Smp.: 250 °C
unlöslich in Wasser
löslich in Ethanol
LD_{50}: 0,25 mg/kg (Katze i.v.)
pLD: 6,6

33.12 Paclitaxel

Paclitaxel wird aus der Pazifischen Eibe gewonnen. 1971 wurde es erstmals isoliert. Der Bedarf an Paclitaxel kann nicht allein durch die Pazifische Eibe gedeckt werden, sondern wird halbsynthetisch aus den Nadeln der Europäischen Eibe hergestellt. Vor dem 20. Jahrhundert wurden die Nadeln der Eibe manchmal ausgekocht und der Auszug als illegales Abtreibungsmittel benutzt. Dabei kam es zu Todesfällen. Auch Pferde, die Zweige gefressen haben, sind manchmal eingegangen. Inzwischen gibt es eine Totalsynthese durch die Arbeitsgruppe von K. C. Nicolaou [186], die aber keine wirtschaftliche Bedeutung hat. Dieser Stoff hemmt die Zellteilung (Mitose) und findet u. a. seit 1993 Anwendung als Antitumormittel (Zytostatikum) Taxol® bei Brustkrebs. Da Krebszellen sich besonders schnell teilen, sind sie besonders angreifbar durch Mitosehemmer, allerdings sind auch die normalen Körperzellen betroffen. Unerwünschte Wirkungen bei der Anwendung sind Blutbildveränderungen, Haarausfall, Übelkeit und Erbrechen.

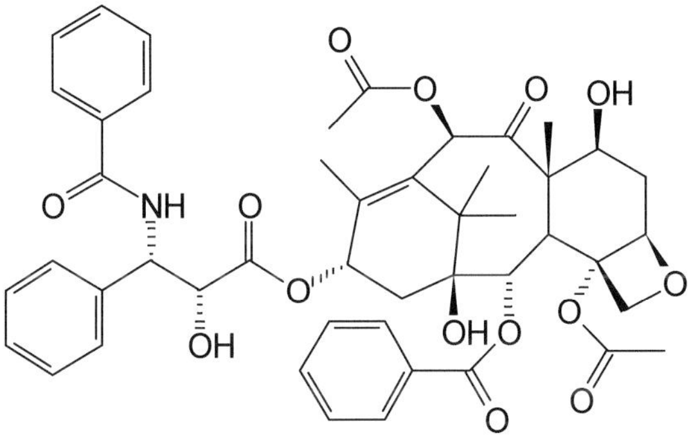

Paclitaxel (Taxol®)
Smp.: 213-216 °C
LD_{50}: 12 mg/kg (Maus, i.v.)
pLD: 4,9

33.13 Piperin

Piperin ist ein farbloser bis gelblicher Feststoff und Träger des scharfen Pfeffergeschmacks. 5 bis 9 % sind im schwarzen, 1 bis 2 % im weißen Pfeffer zu finden.

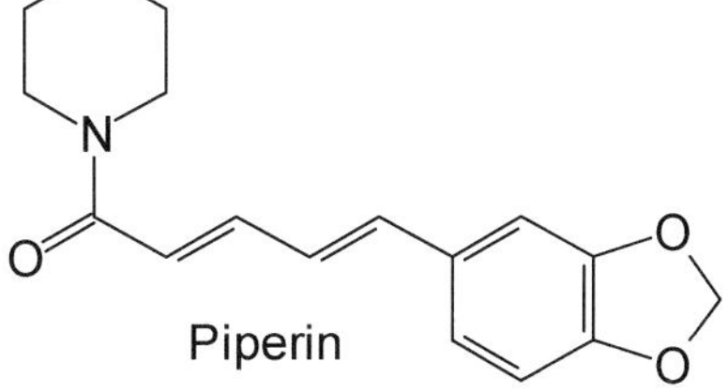

Piperin

Smp.: 127 °C
Löslichkeit: 40 mg/l (H_2O)
LD_{50}: 514 mg/kg (Ratte, oral)
pLD: 3,3

Piperin wurde erstmals 1819 von H. Orstedt isoliert. Es lässt sich synthetisch aus dem Heterocyclus Piperidin und der Piperinsäure herstellen oder mit Dichlormethan aus Pfeffer extrahieren.

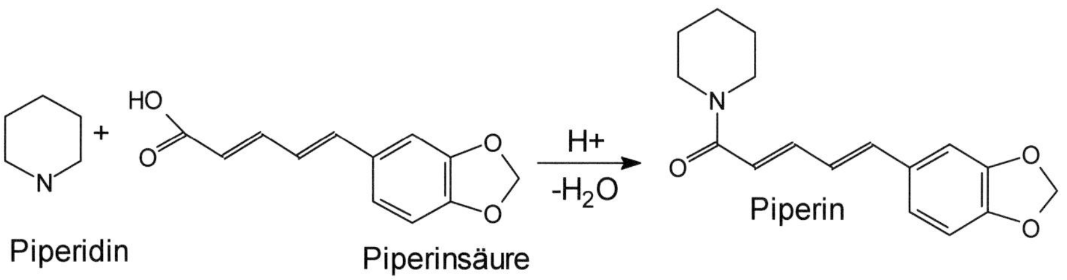

Piperidin + Piperinsäure $\xrightarrow[-H_2O]{H^+}$ Piperin

Piperin regt wie alle scharfen Stoffe den Stoffwechsel und die Sekretion an und wirkt leicht antimikrobiell. Da es im Magen durch saure Katalyse Formaldehyd abspalten kann, kann Piperin in größeren Mengen giftig wirken.

33.14 Rizin

Rizin (Ricin) ist ein Polypeptid hoher Giftigkeit, welches in den Samen der Christuspalme vorkommt. Mit einem LD_{50}-Wert von 2,2 µg/kg bei i.v.-Gabe bei der Maus gehört es zu den giftigsten Eiweißstoffen überhaupt. Wegen der geringen oralen Bioverfügbarkeit hat geschlucktes Rizin allerdings nur etwa ein Promille der Giftigkeit von injiziertem Rizin. Geschluckt können sechs bis zehn Samen der Rizinuspflanze für einen Erwachsenen tödlich sein. Ein Trank aus 200 pürierten Samen wurde aber auch schon überlebt.
Rizin besteht aus zwei Aminosäureketten mit 267 und 262 Aminosäureeinheiten und einer Molmasse von etwa 66.000. Die B-Untereinheit des Rizins bindet sich an Zellkernen, während die A-Untereinheit dann im Zellinneren wie eine Glycosidase wirkt, welche die Ribosomen, die Kraftwerke der Körperzellen, inaktiviert.
Wenn Rizinsamen eingenommen werden, werden zuerst die Zellen im Verdauungssystem zerstört. Daher sind die Symptome nach einer Rizinvergiftung zuerst Übelkeit, Erbrechen und blutiger Durchfall, dann Kreislaufkollaps, Lebernekrose und Nierenversagen. Mögliche Therapien können sein: Magenspülung und Aktivkohle.
Es gab früher Überlegungen, Rizin als Kampfstoff einzusetzen, was aber verworfen wurde, da es schlecht als Aerosol einsetzbar ist. Bei 80 °C wird das Rizin denaturiert, daher wäre es auch schlecht zur Herstellung einer Bombe geeignet. Rizin ist nicht fettlöslich, daher wird beim Kaltpressen der Rizinsamen nicht Rizin, sondern das Rizinusöl gewonnen, welches als Abführmittel eingesetzt wird. (Übliche Dosis 10 ml, was nach 1 bis 3 Stunden zu wässrigem Stuhlgang führt).
1978 wurde Rizin eingesetzt, um auf den bulgarischen Dissidenten G. Markow in London mit einem präparierten Regenschirm ein Giftattentat zu verüben. Markow wurde dabei ein mit Rizin gefülltes Platinkügelchen von 1 mm Durchmesser in die Haut gedrückt. Er starb drei Tage später.

33.15 Scopolamin

Dem Atropin chemisch und pharmakologisch nahe verwandt wurde das Scopolamin erstmals 1888 von E. Schmidt aus Wurzeln von Nachtschattengewächsen gewonnen. Es ist ein farbloses Öl. Als Hydrat kristallisiert es und schmilzt dann bei 59 °C. Da es in Wasser schlecht löslich ist, wird es der Löslichkeit wegen als bromwasserstoffsaures Salz verwendet, das leicht in Wasser und Ethanol löslich ist. Die Wirkung von Scopolamin ist ähnlich dem des Atropins, allerdings ohne erregende Wirkung. Bei niedriger Dosierung beruhigt es und hemmt das Brechzentrum im Gehirn, weshalb es auch bei Parabelflügen, wo kurzfristig Schwerelosigkeit erlebt wird Anwendung findet. Mundtrockenheit, Sehstörungen, Koordinationsstörungen, Juckreiz und Probleme bei der Blasenentleerung sind Nebenwirkungen bei Dosen unter 5 mg. Die tödliche Dosis beim Menschen soll angeblich bei etwa 100 mg liegen.

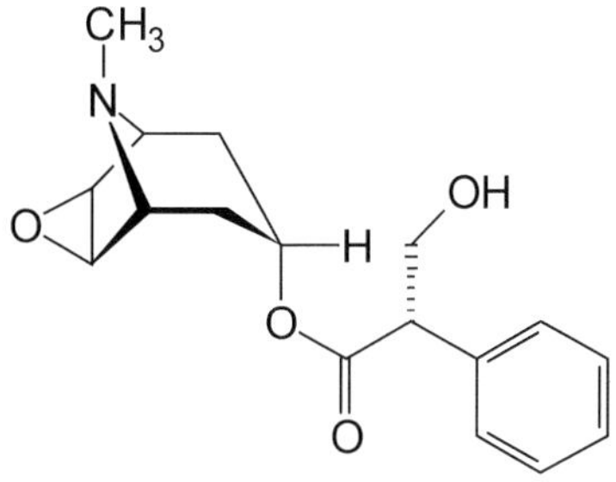

L-Scopolamin
Smp.: 59 °C (als Hydrat)
LD_{50}: 1.275 mg/kg (Maus, oral)
pLD: 2,9

Der Verzehr von Tollkirschen oder Stechäpfeln kann offensichtlich zu Halluzinationen führen, die als fantastische Reisen in kaum vorstellbare Welten auch in der Literatur ihren Niederschlag gefunden haben [123], [206], [209]. Römpp stellte die Vermutung auf, dass die Hexensalbe, die vor allem aus Nachtschattengewächsen bestand, bei den selbst ernannten Hexen Ritte auf dem Besenstiel und ähnliche fantastische Erlebnisse herbei halluzinieren konnte.

33.16 Senecionin

Senecionin ist das wichtigste Pyrrolizidinalkaloid in dem gelben Jakobskreuzkraut.

Die Hauptblütezeit dieser sehr genügsamen Pflanze ist Anfang Juni. Sie ist die Nationalblume der Isle of Man und ist in Mitteleuropa häufig an Feldrändern, auf Wiesen und in Grasfluren zu finden. Bei Bauern und Pferdehaltern ist sie unbeliebt, da die Pyrrolizidinalkaloide (neben dem Senecionin sind es noch viele andere wie Jacolin, Jaconin, Jacobin oder Acetylerucifolin) in den Blüten leberschädigend sind. Auch die Konservierung im Heu lässt die Giftwirkung nicht schwinden und es ist in kleinen Dosierungen eine schleichende Vergiftung über Jahre möglich, die zu Lebertumoren führen kann. Für Pferde werden 40 bis 80 g Frischpflanze pro kg Körpergewicht als tödliche Dosis angesehen, bei Rindern liegt die Dosis bei 140 g/kg. Zwar fressen die Tiere das Jakobskreuzkraut erst, wenn sie sonst nichts finden, aber über die Nahrungskette gelangen doch gewisse Mengen in den menschlichen Nahrungskreislauf.

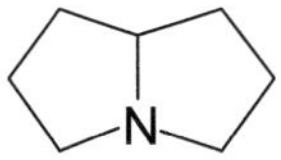

Pyrrolizidin
Sdp.: 148 °C

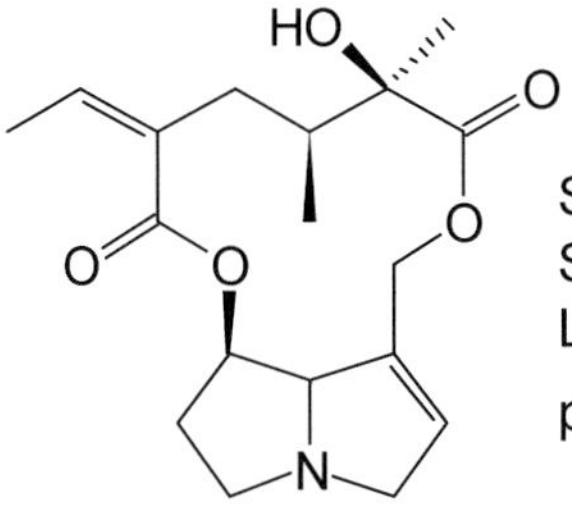

Senecionin
Smp.: 236 °C
LD_{50}: 85 mg/kg (Ratte, oral)
pLD: 4,1

Auch im Honig sind Senecionin und seine Pyrrolizidinalkaloid-Verwandten nachgewiesen worden. In 50 % der Fälle waren dabei mehr als 250 µg/kg im Honig enthalten. Während bei phytopharmazeutischen Produkten vom Bundesgesundheitsamt die Einnahme auf 1 µg/Tag begrenzt ist, gibt es bisher bei Lebensmitteln keine Höchstgrenzen. Daher wird das Jakobskreuzkraut in Deutschland mit Herbiziden bekämpft.

33.17 Solanin

In Kartoffeln und Tomaten ist das eher schwach giftige Solanin (α-Solanin) enthalten, manchmal wird es auch Tomatin genannt. Pierre A. E. Desfossés isolierte es 1820 erstmals. In der chemischen Formel sind ein Steroidgerüst und drei Hexose-Zuckereinheiten zu erkennen. In Frühkartoffeln und vor allem in den grünen Anteilen der Kartoffel ist relativ viel Solanin enthalten. Früher war der Solaningehalt höher. 1943 wurden noch ca. 30 mg/100 g, in grünen Kartoffeln sogar über 50 mg je 100 g nachgewiesen. Bei einer Dosis von 200 mg treten erste Vergiftungserscheinungen auf, so dass man von heutigen rohen Kartoffeln 2,5 kg verzehren müsste. Allerdings haben 200 mg Solanin bereits in Einzelfällen beim Menschen schon zum Tode geführt.

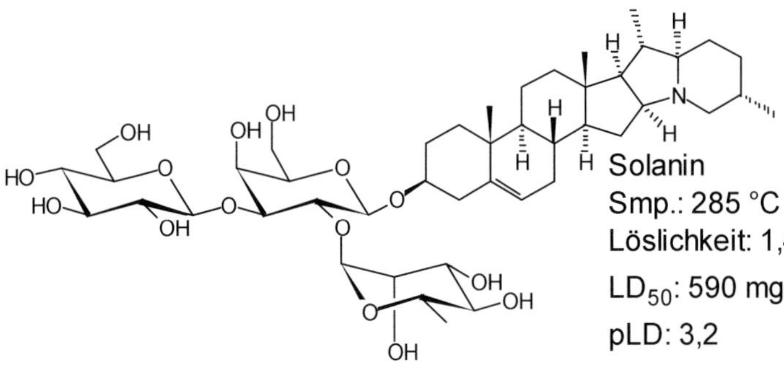

Solanin
Smp.: 285 °C
Löslichkeit: 1,4 mg/l (H_2O, 25 °C)
LD_{50}: 590 mg/kg (Ratte, oral)
pLD: 3,2

Eine Solaninvergiftung fängt mit Übelkeit, Erbrechen, Benommenheit und Atemnot an. Beim Kochen von Kartoffeln geht ein Teil des Solanins ins Wasser über, das Solanin wird aber durch die Hitze nicht zersetzt. Grüne Tomaten enthalten mehr Solanin. Ab 80 g wird eine kritische Menge Solanin aufgenommen. Die für Erwachsene angenommene tödliche Dosis von 400 mg sollte mit 1,5-5 kg grünen Tomaten erreicht sein. Physiologisch bewirkt das Solanin, dass die Kaliumkanäle der Mitochondrienmembrane geöffnet werden, was einen Kaliumeinstrom bewirkt. Das wird durch Calciumionen ausgeglichen, der hohe Calciumgehalt führt dann zum Zelltod.

33.18 Weitere Pflanzengifte

Tab. 33-8 Weitere Pflanzengifte

Stoff	Vorkommen	LD_{50} mg/kg	pLD
Aethusin	Hundspetersilie	93	4
Andromedotoxin	Alpenrose	1,3 (Maus, i.p.)	5,9
Arecolin	Betelnuss	550 (Maus)	3,5
Campher	Lorbeergewächs	5.000	2,3
Chelerythrin	Schöllkraut	95 (Maus, s.c.)	4
Cicutoxin	Wasserschierling	48,3 (Maus, i.p.)	4,3
Cucurbitacin I	Spritzgurke	5 (Maus)	5,3
Cyclobuxine	Buchsbaum	300 (Maus)	3,5
Cymarin	Adonisröschen	20 (i.v.)	4,7
Daphnetoxin	Heideröschen	5.370	2,3
Galantamin	Schneeglöckchen	75	4,1
Harmin	Steppenraute	50 (i.v.)	4,3
Lycorin	Gelbe Narzisse	145 (Maus, s.c.)	3,8
Protoanemonin	Scharfer Hohenfuß	190 (Maus, i.p.)	3,7

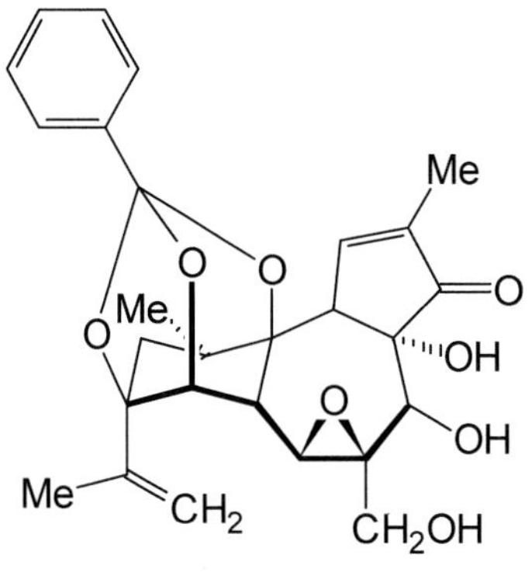

Daphnetoxin

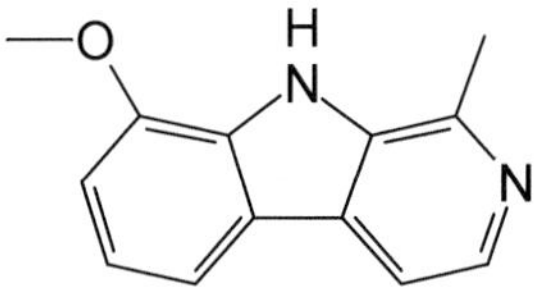

Harmin
Smp.: 261°C

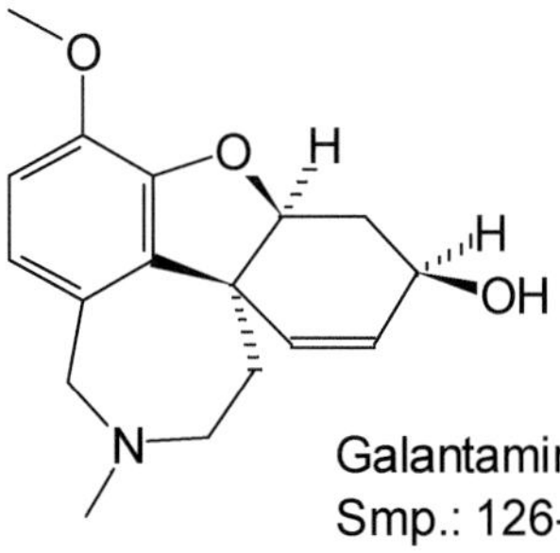

Galantamin
Smp.: 126-127 °C

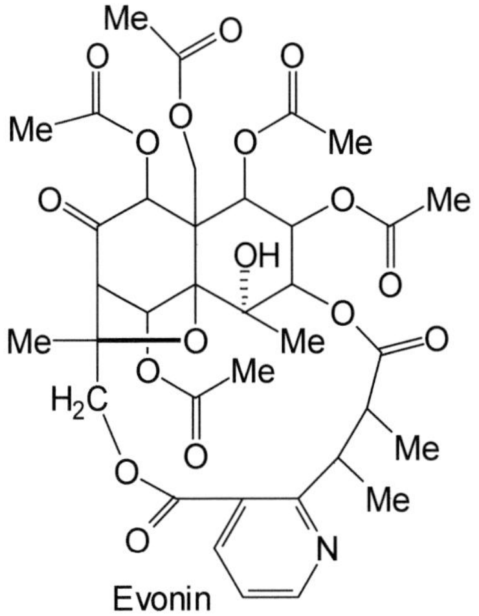

Evonin
Smp.: 184-190 °C

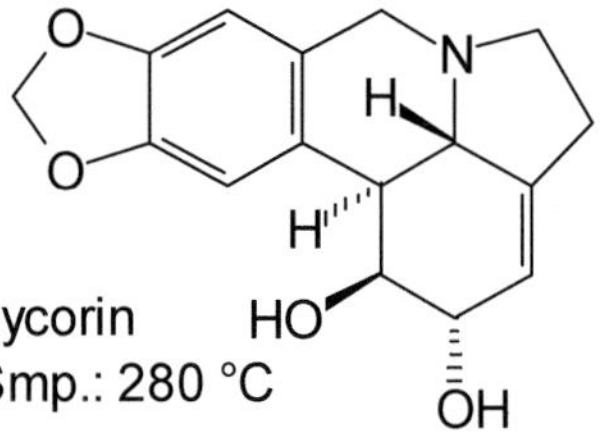

Lycorin
Smp.: 280 °C

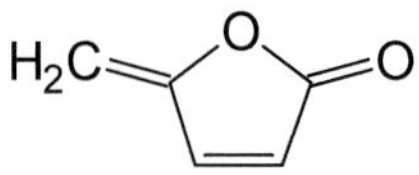

Protoanemonin
Sdp.: 45 °C

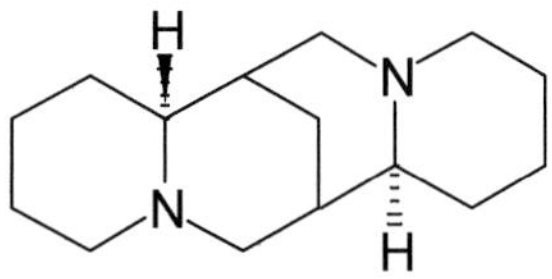

Spartein
Smp: 31 °C

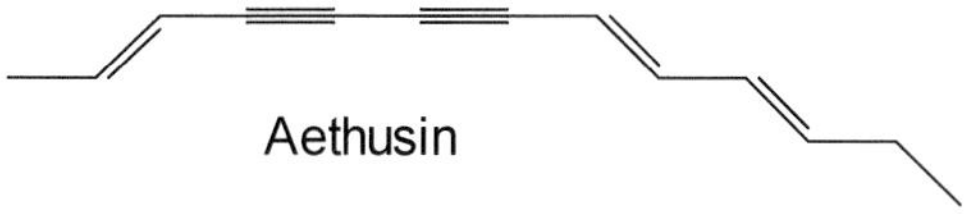

Aethusin

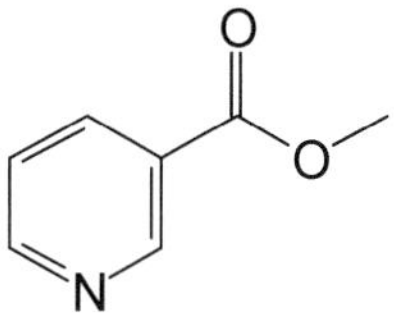

Arecolin
Sdp.: 209 °C

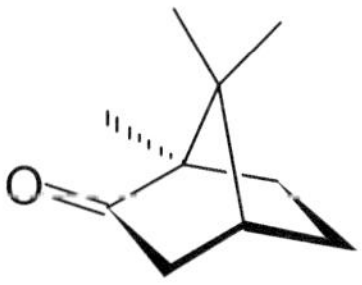

(+)-Campher
Smp.: 178 °C

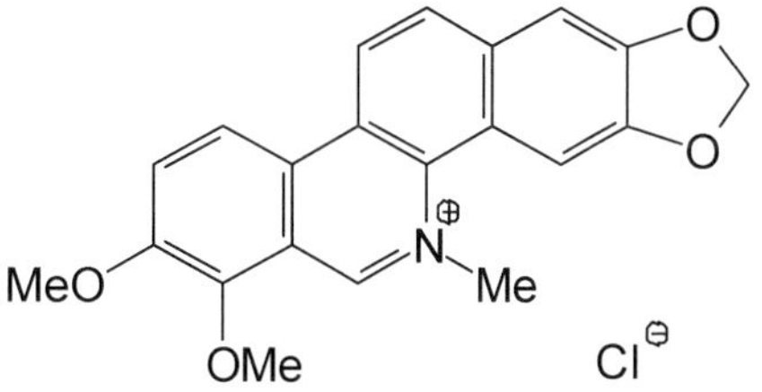

MeO OMe N⊕ Me Cl⊖

Chelerythrin
Smp.: 213 °C

OH OH

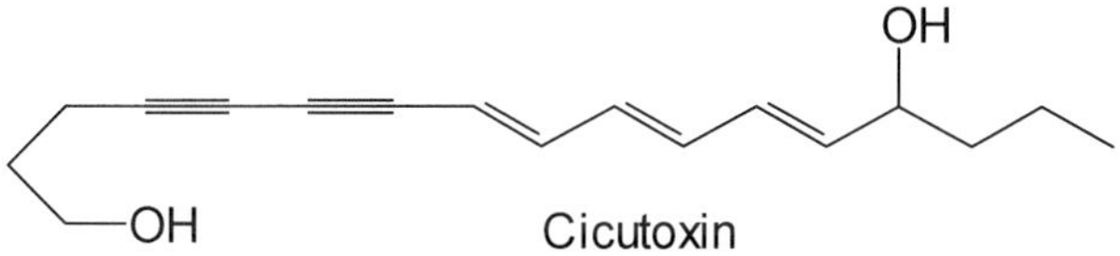

Cicutoxin
Smp.: 54 °C

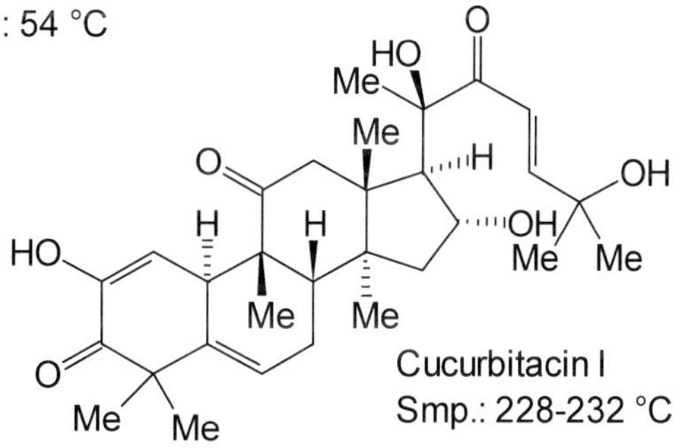

Cucurbitacin I
Smp.: 228-232 °C

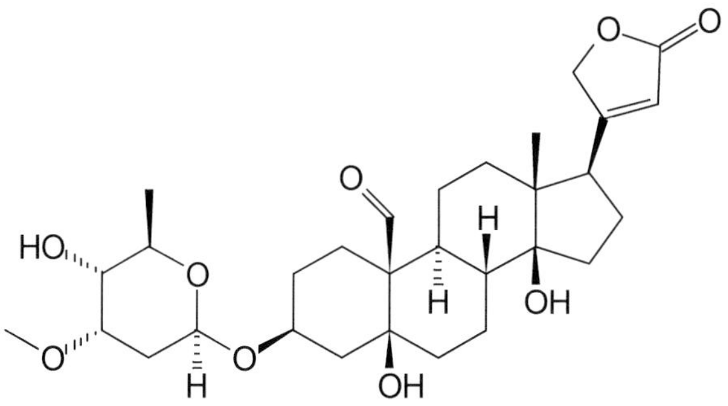

Cymarin
Smp.: 148 °C

34 Pilzgifte

34.1 Ascomycetentoxine

34.1.1 Aflatoxine

Viele der niederen Pilze (Ascomyceten) [290] produzieren wahrscheinlich giftige Stoffe (Mykotoxine) [214], um sich gegen die Konkurrenz anderer Organismen zu wehren. Die Giftwirkung reicht dabei von lokalen Reizungen bis zu schweren Organschäden. Auch teratogene, fruchtschädigende und kanzerogene Wirkungen treten auf. Die wahrscheinlich bekannteste Giftklasse bei den niederen Pilzen sind die Aflatoxine, die von dem Schimmelpilz Aspergillus parasiticus gebildet werden. Es gibt mindestens 20 verschiedene Aflatoxine, von denen das Aflatoxin B_1 für Menschen am giftigsten ist.

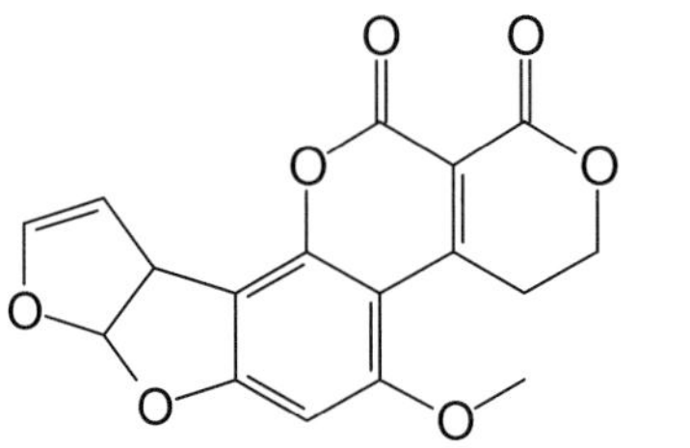

Aflatoxin G_1
Aspergillus oryzae
LD_{50}: 0,78 mg/kg (Ente, oral)
pLD: 6,1

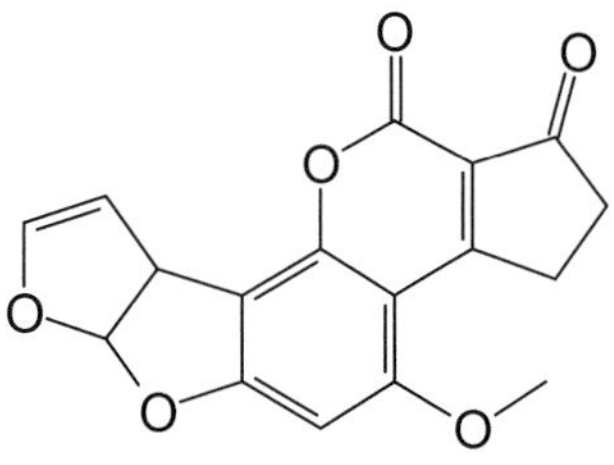

Aflatoxin B_1
Aspergillus flavus
LD_{50}: 4,8 mg/kg (Ratte, oral)
pLD: 5,3

Die tödlichen Dosen bei Menschen liegen bei etwa 10 mg/kg. Kanzerogenität wurde schon bei täglichen Dosen von 10 µg/kg nachgewiesen. In Leberzellen werden die Aflatoxine in Epoxide umgewandelt, die in die Zellkerne eindringen, mit der DNA reagieren und zu Mutationen und Tumoren führen können.

Schimmelpilze kommen fast überall vor, besonders wenn Nahrungsmittel oder Vegetation wie Heu und Getreide verrotten. Wegen ihrer leichten Verfügbarkeit stehen die Aflatoxine in Verdacht, als Kampfstoffe bevorratet zu werden. In sehr armen Ländern, z. B. Mosambik und Uganda, kommt der primäre Leberkrebs besonders häufig vor, wahrscheinlich weil wegen großer Lebensmittelnot auch verschimmelte Nahrungsmittel gegessen werden.

34.1.2 Weitere Toxine der niederen Pilze

Deutlich häufiger vorkommend, aber mit geringerer Toxizität ausgestattet ist das Sterigmatocystin, das von den Pilzen Aspergillus versicolor und Aspergillus bipolaris produziert wird. Auch hier steht die Leberschädigung im Vordergrund. Die Schimmelpilze Aspergillus clavatus und das Penicillium patulinum erzeugen das Pilzgift Patulin, welches in Mehlprodukten, aber auch in Fleisch und in Apfelsaft gefunden wird. Patulin hat eine hohe Affinität zu Thiol-Gruppen und schädigt vor allem die Zellmembrane. Hautkontakt führt zu Reizungen, aber eine krebserregende Wirkung wurde nicht festgestellt. Die in Lebensmitteln gefundenen Mengen reichen meist nicht aus, um beim Menschen Schäden zu verursachen. Der Aspergillus ochraceus, häufig auf Getreide, Erdnüssen oder Gemüse zu finden, stellt die Ochratoxine her, die vor allem nierenschädigend sind. Die Penicilliumarten stellen Toxine her, die eine antibiotische Wirkung haben, die aber meist wegen des toxischen Potentials nicht pharmakologisch nutzbar sind, wie z. B. das Citrinin, welches im Tierversuch Nierenschäden, aber auch Zuckungen verursacht. Eine bedeutende Ausnahme ist die Penicillinproduktion des Penicillium notatum, welches seit den 1940er Jahren die Therapie bei bakterieller Infektion revolutionierte.

Der Mutterkornpilz Claviceps purpurea befällt Getreide und produziert das Ergotamin, was im Mittelalter zu endemischen Vergiftungen mit Krämpfen und Psychosen, die man das „St. Andreas-Feuer" nannte, führte. Ergotamin ist ein Kondensationsprodukt der Lysergsäure, einer Vorstufe des LSD (Lysergsäurediethylamid) und einem tricyclischen Tripeptid. Es kann auf Roggen kultiviert werden und hat eine gewisse Bedeutung als Mittel gegen akute Migräneanfälle. Die Dosis liegt hier bei zwei Milligramm Ergotamintartrat.

T-2-Toxin ist ein Mykotoxin, welches als Stoffwechselprodukt verschiedener Schimmelpilze wie Fusarium sporotrichioides oder Fusarium tricinctum vorkommt. Da es erst bei über 200 °C zerstört wird, kann es auch in Backwaren vorkommen.

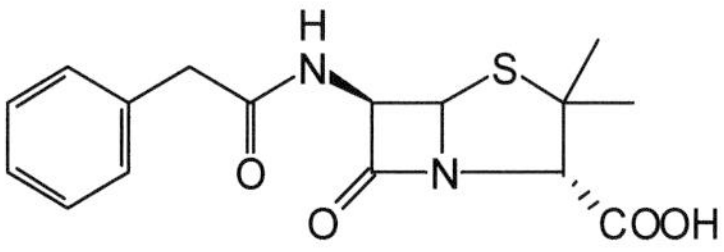

Benzylpenicillin
Penicillium notatum
Smp.: 217 °C
LD_{50}: 329 mg/kg (Maus, i.v.)

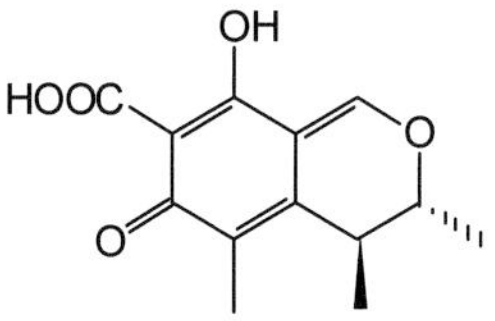

Citrinin
Penicillium citrinum
Smp.: 179 °C
LD_{50}: 112 mg/kg (Maus, oral) pLD: 4
nierenschädigend

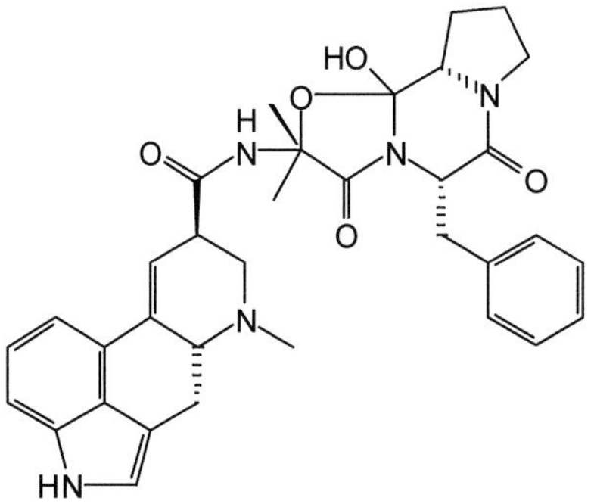

Ergotamin
Claviceps purpurea
Smp.: 203 °C (Tartrat)
Löslichkeit: 2 mg/l (H_2O)
LD_{50}: 1.152 mg/kg (Ratte, oral)
pLD: 2,9

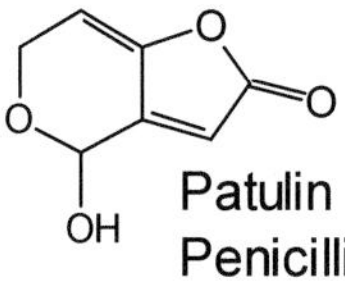

Patulin
Penicillium patulinum
Smp.: 110 °C
LD_{50}: 28 mg/kg (Ratte, oral) pLD: 4,6
nierenschädigend

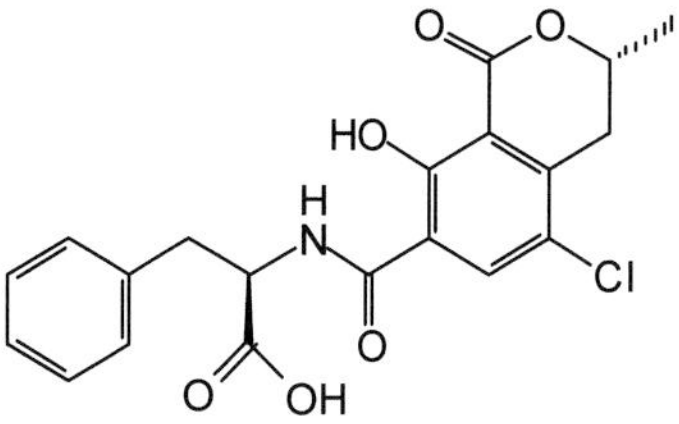

Ochratoxin A
Aspergillus ochraceus
Smp.: 169 °C
LD_{50}: 20 mg/kg (Ratte, oral) pLD: 4,7
nierenschädigend

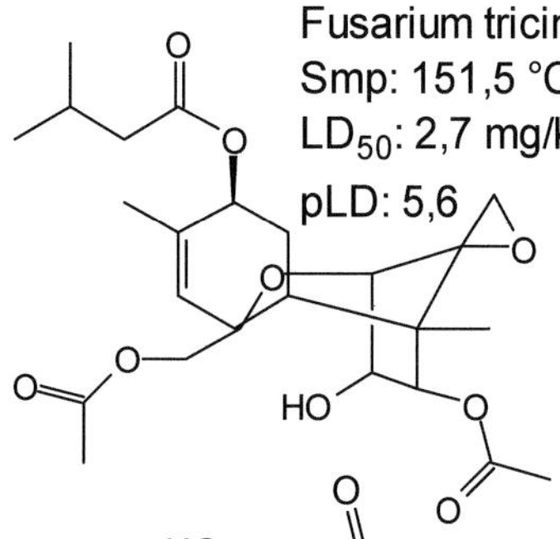

T-2-Toxin
Fusarium tricinctum
Smp: 151,5 °C
LD_{50}: 2,7 mg/kg (Ratte, oral)
pLD: 5,6

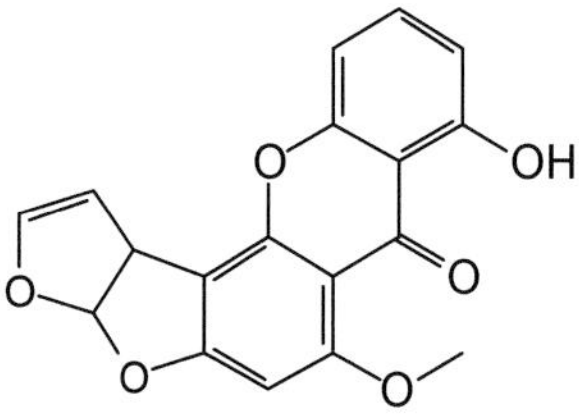

Sterigmatocystin
Aspergillus versicolor
LD_{50}: 120 mg/kg (Ratte, oral) pLD: 3,9
leberschädigend

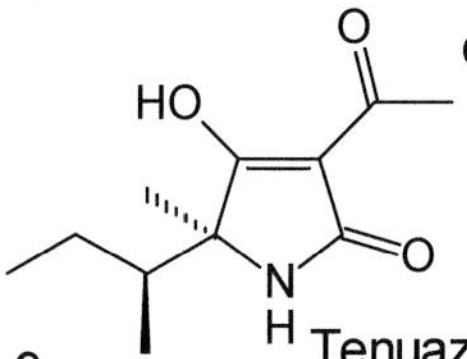

Tenuazonsäure
LD_{50}: 225 mg/kg (Maus, oral)
pLD: 3,6

34.2 Basidiomycetentoxine

34.2.1 Amatoxine

Unter den Basidiomyceten (Ständerpilzen) gibt es einige giftige Exemplare, die auch zu tödlichen Vergiftungen führen. Diese Giftstoffe dienen als chemische Verteidigung gegen Fraßfeinde und Parasiten [249]. 80 bis 90 % der bei Menschen tödlich verlaufenden Pilzvergiftungen werden durch den grünen Knollenblätterpilz verursacht. Die Amatoxine (Oligopeptide), die aus acht Aminosäuren bestehen, führen zu einer Blockade der Transkription der mRNA. Das α-Amanitin hemmt bereits in einer Konzentration von 10^{-8} mol/l die RNA-Polymerase II und verlangsamt die RNA-Synthese von mehreren Tausend auf wenige Nukleotide pro Minute. Die präzise Strukturänderung des α-Amanitin, welche die RNA-Polymerase II hemmt, wurde erst 2002 mit Röntgenstrukturanalyse aufgeklärt. Das betrifft prinzipiell jede Zelle, hat aber vor allem Auswirkung auf stoffwechselintensive Gewebe wie die Leber. Zusätzlich passieren die Amatoxine durch den enterohepatischen Kreislauf Leber, Darm und Gallenblase mehrmals und verbleiben so länger im Körper. Die Proteinsynthese in Zellen fällt aus und die Zellen sterben ab. Der Vergiftungsverlauf ist charakteristisch: Erste Krankheitszeichen stellen sich erst nach 8 bis 24 Stunden ein. Es kommt zu schweren Brechdurchfällen, welche durch die Schädigung der Epithelzellen des Darmes ausgelöst werden. Nach dieser Phase folgt eine gewisse trügerische Ruhe und Besserung für einen Tag, bis sich die Zerstörung der Leberzellen bemerkbar macht und es zu einer Lebernekrose und zum Leberkoma kommt. Während der langen Latenzzeit ist eine Magenspülung noch sinnvoll, und diese sollte in einem Giftzentrum erfolgen. Pilzvergiftungen, die mehr als sechs Stunden nach dem Essen Symptome zeigen, sind fast immer Knollenblätterpilzvergiftungen.

Es gibt acht Amatoxine, das α-Amanitin, β-Amanitin und γ-Amanitin sind die bekanntesten. Die im grünen Knollenblätterpilz enthaltenen Phallotoxine (sie bestehen aus sieben Aminosäure) zerstören die Zellmembranen. Das giftige Potential ist aber deutlich geringer, so dass nur bei einer größeren Menge verzehrter Pilze bereits nach einigen Stunden Symptome eintreten. Tödliche Dosen für den Menschen liegen für die Amatoxine bei 0,1 mg/kg, für Phallotoxine bei 5 bis 10 mg/kg. In 100 g frischen Giftpilzen sind bis zu 17 mg Amatoxin enthalten, so dass auch schon ein einzelner grüner Knollenblätterpilz zu einer tödlichen Vergiftung führen kann. Die Amatoxine sind beim Kochen stabil und werden durch Proteasen im Magen nicht zerlegt, weil die Proteasen bei Carboxyl- oder Aminoenden ansetzen, die Amatoxine aber eine cyclische Struktur haben.

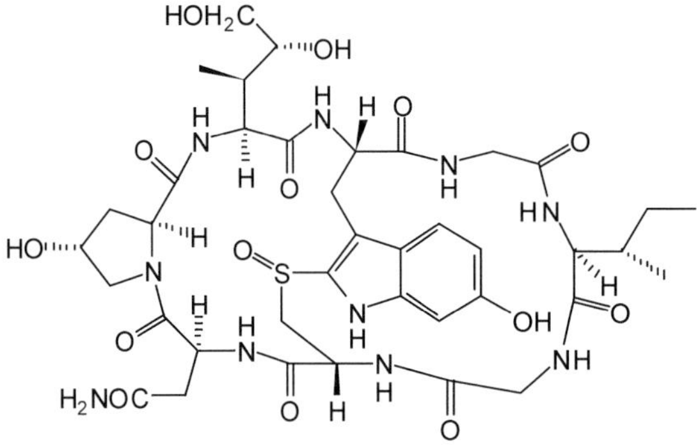

α-Amanitin
Smp.: 254 °C
LD_{50}: 0,1 mg/kg (Maus, i.p.)
pLD: 7

Als Therapie bei einer Vergiftung mit Amatoxinen wird Silibinin eingesetzt. Der Stoff wird aus den Früchten der Mariendistel gewonnen.
Das Silibinin stabilisiert die Membrane der Leberzellen und erschwert die Aufnahme der Amatoxine. Tatsächlich hat die Einführung des Silibinins die Sterblichkeit bei Knollenblätterpilzvergiftungen um 70 % abgesenkt.

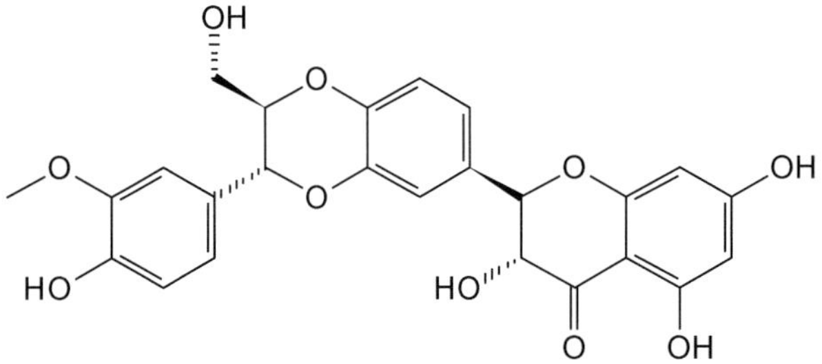

Silibinin
Smp.: 167 °C
LD_{50}: 1,06 g/kg (Maus, i.v.)
pLD: 3

Als Therapie werden täglich etwa 1,5 g Silibinin, verteilt auf vier Dosen gegeben. Eingesetzt wird das wasserlösliche Natriumsalz eines Silibininesters.

34.2.2 Ibotensäure

Im Fliegenpilz [14] und im Pantherpilz ist das Isoxazol-Derivat Ibotensäure enthalten, das bei Raumtemperatur farblose Kristalle bildet. Bei Vergiftung treten Symptome des vegetativen Nervensystems (Tachykardie, Wärme) sowie des Parasympathikus (Speichelfluss), aber auch Schwindel, Delirien und Halluzinationen auf. Die Rauschzustände haben den Fliegenpilz bei Schamanen in Urzeiten beliebt gemacht. Bei längerer Lagerung oder Trocknung wird die Ibotensäure zum Muscimol decarboxyliert, welches eine noch größere halluzinogene Wirkung bei besserer Verträglichkeit haben soll. Schamanen bevorzugten nicht umsonst getrocknete Fliegenpilze.
Etwa 0,5 bis 3 Stunden nach dem Verzehr von Fliegen- oder Pantherpilzen treten die Symptome, die einem Alkoholrausch ähnlich sind auf. Es kommt auch zu Farb-

halluzinationen und nach etwa 10 Stunden endet der Spuk mit einem tiefen Schlaf ohne Kater.

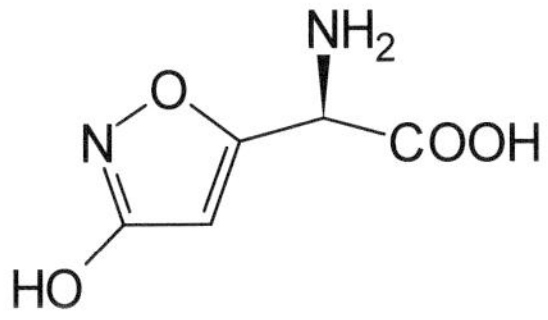

Ibotensäure
Smp.: 151 °C
kaum löslich in Wasser
LD_{50}: 38 mg/kg (Maus, oral)
pLD: 4,4

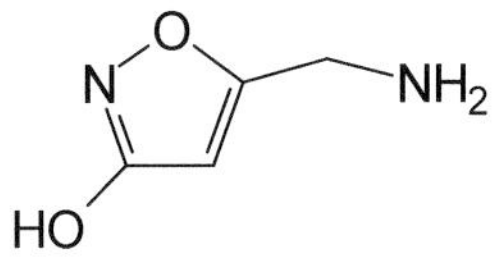

Muscimol
Smp.: 173 °C
Löslichkeit: 567 g/l (H_2O)
LD_{50}: 22 mg/kg (Maus, oral)
pLD: 4,7

Für die Wirkung des Muscimols ist die Interaktion mit dem Neurotransmitter GABA (Gamma-Aminobuttersäure) verantwortlich. Muscimol hat große Strukturähnlichkeit mit GABA.

„In Laubwäldern leuchten uns die Fliegenpilze entgegen, die so brennend und auffallend in ihrer Erscheinung sind, dass sie jedermann schon durch ihre Farbe eine Warnung zukommen lassen. Brand und Gift scheint dieses Rot von vornherein in sich zu tragen ... niemand kann es übersehen und jeder weiß, dass Gift, Krankheit und Tod im Fliegenpilz schlafen“ schrieb G. Schenk 1954 im Buch der Gifte [226]. Schenk war Schriftsteller, nicht Toxikologe. Eine Menge von 1 g Muscimol dürfte für den Menschen tödlich sein, dazu müsste man 1 kg frische Fliegenpilze essen. Kein Wunder, dass im Gegensatz zum grünen Knollenblätterpilz noch keine tödlichen Fliegenpilzvergiftungen dokumentiert wurden. Nun sind neben den genannten Aminosäuren auch noch andere Stoffe im Fliegenpilz enthalten, von denen einige leberschädigend sind, so dass vom regelmäßigen Fliegenpilzgenuss als leicht zugängliche Alternative zu verbotenen Halluzinogenen wie LSD oder Mescalin abzuraten ist.

34.2.3 Muscarin

Muscarin ist das am längsten bekannte Pilzgift. Es kommt in Rißpilzen und giftigen Trichterlingen vor. Rißpilze sind kleinere Pilze mit erdgrauen Lamellen, deren Hut beim Aufschirmen vom Rand her einreißt. Da die Pilze nur 0,3 Promille Muscarin enthalten und die Substanz hygroskopisch ist, wurde die Struktur (sie hat drei asymmetrische C-Atome) erst 1957 vollständig aufgeklärt. Ursprünglich wurde Muscarin im Fliegenpilz entdeckt und man glaubte, es würde die Rauschwirkung dieses Pilzes verursachen. Tatsächlich enthält er jedoch nur 2 bis 3 mg/kg Muscarin, aber 500 mg/kg Muscimol, welches ein Halluzinogen ist. Eine Stunde nach der

Vergiftung mit Muscarin kommt es zu Symptomen wie Schweißausbruch, Tränensekretion, Pupillenverengung, Blutdruckabfall, Gefahr eines Lungenödems und Herzversagen. Für die Wirkung ist die Reaktion an den Acetylcholinrezeptoren verantwortlich. Es kommt zu einer Dauererregung. Wie für Pilzvergiftungen typisch treten auch Magen-Darm-Koliken auf und unbehandelte Fälle können innerhalb weniger Stunden tödlich enden. Therapie ist wie so häufig, wenn die Acetylcholinrezeptoren bei einer Vergiftung mit im Spiel sind, die Gabe hoher Atropindosen, die schon so manches Leben bei einer Muscarinvergiftung gerettet haben.

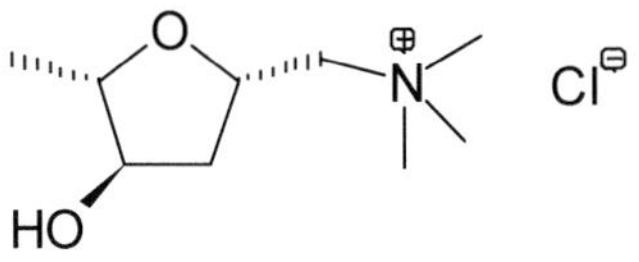

O N⊕ Cl⊖ HO

Muscarin
Smp.: 181 °C
Löslichkeit: gut in Wasser und Ethanol
LD_{50}: 0,23 mg/kg (Maus, i.v.)
pLD: 6,6

34.2.4 Psilocybin

Der Wirkstoff Psilocybin ist ein Halluzinogen, welches u. a. im Spitzkegeligen Kahlkopf vorkommt. Die getrockneten Pilze enthalten etwa zwischen 0,1 und 2 % Psilocybin. Im Körper wird die Phosphatgruppe abgespalten und das eigentlich wirksame Psilocin entsteht. Es dockt an Serotonin-Rezeptoren in Nervenzellen im Gehirn an. Die Wirkung psychedelischer Stoffe wird allgemein über diese Rezeptorwirkung erklärt.

Tab. 34-1 Wirkung von Psilocybin

Dosis in mg	Bewertung
3	leichter Rausch
5 bis 10	antriebssteigernd
10	Normaldosis
20	hohe Dosis, starke halluzinogene Wirkung
20.000	vermutlich tödliche Dosis

Im Gegensatz zu LSD scheinen Flashbacks bei der Verwendung von Psilocybin selten zu sein.

Die Öffentlichkeit erfuhr 1957 von der Wirkung dieses Stoffes durch einen Artikel des Bankers und Privatgelehrten G. Wasson im Life-Magazin. Durch diesen populärwissenschaftlichen Beitrag wurde auch die Wissenschaft auf die psychoaktive Wirkung von Pilzen aufmerksam. Der LSD-Entdecker Albert Hofmann konnte dann 1958 den Wirkstoff Psilocybin isolieren und später auch synthetisieren.

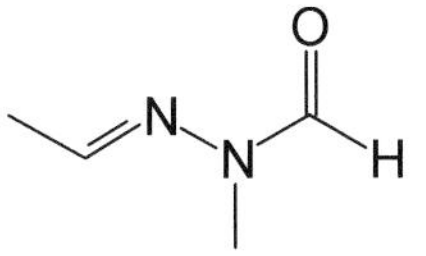

Gyromitrin
Smp.: 15.5 °C
Sdp.: 143 °C
LD_{50}: 320 mg/kg (Ratte, oral)
pLD: 3,5

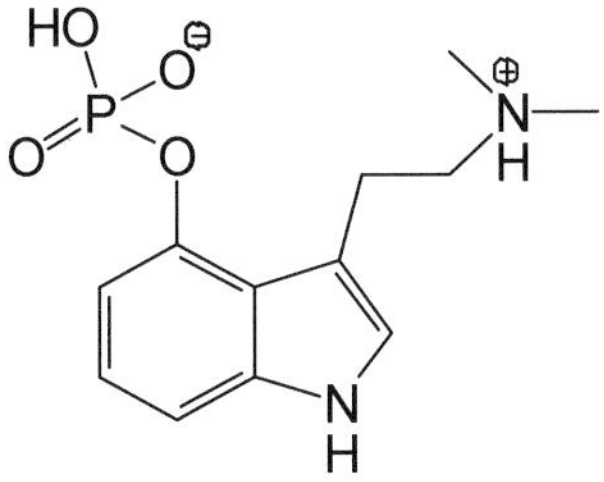

Psilocybin
Smp.: 220 °C
LD_{50}: 280 mg/kg (Ratte, i.v)
pLD: 3,6

Wie schon bei LSD, führte Hofmann mit 2 mg dieses Stoffes den ersten kontrollierten Selbstversuch durch und erlebte einen sechsstündigen Rausch. Jahrtausendelang hatten Indianer geglaubt, dass ein Gott in den Pilzen für die Halluzinationen verantwortlich sei. Nun hatte der LSD-Entdecker die Zauberpilze entzaubert und den Pilz-Gott auf ein paar weiße Krümel im Reagenzglas reduziert. Psilocybin untersteht dem BtMG und ist nicht verschreibungsfähig.

35 Tierische Gifte

Angesichts der Vielzahl der Tierarten, der tierischen Gifte [167] und der Schwierigkeit, sie entweder nach Herkunft oder Chemie zu ordnen, können an dieser Stelle nur einige der bekanntesten Gifte vorgestellt werden. Für Reptilien, Schlangen, Spinnen, Insekten, Skorpione und Fische bieten tierische Gifte Vorteile im täglichen Überlebenskampf.

Erstaunlicherweise können auch Vögel giftig sein. Als ein Biologe 1990 in Papua-Neuguinea einen Zweifarbenpitohui aus einem Fangnetz nahm, wehrte der Vogel sich mit dem Schnabel. Beim Ablecken der Wunde bemerkte der Forscher ein auffälliges Brennen im Mundbereich. Auch die Federn enthalten anscheinend ein Gift [53]. Es wurde festgestellt, dass dieser Vogel etwa 20 mg Homobatrachotoxin enthält, vor allem verteilt auf Haut und Federn.

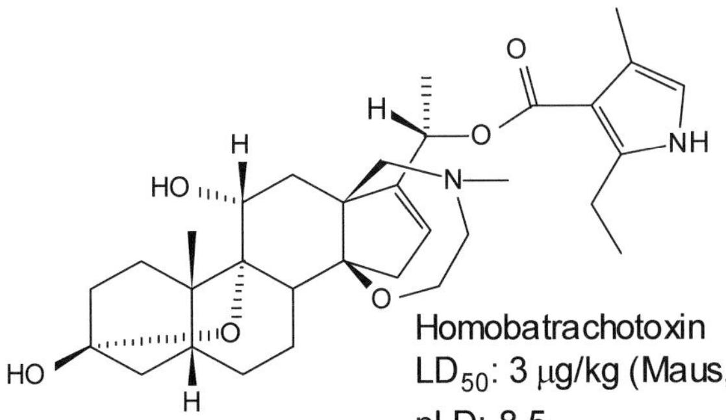

Homobatrachotoxin
LD_{50}: 3 μg/kg (Maus, s.c)
pLD: 8,5

Im Unterschied zum Batrachotoxin des Pfeilgiftfrosches ist am Pyrrol-Ring eine Ethylgruppe statt einer Methylgruppe. Das Gift greift die Natrium-Kanäle an erregbaren Zellmembranen an und löst eine Dauererregung aus. Tiere verwenden Gifte zur Verteidigung gegen potentielle Feinde und zum Töten oder Betäuben der Beute. Die chemische Zusammensetzung tierischer Gifte kann sehr komplex sein. Es gibt Proteine, Peptide, Glycoside, Alkaloide, Amine, Säuren oder Kohlenwasserstoffe. Sie können eine hohe Spezialisierung besitzen mit Vorliebe für das Herz-Kreislauf-System oder dem zentralen Nervensystem. Häufig gibt es ein Stoffgemisch aus Histaminen, Serotonin oder Acetylcholin, welches entzündungsfördernd ist, außerdem Enzyme wie die Hyaluronidase, die die Zellmembranen auflöst und zusätzlich ein kompliziertes Peptid, welches das eigentliche Gift darstellt und das Opfer tötet.

Tab. 35-1 Einige tierische Gifte

Stoff	**Vorkommen**	**LD_{50}** mg/kg	**pLD**
Batrachotoxin	Pfeilgiftfrosch	0,002 (Maus, s.c.)	8,7
Bufotenin	Kröte	25 (Maus, i.v.)	4,6
Cantharidin	Spanische Fliege	1 (Maus, i.p.)	6
Ciguatoxin CTX1B	Dinoflagellaten	0,00164	8,8
Domoinsäure	Muscheln	3,6 (Maus i.p.)	5,4
Epibatidin	Pfeilgiftfrosch	0,01	8
Epirubicin	Quallen	16 (Maus, i.v.)	4,8
Homobatrachotoxin	Zweifarbenpitohui	0,003 (Maus, s.c.)	8,5
Latrotoxin	Schwarze Witwe	0,55 (i.v.)	6,3
Maitotoxin-1	Algen	0,00005 (Maus, i.p.)	10,3
Melittin	Biene	3,5 (Maus, i.v)	5,5
Okadasäure	Algen	0,192 (Maus i.p.)	6,7
Samandarin	Salamander	1,5 (Maus, s.c)	5,8
Saxitoxin	Algen	0,192	6,7
Tetrodotoxin	Kugelfisch	0,334 (Maus)	6,5
Tx2-6	Kammspinne	0,3 (Maus, i.v.)	6,5

35.1 Aquatische Gifte

Der Lebensraum der Meere ist von besonderer Artenvielfalt und damit von einem speziellen Überlebenskampf geprägt. Die Zahl der durch giftige Meerestiere verursachten Unfälle soll weltweit jährlich bei 40.000 bis 50.000 liegen. Hinzu kommen noch etwa 20.000 Vergiftungen durch den Verzehr giftiger Fische oder Weichtiere. Hohltiere, Quallen, Korallen oder Polypen leben meistens 30 Breitengrade nördlich und südlich des Äquators. Bei Berühren der Tentakel schnellt aus diesen häufig eine Art Geißel hervor, die Borsten und Widerhaken haben dem Opfer beim Durchdringen von dessen Haut Gift injiziert. Die giftigsten Hohltiere kommen in den Korallenriffen vor, so z. B. die Portugiesische Galeere und die Seewespe, beides Quallenarten.

Das Gift der Seewespe gehört zu den Cardiotoxinen. Es kommt zu Hautreaktionen, des Weiteren zu Krämpfen, Fieber und Lähmung des Atemzentrums und des Herzmuskels. Der Tod kann innerhalb von einigen Minuten eintreten. Das Einreiben mit Essig denaturiert die Proteine der Toxine, nimmt ihnen so die Wirkung und kann so die schlimmsten Folgen verhindern.

So kann Baden gefährlich werden: Durch Histamine und Prostaglandine werden sofort Schmerzen verursacht, giftige Peptide blockieren den spannungsabhängigen Natriumkanal. Es kommt zu Muskelkontraktionen, Bewegungsunfähigkeit, Schock und Atemlähmung. Der Tod kann daher auch durch Ertrinken erfolgen. Weichtiere wie Muscheln und Schnecken werden meistens durch den Verzehr gefährlich.

Stachelhäuter wie beispielsweise Seesterne nutzen ihr Gift zum Fangen von Beute. Meistens handelt es sich bei den Giften um Steroidglycoside (durchaus ähnlich wie die Herzglycoside des Fingerhuts), die dann bei Menschen Schmerzen und Hautreaktionen auslösen.

Die im Wasser lebende Kegelschnecke Conus magus lähmt ihre Fraßopfer mit Ziconotid, einem Peptid mit 25 Aminosäuren und einer Masse von 2.639 Dalton. Das Ziconotid wird als Schmerzmittel per Infusion seit 2001 eingesetzt und wirkt 1.000-mal stärker als Morphium. Es blockiert die Calciumkanäle in Nervenzellen. Die Freisetzung von Neurotransmittern wird gehemmt und die Schmerzleitung verhindert. Ziconotid hat keine Wirkung auf Opioidrezeptoren und ist daher ein nichtopioides Analgetikum. Die maximale Tagesdosis liegt bei 21 µg. Ziconotid muss intravenös gegeben werden, da es durch die Magensäure zersetzt wird. Die Vorteile im Vergleich zu Opiaten sind, dass keine Atemdepression und anscheinend keine Toleranzentwicklung eintritt. Es gibt Hinweise, dass Ziconotid die Selbstmordwahrscheinlichkeit steigert. So hemmt es nicht nur die Schmerzleitung, sondern verschlechtert die Stimmungslage bei Verringerung der Angst und der Impulskontrolle [158].

Seeigel verursachen häufig schmerzhafte Wunden durch spitze Stachel, die beim Eindringen in die Haut meistens abbrechen und steckenbleiben. Systemische Effekte wie Kopfschmerzen sind selten, Todesfälle sehr selten. Auch in den

Geschlechtsorganen sind Gifte enthalten, daher ist der Verzehr von Seeigeln während der Fortpflanzungsphase gefährlich.
Seegurken haben z. T. Gifte in den Hautsekreten. Beschränkt sich der Kontakt mit Seegurken auf Berührungen, bleiben die Folgen auf schmerzhafte Hautreaktionen beschränkt. Beim Verzehr kommt es zu Magen-Darm-Problemen und möglicherweise Lähmungserscheinungen.
Giftige Fische leben meistens im Bereich tropischer Korallenriffe. Aktiv giftige Exemplare haben Giftapparate, die meistens zur Verteidigung genutzt werden. Als Beispiele seien hier Stachelrochen, Skorpionfische, Petermännchen oder Weberfische zu nennen. Die Gifte bestehen aus einem Proteingemisch und die Stiche sind schmerzhaft mit lokaler Entzündung. Bei großen Giftmengen kommt es zur Paralyse. Bei einigen Fischarten sind nur die Gonaden giftig, das Fleisch aber essbar.
Passiv giftige Fische lassen sich ihr Gift von Fremdorganismen herstellen, mit denen sie in Symbiose leben. Ein bekanntes Beispiel hierfür sind Kugelfische. Der Kugelfisch Sphoeroides gilt als absolute Spezialität in Japan (Fugu). Nur Köche mit einer Fugu-Lizenz dürfen diesen Fisch zubereiten. Er wird in dünne Scheiben geschnitten und roh gegessen. Jährlich gibt es einige Todesfälle in Japan.
Unter den Phytoplanktonbestandteilen der Meere gibt es einige Vertreter, die hochwirksame Gifte produzieren. Manchmal vermehren sich die Einzeller so stark, dass es zu erheblichen Todesfällen in der marinen Fauna kommen kann. Durch die Nahrungskette können die Gifte über Krebse und Fische auch bis zum Menschen gelangen.

35.2 Terrestrische Gifttiere

35.2.1 Spinnen und Skorpione

Etwa 25.000 Arten sind bekannt, aber nur etwa 1 % sind für Menschen gefährlich, weil diese Spezies so groß sind, dass ihre Giftklauen die Haut durchdringen können. In Deutschland lauert kaum Gefahr, wenn man von der Krankheitsübertragung durch Zeckenbisse absieht (Borreliose, FSME-Virus).
Die mitteleuropäischen Spinnen sind ungefährlich. Die Dornfingerspinne ist die einzige wichtige Giftspinne. Registriert worden sind allerdings in immerhin 150 Jahren nur 12 Bisse bei Menschen, aber es kam zu keinem Todesfall. Trotzdem ist man auch in Deutschland nicht absolut sicher vor giftigen Achtbeinern. So schaffte es im Mai 2011 eine brasilianische Wanderspinne in einer Bananenstaude aus Costa Rica direkt in einen Berliner Supermarkt. Bevor ein Kunde eine giftige Überraschung erlebte, wurde das Tier von einem Angestellten gestellt und landete in dem Terrarium eines Polizisten, der seltene Gifttiere sammelte. Tatsächlich gibt es alleine in São Paulo jährlich etwa 800 Menschen, die gebissen werden und von denen einer stirbt. Es kann ein Antiserum gegeben werden. Schwere Zwischenfälle

gibt es vor allem in den Tropen mit Bananenspinnen, Wolfsspinnen oder der Schwarzen Witwe. Das α-Latrotoxin von der Schwarzen Witwe ist ein Protein mit einer Masse von 130.000 Dalton. Das Tier enthält etwa 0,2 mg und der LD_{50}-Wert liegt bei 0,55 mg/kg (Maus, i.v.). Und doch sterben etwa 3 % der Menschen nach einem Biss der Schwarzen Witwe, was zeigt, dass Mäuse weniger empfindlich gegen Spinnengift sind als Menschen. Die Symptome sind Schwellung der Lymphknoten, Bluthochdruck, Übelkeit, Wahnvorstellungen, der Tod erfolgt durch Herzversagen. Therapie ist die Gabe von Calcium und Antiserum.

Kammspinnen gelten als besonders giftig. Sie beißen allein in Brasilien etwa 5.000 Menschen jährlich. Männer, die einen Biss überlebten, klagten über Priapismus (Dauererektion). Es wurde daraufhin ein Toxin Tx2-6 aus den Spinnen isoliert, welches bei Mäusen und Ratten tatsächlich Priapismus auslöste [190]. Der LD_{50}-Wert liegt bei etwa 0,03 mg/kg (i.v.). Für das Gift der bekannten Schwarzen Witwe liegt der LD_{50}-Wert mit etwa 0,55 mg/kg 18-mal höher. Ob das Tx2-6 eines Tages dem Viagra® den Rang ablaufen wird, wird sich zeigen.

Es gibt 800 verschiedene Skorpionarten, von denen 75 gefährlich sind. 150.000 Unfälle werden jährlich weltweit durch Skorpione verursacht, die meisten davon in Mittelamerika und Nordafrika, davon etwa 2 % mit tödlichem Ausgang, bei Kleinkindern allerdings enden 20 % fatal. Die Gifte sind neurotoxische Proteine aus etwa 60 Aminosäuren. Der Tod tritt meist durch Atemlähmung ein. Wenn der erste Tag der Vergiftung überstanden wird, hat man gute Chancen, zu überleben und als Therapie gibt es Antiseren.

Der Rindenskorpion verursachte früher jährlich 800 Tote in Mexiko bevor es ein Serum gab. Die LD_{50}-Werte bei Skorpiongiften für Mäuse (subkutan) liegen meistens bei 1 bis 10 mg/kg. Auch hier dürfte die Empfindlichkeit pro kg bei Menschen größer sein als bei den viel kleineren Mäusen.

35.2.2 Insekten

Es gibt sehr viele Arten von Insekten. Die Giftmengen einzelner Insekten sind meist so gering, dass sie für den Menschen nicht gefährlich werden. Todesfälle werden meistens durch allergische Schocks verursacht. Die Gifte können sehr unterschiedlich sein: So haben Tausendfüßler Wehrsekrete, die Blausäure, Nitrile, Phenole und aromatische Nitroverbindungen enthalten. Wanzen wehren sich mit Kohlenwasserstoffen, Alkoholen, Estern und Carbonsäuren, Käfer produzieren Alkaloide. Das bekannteste Käfergift liefert die so genannte Spanische Fliege, das Cantharidin, was schon der berüchtigte Marquis de Sade als Aphrodisiakum einsetzte. Es ist ein innerer Ether des Tetrahydrophthalsäureanhydrids. Einige Insekten, wie z. B. Schmetterlinge, nehmen das Gift von Pflanzen wie Oleander auf, speichern es in ihrem Körper und schützen sich so vor Fraßfeinden.

Die Hautflügler Bienen, Wespen und Hornissen haben einen Stachel mit Giftblase, wie wohl die meisten aus eigener schmerzhafter Erfahrung schon kennengelernt haben. Der LD_{50}-Wert des Bienengifts liegt bei 6 mg/kg (Maus). Ein Mensch müsste von 1.000 Bienen gestochen werden, um eine tödliche Dosis zu erhalten. In der Praxis kommt es durch allergische Schocks immer wieder zu Todesfällen. Der Bienenstachel hat Widerhaken und verbleibt nach dem Stich mit der Giftblase zusammen in der menschlichen Haut. Die Biene stirbt kurz darauf. Die Stacheln von Wespe und Hornisse hingegen sind dolchartig und können vom Insekt wieder herausgezogen werden.

Prinzipiell gibt es drei Wirkstoffklassen bei Biene, Wespe und Hornisse:
- Biogene Amine, die Schmerz erzeugen
- Polypeptide, die Membrane schädigen und die Entzündung fördern
- Enzyme, die Gewebe durchlässiger für die Giftstoffe machen.

Das unspezifische Melittin der Biene hat 26 Aminosäuren, (LD_{50}: 3,5 mg/kg Maus, i.v.), das spezifischer wirkende Apamin ist ein Peptid mit 18 Aminosäuren, welches in größeren Mengen (über die die Biene nicht verfügt) schwere Unruhe und Krämpfe auslöst. Das MCD-Peptid mit 22 Aminosäuren Peptid (LD_{50}: 40 mg/kg Maus, i.v.) degranuliert Mastzellen.

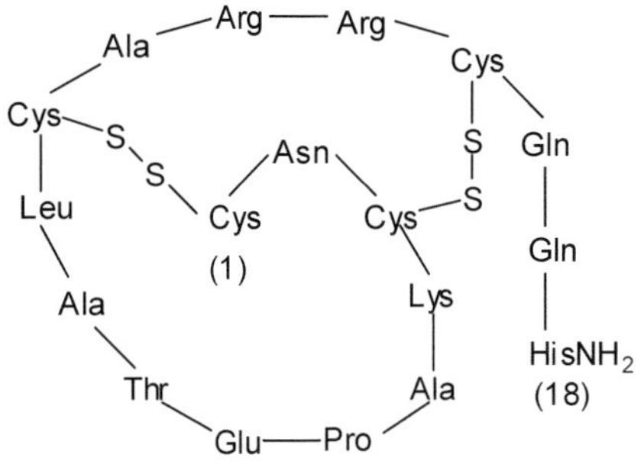

Apamin

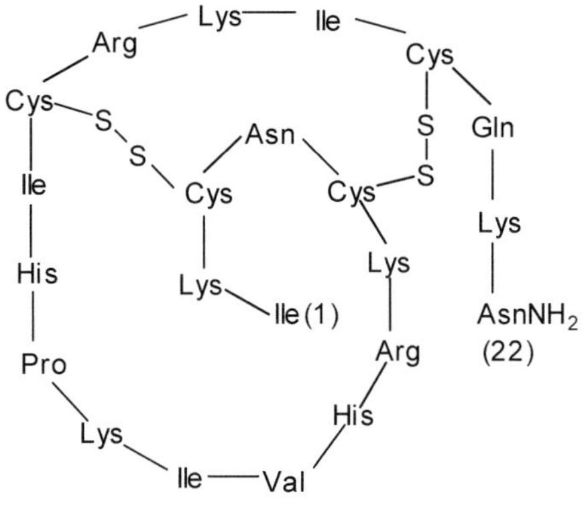

MCD-Peptid

Eine Soforttherapie gegen den allergischen Schock ist eine Adrenalinspritze, gegen die lokale Reizung helfen Antihistaminika und Glukocortikoidsalben.
Die meisten der 6.000 Ameisenarten sind für Menschen ungefährlich. Die Feuerameisen im Süden der USA hingegen verursachen durch Piperidinderivate z. T. allergische Schocks.

Tab. 35-2 Zusammensetzung von Hautflüglergiften

	Biene	**Wespe**	**Hornisse**
Biogene Amine	Histamin	Histamin 5-Hydroxytryptamin	Histamin 5-Hydroxytryptamin Acetylcholin
Peptide	Melittin Apamin MCD-Peptid	Wespenkinin	Hornissenkinin
Enzyme	Hyaluronidase Phospholipase A	Hyaluronidase Phospholipase A Phospholipase B	Hyaluronidase Phospholipase A Phospholipase B

35.2.3 Amphibien und Reptilien

Amphibien schützen sich mit Giften gegen Fraßfeinde und Mikroorganismen. Die Gifte können chemisch sehr verschieden sein, z. B.:

- Indolderivate wie etwa Bufotenin
- Steroide wie das Bufotoxin, ähnliche Wirkung wie die Herzglycoside
- Alkaloide wie etwa das Gift Batrachotoxin des Blattsteigerfrosches
- Peptide wie etwa das Ranatensin oder das Caerulein

Nicht umsonst spielt die Schlange bereits im biblischen Paradies eine wichtige, wenn auch negative Rolle. Es gibt etwa 3500 Arten, von denen etwa 375 giftig sind. Es soll jährlich weltweit immerhin 1,7 Millionen Unfälle durch Schlangenbisse geben und davon verlaufen etwa 2,3 %, also 40.000 tödlich. Die Todesrate ist bei den Schlangenbissen sehr unterschiedlich: Die heimische Kreuzotter ist relativ harmlos, da sie nur wenig ihres Giftes produziert. Die Schwarze Mamba konzentriert ihre Bisse auf die Kopf- und Halsregion des Opfers, so dass die Verteilung im Körper mit einem Abbinden nicht mehr verhindert werden kann, im Gegensatz zur Kobra, die meist in Arm und Bein beißt.

Tab. 35-3 Giftschlangen

Tier	**Gift/Biss**	**tödliche Dosis**	**Mortalität**
Kreuzotter	10 mg	75 mg	1 %
Kobra	210 mg	15 mg	32 %
Schwarze Mamba	1.000 mg	120 mg	100 %

Die Schlangengifte bestehen aus Peptiden mit Kettenlängen von 60 bis 70 Aminosäuren, dem eigentlichen Gift. Dazu vergesellschaftet unterstützen Enzyme, die meistens gegen das Nervensystem gerichtet sind, die Wirkung. Sinn und Zweck sind die schnelle Lähmung des Feindes oder der Beute. Als Therapie stehen Antiseren zur Verfügung. Die Gabe sollte allerdings auf die ernsten Fälle beschränkt bleiben, also etwa 35 % der Fälle. Bei 0,3 % der Fälle kommt es bei der Serum-Gabe zu einem tödlichen anaphylaktischen Schock. Wenn man die LD_{50}-Werte für Schlangengifte betrachtet, fällt das Gift des australischen Taipans auf. Je Biss werden etwa 100 mg Gift verabreicht, der LD_{50}-Wert für Mäuse liegt bei 64 µg/kg. Kommt es zu einem Biss, der häufig nicht bemerkt wird, spürt das Opfer zuerst Übelkeit und Erbrechen und dann schließlich Lähmung und Atemstillstand. Da der Taipan sehr ängstlich ist und rechtzeitig durch Geruch Menschen wahrnimmt, kommt es nur zu sehr seltenen Bissattacken.

Die Sandrasselotter gilt als besonders gefährlich, da sie angriffslustig ist und sich in der Nähe von Menschen aufhält. Angeblich verursacht sie in Asien und Afrika 20.000 Tote jährlich.

Für die Katukina-Indianer hat der Kambo-Frosch eine große Bedeutung. Zwar löst der Gift-Cocktail seiner Sekrete die üblichen Vergiftungssymptome wie Erbrechen, Durchfall und Herzrasen aus. Bei der richtigen Dosierung hingegen wird er als Allheilmittel in jeder Lebenslage, egal ob Erkältung schlechte Laune oder Entzündungen, genutzt. Damit das Gift in die Blutbahn gelangen kann, wird die Haut des Patienten zuerst mit glühendem Holz geöffnet, um dann das Frosch-Sekret an die betreffende Stelle aufzutragen. Einer der Wirkstoffe ist das Demorphin, etwas stärker als Morphin. Ein weiterer Stoff ist das Deltorphin, ein natürliches Antibiotikum.

Der Kobra-Effekt hingegen hat nichts mit der Giftigkeit dieser Schlange zu tun. Er beschreibt vielmehr, dass Maßnahmen zur Bekämpfung eines Missstandes diesen manchmal nicht lösen, sondern sogar verschärfen können. So wollte die britische Besatzung in Indien eine Kobraplage bekämpfen, indem die Einheimischen für jedes tote Tier eine Belohnung bekommen sollten. Daraufhin züchteten die Inder extra Kobras, denn sie brachten nun bares Geld. Als der Schwindel aufflog und das Kopfgeld für die Kobras abgeschafft wurde, ließen die Inder die vielen gezüchteten Tiere frei, womit die Gesamtpopulation an Kobras zugenommen hatte und das Problem mit den giftigen Tieren größer war als vorher [241].

„Schlangen anfassen ist für mich ein Gottesgesetz", sagte der freikirchliche Pastor Jamie Coots aus Kentucky, USA, zu einem Fernsehsender. 21 Jahre lang hielt Coots Schlangenmessen ab. Dabei tanzte er wie in Trance mit giftigen Schlangen in der Hand durch seine Kirche. Er wurde mindestens achtmal gebissen und überlebte. Einmal forderte der Biss einer Viper seinen rechten Mittelfinger. Eine ärztliche Behandlung nach einem Biss lehnte er stets ab, da er sein Schicksal in Gottes Hand

legen wollte. Coots Glaube an die Bibel und an Gott waren unerschütterlich. „Wenn die Bibel mir sagen würde, ich müsse aus einem Flugzeug springen, dann würde ich das jederzeit tun“, versicherte er einem TV-Journalisten.
Im Februar 2014 überlebte Jamie Coots den neunten Biss nicht mehr. 40 Minuten redete ein Notarzt auf ihn ein und warnte ihn vor einem qualvollen Tod. Erfolglos. Nach 90 Minuten starb Jamie Coots im Kreis seiner Familie. Das verbotene Ritual wird von Jamie Coots Sohn Cody Coots in inzwischen vierter Generation fortgesetzt. Bisher erfolgreich: Als Cody Coots im August 2018 während einer Predigt ins Ohr gebissen wurde, konnte ihn ein Freund, der ebenfalls Priester ist, dazu überreden, sich im Spital behandeln zu lassen und überlebte.

35.3 Einzelne tierische Gifte

35.3.1 Batrachotoxin

Batrachotoxin ist ein stark wirksames Nerven- und Muskelgift, welches von Urwald-Bewohnern als Pfeilgift für Blasrohre benutzt wird. Es kommt in der Haut südamerikanischer Pfeilgiftfrösche vor und wirkt nur tödlich, wenn es in die Blutbahn gerät. Durch die gesunde Haut dringt es nicht, orale Einnahme verursacht nur Vergiftungen bei krankhaften Zuständen des Magen-Darm-Traktes. Die spannungsabhängigen Natriumkanäle von Nerven- und Muskelzellen werden nach einer spontanen Erregung unwiderruflich offen gehalten. Die Zellen bleiben dauerhaft depolarisiert und verlieren ihre Funktionsfähigkeit. Das Batrachotoxin wirkt als Krampfgift genau entgegengesetzt zum Lähmgift Tetrodotoxin, welches die Natriumkanäle verschließt. Für den Menschen sind ein bis zwei µg/kg Körpergewicht tödlich, also etwa 0,1 mg Gesamtdosis. Es ist zurzeit das stärkste Steroid-Alkaloid-Gift.

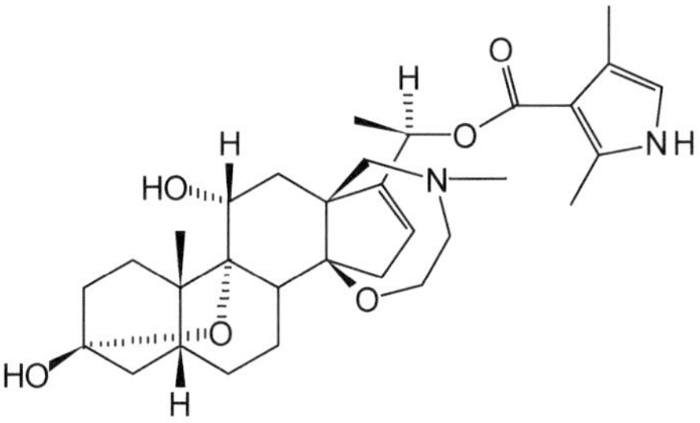

Batrachotoxin
LD_{50}: 2 µg/kg (Maus, s.c.)
pLD: 8,7

Der giftigste Frosch Phyllobates terriblis liefert so viel Batrachotoxin, dass man rechnerisch damit 20.000 Mäuse oder 10 Menschen töten könnte.

35.3.2 Brevetoxine und andere Algengifte

Brevetoxine sind neurotoxische Algengifte. Die Karenia brevis ist eine marine Alge in tropischer Region und verursacht bei starker Vermehrung häufig so genannte Rote Tiden, die zum Massensterben von Fischen durch die Brevetoxine führen.

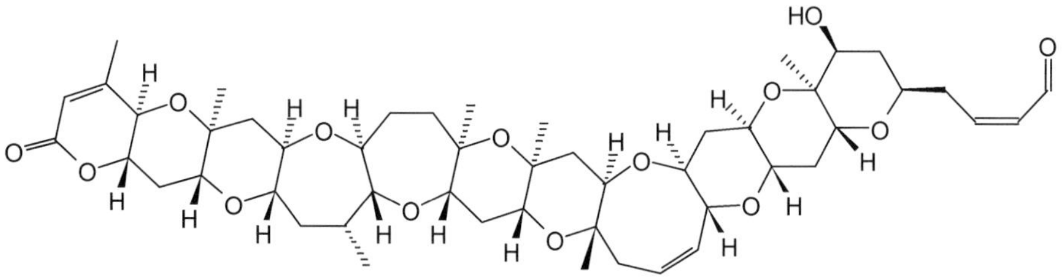

Brevetoxin 2 B

Brevetoxine sind cyclische Polyether, die in die Unterklassen A und B unterteilt sind. Bei den Brevetoxinen B liegen Pyran, Oxepan- und Oxocan-Ringe, also 6-,7- und 8-gliedrige cyclische Ether vor, bei den Brevetoxinen der Klasse A ist die Auswahl noch größer. Es kommen 5- bis 9-gliedrige cyclische Ether vor. Die Totalsynthese gelang der Arbeitsgruppe von K. Nicolaou [187].

Durch Ciguatoxine wird häufig die Ciguatera, eine Fischvergiftung ausgelöst. Es ist die häufigste nichtbakterielle Lebensmittelvergiftung. Es gibt etwa 25.000 Fälle jährlich weltweit, die Sterblichkeit liegt bei 0,5 % und die Erkrankung kommt vor allem zwischen dem 35. Breitengrad nördlich und südlich des Äquators vor. Die Ciguatoxine sind noch etwas komplexer als die Brevetoxine und es gibt über ein Dutzend von Ihnen, die noch nicht alle komplett aufgeklärt worden sind, aber es sind alles strukturell nahestehende Polyether, die neurotoxisch wirken. Das CTX1B Ciguatoxin enthält so 13 Ringe. Im Zentrum sitzt ein Oxonan-Ring, also ein 9er-Ring mit Sauerstoff, ein Oxocan-Ring (Achtring) und fünf Oxepan-Ringe (Siebenringe). Die Struktur wurde erst 1989 geklärt. Dazu mussten vier Tonnen Riesenmuränen verarbeitet werden, um schließlich 0,36 mg des Toxins zu isolieren [178]. 2001 gelang die Totalsynthese eines weiteren Ciguatoxins CTX3C. Diese Verbindung hat ebenfalls 13 Ringe und 30 Stereozentren, eine absolute Spitzenleistung der synthetischen Chemie [98]. Ciguatoxine sind Stoffwechselprodukte von Dinoflagellaten. Durch die Nahrungskette kommt es zu einer Anreicherung des Gifts, so dass es letztendlich zum Schluss über Speisefische auch auf dem Tisch des Menschen gelangt. Interessanterweise werden die Ciguatoxine durch die Verstoffwechslung in verschiedenen Organismen wasserlöslicher und zugleich giftiger (CTX1B hat sechs Hydroxy-Gruppen und einen LD_{50}-Wert von 1,64 µg/kg, das CTX3 mit nur fünf hydrophilen Hydroxy-Gruppen ist mit einem LD_{50}-Wert von 6,24 µg/kg deutlich weniger giftig).

Die Ciguatoxine sind chemisch sehr stabil und werden durch Kochen nicht zerstört. Immer wieder kann in den Medien von Vergiftungen berichtet werden wie im Herbst 2012, als sechs Menschen in Hamburg und Niedersachsen nach dem Genuss von importiertem Red Snapper-Fisch aus dem Indischen Ozean erkrankten. Die Vergiftungssymptome sind neben Taubheitsgefühlen auch vor allem Erbrechen und

Störung des Temperaturempfindens, es gibt aber durch Ciguatoxine nur selten tödliche Vergiftungen.

Das Palytoxin wird von Dinoflagellaten hergestellt und von Korallen als Fraßgift genutzt. Es wurde früher als Speergift auf Hawaii genutzt. Palytoxin hat die Summenformel $C_{129}H_{223}N_3O_{54}$ und damit eine Molmasse von 2680,13 g/mol. Der LD_{50}-Wert liegt für Ratten s.c.-Gabe bei 0,4 μg/kg. Das ist ein pLD-Wert von 9,4. Für die i.v.-Gabe liegt er sogar bei 0,089 μg/kg. Es greift in das Transportsystem für Natrium- und Kaliumionen ein, was zu Muskelkrämpfen und arterieller Hypertonie führt. Der Tod kann schnell eintreten.

Noch giftiger und strukturell dem Brevetoxin sehr ähnlich ist das 1976 entdeckte Algengift Maitotoxin-1. Es besteht aus 32 Ringen, davon sind 28 Pyran-Ringe, drei Oxepan-Ringe und ein Oxocan-Ring. Die Molmasse beträgt 3425,86 g/mol. Möglicherweise ist das Maitotoxin-1 das stärkste Gift, welches nicht aus Aminosäuren besteht. Der LD_{50}-Wert beträgt 50 ng/kg bei Mäusen.

35.3.3 Bufotenin

Bufotenin kommt in Samen der Anadenanthera peregrinam, einem Baum der Hülsenfrüchtler vor. Südamerikanische Indianerstämme nutzen die getrockneten, gerösteten und zermahlenen Samen als halluzinogenes Schnupfpulver.

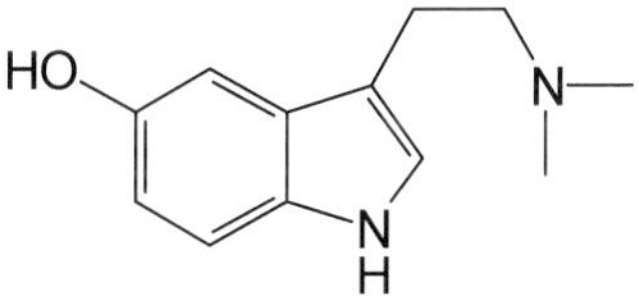

HO N N H

Bufotenin
Smp.: 146 °C
Sdp.: 320 °C
LD_{50}: 25 mg/kg (Maus, i.v.) pLD: 4,6

Bekannter wurde das Bufotenin als Bestandteil des Hautsekrets verschiedener Kröten. Aus Australien wird seit den 1990er Jahren häufiger vom eigentümlichen Brauch des Krötenleckens berichtet. *N,N*-Dimethylindolderivate haben eine hohe Affinität zu 5-HT_2-Rezeptoren, so erklärt sich die halluzinogene Wirkung des Bufotenins. Es ist in Deutschland nicht verboten, Kröten zu lecken, es bleiben aber auch Zweifel, ob es wirklich häufiger praktiziert wird.

35.3.4 Cantharidin

Cantharidin ist das Anhydrid der Cantharidinsäure. Es ist ein Terpenoid, welches bei verschiedenen Käferarten vorkommt und 1810 von P. J. Robiquet erstmals isoliert wurde. Bekannt wurde Cantharidin als Inhaltsstoff der Spanischen Fliege (die ein flugunfähiger Käfer ist). Angeblich soll Cantharidin schon im alten Rom als Aphrodisiakum genutzt worden sein. Spanische Fliegen sind der Inbegriff eines Aphrodisiakums: geheimnisvoll, legendär, verrufen und lebensgefährlich. Keine Chronik der

Liebe nennt Zahlen, wie viele Männer und Frauen an Liebestränken und Liebespulvern zugrunde gegangen sind [202].

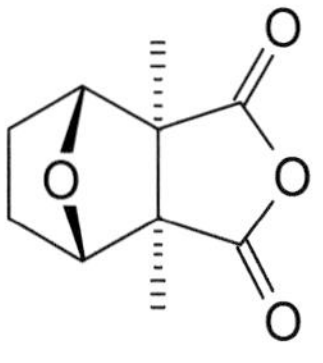

Cantharidin
Smp.: 218 °C
Löslichkeit: 30 mg/l (H_2O)
LD_{50}: 1 mg/kg (Maus, i.p.)
pLD: 6
LD_{Lo}: 0,43 mg/kg (Mensch)

Das Gift wird von den männlichen Käfern gebildet und während der Paarung an die Weibchen weitergegeben, die es zusammen mit den Eiern wieder ausscheiden. Dadurch wird das Gelege gegen Fraßfeinde geschützt. Der Stoff zieht beim Menschen auf der Haut charakteristische Blasen. Cantharidin gilt als potenzsteigerndes Mittel, das beim Mann eine Erektion herbeiführt, die aber auch schmerzhaft sein kann. Vor allem früher kam es häufiger zu Vergiftungen. Trotz der Existenz von Sildenafil (Viagra®) und anderer PDE-5-Hemmer, die effektiv potenzsteigend sind, wird die Spanische Fliege immer noch über obskure Kanäle im Internet angeboten. Nach oraler Einnahme von Cantharidin kommt es zu starken Reizungen im Verdauungstrakt und im harnableitenden System. Es kommt zur Blasenbildung auf der Zunge und im Rachen, starken Speichelfluss, Übelkeit, Krämpfen und Delirium. Die wirksame Dosis ist nahe der tödlichen Dosis. Sie liegt für Erwachsene bei einigen Gramm des getrockneten Käfers oder etwa 10 mg reinem Cantharidin. Eine spezifische Therapie gibt es nicht.

35.3.5 Domoinsäure

Die Domoinsäure verursacht die ASP, eine Amnesie nach Genuss von Muscheln. Neben meist reversiblem Erinnerungsverlust kommt es des Weiteren zu unspezifischen Vergiftungserscheinungen wie Übelkeit, Krämpfen und Durchfall. Auf die Domoinsäure wurde man erst aufmerksam, als 1987 150 Personen in Kanada nach dem Genuss von Muscheln erkrankten. Vier der Betroffenen starben. Die aufgenommene Dosis lag zwischen 60 und 290 mg.

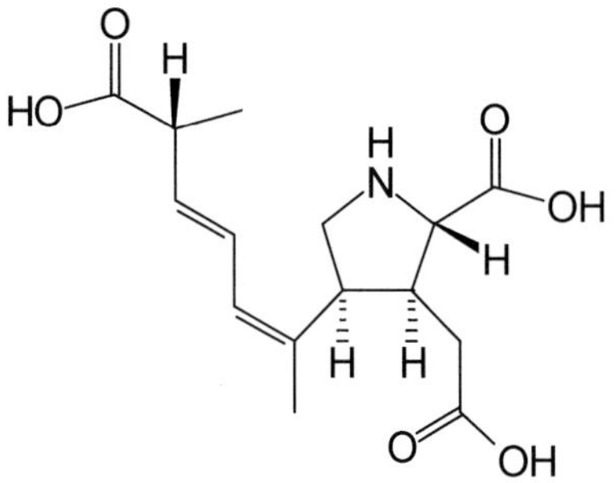

Domoinsäure
Smp.: 217 °C (Zers.)
Löslichkeit: 8 g/l (H_2O)
LD_{50}: 3,6 mg/kg (Maus, i.p.)
pLD: 5,4

Ab einer Menge von 1 mg/kg Körpergewicht verursacht die Domoinsäure Verdauungsbeschwerden, ab 4 mg/kg Halluzinationen. Miesmuscheln können bis zu 900 mg/kg Domoinsäure enthalten.
Kieselalgen sind häufiger Verursacher dieser Erkrankung. Entsprechend der Hygieneverordnung dürfen in Deutschland nicht mehr als 20 mg/kg Domoinsäure in Muschelfleisch vorkommen. Es kommt auch immer wieder zu Vergiftungen bei Möwen, die sich von Muscheln ernähren.

35.3.6 Oxazinine

Diese Stoffe werden in der adriatischen Miesmuschel gefunden und dienen der Abwehr. Ihre chemische Herstellung ist nicht so schwer. Das Oxazinin-3 wurde so über Bromessigsäurebromid mit einem Tyrosin-Derivat und anschließender Reaktion mit Indol dargestellt. Die Oxazinine werden z. Z. auf antibiotische Wirkung untersucht.

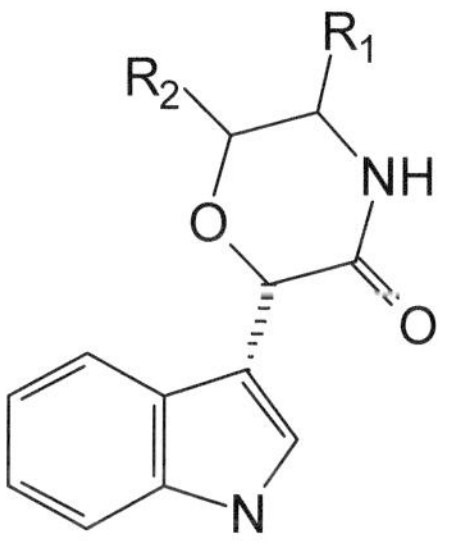

Oxazinin-Grundgerüst

35.3.7 Saxitoxin

Quelle des Neurotoxins Saxitoxin sind Algen, die allerdings von Miesmuscheln oder Austern angereichert werden können und bei Verzehr dann beim Menschen zu einer Vergiftung führen. Zu den Saxitoxinproduzenten gehören die Dinoflagellaten Alexandrium catenella, Alexandrium tamarense excavatum und Pyrodinium bahamense. Sie vermehren sich besonders in der warmen Jahreszeit und führen schnell zu rötlich gefärbten Algenteppichen auf Seen und Flüssen. Durch inhalative Aufnahme des Saxitoxins kann es zur Atemlähmung kommen.

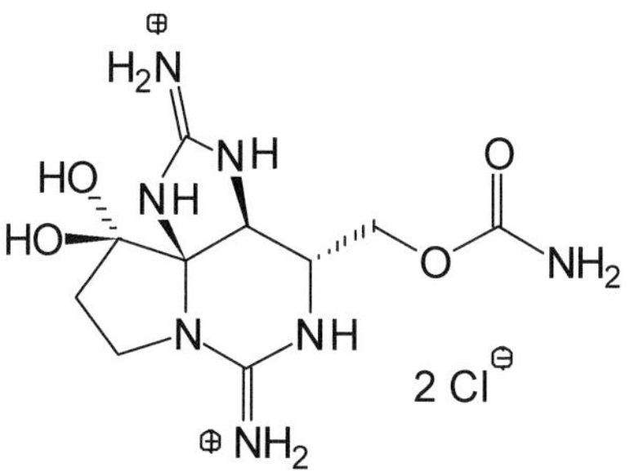

$2\ Cl^{\ominus}$

Saxitoxin
LD_{50}: 192 µg/kg (Ratte, oral) pLD: 6,7
8,5 µg/kg (Maus, i.v.)
2 µg/kg (Hamster, inhalativ)

Gerade im Sommer kann der Verzehr von Muscheln zu Vergiftungen führen. 5 bis 30 Minuten nach Verzehr kommt es zu einem Prickeln in der Mundgegend und zu einer Starre der Mundmuskulatur. Es folgen Lähmungen quer der gestreiften Muskulatur, die Lähmung des Zwerchfells führt dann zu einer tödlichen Atemlähmung. Subletale, nicht tödliche Dosen führen zu Übelkeit, Durchfall und leichten Lähmungserscheinungen. Wie das Tetrodotoxin blockiert das Saxitoxin den spannungsabhängigen Natriumkanal. Die hohe Giftigkeit des Saxitoxins macht es zu einem möglichen Kandidaten als chemischen Kampfstoff.

35.3.8 Tetrodotoxin

Auch TTX genannt, ist Tetrodotoxin [277] ein Nervengift, welches vor allem in den Ovarien und der Leber des Kugelfisches, aber auch im Igelfisch, Wassermolch und in einigen Krebsen, Schnecken und Seesternen zu finden ist. Isoliert wurde es erstmals 1950 in Ovarien von Kugelfischen. 1963 wurde die Struktur von japanischen Forschern aufgeklärt und 1987 chemisch synthetisiert [106].

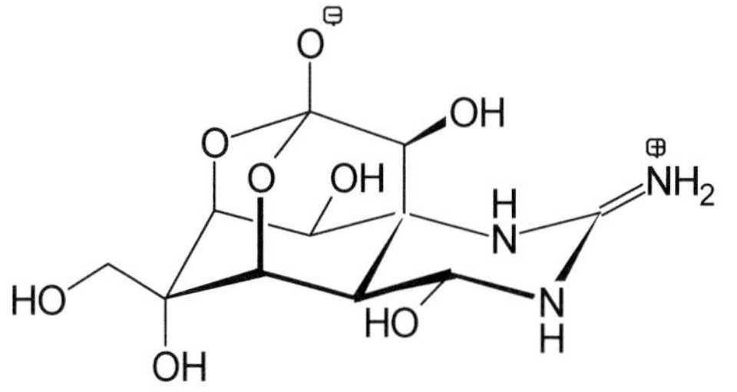

Tetrodotoxin
LD_{50}: 0,334 mg/kg (Maus, oral)
pLD: 6,5

Wie bereits erwähnt, kommt es in Japan durch den Verzehr des Kugelfisches immer wieder zu Todesfällen (ca. 75 jährlich), obwohl man nur mit einer besonderen Lizenz Fugu anbieten darf. Wahrscheinlich nicht der Fisch selbst, sondern mit ihm vergesellschaftete Bakterien produzieren das Gift. Tetrodotoxin blockiert die spannungsaktivierten Natriumkanäle in Neuronen. Aktionspotentiale werden dann nicht mehr ausgelöst und Nerven- und Muskelerregung entfallen. Man bemerkt erst ein prickelndes Gefühl in den Lippen, dann im Rachen, und schließlich folgt eine Lähmung, die etwa 45 Minuten nach dem Fischverzehr einsetzt. Beatmung und orale Gabe von Kohle sind die Therapien. Werden die ersten 24 Stunden überlebt, sieht es gut aus, während sich das Gift bei intravenöser Gabe im ganzen Körper ausbreitet und das Opfer schnell an Atemlähmung zugrunde geht. Das Tetrodotoxin ist extrem giftig, die tödliche Dosis liegt bei 1 mg.
Tetrodotoxin ist ein Gegengift zu dem hochgiftigen Froschgift Batrachotoxin und wird in der neurologischen Forschung dazu verwendet, Natriumkanäle zu blockieren.
Das berühmteste Opfer von Fugu ist wahrscheinlich Bando Mitsugoro, ein Star des traditionellen japanischen Kabuki-Theaters. In einem Kyoter Restaurant aß er Kugel-

fisch-Leber und bemerkte kurze Zeit später ein herrliches Gefühl des Schwebens. Sieben Stunden später starb er. Der verantwortliche Koch gab später an, er habe einem „nationalen Kulturschatz“, einem Titel, den Bando einige Jahre zuvor von der Regierung erhalten hatte, die Bitte um Kugelfisch-Innereien nicht abschlagen können. Er verlor natürlich seine Lizenz und wanderte wegen fahrlässiger Tötung für acht Monate ins Gefängnis.

35.3.9 Weitere tierische Gifte

An dieser Stelle ist es unmöglich, eine enzyklopädische Aufzählung der tierischen Gifte zu geben und es können nur einige wenige Beispiele für die Vielseitigkeit dieser Stoffe aufgeführt werden.

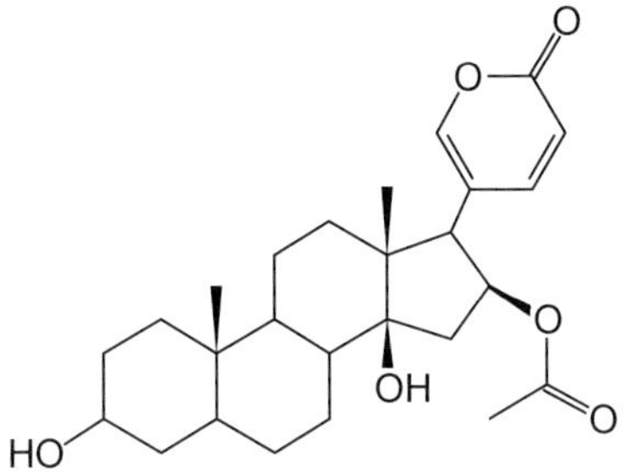

Bufotalin
(Kröte)
LD_{50}: 1,1 mg/kg (Maus, oral)
pLD: 6

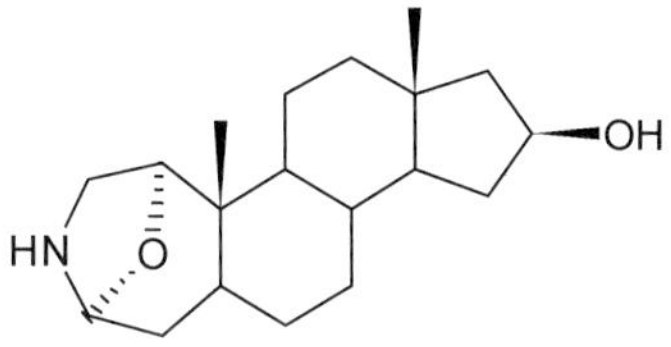

Samandarin
(Salamander)
LD_{50}: 1,5 mg/kg (Ratte, s.c.)
pLD: 5,8

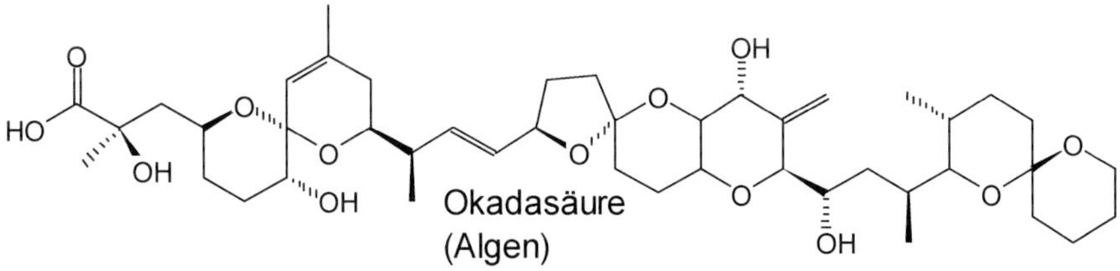

Okadasäure
(Algen)
Smp.: 145 °C
LD_{50}: 192 µg/kg (Maus i.p.)
pLD: 6,7

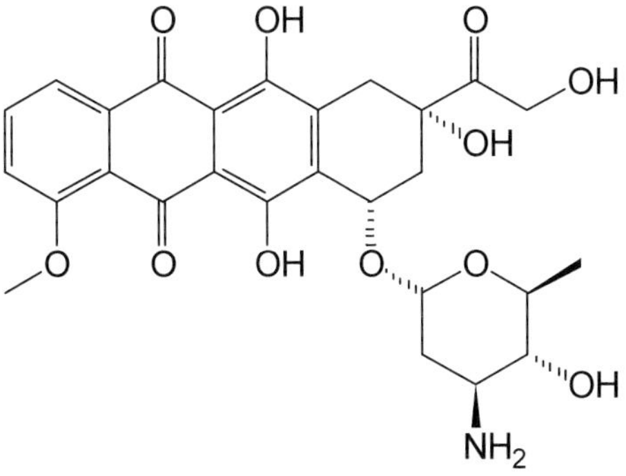

Epirubicin
(Quallen)
Smp.: 185 °C (Zers.)
LD_{50}: 14,3 mg/kg (Ratte, i.v.)
pLD: 4,8

36 Bakterientoxine [272]

Bakterien sind Prokaryonten mit relativ einfacher Zellstruktur. Sie werden nach bestimmbarer Gestalt, (Kokken sind rund, Bazillen sind Stäbchen, Spirillaceae sind Spiralen), der Färbbarkeit und dem anaeroben (unter Luftabschluss) oder aeroben (unter Luft) Wachstum eingeteilt. Bakterien dringen in Organismen ein und können Krankheiten auslösen, indem sie in deren Stoffwechsel eingreifen. Einige Arten produzieren Toxine, die man in Endotoxine und Exotoxine einteilen kann.

Endotoxine sind Bestandteil der äußeren Zellmembran von gramnegativen Bakterien (und Blaualgen). Sie sind Lipopolysaccharide und haben einen hydrophilen Polysaccharid- und einen lipophilen, also fettlöslichen, Lipidanteil und überleben ihren Wirt, da sie sehr hitzestabil sind. Sie werden beim Zelltod der Bakterien freigesetzt und können eine Entzündungsreaktion auslösen oder auch zum Zelltod beim Wirtorganismus führen.

Exotoxine hingegen sind Gifte, die Bakterien kontinuierlich absondern und der Organismus kann gegen diese Exotoxine Gegengifte (Antitoxine) bilden. Exotoxine sind meistens Proteine, die gegen Hitze naturgemäß instabil sind. Exotoxine werden in drei Klassen unterteilt:

- Membranschädigende Toxine: Eine Lipase destabilisiert die Zellmembran der Wirtszellen.
- AB-Toxine: Das Toxin besteht aus mehreren Protein-Untereinheiten, eine Einheit sorgt erst dafür, dass das Toxin in Zellen eindringen kann, andere Einheiten schädigen dann die Zelle.
- Superantigentoxine: Sie greifen die T-Zellen der körpereigenen Abwehr direkt an, es kommt zu einer deutlich übertriebenen Immunantwort, die sich schließlich gegen den Wirt selbst richtet und einen toxischen Schock nach sich zieht.

Tab 36-1 Infektionen, Bakterien, Toxine und deren Giftigkeit bei Mäusen

Krankheit Mikrobe	**Toxin**	**Prophylaxe / Therapie**	**LD_{50} in µg/kg**	**pLD**
Anthrax Bacillus anthracis	Faktor I-III	Impfung, Ciprofloxacin	0,2	9,7
Diarrhoe Bacillus cereus	Enterotoxin	Hygiene	15.000 i.v.	4,8
Keuchhusten Bordetella pertussis	Toxin	Impfung Azithromycin	15	7,8
Botulismus Clostridium botulinum	Neurotoxin	Antitoxin Neostigmin	0,00003 i.v.	13,5
Diarrhoe Clostridium difficile	Enterotoxin	Metronidazol	0,5 i.p.	9,3
Tetanus Clostridium tetani	Tetanustoxin	Impfung Ciprofloxacin	0,0001	13
Diphtherie Corynebacterium diphtheriae	Diphtherietoxin	Impfung Penicillin	0,3	9,5
Listeriose Listeria monocytogenes	Listeriolysin	Ampicillin Makrolide	8	8,1
Pneumonie Pseudomonas aeruginosa	Toxin A	Piperacillin Ceftazidim	3 i.v.	8,5
Diarrhoe Shigella dysenteriae	Neurotoxin	Ampicillin Ciprofloxacin	0,45 i.v.	9,3
Pneumonie, Sepsis Staphylococcus aureus	Alpha-Toxin	Vancomycin	0,05 i.v.	10,3
Pneumonie Streptococcus pneumoniae	Pneumolysin	Oxacillin	1,5 i.v.	8,8
Scharlach, Tonsilitis Streptococcus pyogenes	Streptolysin	Penicillin Makrolide	8 i.v.	8,1
Cholera Vibrio cholerae	Choleratoxin	Impfung, Salzlösung Doxycylin	250	6,6
Pest Yersinia pestis	Murintoxin	Doxycylin Streptomycin	10 i.v.	8
Typhus Salmonella typhi	Typhustoxin	Impfung Ceftriaxon		
Q-Fieber Coxiella burnetii		Doxycylin Gyrasehemmer		

36.1 Botulinumtoxin

Unter dem Handelsnamen Botox ist dieses Gift ein Sammelbegriff für sieben sich ähnelnde neurotoxische Proteine. Sie werden als Exotoxine von Clostridium botulinum, Clostridium butyricum oder Clostridium baratii abgesondert. Die Giftwirkung beruht auf der Hemmung der Signalübertragung von Nervenzellen, die neben Muskelschwäche auch zur Atemlähmung führt.

Die Lebensmittelvergiftung Botulismus wurde 1817 von J. Kerner erstmals erkannt. Er nahm 1822 ein Fettgift als Ursache an und regte schon damals den Einsatz dieses ominösen Stoffes in winzigen Mengen als Pharmastoff gegen nervöse Störungen an. 1868 wurde die Vergiftung mit Botulinumtoxin als Botulismus bezeichnet und die dafür verantwortlichen Bakterien dann 1897 von E. van Ermengem isoliert. Die Mikroben bekamen den Namen Bacillus botulinus. 1946 wurde das Toxin des Typs A erstmals isoliert, dabei fand man zwei verschiedene Proteinketten und der Mechanismus, der die Hemmung der Acetylcholin-Sekretion bewirkt, wurde als Ursache der Muskellähmung nachgewiesen. Das Botulinustoxin Typ A besteht aus zwei Untereinheiten mit 447 bzw. 848 Aminosäuren und hat eine Masse von 146.000 Dalton.

Tab. 36-2 Botulinumtoxin-Typen

Typ	Opfer	Verbreitung
A	Mensch	USA
B	Mensch, Rinder, Pferde	Europa
C1	Wasservögel	Weltweit
C2	Rinder, Pferde	Weltweit
D	Rinder, Geflügel	Weltweit
E	Mensch	Weltweit
F	Mensch	Weltweit

Die schwere Kette ist ein Hüllprotein, welches das eigentliche Neurotoxin vor dem Abbau durch die Magensäure schützt. Erhitzen auf 100 °C über 5 Minuten führt zur Zersetzung des Toxins, bei 121 °C reichen auch 3 Minuten. Das Hüllprotein bindet sich außerdem mit hoher Affinität an Rezeptoren der Zellmembran. Durch Endozytose gelangt das Toxin in ein Vesikel. Die Disulfidbrücke des Toxins wird aufgebrochen und die beiden Ketten des Toxins getrennt. Die leichte Kette enthält ein Zink-Atom und wirkt als Zink-Endopeptidase und zerstört u. a. das Kopplungsprotein SNAP-25, welches dafür sorgen soll, dass Acetylcholinvesikel zum Zielort gelangen sollen. Durch den Ausfall der Acetylcholinvesikel wird die neuromuskuläre Übertragung verhindert und es kommt zu Lähmungen.

In Deutschland werden jährlich 20 bis 40 Fälle von Botulismus gemeldet, von denen 1 bis 2 tödlich enden. Besonders Wurstkonserven können vergiftet sein (nicht zufällig bedeutet das lateinische Wort „botulus“ Wurst), da das Bakterium Clostridium botulinum als Spore häufig auftritt und sauerstoffarme Bedingungen braucht. Fleischprodukte, Fisch, Mayonnaise, aber auch Gemüsekonserven bieten gute Bedingungen für die Bildung des Toxins. Bei stark gepökelten Fleischprodukten sieht es anders aus: Nitrit hemmt das Wachstum von Clostridien. Charakteristisch für eine Botulinumvergiftung ist die Bombage: Der Konservendeckel zeigt sich durch Bildung von Gasen gewölbt.

Nach der Aufnahme des Giftes treten nach 12 bis 40 Stunden Kopf- und Magenschmerzen, Übelkeit, Sprech- und Sehstörungen auf. Es folgen Lähmungserscheinungen. Die Lähmung der Nackenmuskulatur ist charakteristisch und zu diesem Zeitpunkt kann die Therapie mit Antitoxin noch erfolgreich sein. In 50 % der unbehandelten Fälle tritt der Tod nach 3 bis 6 Tagen durch Atemlähmung ein.

Die Giftigkeit des Botulinumtoxins ist rekordverdächtig: Der LD_{50}-Wert liegt bei 4.000 pg/kg (Maus, subkutan) und für die i.v.-Gabe bei 30 pg/kg. Die tödliche Dosis für einen Erwachsenen liegt bei 0,000003 mg also 3 Nanogramm. Das ergibt einen pLD-Wert von rekordverdächtigen 13,4 beim Menschen. Botulinumtoxin ist damit fast 100 Millionen mal giftiger als Kaliumcyanid. Das Botulinumtoxin wäre eine potentielle Biowaffe. Vorteile sind die extrem hohe Giftigkeit und die Eigenschaft der Substanz, sich in unschädliche Stoffe zu zersetzen, so dass ein verseuchtes Gebiet wieder betretbar wäre. Die sichere Herstellung ist aber sehr schwer und für potentielle Terroristen glücklicherweise nicht praktikabel. So wollte die Aum-Sekte des japanischen Gurus Asahara Shoko zuerst Anschläge mit Botox verüben, wich dann aber auf das Giftaerosol Sarin aus.

Bekannt geworden ist das Botulinumtoxin als Botox zur Glättung von Gesichtsfalten. Die Anwendung begann 1992, aber erst 2002 erfolgte die Zulassung. Wird das Toxin in einen Muskel gespritzt, wird dort der Neurotransmitter Acetylcholin blockiert. Fühlen und Tasten funktioniert weiterhin. Die Wirkung ist etwa 10 Tage nach der Injektion maximal und vergeht nach 2 bis 6 Monaten. Dann wird der nächste Gang zum Antiaging-Arzt wieder fällig. Eingesetzt wird das Botulinumtoxin Typ A allerdings in einer Menge, die oral eingenommen bei Weitem nicht tödlich ist. Die auffällige Gesichtsstarre diverser reiferer Leinwandstars ist inzwischen häufiger Thema der einschlägigen Yellow-Press.

Ein anschauliches Beispiel der Botox-Wirkung war bei dem US-amerikanischen Dermatologen und Schönheitsspezialisten Dr. Frederic Brandt zu sehen. Die Journalistin Britta Stuff schrieb 2009 über ihn: „Seine Haut spannt sich über hohe Wangen, glatt und weiß wie ein unberührtes Schneefeld. Er sieht aus...wie jemand, der kein einziges Mal die Stirn gerunzelt hat. Inzwischen wäre das auch nicht mehr möglich. Dr. Brandt ist ein lebendes Werbeplakat für seine Praxis.“

Dr. Brandt hatte Praxen in New York und Miami und schwirrte in seinen sieben Behandlungsräumen von Patient zu Patient. Sein Slogan lautete „10 minutes, 10 years“, eine seiner Botox-Behandlungen soll also innerhalb von 10 Minuten 10 Jahre jünger machen.

Nicht wenige empfanden das eigentümlich künstliche Gesicht des Botox-Doktors als die Karikatur von Dorian Gray und Werner Mang, der bekannteste plastische Chirurg Deutschlands, nannte ihn „Arzt der Zombies“ [160].
Deutlich weniger bekannt sind die Anwendungen des Botulinumtoxins in der Neurologie. Seit Anfang der 1980er Jahre wird es zur Behandlung von Bewegungsstörungen wie Lidkrampf, Mundkrampf oder Stimmbandkrampf eingesetzt [223].
2015 wurde in einer Studie gezeigt, dass eine einmalige Injektion von Botulinumtoxin im Stirnbereich Depressionen lindern kann. Diese erstaunliche Wirkung wird damit erklärt, dass eine weniger sorgenvolle Mimik positiv auf die Stimmung wirkt.

Weitere Einsatzgebiete sind:
- Schielen
- Spannungskopfschmerz
- Verringerung der Schweißproduktion
- Verringerung der Speichelproduktion
- Blasenschwäche (wird noch getestet)

Diese Beispiele zeigen, dass Botox kein reines Life-Style-Produkt im Arsenal von Anti-Aging-Ärzte, sondern ein vielseitiges Neurotoxin mit einer bemerkenswerten medizinischen Karriere geworden ist.

36.2 Choleratoxin

Das Choleratoxin wird von den Bakterien Vibrio cholerae produziert und ist ein hexameres Protein, welches aus einer α- und fünf β-Untereinheiten besteht. Es besteht aus 242 Aminosäuren und löst in der Körperzelle eine biochemische Reaktion aus, die zu schweren Durchfällen mit bis zu einem Liter Wasserverlust pro Stunde führt.
Gegen die Cholera gibt es eine Impfung und das Antibiotikum Doxycylin. Der extreme Wasser- und Elektrolytverlust sollte durch salzhaltige Glucoselösungen ausgeglichen werden. Dieser Ersatz sollte unter Umgehung des entzündeten Magen-Darm-Traktes intravenös erfolgen. Der Einfachheit halber wird aber vor allem in Entwicklungsländern eine orale Gabe einer wässrigen Lösung praktiziert. Sie besteht pro Liter aus 13,5 g Glucose, 2,9 g Natriumcitrat, 2,6 g Natriumchlorid und 1,5 g Kaliumchlorid.
Die Cholera ist eine schwere bakterielle Infektionserkrankung, die durch die Bakterien Vibrio cholerae und deren Toxine verursacht wird und manifestiert sich in reiswasserartigen Durchfällen. Sie wurde bereits 600 v. Chr. in Indien beschrieben und zeigte sich seit Ende des 18. Jahrhunderts auch in Europa. Um 1830 brachten russische Truppen, die gegen den Aufstand der Polen vorgingen, die Krankheit auch nach Preußen. Der Philosoph G. W. Hegel und die Generäle C. P. Clausewitz und

A. Gneisenau gehörten 1831 damals zu den bekannten Opfern der Seuche. Allein in Wien gab es in jenem Jahr 2.000 Choleraopfer.

Im Krimkrieg 1853 bis 1856 kamen mehr Soldaten durch die Cholera als durch Kampfhandlungen ums Leben. Durch das schlechte Abwassersystem starben 1892 allein in Hamburg 8.600 Menschen [66]. Die damalige Epidemie zog nach Russland und der Komponist Peter Tschaikowsky wurde das bekannteste Opfer, nachdem er, manche vermuten aus Lebensmüdigkeit, Flusswasser getrunken hatte. In unserer Zeit wütete im wirtschaftlich völlig ruinierten afrikanischen Simbabwe eine Choleraepidemie mit 100.000 Erkrankten und 4.200 Todesopfern. Der Erreger wurde erst 1854 von F. Pacini erkannt, R. Koch und G. Gaffky züchteten ihn 1883 in Reinkultur.

Auch heute tritt die Cholera immer wieder und vor allem in armen Ländern mit schlechter Trinkwasserversorgung und Abwasserentsorgung auf. Die Inkubationszeit beträgt 2 bis 3 Tage und die Erkrankung beginnt dann mit Brechdurchfall, gefolgt von einer Phase des großen Flüssigkeitsmangels mit Untertemperatur und schließlich Benommenheit, Koma, manchmal auch mit Komplikationen wie Sepsis und Lungenentzündung. Die wichtigste Therapie ist der Ersatz des Flüssigkeitsverlustes durch eine salzhaltige Glucoselösung. Durch das Antibiotikum Ciprofloxacin oder Makrolidantibiotika (z. B. Azithromycin) kann die Infektiosität, manchmal auch der Krankheitsverlauf, verkürzt werden. Familienmitglieder eines Cholerakranken sollten prophylaktisch 200 mg Doxycyclin einnehmen. Mit Therapie sterben weniger als 1 % der Erkrankten an der Cholera, unbehandelt sind es 60 %. Die wichtigste Vorbeugung gegen die Cholera ist die Trinkwasserhygiene. In den letzten Jahren wurde eine verblüffend einfache Methode zur Trinkwasserdesinfektion entdeckt: Mit Wasser gefüllte PET-Flaschen werden sechs Stunden lang dem Sonnenlicht ausgesetzt. Gerade in von Cholera bedrohten Gebieten ist die für die Bakterien schädliche UV-Strahlung durch die Sonne besonders stark. Mit Flaschen aus Glas funktioniert es nicht, da Glas kaum UV-Strahlung durchlässt.

Es gibt Choleraimpfungen, die gegen den Erreger und das Toxin selbst wirken und als angenehmen positiven Nebeneffekt auch einen gewissen Schutz gegen Reisedurchfall bieten.

36.3 Diphtherietoxin

Das Diphtherietoxin ist ein Exotoxin des Diphtherieerregers Corynebacterium diphtheriae. Der Erreger wurde 1884 durch F. Loeffler identifiziert. Das Toxin besteht aus den zwei Proteinen Toxin A und Toxin B mit 193 und 342 Aminosäuren, die über Disulfidbrücken verbunden sind und zusammen eine Masse von etwa 61.000 Dalton haben. Die B-Kette heftet sich an einen Rezeptor an der Zelloberfläche. Dabei spaltet sich das Toxin in ein 21.000 Dalton und ein 40.000 Dalton großes Fragment. Das kleinere A-Fragment dringt dann in die Zelle ein und hemmt die Protein-

synthese. Das Diphtherietoxin zählt mit einem LD_{50}-Wert von 0,3 µg/kg zu den extrem starken Giften.
Gegen die Diphtherie, einer Infektionskrankheit der oberen Atemwege, gibt es eine schützende Impfung und zur Behandlung der Krankheit wird toxinbindendes Antitoxin und Penicillin mindestens 10 Tage (bei Penicillinallergie Clarithromycin) gegeben. Bei Personen mit engem Kontakt zu dem Erkrankten ist eine Phrophylaxe mit den genannten Antibiotika möglich. Eine gefährliche Komplikation der Diphtherie ist eine Herzmuskelentzündung oder Nervenentzündung. Lange Zeit war die Diphtherie durch Impfungen (von Behring) stark zurückgegangen. Inzwischen gibt es, vor allem nach dem Zusammenbruch der Sowjetunion, vermehrt wieder Krankheitsfälle. Allein 1994 traten dort 48.000 Fälle auf.

36.4 Pertussistoxin

Hergestellt durch das Bakterium Bordetella pertussis ist das Pertussistoxin ein Exotoxin, welches aus sechs Untereinheiten besteht und in einer A-B-Struktur angeordnet ist. Die A-Komponente ist die enzymatisch aktive und eigentlich giftige Einheit, während die B-Komponente am Rezeptor der Wirtszelle bindet und aus den Untereinheiten 2 bis 5 besteht. Das Toxin löst die Symptome des Keuchhustens aus. Der LD_{50}-Wert liegt bei 1 bis 2 µg/kg. Nach der Ansteckung mit dem Erreger kommt es nach einer Inkubationszeit von 7-14 Tagen zu typischen grippeähnlichen Symptomen wie Schnupfen und untypischem Husten, um dann nach einer weiteren Woche zu stärkerem Husten zu führen, der sich bei Säuglingen zu Hustenanfällen mit Atemstillstand steigern kann. Bemerkenswert ist die Länge der Erkrankung, man spricht auch vom 100-Tage-Husten. Komplikationen wie Lungenentzündung (10 bis 20 %) und weitere Sekundärinfektionen mit anderen typischen Erkältungskeimen wie Haemophilus influenzae und Pneumokokken verschärfen das Krankheitsbild des Keuchhustens. 2003 erkrankten weltweit 17 Millionen Menschen, von denen immerhin 280.000 starben. In Deutschland liegt die Todesrate bei 0,1 %. Zur Prophylaxe gibt es seit 1933 eine Impfung, an der u. a. auch die 75 Jahre lang praktizierende Kinderärztin Leila Denmark (1898-2012) mitgewirkt hat [47]. Antibiotika, z. B. zweimal täglich 50 mg/kg Erythromycin oder 5 mg/kg Roxythromycin für zwei Wochen, führen zum Verschwinden der Erreger und deutlicher Besserung. Der Patient ist dann auch nicht mehr infektiös.

36.5 Tetanustoxin

Das Tetanustoxin oder auch Tetanospamin ist das wichtigste Exotoxin des Bakteriums Clostridium tetani. Das Toxin wirkt neurotoxisch und hat eine Masse von 150.000 Dalton. Die beiden Untereinheiten enthalten 456 und 858 Aminosäuren und haben eine bei den Bakterien typische Arbeitsteilung: Die große Untereinheit bindet sich an die Nervenzellen und die kleinere Untereinheit ist für die Neurotoxizität verantwortlich. Das Toxin hemmt präsynaptisch die inhibitorischen Synapsen an den spinalen Motoneuronen. Es kommt zu einer spastischen Paralyse. Die Inkubationszeit schwankt zwischen zwei und 50 Tagen. Das häufigste Symptom ist die Kieferklemme: Der Patient kann den Kiefer nicht mehr öffnen. Bei der Kieferklemme muss man annehmen, dass es sich um Tetanus handelt, solange nicht das Gegenteil bewiesen ist. Schluckbeschwerden, Unruhe, steifer Hals sowie Verkrampfung von Arme und Beine sind weitere Symptome. Mit einem LD_{50}-Wert von 0,1 ng/kg beim Menschen ist das Tetanustoxin nach dem Botulinumtoxin mit einem LD_{50}-Wert von 40 pg/kg das zweitgiftigste Bakterientoxin. Eine Prophylaxe ist die Impfung. Nach einer Verletzung bei einem ungeimpften Patienten wird eine Simultanimpfung mit Tetanus-Hyperimmunglobulin und dem Tetanus-Toxoid (Tetanol®) an der betroffenen Körperstelle durchgeführt. Durch Gabe von Penicillin kann bei einem Erkrankten die weitere Bildung von Toxinen durch Abtötung der Erreger verhindert werden. Zwar ist die Tetanuserkrankung in Mitteleuropa durch Impfung selten geworden (es gibt in Deutschland jährlich etwa 20 Fälle), aber auch bei optimaler Behandlung ist die Prognose bei einer ausgebrochenen Erkrankung weiterhin sehr ernst: 25 % der Tetanuserkrankten sterben.

36.6. Verotoxin

Im Mai 2011 wurde die Öffentlichkeit auf den EHEC-Erreger aufmerksam (enterohämorrhagische Escherichia coli), einer Abart der Enterokokken. Hier zeigte sich, dass auch ein großes Arsenal an Antibiotika nicht immer die beste Lösung eines Bakterienproblems sein muss. Die EHEC-Bakterien sondern das Verotoxin aus, welches Durchfälle und den Abbau von roten Blutkörperchen verursacht. Das Verotoxin besteht aus über 370 Aminosäuren, ein so genanntes AB-Toxin. Die A-Einheit sorgt für das Eindringen in die Zelle, die B-Einheit für die Schädigung. Es kommt zu einer Hämolyse, die eine Niereninsuffizienz auslöst, da die Zelltrümmer die Nierengefäße verkleben. Eine Bekämpfung der Erreger mit Antibiotika (Ciprofloxacin sollte gegen diesen Erreger besonders stark wirksam sein) zerstört zwar die Bakterien, doch dabei werden dann auch besonders viele Toxine freigesetzt. Daher ist eine ausgebrochene EHEC-Erkrankung vor allem symptomatisch zu bekämpfen. Der Elektrolythaushalt muss mit Salzinfusion gestützt und etwaige Nierenschäden durch Blutwäsche behandelt werden. Es gab allein 2011 53 Tote in Deutschland und 3.843 Menschen, die stationär behandelt werden mussten.

37 Giftstärke und LD_{50}-Werte

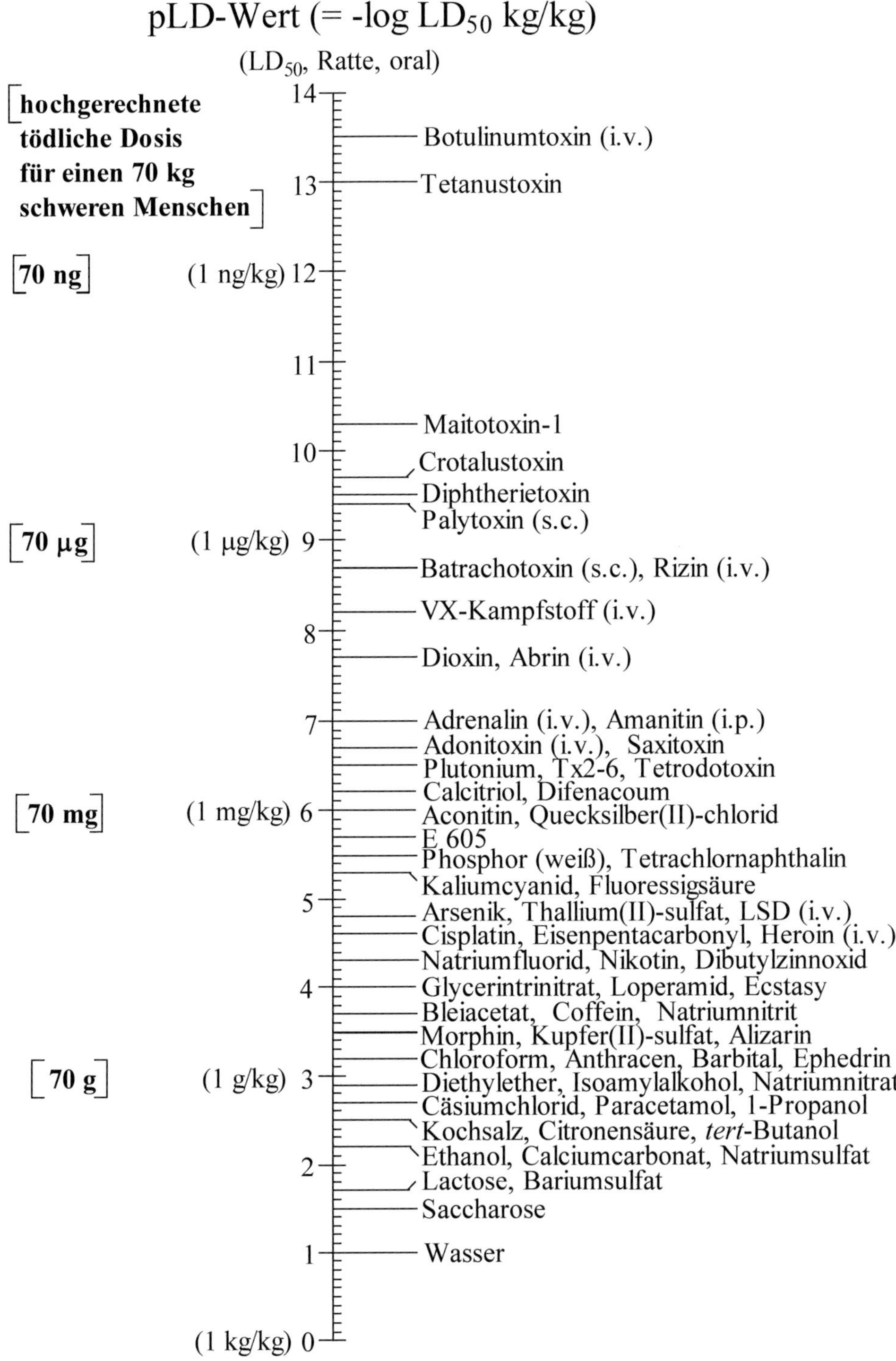

Abb. 37-1 Die Gifte-Skala

Tab. 37-1 LD_{50}-Werte für Ratten bei oraler Einnahme, wenn nicht anders angegeben

Stoff	Herkunft/Bedeutung	LD_{50} mg/kg	pLD
1,1-Dichlorethen	Lösungsmittel	725	3,1
1,1-Dimethylhydrazin	Raketentreibstoff	122	3,9
1,2,4-Triazol	Grundchemie	1.750	2,8
1,2-Diaminobenzol	Grundchemie	510	3,3
1,2-Dibrompropan	Grundchemie	741	3,1
1,2-Dichlorbenzol	Grundchemie	500	3,3
1,2-Dichlorethan	Grundchemie	670	3,2
1,2-Dichlorpropan	Lösungsmittel	1.947	2,7
1,2,6-Hexantriol	Grundchemie	15.500 (Maus)	1,8
1,3,5-Trinitrobenzol	Sprengstoff	275	3,6
1,3-Dichlorpropan	Grundchemie	120	3,9
1,3-Dichlorpropan-2-ol	Lösungsmittel	110	4
1,3-Dichlorpropen	Lösungsmittel	150	3,8
1,3-Dimethylbutylamin	Nahrungsmittelergänzung	470 (Maus)	3,3
1,3-Dinitrobenzol	Grundchemie	60	4,2
1,3-Propansulton	Batterien	100	4
1,4-Butandiol	Lösungsmittel	1.530	2,8
1,4-Dichlorbenzol	Grundchemie	500	3,3
1,4-Dinitrobenzol	Grundchemie	56 (i.p.)	4,3
1,4-Naphthochinon	Grundchemie	190	3,7
1,6-Hexandiol	Grundchemie	3.730	2,4
1,8-Cineol	Eukalyptusöl	2.480	2,6
1-Butanol	Lösungsmittel	790	3,1
1-Chlornaphthalin	Grundchemie	1.540	2,8
1-Decanol	Lösungsmittel	4.720	2,3
1-Heptanol	Grundchemie	500	3,3
1-Hexadecanol	Fettalkohol	5.000	2,3
1-Hexanol	Lösungsmittel	720	3,1
1-Methylnaphthalin	Grundchemie	1.840	2,7
1-Naphthoeäure	Grundchemie	2.370 (Maus)	2,6
1-Naphthol	Grundchemie	1.870	2,7
1-Nitropropan	Grundchemie	455	3,3
1-Nonanol	Grundchemie	3.560	2,4
1-Octanol	Lösungsmittel	1790 (Maus)	2,7
1-Pentanol	Lösungsmittel	4.590	2,3
1-Propanol	Lösungsmittel	1.870	2,7
2,3,5,6-Tetrachlorphenol	Fungizid	109	4
2,4,5-Trichlorphenoxyessigsäure	Agent Orange	300	3,5
2,4,6-Trichlorphenol	Fungizid	820	3,1

2,4-Dichlorphenol	Fungizid	47	4,3
2,4-Dichlorphenoxyessig-säure	Herbizid	375	3,4
2,4-Dinitrophenol	Sprengstoff	30	4,5
2,4-Xylidin	Grundchemie	467	3,3
2,5-Dimethylpyrazin	Grundchemie	1.020	3
2,5-Furandicarbonsäure	Grundchemie	980	3
2,5-Xylidin	Grundchemie	1.300	2,9
2-Aminofluoren	Grundchemie	132 (Maus, i.p.)	3,9
2-Aminophenol	Grundchemie	1.300	2,9
2-Butanol	Lösungsmittel	2.193	2,7
2-Butanon	Lösungsmittel	2.740	2,6
2-Heptanon	Schimmelpilzaroma	1.670	2,8
2-Hexanon	Lösungsmittel	2.590	2,6
2-Mercaptoethanol	Grundchemie	244	3,6
2-Methoxyanilin	Grundchemie	1.150	2,9
2-Methylanilin	Grundchemie	670	3,2
2-Methylimidazol	Grundchemie	1.400 (Maus)	2,9
2-Methylnaphthalin	Grundchemie	1.630	2,8
2-Methylpyrazin	Grundchemie	1.800	2,7
2-Methyltetrahydrofuran	Lösungsmittel	4.500 (Kaninchen, dermal)	2,3
2-Naphthoesäure	Grundchemie	4.500	2,3
2-Naphthylamin	Grundchemie	727	3,1
2-Nitropropan	Grundchemie	720	3,1
2-Nonanon	div. Aromen	3.200	2,5
2-Octanon	div. Aromen	3.090	2,5
2-Oxopropanal	Grundchemie	1.170	2,9
2-Pentanol	Lösungsmittel	2.000	2,7
2-Phenylethanol	Grundchemie	1.790	2,7
2-Phenylphenol	Konservierungsmittel	2.700	2,6
2-Propanol	Lösungsmittel	5.050	2,3
3-*t*-Butyl-4-hydroxyanisol	Antioxidationsmittel	2.910	2,5
3,4-Dichlorphenol	Fungizid	1.685	2,8
3,5-Xylidin	Grundchemie	707	3,2
3-Chlor-1,2-propanoldiol	Fettverbrennung	26	4,6
4-Chloranilin	Grundchemie	300	3,5
4-Chlorbenzoesäure	Grundchemie	1.170	2,9
4-Dimethylaminophenol	Antidot	120	3,9
4-Dimethylaminopyridin	Katalysator	140	3,9
4-Fluoramphetamin	Psychostimulanz	46 (Maus, i.p.)	4,3
4-Fluoranilin	Grundchemie	417	3,4
4-Methylpyridin	Grundchemie	440	3,4

4-*n*-Nonylphenol	Fungizid	1.620	2,8
5-Aminosalicylsäure	Antiphlogistikum	2.800	2,6
5-Fluoruracil	Grundchemie	230	3,6
6-Caprolactam	Grundchemie	1.210	2,9
9,10-Anthrachinon	Grundchemie	15.000	1,8
Abrin	Schmetterlingsblüten	0,02 (Maus, i.v.)	7,7
Acesulfam-K	Süßstoff	7.430	2,1
Acetaldehyd	Grundchemie	661	3,2
Acetamiprid	Insektizid	1.065	3
Acetanilid	Grundchemie	800	3,1
Acetazolamid	Sulfonamid	1.175	2,9
Aceton	Lösungsmittel	5.800	2,2
Acetonitril	Grundchemie	269 (Maus)	3,6
Acetophenon	Grundchemie	815	3,1
Acetylchlorid	Grundchemie	910	3
Acetylcholinchlorid	Neurotransmitter	2.500	2,6
Acetylcystein	Aminosäure	5.050	2,3
β-Acetyldigoxin	Herzglycosid	2,4	5,6
Acetylsalicylsäure	Aspirin	200	3,7
Aciclovir	Virustatikum	910 i.v.	3
Aconitin	blauer Eisenhut	1 (Maus)	6
Acrylaldehyd	Grundchemie	26	4,6
Acrylamid	Gebäck	124	3,9
Acrylnitril	Grundchemie	78	4,1
Acrylsäure	Grundchemie	2.590	2,6
Adenin	DNA-Base	227	3,6
Adipinsäure	rote Bete	1.900 (Maus)	2,7
Adonitoxin	Sommeradonisrose	0,19 (Katze, i.v.)	6,7
Adrenalin	Hormon	0,1 (Hund, i.v.)	7
Aethusin	Hundspetersilie	93	4
Aflatoxin B1	Schimmelpilz	4,8	5,3
Aflatoxin B2	Schimmelpilz	1,7 (Ente)	5,8
Aflatoxin G1	Schimmelpilz	0,78 (Ente)	6,1
Agomelactin	Antidepressivum	980	3
Ajmalin	Antiarrhythmikum	360	3,4
Alcuroniumchlorid	Muskelrelaxanz	27,6	4,6
Aldicarb	Insektizid	0,5	6,3
Aldrin	Insektizid	39	4,4
Alendronsäure	Bisphosphonat	552	3,3
Alfuzosin	Alphablocker	146 (i.v.)	3,8
Alizarin	Farbstoff	316 (Ente)	3,5
Allethrin	Insektizid	685	3,2

Allicin	Knoblauch	120 (s.c.)	3,9
Allocryptopin	Schlafmützchen	980	3
Allopurinol	Gichtmedikament	78 (Maus)	4,1
Allurarot AC	Farbstoff	1.000	3
Allylacetat	Grundchemie	130	3,9
Allylalkohol	Grundchemie	64	4,2
Allylbromid	Grundchemie	120	3,9
Allylchlorid	Grundchemie	460	3,3
Allylcyanid	Grundchemie	115	3,9
Allylsenföl	Meerrettich	112	4
Alprazolam	Anxiolytikum	1.220	2,9
Alprenolol	Betablocker	90 (Maus, i.p.)	4
Aluminiumchlorid	Grundchemie	420	3,4
Aluminiumnitrat	Grundchemie	4.280	2,4
Aluminiumsulfat	Grundchemie	979 (Maus)	3
Amanitin	Knollenblätterpilz	0,1 (Maus, i.p.)	7
Amantadin	Virustatikum	900	3
Ambazon	Antiseptikum	750	3,1
Ambroxol	Lokalanästhetikum	2.720 (Maus)	2,6
Ameisensäure	Carbonsäure	1.100	3
Ameisensäuremethylester	Lösungsmittel	475	3,3
Amikacin	Antibiotikum	280 (Maus, i.v.)	3,6
Aminoethanol	Grundchemie	1.720	2,8
Amitriptylin	Antidepressivum	320	3,5
Amlodipin	Antihypertensivum	540	3,3
Amitrol	Herbizid	1.100	3
Ammoniumdichromat	Grundchemie	54	4,3
Ammoniumheptamolybdat	Grundchemie	333	3,5
Ammoniumsulfat	Düngemittel	2.840	2,5
Amobarbital	Hypnotikum	250	3,6
Amorolfin	Antimykotikum	1.900	2,7
Amphetamin	Psychostimulanz	30	4,5
Amphetaminil	Psychostimulanz	37,6	4,4
Amygdalin	Aprikosenkern	405	3,4
Andromedotoxin	Alpenrose	1,3 (Maus, i.p.)	5,9
Anethol	Anisöl	93 (i.p.)	4
Aneurin	Vitamin B_1	301 (Maus, s.c.)	3,5
Anisol	Lösungsmittel	3.700	2,4
Anilin	Lösungsmittel	250	3,6
Anisulprid	Neuroleptikum	1.024 (Maus)	3
Anthracen	Grundchemie	600	3,2
Antiarin	Upasbaum	0,12 (i.v.)	6,9

Antimonpentachlorid	Grundchemie	1.120	3
Antimontrichlorid	Grundchemie	600	3,2
Apamin	Biene	4 (Maus, i.v.)	5,4
Äpfelsäure	Carbonsäure	1.600	2,8
Apomorphin	Brechmittel	300 (Maus)	3,5
Arcabose	Antidiabetikum	5.000	2,3
Arecolin	Betelnuss	550 (Maus)	3,3
Arsen	Element	763	3,1
Arsenik	Mäusebutter	14,6	4,8
Arsenpentoxid	Grundchemie	8	5,1
Arsensäure	Grundchemie	48	4,3
Arsen(III)-chlorid	Grundchemie	48	4,3
Artemether	Antiprotozoikum	263 (Maus, i.m.)	3,6
Artemisinin	Malariamittel	5.500	2,3
Ascorbinsäure	Vitamin C	11.900	1,9
Atenolol	β1-Blocker	134 (Maus, i.p.)	3,9
Atropin	Tollkirsche	75 (Maus)	4,1
Auranofin	Goldmedikament	265	3,6
Azathioprin	Immunsuppressivum	2.500 (Maus)	2,6
Azepan	Grundchemie	21	4,7
Azobenzol	Grundchemie	1.000	3
Azocylotin	Akarizid	76	4,1
Azorubin	Farbstoff	10.000	2
Azulen	Kamille	4.000	2,4
Baclofen	Muskelrelaxanz	145	3,8
Barbital	Schlafmittel	600	3,2
Bariumchlorid	Grundchemie	118	3,9
Bariumnitrat	Grundchemie	355	3,4
Bariumsulfat	Kontrastmittel	20.000	1,7
Batrachotoxin	Pfeilgiftfrosch	0,002 (Maus, s.c.)	8,7
Beclometason	Asthmaspray	3.700	2,4
Bentazon	Herbizid	1.100	3
Benz[a]pyren	Grundchemie	250	3,6
Benzaldehyd	Parfums	1.300	2,9
Benzbromaron	Urikosurikum	248	3,6
Benzidin	Grundchemie	309	3,5
Benzilsäureester	Psychokampfstoff	25 (Maus, i.v.)	4,6
Benzimidazol	Grundchemie	2.910	2,5
Benzo[b]thiophen	Grundchemie	1.700	2,8
Benzocain	Lokalanästhetikum	3.042	2,5
Benzochinon	Grundchemie	130	3,9
Benzoesäure	Konservierungsmittel	1.700	2,8

Benzoesäurebenzylester	Antimilbenmittel	1.900	2,7
Benzoesäureethylester	Grundchemie	2.100	2,7
Benzoisothiazolinon	Konservierungsmittel	1.020	3
Benzofuran	Grundchemie	500 (i.p.)	3,3
Benzol	Lösungsmittel	930	3
Benzothiazol	Grundchemie	380	3,4
Benzotriazol	Korrosionsschutzmittel	560	3,3
Benzoylchlorid	Grundchemie	1.900	2,7
Benzoylecgonin	Metabolit von Kokain	152 (Maus, i.p.)	3,8
Benzylacetat	Apfelaroma	2.490	2,6
Benzylalkohol	Lösungsmittel	1.230	2,9
Benzylbromid	Grundchemie	100	4
Benzylether	Grundchemie	2.580	2,6
Berberin	Stachelmohn	329 (Maus)	3,5
Berliner Blau	Farbstoff	8.000	2,1
Bernsteinsäure	Bernstein	2.260	2,6
Bernsteinsäureanhydrid	Grundchemie	1.510	2,8
Bernsteinsäurediethylester	Grundchemie	8.530	2,1
Berylliumacetat	Grundchemie	22,5 (i.p.)	4,6
Berylliumchlorid	Grundchemie	86	4,1
Berylliumfluorid	Grundchemie	98	4
Betain	Zuckerrübe	830	3,1
Bezafibrat	Lipidsenker	1.082	3
Bifenthrin	Insektizid	54,5	4,3
Binapacryl	Akarizid	58	4,2
Biperiden	Antiparkinsonmittel	750	3,1
Biphenyl	Grundchemie	2.140	2,7
Bis(tributylzinn)oxid	Fungizid	87	4,1
Bisacodyl	Laxans	4.320	2,4
Bis(benzol)chrom	Chromorganyl	17,8 (Maus, i.v.)	4,7
Bismut(III)-chlorid	Grundchemie	3.300	2,5
Bismut(III)-oxid	Grundchemie	5.000	2,3
Bisoprolol	Betablocker	100 (Maus)	4
Bisphenol A	Kunststoff	3.250	2,5
Bithionol	Anthelminthikum	7	5,2
Blätteralkohol	Apfelaroma	4.700	2,3
Blausäure	Grundchemie	3,7 (Maus)	5,4
Blei(II)-chlorid	Grundchemie	1.950	2,7
Blei(II)-fluorid	Grundchemie	3.030	2,5
Bleiacetat	Grundchemie	200	3,7
Bleioxid/Menninge	Farbanstrich	1.000	3
Borneol	Koriander	5.800	2,2

Borsäure	Desinfektionsmittel	2.660	2,6
Botulinumtoxin	Botulismus	0,00000003 (i.v.)	13,5
Brenzkatechin	Giftefeu	260	3,6
Brimonidin	Sympathomimetikum	160	3,8
Brodifacoum	Rodentizid	0,16	6,8
Bromazepam	Sedativum	879 (Maus)	3,1
Brombenzol	Lösungsmittel	2.380	2,6
Bromessigsäure	Grundchemie	50	4,3
Brommethan	Grundchemie	1.350	2,9
Bromhexin	Mukolytikum	6.000	2,2
Brommethan	Grundchemie	104	4
Bromocriptin	Dopaminagonist	72 (i.v.)	4,1
Bromophos	Insektizid	1.600	2,8
Bromuconazol	Fungizid	365	3,4
Brotizolam	Sedativum	2.000	2,7
Brucin	Brechnuss	150 (Maus)	3,8
Budesonid	Glucocorticoid	4.700 (Maus)	2,3
Bufotalin	Kröte	1,1 (Maus)	6
Bufotenin	Kröte	25 (Maus, i.v.)	4,6
Bupivacain	Lokalanästhetikum	6 (i.v.)	5,2
Bupranolol	Betablocker	518	3,3
Buprofezin	Insektizid	2.198	2,7
Buprenorphin	Analgetikum	31 (i.v.)	4,5
Bupropion	Antidepressivum	482	3,3
Buspiron	Anxiolytikum	196	3,7
Busulfan	Zytostatikum	110 (Maus)	4
Butan-2,3-dion	Grundchemie	1.580	2,8
tert-Butanol	Grundchemie	2.490	2,6
Butanthiol	Grundchemie	1.500	2,8
Buttersäure	Carbonsäure	2.000	2,7
tert-Butylamin	Grundchemie	44	4,4
Butylamin	Grundchemie	366	3,4
Butylchlorid	Grundchemie	2.670	2,6
tert-Butylmetyhlether	Lösungsmittel	4.000	2,4
Butylparaben	Konservierungsmittel	13.200 (Maus)	1,9
Butylscopolaminbromid	Spasmolytikum	1.040	3
Cabergolin	Antiparkinsonmittel	420	3,4
Cadmium(II)-bromid	Grundchemie	322	3,5
Cadmium(II)-chlorid	Grundchemie	88	4,1
Cadmium(II)-cyanid	Grundchemie	16	4,8
Cadmium(II)-nitrat	Grundchemie	300	3,5
Cadmium(II)-oxid	Metallverarbeitung	72	4,1

Cadmium(II)-stearat	Kunststoffstabilisator	1.130	2,9
Cadmium(II)-sulfat	Grundchemie	280	3,6
Cadmiumgelb	Farbstoff	7.000	2,2
Calcitriol	Vitamin D_3-Derivat	0,62	6,2
Calciumcarbonat	Kreide	6.450	2,2
Calciumchlorid	Grundchemie	1.000	3
Calciumcyanid	Grundchemie	39	4,4
Calciumnitrat	Grundchemie	302	3,5
Campher	Lorbeergewächs	5.000	2,3
Candesartan	Antihypertensivum	807 (Maus, i.p.)	3,1
Cannabidiol	Haschisch	50 (Maus, i.v.)	4,3
Cantharidin	Spanische Fliege	1 (Maus, i.p.)	6
Capronaldehyd	diverse Aromen	4.890	2,3
Capsaicin	Chili	47 (Maus)	4,3
Captopril	Antihypertensivum	4.245	2,4
Carbamazepin	Antiepileptikum	114 (i.p.)	3,9
Carbaryl	Insektizid	230	3,6
Carbidopa	Antiparkinsonmittel	468 (Maus, i.p.)	3,3
Carbimazol	Thyreostatikum	800	3,1
Carbofuran	Insektizid	5	5,3
Carboplatin	Zytostatikum	343	3,5
Carbosulfon	Insektizid	51	4,3
Carfentanyl	Analgetikum	3,4 (i.v.)	5,5
Carmustin	Zytostatikum	20	4,7
Carotatoxin	Ginseng	133 (Maus, i.p.)	3,9
Carteolol	Betablocker	1.330	2,9
Carvon	Kümmel	1.640	2,8
Carvedilol	Betablocker	25 (i.v.)	4,6
Cäsiumchlorid	Grundchemie	2.000	2,7
Cäsiumnitrat	Grundchemie	2.390	2,6
Cäsiumsulfat	Grundchemie	2.830	2,5
Cathin	Kathstrauch	275 (Maus, s.c.)	3,6
Cathinon	Kathstrauch	400 (Maus)	3,4
Cefalexim	Antibiotikum	1.495	2,8
Ceftriaxon	Antibiotikum	2.200	2,7
Celiprolol	Betablocker	2.157	2,7
Cerberin	Zerberusbaum	3,1 (Katze)	5,5
Cer(III)-chlorid	Grundchemie	2.110	2,7
Cetirizin	Antihistaminikum	365	3,4
Cetylpyridiniumchlorid	Antiseptikum	200	3,7
Chamazulen	Kamille	3.000 (Maus, i.m.)	2,5
Chelerythrin	Schöllkraut	95 (Maus, s.c.)	4

Chelidonin	Schöllkraut	125 (Maus, s.c.)	3,9
Chinidin	Chinarinde	263	3,6
Chinin	Chinarinde	800	3,1
Chinolin	Grundchemie	270	3,6
Chloraceton	Tränenreizstoff	100	4
Chloralhydrat	Hypnotikum	480	3,3
Chlorambucil	Zytostatikum	76	4,1
Chloramphenicol	Antibiotikum	2.750 (Maus)	2,6
Chlorbenzol	Lösungsmittel	1.100	3
Chlordan	Insektizid	500	3,3
Chlordiazepoxid	Beruhigungsmittel	392 (Maus)	3,4
Chloressigsäure	Grundchemie	55	4,3
Chlorethanol	Grundchemie	71	4,1
Chlorfenapyr	Insektizid	560	3,3
Chlorfenson	Akarizid	2.000	2,7
Chlorhexidin	Desinfektionsmittel	2.000	2,7
Chloroform	Lösungsmittel	695	3,2
Chloroquin	Antiprotozoikum	330	3,5
Chlorphacinon	Rodentizid	2,1	5,7
p-Chlorphenol	Fungizid	670	3,2
Chlorpromazin	Neuroleptikum	142	3,8
Chlorprothixen	Neuroleptikum	200	3,7
Chlorpyrifos	Insektizid	82	4,1
Chlortetracyclin	Antibiotikum	1.500 (Maus)	2,8
Cholecalciferol	Vitamin D_3	42	4,4
Chrom(III)-chlorid	Grundchemie	1.870	2,7
Chrom(VI)-oxid	Oxidationsmittel	80	4,1
Chrysen	Grundchemie	320	3,5
Ciclosporin	Immunsuppressivum	1.480	2,8
Cicutoxin	Wasserschierling	48,3 (Maus, i.p.)	4,3
Ciguatoxin CTX1B	Algen	0,00164	8,8
Cimetidin	Magensäureblocker	5.000	2,3
Ciprofloxacin	Antibiotikum	5.000	2,3
Cisplatin	Zytostatikum	26	4,6
Citalopram	Antidepressivum	800	3,1
Citrinin	Pilz	112 (Maus)	3,7
Citronellol	Rosenöl	3.450	2,5
Citronensäure	Grundchemie	3.000	2,5
Cladribrin	Zytostatikum	150 (Maus, i.p.)	3,8
Clarithromycin	Antibiotikum	1.270	2,9
Clemastin	Antihistaminikum	3.550	2,4
Clenbuterol	Asthmaspray	159	3,8

Clindamycin	Antibiotikum	2.618 (s.c.)	2,6
Clomethiazol	Sedativum	2.100	2,7
Clomidin	Antihypertensivum	108	4
Clomifen	Estrogenrezeptormodulator	1.700	2,8
Clomipramin	Antidepressivum	613	3,2
Clonazepam	Antiepileptikum	2.000 (Maus)	2,7
Clonidin	Antihypertensivum	67,3	4,2
Clotrimazol	Antimykotikum	708	3,1
Clozapin	Neuroleptikum	251	3,6
Cobalamin	Vitamin B_{12}	5.000	2,3
Cobalt(II)-chlorid	Grundchemie	80	4,1
Cobalt(II)-fluorid	Grundchemie	150	3,8
Cobalt(II)-nitrat	Grundchemie	691	3,2
Cobalt(II)-oxid	Grundchemie	202	3,7
Cobalt(II)-sulfat	Grundchemie	768	3,1
α-Cobratoxin	Kobra	0,1 (Maus, i.v.)	7
Codein	Antitussivum	427	3,4
Coffein	Kaffee	192	3,7
Colchicin	Herbstzeitlose	5,9 (Maus)	5,2
Colecalciferol	Vitamin D_3	42	4,4
γ-Conicein	gefleckter Schierling	12 (Maus)	4,9
Coniin	gefleckter Schierling	6,5 (Mensch)	5,2
Convallatoxin	Maiglöckchen	3,65 (Katze)	5,4
Cortisol	Nebennierenrinde	150 (Maus, i.p.)	3,8
Crotalustoxin	Klapperschlange	0,0002	9,7
Crotonaldehyd	Grundchemie	240 (Maus)	3,6
Crotonsäure	Grundchemie	1.000	3
Cucurbitacin I	Spritzgurke	5 (Maus)	5,3
Cumarin	Waldmeister	293	3,5
Cumol	Lösungsmittel	1.400	2,9
Cyanamid	Grundchemie	125	3,9
Cyanazin	Herbizid	149	3,8
Cycasin	Palmfarn	270	3,6
Cyclamat	Süßstoff	17.000	1,8
Cyclizin	Antihistaminikum	147	3,8
Cyclobarbital	Narkotikum	300	3,5
Cyclobuxin	Buchsbaum	300 (Maus)	3,5
Cyclohexan	Lösungsmittel	12.700	1,9
Cyclohexandimethanol	Grundchemie	3.200	2,5
Cyclohexanol	Grundchemie	1.400	2,9
Cyclohexanon	Lösungsmittel	1.530	2,8
Cyclohexen	Lösungsmittel	2.000	2,7

Cyclohexylamin	Grundchemie	156	3,8
Cyclopentadien	Grundchemie	113	3,9
Cyclopentan	Lösungsmittel	11.400	1,9
Cyclopenten	Lösungsmittel	1.650	2,8
Cyclophosphamid	Zytostatikum	100	4
Cycloxydim	Herbizid	3.940	2,4
Cyfluthrin	Insektizid	900	3
Cyhexatin	Akarizid	180	3,7
Cymarin	Adonisröschen	20 (i.v.)	4,7
Cyometrinil	Herbizid	2.277	2,6
p-Cymol	Lösungsmittel	4.750	2,3
Cyproconazol	Fungizid	1.020	3
Cypermethrin	Fungizid	57,5	4,2
Cytisin	Goldregen	100 (Maus)	4
DABCO	Katalysator	1.700	2,8
Dacorbazin	Zytostatikum	2.147	2,7
Daphnetoxin	Heideröschen	5.370	2,3
Dapson	Antibiotikum	250 (Maus)	3,6
DDE	Abbauprodukt von DDT	880	3,1
DDT	Insektizid	87	4,1
DDT	Insektizid	0,75 (Fliege)	6,1
Decalin	Grundchemie	4.170	2,4
Decanal	Orangenschalenöl	3.100	2,5
Decansäure	Pflanzenöle	10.000	2
Delorazepam	Anxiolytikum	2.000	2,7
Deltametrin	Insektizid	130	3,9
Demeton-O	Insektizid	7,5	5,1
Demeton-S	Insektizid	1,5	5,8
Desipramin	Antidepressivum	375	3,4
Desmetryn	Algizid	1.390	2,9
Desomorphin	Opiat ("Krokodil")	27 (Maus, i.v.)	4,6
Dexamethason	Glucocorticoid	54 (i.p.)	4,3
Dexpanthenol	Provitamin	15.000	1,8
Dextromethorphan	Antitussivum	116	3,9
Dextropropoxyphen	Opioid	135	3,9
D-Glucit	Kohlenhydrat	15.900	1,8
Diallylether	Grundchemie	320	3,5
Diazepam	Hypnotikum	250	3,6
Diazoxid	Antihypertensivum	980	3
Dibenzo-*p*-dioxin	Grundchemie	1.220	2,9
Dibrommethan	Grundchemie	108	4
Dibutylzinnoxid	Desinfektionsmittel	44,9	4,3

Dichloressigsäure	Grundchemie	2.820	2,5
Dichlormethan	Lösungsmittel	1.600	2,8
Dichlorphen	Algizid	1.500	2,8
Dichlorvos	Insektizid	17	4,8
Diclofenac	Analgetikum	63	4,2
Dicobaltoctacarbonyl	Grundchemie	754	3,1
Dieldrin	Insektizid	38	4,4
Dienochlor	Akarizid	1.200	2,9
Diethylamin	Lösungsmittel	540	3,3
Diethylcarbamazin	Anthelminthikum	1.380	2,9
Diethylenglycol	Lösungsmittel	1.000 (Mensch)	3
Diethylenglycol	Lösungsmittel	12.500	1,9
Diethylether	Lösungsmittel	1.250	2,9
Diethylsulfat	Grundchemie	880	3,1
Diethyltoluamid	Repellent	1.950	2,7
Difenacoum	Rodentizid	0,68	6,2
Difenoconazol	Fungizid	1.453	2,8
Diflubenzuron	Akarizid	4.640	2,3
Digitoxin	Digitalis	4,95 (Maus)	5,3
Digoxin	roter Fingerhut	17,8 (Maus)	4,7
Dihydrocodein	Analgetikum	359	3,4
Diltiazem	Calciumantagonist	740 (Maus)	3,1
Dimenhydrinat	Antihistaminikum	1.320	2,9
Dimercaprol	Antidot (Arsen)	217 (Maus)	3,7
Dimercaptobernsteinsäure	Antidot	4.000	2,4
Dimethoat	Insektizid	390	3,4
Dimethylarsinsäure	Herbizid	644	3,2
Dimethyldicarbonat	Konservierungsmittel	260	3,6
N,N-Dimethylnitrosamin	Grundchemie	37	4,4
Dimethylphthalat	Kunststoffe	6.800	2,2
Dimethylselenid	Grundchemie	2.100	2,7
Dimethylsulfat	Grundchemie	205	3,7
Dimethylsulfoxid	Grundchemie	14.500	1,8
Dimethyltellurid	Grundchemie	7,5	5,1
Dimethyltryptamin	Aga-Kröte	32 (Maus i.v.)	4,5
Dimetinden	Antihistaminikum	618	3,2
Dinotefuran	Insektizid	2.450	2,6
Dioxan	Lösungsmittel	4.200	2,4
Dioxin (TCDD)	Chemieabfall	0,02	7,7
Diphenhydramin	Antiallergikum	390	3,4
Diphenoxylat	Antiallergikum	221	3,7
Diphenylether	Aromastoff	2.450	2,6

Diphtherietoxin	Diphtherie	0,0003	9,5
Disulfiram	Ethanol-Hemmer	500	3,3
DMF	Lösungsmittel	2.800	2,6
DNOC	Herbizid	7	5,2
Docetaxel	Zytostatikum	156 (Maus, i.v.)	3,8
Domoinsäure	Muscheln	3,6 (Maus, i.p.)	5,4
Domperidon	Antiemetikum	5.243	2,3
Dopamin	Neurotransmitter	59 (Maus, i.v.)	4,2
Dorzolamid	Carbonanhydrasehemmer	1.927	2,7
Doxepin	Antidepressivum	147	3,8
Doxorubicin	Zytostatikum	570 (Maus)	3,2
Doxycyclin	Antibiotikum	1.870 (Maus)	2,7
Doxylamin	Antihistaminikum	470 (Maus)	3,3
Droperidol	Neuroleptikum	750	3,1
Dysprosium(III)-chlorid	Grundchemie	5.443 (Maus)	2,3
Ecstasy	Discodroge	97 (Maus)	4
EDTA	Komplexbildner	4.500	2,3
Eisen(II)-chlorid	Grundchemie	450	3,3
Eisen(II)-sulfat	Grundchemie	319	3,5
Eisen(III)-chlorid	Grundchemie	450	3,3
Eisen(III)-nitrat	Grundchemie	3.250	2,5
Eisenpentacarbonyl	Grundchemie	25	4,6
Elaidinsäure	Fettsäure	100 (Maus, i.v.)	4
Enalapril	Antihypertensivum	2.973	2,5
Endosulfan	Insektizid	18	4,7
Endrin	Insektizid	2,3 (Maus)	5,6
Enrofloxacin	Antibiotikum (Tiere)	5.000	2,3
Ephedrin	Sympathomimetikum	600	3,2
Epibatidin	Pfeilgiftfrosch	0,01 (Maus)	8
Epichlorhydrin	Klebstoff	90	4
Epigallocatechingallat	grüner Tee	2.170 (Maus)	2,7
Epirubicin	Zytostatikum	14,3 (i.v)	4,8
Erbium(III)-chlorid	Grundchemie	4.417	2,4
Ergocalciferol	Vitamin D_2	10	5
Ergotamin	Mutterkorn	1.152	2,9
Erythromycin	Antibiotikum	4.600	2,3
Esmolol	Betablocker	71 (i.v.)	4,1
Essigsäure	Essig	3.300	2,5
Essigsäureanhydrid	Grundchemie	1.780	2,7
Estragol	Estragon	1.230	2,9
Ethambutol	Antibiotikum	998	3
Ethanol	Alkohol	7.060	2,2

Ethanthiol	Grundchemie	680	3,2
Ethchlorvynol	Narkotikum	290	3,5
Ethinylestradiol	Sexualhormon	960	3
Ethosuximid	Antiepileptikum	1.820	2,7
Ethoxyquin	Konservierungsmittel	800	3,1
Ethylacetat	Nagellackentferner	5.600	2,3
Ethylendiamin	Lösungsmittel	1.200	2,9
Ethylenglycol	Lösungsmittel	4.700	2,3
Ethylenimin	Grundchemie	15	4,8
Ethylparaben	Konservierungsstoff	3.000	2,5
Etidocain	Lokalanästhetikum	47,5 (Maus, s.c.)	4,3
Etilefrin	Sympathomimetikum	114	3,9
Etizolam	Hypnotikum	3.500	2,5
Etomidat	Anästhetikum	650 (Maus)	3,2
Etoposid	Zytostatikum	215 (Maus)	3,7
Etorphin	Analgetikum	72	4,1
Europium(III)-chlorid	Grundchemie	3.500	2,5
Evomonosid	Pfaffenhütchen	0,28 (Katze, i.v.)	6,6
Farnesol	Lindenblüten	6.000	2,2
Felodipin	Calciumantagonist	1.050	3
Fenamiphos	Nematizid	8	5,1
Fenarimol	Fungizid	2.500	2,6
Fenazaquin	Akarizid	136	3,9
Fenbutatinoxid	Akarazid	2.630	2,6
Fenetyllin	Psychostimulanz	100	4
Fenoterol	β_2-Sympathomimetikum	1.600	3,8
Fenpyroximat	Akarazid	6.798	2,2
Fentanyl	Analgetikum	18	4,7
Fenthion	Insektizid	180	3,7
Fentinhydroxid	Fungizid	46	4,3
Ferrocen	Öladditiv	1.320	2,9
Finasterid	Antiandrogen	418	3,4
Fipronil	Insektizid	97	4
Flecainid	Antiarrhythmikum	1.346	2,9
Fluconazol	Antimykotikum	1.273 (Maus, i.p.)	2,9
Flufenacet	Herbizid	589	3,2
Flumarizin	Calciumantagonist	960 (Maus)	3
Flumazenil	Benzodiazepinantagonist	143 (Maus, i.p.)	3,8
Flumethrin	Insektizid	220	3,7
Flunitrazepam	Hypnotikum	415	3,4
Fluoracetamid	Rodentizid	5,75	5,2
Fluoranthen	Grundchemie	2.000	2,7

Fluorbenzol	Lösungsmittel	4.400	2,4
Fluorescein	Farbstoff	6.700	2,2
Fluoressigsäure	Grundchemie	4,68	5,3
Fluorethanol	Grundchemie	5	5,3
Fluorouracil	Zytostatikum	18,9 (Kaninchen)	4,7
Fluoxetin	Antidepressivum	825	3,1
Fluphenazin	Neuroleptikum	220 (Maus)	3,7
Flurazepam	Hypnotikum	980	3
Flurbiprofen	Analgetikum	117	3,9
Flusilazol	Fungizid	674	3,2
Fluvoxamin	Antidepressivum	1.100	3
Flutamid	Zytostatikum	787	3,1
Folinsäure	Antidot für Zytostatika	1.063 i.p.	3
Fomepizol	Antidot für Ethylenglycol	534	3,3
Formaldehyd (37%-Lsg.)	Formalin	100	4
Formamid	Grundchemie	5.600	2,3
Formoterol	Sympathomimetikum	3.130	2,5
Fumarsäure	Konservierungsstoff	9.300	2
Fumarsäuredimethylester	Kosmetik	2.200	2,7
Furan	Lösungsmittel	7 (Maus, i.p.)	5,2
Furaneol	Ananasaroma	1.610	2,8
Furfural	Gewürznelken	65	4,2
Furosemid	Schleifendiuretikum	2.600	2,6
Fusidinsäure	Antibiotikum	1.500 (Maus)	2,8
GABA	Neurotransmitter	12.600	1,9
Gadolinium(III)-chlorid	Grundchemie	378 (Maus, i.p.)	3,4
Galantamin	Antidementivum	75	4,1
Galliumtrinitrat	Grundchemie	4.300	2,4
Gallussäure	Grundchemie	320 (Maus, i.v.)	3,5
GBL	K.-o.-Tropfen	1.540	2,8
Gelsemin	Gelber Jasmin	49 (i.p.)	4,3
Gemfibrozil	Lipidsenker	1.414	2,8
Geraniol	Geranie	3.600	2,4
Germaniumtetrachlorid	Grundchemie	56 (i.v.)	4,3
Gliotoxin	Schimmelpilz	67 (Maus)	4,2
Glucose	Traubenzucker	25.800	1,6
L-Glutaminsäure	Aminosäure	13.200	1,9
Glutaraldehyd	Desinfektionsmittel	134	3,9
Glutethimid	Hypnotikum	600	3,2
Glycerin	Schmiermittel	12.600	1,9
Glycerintrinitrat	Vasodilatator	105	4
Glycin	Aminosäure	7.930	2,1

Glykodinitrat	Sprengstoff	460	3,3
Glyoxal	Grundchemie	200	3,7
Glyphosat	Herbizid	4.873	2,3
Guajakol	Guajak-Baum	520	3,3
Gyromitrin	Frühjahrslorchel	320	3,5
Hafniumtetrachlorid	Grundchemie	2.300	2,6
Haloperidol	Neuroleptikum	128	3,9
Halothan	Narkosegas	5.680	2,2
Harmin	Steppenraute	50 (i.v.)	4,3
Harnstoff	Urin	8.470	2,1
Helenalin	Arnika	125	3,9
Heparin	Antithrombin	1.950	2,7
Heptachlor	Insektizid	40	4,4
Heptanal	Bitterorange	3.200	2,5
Heptansäure	diverse Aromen	7.000	2,2
Heroin	Opiat	23 (i.v.)	4,6
Hexachloraceton	Herbizid	1.290	2,9
Hexachlorbenzol	Lösungsmittel	3.500	2,5
α-Hexachlorcyclohexan	Insektizid	177	3,8
β-Hexachlorcyclohexan	Insektizid	6.000	2,2
γ-Hexachlorcyclohexan	Insektizid	100	4
Hexafluoraceton	Herbizid	190	3,7
Hexobarbital	Narkotikum	468 (Maus)	3,3
Hexogen	Sprengstoff	100	4
Hexylamin	Grundchemie	670	3,2
Histamin	Neurotransmitter	220	3,7
Histidin	Aminosäure	5.110	2,3
Holmium(III)-nitrat	Grundchemie	2.313	2,6
Holothurin A	Seegurke	9 (Maus, i.v.)	5
Holothurin B	Seegurke	14 (Maus, i.p.)	4,9
Homobatrachotoxin	Zweifarbenpitohui	0,003 (Maus, s.c.)	8,5
Hydrangenol	Hortensien	980	3
Hydrazin	Raketentreibstoff	60	4,2
Hydrochinon	Grundchemie	302	3,5
Hydrochlorothiazid	Diuretikum	2.750	2,6
Hydrocodon	Analgetikum	150 (s.c.)	3,8
Hydromorphon	Analgetikum	104	4
Hydroxyessinsäure	Grundchemie	1.950	2,7
Ibotensäure	Fliegenpilz	38 (Maus)	4,4
Ibuprofen	Analgetikum	636	3,2
Icaridin	Repellent	2.236	2,7
Ifosfamid	Zytostatikum	143	3,8

Imazalil	Fungizid	285	3,5
Imidacloprid	Insektizid	410	3,4
Imidazol	Grundchemie	220	3,7
Imipramin	Antidepressivum	250	3,6
Indanazolin	Sympathomimetikum	481	3,3
Indigokarmin	Farbstoff	2.000	2,7
Indiumtrichlorid	Grundchemie	1.100	3
Indol	Grundchemie	1.000	3
Indoramin	Alphablocker	1.800	2,7
Indometacin	Antiphlogistikum	13 (i.p.)	4,9
Iod	Grundchemie	14.400	1,8
Iodbenzol	Grundchemie	1.750	2,8
Iodethanol	Lösungsmittel	50	4,3
Iodoform	Wundmittel	355	3,4
Iodpentafluorid	Grundchemie	146	3,8
Ipratropiumbromid	Antiarrhythmikum	1.663	2,8
Iridium(IV)-chlorid	Grundchemie	1.560	2,8
Irinotecan	Zytostatikum	867	3,1
Isoamylalkohol	Lösungsmittel	1.300	2,9
Isoamylnitrit	Lösungsmittel	505	3,3
Isobuttersäure	Carbonsäure	266	3,6
Isochinolin	Grundchemie	360	3,4
Isolan	Insektizid	10,8	5
Isoniazid	Tuberkulostatikum	1.250	2,9
Isopren	Grundchemie	2.000	2,7
Isosorbiddinitrat	Vasodilatator	750	3,1
Isosorbidmononitrat	Vasodilatator	1.771	2,8
Isothioat	Insektizid	150	3,8
Isotretinoin	Aknepräparat	3.390	2,4
Itraconazol	Antimykotikum	320	3,5
Ivermectin	Anthelminthikum	50	4,3
Kaliumorthoarsenit	Grundchemie	14	4,9
Kaliumbromid	Grundchemie	3.070	2,5
Kaliumcarbonat	Pottasche	1.870	2,7
Kaliumchlorat	Grundchemie	1.870	2,7
Kaliumchlorid	Salz	2.600	2,6
Kaliumcyanat	Grundchemie	567	3,2
Kaliumcyanid	Cyanidlaugerei	5	5,3
Kaliumfluorid	Grundchemie	245	3,6
Kaliumhexacyanoferrat(II)	gelbes Blutlaugensalz	6.400	2,2
Kaliumiodid	Grundchemie	2.779	2,6
Kaliumpermanganat	Oxidationsmittel	750	3,1

Kaliumthiocyanat	Grundchemie	854	3,1
Ketamin	Narkotikum	450	3,3
Ketoconazol	Antimykotikum	166	3,8
Kokain	Kokablätter	99 (Maus)	4
m-Kresol	Grundchemie	242	3,6
o-Kresol	Grundchemie	121	3,9
p-Kresol	Grundchemie	207	3,7
Kristallviolett	Farbstoff	420	3,4
Kupfer(I)-chlorid	Grundchemie	140	3,9
Kupfer(II)-acetat	Grundchemie	501	3,3
Kupfer(II)-arsenitacetat	Schweinfurter Grün	22	4,7
Kupfer(II)-chlorid	Grundchemie	584	3,2
Kupfer(II)-sulfat	Grundchemie	300	3,5
Kupferphthalocyanin	Farbstoff	15.000	1,8
Lactose	Milchzucker	21.600	1,7
Lactulose	Laxans	18.160	1,7
Lamotrigin	Antiepileptikum	205	3,7
Lanthan(III)-chlorid	Grundchemie	4.500	2,3
Latrotoxin	Schwarze Witwe	0,55 (i.v.)	6,3
Leflunomid	Immunsuppressivum	235	3,6
Leuprorelin	Antiandrogen	137 (Maus, i.v.)	3,9
Levamisol	Anthelminthikum	223 (Maus)	3,7
Levofloxacin	Antibiotikum	1.478	2,8
Levothyroxin	Schilddrüsenhormon	20 (i.p.)	4,7
Levomepromazin	Antipsychotikum	1.100	3
Lidocain	Lokalanästhetikum	317	3,5
(*R*)-Limonen	Citrusfruchtaroma	4.400	2,4
Linalool	Koriander, Thymian	2.790	2,6
Linalylacetat	Lavendelöl	13.900	1,9
Lindan	Holzschutzmittel	100	4
Lisinopril	ACE-Hemmer	3.600	2,4
Lisurid	Dopaminagonist	12,5	4,9
Lithiumbromid	Grundchemie	1.800	2,7
Lithiumcarbonat	Grundchemie	525	3,3
Lithiumchlorid	Grundchemie	526	3,3
Lithiumfluorid	Grundchemie	143	3,8
Lomustin	Zytostatikum	70	4,2
Loperamid	Opioid	98	4
Lorazepam	Beruhigungsmittel	4.500	3,3
Lormetazepam	Hypnotikum	1.790 (Maus)	2,7
Losartan	Antihypertensivum	1.000	3
LSD	Halluzinogen	16 (i.v.)	4,8

Lutetium(III)-nitrat	Grundchemie	4.500	2,3
Lycorin	Gelbe Narzisse	145 (Maus, s.c.)	3,8
Lyral	künstliches Aroma	3.230	2,5
Magnesiumchlorat	Grundchemie	6.350	2,2
Magnesiumchlorid	Grundchemie	8.100	2,1
Magnesiumsulfat	Grundchemie	5.000	2,3
Maitotoxin-1	Algen	0,00005 (Maus, i.p.)	10,3
Malachitgrün	Farbstoff	80	4,1
Malathion	Insektizid	290	3,5
Maleinsäure	Grundchemie	708	3,1
Maleinsäureanhydrid	Grundchemie	400	3,4
Maleinsäurediethylester	Grundchemie	3.200	2,5
Malonsäure	Grundchemie	1.310	2,9
Mangan(II)-chlorid	Grundchemie	1.480	2,8
Mangan(II)-sulfat	Grundchemie	2.150	2,7
Mannit	Zuckeraustauschstoff	13.500	1,9
Maprotilin	Antidepressivum	760	3,1
Mebendazol	Anthelminthikum	714	3,1
Meclozin	Antihistaminikum	1.750	2,8
Mefloquin	Antiprotozoikum	880	3,1
Megestrol	Gestagen	56	4,2
Melittin	Bienengift	3,5 (Maus, i.v)	5,5
Meloxicam	Antirheumatikum	84	4,1
Melperon	Neuroleptikum	330	3,5
Melphalan	Zytostatikum	12,2	4,9
Menthol	Minzöl	3.300	2,5
Mepivacain	Lokalanästhetikum	500	3,3
Meptazinol	Analgetikum	1.260	2,9
Mercaptoessigsäure	Grundchemie	114	3,9
Mercaptopurin	Zytostatikum	277	3,6
Mesalazin	Antiphlogistikum	2.800	2,6
Mescalin	Kaktee	880 (Maus)	3,1
Metachlor	Herbizid	930	3
Metamitron	Herbizid	1.450	2,8
Metamizol	Analgetikum	4.351	2,4
Metconazol	Fungizid	1.459	2,8
Metformin	Antidiabetikum	1.450 (Maus)	2,8
Methacrifos	Insektizid	678	3,2
Methadon	Analgetikum	86	4,1
Methamidophos	Insektizid	7,5	5,1
Methamphethamin	Psychostimulanz	34	4,5

Methanol	Lösungsmittel	5.630	2,2
Methaqualon	Schlafmittel	185	3,7
Methohexital	Narkotikum	24,9 (i.v.)	4,6
Methocarbamol	Muskelrelaxans	1.320	2,9
Methotrexat	Zytostatikum	135	3,9
Methoxychlor	Insektizid	1.860	2,7
Methylcyanacrylat	Superkleber	1.600	2,8
Methylenblau	Farbstoff	1.200	2,9
Methylergometrin	Mutterkorn	93	4
Methylgloxal	Stoffwechselprodukt	1.165	2,9
Methylhexanamin	Sympathomimetikum	185 (Maus, i.p.)	3,7
Methyliodid	Grundchemie	76	4,1
Methylisocyanat	Grundchemie	51,5	4,3
Methylorange	Farbstoff	60	4,2
Methylparaben	Kosmetika	8.000	2,1
Methylphenidat	Psychostimulanz	350	3,5
Methylphenylsulfid	Grundchemie	891	3,1
Methylquecksilberchlorid	Grundchemie	30	4,5
Methyprylon	Hypnotikum	860	3,1
Methysergid	Serotoninrezeptor-antagonist	440 (Maus)	3,4
α-Methyltryptamin	Psychostimulanz	50 (s.c.)	4,3
Metoclopramid	Antiemetikum	750	3,1
Metronidazol	Antibiotikum	3.000	2,5
Metroprolol	Betablocker	3.470	2,5
Mianserin	Antidepressivum	925	3
Miconazol	Antimykotikum	550	3,3
Midazolam	Hypnotikum	215	3,7
Milchsäure	Grundchemie	3.543	2,5
Minocyclin	Antibiotikum	140 (Maus, i.v.)	3,9
Minoxidil	Antihypertensivum	1321	2,9
Mirex	Insektizid	300	3,5
Mirtazapin	Antidepressivum	810 (Maus)	3,1
Misoprostol	Prostaglandin	81	4,1
Moclobemid	Antidepressivum	707	3,2
Molsidomin	Vasodilatator	1.050	3
Molybdän(IV)-oxid	Grundchemie	125	3,9
Mometasonfuroat	Glucocorticoid	300 (s.c.)	3,5
Monuron	Herbizid	1.050	3
Morazon	Psychostimulanz	250	3,6
Morphin	Analgetikum	335	3,5
Morphin	Analgetikum	900 (Frosch)	3

Morphin	Analgetikum	10 (Mensch, i.v.)	5
Moxifloxacin	Antibiotikum	1.320	2,9
Muscarin	Risspilze	0,23 (Maus, i.v.)	6,6
Muscimol	Fliegenpilz	22 (Maus)	4,7
Myrcenol	Thymian	5.300	2,3
Myclobutanil	Fungizid	1.600	2,8
Mycophenolat-Mofetil	Immunsuppressivum	500	3,3
Myristicin	Muskatnuss	4.260	2,4
Nadolol	Betablocker	47,1 (i.v.)	4,3
Nalbuphin	Analgetikum	1.100 (Hund)	3
Naled	Insektizid	92	4
Naloxon	Morphin-Antagonist	90 (Maus, i.v.)	4
Naltrexon	Morphin-Antagonist	551 (Maus, s.c.)	3,3
Naphazolin	Sympathomimetikum	270 (Maus)	3,6
Naphthalin	Mottenpulver	490	3,3
Naphthalin-2-sulfonsäure	Grundchemie	4.400	2,4
Naproxen	Entzündungshemmer	248	3,6
Naringin	Pampelmuse	2.000 (i.p.)	2,7
Natriumacetat	Grundchemie	3.530	2,5
Natriummetaarsenit	Grundchemie	41	4,4
Natriumazid	Grundchemie	27	4,6
Natriumbenzoat	Konservierungsmittel	4.070	2,4
Natriumbenzolsulfonat	Konservierungsmittel	9.380	2
Natriumbromid	Grundchemie	3.500	2,5
Natriumcarbonat	Soda	4.090	2,4
Natriumchlorat	Grundchemie	1.200	2,9
Natriumchlorid	Kochsalz	3.000	2,5
Natriumchlorit	Desinfektionsmittel	165	3,8
Natriumcyanid	Cyanidlaugerei	6,4	5,2
Natriumethanolat	Grundchemie	598	3,2
Natriumfluoracetat	Grundchemie	0,1	7
Natriumfluorid	Grundchemie	52	4,3
Natriumglutamat	Geschmacksverstärker	16.600	1,8
Natriumhydroxid	Rohrreiniger	325	3,5
Natriumiodat	Grundchemie	505	3,3
Natriumiodid	Grundchemie	4.340	2,4
Natriumlaurylsulfat	Duschgel	1.290	2,9
Natriumnitrat	Grundchemie	1.267	2,9
Natriumperborat	Waschmittel	1.200	2,9
Natriumpercarbonat	Waschmittel	1.034	3
Natriumperchlorat	Grundchemie	2.100	2,7
Natriumnitrit	Pökelsalz	180	3,7

Natriumselenit	Grundchemie	7	5,2
Natriumsulfat	Grundchemie	5.990	2,2
Natriumsulfit	Konservierungsmittel	3.560	2,4
Nefopam	Analgetikum	80	4,1
Neodym(III)-chlorid	Grundchemie	3.700	2,4
Nerol	Lavendelöl	4.500	2,3
Nevirapin	Virustatikum	400	3,4
Nicethamid	Stimulanz	240 (s.c.)	3,6
Nickel(II)-acetat	Grundchemie	350	3,5
Nickel(II)-chlorid	Grundchemie	105	4
Nickelocen	Nickelorganyl	490	3,3
Nickel(II)-sulfat	Grundchemie	264	3,6
Nickeltetracarbonyl	Grundchemie	63 (s.c.)	4,2
Niclosamid	Anthelminthikum	2.500	2,6
Nifedipin	Antihypertensivum	1.022	3
Nikotin	Tabak	50	4,3
Nikotin	Tabak	9,2 (Hund)	5
Nikotin	Tabak	3,3 (Maus)	5,5
Nimodipin	Antihypertensivum	2.738	2,6
Niob(V)-chlorid	Grundchemie	1.400	2,9
Niob(V)-oxid	Grundchemie	10.000	2
Nitenpyram	Insektizid	1.575	2,8
Nitrazepam	Hypnotikum	825	3,1
Nitrendipin	Antihypertensivum	2.540	2,6
p-Nitroanilin	Grundchemie	750	3,1
Nitrobenzol	Lösungsmittel	640	3,2
Nitroethan	Lösungsmittel	1.100	3
Nitromethan	Lösungsmittel	940	3
Nitropenta	Sprengstoff	1.660	2,8
p-Nitrophenol	Grundchemie	202	3,7
Nonoxinol 9	Spermizid	1.410	2,9
Noradrenalin	Hormon	0,55 (Maus, i.v.)	6,3
Norfloxacin	Antibiotikum	245 (i.v.)	3,6
Noscapin	Blaumohn	853 (Maus)	3,1
Notexin	austral. Tigerschlange	0,005 (Maus, i.v.)	8,3
Obidoximchlorid	Antidot	172 (i.m.)	3,8
Octachlordibenzodioxin	Chemieabfall	1	6
Octansäure	Carbonsäure	10.100	2
Octenidin	Antiseptikum	800	3,1
Octinoxat	Sonnenschutzmittel	980	3
Octopamin	Neurotransmitter	1.240	2,9
Ofloxacin	Antibiotikum	3.590	2,4

Okadasäure	Algen	0,192 (Maus i.p.)	6,7
Oktogen	Sprengstoff	125 (i.v.)	3,9
Oleandrin	Oleander	0,25 (Katze, i.v.)	6,6
Ölsäure	Fette	25.000	1,6
Omeprazol	Protonenpumpenhemmer	2.210	2,7
Ondansetron	Antiemetikum	94,9	4
Opipramol	Antidepressivum	1.110	3
Orciprenalin	Sympathomimetikum	3.370	2,5
Orellanin	spitzgebuckelter Raukopf	33 (Maus)	4,5
Oripavin	Opiat	26,1 (Maus, i.p.)	4,6
Orotsäure	Grundchemie	2.000 (Maus)	2,7
Osmiumtetroxid	Oxidationsmittel	15	4,8
Oxacillin	Antibiotikum	1.490 (Maus, i.v.)	2,8
Oxalsäure	Tomaten	7.500	2,1
Oxazepam	Sedativum	1.540 (Maus)	2,8
Oxetan	Grundchemie	500 (s.c.)	3,3
Oxytetracyclin	Antibiotikum	4.800	2,3
Oxprenolol	Betablocker	375 (Maus)	3,4
Oxycodon	Analgetikum	320 (Maus, i.p.)	3,5
Oxydemeton-Methyl	Insektizid	30	4,5
Oxymetazolin (HCl)	Sympathomimetikum	0,68	6,2
Paclitaxel	pazifische Eibe	12 (i.v.)	4,9
Palladium(II)-chlorid	Grundchemie	2.700	2,6
Palytoxin	Algen	0,0004 (s.c.)	9,4
Pancuronium	Muskelrelaxans	202	3,7
Pantoprazol	Protonenpumpenhemmer	1.000 (Maus)	3
Papaverin	Spasmolytikum	325	3,5
Paracetamol	Analgetikum	1.944	2,7
Paraquat	Herbizid	57	4,2
Parasorbinsäure	Vogelbeere	750	3,1
Parathion (E 605)	Pflanzenschutz	2	5,7
Parathion-Methyl	Insektizid	6	5,2
Paromomycin	Antibiotikum	156 (i.v.)	3,8
Patulin	Pilz	28	4,6
Penconazol	Fungizid	2.125	2,7
Penicillin G	Antibiotikum	8.900	2,1
Penicillinsäure	Pilzgift	35	4,5
Pentachlorphenol	Fungizid	27	4,6
Pentamidin	Antiprotozoikum	50 (Maus, i.p.)	4,3
Pentan	Lösungsmittel	400	3,4
Pentanal	Grundchemie	4.580	2,3
Pentazocin	Analgetikum	305	3,5

Pentobarbital	Schlafmittel	125	3,9
Pentostatin	Zytostatikum	227 (Maus)	3,6
Pentoxyverin	Antitussivum	150	3,8
Perchlorsäure	Grundchemie	1.100	3
Perfluoroctansulfonsäure	Tensid	251	3,6
Pergolid	Dopaminagonist	8,4	5,1
Perindopril	Antihypertensivum	323	3,5
Permethrin	Insektizid	380	3,4
Peroxyessigsäure	Grundchemie	1.740	2,8
Perphenazin	Neuroleptikum	318	3,5
Pertussistoxin	Keuchhusten	0,001-0,002	9-8,7
Pethidin	Analgetikum	162	3,8
Phalloidin	Grüner Knollenblätterpilz	2 (Maus, i.p.)	5,7
Phenacetin	Analgetikum	866 (Maus)	3,1
Phenanthren	Grundchemie	700 (Maus)	3,2
Phenazepam	Antiepileptikum	2.400 (Maus)	2,6
Phenazon	Analgetikum	1.705	2,8
Phencyclidin	Tiernarkotikum	75 (Maus)	4,1
Phenethylamin	Kakaobohnen	800	3,1
Phenmetrazin	Psychostimulanz	370	3,4
Phenobarbital	Hypnotikum	162	3,8
Phenol	Grundchemie	317	3,5
Phenprocoumon	Antikoagulans	200	3,7
Phentolamin	Alphablocker	1.250	2,9
Phenylacetylen	Grundchemie	100 (Maus, i.v.)	4
Phenylarsindichlorid	Kampfstoff (Pfiffikus)	16 (dermal)	4,8
Phenylbutazon	Antirheumatikum	316	3,5
m-Phenylendiamin	Grundchemie	280	3,6
o-Phenylendiamin	Grundchemie	510	3,3
p-Phenylendiamin	Grundchemie	80	4,1
Phenylephdrin	Sympathomimetikum	350	3,5
Phenylhydrazin	Raketentreibstoff	188	3,7
Phenylisocyanat	Grundchemie	800	3,1
Phenylquecksilberacetat	Fungizid	22	4,7
Phenytoin	Antirheumatikum	1.635	2,8
Phosfolan	Insektizid	8,9	5,1
Phloroglucin	Grundchemie	4.558	2,3
Phosphamidon	Insektizid	20	4,7
Phosphor (weiß)	Element	3	5,5
Phorsphor(III)-chlorid	Grundchemie	18	4,7
Phosphor(V)-chlorid	Grundchemie	660	3,2
Phosphor(V)-sulfid	Grundchemie	389	3,4

Phosphorsäure	Konservierungsmittel	1.500	2,8
Phthalsäureanhydrid	Grundchemie	1.530	2,8
Physostigmin	Karlabohne	4,5	5,3
Pikrinsäure	Sprengstoff	200	3,7
Pinakol	Grundchemie	3.300	2,5
Pinakolon	Lösungsmittel	610	3,2
Pindolol	Betablocker	263	3,6
α-Pinen	Terpentinöl	3.700	2,4
Piperazin	Grundchemie	3.700	2,4
Piperidin	Grundchemie	400	3,4
Piperin	Pfeffer	514	3,3
Piperonal	Aroma	2.700	2,6
Piperonylbutoxid	Insektizid	6.150	2,2
Pirenzipin	Acetycholinrezeptor-Inhibitor	3.046 (Maus)	2,5
Piretanid	Schleifendiuretikum	5.600	2,3
Piritramid	Analgetikum	320	3,5
Platin(IV)-chlorid	Grundchemie	276	3,6
Pleuromutilin	Antibiotikum	60 (Maus, i.v.)	4,2
Plutonium	Kernchemie	0,32 (Hund)	6,5
Polidocanol	Lokalanästhetikum	2.000	2,7
Praseodym(III)-chlorid	Grundchemie	2.987 (Maus)	2,5
Praziquantel	Anthelminthikum	2.840	2,5
Prednisolon	Glucocorticoid	120 (i.v.)	3,9
Pregabalin	Antiepileptikum	6.330	2,2
Prilocain	Lokalanästhetikum	519 (Maus, s.c.)	3,3
Primidon	Antiepileptikum	1.500	2,8
Procain	Lokalanästhetikum	350 (Maus)	3,5
Procarbazin	Zytostatikum	570	3,2
Progesteron	Gestagen	370 (Maus, i.p.)	3,4
Promethazin	Neuroleptikum	225 (Maus, s.c.)	3,6
Propafenon	Antiarrhythmikum	700	3,2
Propanal	Grundchemie	1.400	2,9
Propanil	Herbizid	367	3,4
Propanolol	Betablocker	660	3,2
Propanthiol	Grundchemie	1.790	2,7
Propiconazol	Fungizid	1.520	2,8
Propionsäure	Grundchemie	2.600	2,6
Propofol	Schlafmittel	500	3,3
Propylamin	Grundchemie	370	3,4
Propylparaben	Konservierungsmittel	6.332 (Maus)	2,2
Propyphenazon	Analgetikum	860	3,1

Protoanemonin	Scharfer Hohenfuß	190 (Maus, i.p.)	3,7
Protopin	Kanadische Herzblume	160 Maus	3,8
Pseudoephedrin	Stimulanz	500 (Maus)	3,3
Psilocin	Kahlkopfpilz	75 (i.v.)	4,1
Psilocybin	Spitzkegeliger Kahlkopf	280 (i.v.)	3,6
Purin	Grundchemie	800	3,1
Pyrazol	Grundchemie	410 (Maus)	3,4
Pyren	PAK	800	3,1
Pyrethrin I	Insektizid	260	3,6
Pyrethrin II	Insektizid	200	3,7
Pyridaben	Akarizid	570	3,2
Pyridat	Herbizid	1.970	2,7
Pyridin	Lösungsmittel	890	3,1
Pyridoxin	Vitamin B_6	4.000	2,4
Pyrimethamin	Antiprotozoikum	440	3,4
Pyrimethanil	Fungizid	4.150	2,4
Pyrimidin	Lösungsmittel	1.390	2,9
Pyrogallol	Grundchemie	300 (Maus)	3,5
Pyrrol	Lösungsmittel	137	3,9
Pyrvinium	Anthelminthikum	200 (Maus, s.c.)	3,7
Quecksilber(I)-chlorid	Elektroden	210	3,7
Quecksilber(I)-sulfat	Grundchemie	57	4,2
Quecksilber(II)-acetat	Grundchemie	40,9	4,4
Quecksilber(II)-bromid	Grundchemie	40	4,4
Quecksilber(II)-chlorid	Holzschutz	1	6
Quecksilber(II)-cyanid	Grundchemie	26	4,6
Quecksilber(II)-iodid	Grundchemie	18	4,7
Quecksilber(II)-oxid	Batterien	18	4,7
Quecksilber(II)-sulfat	Grundchemie	25	4,6
Quecksilber(II)-thiocyanat	Grundchemie	46	4,3
Ramipril	ACE-Hemmer	600 (i.v.)	3,2
Ranitidin	Ulkustherapeutikum	884 (Maus)	3,1
Regorafenib	Zytostatikum	980	3
Reserpin	Antihypertensivum	420	3,4
Resmethrin	Insektizid	1.244	2,9
Resorcin	Grundchemie	301	3,5
Retinol	Vitamin A	2.000	2,6
Rhenium(III)-chlorid	Grundchemie	280 (Maus, i.p.)	3,6
Rheosmin	Himbeere	1.320	2,9
Rhodium(III)-chlorid	Grundchemie	1.300	2,9
Ribavirin	Virustatikum	2.700	2,6
Rifabutin	Tuberkulostatikum	980	3

Rifampicin	Tuberkulostatikum	1.570	2,8
Riociguat	Antihypertensivum	980	3
Risperidon	Neuroleptikum	56,6	4,2
Rivaroxaban	Antikoagulans	980	3
Rizin	Wunderbaum	0,0022 (Maus, i.v.)	8,7
Ropivacain	Lokalanästhetikum	56 (i.v.)	4,3
Rubidiumchlorid	Grundchemie	4.400	2,4
Rubidiumsulfat	Grundchemie	4.590	2,3
Ruthenium(III)-chlorid	Grundchemie	360 (i.p.)	3,4
Ruthenium(IV)-oxid	Grundchemie	4.580	2,3
Saccharin	Süßstoff	17.000 (Maus)	1,8
Saccharose	Zucker	32.500	1,5
Safrol	Muskatnuss	1.950	2,7
Salbutamol	Sympathomimetikum	660	3,2
Salicylamid	Analgetikum	980	3
Salicylsäure	Grundchemie	891	3,1
Salvarsan	Syphilismittel	500	3,3
Samandarin	Salamander	1,5 (Maus, s.c)	5,8
Samarium(III)-chlorid	Grundchemie	3.073	2,5
Samarium(III)-nitrat	Grundchemie	2.160	2,7
Sanguinarin	Schöllkraut	1.660	2,8
Sarin	Giftaerosol	0,55	6,3
Saxitoxin	Algen	0,192	6,7
Scandium(III)-chlorid	Grundchemie	3.980	2,4
Schwefelkohlenstoff	Lösungsmittel	1200	2,9
Schwefelsäure (25%)	Grundchemie	2.140	2,7
Scillirosid	rote Meerzwiebel	0,5 (Maus)	6,3
Scopolamin	Tollkirsche	1.275 (Maus)	2,9
Secobarbital	Narkotikum	145 (Maus)	3,8
Selendioxid	Grundchemie	68	4,2
Senecionin	Jakobskreuzkraut	85	4,1
Senfgas	Giftaerosol	17	4,8
Serotonin	Neurotransmitter	60 (Maus)	4,2
Sertralin	Antidepressivum	840	3,1
Shogaol	Ingwer	687 (Maus)	3,2
Silbercarbonat	Grundchemie	3.730	2,4
Silbernitrat	Höllenstein	1.100	3
Silibinin	Mariendistel	1.060 (Maus, i.v.)	3
Siliciumdioxid	Sand	10.000	2
Siliciumtetrachlorid	Grundchemie	238	3,6
Simvastatin	Lipidsenker	4.438	2,4
Skatol	Exkremente	3.450	2,5

Solanin	Kartoffel	590	3,2
Soman	Giftaerosol	0,4	6,4
Sorbinsäure	Konservierungsmittel	7.360	2,1
Sorbit	Zuckerart	15.900	1,8
Sotalol	Betablocker	790 (Maus, i.p.)	3,1
Spartein	Flügelginster	960	3
Spiramycin	Antibiotikum	3.550	2,4
Stavudin	Virustatikum	1000 (Maus)	3
Stearinsäure	Fettsäure	5.000	2,3
Sterigmatocystin	Pilz	120	3,9
trans-Stilben	Grundchemie	1.150 (i.p.)	2,9
Streptomycin	Antibiotikum	9.000	2
Strontiumsulfat	Grundchemie	2.650	2,6
Strontriumchlorid	Grundchemie	1.870	2,7
Strychnin	Brechnuss	2,4	5,6
Styrol	Lösungsmittel	316 (Maus)	3,5
Sucralose	Süßstoff	16.000	1,8
Sufentanyl	Analgetikum	3 (i.v.)	5,5
Sulfanilsäure	Grundchemie	12.300	1,9
Sulfasalazin	Entzündungshemmer	15.600	1,8
Sulfinpyrazon	Gichtmedikament	358	3,4
Sulisobenzon	Sonnenschutzmittel	3.530	2,5
Sulpirid	Neuroleptikum	170 (Maus, i.p.)	3,8
Sulproston	Prostaglandin	12 (i.p.)	4,9
Suxamethonium	Muskelrelaxans	0,43 (Maus, i.v.)	6,4
Synephrin	Bitterorange	270 (Maus, i.v.)	3,6
T-2-Toxin	Schimmelpilz	2,7	5,6
Tabun	Giftaerosol	3,7	5,4
Tacrin	Antidementivum	70	4,2
Tacrolimus	Immunsuppressivum	134	3,9
Tadalafil	Potenzmittel	2.000	2,7
Taipoxin	australischer Taipan	0,002 (i.v.)	8,7
Talbutamid	Antidiabetikum	2.490	2,6
Tamoxifen	Zytostatikum	4.100	2,4
Tamsulosin	Alphablocker	650	3,2
Tannin	Baumrinde	2.260	2,6
Tantal(V)-chlorid	Grundchemie	1.900	2,7
Tantal(V)-oxid	Grundchemie	8.000	2,1
Tartrazin	Farbstoff	12.700	1,9
Taurin	Energygetränk	5.000	2,3
Tebuconazol	Fungizid	3.358	2,5
Tellur	Halbmetall	83	4,1

Temazepam	Neuroleptikum	370	3,4
Tenuazonsäure	Schimmelpilz	225 (Maus)	3,6
Terazosin	Antihypertensivum	277 (i.p.)	3,6
Terbium(III)-nitrat	Grundchemie	5.600	2,3
Terbutalin	Sympathomimetikum	250 (Maus)	3,6
o-Terphenyl	Aromat	1.900	2,7
Testosteron	Sexualhormon	1.000	3
Tetanustoxin	Tetanus	0,0000001	13
Tetrabutylzinn	Pestizid	1.270	2,9
Tetracain	Lokalanästhetikum	6 (i.v.)	5,2
Tetrachlorethylen	Lösungsmittel	2.630	2,6
Tetrachlorkohlenstoff	Lösungsmittel	2.350	2,6
Tetrachlornaphthalin	Holzschutz	3 (Meerschw.)	5,5
Tetrachlorvinphos	Insektizid	480	3,3
Tetracyclin	Antibiotikum	807	3,1
Tetraethylblei	Benzin	12,3	4,9
Tetraethylzinn	Pestizid	6,25	5,2
Tetrahydrocannabinol	Haschisch	666	3,2
Tetrahydrofuran	Lösungsmittel	1.650	2,8
Tetralin	Lösungsmittel	1.580	2,8
Tetramethrin	Insektizid	4.640	2,3
Tetramethylblei	Benzin	105	4
Tetraoxacyclododecan	Kronenether [12]Krone-4	2.830	2,5
Tetrodotoxin	Kugelfisch	0,334 (Maus)	6,5
Tetryzolin	Sympathomimetikum	785	3,1
TETS	Rodentizid	0,2	6,7
Thallium(I)-carbonat	Grundchemie	21 (Maus)	4,7
Thallium(I)-chlorid	Grundchemie	24 (Maus)	4,6
Thallium(I)-nitrat	Grundchemie	15 (Maus)	4,8
Thallium(I)-sulfat	Rodentizid	16	4,8
Thebain	Analgetikum	54	4,3
Theobromin	Kakao	1.265	2,9
Theophyllin	Tee	225	3,6
Thiabendazol	Anthelminthikum	1.300 (Maus)	2,9
Thiacloprid	Insektizid	444	3,4
Thiamethoxam	Insektizid	1.563	2,8
Thiazol	Grundchemie	983	3
Thioharnstoff	Grundchemie	1.750	2,8
Thiomersal	Konservierungsmittel	75	4,1
Thiopental	Narkotikum	600 (Maus)	3,2
Thiophen	Lösungsmittel	1.400	2,9
Thiophenol	Grundchemie	46	4,3

Thioridazin	Neuroleptikum	995	3
Thiotepa	Zytostatikum	23	4,6
Thorium(IV)-chlorid	Grundchemie	332	3,5
Thujon	Wermut	500	3,3
Thulium(III)-chlorid	Grundchemie	4.294	2,4
Thyroxin	Hormon	20 (i.p.)	4,7
Ticlopidin	Thrombozytenaggregationshemmer	1.780	2,7
Tilidin	Analgetikum	412	3,4
Timolol	Betablocker	900	3
Tioconazol	Antimykotikum	770	3,1
Tioguanin	Zytostatikum	160 (Maus)	3,8
Titantetrabutanolat	Katalysator	3.120	2,5
Tizanidin	Muskelrelaxans	600	3,2
TNT	Sprengstoff	610	3,2
Tolazolin (HCl)	Sympathomimetikum	400 (Maus)	3,4
m-Toluidin	Grundchemie	450	3,3
o-Toluidin	Grundchemie	670	3,2
p-Toluidin	Grundchemie	336	3,5
Toluidinblau	Antidot	215 (i.p.)	3,7
Toluol	Lösungsmittel	640	3,2
p-Toluolsulfonsäure	Katalysator	2.480	2,6
Toxaphen	Insektizid	50	4,3
Toxiferin	Rinde der Strychnos-Pfl.	2,5	5,6
Tramadol	Analgetikum	228	3,6
Tramazolin	Sympathomimetikum	190	3,7
Tramylcypromin	Antidepressivum	64	4,2
Trazodon	Antidepressivum	690	3,2
Triazolam	Neuroleptikum	1.080 (Maus)	3
Tributylamin	Lösungsmittel	114	3,9
Tributylzinnhydrid	Schiffsfarbe	127	3,9
Tributylzinnchlorid	Desinfektionsmittel	129	3,9
Trichloressigsäure	Grundchemie	270 (Maus s.c.)	3,6
Trichlorethen	Lösungsmittel	4.900	2,3
Trichlorfluormethan	Lösungsmittel	352	3,5
Trichlorfon	Anthelminthikum	882	3,1
Triclocarban	Konservierungsmittel	3.600	2,4
Triclopyr	Herbizid	630	3,2
Triclosan	Arztseife	3.700	2,4
Tricyclazol	Fungizid	290	3,5
Triethylamin	Lösungsmittel	460	3,3
Trihexylphenidyl	Anticholinergikum	1.660	2,8

Trimethoprim	Antibiotikum	2.764 (Maus)	2,6
Trimeperidin	Opioid	22 (i.v.)	4,7
Trimipramin	Antidepressivum	250 (Maus)	3,6
Tripelenamin	Antihistamin	152 (Maus)	3,8
TRIS	Puffer	5.900	2,2
Trospiumchlorid	Anticholinergikum	11,2 (Maus, i.v.)	5
Tubocurarindichlorid	Curare	150 (Maus)	3,8
Tx2-6	Kammspinne	0,3 (Maus, i.v.)	6,5
Uranylacetat	Grundchemie	24 (Maus, i.p.)	4,6
Urotropin	Grundchemie	569 (Maus)	3,2
Uralpidil	Antihypertensivum	520	3,3
Valproinsäure	Antiepilektikum	670	3,2
Vanadium(II)-chlorid	Grundchemie	540	3,3
Vanadium(III)-chlorid	Grundchemie	350	3,5
Vanadium(IV)-chlorid	Grundchemie	160	3,8
Vanadium(III)-oxid	Grundchemie	566	3,2
Vanadium(V)-oxid	Grundchemie	10	5
Vancomycin	Antibiotikum	430 (Maus, i.v.)	3,4
Vanillin	Vanillearoma	1.580	2,8
Vecuronium	Muskelrelaxans	455	3,3
Venlafaxin	Antidepressivum	405 (Maus)	3,4
Verapamil	Antihypertensivum	163	3,8
Veratrol	Grundchemie	890	3,1
VG-Aerosol	Giftaerosol	3,3	5,5
Vinblastin	Zytostatikum	2 (i.v.)	5,7
Vincristin	Zytostatikum	1 (i.v.)	6
Vinylacetat	Lösungsmittel	2.900	2,5
Vitamin D_2	Vitamin	10	5
VX-Aerosol	Giftaerosol	0,007 (i.v.)	8,2
Warfarin	Rodentizid	1,6	5,8
Wasser	Leitungswasser	100.000	1
Wasserstoffperoxid	Grundchemie	840	3,1
Weinsäure	Wein	7.500	2,1
Wolfram(VI)-oxid	Grundchemie	1.059	3
Xenondifluorid	Grundchemie	90	4
Xipamid	Diuretikum	1.640	2,8
m-Xylol	Lösungsmittel	5.000	2,3
Xylometazolin (HCl)	Nasentropfen	230	3,6
Xylylcarb	Insektizid	290	3,5
Yohimbin	Quebrachobaum	43 (Maus)	4,4
Ytterbium(III)-chlorid	Grundchemie	4.836	2,3
Yttrium(III)-chlorid	Grundchemie	45 (i.p.)	4,3

Zanamivir	Virustatikum	300	3,5
Zidovudin	Virustatikum	3.062 (Maus)	2,5
Zimtaldehyd	Zimt	2.220	2,7
Zimtsäure	Zimt	2.500	2,6
Zinkcyanid	Grundchemie	54	4,3
Zinkdichlorid	Grundchemie	350	3,5
Zinkphosphid	Rodentizid	12	4,9
Zinn(II)-chlorid	Grundchemie	2.274	2,6
Zinn(II)-sulfat	Grundchemie	2.207	2,7
Zirconium(IV)-chlorid	Grundchemie	1.690	2,8
Zolpidem	Hypnotikum	695	3,2
Zopiclon	Hypnotikum	827	3,1

38 Menschen und Gifte

Tab. 38-1 Wichtige Menschen und ihr Wirken in der Welt der Gifte und Pharmazie

Name	Lebensdaten	Bedeutung
Georg Agricola	1494-1555	Fand als erster Mineraloge Bleivergiftung als erste Berufskrankheit
Otto Ambros	1901-1990	1937 Synthese von Tabun, 1938 Synthese von Sarin
Willard Myron Allen	1904-1993	1928 Nachweis von Progesteron
Bruce N. Ames	*1928	1971 Ames-Test zur Identifizierung von Mutagenen
Svante Arrhenius	1859-1927	1895 Postulat des Treibhauseffekts durch Kohlendioxid
Attalos III.	171-133 v. Chr.	letzter König von Pergamon, machte Studien über Giftpflanzen und Gegengifte
Alexander Arbusow	1877-1968	Phosphorsäureestersynthesen
Julius Axelrod	1912-2004	1948 Paracetamol als Schmerzmittel erkannt
Frederick Banting	1891-1941	1921 Isolierung des Insulins
Antoine Baumé	1728-1804	Synthese von Diethylether (1757) und Isolierung von Nascopin (1762)
Henri Becquerel	1852-1908	1896 Entdeckung der Radioaktivität
Emil von Behring	1854-1917	Schutzimpfung gegen Diphtherie und Tetanus
Jakob Berzelius	1779-1848	Bedeutender Analytiker des 19. Jahrhunderts. Schuf den Begriff "Organische Chemie"
Charles Best	1899-1978	1921 Isolierung des Insulins
Karl H. Beyer	1914-1996	Entwicklung von Diuretika gegen Bluthochdruck
James W. Black	1924-2010	Entwicklung von Betablockern und Antihistaminika
William Bleckwenn	1895-1965	1930 Synthese des "Wahrheitsserums" Amobarbital
Max Bockmühl	1882-1949	1939 Synthese von Methadon
Jean-Francois Borel	*1933	1972 Entdeckung der immunsuppressiven Wirkung von Ciclosporin
Robert Boyle	1627-1691	1661 Erste Reinisolierung von Methanol
Hennig Brand	1630-1692?	1669 Erstisolierung von weißem Phosphor
Rudolph Brandes	1795-1842	1819 Isolierung von Atropin
Bernard B. Brodi	1907-1989	1948 Paracetamol als Schmerzmittel erkannt
Giuseppe Brotzu	1895-1976	1945 Cephalosporin-Kulturen entdeckt
Rachel F. Brown	1898-1980	1948 Synthese des Antimykotikum Nystatin
Lauder Brunton	1844-1916	1879 Einführung des Amylnitrits zur

		Bekämpfung von Angina Pectoris
Rudolf Buchheim	1820-1879	1847 Erste systematische Tierversuche
Adolf Butenandt	1903-1995	1932 Isolierung der ersten Testikelhormone
Joseph B. Caventou	1795-1877	1818 Synthese von Strychnin
Ernst B. Chain	1906-1979	Entwicklung des Penicillins zum Medikament
Lloyd H. Conover	1923-2017	1952 Synthese von Tetracyclin
Valerius Cordus	1515-1544	Synthese von Diethylether
George W. Corner	1889-1981	1928 Nachweis von Progesteron
William Crookes	1832-1919	1862 spektralanalytischer Nachweis von Thallium
Marie Curie	1867-1934	1898 Entdeckung von Radium
Pierre Curie	1859-1906	1898 Entdeckung von Radium
David Cushman	1939-2000	1974 Synthese von Captopril
Humphry Davy	1778-1829	Entdeckung von Na, K, Ba, Sr, Mg, aber auch der Lachgaswirkung
John Davy	1790-1868	1812 Synthese von Phosgen
Ferdinand Dengel	1911-?	1961 Erstsynthese von Verapamil
Jean P. L. Delay	1907-1987	1952 Einsatz von Chlorpromazin bei Schizophrenie
Pierre Deniker	1917-1998	1952 Einsatz von Chlorpromazin bei Schizophrenie
Pierre A. E. Desfossés	1792-1865	1820 Isolierung von Solanin
César-Mansuète Despretz	1791-1863	1822 Synthese von Senfgas
Pedanios Dioskurides	40-90	Beschreibung von 1.000 verschiedenen Arzneien in „De Materia Medica“
Carl Djerassi	1923-2015	1951 Synthese von Norethisteron (erster Ovulationshemmer)
Vincent Dole	1913-2006	1964 Methadon als Opiatsubstitution
Richard Doll	1912-2005	1950 Studie beweist Zusammenhang von Rauchen und Lungenkrebs
Gerhard Domagk	1895-1964	1935 Prontosil als erstes Sulfonamid eingesetzt
Benjamin H. Duggar	1872-1956	1945 Isolierung von Chlortetracyclin
Heinrich Dreser	1860-1924	Mitentwickler von Aspirin und Heroin
Lazar Edeleanu	1861-1941	1887 Synthese von Amphetamin
Gustav Ehrhart	1894-1971	1939 Synthese von Methadon
John Ehrlich	1907-1991	1947 Synthese von Chloramphenicol
Paul Ehrlich	1854-1915	1909 Synthese von Salvarsan
Arthur Eichengrün	1867-1949	Mitentwickler von Aspirin und Heroin als Medikament
Gertrude Belle Elion	1918-1999	Entwicklung u. a. der Stoffe Azathioprin (1957), Allopurinol (1963), Aciclovir (1977) und Zidovudin (1985)
Vittorio Erspamer	1909-1999	1937 Entdeckung des Serotonins
Albert Eschenmoser	*1925	Totalsynthese von Colchicin (1963) und Vitamin B_{12} (1976)

Alfred Einhorn	1856-1917	1904 Synthese von Novocain
Michael Faraday	1791-1867	Synthese von Lindan, Verflüssigung von Chlor und Dicyan
Sidney Farber	1903-1973	Einsatz von Methotrexat gegen Krebs
Henry Feuer	1912-2011	1969 Synthese des ersten Neonikotinoids
Louis F. Fieser	1899-1977	1939 Synthese von Vitamin K
Emil Fischer	1852-1919	1902 Synthese von Barbital
Albrecht Fleckenstein	1917-1992	Entdeckung der Wirkung der Calciumantagonisten
Alexander Fleming	1881-1955	1928 Entdeckung der Wirkung von Penicillin
Howard W. Florey	1898-1968	Entwicklung des Penicillins zum Medikament
Ferdinand Flury	1877-1947	Festlegung von Grenzwerten, Kampfmittelforschung
Karl August Folkers	1906-1997	1948 Isolierung von Vitamin B_{12}
John E. Franz	*1929	1970 Entdeckung der herbiziden Wirkung des Glyphosats
Carl Fresenius	1818-1897	Mitbegründer der Analytischen Chemie
Wolfgang Fruhstorfer	1926-2020	1961 Synthese von Oxymetazolin
Martin Freund	1863-1920	1916 Synthese von Oxycodon
Leonhart Fuchs	1501-1566	Erste systematische Pflanzenkunde
Ray W. Fuller	1935-1996	1972 Synthese von Fluoxetin
Charon R. Ganellin	*1934	1971 Synthese des Magensäureblockers Cimetidin
Philipp Lorenz Geiger	1785-1836	Isolierung von Aconitin, Coniin (1831) und Colchicin (1833)
Alexander O. Gettler	1883-1968	Begründer der forensischen Chemie in den USA
Fritz Haber	1868-1934	Wurde durch Versuchen mit Phosgen und Chlor zum Vater des Gaskrieges
Johann Glauber	1604-1670	Erster Berufschemiker, vermutlich erste Isolierung der Alkaloide Strychnin und Morphin
Louis H. Gray	1905-1965	Begründer der Radiobiologie, Definition der absorbierten Strahlendosis
John S. Haldane	1860-1936	Wichtige Arbeiten zu CO als Atemgift
Johannes Hartmann	1568-1631	1608 erster Chemieprofessor in Deutschland, Mitbegründer der Chemie als Wissenschaft
Fritz K. Hauschild	1908-1974	1938 Einführung des Methylamphetamins als Weckamin
Walter N. Haworth	1883-1950	1934 Strukturaufklärung von Vitamin C, bedeutende Zuckerchemie
Elizabeth L. Hazen	1885-1975	1948 Synthese des Antimykotikum Nystatin
Philip S. Hench	1896-1965	1948 medizinische Anwendung von Cortison

Arthur Heffter	1859-1925	1896 Synthese von Mescalin
Konrad Henkel	1915-1999	1944 Synthese von Soman
Austin B. Hill	1897-1991	1950 Studie beweist Zusamenhang von Rauchen und Lungenkrebs
George H. Hitchings	1905-1998	Entwicklung u. a. der Stoffe Pyrimethamin (1950), Allopurinol (1963), Aciclovir (1977) und Zidovudin (1985)
Gladys L. Hobby	1910-1993	Entwicklung des Penicillins zum Medikament
Felix Hoffmann	1868-1946	1897 Synthese von Acetylsalicylsäure (Aspirin), Wiederentdeckung der Heroinsynthese
Albert Hofmann	1906-2008	Synthese von LSD (1938) und dem Pilz-Halluzinogen Psilocybin (1958)
Jerome P. Horwitz	1919-2012	1964 Synthese von Zidivudin, wurde 1987 erster Wirkstoff gegen HIV-Infektion
Albrecht Hüni	1920-2014	1959 Synthese von Xylometazolin
Alexander v. Humboldt	1769-1859	Ausgiebige Studien südamerikanischer Pflanzen
Paul Janssen	1926-2003	1960 Synthese von Fentanyl
Edward A. Jenner	1749-1823	1796 Einführung der modernen Pockenschutzimpfung
Donald M. Jerina	1940-2011	1980 Entdeckung der Bay-Region als Auslöser für Tumor bei polycyclischen Aromaten
Niel K. Jerne	1911-1994	1975 Synthese monoklonale Antikörper
Takamine Jokichi	1854-1922	1901 Isolierung von Adrenalin
Paul Karrer	1889-1971	Strukturaufklärung von Vitamin A (1931), Vitamin B_2 (1932) und Vitamin E (1938)
Charles D. Keeling	1928-2005	Genaue Messung des atmosphärischen Kohlendioxids (Keeling-Kurve)
Edward C. Kendall	1886-1972	1938 Isolierung von Cortison
Justinus Kerner	1786-1862	1822 Beschreibung des Botulismus
Josef Klarer	1898-1953	1934 Synthese von Prontosil, erstes Sulfonamid
Ludwig Knorr	1859-1921	1883 Synthese von Phenazon
Martin H. Klaproth	1743-1817	1789 Entdeckung von Uran, Einführung der Waage als Analysegerät
Rudolf Kobert	1854-1918	Wichtige Forschung über Rizin, Amanitine und Saponine
Robert Koch	1843-1910	Mitbegründer der Bakteriologie
Georges J. F. Köhler	1946-1995	1975 Synthese von monoklonalen Antikörpern
Anton Köllisch	1888-1916	1912 Synthese der späteren Partydroge MDMA, Köllisch stirbt im I. Weltkrieg, die Wirkung von MDMA wird erst Jahrzehnte später festgestellt
Albrecht Kossel	1853-1927	1888 Isolierung von Theophyllin
Walter Kropp	1885-1939	1932 Synthese von Hexobarbital

Richard Kuhn	1900-1967	1944 Synthese von Soman
Roland Kuhn	1912-2005	1956 Entdeckung der Wirkung des ersten Antidepressivums Imipramin
Henri Marie Laborit	1914-1995	1950 Synthese von Chlorpromazin, Entdeckung der Gamma-Aminobuttersäure
Albert Ladenburg	1842-1911	1886 Synthese von Coniin
Claude A. Lamy	1820-1878	1862 Isolierung von Thallium
Karl B. Lehmann	1858-1940	1938 Festlegung von Grenzwerten bei 100 Arbeitsstoffen, führte später zu den MAK-Werten
Widukind Lenz	1919-1995	1962 Aufdeckung des Contergan-Skandals
Louis Lewin	1850-1929	Begründer der Berufstoxikologie
Andreas Libavius	1555-1616	1597 Verfasser der ALCHEMIA, erstes systematisches Buch der Chemie
Fritz Lickint	1898-1960	1939 Studien zu Tabak und Organismus
Justus v. Liebig	1803-1873	1831 Entdeckung von Chloralhydrat, bedeutende Beiträge zur exakten synthetischen und analytischen Chemie
James Lind	1716-1794	1747 klinische Versuche mit Zitrusfrüchten gegen Skorbut
Karl P. Link	1901-1978	Entdeckung der Cumarine
Joseph Lister	1827-1912	1865 Einsatz von Phenol als Antiseptikum bei der Chirurgie
Otto Loewi	1873-1961	1921 Entdeckung der Übertragung der Nervenimpulse durch Acetylcholin
Feodor Lynen	1911-1979	1937 Isolierung von Phalloidin. Aufklärung wichtiger Mechanismen des Cholesterin- und Fettstoffwechsels
Crawford W. Long	1815-1878	1842 erste Diethylethernarkose
Albertus Magnus	1200-1280	1250 Isolierung von Arsen
Russel Earl Marker	1902-1995	1938 einfache chemische Synthese von Progesteron aus Yam-Wurzel
James Marsh	1794-1846	1836 Marshsche Probe zur Arsen-Analytik
James Myrlin McGuire	1909-?	Synthese von Erythromycin (1952) und Vancomycin (1955)
Raphael Mechoulam	*1930	1963 Isolierung von Cannabidiol
Georg F. Merck	1825-1873	1848 Isolierung von Papaverin
Josef von Mering	1849-1908	1902 Synthese von Barbital
Paul Merkel	1902-1976	1926 Synthese von Phencyclidin, bekannt als Droge "Engelsstaub"
Thomas Midgley	1889-1944	Einführung des Tetraethylbleis als Benzinzusatz (1921) und Synthese von FCKW (1929)
Fritz Mietzsch	1896-1958	1934 Synthese von Prontosil, erstes Sulfonamid
César Milstein	1927-2002	1975 Synthese von monoklonalen

		Antikörpern
Luis E. Miramontes	1925-2004	1951 Synthese von Norethisteron
Eilhard Mitscherlich	1794-1863	1855 Nachweisreaktion für weißen Phosphor
Bryan B. Molloy	1939-2004	1972 Synthese von Fluoxetin
William T. G. Morton	1819-1868	1846 Propagierung der Diethylethernarkose
Andrew J. Moyer	1899-1959	Realisierte die Massenproduktion von Penicillin während des II. Weltkriegs
Paul H. Müller	1899-1965	1939 Anwendung von DDT als Insektizid
Hans Muxfeldt	1927-1974	1968 Totalsynthese von Oxytetracyclin
Claude-Adolphe Nativelle	1812-1889	1867 Isolierung von Digitoxin
Nagayoshi Nagai	1844-1929	1893 Synthese von Methylamphetamin
Kyriacos C. Nicolaou	*1946	Synthese von Paclitaxel (1994), Brevetoxine (1995) und Vancomycin (1999)
Jean Nicot	1530-1604	Einführung des Tabaks in Frankreich und Namensgeber des Nikotins
Albert Niemann	1834-1861	1860 Isolierung von Kokain
Charles Norris	1867-1935	Begründer der forensischen Medizin in den USA, klärte die Giftigkeit von Tetraethylblei
Marie Nyswander	1919-1986	1964 Methadon als Opiatsubstitution
Miguel Ondetti	1930-2004	1974 Synthese von Captopril
Mathieu Orfila	1787-1853	Gilt als Begründer der Toxikologie, konnte 1840 Marie Larfage die Verwendung von Arsen nachweisen
Leandro Panizzon	1907-2003	1944 Synthese von Methylphenidat
Paracelsus	1493-1541	Begründung von Dosis und Giftwirkung
Louis Pasteur	1822-1895	Mitbegründer der Mikrobiologie, bedeutende Beiträge auf dem Gebiet der Pharmazie und organischen Chemie
Pierre-Joseph Pelletier	1788-1842	1818 Isolierung von Strychnin
Max v. Pettenkofer	1818-1901	Erste Untersuchung der toxikologischen Wirkung von Gasen
Gregory Pincus	1903-1967	Prinzip der Empfängnisverhütung durch Hormone
Plinius d. Ältere	23-79	Schilderung der Giftwirkung von Opium, Bilsenkraut und Quecksilber
Christian W. Posselt	1806-1877	1828 Entdeckung des Nikotins
Percivall Pott	1714-1788	1775 Entdeckung von Ruß als Tumorauslöser
Vladimir Prelog	1906-1998	Strukturaufklärungen von diversen Naturstoffen
Bernardino Ramazzini	1633-1714	1700 im Buch "De Morbis artificium", Darstellung von Berufskrankheiten der Künstler und Handwerker
Lowell Randall	1910-2005	Entdeckung der Wirkung von Benzodiazepinen

Tadeus Reichstein	1897-1996	Isolierung von Hormonen und Vitamin C (1932)
Karl L. Reimann	1804-1872	1828 Entdeckung des Nikotins
Hugo Reinsch	1809-1884	1841 Nachweis von Quecksilber und Antimon (Reinsch-Test)
Ludwig Rehn	1849-1930	1880 Blasenkrebs bei Arbeitern in der Fuchsinindustrie erkannt (aromatische Amine)
Pierre-Jean Robiquet	1780-1840	Isolierung verschiedener Naturstoffe (1810 Cantharidin, 1817 Narcotin, 1832 Codein)
Barnett Rosenberg	1926-2009	1974 Einführung des Cisplatin in die Krebstherapie
George Rosenkranz	1916-2019	1951 Synthese von Norethisteron
Friedlieb Runge	1794-1867	1820 Isolierung von Coffein
Leopold Ruzicka	1887-1976	Synthese diverser Hormone, Isolierung des Insektizids Pyrethrum
Albert Sabin	1906-1993	1960 Schluckimpfung gegen Polio
Jonas Salk	1914-1995	1955 Polio-Impfung
Wilhelm Sandermann	1906-1994	1957 Synthese von Dioxin
Lewis Hastings Sarett	1917-1999	1942 Partialsynthese von Cortison
Albert Schatz	1920-2005	1943 Synthese von Streptomycin
Otto Schaumann	1891-1977	1937 Synthese vom ersten vollsynthetischen Opioid Pethidin
Carl Wilhelm Scheele	1742-1786	Entdeckung von Weinsäure (1769), Chlor (1774), Ammoniak (1774), Oxalsäure (1776), Blausäure (1782) und Zitronensäure (1784)
Oswald Schmiedeberg	1838-1921	Isolierung der Herzglykoside und Muskarin
Klaus Schmiegel	*1939	1972 Synthese von Fluoxetin
Emil Schlittler	1906-1979	1952 Isolierung von Reserpin
Gerhard Schrader	1903-1990	Synthese von Tabun (1936), Sarin (1938) und E 605 (1944)
Wilbur L. Scoville	1865-1942	1912 Scoville-Skala zur Schärfemessung
Glenn T. Seaborg	1912-1999	Synthese der Transurane von Plutonium bis Lawrencium
Hanaoka Seishu	1760-1835	1804 erste nachweisbare Operation unter kontrollierter Allgemeinanästhesie (mit Kombination von Scopolamin, Atropin, Aconitin)
Friedrich Sertürner	1783-1841	1803 Isolierung von Morphin
Alexander Shulgin	1925-2014	Synthese und Untersuchung von etwa 230 psychoaktiven Substanzen
Rolf Sievert	1896-1966	Weiterentwicklung des Strahlenschutz, Namensgeber für die Äquivalenzdosis
James Y. Simpson	1811-1870	1847 erste Chloroformnarkose
Ascanio Sobrero	1812-1888	1847 Synthese von Nitroglycerin
Michael J. Sofia	*1958	2007 Synthese von Sofosbuvir, Wirkstoff

		gegen Hepatitis C
Jakob E. Speyer	1878-1942	1916 Synthese von Oxycodon
Hartmann Stähelin	1925-2011	1972 Entdeckung der immunsuppressiven Wirkung von Ciclosporin
Jean Servais Stas	1813-1891	1850 Aufklärung des ersten Mordes mit Nikotin
Leo Henryk Sternbach	1908-2005	1963 Synthese von Diazepam und viele weitere Benzodiazepine
Arthur Stoll	1887-1971	Isolierung der Mutteralkaloide
Friedrich Stolz	1860-1936	1904 Synthese von Adrenalin
Friedrich Strohmeyer	1776-1835	1817 Isolierung von Cadmium
Albert Szent-Györgyi	1893-1986	1927 Synthese von Vitamin C
Donalee L. Tabern	1900-1974	1936 Entdeckung von Thiopental
Lars-Erik Tammelin	1923-1991	1952 Synthese des VX-Kampfstoffs
Ludwig Taub	1877-1956	1932 Synthese von Hexobarbital
Max Tishler	1906-1989	Realisierte die Massenproduktion von Cortison, Streptomycin und div. Vitamine
Francisco Hernandez de Toledo	1517(?)-1587	Systematische Erfassung von ca. 3.000 Pflanzen (u. a. auch bisher unbekannte Giftpflanzen) Amerikas
John W. Trevan	1887-1956	1927 Einführung des LD-Wertes
René Truhaut	1909-1994	1959 Einführung des ADI-Wert
Youyou Tu	*1930	1971 Entdeckung des Malariamittels Artemisinin
John R. Vane	1927-2004	Entdeckung des Wirkmechanismus von Acetylsalicylsäure
Ernest H. Volwiler	1893-1992	1936 Entdeckung von Thiopental
Gordon Wasson	1898-1986	Forschte als Privatgelehrter über psychoaktive Pilze
Hellmut Weese	1897-1954	Einführung des Hexobarbitals als Kurzzeitnarkotikum
Richard Willstätter	1872-1942	Synthese von Atropin (1901) und Kokain (1923)
Adolf Windaus	1876-1959	Steroidforschung und Isolierung von Vitamin D
David T. Wong	*1935	1972 Synthese von Fluoxetin
Alexander Wood	1817-1884	1853 intravenöse Gabe von Morphium
Robert B. Woodward	1917-1979	Totalsynthese von Chinin (1944), Strychnin (1954), Reserpin (1958), Lysergsäure (1959), Chlorophyll (1960), Colchicin (1963), Vitamin B_{12} (1976) und Erythromycin (1978)
Charles Wright	1844-1894	1874 Synthese von Heroin
John Yudkin	1910-1995	1957 Entdeckung des Zusammenhangs von Zuckerkonsum und koronaren Herzerkrankungen
Othmar Zeidler	1850-1911	1874 Synthese von DDT

39. Literaturverzeichnis und und Anmerkungen

[1] A. Agassi, *Open – das Selbstportrait*, Droemer Knauer, **2009.**

[2] A. Albagli, H. Oja, L. Dubois, *Environ. Lett.* **1974**, *6*, 241-251.

[3] D. Allemann, H. Pauli, A. Mürner, S. Steiner, H.-J. Helmlin, *Nachr. Chem.* **2010**, *58*, 912-913.

[4] P. Allevi, M. Anastasia, P. Ciuffreda, A. Fiecchi, A. Scala, S. Bingham, M. Muir, J. Tyman, *J. Chem. Soc., Chem. Commun.* **1991**, 1319-1320.

[5] C. Alvarado, A. Guzmán, E. Díaz, R. Patiño, *J. Mex. Chem. Soc.* **2005**, *49*, 324-327.

[6] S. E. Andrade, C. Martinez, A. M. Walker, *J. Clin. Epidemiol.* **1998**, *51*, 1357-1365.

[7] J. R. Arnold, W. F. Libby, *Science* **1951**, *113*, *2927*, 111-120.

[8] H. Auterhoff, *Lehrbuch der Pharmazeutischen Chemie*, Hirzel, Stuttgart, **1976**.

[9] V. Auwärter, S. Dresen, W. Weinmann, M. Müller, M. Pütz, N. Ferreirós, *J. Mass. Spec.* **2009**, *44*, 832-837.

[10] F. Bachmann, J. Reimer, M. Ruppenstein, J. Thiem, *Macromol. Rap. Commun.* **1998**, *19*, 21-26.

[11] B. Bandelow, *Celebrities: Vom schwierigen Glück, berühmt zu sein,* Rowolt, Reinbek, **2006**.

[12] M. Baratta (Hrsg.), *Der Fischer-Weltalmanach 2003*, Fischer, Frankfurt, **2002**.

[13] N. Bartlett, *The Chemistry of the Noble Gases*, Elsevier, New York, **1971**.

[14] W. Bauer, E. Klapp, A. Rosenbohm, *Der Fliegenpilz*, AT, Basel, **2000**.

[15] Dem Extremsportler Felix Baumgartner gelang am 14. Oktober **2012** ein Absprung aus einem Heliumballon in über 39 km Höhe. Beim Rücksturz zur Erde erreichte er eine Geschwindigkeit von 1340 km/h, beides neue Weltrekorde. Ohne Unterstützung eines namhaften Energygetränke-Herstellers wäre diese halsbrecherisch anmutende Aktion nicht möglich gewesen.

[16] G. A. Benavides, G. L. Squadrito, R. W. Mills, H. D. Patel, T. S. Isbell, R. P. Patel, V. M. Darley-Usmar, J. E. Doeller, D. W. Kraus, *PNAS* **2007,** *104*, 17977-17982.

[17] *Bericht über die Arbeit der Informationszentrale gegen Vergiftungen des Landes Nordrhein-Westfalen am Zentrum für Kinderheilkunde des Universitätsklinikums Bonn*, **2008**.

[18] J. Bergmair, M. Tacker, M. Washüttl, *Nachr. Chem.* **2012**, *60*, 898-900.

[19] K. Bester, *Personal care compounds in the environment: pathways, fate and methods for determination*, Wiley-VCH, Weinheim, Chichester, **2010**.

[20] H. Beyer, W. Walter, *Lehrbuch der Organischen Chemie*, S. Hirzel, Stuttgart, **1983**.

[21] L. S. Birnbaum, D. F. Staskal, *Env. Health Persp.* **2004**, *112*, 9-17.

[22] J. Bleys, A. Navas-Acien, E. Guallar, *Diabetes Care* **2007**, *30*, 829-834.

[23] H. Borwitzky, G. Schomburg, H.-D. Sauerland, M. Zander, *Erdöl-Kohle-Erdgas-Petrochem.* **1978**, *31*, 371.

[24] W. T. Brande, *J. Sci. Arts* **1819**, *8*, 287.

[25] G. Brauer, *Handbook of Preparative Inorganic Chemistry*, Academic Press, **1963**.

[26] E. Breitmaier, *Alkaloide*, Teubner, Stuttgart, **1997**.

[27] H. Breuer, *dtv-Atlas der Chemie: Band 1*, DTV, München, **1981**.

[28] H. Breuer, *dtv-Atlas der Chemie: Band 2*, DTV, München, **1983**.

[29] W. H. Brock, *Justus Liebig: Eine Biografie des großen Wissenschaftlers und Europäers,* Vieweg, Braunschweig, **1999**.

[30] A. A. Bühlmann, *Tauchmedizin*, Springer, **1995**.
[31] R. S. Cahn, C. Ingold, V. Prelog, *Angew. Chem.* **1966**, *78*, 413-447.
[32] R. Carson, *Der stumme Frühling*, Beck, **2007**.
[33] C. E. Cerniglia, W. L. Campell, J. P. Freeman, F. E. Evans, *Appl. Environm. Microbiol.* **1989**, *55*, 2275-2279.
[34] J. C. Chancellor, R. S. Blue, K. A. Cengel, S. M. Auňón, Chancellor, K. H. Rubins, H. G. Katzgraber, A. R. Kennedy, *njp Microgravity* **2018**, *4*, 8.
[35] J. H. Chao, C. L. Tseng, W. A. Hsieh, D. Z. Hung, W. P. Chang, *Applied Radiation and Isotopes* **2001**, *54*, 123-129.
[36] A. K. Cho, D. S. Segal, *Amphetamine and its Analogs - Psychopharmacology, Toxicology and Abuse*, Academic Press, San Diego, **1994**.
[37] N. M. Cintron, L. V. Putcha, J. M. Results of Life Science DSOs Conducted Aboard the Space Shuttle1981-1986. NASA, pp. 19-23.
[38] K. O. Christe, *Inorg. Chem.* **1986**, *25*, 3721-3722.
[39] E. Clar, *Ber. Dtsch. Chem. Ges.* **1939**, *72*, 2137-2139.
[40] E. Clar, *Polycyclic Hydrocarbons*, Academic Press, Springer, London, **1964**.
[41] J. W. Cook, C. L. Hewitt, I. Hieger, *J. Chem. Soc.* **1933**, 395-405.
[42] Committee on Iron Deficiency, *JAMA* **1968**, 203, 407.
[43] M. Czerkis, *Ann. Chem.* **1907**, *351*, 467-472.
[44] A. H. Danne, D. H. Dennison, F. H. Spedding, *J. Am. Chem. Soc.* **1953**, *75*, 2272-2273.
[45] A. F. Davila, D. Willson, J, D. Coates, C. P. McKay, *Int. J. Astrobiol.* **2013**, *12*, 321-325.
[46] Mit M. Delbrück bekam übrigens 1969 ein genetischer Nachfahre (Urenkel) von Liebig den Medizinnobelpreis.
[47] Auf ihr extrem hohes Lebensalter angesprochen, (zum Zeitpunkt ihres Todes war sie mit 114 Lebensjahren die fünftälteste Person der Welt) sagte Leila Denmark: „Alles auf Erden, was Du tun willst, ist spielen. Alles auf Erden, was Du tun musst, ist arbeiten. Spielen wird Dich nie umbringen, Arbeiten wird es. Ich habe in meinem Leben keinen einzigen Tag gearbeitet."
[48] F. Diederich, R. L. Whetten, *Acc. Chem. Res.* **1992**, *25*, 119-126.
[49] C. Djerassi, L. Miramontes, G. Rosenkranz, F. Sondheimer, *J. Am. Chem. Soc.* **1954**, *76*, 4092-4094.
[50] C. Djerassi, *Die Mutter der Pille*, Heyne, München, **1992**.
[51] R. Doll, A. B. Hill, British Med. Journ. **1950**, *4682*, 739-748.
[52] B. Du, V. R. Daniels, Z. Vaksman, J. L. Boyd, C. Crady, L. Putcha, *AAPS J.* **2011**, *13*, 299-308.
[53] J. P. Dumbacher, B. M. Beehler, T. F. Spande, H. M. Garraffo, J. W. Daly, *Science* **1992**, *258*, *5083*, 799-801.
[54] W. F. Durham, *N. Y. Ann. Acad. Sci.* **1969**, *160*, 183-195.
[55] E. Eagle, C. E. Poling, *J. Food Science* **1956**, *21*, 348-361.
[56] B. Ebermann, I. Elmadfa, *Lehrbuch der Lebensmittelchemie und Ernährung*, Springer, Wien, **2007**.
[57] L. Edeleanu, *Chem. Ber.* **1887**, *20*, 616-622.
[58] T. Eicher, S. Hauptmann, *Heterocyclic Chemistry*, Wiley-VCH, Weinheim, **2003**.
[59] G. Eisenbrand, M. Metzler, *Toxikologie für Chemiker*, Thieme, Stuttgart, **1994**.
[60] I. Elmadfa, E. Muskat, D. Fritzsche, *E-Nummern & Zusatzstoffe*, Gräfe und Unzer, **2009**.
[61] J. Emsley, *Phosphor – ein Element auf Leben und Tod*, Wiley, Weinheim, **2001**.

[62] J. Emsley, *Mörderische Elemente, prominente Todesfälle*, Wiley, Weinheim, **2006**.
[63] In Hamburg gibt es auch den bekannten Energieberg Georgswerder. Er entstand aus einem riesigen Müllberg, in dem man 1983 Dioxin-Rückstände fand. Die Gesamtmenge an Dioxin wurde auf 4 kg geschätzt, eine Menge, die bei gleichmäßiger Verteilung rein rechnerisch gereicht hätte, die gesamte Bevölkerung des Ballungsraums Hamburg tödlich zu vergiften. Inzwischen verhindert nach der Sanierung eine 2 bis 3 m mächtige Abdeckung und eine Dichtungsbahn aus Spezialkunststoff ein Austreten von Giftstoffen in die Umwelt. Von April bis Oktober ist der 40 m hohe Energieberg Georgswerder für die Öffentlichkeit zugänglich und ermöglicht nach dem Besuch des fachkundigen Informationszentrums über Müllwirtschaft einen herrlichen Blick auf die Skyline von Hamburg.
[64] E. Erlenmeyer, *Ann. Chem.* **1866**, *137*, 327-359.
[65] A. Eschenmoser, *Naturwissenschaften* **1974**, *61*, 513-525.
[66] R. J. Evans, *Tod in Hamburg. Stadt, Gesellschaft und Politik in den Cholerajahren 1830-1910*, Rowolt, Reinbek, **1990**.
[67] L. Fanton, A. Miras, S. Tilhet-Coartet, P. Achache, D. Malicier, *Am. J. Foren. Med. & Path.* **1998**, *19*, 290-293.
[68] M. Faraday, *Ann. Phys.* **1826**, *83*, 104-112.
[69] J. C. Feo, M. A. Castro, S. R. Alford, A. J. Aller, *Contact in Context* **2003**. https://citeseerx.ist.psu.edu/viewdoc/download?doi=10.1.1.201.9846&rep=rep1&type=pdf
[70] E. Fischer, J. Mehring, *Ther. Gegenw.* **1903**, *44*, 97-101.
[71] D. Fischer-Henningsen, *Chem. Unserer Zeit* **2007**, *41*, 355.
[72] *Der Fischer-Weltalmanach 2011*, Fischer, Frankfurt, **2010**.
[73] W. Forth, D. Henschler, W. Rummel, *Allgemeine und spezielle Pharmakologie und Toxikologie*, Bibliographisches Institut Zürich, 672-674, **1984**.
[74] F. Frisch, *100 x Energie*, Bibliographisches Institut, Mannheim, **1977**.
[75] Als Bernd Fritz, damals Chefredakteur des Satire-Magazins „Titanic", im September **1988** bei der legendären TV-Show „Wetten, dass?" behauptete, anhand des Geschmacks die Farbe von Buntstiften erkennen zu können, witzelte er mit auffällig großer Selbstsicherheit: „Das schmeckt Schwermetallgelb, Cadmiumgelb." Nach souverän gewonnener Wette gab er zu, die Farben durch die Verdunkelungsbrille alle erkannt zu haben und „Wetten, dass?" hatte einen waschechten Skandal.
[76] S. Gabriel, E. Leupold, *Chem. Ber.* **1898**, *31*, 1272-1286.
[77] E. Gakidou et al., *Lancet* **2018**, *392*, 1015-1035.
[78] P. Gandia, M.-P. Bareille, S. Saivin, A. P. Le-Traon, M. Lavit, A. Guell, G. Houin, *J. Clin. Pharmacol.* **2003**, *43*, 1235-1243.
[79] J. Gassmann, J. Voss, G. Adiwidjaja, *Z. Naturforsch.* **1995**, *50b*, 953-958.
[80] C. S. Gebhard, *Untersuchung zur Regulation der Kohlenmonoxidbedingten Stimulation der Erythropoetinsekretion bei der Ratte*, Dissertation, Universität Tübingen, **2007**.
[81] S. E. George, L. D. Claxton, *Xenobiotica* **1988**, *18*, 407-416.
[82] Der deutsche. ESA-Astronaut Alexander Gerst war der 535. Mensch im Orbit und hielt sich 2014 für 7 Monate auf der ISS-Weltraumstation auf. Der Autor hatte die Möglichkeit, ihn bei einer Pressekonferenz im Mai **2015** in Hamburg zu seinen persönlichen Erfahrungen zu befragen. Tatsächlich hatte Gerst unter den Bedingungen der Schwerelosigkeit bei sich keine Veränderung der körperlichen Reaktion auf Wirkstoffe im Vergleich zur Erdoberfläche wahrgenommen.
[83] C. Glaser, *Chem. Ber.* **1872**, *5*, 982.

[84] J. R. Glauber, *Furni Novi Philosophici oder Beschreibung einer New-erfundenen Distillir-Kunst: Auch was für Spiritus, Olea, Flores und andere dergleichen Vegetabilische, Animalische, und Mineralische Medicamenten damit auf eine sonderbahre Weise gantz leichtlich, mit grossem Nutzen können zugericht und bereitet werden*, Frankfurt, Merian, **1652**.

[85] A. Graebe, E. L. Schuck, P. Lensing, L. Putcha, H. Derendorf, *J. Clinical. Pharm.* **2004**, *44*, 837-853.

[86] P. Graf, Rhinitis Medicamentosa – a Review of Causes and Treatment, Treatments in Respiratory Medicine **2005**, *4*, 21-29.

[87] G. Grimmer, *Luftqualitätskriterien für ausgewählte polycyclische aromatische Kohlenwasserstoffe* (Hrsg. Umweltbundesamt, Berlin) Erich Schmidt, Berlin **1979**.

[88] M. Günes, A. Speicher, *Tetrahedron* **2003**, *59*, 8799-8802.

[89] P. Habeler, *Der einsame Sieg*, Goldmann, München 1978.

[90] G. Habermehl, P. E. Hammann, H. C. Krebs, W. Ternes, *Naturstoffchemie*, Springer, Berlin, **2008**.

[91] Hamburger Morgenpost vom 21. April **2011**.

[92] H. Hartmann, *Nachr. Chem.* **2011**, *59*, 724-728.

[93] B. Hartung, S. Kauferstein, S. Ritz-Timme, T. Daldrup, *Forensic. Sci. Int.* **2014**, *237*, 11-13.

[94] T. Hartung, *EFSA Journal* **2019**, *17*, 1.
doi: 10.2903/j.efsa.2019.e170710.

[95] A. Hartwig, A. Pelzer, M. Asmuss, A. Bürkle, *Int. J. Cancer* **2003**, *104*, 1-6.

[96] K. Herrmann, *Nachr. Chem. Tech. Lab.* **1978**, *26*, 206-209.

[97] F. Hesse, L. Lendle, R. Schoen, *Allgemeine und örtliche Betäubung*, Barth, Leipzig, **1934**.

[98] M. Hirama, T. Oishi, H. Uehara, M. Inoue, M. Maruyama, H. Oguri, M. Satake, *Science* **2001**, *294*, *5548*, 1904-1907.

[99] D. Hoffmann, I. Schmeltz, S. S. Hecht, E. L. Wynder*, In polycyclic Hydrocarbons and Cancer*, Vol. 1, Academic Press, New York, **1978**.

[100] A. Hofmann, *LSD – mein Sorgenkind*, Klett-Cotta, Stuttgart, **1999**.

[101] A. F. Holleman, E. Wiberg, N. Wiberg, *Lehrbuch der Anorganischen Chemie*, Gruyter, Berlin, **1985**.

[102] U. Holzgrabe, *DAZ* **2013**, *7*, 55.

[103] R. Hoppe, W. Dähne, H. Mattauch, K. Rödder, *Angew. Chem.* **1962**, *74*, 903.

[104] R. Hoppe, *Angew. Chem.* **1964**, *76*, 455-463.

[105] M. Hübler, *Arch. Pharm.* **1865**, *171*, 193-216.

[106] M. Isobe, T. Nishikawa, S. Pikul, T. Goto, *Tetrahedron Lett.* **1987**, *28*, 6485-6488.

[107] G. Jander, E. Blasius, *Lehrbuch der analytischen und präparativen anorganischen Chemie*, Hirzel, Stuttgart, **1985**.

[108] G. Jander, K. Jahr, *Maßanalyse*, Gruyter, **1986**.

[109] K. Jansen, *Ketamine: Dreams and Realities*, MAPS, Sarasota, **2001**.

[110] C. S. Jensen, T. Menné, J. D. Johansen, *Cont. Derm.* **2006**, *54*, 79-86.

[111] D. M. Jerina, J. M. Sayer, D. R. Thakker, H. Yagi, W. Levin, A. W. Wood, A. H. Conney, *Carcinogenesis: Fundamental Mechanisms and Environmental Effects*, D. Reidel Publ. Comp., Dordrecht **1980**.

[112] W. Joop, *Wunderkind - 14467 Potsdam*, Collection Rolf Heyne, **2009**.

[113] M. Kästner, B. Mahro, R. Wienberg, Hamburger Berichte 5, *Abfallwirtschaft Technische Universität Hamburg-Harburg, Biologischer Schadstoffabbau in kontaminierten Böden*, Economica Verlag Bonn, **1993**.

[114] J. Kast, L. Laqua, R. Möcker, H. Derendorf, *Deutsche Apotheker Zeitung* **2017**, *24*, 50-54.
[115] L. Kappos, R. Gold, D. H. Miller, D. MacManus, E. Havrdova, V. Limmroth, C. H. Polman, K. Schmierer, T. A. Yousry, M. Yang, M. Eraksoy, E. Meluzinova, I. Rektor, K. T. Dawson, A. W. Sandrock, G. N. O´Neill, *The Lancet*, **2008**, *372*, 1463-1472.
[116] R. Karlsch, R. G. Stokes, *Faktor Öl – Die Mineralölwirtschaft in Deutschland 1859-1974*, C. H. Beck, München, **2003**.
[117] P. Karlson, *Biochemie*, Thieme, Stuttgart, **1988**.
[118] T. Karow, R. Lang-Roth, *Allgemeine und Spezielle Pharmakologie und Toxikologie*, Köln, **2015**.
[119] In koreanischen Seifenopern ist es völlig normal, dass die Darsteller sich bis zur Besinnungslosigkeit betrinken. Aus europäischer Sicht ungewöhnlich wird dieser gefährliche Alkoholkonsum überhaupt nicht problematisiert und die bis zur Bewusstlosigkeit Betrunkenen verlieren keineswegs ihr Gesicht, oder haben für ihren Alkoholkonsum Kritik zu erwarten. 2010 kostete eine Flasche mit 375 ml Soju-Schnaps in Südkorea ca. 60 Eurocent. 1 Liter reiner Alkohol würde damit nur 4,5 Euro kosten. Das entspricht nur einem Drittel der deutschen Alkoholsteuer!
[120] C. Keck, C. Tempfer, *Hormonale Kontrazeption*, Uni-Med, Bremen, **2008**.
[121] A. Kekulé *Lieb. Ann. Chem.* **1866**, *137*, 129-196.
[122] L. Khriachtchev, M. Pettersson, N. Runeberg, J. Lundell, M. Räsänen, *Nature* **2000**, *406*, 874-876.
[123] C. Kiesewetter, *Die Geheimwissenschaften*, Ansata, München, **2003**.
[124] U. Klaschka, *Nachr. Chem.* **2013**, *61*, 530-532.
[125] E. Klee, *Christa Lehmann – Das Geständnis der Giftmörderin,* Krüger, **1982**.
[126] R. Kobert, *Lehrbuch der Intoxikation II. Band*, S. 1064-1065. Enke, Stuttgart, **1906**.
[127] R. Koch, *Umweltchemikalien*, VCH, Weinheim, **1995**.
[128] K.-H. König, *Chem. Unserer Zeit* **1990**, *24*, 292-302.
[129] D. Kopetzki, P. H. Seeberger, *Nachr. Chem.* **2012**, 60, 714-717.
[130] Unvergessen bleibt dem Autor, wie Manfred Krasmann, ein legendärer Chemotechniker im Institut für Organische Chemie der Universität Hamburg die Geschichte einer Flusssäureverätzung schilderte.
[131] W. Krätschmer, L. D. Lamb, K. Fostiropoulos, D. R. Huffman, *Nature* **1990,** *347*, 354-358.
[132] F. Kraus, *Nachr. Chem.* **2019**, *67*, 54-58.
[133] K. Krogmann, M. Seng, *Tödlicher Retter*, *Welt am Sonntag*, 26.6.**2016**, S. *10*.
[134] H. W. Kroto, J. R. Heath, S. C. O´Brien, R. F. Curl, R. E. Smalley, *Nature* **1985**, *318*, 162-163.
[135] T. Kuballa, S. Stier, N. Strichow, *Deutsche Lebensmittel-Rundschau*, **2005**, *101*, 229-235.
[136] N. Kuhnert, *Chem. Unserer Zeit* **1999**, *33*, 213-220.
[137] P. Kurzweil, *Toxikologie und Gefahrstoffe*, Europa-Lehrmittel, Haan-Gruiten, **2013**.
[138] K. F. Lang, I. Eigen, *Fortschr. Chem. Forsch.* **1967**, *8*, 91-170.
[139] M. A. Lanzerath, *Panoramawandel der Giftmorde*, Dissertation Bonn, **2009**.
[140] R. W. Lee, *Smuggling Armageddon: The nuclear black market in the former Soviet Union and Europe*, St. Martin´s Press, New York, **1999**.
[141] W. Lenz, K. Knapp, *Arch. Environ. Health* **1962**, *5*, 14-19.
[142] W. Lenz, *Ann. N. Y. Acad. Sci.* **1965**, *123*, 228-236.

[143] E. Leschke, H. Kaiser, *Arch. Toxicol.* **1930**, 153-154.
[144] H. Leuner, *Halluzinogene – Psychische Grenzzustände in Forschung und Psychotherapie*, Huber, Bern, **1981**.
[145] L. Lewin, *Gifte und Vergiftungen*, Haug, Heidelberg, **1961**.
[146] L. Lewin, *Die Gifte in der Weltgeschichte*, Tossa, **2007**.
[147] Ø. Lidegaard, E. Løkkegaard, A. L. Svendsen, C. Agger, *BMJ* **2009**, *339*, 2890-2897.
[148] T. Lindhorst, *Essentials of Carbohydrate Chemistry and Biochemistry*, 3. Aufl., Wiley-VCH, Weinheim, **2007**.
[149] W. N. Lipscomb, *Adv. Inorg. Radiochem.* **1959**, *1*, 117-156.
[150] M. Liyasova, B. Li, L. M. Schopfer, F. Nachon, P. Masson, C. E. Furlong, O. Lockridge, *Tox. Appl. Pharm.* **2011**, *256*, 337-347.
[151] N. C. Lloyd, H. W. Morgan, B. K. Nicholson, R. S. Ronimus, *Angew. Chem.* **2005**, *117*, 963-966.
[152] B. K. Logan, *Forensic Sci. Rev.* **2002**, *14*, 134-151.
[153] H. C. Longuet-Higgins, R. P. Bell, *J. Chem. Soc.* **1943**, 250-255.
[154] J. P. Lowe, B. D. Silverman, *J. Mol. Struct. (Theochem)* **1988**, *179*, 47-81.
[155] H. Lüllmann, K. Mohr, L. Hein, *Taschenatlas Pharmakologie*, 5. Auflage Thieme, Stuttgart, **2004**.
[156] C. Mahidol, H. Prawat, V. Prachyawarakorn, S. Ruchirawat, *Phytochem. Rev.* **2002**, *1*, 287-297.
[157] L. M. Mahieu, R. P. Rooman, E. Goosens, *Eur. J. Pediatr.* **1993**, *152*, 944-946.
[158] C. Maier, H.-H. Gockel, K. Gruhn, E. K. Krumova, M.-A. Edel, *Pain*, **2011**, *152*, 235-237.
[159] T. F. Mancuso, *Environ. Res.* **1980**, *21*, 48-55.
[160] W. Mang, N. Lewandowski, *Verlogene Schöhnheit*, Goldmann, München, **2010**.
[161] P. de Marcillac, N. Coron, G. Dambier, J. Leblanc, J.-P. Moalic, *Nature* **2003**, *422*, 876-878.
[162] H. Marquardt, S. G. Schäfer, H. Barth (Hrsg.), *Toxikologie*, Wissenschaftliche Verlagsgesellschaft, Stuttgart, **2019**.
[163] B. Mayer, *Arch. Toxicol.* **2014**, *88*, 5-7.
[164] H. McCall, N. Adams, D. Mason, J. Willis, *BMJ* **2015**, *351*, 5790.
[165] R. McCormmach, C. Jungnickel, *Cavendish: The experimental life*, Bucknell, N. J. **1999**.
Henry Cavendish (1731-1810) galt als Prototyp des versponnenen Forschers. Gegenüber Fremden und Frauen war er extrem zurückhaltend und er kommunizierte mit seinem Haushälter nur schriftlich. Erst Ende des 19. Jahrhunderts stellte man fest, dass er von der wissenschaftlichen Welt unbemerkt frühzeitig das Ohmsche Gesetz, das Dalton-Gesetz und das Gasgesetz nach Gay-Lussac entdeckt hatte.
[166] P. McGettigan, D. Henry, *JAMA* **2006**, *296*, 1633-1644.
[167] M. R. Mehra, S. S. Desai, F. Ruschitzka, A. N. Patel, *Lancet* **2020**.
doi: 10.1016/S0140-6736(20)31180-6.
[168] P. Meter, B. Yelin, *Gift*, Reprodukt, Berlin, **2010**.
[169] Ronald Miehling mit Helge Timmerberg, *Schneekönig. Mein Leben als Drogenboss*, Rowolt, Berlin, **2003**.
[170] C. K. Mirabelli, A. M. Badger, C. P. Sung, L. Hillegass, C. M. Sung, R. K. Johnson, D. Picker, D. Schwartz, J. Dorman, S. Martellucci *Anti-Cancer Drug Des.* **1989**, *4*, 231-242.

[171] A. Mittasch, *Geschichte der Ammoniak-Synthese*, Verlag Chemie, Weinheim, **1951**.
[172] *MSD-Manual*, Urban & Schwarzenberg, München **1988**.
[173] K. Müllen, X. Fen, *Chemistry of carbon nanostructures*, de Gruyter, Berlin, **2017**.
[174] K. Müller, C. Faeh, F. Diederich, *Science* **2007**, *317*, *5840*, 1881-1886.
[175] R. K. Müller, *Doping – Methoden, Wirkung, Kontrolle*, Beck Wissen, **2004**.
[176] R. K. Müller, H.-P. Klöcking, J. G. Hengstler, *Toxikologie – Wurzel und Wandel*, Akademie gemeinnütziger Wissenschaften zu Erfurt, **2007**.
[177] E. Müller-Seitz, M. Petz, *Nachr. Chem.* **2012**, 60, 112-117.
[178] M. Murata, A. M. Legrand, Y. Ishibashi, T. Yasumoto, *J. Am. Chem. Soc.* **1989**, *111*, 8929-8931.
[179] W. Nachtigall, A. Wiser, *Biologisches Design*, Springer, Berlin, **2005**.
[180] D. Naglav, M. R. Buchner, G. Bendt, F. Kraus, S. Schulz, *Angew. Chem.* **2016**, *128*, 10718-10733.
[181] M. Nakajima, M. Sasaki, Y. Kobayashi, Y. Ohno, M. Usami, *Teratogen Carcin. Mut.* **1999**, *19*, 205-209.
[182] M. Nakajima, H. Takahashi, M. Sasaki, Y. Kobayashi, Y. Ohno, M. Usami, *Teratogen Car. Mut.* **2000**, *20*, 219-227.
[183] A. Nakao, A. M. K. Choi, N. Murase, *J. Cell. Mol. Med.* **2006**, *10*, 650- 671.
[184] A. Nakao, G. Faleo, H. Shimizu, K. Nakahira, J. Kohmoto, R. Sugimoto, A. M. K. Choi, K. R. McCurry, T. Takahashi, N. Murase, *Kidney Int.* **2008**, 74, 1009-1016.
[185] F. Narjes, U. Koch, C. Steinkühler, *Expert Opin. Investig. Drugs* **2003**, *12*, 153-163.
[186] K. C. Nicolaou, Z. Yang, J. J. Liu, H. Ueno, P. G. Nantermet, R. K. Guy, C. F. Claiborne, J. Renaud, E. A. Couladouros, K. Paulvannan, E. J. Sorensen, *Nature* **1994**, *367*, 630-634.
[187] K. C. Nicolaou, M. O. Frederick, R. J. Aversa, *Angew. Chem.* **2008**, *120*, 7292-7335.
[188] A. Niemann, *Arch. Pharm.* **1860**, *153*, 129-155.
[189] R. Nietzki, *Chemie der Organischen Farbstoffe*, Hansebook, **2016**.
[190] K. P. Nunes, A. Costa-Gonçalves, L. F. Lanza, S. F. Cortes, M. N. Cordeiro, M. Richardson, A. M. C. Pimenta, R. C. Webb, R. Leite, M. E. de Lima, *Toxicon* **2008**, *51*, 1197-1206.
[191] E. Oberdörster, *Environ. Health Perspect.* **2004**, *112*, 1058-1062.
[192] G. A. Olah, A. Goeppert, G. K. S. Prakash, *J. Org. Chem.* **2009**, *74,* 487-498.
[193] E. Ostermayer, R. Fittig, *Chem. Ber.* **1872**, *5*, 933-937.
[194] J. Patocka, T. C. C. Franca, Q. Wu, K. Kuca, *Toxics* **2018**, *6*, 51-57.
[195] J. R. Partington, *A history of chemistry*, Macmillan, London, **1964**.
[196] J. Pietsch, J. Bauer, M. Egli, M. Infanger, P. Wise, C. Ulbrich, D. Grimm, *Curr. Mol. Med.* **2011**, *11*, 350-364.
[197] E. Pirtsch, *Johann Rudolph Glauber - Der Mensch, sein Werk und seine Zeit*, Deutsches Museum München, Abhandlungen und Berichte 24/Heft 1, Düsseldorf **1956.**
[198] P. A. Plattner, *Helv. Chim. Acta.* **1941**, *24*, 283-294.
[199] C. Posselt, K. Reimann, *Arch. Pharm.* **1829**, *31*, 247-250.
[200] P. Pott, *Chirurgical Observation* **1775**.
[201] M. Puidokait, J. Graefe, A. Sehl, K. Steinke, H.-U. Siehl, K.-P. Zeller, D. Sicker, S. Berger, *Chem. Unserer Zeit* **2016**, *50*, 382-391.
[202] C. Rätsch, *Enzyklopädie der Psychoaktiven Pflanzen*, AT, Aarau, **2018**.

[203] D. Rehder, *Angew. Chem.* **1991**, *103*, 152-172.
[204] D. Rehder, *Future Med. Chem.* **2016**, *8*, 325-338.
[205] F.-X. Reichl (Hrsg.), *Taschenatlas Toxikologie*, 3. Aufl., Thieme, Stuttgart, **2009**.
[206] V. Reko, *Rausch- u. Betäubungsmittel der neuen Welt*, Enke, Stuttgart, **1936**.
[207] S. Reinecke, M. Tschaikin, *MMW* **2005**, *147*, 113-118.
[208] C. Remenyi, *Nachr. Chem.* **2017**, *65*, 1146.
[209] H. Römpp, *Chemische Zaubertränke*, Franckh`sche Verlagshandlung, Stuttgart, **1950**.
[210] Römpp Chemie Lexikon, Thieme, Stuttgart, **2008.**
[211] C. Ronge, T. Sitte, H.-J. Willenbrink, *Angew. Schmerzt. u. Palliativm.* **2009**, *2*, 43-46.
[212] G. Rosenkranz, J. Pataki, C. Djerassi, *J. Am. Chem. Soc.* **1951**, *73*, 4055-4056.
[213] H. J. Roth, A. Kleemann, *Arzneistoffsynthese*, Thieme, Stuttgart, **1982**.
[214] F. Roth, H. Frank, K. Kormann, *Giftpilze, Pilzgifte – Schimmelpilze, Mykotoxine*, Nikol, Hamburg, **1990**.
[215] K. Roth, E. Lück, *Chem. Unserer Zeit* **2012**, *46*, 168-192.
[216] K. Roth, *Chem. Unserer Zeit* **2014**, *48*, 332-340.
[217] K. Ruppersberg, *Nachr. Chem.* **2015**, *63*, 540-542.
[218] W. Sandermann, H. Stockmann, R. Casten, *Chem. Ber.* **1957**, *90*, 690-692.
[219] W. Sandermann, *Naturwissenschaftliche Rundschau* **1984**, *37*, 173-178.
[220] A. Saytzeff, *Liebigs Ann. Chem.* **1874**, *171*, 258-290.
[221] P. Schachtschabel, H. P. Blume, G. Brümmer, G. Hartge, U. Schwertmann, *Lehrbuch der Bodenkunde*, 12. Aufl. Enke, Stuttgart, **1989**.
[222] J. Schäper, M. Wende, *Toxichem Krimtech* **2015**, *82*, 220-223.
[223] E. J. Schantz, E. A. Johnson, *Microbiol. Rev.* **1992**, *56*, 80-99.
[224] N. H. Schebb, *Nachr. Chem.* **2011**, *59*, 862-865.
[225] P. S. Schein, M. Slavik, T. Smythe, D. Hoth, F. Smith, J. S. Macdonald, P. V. Woolley, *Cancer Treat. Rep.* **1980**, *64*, 1051-1056.
[226] G. Schenk, *Das Buch der Gifte*, Safari, Berlin, **1954**.
[227] C. A. Schlieper, *Grundfragen der Ernährung*, Büchner, **2000**.
[228] A. Schmid, H. Burchardi, J. Clouth, H. Schneider, *Eur. J. Health Econom.* **2002**, *3*, 77-82.
[229] W. Schmidbauer, J. v. Scheidt, M. O. Schulenberg, *Handbuch der Rauschdrogen*, Frankfurt, Fischer, **2004**.
[230] M. Schmidt, *Arch. Toxicol.* **1931**, *2*, 15-16.
[231] T. Schmiermund, *Das Chemiewissen für die Feuerwehr*, Springer, Berlin, **2019**.
[232] H. Scholz, U. Schwabe, *Taschenbuch der Arzneimittelbehandlung*, Urban & Fischer, München, **2000**.
[233] C. Schroeder, *Toxichem Krimtech* **2016**, *83*, 79-91.
[234] W. Schröter, K.-H. Lautenschläger, H. Bibrack, Chemie, *Fakten und Gesetze*, Leipzig, **1992**.
[235] C. D. Schroff, *Pharmacologie*, S. 523-525, Braunmüller, Wien, **1856**.
[236] K. Schwarz, C. M. Foltz, *J. Am. Chem. Soc.* **1957**, *79*, 3292-3293.
[237] W. L. Scoville, *J. Am. Pharm. Assoc.* **1912**, *1*, 453-454.
[238] G. T. Seaborg, E. M. McMillan, J. W. Kennedy, A. C. Wahl, *Phys. Rev.* **1946**, *69*, 366-367.
[239] A. Sherndal, *J. Am. Chem. Soc.* **1915**, *37*, 1537-1544.

[240] A. Shulgin, A. Shulgin, *Pihkal: A Chemical Love Story*, Transform Press, Berkeley, **1991**.
[241] H. Siebert, *Der Kobra-Effekt: Wie man Irrwege der Wirtschaftspolitik vermeidet,* Dt. Verl.-Anst. Stuttgart, **2002**.
[242] H. Sietz, *Nachr. Chem.* **2012**, *60*, 1194-1196.
[243] C. Simon, W. Stille, *Antibiotika-Therapie in Klinik und Praxis*, Schattauer, 10. Auflage, Stuttgart, **2000**.
[244] A. Singler, G. Treutlein, *Doping im Spitzensport*, Meyer & Meyer, Aachen, **2010**.
[245] B. Sinkel, *Väter und Söhne – eine deutsche Tragödie*, Athenaeum, Bodenheim, **1991**. Im gleichnamigen TV-Film mit Burt Lancaster, Bruno Ganz und Herbert Grönemeyer zeigt die von Lancaster verkörperte Person seinem Enkel anhand der Darstellung des Purpurs die Möglichkeiten und die Macht des Chemikers.
[246] K. H. Slotta, G. Szyska, *J. prakt. Chem.* **1933**, *137*, 339-350.
[247] M. J. Sofia, *Antiv. Res.* **2014**, *107*, 119-124.
[248] E. Späth, *Monatsh. Chem.* **1919**, *40*, 129-154.
[249] P. Spiteller, *Nachr. Chem.* **2009**, *57*, 748-752.
[250] Statistisches Bundesamt, *Gesundheit: Todesursachen* **2015**.
[251] H. Staudinger, L. Ruzicka, *Hel. Chim. Acta* **1924**, *7*, 448-458.
[252] L. H. Sternbach, E. Reeder, O. Keller, W. O. Metlesics, *J. Org. Chem.* **1961**, 4488-4497.
[253] L. H. Sternbach, *Prog. Drug Res.* **1978**, *22*, 229-266.
[254] J. Stetter, *Chemistry of Pesticides* (Hrsg.: K. H. Buchel), J. Wiley & Sons, New York **1983**, 24-48.
[255] M. E. Stillwell, J. J. Saady, *Forensic Sci. Int.* **2012**, *221*, 12-16.
[256] A. Stock, *The Hydrides of Boron and Silicon*, Cornell University Press, New York, **1933**.
[257] G. E. Störring, *Gedächtnisverlust durch Gasvergiftung*, Akademische Verlagsgesellschaft, Leipzig, **1936**.
[258] A. Streitwieser, C. H. Heathcock, *Organische Chemie*, VCH, Weinheim, New York, **1980**.
[259] G. Strey, *Aust. J. Rural Health* **2016**, *24*, 340-341.
[260] K. Strey, *Die Welt der polycyclischen Aromaten*, Lehmanns Media, Berlin, **2007**.
[261] K. Strey, *Die Welt der Fullerene*, Lehmanns Media, Berlin, **2009**.
[262] K. Strey, Astrotoxicology, *Preprints* **2019**, 201960120.
[263] K. Strey, *Chem. Unserer Zeit* **2019**, *53*, 386-399.
[264] K. Strey, *Chem. Unserer Zeit* **2020**, *54*, 278.
[265] K. Strey, How Toxic Indeed is Oxymetazoline?, *Preprints* **2020**, 2020110416.
[266] Der Vater des Autors erwarb **1974** billige Schuhe aus Ungarn, die mit der Zeit immer mehr nach Fisch rochen. Höhepunkt war eine Familienreise in die Schweiz, wo der Gestank der Treter so überhand nahm, dass die Schuhe zuerst in den Kofferraum verbannt und schließlich in den nächstbesten Mülleimer geworfen wurden. Offensichtlich war als Lösungsmittel für die Sohlen eine große Menge eines Amins verwendet worden.
[267] P. F. Surai, *Natural Antioxidants*, Nottingham University Press, **2002**.
[268] T. Syversen, P. Kaur, *Perspectives in Medicine* **2014**, *2* 133-150.
[269] K.-L. Täschner, *Rauschmittel: Drogen - Medikamente – Alkohol*, Thieme, Stuttgart, **2002**.

[270] C.-M. de. Talleyrand (1754-1838) war möglicherweise der größte politische Opportunist der Neuzeit. Unter Ludwig XVI. war er Bischof in Aitun, um dann während der französischen Revolution die Verstaatlichung aller Kirchengüter zu initiieren. Kaiser Napoleon I. machte ihn zum Außenminister. Talleyrand witterte rechtzeitig den Untergang des Korsen, um dann während der Restauration unter Ludwig XVIII. wiederum höchster Diplomat Frankreichs zu werden. Selbst den endgültigen Sturz der Bourbonen während der Julirevolution 1830 erkannte er und wechselte rechtzeitig ins Lager des Bürgerkönigs Louis Philippe. Schließlich starb er steinalt und hochgeachtet im Jahr 1838.
[271] N. K. Terrett, A. S. Bell, D. Brown, P. Ellis, *Bioorg. & Med. Chem. Lett.* **1996**, *15*, 1819-1824.
[272] E. Teuscher, U. Lindequist, *Biogene Gifte*, Wissenschaftliche Verlagsgesellschaft, Stuttgart, **2010**.
[273] J. Thürauf, K.-H. Schaller, E. Engelhardt, K. Gossler, *Int. Arch. Occup. Environ. Hlth.* **1975**, *36*,19-27.
[274] S. W. Toennes, S. Harder, M. Schramm, C. Niess, G. F. Kauert, *Br. J. Clin. Pharmacol.* **2003**, *56*, 125-130.
[275] W. Traube, *Chem. Ber.* **1900**, *33*, 3035-3056.
[276] J. W. Trevan, *Prec. Roy. Soc.* **1927**, *101*, 483-514.
[277] K. Tsuda, *Naturwissenschaften*, **1966**, *53*, 171-176.
[278] Y. Tu, *Nature Medicine* **2011**, *17*, 1217-1220.
[279] K. Ueda, M. Nishimura, H. Maebashi, M. Tanabe, T. Konishi, T. Yamamura, K. Morimoto, *Kiso to Rinsho (Jap.). Clinical Report* **1971**, *5*, 55-85.
[280] Ullmann, *Chemielexikon*, 4. Auflage, Band 14, S. 681.
[281] F. Vahrenholt, S. Lüning, *Die kalte Sonne*, Hoffmann und Campe, Hamburg, **2012**.
[282] V. Van Rheenen, D. Y. Cha, W. M. Hartley, *Org. Synth. Coll. Vol.* 6 **1988**, *6*, 342-348.
[283] V. Vill, T. Behrens, *400 Jahre Chemie als Wissenschaft in Hamburg*, Lehmanns Media, Berlin, **2014**.
[284] W. Voigt, A. Dietrich, H.-J. Schmoll, *Pharm. Unserer Zeit* **2006**, *35*, 134-143.
[285] Der Autor erinnert sich gut, wie er am Anfang seiner Diplomarbeit unter dem Abzug zum Ablöschen Wasser zu Phosphoroxychlorid gab und damit das ganze Labor in Salzsäure-Rauch hüllte. Sein spätere Doktorvater kommentierte diese Dummheit mit den Worten: „Eigentlich lernt man schon im Kindergarten, Wasser nicht mit Phosphoroxychlorid zu mischen."
[286] J. Voß, *Chemie der Aromaten*, Skriptum zur Vorlesung von Jürgen Voß, **1995**.
[287] J. Voss, *J. Sulfur Chem.* **2009**, *30*, 167-207.
[288] W. M. Wallau, *Chem. Unserer Zeit* **2020**, *54*, 316-323.
[289] U. Walter, *Im schwarzen Loch ist der Teufel los*, Komplett-Media, **2016**.
[290] T. Wieland, *Naturwiss. Rundsch.* **1980**, *19*, 370-378.
[291] Wikipedia, Eintrag zum Methamphetamin.
[292] R. Willstätter, *Ber. Dtsch. Chem. Ges.* **1898**, *31*, 1534-1553.
[293] R. Willstätter, O. Wolfes, H. Mäder, *Ann. Chem.* **1923**, *434*, 111-139.
[294] D. Wöhrle, D. Meissner, *Nachr. Tech.* **1989**, *37*, 254-263.
[295] D. Wöhrle, *Chem. Unserer Zeit* **2018**, *52*, 71.
[296] R. B. Woodward, F. Sondheimer, D. Taub, *J. Am. Chem. Soc.* **1951**, *73*, 4057.
[297] R. B. Woodward, *Pure Appl. Chem.* **1973**, *33*, 145-178.
[298] W. Worstmann, F. Leuschner, W. Neumann, R. Kretzschmar, *Arzneimittelforschung* **1980**, *30*, 1760-1771.

[299] D. Wunderlich, *Göring und Goebbels*, Friedrich Pustet, Regensburg, **2002**.
[300] K. Yamagiwa, K. Ichikawa, *Mitt. Med. Fak. Kaiser Univ. Tokio* **1915**, *15*, 295-344.
[301] S. K. Yang, B. D. Silverman, *Polycyclic Aromatic Hydrocarbon Carcigogenesis; Structure-Activity Relationships*, CRC Press, Boca Raton, **1988**.
[302] 1.000 Euro Morgenwette: Saft aus 89 Zitronen trinken, https://www.youtube.com/watch?v=ooDXZjYLxwY
[303] M. Zander, *Polycyclische Aromaten - Kohlenwasserstoffe und Fullerene*, Teubner, Stuttgart, **1995**.
[304] J. Zehentbauer, W. Steck, *Chemie für die Seele*, Athenaeum, Königstein, **1986**.
[305] O. Zeidler, *Chem. Ber.* **1874**, *7*, 1180-1181.
[306] W. C. Zeise, *Ann. Pharm.* **1834**, *11*, 1-10.
[307] K. Ziegler, K. Hafner, *Angew. Chem.* **1955**, *67*, 301.
[308] J. L. Zurita, A. Jos, A. del. Peso, M. Salguero, A. M. Cameán, M. López-Artíguez, G. Repetto, *Sci. Total. Environ.* **2007**, *387*, 155-165.
[309] In Hamburg gibt es seit **2008** in der Amsinckstraße auf dem Areal des Großmarktes das weltweit einzigartige Deutsche Zusatzstoffmuseum, wo man sich einen guten Eindruck verschaffen kann, mit welchen Stoffen die Lebensmittelindustrie unsere Nahrungsmittel haltbar, ansehnlich, angenehm und billig machen kann.

40 Sachregister

A

D

E

F

G

H

I

J

K

L

M

P

Q

R

S

T

U

V

W

X

Y

Z